Verfasser:
Dr. Reinhard Löbbert, Studiendirektor i. R., Essen
Prof. Dr. Dietlind Hanrieder, Diplom-Chemikerin, Professorin f. Lebensmittellehre, Könnern
Ulrike Berges, Diplom-Ökotrophologin, freie Fachjournalistin, Gießen
Joachim Beck, Oberstudienrat, Bönnigheim

Lektorat und Arbeitskreisleitung:
Dr. Reinhard Löbbert, Frühlingstr. 36, 45133 Essen, E-Mail: loebbert.dgwt@web.de

unter Mitarbeit von
Ulrike Gonder, Diplom-Ökotrophologin, Wallrabenstein/Ts.

Das vorliegende Buch wurde auf der **Grundlage der aktuellen amtlichen Rechtschreibregeln** erstellt.

4., neu bearbeitete und erweiterte Auflage 2010

Druck 5 4 3 2 1

Alle Drucke derselben Auflage sind parallel einsetzbar, da bis auf die Behebung von Druckfehlern untereinander unverändert.

ISBN 978-3-8085-9868-9

Umschlag: Idee R. Löbbert; Foto Guido Adolphs, 42899 Remscheid; Gestaltung SGV Satz- u. Reprostudio, 40721 Hilden
Satz und Grafiken: CM Graphic & Computersatz, 49525 Lengerich;
ab 2004: Satz+Layout Werkstatt Kluth GmbH, 50374 Erftstadt
Druck: Media-Print Informationstechnologie GmbH, 33100 Paderborn

Lebensmittel

Waren · Qualitäten · Trends

Arbeitskreis Dr. Löbbert

4., neu bearbeitete und erweiterte Auflage

VERLAG EUROPA-LEHRMITTEL · Nourney, Vollmer GmbH & Co. KG
Düsselberger Straße 23 · 42781 Haan-Gruiten

Europa-Nr.: 98654

Vorwort

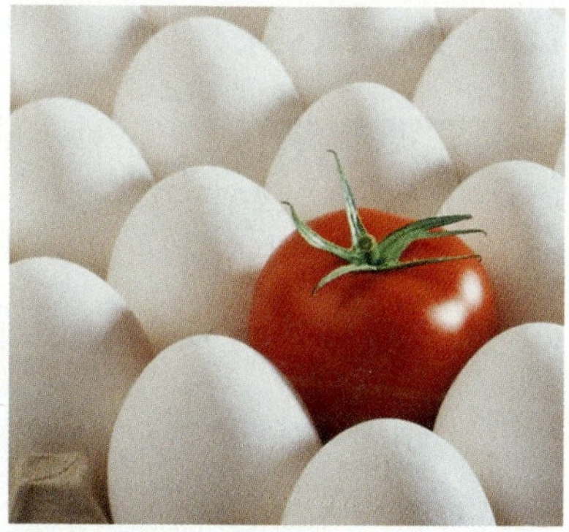

Dieses Handbuch wird nunmehr in der vierten, umfassend aktualisierten Auflage vorgelegt. Es richtet sich an alle, die mehr über unsere Lebensmittel wissen wollen - vom Ei, mit dem das Hühnerleben beginnt, bis hin zur Anti-Matsch-Tomate aus dem Genlabor. Aber auch für alle Kritischen, die die Frage, ob nicht doch das Huhn vor dem Ei da war, für nicht ausdiskutiert halten und die bezweifeln, dass die „Gentomate" nun das „Gelbe vom Ei" oder der Weisheit letzter Schluss sein soll, haben wir dieses Buch geschrieben.

Dieses Buch

- gibt einen Überblick über Lebensmittel und Ernährung und setzt sich mit Fragen der Lebensmittelqualität und des Verbraucherschutzes ausführlich auseinander;
- beschreibt umfassend, wenn auch ohne Anspruch auf letzte Vollständigkeit, deutsche und ausländische Nahrungs- und Genussmittel;
- diskutiert Waren, die im Trend liegen und/oder umstritten sind – hier finden sich die meisten Erweiterungen dieser neu bearbeiteten Auflage.

Das Buch will ein verlässliches Handbuch sein und erfüllt diesen Anspruch

- durch vorrangig verwendungsorientierte Einteilung und Darstellung der Lebensmittel;
- durch besonders ausführliche Darstellung von Waren, die beim Kauf der Beratung bedürfen oder die in Handel und Haushalt schwierig zu handhaben sind;
- durch Internationalität der Warenauswahl;
- durch eine umfassende Aktualisierung aller Kapitel;
- durch über 500 Bilder; 4600 Einträge im Sachwortverzeichnis; zahlreiche Hinweise auf grundlegende und weiterführende Literatur.

Es leistet Beiträge zur Diskussion und Meinungsbildung

- bei umstrittenen Waren und sich abzeichnenden Trends;
- durch die beharrliche Frage nach der Qualität der Lebensmittel;
- durch kontroverse Textbeiträge;
- durch relevante Verbraucherinformationen zum Abschluss der Kapitel.

Wir bedanken uns bei allen, die uns mit Informationen und Bildmaterial unterstützt haben, entschuldigen uns für mögliche Fehler und freuen uns über Kritik, Anregungen und Verbesserungsvorschläge. Allen Leserinnen und Lesern – in Ausbildung und Betrieb, in Schule und Hochschule oder auch am heimischen Küchentisch, allen Käufern und Verkäufern, Produzenten oder Konsumenten von Lebensmitteln – wünschen wir Freude an diesem Buch.

Im Sommer 2010

Das Autorenteam

Zum Umgang mit diesem Buch:

Das Zeichen ?! weist auf ergänzende Sachinformationen durch kontroverse Textbeiträge hin.

Beispiele sind *kursiv* gesetzt. Der **Pfeil** →verweist auf Querverbindungen, denen Sie nachgehen können, wenn Sie Ihre Lektüre vertiefen wollen.

Unter „**Wenn Sie weiterlesen wollen**" finden Sie Hinweise auf Literatur, die ein Thema erweitert, ergänzt, vertieft oder besonders akzentuiert.

Die Verfasser

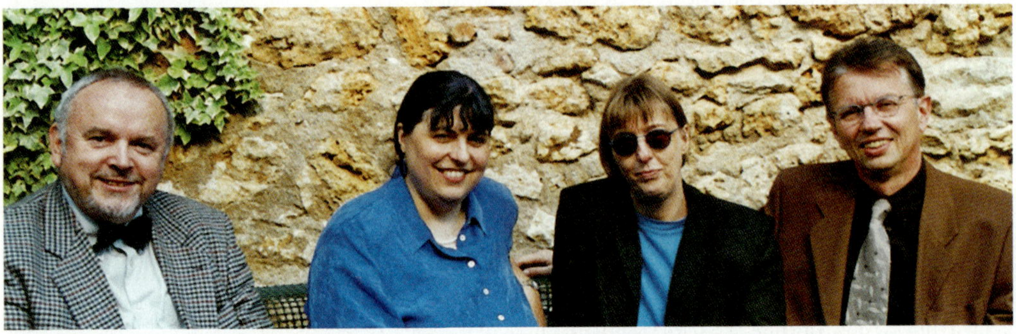

von links: Löbbert, Hanrieder, Berges, Beck

Reinhard Löbbert (* 1944). Nach Ausbildung zum Industriekaufmann bei der Siemens AG Studium an der Universität zu Köln (Schwerpunkte Handelsbetriebslehre, Wirtschafts- und Sozialgeographie, Wirtschaftspädagogik). Referendariat in Essen (1972–74). Erweiterungsprüfung (1985) im Fach Wirtschaftliche Warenlehre (Lebensmittel); Promotion (Universität für Wirtschaftswissenschaften Budapest, 1996). Berufstätigkeit in der Lehrerausbildung als Hauptseminarleiter und Fachleiter »Handel« am Studienseminar Wuppertal (Berufskolleg) und Unterricht im Berufsfeld Wirtschaft und Verwaltung am Robert-Schuman-Berufskolleg in Essen (bis 2010). Autor und Lektor im Verlag Europa-Lehrmittel erschienener Lehrbücher. Vizepräsident der Internationalen Gesellschaft für Warenwissenschaften und Technologie (IGWT), Wien.

Dietlind Hanrieder (* 1956). Studierte Chemie in Leipzig und promovierte 1985. Tätigkeit als wissenschaftliche Assistentin an der Universität Leipzig, danach mehrere Jahre Beauftragte für Qualitätssicherung und Hygiene in einer sächsischen Brauerei. Anschließend wissenschaftliche Mitarbeiterin am Institut für Warenkunde und Qualitätssicherung der Handelshochschule Leipzig und dort verantwortlich für Lehre und Forschung auf dem Gebiet der Lebensmittelwarenkunde/Lebensmittelqualität. 1993 Ruf auf die Professur für Lebensmittellehre an die neu gegründete Hochschule Anhalt (FH); dort Lehrtätigkeit im Studiengang Ökotrophologie in den Fächern Lebensmittellehre, Lebensmitteltoxikologie, Warenkunde und Qualität der Lebensmittel, Sensorik; daneben sehr aktiv in der Forschung tätig. Vizepräsidentin der Deutschen Gesellschaft für Warenkunde und Technologie (DGWT).

Ulrike Berges (* 1964). Studierte Ökotrophologie, Fachrichtung Ernährungswissenschaft, an der Justus-Liebig-Universität Gießen. Anschließend arbeitete sie im Bereich Presse- und Öffentlichkeitsarbeit und gleichzeitig als freie Fachjournalistin. Seit 2001 ist sie im Fachbereich Medizin der Justus-Liebig-Universität Gießen tätig und betreibt nebenberuflich eine kleine Werbeagentur.

Joachim Beck (* 1949). Nach Ausbildung zum Bankkaufmann bei der Deutschen Bank AG Studium der Berufspädagogik und der Wirtschaftswissenschaften mit den Schwerpunkten Betriebswirtschaftslehre, Warenverkaufskunde und Handelsbetriebslehre an der Berufspädagogischen Hochschule in Stuttgart. Unterrichtet seit dem Referendariat am Beruflichen Schulzentrum in Bietigheim-Bissingen und ist außerdem in der Lehrerfortbildung und als Dozent für die IHK tätig. Autor und Lektor im Verlag Europa-Lehrmittel erschienener Lehrbücher.

Inhaltsverzeichnis

Lebensmittel: allgemein

Lebensmittel: konkret

Lebensmittel: Trends

Lebensmittel: allgemein

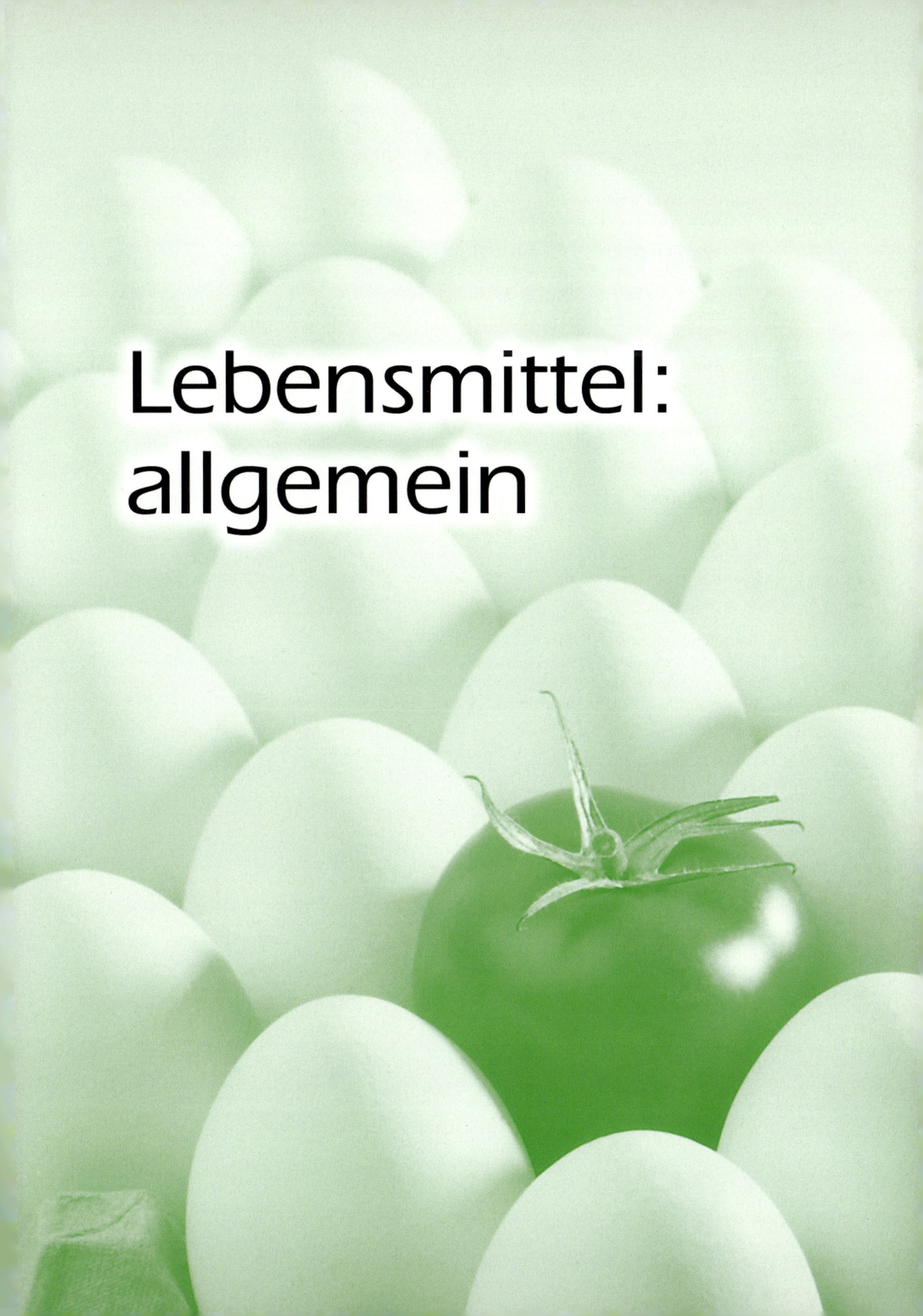

1 Lebensmittel und Ernährung

Lebensmittel für Ernährung und Genuss

Essen und Trinken hält Leib und Seele zusammen, das wussten schon unsere Vorfahren. Wir Menschen ernähren uns jedoch nicht nur, um leben und arbeiten zu können, um gesund und leistungsfähig zu bleiben, sondern auch, weil uns Essen und Trinken Wohlbehagen vermitteln. Ernährung **und** Genuss – dazu dienen uns die Lebensmittel.

Lebensmittel im Sinne des Lebensmittelrechts sind Stoffe, die dazu bestimmt sind, vom Menschen zu seiner Ernährung oder zum Genuss verzehrt zu werden.

Stoffe, die überwiegend zu anderen Zwecken als zur Ernährung oder zum Genuss verzehrt werden *(Arzneimittel)*, gehören nicht zu den Lebensmitteln.

Lebensmittel sind sowohl zum Verzehr fertige Speisen und Getränke *(Brot, Wurst, Milch, Zucker, Bier)*, als auch deren Rohstoffe und Vorerzeugnisse *(Brotgetreide, Mehl, Zuckerrüben, Braugerste, Braumalz)*.

Mitunter werden Lebensmittel in Nahrungsmittel einerseits und Genussmittel andererseits eingeteilt.

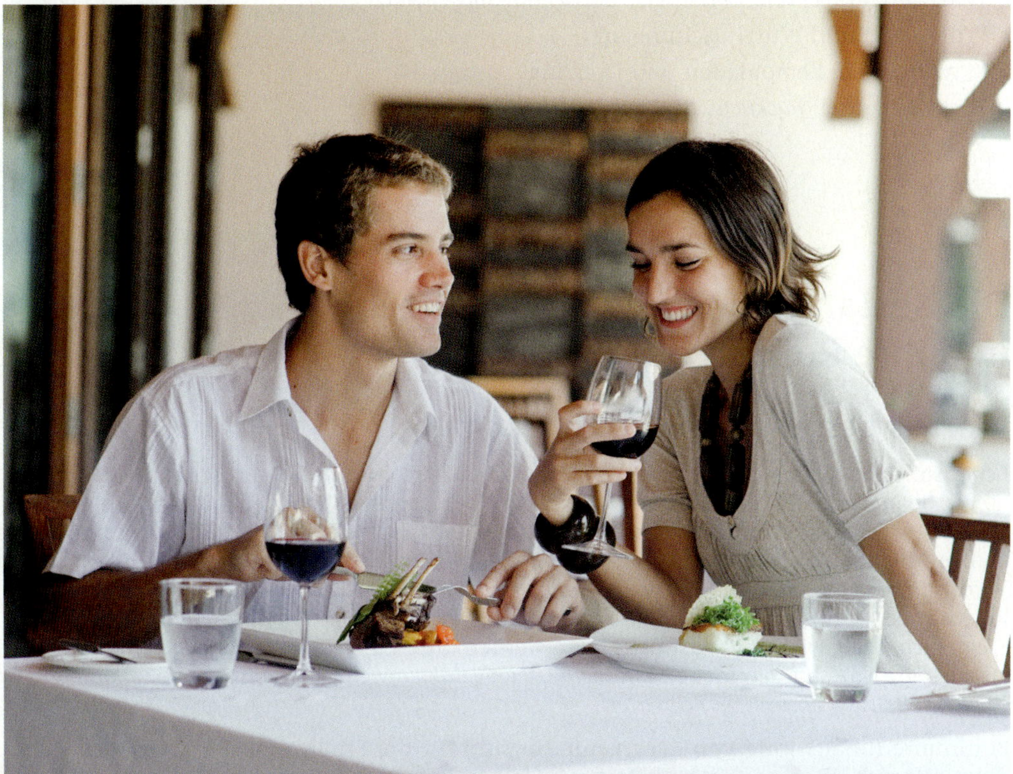

Nahrungsmittel sind Lebensmittel, die wir wegen ihrer Nährstoffe verzehren. Lebensmittel aus dieser Gruppe *(Brot, Kartoffeln, Milch)* sind unverzichtbar, um die Ernährung des Körpers zu sichern. Demgegenüber ist der Verzehr von **Genussmitteln** nicht unbedingt notwendig. Genussmittel *(Wein, Spirituosen, Kaffee)* wirken aufgrund ihres hohen Gehalts an sogenannten Genussstoffen *(Alkohol, Koffein)* anregend. Wir verzehren sie hauptsächlich dieser anregenden Wirkung wegen und nicht wegen, sondern eher trotz ihres mitunter erheblichen →Nährwertes.

Eine solch strenge Einteilung hat demnach auch ihre Tücken. Bier, eigentlich ein Genussmittel, wird nicht umsonst als „flüssiges Brot" bezeichnet (und hat in früheren Zeiten so manchem Mönch geholfen, die Fastenzeit zu überstehen), denn es hat gleichzeitig einen hohen Nährwert. Ebenso müsste man Schokolade aufgrund ihres hohen Gehalts an Grundnährstoffen zu den Nahrungsmitteln zählen, obwohl sie doch eher zu Genusszwecken verzehrt wird und unsere psychische Verfassung nachweislich positiv beeinflusst. Und schließlich: Besteht Genuss ausschließlich in der von Alkohol & Co. ausgelösten anregenden Wirkung? Oder bestimmen nicht auch der Geschmack, der Duft, das Aussehen und die Konsistenz eines Lebensmittels seinen →Genusswert? Sind uns diese Eigenschaften nicht bei allen Lebensmitteln, ob Nahrungs- oder Genussmittel, wichtig? Also: Sollte in diesem Sinne nicht jedes Lebensmittel, von wenigen Ausnahmen abgesehen, zugleich Nahrungs- **und** Genussmittel sein?

Eine weitere Gruppe von Lebensmitteln bilden die **Hilfsstoffe zur Nahrungsbereitung.** Dazu zählen z. B.

- Gewürze *(Pfeffer, Muskatnuss, Zimt),*
- Würzkräuter *(Thymian, Estragon, Petersilie),*
- Würzmittel *(Kochsalz, Speiseessig, Speisesenf, Suppenwürze),*
- Würzsoßen und Würzmischungen,
- Mayonnaisen, Remouladen und Dressings sowie
- Backtriebmittel *(Backhefe, Backpulver, Hirschhornsalz).*

Die Bestandteile von Lebensmitteln und ihre Rolle in der Ernährung

Woraus bestehen unsere Lebensmittel?

Lebensmittel setzen sich aus einer Vielzahl organischer und anorganischer Stoffe zusammen. Die meisten davon sind von Natur aus in den Lebensmitteln enthalten. Andere Stoffe werden den Lebensmitteln absichtlich zugesetzt (Zusatzstoffe), um ihre Eigenschaften zu beeinflussen *(Farbstoffe, Konservierungsstoffe, Emulgatoren).* Wieder andere gelangen als Verunreinigungen aus der Umwelt *(Industriechemikalien, Verbrennungsprodukte)* oder als Rückstände, z. B. aus der landwirtschaftlichen Produktion *(Pflanzenschutzmittel, Nitrat, Tierarzneimittel),* in die Lebensmittel bzw. werden durch unsachgemäße Lagerung und Verarbeitung in diesen gebildet *(Schimmelpilz- und Bakteriengifte, Schadstoffe in verkohlten Lebensmittelkrusten oder altem Frittierfett).*

Bestimmte Inhaltsstoffe von Lebensmitteln sind für die Ernährung des Menschen unbedingt erforderlich. Sie werden als **Nährstoffe** bezeichnet.

Die Bestandteile der Lebensmittel			
Bestandteile			**Beispiele**
Nährstoffe	energieliefernde	Kohlenhydrate	*Zucker, Stärke*
		Fette	*Kakaobutter, Milchfett*
		Eiweißstoffe	*Milcheiweiß, Hühnereiweiß*
	nicht energieliefernde	Wasser	
		Mineralstoffe/Spurenelemente	*Calcium, Phosphor/Jod, Zink*
		Vitamine wasserlöslich/ fettlöslich	*C, B-Komplex, A, D, E*
Ballaststoffe	lösliche		*Pectine*
	unlösliche		*Cellulose, Lignin*
Enzyme	eiweißspaltende	Proteasen	*Papain, Bromelin*
	fettspaltende	Lipase	
	kohlenhydratspaltende	Glykosidasen	*α- und β-Amylase (spalten Stärke)*
	oxidierende	Oxidasen (Oxygenasen)	*Lipoxygenasen (oxidieren Fette), Phenoloxidasen (Bräunungsenzyme)*
	sonstige		*Pectinolytische Enzyme (spalten Pectine, lassen Obst weich werden)*
Farbstoffe			*Carotine, Anthocyane, Chlorophyll*
Geschmacks- und Aromastoffe		Geschmacksstoffe	*Zucker, Salze, Säuren, Bitterstoffe*
		Aromastoffe	*Vanillin, Citrusöl, Röstaromen*
Sekundäre Pflanzenstoffe			*Aromastoffe* *Farbstoffe* *Pflanzliche Abwehrstoffe*
Mikroorganismen		Krankheitserreger	*Salmonellen, Ruhrbakterien*
		Giftbildner	*Botulismuserreger, Schimmelpilze*
		Verderbniserreger	*Fäulnisbakterien, Schimmelpilze*
Schadstoffe	natürliche	Fremdstoffe	*Solanin, Oxalsäure, Histamin*
		Verunreinigungen *(durch Umwelt)*	*Blei, Cadmium, Dioxine*
		Rückstände *(von der Urproduktion)*	*Nitrat, Pflanzenschutzmittel, Antibiotika*
		bei Lagerung und Verarbeitung gebildete Stoffe	*Nitrosamine, Fettoxidationsprodukte, Schimmelpilzgifte*
Zusatzstoffe		haltbarkeitsverlängernde Stoffe	*Konservierungsstoffe*
		das Aussehen verbessernde Stoffe	*Farbstoffe*
		die Konsistenz verbessernde Stoffe	*Emulgatoren, Verdickungsmittel*
		geschmacksbeeinflussende Stoffe	*Süßstoffe, Geschmacksverstärker*
		sonstige Zusatzstoffe	*Feuchthaltemittel, Schmelzsalze*

Welche Nährstoffe braucht der Mensch?

Die zur Ernährung benötigten Nährstoffe lassen sich in 6 Gruppen zusammenfassen:

- Kohlenhydrate
- Eiweißstoffe
- Fette
- Mineralstoffe
- Vitamine
- Wasser

Die Nährstoffe dienen dem Aufbau neuer und zu ersetzender Körpersubstanz (Baustoffe) und liefern die Energie, die für die Aufrechterhaltung der Lebensvorgänge und der Körpertemperatur notwendig ist (Betriebsstoffe). Einige Nährstoffe sind auch an der Steuerung von Lebensvorgängen beteiligt (Wirkstoffe). Viele Nährstoffe erfüllen mehr als nur eine Aufgabe im Organismus.

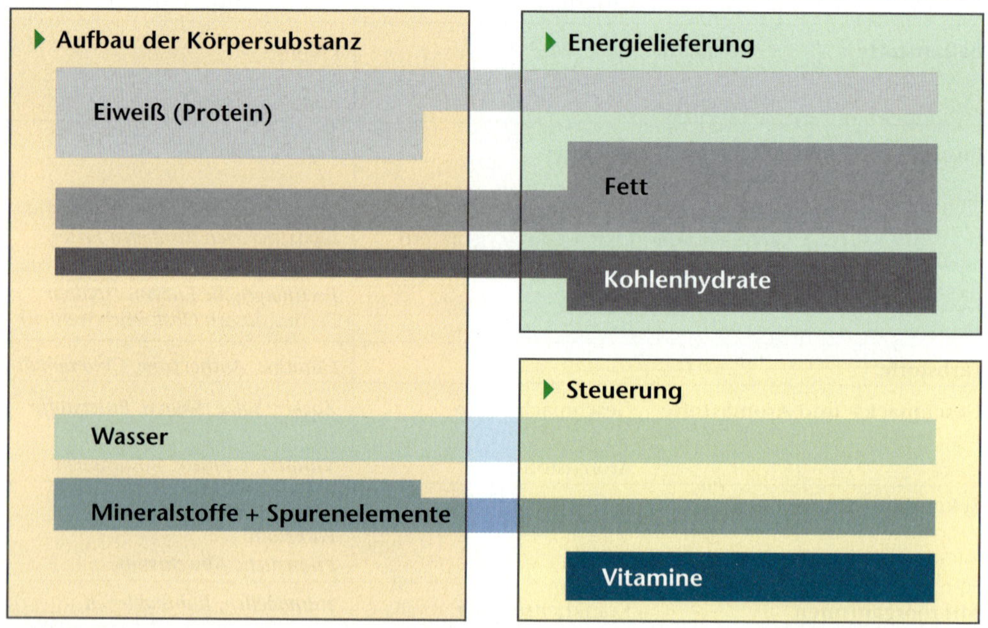

Die Aufgaben der Nährstoffe

Kohlenhydrate *(Zucker, Stärke),* Fette und Eiweißstoffe werden auch als Haupt- oder Grundnährstoffe bezeichnet. Sie versorgen den Körper mit Energie. Die größte Bedeutung als Energielieferanten haben Kohlenhydrate und Fette. Eiweißstoffe sind für den Aufbau der Körpersubstanz unentbehrlich.

Mineralstoffe und Vitamine sind Schutz- und Reglerstoffe (Wirkstoffe): sie wirken im Stoffwechsel mit und regeln dessen reibungslosen Verlauf. Sie liefern keine Energie. Wasser ist Baustoff, Transportmedium, Wärmeregulator und darüber hinaus an vielen Stoffwechselreaktionen im Körper beteiligt. Es liefert ebenfalls keine Energie, ist jedoch für jedes Lebewesen unentbehrlich.

Die mit der Nahrung aufgenommenen Hauptnährstoffe werden im Körper verdaut (abgebaut) und entweder direkt zur Energiegewinnung oder zum Aufbau körpereigener Bau-, Betriebs- oder Wirkstoffe verwendet. Die Gesamtheit der sich im Organismus vollziehenden Ab-, Auf- und Umbauvorgänge bezeichnet man als Stoffwechsel. Nahrungsbestandteile, die der Organismus selbst nicht, sondern nur in geringem Umfang mithilfe von Darmbakterien abbauen und verwerten kann, sogenannte Ballaststoffe, sowie „Abfallprodukte" des Stoffwechsels werden aus dem Körper ausgeschieden.

Woher stammen die Nährstoffe?

Die in den Lebensmitteln enthaltenen Nährstoffe sind entweder organischer (Kohlenhydrate, Fette, Eiweißstoffe, Vitamine) oder anorganischer (Mineralstoffe, Wasser) Natur. Die organischen Stoffe haben ihren Ursprung in den Zellen grüner Pflanzen. In diesen Zellen wird aus dem Kohlendioxid der Luft und dem Wasser des Bodens das Kohlenhydrat Traubenzucker (Glucose) aufgebaut. Die notwendige Energie für diese chemische Reaktion liefert das Sonnenlicht. Der Vorgang wird deshalb als Fotosynthese bezeichnet. Der grüne Blattfarbstoff (Chlorophyll) spielt dabei eine wichtige Rolle, denn er ermöglicht die Übertragung der Lichtenergie auf die Pflanze. Als Nebenprodukt der Fotosynthese entsteht Sauerstoff, welcher an die Atmosphäre abgegeben wird.

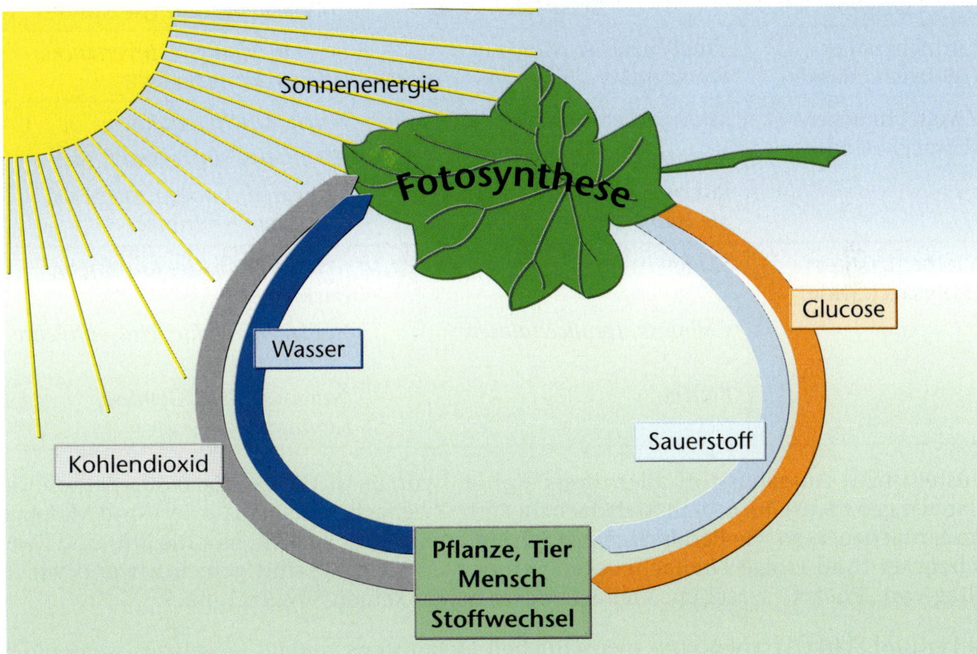

Der Ursprung unserer Nahrung

Traubenzucker wiederum ist Ausgangsprodukt sowohl für andere Kohlenhydrate als auch für Fette und Eiweißstoffe. Um Eiweißstoffe aufbauen zu können, benötigt die Pflanze darüber hinaus noch Stickstoff, welchen sie aus dem Boden (einige Pflanzen auch aus der Luft) aufnimmt.

Nur die Pflanzen sind in der Lage, aus den einfachen Grundstoffen der natürlichen Umwelt Eiweißstoffe, die Grundlage allen Lebens, aufzubauen. Tiere und Menschen sind auf die von den Pflanzen gebildeten Stoffe als Nahrungsquelle angewiesen. Sie sind somit durch die Nahrung fest und unausweichlich mit dem Pflanzenreich verbunden.

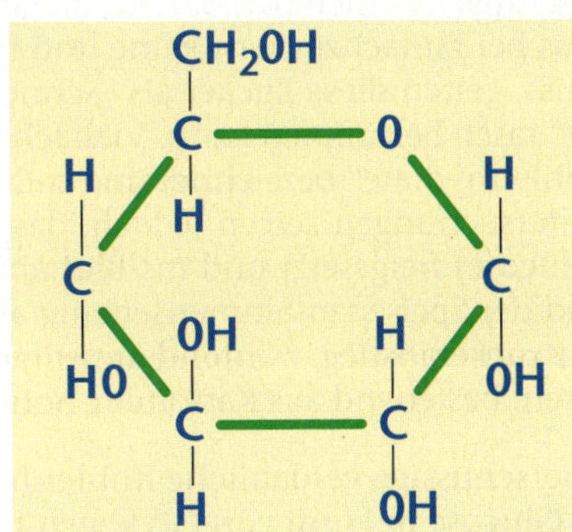

Traubenzucker (Glucose)

Was muss man über die einzelnen Nährstoffe wissen?

Kohlenhydrate

Die wichtigsten zu dieser Gruppe gehörenden Lebensmittelbestandteile sind Zucker, Stärke und Cellulose. Sie kommen überwiegend in pflanzlichen Lebensmitteln vor. Kohlenhydratreiche Lebensmittel sind z. B. Getreide, Hülsenfrüchte, Backwaren und Teigwaren, Kartoffeln, Bananen, Weintrauben sowie alle zuckerreichen Lebensmittel. Die Kohlenhydrate dienen dem Körper hauptsächlich zur Energiegewinnung.

Kohlenhydrate in unserer Nahrung		
Gruppe	**Beispiele**	**Vorkommen (Beispiele)**
Einfachzucker (Monosaccharide)	*Traubenzucker (Glucose)* *Fruchtzucker (Fructose)*	*Früchte, Honig, →Invertzuckercreme („Kunsthonig“)*
Zweifachzucker (Disaccharide)	*Milchzucker (Lactose)* *Malzzucker (Maltose)* *Rüben-/Rohrzucker (Saccharose, als Haushaltszucker im Handel)*	*Milch, Milchprodukte* *Braumalz, Malzextrakt, Bier* *Süßwaren, Kuchen, Speiseeis, Erfrischungsgetränke*
Vielfachzucker (Polysaccharide)	*Stärke* *Cellulose, Hemicellulosen* *Pectine*	*Getreideprodukte, Kartoffeln, Backwaren* *Vollkornprodukte, Hülsenfrüchte, Gemüse, Obst* *(unreifes) Obst, Gemüse, Konfitüre*

Baustein bzw. Ausgangsstoff aller dieser Kohlenhydrate ist die bei der Fotosynthese der Pflanzen gebildete Glucose. In Mehrfachzuckern (Zweifach-, Vielfachzucker) sind Moleküle von Einfachzuckern wie Perlen an einer Schnur aneinander gereiht. Nur die Ein- und Zweifachzucker (und einige Dreifachzucker) schmecken süß und sind gemeint, wenn wir im Alltag von „Zucker“ sprechen. Vielfachzucker haben keinen Süßgeschmack.

Zucker und Stärke können vom menschlichen Organismus verdaut (abgebaut) werden. Dabei werden Zweifachzucker und Stärke in Einfachzucker gespalten und als solche verwertet. Dieser Abbau beginnt bereits beim Kauen im Mund, da der Speichel Verdauungssäfte (→Enzyme) enthält. Beim Kauen von Brot macht sich deshalb mit der Zeit ein zunehmender Süßgeschmack bemerkbar, der auf die Spaltung der Stärke zurückzuführen ist. Weil der Organismus bei Einfachzuckern keine und bei Zweifachzuckern nur wenig Verdauungsarbeit leisten muss, gelten diese Zucker als „schnelle Energielieferanten“, mit denen man einen „Hungerast“ rasch bekämpfen kann. Vielfachzucker, hauptsächlich Stärke, werden auch als „komplexe Kohlenhydrate“ bezeichnet und sollen langsamer, aber gleichmäßiger Energie liefern. Neuere Untersuchungen zeigen jedoch, dass die Geschwindigkeit, mit der aus Stärke Einfachzucker (Glucose) freigesetzt und ins Blut abgegeben werden, stark von der Lebensmittelzubereitung und der Speisenzusammensetzung abhängt. So führt z. B. reines Weißbrot zu einem raschen Blutzuckeranstieg, während dieser bei einem Brot mit Butter und Käse oder Wurst oder einem Essen, bestehend aus Kartoffeln, Soße, Gemüse und Fleisch, verzögert ist.

Überschüssige verdauliche Kohlenhydrate speichert der Organismus nach Ab- bzw. Umbau zu Glucose in Form von Glykogen in den Leber- und Muskelzellen. Sind diese kurzfristigen Speichermöglichkeiten erschöpft, kann eine Umwandlung der Glucose in Fett und eine Speicherung desselben im Fettgewebe erfolgen. Für den Umbau von Glucose in Fett wird jedoch auch wieder Energie verbraucht. Dennoch kann prinzipiell auch eine fettarme, aber übermäßig kohlenhydratreiche Kost zum Fettansatz führen. Neuere Studien deuten sogar darauf hin, dass eine solche Kost eher zu Übergewicht führt als eine fettreiche, aber kohlenhydratarme Ernährung. Die Ursache dafür scheint in dem Hormon Insulin zu liegen, welches der Körper für die Verdauung der Kohlenhydrate ausschüttet und welches zugleich eine Schlüsselrolle bei der Einlagerung von Fett spielt.

Andere Kohlenhydrate, wie Cellulose, Hemicellulosen und Pectine, sind als **Ballaststoffe** in der Nahrung wichtig. Sie sind zwar weitgehend unverdaulich, zeigen aber eine Reihe positiver Wirkungen. So fördern sie das Kauen der Speisen, regen die Speichelbildung an, verbessern die Vorverdauung der Speisen und erhöhen das Sättigungsgefühl. Außerdem regen sie die Bewegung des Darmes an, beschleunigen den Transport des Speisenbreies durch den Darm, bilden einen Nährboden für erwünschte Darmbakterien und binden Schadstoffe. Man schreibt ihnen eine wichtige Rolle bei der Verhütung von Darmkrebs, Verstopfung, Übergewicht u. a. Zivilisationskrankheiten zu. Insbesondere für Diabetiker von Bedeutung ist, dass eine ballaststoffreiche Nahrung den Blutzuckerspiegel nur langsam ansteigen lässt. Dadurch lassen sich die Insulindosis bzw. die Zufuhr blutzuckersenkender Medikamente reduzieren. Entgegen früheren Auffassungen liefern auch Ballaststoffe Energie. Sie können zwar von den menschlichen Verdauungsenzymen nicht abgebaut, im Dickdarm jedoch von Bakterien gespalten werden. Ihr Beitrag zur Energieversorgung ist aber gering. Ballaststoffreich sind Getreide und Backwaren, insbesondere Vollkornprodukte, ebenso Hülsenfrüchte sowie Gemüse und Obst.

Fette und Fettbegleitstoffe – Lipide

Fette spielen in der Ernährung in Form von Streichfetten *(Butter, Schmalz, Margarine)*, Brat-, Back- und Frittierfetten oder in Form von Ölen eine Rolle. Die Hauptmenge an Fett wird jedoch als Bestandteil anderer Nahrungsmittel *(Fleisch, Wurst, Fisch, Mayonnaise, Schokolade, Nüsse)* als sogenanntes verstecktes Fett aufgenommen.

Verstecktes Fett in Lebensmitteln (in g pro 100 g essbaren Anteil)			
fettreich		**fettarm**	
Kuchen (durchschnittl.)	13	Brot, Brötchen	1–2
Sahnequark	11	Magerquark	0,3
Vollmilch	3,5–3,8	fettarme Milch	1,5
Emmentaler 45 % Fett i.Tr.	30	Sauermilchkäse (Harzer)	0,5
Gans	20	Putenfleisch	3
Schweinebauch	37	Schweinefilet	12
Salami	47	Bierschinken	19
Matjesfilet	23	Seelachsfilet	1
Nüsse, Samenkerne	50–63	Obst	–
Nuss-Nougat-Creme	31	Marmelade	–

Fette können von den Pflanzen, aber auch im menschlichen und tierischen Organismus, aus Glucose gebildet werden. Unsere Nahrungsfette sind sowohl pflanzlichen *(Sonnenblumenöl, Weizenkeimöl, Kokosfett)* als auch tierischen *(Butter, Schweineschmalz, Rindertalg)* Ursprungs. Fette sind chemische Verbindungen aus Glycerin und Fettsäuren.

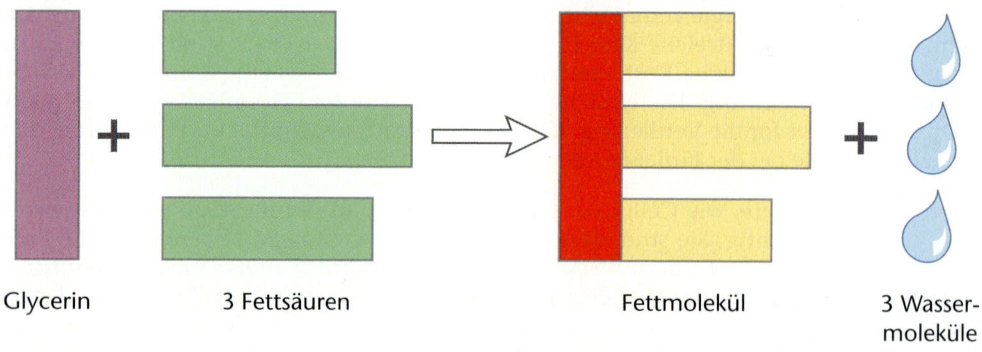

Bildung und Aufbau der Fette

Die Fettsäuren im Fettmolekül können gesättigt oder ungesättigt sein und eine unterschiedliche Kettenlänge aufweisen (kurz-, mittel- und langkettige Fettsäuren). Gesättigte Fettsäuren enthalten ausschließlich Einfachbindungen. Die ungesättigten Fettsäuren weisen hingegen eine oder mehrere Doppelbindungen im Molekül auf. Man spricht dann von einfach *(Ölsäure)* oder mehrfach *(Linolsäure, Linolensäure)* ungesättigten Fettsäuren. Ölsäure ist z. B. reichlich in Olivenöl enthalten. Reich an Linolsäure sind z. B. die Samenöle von Sonnenblumen, Soja und Färberdisteln sowie die Keimöle von Weizen und Mais. Leinöl enthält besonders viel Linolensäure.

Die doppelt ungesättigte Linolsäure ist für den Menschen **essenziell**, d. h. lebensnotwendig. Da der Körper sie nicht selbst aus Nahrungsbestandteilen bilden kann, muss sie ihm mit der Nahrung zugeführt werden. Gleiches gilt für die dreifach ungesättigte Linolensäure. Eine unzureichende Zufuhr an essenziellen Fettsäuren, z. B. durch eine fettfreie Ernährung, führt zu schweren Stoffwechselstörungen. Auf der anderen Seite kann auch eine übermäßige Zufuhr mehrfach ungesättigter Fettsäuren negative gesundheitliche Auswirkungen haben. Diese Fettsäuren sind nämlich sehr reaktionsfreudig. Sie bilden z. B. leicht →Radikale. Diese fördern Gewebeschäden und sind auch an der Krebsentstehung beteiligt.

Ob ein Nahrungsfett bei Zimmertemperatur flüssig oder fest ist, hängt in hohem Maße von den in ihm enthaltenen Fettsäuren ab. So weisen flüssige Fette (Öle) einen hohen Anteil an ein- oder mehrfach ungesättigten Fettsäuren auf. Feste Fette *(Plattenfett, Butter, Schmalz)* enthalten hingegen mehr gesättigte Fettsäuren als Öle, unabhängig davon, ob es sich um Fette pflanzlichen oder tierischen Ursprungs handelt.

Ungesättigte Fettsäuren können durch sogenannte Fetthärtung in gesättigte umgewandelt werden. Das geschieht z. B. bei der Herstellung von →Margarine mit einem Teil der ungesättigten Fettsäuren der als Rohstoff verwendeten Öle, um ein streichfähiges Produkt zu erhalten. Auch bei der Herstellung von Plattenfetten, von hitzestabilen Ölen und von „maßgeschneiderten" Fetten für die industrielle Lebensmittelproduktion *(Dauerbackwaren, Knabberartikel, Süßwaren)* findet die Fetthärtung Anwendung. Bei der Fetthärtung können sich jedoch →trans-Fettsäuren bilden, die im Verdacht stehen, das Risiko von Herz-Kreislauf-Erkrankungen zu erhöhen.

Fette mit einem hohen Anteil an mehrfach ungesättigten Fettsäuren verderben schneller (→oxidativer Fettverderb), sowohl beim Aufbewahren als auch beim Erhitzen.

Fette liefern von allen Nährstoffen die meiste Energie, nämlich ungefähr doppelt so viel wie Kohlenhydrate oder Eiweiß. Eine betont fettarme Ernährung scheint jedoch nach neueren Erkenntnissen nicht gesundheitsfördernd zu sein, sondern bestehende Risiken eher

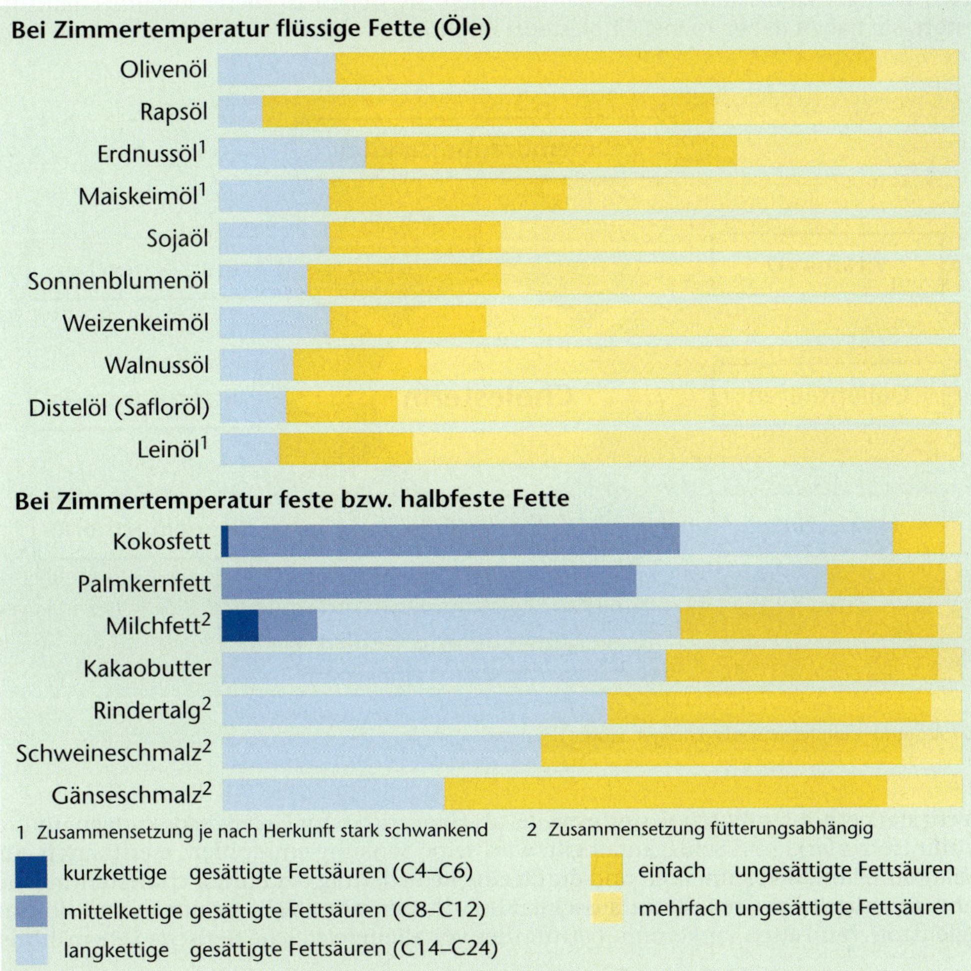

Durchschnittliche Fettsäurenzusammensetzung ausgewählter flüssiger und fester Fette

zu erhöhen. Fette enthalten auch die lebensnotwendigen fettlöslichen →Vitamine und ermöglichen ihre Aufnahme durch die Darmschleimhaut. Darüber hinaus verbessert Fett den Geschmack und die Konsistenz vieler Speisen. Der länger anhaltende Sättigungseffekt von Fett ist hingegen umstritten.

Fettbegleitstoffe *(Lecithin, Cholesterin, fettlösliche Vitamine)* kommen aufgrund ihrer fettähnlichen Eigenschaften immer zusammen mit Fetten in den Nahrungsmitteln vor.

Lecithin ist ein phosphorhaltiger fettähnlicher Stoff. Er ist Bestandteil von Membranen und des Nervengewebes. Er ist u. a. enthalten im Eidotter, in Vollmilch, Butter, Fettkäse und Ölsamen. Lecithin wird in vielen Lebensmitteln als →Emulgator verwendet.

Cholesterin ist ein natürliches Stoffwechselprodukt des menschlichen und tierischen Organismus und erfüllt zahlreiche wichtige Aufgaben im Körper. Es wird also sowohl im Körper selbst ständig gebildet als auch mit tierischen Lebensmitteln von außen zugeführt. Im gesunden Organismus führt eine cholesterinreiche Kost dazu, dass der Körper zum Ausgleich weniger Cholesterin bildet. Bei manchen Menschen ist dieser Regelmechanismus gestört, sie haben daher zu viel Cholesterin im Blut.

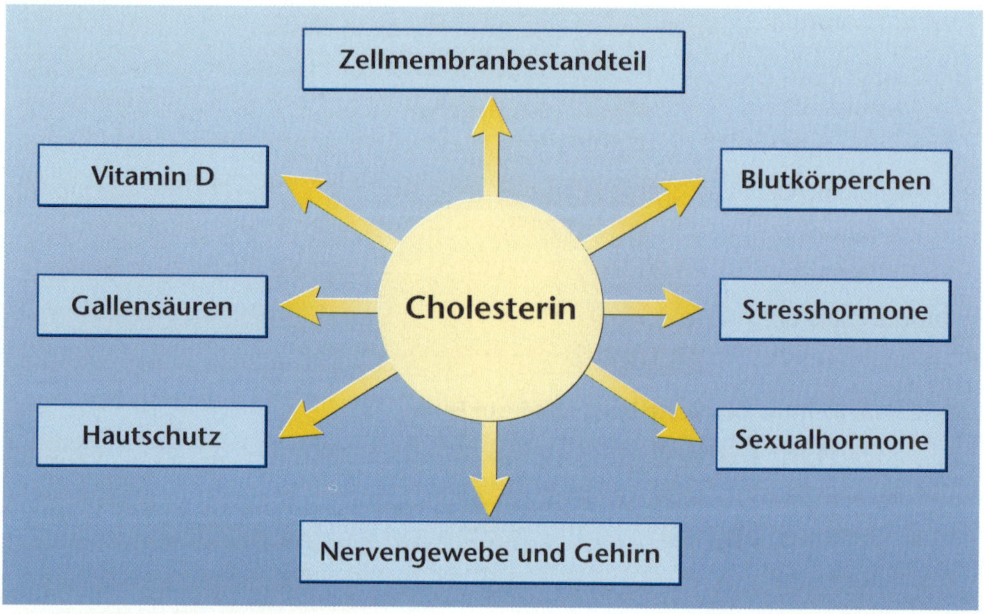

Cholesterin – ein lebensnotwendiger Stoff

Da ein stark erhöhter Blutcholesterinspiegel als Hauptrisiko für Gefäßverkalkungen und somit für Herzinfarkt und Schlaganfall gilt, wird seine Senkung empfohlen, meist durch eine Behandlung mit Medikamenten und durch eine Reduzierung der Zufuhr cholesterinreicher Nahrungsmittel. Da Cholesterin ausschließlich in tierischen Lebensmitteln und dort als Begleitstoff von Fetten vorkommt, betrifft dies vor allem fettreiche tierische Lebensmittel.

Cholesterinsenkende Maßnahmen haben jedoch nicht immer Erfolg und können unerwünschte Nebenwirkungen haben. Sie sind deshalb umstritten. Zudem geht es nicht darum, den Cholesteringehalt im Blut schlechthin zu senken. Schädlich ist nur eine ganz bestimmte „Sorte" Cholesterin, das sogenannte LDL(**L**ow **D**ensity **L**ipoprotein)- oder „böse" Cholesterin. Es fördert die Bildung von Ablagerungen in den Blutgefäßen. Das „gute" oder HDL(**H**igh **D**ensity **L**ipoprotein)-Cholesterin hingegen wirkt dem entgegen.

Ein ungünstiges Verhältnis von LDL- zu HDL-Cholesterin scheint nach bisherigen Erkenntnissen das Herz-Kreislauf-Risiko zu erhöhen. Es lässt sich vor allem durch mehr Bewegung sowie durch entsprechende Auswahl der Nahrungsfette günstig beeinflussen. So verbessert die z. B. im →Olivenöl in großen Mengen enthaltene einfach ungesättigte Ölsäure das Verhältnis von HDL- zu LDL-Cholesterin. Da Olivenöl eine große Rolle in der Küche der Mittelmeerländer spielt, vermutet man hier eine der Ursachen für die geringere Häufigkeit von Herz-Kreislauf-Erkrankungen in diesen Regionen. Auch Schweine- und Geflügelschmalz sollen wissenschaftlichen Studien zufolge cholesterinsenkend wirken und das HDL-LDL-Verhältnis günstig oder zumindest nicht nachteilig beeinflussen.

→Diät-Margarine enthält einen hohen Anteil an mehrfach ungesättigten Fettsäuren. Diese senken sowohl den LDL- als auch den HDL-Spiegel und verbessern dadurch das Verhältnis beider Cholesterinarten nur geringfügig. Andererseits enthalten manche Margarinesorten

Cholesteringehalt ausgewählter Lebensmittel	
Lebensmittel (100 g)	**Cholesteringehalt ca. (in mg)**
Hirn	3150
Eigelb	1400
Rinderleber	250
Butter	244
Muscheln	150
Schweinefleisch (fett)	bis zu 125
Milch	120
Krabben	100
Edamer Käse	96
Wurst	85
Schweineschnitzel	70
Kabeljau	30

(→Reform-Margarine) Palmöl und Palmkernfett oder Kokosfett, um ohne →Fetthärtung eine streichfähige Beschaffenheit zu erzielen. Dadurch erhöht sich ihr Anteil an cholesterinsteigernden langkettigen gesättigten Fettsäuren auf bis zu 50 %. Das HDL-LDL-Verhältnis beeinflussen diese allerdings nur wenig.

Die bei der →Fetthärtung entstehenden →trans-Fettsäuren verschlechtern dieses Verhältnis hingegen deutlich. Allerdings sind die trans-Fettsäuren-Gehalte in Margarine stark zurückgegangen. Butter wiederum enthält zwar cholesterinsteigernde langkettige gesättigte Fettsäuren; diese beeinflussen das Verhältnis von HDL und LDL aber nicht. Außerdem enthält Butter höhere Anteile an kurz- und mittelkettigen gesättigten Fettsäuren, die den Blutcholesterinspiegel nicht erhöhen, sowie an Ölsäure, die das HDL-LDL-Verhältnis verbessert.

Nach neueren Erkenntnissen ist auch weniger das Cholesterin (und zwar das LDL-Cholesterin) selbst, sondern sind vielmehr seine Oxidationsprodukte für die Entstehung von Gefäßverkalkungen und Herzinfarkt verantwortlich. Solche Produkte entstehen insbesondere bei verschiedenen Verfahren der industriellen Lebensmittelverarbeitung *(Herstellung von Eipulver, Milchpulver oder getrocknetem, geraspeltem Parmesankäse)*. Man sollte daher nicht ausschließlich auf industriell hochverarbeitete Lebensmittel zurückgreifen. Mehrfach ungesättigte Fettsäuren wie Linolsäure, die in Margarine und Pflanzenöl reichlich enthalten ist, scheinen die Oxidation des LDL-Cholesterins zu fördern.

An diesen Beispielen zeigt sich, dass eine Einteilung der Fette in „pflanzlich gleich gesund" und „tierisch gleich ungesund" unter wissenschaftlichen Gesichtspunkten nicht haltbar ist. Ob Butter, Margarine oder Schmalz, man sollte hier ruhig seinen Geschmack entscheiden lassen. Empfehlenswert aus der Sicht der Cholesterinproblematik sind die bevorzugte Auswahl von Ölen mit einem hohen Anteil an einfach ungesättigten Fettsäuren (*Olivenöl, Rapsöl*) sowie eine erhöhte Aufnahme von Omega-3-Fettsäuren (enthalten in *Leinöl, Walnüssen, Seefisch*).

Für Personen mit einer bereits bestehenden Gefäßverkalkung und geschädigten Herzkranzgefäßen ist bei hohen Cholesterinwerten (LDL!) eine Behandlung unerlässlich. Dabei muss unter ärztlicher Aufsicht individuell ausprobiert werden, ob eine cholesterinbeeinflussende Diät, die Gabe cholesterinsenkender Medikamente oder andere Maßnahmen zum Erfolg führen. Eine generelle Behandlung breiter Bevölkerungsschichten mit Medikamenten oder Diät aufgrund erhöhter Cholesterinwerte ist jedoch mittlerweile sehr umstritten.

„... Ich frage nun schon 18 Jahre lang nach einem Wirkmechanismus, mit dem ... Schweinefett, in ‚normalen' Mengen genossen, uns Menschen schaden sollte. Immerhin ist das Fett des armen Schweines meinem und – sehr geehrte Leser – auch Ihrem Fett in Konsistenz und organisch-chemischer Zusammensetzung verdächtig ähnlich. (...) Das Schwein baut – wie wir auch – sein Fett ganz überwiegend aus einfach ungesättigten Fettsäuren auf. Einfach ungesättigt, denn das ist für das Schwein wie für uns der beste

Kompromiss. Bestünde nämlich unser Fett überwiegend aus mehrfach ungesättigten Fettsäuren, würde es bei sommerlichen Temperaturen flüssig werden und im Schweine- wie auch in unserem Bauch als Öl hin und her schwappen. Nur ganz wenig mehrfach ungesättigte Fettsäuren brauchen wir zum gesunden Überleben. Die muss man dem Schwein und uns zufüttern, denn diese Fette können wir selbst nicht herstellen.

Einen relativ großen Teil des Fettes, nämlich rund 40 Prozent, bauen wir und das Schwein aus gesättigten Fettsäuren auf ... Allerdings, zu viel gesättigte Fettsäuren dürfen wir nicht mit uns herumtragen. Im Sommer würden unsere Bäuche dann zwar nicht mehr so weich und wabblig sein, doch im kalten Winter würden wir armen Schweine mit zu viel gesättigten Fettsäuren im Gewebe allzu leicht hart oder sogar schlichtweg bewegungsunfähig werden ... Verehrte Leserinnen und Leser, auch wenn Sie es schon hundertmal anders gehört haben, so sind die Fakten doch ganz eindeutig und einfach: So ein köstliches Schweineschmalz enthält überwiegend, d. h. ca. 60 Prozent, ungesättigte Fettsäuren und Gänseschmalz sogar rund 70 Prozent davon! ... Wie kommt es nur, dass in allen Gesundheitsfibeln zu lesen ist, tierisches Fett sei ‚überwiegend gesättigtes' Fett? ... Und nun darf ich noch eins draufsetzen! ... Sie alle wissen, dass ungesättigte Fettsäuren den Cholesterinspiegel senken. Richtig? Wenn ein Fett wie das Schmalz also überwiegend aus ungesättigten Fettsäuren besteht und Sie verzehren das – was passiert dann mit Ihrem Cholesterinspiegel? ... Doch, doch, Sie können es mir glauben, oder, wenn nicht, dann können Sie es auch in der weltweit führenden Fachzeitschrift für Ernährungswissenschaften (American Journal of Clinical Nutrition, d. R.) nachlesen. Der Verzehr von Schweine- und Geflügelschmalz wirkt beim Durchschnitt einer westlichen Bevölkerung selbstverständlich *cholesterinsenkend.* (...)

Aus den wissenschaftlichen Studien ergibt sich heute übereinstimmend, dass es weder ein ‚Herzschutz-Fett' noch ein ‚Herzrisiko-Fett' gibt, wie die Margarinewerbung gerne suggeriert ... Die neuen wissenschaftlichen Erkenntnisse führen somit zu einer Forderung, die unsere Großmütter schon beherzigten: Ein wenig von jedem Fett, aber von keinem zu viel – das ist erlaubt ..."

Aus: Worm, Nicolai, „Schwein gehabt". In: Cotta's kulinarischer Almanach auf das Jahr 1998 / 99, Klett-Cotta 1997

Eiweißstoffe – Proteine

Eiweiß ist nicht nur das Weiße eines gekochten Eies. Eiweißstoffe sind in den meisten Lebensmitteln enthalten, allerdings in unterschiedlicher Menge und Zusammensetzung. Die Gesamtheit der in einem Nahrungsmittel enthaltenen Eiweißstoffe wird umgangssprachlich als „Eiweiß" *(Milcheiweiß, Hühnereiweiß)* bezeichnet. Eiweißreich sind z. B. Milch und Milcherzeugnisse, Hühnereier, Fleisch, Fisch und Hülsenfrüchte.

Eiweißstoffe sind unentbehrliche Baustoffe des Körpers. Während des Wachstums dienen sie dem Aufbau neuer Zellen und Gewebe. Ebenso sind sie für die Zell- und Gewebserneuerung erforderlich. Darüber hinaus erfüllen sie als Enzyme, Antikörper sowie als Bestandteil von Blut und anderen Körperflüssigkeiten wichtige Funktionen im Organismus. Auch einige Hormone *(Insulin)* gehören zu den Eiweißstoffen. Wegen dieser vielfältigen Funktionen werden Eiweißstoffe auch als Bausteine des Lebens bezeichnet. Wenn man dem Körper mehr Eiweiß zuführt, als er als Baustoff benötigt, verbraucht er den Überschuss als Betriebsstoff zur Energiegewinnung. Die Ausscheidung der Abbauprodukte belastet die Nieren.

Eiweißstoffe sind aus einzelnen Grundbausteinen, den **Aminosäuren**, zusammengesetzte Riesenmoleküle. 20 verschiedene Aminosäuren sind am Aufbau der Eiweißstoffe beteiligt. Immer wieder anders zusammengesetzt, ergeben sie eine ungeheure Vielfalt von Eiweißstoffen. Allein der menschliche Organismus soll nach Schätzungen mehr als 50 000 verschiedene Eiweißstoffe enthalten.

Einfache Eiweißstoffe bestehen ausschließlich aus Aminosäuren, zusammengesetzte Eiweißstoffe enthalten hingegen noch andere (Nicht-Eiweiß-)Komponenten.

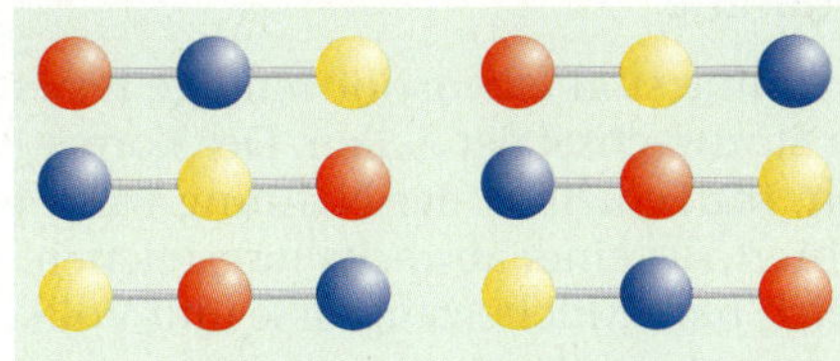

Kombinationsvielfalt ausgehend von nur drei Aminosäuren

Die mit der Nahrung aufgenommenen Eiweißstoffe pflanzlicher oder tierischer Herkunft werden bei der Verdauung in Bruchstücke und in ihre Bestandteile, die Aminosäuren, zerlegt, aus denen dann das Körpereiweiß aufgebaut wird. Von den insgesamt 20 am Eiweißaufbau beteiligten Aminosäuren sind 8 für den Menschen (für Säuglinge 9) essenziell. Das bedeutet, diese 8 bzw. 9 Aminosäuren müssen in jedem Falle mit der Nahrung zugeführt werden, da sie der Organismus selbst nicht aus anderen Stoffen herstellen kann.

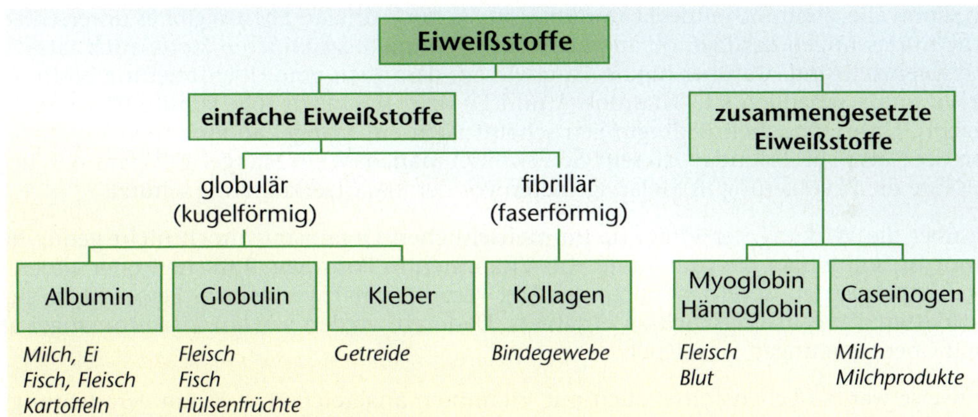

Einfache und zusammengesetzte Eiweißstoffe

Der Wert eines Nahrungseiweißes für den Menschen wird durch die **biologische Wertigkeit** bestimmt. Die biologische Wertigkeit hängt in der Hauptsache von der Anzahl und von der Art der in einem Nahrungseiweiß enthaltenen verschiedenen Aminosäuren ab. Fehlt ihm eine einzige essenzielle Aminosäure, ist das Eiweiß biologisch nicht vollwertig. Durch die Kombination verschiedener Nahrungsmittel in einer Mahlzeit ist in der Regel eine vollwertige Eiweißversorgung gesichert (Ergänzungswert). Eiweißreiche tierische Lebensmittel haben generell eine höhere biologische Eiweißwertigkeit als pflanzliche Lebensmittel. Wegen der entwicklungsgeschichtlichen Nähe des Tieres zum Menschen ist das in ihnen enthaltene Eiweiß dem menschlichen ähnlicher. Besonders hochwertig ist das mit Eiern, Milch und Milcherzeugnissen, Fleisch und Fisch aufgenommene Eiweiß. Von den pflanzlichen Lebensmitteln haben Sojabohnen und Kartoffeln das biologisch hochwertigste Eiweiß.

Eine geschickte Nahrungszusammenstellung ermöglicht es auch vegetarisch lebenden Personen, die neben pflanzlichen Lebensmitteln zumindest Milch und Eier verzehren, sich in Bezug auf das Eiweiß vollwertig zu ernähren. Strenge Vegetarier (Veganer), die tierische Lebensmittel grundsätzlich ablehnen, können dies bei Berücksichtigung des Ergänzungswertes von Nahrungsmitteln prinzipiell auch. Sie müssen jedoch über ein umfangreiches Ernährungswissen verfügen, um durch sachkundige Zusammenstellung ihrer Nahrung Mangelerscheinungen zu vermeiden. Für Kinder und Jugendliche ist eine vegane Ernährung nicht zu empfehlen, da sie durch das Wachstum einen besonders hohen Eiweißbedarf haben. Ein Mangel an essenziellen Aminosäuren kann bei ihnen zu schweren Entwicklungsstörungen führen.

Vitamine

Vitamine sind lebensnotwendige (essenzielle) Nährstoffe. Sie haben wichtige Funktionen im Stoffwechsel der Zellen. Der Körper benötigt sie zwar in verhältnismäßig geringen Mengen, ihr Fehlen in der Nahrung kann jedoch zu schwerwiegenden Mangelerscheinungen führen. Bei einer abwechslungsreichen, gemischten Kost, in der frisches Obst und Gemüse, Milch bzw. Milcherzeugnisse und Vollkornbrot enthalten sein sollten, tritt Vitaminmangel nicht auf.

Man unterscheidet die **fettlöslichen Vitamine** A, D, E und K, die zusammen mit Fetten vorkommen und im Körper nur zusammen mit Fett verwertet werden, von den **wasserlöslichen Vitaminen**. Zu Letzteren gehören das Vitamin C und die Vitamine der B-Gruppe, einschließlich Biotin, Pantothensäure, Niacin und Folsäure. Von manchen Vitaminen sind Vorstufen (Provitamine) in Lebensmitteln enthalten, die im Körper dann in die eigentlichen Vitamine umgewandelt werden.

Ob schon alle Vitamine entdeckt worden sind, ist noch unklar. Ebenso gibt es unterschiedliche Auffassungen darüber, ob alle heute als Vitamine bezeichneten Stoffe auch tatsächlich essenziell sind. Darüber hinaus ist erwiesen, dass auch eine Überdosierung bestimmter Vitamine schädlich ist (Vitamine A und D) bzw. schädlich sein könnte (Vitamin B_6, Niacin). Unter manchen Bedingungen scheint auch ein Mangel an einzelnen Vitaminen von der Natur „beabsichtigt" zu sein. So vermutet man, dass ein Mangel an Vitamin B_2 und Folsäure die Bevölkerung in Malariagebieten vor der Malariaerkrankung schützt.

Da über die Wirkung der Vitamine im menschlichen Organismus noch nicht genug bekannt ist, sollte man die Aufnahme von Vitaminen in Form von Tabletten oder anderen Vitaminpräparaten, sofern sie nicht der Arzt verordnet hat, vermeiden. Besser ist es, sich stattdessen abwechslungsreich zu ernähren. Dadurch werden sowohl Vitaminmängel als auch Überdosierungen vermieden.

Teilweise werden Lebensmittel auch mit Vitaminen angereichert, z. B. um verarbeitungsbedingte Vitaminverluste auszugleichen. So wird beispielsweise Vitamin C beim Erhitzen von Lebensmitteln weitgehend zerstört. Derartige Verluste können durch nachträglichen Vitaminzusatz, beispielsweise zu Fruchtsäften, ausgeglichen werden. Andere Lebensmittel, z. B. Bonbons, sollen durch Vitaminzusatz den Anschein erwecken, besonders gesund zu sein, obwohl die sonstige Zusammensetzung (hier: der hohe Zuckergehalt) eher Mäßigung nahe legen würde.

Nach der Verordnung über vitaminisierte Lebensmittel ist der Zusatz der Vitamine B_1, B_2, B_6, C und E sowie von Pantothensäure und Niacin zu allen Lebensmitteln ohne Mengenbegrenzung und ohne Kenntlichmachung erlaubt. Wegen der Gefahr einer zu hohen Zufuhr und daraus resultierender möglicher Gesundheitsschäden ist der Zusatz der Vitamine A und D auf bestimmte Lebensmittel *(Margarine, Halbfettmargarine)* beschränkt. Außerdem ist die Menge des erlaubten Vitaminzusatzes begrenzt. Darüber hinaus ist ein solcher Vitaminzusatz auf der Verpackung kenntlich zu machen durch Angabe von Art und Menge des Vitamins, bezogen auf 100 g bzw. 100 ml des betreffenden Lebensmittels.

Mineralstoffe

Neben den organischen Stoffen (Eiweiß, Fett, Kohlenhydrate, Vitamine) benötigt der menschliche Körper auch anorganische Stoffe, die Mineralstoffe. Sie machen etwa 5 % des Körpergewichts aus. Im Organismus erfüllen sie verschiedene wichtige Aufgaben: als Baustoffe für Knochen und Zähne und als Wirkstoffe in den Zellen. Vom Körper ausgeschiedene Mineralstoffe müssen durch die Nahrung ersetzt werden, sonst kann es zu Mangelerscheinungen kommen. Mineralstoffe sind daher ebenfalls essenziell.

Bedeutung und Vorkommen der Vitamine in der Nahrung		
Vitamin	**Bedeutung für den Organismus**	**Vorkommen**
fettlösliche Vitamine		
Vitamin A (Retinol) Provitamine: Carotine	wichtig für den Sehprozess, besonders das Dämmerungssehen, verhindert Nachtblindheit; beeinflusst das Zellwachstum, notwendig für Aufbau, Schutz und Regeneration von Haut und Schleimhäuten; antioxidative Wirkung	*Leber, Eigelb, Milch, Fette und Öle;* auch Bildung im Körper aus den mit der Nahrung aufgenommenen Vorstufen (Provitamine) *Karotten, Spinat, Grünkohl, Paprika, Aprikosen, Pfirsiche, Mango, Kaki*
Vitamin D (Calciferole) Provitamine: Cholesterin, Ergosterin	fördert die Aufnahme von Calcium und Phosphat, wichtig für die Verknöcherung des Skeletts, verhütet Rachitis (Knochenerweichung)	*Fettfische (Hering, Makrele), Leber, Eigelb, Margarine, Butter, Pilze;* wird auch unter dem Einfluss von Sonnenlicht in der Haut aus den Vorstufen (Provitamine) gebildet (Hauptquelle)
Vitamin E (Tocopherole)	schützt die Zellmembranen; antioxidative Wirkung	*Öle, Margarine, Getreidekeime, Leber, Eigelb, Butter, Vollkornprodukte, Blattgemüse, Fisch*
Vitamin K (Phyllochinone)	beteiligt an der Bildung verschiedener Blutgerinnungsfaktoren	*Grüngemüse, alle Kohlsorten, Tomaten, Haselnüsse, Leber;* auch Bildung durch Darmbakterien
wasserlösliche Vitamine		
Vitamin C (Ascorbinsäure)	schützt vor Infektionskrankheiten und Zahnfleischentzündung (Skorbut); wirkt gegen Frühjahrsmüdigkeit, fördert geistige und körperliche Leistungsfähigkeit; wichtig für die Bildung von Knorpel-, Knochen- und Zahnsubstanz sowie für Wundheilung und Narbenbildung; antioxidative Wirkung; fördert die Aufnahme von Eisen aus der Nahrung; hemmt die Bildung Krebs erregender →Nitrosamine	*frisches Obst und Gemüse, besonders schwarze Johannisbeeren, Kiwi, Zitrusfrüchte, Paprika, grünes Blattgemüse;* *Petersilie, Kartoffeln, Sauerkraut*
Vitamin B_1 (Thiamin)	beteiligt an Stoffwechselreaktionen, z. B. Kohlenhydratabbau; Mitwirkung bei der Nervenerregung, schützt so u. a. vor Leistungs- und Muskelschwäche	*mageres Schweinefleisch, Innereien, Vollkornprodukte, Hülsenfrüchte, Kartoffeln, Hefe*
Vitamin B_2 (Riboflavin, Lactoflavin)	beteiligt an Stoffwechselreaktionen, „Wachstumsvitamin“; wichtig für Haut und Schleimhäute	*vor allem Milch und Milchprodukte, auch Fleisch, Innereien, Seefisch, Eier, Vollkornprodukte, Hefe, Gemüse*
Vitamin B_6 (Pyridoxin)	Funktionen im Eiweißstoffwechsel; u. a. beteiligt an der Bildung von Enzymen und an der Blutbildung	*Schweinefleisch, Leber, Geflügel, Fisch, Getreideprodukte, Gemüse, Kartoffeln, Hefe, Eier, Bananen*
Niacin	beteiligt an Stoffwechselreaktionen, dadurch u. a. wichtig für die Funktion von Haut und Schleimhäuten, Verdauungstrakt und Nervensystem	*Fleisch, Leber, Fisch, Milch, Eier, Hefe, Getreideprodukte, Pilze, Kaffee;* auch Bildung aus der →Aminosäure Tryptophan
Folsäure	Funktionen im Stoffwechsel, z. B. beim Aufbau von Aminosäuren und →Purinen, dadurch u. a. bedeutsam für Zellteilung, Zellneubildung, Blutbildung, Bildung von Antikörpern	*Gemüse, Vollkornprodukte, Fleisch, Hülsenfrüchte, Leber, Milch, Eier*
Vitamin B_{12} (Cobalamin)	beteiligt am Auf- und Abbau einzelner Aminosäuren, am Aufbau der Zellkernsubstanz, an der Blutbildung und am Folsäurestoffwechsel	fast nur in tierischen Lebensmitteln: *Leber, Fleisch, Fisch, Eier, Milch und Milchprodukte;* Spuren in *Sauerkraut, Bier, Wurzelgemüse, Hülsenfrüchten*
Biotin	beteiligt am Kohlenhydrat- und Fettstoffwechsel	*Leber, Eigelb, Sojabohnen, Hefe, Weizenkeime, Haferflocken, Möhren, Erbsen;* z. T. auch im Darm gebildet
Pantothensäure	Funktionen im Stoffwechsel, z. B. beim Abbau von Kohlenhydraten, Auf- und Abbau von Fettsäuren, Aufbau von →Cholesterin und Hormonen	*Leber, Fleisch, Fisch, Milch, Eier, Vollkornprodukte, Hülsenfrüchte*

Bedeutung und Vorkommen der Mineralstoffe in der Nahrung		
Mineralstoff	**Bedeutung für den Organismus**	**Vorkommen**
Mengenelemente		
Calcium	Baustoff für Knochen und Zähne; mitverantwortlich für normale Erregbarkeit von Nerven und Muskeln, Durchlässigkeit der Zellwände, Blutgerinnung, Herztätigkeit; Enzymaktivator	*Milch/Milcherzeugnisse, Eigelb, Fisch, Grüngemüse, Nüsse, Obst, Hülsenfrüchte, Vollkornprodukte*
Phosphor (Phosphat)	wichtige Rolle im Energiestoffwechsel; Baustoff für Knochen, Zähne und Zellen; sehr umstritten: Verantwortung für Unruhe/Aggressivität bei Kindern (hyperkinetisches Syndrom)	*Milch/Milcherzeugnisse, Fleisch, Fisch, Hülsenfrüchte, Brot, Eier, Kartoffeln, Nüsse;* auch als Lebensmittel-Zusatzstoff *(Wurst)*
Magnesium	Enzymaktivator; wichtig für normale Erregbarkeit von Nerven und Muskeln	*Grüngemüse, Getreideerzeugnisse, Hülsenfrüchte, Kartoffeln, Nüsse, Milch/Milcherzeugnisse, Fleisch*
Kalium	mitverantwortlich für Regulation der Gewebsspannung, normale Erregbarkeit von Nerven und Muskeln, Herztätigkeit; Enzymaktivator	*Getreideerzeugnisse, Obst, Gemüse, Kartoffeln, Hülsenfrüchte, Nüsse, Fleisch/Fleischerzeugnisse, Milch/Milcherzeugnisse*
Natrium	mitverantwortlich für Regulation der Gewebsspannung, normale Erregbarkeit von Nerven und Muskeln, Regulierung des Wasserhaushalts; Enzymaktivator	*Kochsalz: Wurstwaren, Käse, Brot, Salzgebäck, Fertiggerichte, Würzmischungen, Pökel- und Räucherwaren, Trockensuppen*
Chlor (Chlorid)	mitverantwortlich für Regulation der Gewebsspannung, Regulierung des Wasserhaushalts; Bestandteil der Magensalzsäure	zusammen mit Natrium
Schwefel	beteiligt am Aufbau von Eiweißstoffen und an der Entgiftung von Schadstoffen; Enzymbestandteil	*Eier, Fleisch*
Spurenelemente		
Eisen	als Bestandteil des Blut- und Muskelfarbstoffs verantwortlich für den Sauerstofftransport; Enzymbestandteil	*Fleisch, Leber, Vollkornprodukte, Eigelb, Hülsenfrüchte, Gemüse, Obst*
Jod (Jodid)	als Bestandteil der Schilddrüsenhormone Einfluss auf Energieumsatz, Wachstum und Knochenreifung	*Seefisch, Jodsalz, Milch, Eier*
Fluor (Fluorid)	festigt die Knochen und härtet den Zahnschmelz, verhindert Karies	*schwarzer Tee, Sardinen, Sprotten;* insgesamt gering
Zink	Bestandteil von Enzymen; beteiligt an der Bildung von Insulin und am Aufbau von Eiweißstoffen; wichtig für Zellwände und Immunsystem	*Fleisch, Fisch, Leber, Vollkornprodukte, Gemüse*
Kupfer	als Enzymbestandteil u. a. beteiligt an der Bildung des roten Blutfarbstoffs; mitverantwortlich für die Pigmentierung von Haut und Haaren	*Leber, Eigelb, Fisch, Nüsse, Vollkornprodukte, Hülsenfrüchte, Pilze*
Mangan	Enzymbestandteil; steigert die Verwertbarkeit von Vitamin B1; wichtig für Aufbau und Erhalt von Knochen und Bindegewebe, für Blutgerinnung und Kohlenhydratstoffwechsel	*Nüsse, Vollkornprodukte, Obst, Hülsenfrüchte, Grüngemüse, Leber*
Selen	mitverantwortlich für Schutz vor zellschädigenden Radikalen; positiver Einfluss auf Krebsentstehung und vorzeitige Alterung sowie prophylaktische Wirkung in Bezug auf Herzinfarkt und Störungen des Immunsystems noch nicht eindeutig erwiesen	pflanzliche und tierische Nahrungsmittel (abhängig vom Selengehalt des Bodens bzw. des Tierfutters); *Leber, Niere, Getreideerzeugnisse, Hülsenfrüchte*
Chrom	wichtige Rolle im Kohlenhydratstoffwechsel	*Vollkornprodukte, Kartoffeln, Gemüse, Nüsse, Obst*
Kobalt	Bestandteil von Vitamin B_{12}; Enzymaktivator	wie Vitamin B_{12}; *Vollkornprodukte*
Molybdän	als Bestandteil von Enzymen an vielen Stoffwechselprozessen beteiligt	*Vollkornprodukte, Hülsenfrüchte, Blumenkohl*
Mittlerweile werden auch Nickel, Zinn, Arsen, Vanadium, Blei, Bor, Aluminium und Cadmium zu den essenziellen Spurenelementen gezählt.		

Der Bedarf an den einzelnen Mineralstoffen ist unterschiedlich hoch. Genaue Werte sind weitgehend unbekannt. Stoffe, die in größeren Mengen benötigt werden *(Calcium, Phosphor, Magnesium, Kalium, Natrium, Schwefel, Chlor)* werden auch als **Mengenelemente** bezeichnet. Von anderen Mineralstoffen *(Eisen, Zink, Kupfer, Mangan, Jod, Fluor)* benötigt der Organismus nur Spuren. Sie heißen daher **Spurenelemente.** Zahlreiche Spurenelemente können bei überhöhter Aufnahme den Organismus schädigen *(Selen, Eisen, Kupfer).*

Besonders viele Mineralstoffe werden z. B. bei intensiver sportlicher Betätigung mit dem Schweiß ausgeschieden. Mineralstoffangereicherte Getränke sind jedoch nicht notwendig. Vordringlich ist beim Sport der rasche Ausgleich des durch Schwitzen entstandenen Wasserverlustes. Der Ersatz der verloren gegangenen Mineralstoffe kann auch später mit der normalen Nahrung erfolgen. Außerdem sind auch mit Mineralwasser verdünnte Obst- oder Gemüsesäfte ideal für den Ersatz von Flüssigkeit und Mineralstoffen geeignet.

Wasser

Wasser ist für alle Lebewesen unentbehrlich. Der Körper eines erwachsenen Menschen besteht etwa zu 74 % aus Wasser. Als Zellbestandteil ist Wasser Baustoff von Organen und Geweben. Darüber hinaus wird Wasser benötigt für die Bildung von Verdauungssäften, Blut und anderen Körperflüssigkeiten. Es fungiert als Löse- und Transportmittel für Nährstoffe und Stoffwechselprodukte. Außerdem regelt es die Körpertemperatur: wenn es um uns herum heiß ist, beginnt der Körper, über die Hautoberfläche verstärkt Wasser zu verdunsten (Schwitzen). Dabei wird dem Körper Wärme entzogen, und es entsteht ein kühlender Effekt.

Täglich scheidet der Körper etwa 2,5 Liter Wasser über Urin, Schweiß und Atem aus. Dieses muss ersetzt werden. Das geschieht zum einen über das in der Nahrung enthaltene Wasser, zum anderen über Getränke. Das für die Herstellung und Zubereitung von Speisen und Getränken verwendete **Trinkwasser** ist unser wichtigstes Lebensmittel.

Wasserbilanz eines erwachsenen Menschen (in 24 Stunden)			
aufgenommene Menge (Liter)		**ausgeschiedene Menge (Liter)**	
Getränke	ca. 1,2	Nieren	ca. 1,4
Nahrungsmittel	ca. 1,0	Haut	ca. 0,5
Wasser vom Abbau der Nahrungsmittel	ca. 0,3	Lunge	ca. 0,5
		Darm	ca. 0,1
Summe:	ca. 2,5	Summe:	ca. 2,5

Das Trinkwasser entstammt natürlichen und angereicherten Wasservorräten. Es wird in der Regel für den menschlichen Bedarf aufbereitet. Um Gesundheitsschäden durch Krankheitserreger oder →Schadstoffe zu vermeiden, unterliegt die Trinkwasserbeschaffenheit gesetzlichen Anforderungen und wird ständig überwacht.

Wie viel Nährstoffe braucht der Mensch?

Der Mensch verbraucht Energie nicht nur, wenn er arbeitet oder Sport treibt (Leistungsumsatz), sondern auch in völliger Ruhe (Grundumsatz). Als **Grundumsatz** wird der Energieverbrauch des Körpers zur Aufrechterhaltung der Körpertemperatur und grundlegender Stoffwechselaktivitäten, die z. B. für die Funktion des Gehirns, für Herzschlag und Atmung notwendig sind, bezeichnet. Der Grundumsatz hängt u. a. von Alter, Geschlecht, Größe und Muskelmasse der Person, aber auch von anderen Faktoren ab *(Klima, Stress, Krankheit, Medikamente).*

Bei jeder körperlichen Beanspruchung (Muskeltätigkeit), aber auch bei angestrengter geistiger Arbeit, verbraucht der Organismus zusätzlich Energie. Dieser zusätzliche Energieverbrauch wird als **Leistungsumsatz** bezeichnet. Der Leistungsumsatz ist ebenfalls individuell unterschiedlich und ändert sich je nach Art und Intensität der Beanspruchung. Darüber hinaus wird auch Energie, die zur Verdauung und zum Umbau der Nährstoffe sowie zur Wärmeregulation benötigt wird, dem Leistungsumsatz zugerechnet.

Der **Gesamtenergiebedarf** des Menschen ergibt sich aus dem Grund- und dem Leistungsumsatz. Bei leichter körperlicher Tätigkeit wird der Gesamtenergiebedarf zu etwa 2 Dritteln vom Grundumsatz und nur zu einem Drittel vom Leistungsumsatz bestimmt. Wie hoch dieser Bedarf für den Einzelnen ist, ist weitgehend unbekannt. Nationale Gremien, wie z. B. für Deutschland die Deutsche Gesellschaft für Ernährung (DGE), geben jedoch Empfehlungen für die Energiezufuhr, die auf wissenschaftlichen Abschätzungen basieren.

Empfohlene Richtwerte (DGE) für die Gesamtenergiezufuhr		
Altersgruppe	**Empfehlung (kJ/Tag)**	
	weiblich	**männlich**
15–18 Jahre	10 000	12 500
19–25 Jahre	9 000	11 000
26–50 Jahre	8 500	10 000
51–65 Jahre	7 500	9 000
über 65 Jahre	7 000	8 000

Grob vereinfacht, kann man sich die Energiegewinnung im Organismus wie eine „flammenlose Verbrennung" der Hauptnährstoffe vorstellen. Dabei wird je nach Art des Hauptnährstoffs eine unterschiedliche Energiemenge freigesetzt. Diese wird in kJ (Kilojoule), häufig auch noch in kcal (Kilokalorien), angegeben und als **„Brennwert"** bezeichnet. Auch Alkohol (Ethanol) besitzt einen hohen Brennwert. Der Brennwert eines Lebensmittels lässt sich annäherungsweise experimentell bestimmen, aber auch aus seinem Gehalt an Hauptnährstoffen bzw. Alkohol berechnen.

Umrechnung: 1 kcal = 4,186 kJ
1 kJ = 0,239 kcal

So viel Energie liefern:

1 g Kohlenhydrate	17 kJ	oder 4 kcal
1 g Eiweißstoffe	17 kJ	oder 4 kcal
1 g Ethanol	30 kJ	oder 7 kcal
1 g Fett	39 kJ	oder 9 kcal

Da die Menschen heute weniger schwer arbeiten als früher, brauchen sie auch weniger Energie. Wird längerfristig mehr Energie zugeführt, als der Körper benötigt, kommt es zu Übergewicht, welches wiederum zu Folgeerkrankungen führt. Die Ursachen der Entstehung von Übergewicht sind jedoch vielfältig und nicht allein auf die Nahrungszufuhr zurückzuführen. Kalorientabellen sind daher nicht sehr aussagefähig. Umstritten ist auch, welches Körpergewicht tatsächlich Übergewicht im krank machenden Sinne darstellt.

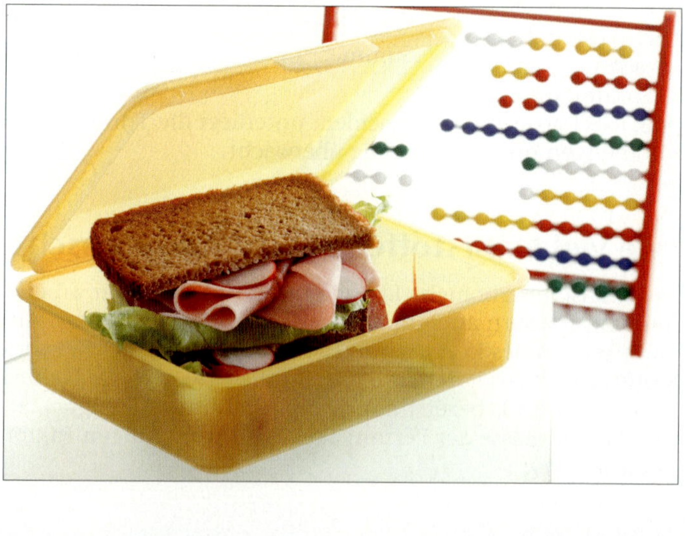

Ob die Nahrungszufuhr dem tatsächlichen Energiebedarf entspricht, lässt sich nur individuell durch Ausprobieren herausfinden. Bei vielen Tätigkeiten wird weniger Energie verbraucht als angenommen. Umgekehrt liefern viele Lebensmittel mehr Energie, als man denkt.

Wann ist ein Lebensmittel für die Ernährung besonders wertvoll?

Der Brennwert allein genügt nicht, um den Gesamtwert eines Lebensmittels für die Ernährung, d. h. seinen **Nährwert** oder ernährungsphysiologischen Wert, zu erklären. Hierzu müssen auch andere, brennwertfreie Nährstoffe herangezogen werden, wie Vitamine und Mineralstoffe. Die **Nährstoffdichte** gibt den Nährstoffgehalt des Lebensmittels in Bezug auf seinen Energiegehalt an. Auch Ballaststoffe und andere gesundheitsfördernde Lebensmittelinhaltsstoffe (*Bakterien tötende oder das Immunsystem stärkende Stoffe, →sekundäre Pflanzenstoffe*) steigern den ernährungsphysiologischen Wert. Ebenso spielen der Gehalt des Eiweißes an lebenswichtigen Aminosäuren und des Fettes an essenziellen Fettsäuren sowie die Verdaulichkeit, Bekömmlichkeit und Sättigungswirkung eines Lebensmittels eine Rolle. Gesundheitsschädliche Inhaltsstoffe (*Schadstoffe, Krankheitserreger*) mindern den ernährungsphysiologischen Wert.

Grundsätzlich sind nicht einzelne Lebensmittel, sondern ist die Gesamtheit aller verzehrten Lebensmittel entscheidend dafür, ob wir gesund und leistungsfähig bleiben. Eine Kost ist dann richtig zusammengesetzt, wenn sie die erforderlichen Mengen an Nährstoffen enthält, wenn sie schmackhaft und bekömmlich ist. Dies ist am besten durch eine abwechslungsreiche, vielseitige und gemischte Kost, die möglichst pflanzliche **und** tierische Lebensmittel enthalten soll, gewährleistet. Starre Vorgaben, ob hinsichtlich des Verhältnisses von Kohlenhydraten, Fett und Eiweiß, der Trinkmenge oder der Aufnahme von Vitaminen, Mineral- oder Ballaststoffen tragen weder den individuellen Ernährungsbedürfnissen einzelner Personen Rechnung, noch halten sie der wissenschaftlichen Überprüfung stand.

Lebensmittel, die reich an den verschiedenen Nährstoffen sind		
Lebensmittel, reich an	**tierisch**	**pflanzlich**
Kohlenhydraten	*Honig, Leber*	*Kartoffeln, Getreideprodukte, Brot, Backwaren, Obst, Marmelade, Zucker*
Eiweißstoffen	*Milch, Milchprodukte, Eier, Fleisch, Fisch, Geflügel*	*Hülsenfrüchte, Kartoffeln, Haferflocken, Brot, Nüsse, Sojaquark (Tofu)*
Fetten	*Butter, Schmalz, Sahne, Schmand, Crème fraîche, Leberwurst, Salami, Bratwurst, Ölsardinen, Vollfettkäse*	*Öle, Pflanzenmargarine, Plattenfette, Schokolade, Nüsse, Kartoffelchips, Mayonnaise, Nuss-Nougat-Creme*
Vitaminen	*Milch, Milchprodukte, Fleisch, Fisch, Geflügel, Eigelb, Butter*	*Obst, Gemüse, Vollkornprodukte, Kräuter, Pflanzenöle, Margarine*
Mineralstoffen	*Milch, Milchprodukte, Fleisch, Fisch, Eier, Innereien*	*Vollkornprodukte, Hülsenfrüchte, Nüsse, Gemüse, Obst, Kartoffeln*
Wasser	*Milch*	*Getränke, Obst, Gemüse*

Was sagt die Kennzeichnung eines Lebensmittels über seinen Nährwert aus?

Im →Lebensmittelverkehr werden im Allgemeinen keine detaillierten Angaben über den Nährwert gemacht. Finden sich aber nährwertbezogene Angaben auf einer Lebensmittelverpackung, so unterliegen diese den Vorschriften der **Nährwert-Kennzeichnungsverordnung** (NKV). Als nährwertbezogene Angaben gelten dabei alle Darstellungen, Aussagen usw., mit denen zum Ausdruck gebracht oder der Anschein vermittelt wird, dass ein Lebensmittel aufgrund seines Energie- oder Nährstoffgehalts besondere Nährwerteigenschaften besitzt. So unterliegen z. B. alle Angaben über den Brennwert, den Gehalt an Eiweiß, Kohlenhydraten, Fett oder Ballaststoffen, ebenso über den Gehalt an Vitaminen und Mineralstoffen (darunter Natrium) sowie Cholesterin den Bestimmungen dieser Verordnung. Für →diätetische Lebensmittel sind bestimmte nährwertbezogene Angaben auf dem Etikett vorgeschrieben.

Nach der Nährwert-Kennzeichnungsverordnung ist es nicht zulässig, nur auf den Energiegehalt eines Lebensmittels oder nur auf den Gehalt einzelner Nährstoffe hinzuweisen. In Abhängigkeit davon, welche Angaben der Hersteller machen will, hat er immer gleichzeitig auch andere, vom Gesetzgeber vorgeschriebene Nährwertinformationen anzugeben. Damit soll verhindert werden, dass dem Verbraucher ein einseitiges, verzerrtes Bild vom Nährwert eines Lebensmittels vermittelt und so u. U. ein falsches Ernährungsverhalten gefördert wird. Es gibt deshalb zwei zulässige Varianten der Nährwertkennzeichnung: eine Grundvariante (4 Angaben – „big four") und eine ausführlichere Variante (8 Angaben – „big eight") .

Formen der Nährwertkennzeichnung		
Variante 1 („big four")	**Variante 2 („big eight")**	
▸ Brennwert (kJ / kcal)	▸ Brennwert (kJ / kcal)	
Gehalt (g) an:	Gehalt (g) an:	
▸ Eiweißstoffen	▸ Eiweißstoffen	▸ gesättigten Fettsäuren
▸ Kohlenhydraten	▸ Kohlenhydraten	▸ Ballaststoffen
▸ Fetten	▸ Zucker	▸ Natrium
	▸ Fetten	

Die Angaben sind in einer Tabelle aufzuführen und an deutlich sichtbarer Stelle, leicht lesbar und unverwischbar auf der Packung anzubringen. Der Brennwert sowie der Gehalt an Nährstoffen sind auf 100 g bzw. 100 ml des in der Packung enthaltenen Lebensmittels oder – sofern das Lebensmittel erst nach Zugabe von anderen Zutaten verzehrfertig ist – auf das verbrauchsfertige Lebensmittel zu beziehen. Will man auf die Menge an Zucker, gesättigten Fettsäuren, Ballaststoffen, Natrium oder Kochsalz hinweisen, muss die Nährwertkennzeichnung nach der ausführlicheren Variante erfolgen.

Zusätzlich zu den Angaben nach Variante 1 darf der Gehalt an

- Stärke
- mehrwertigen Alkoholen
- Vitaminen und Mineralstoffen
- einfach ungesättigten Fettsäuren
- mehrfach ungesättigten Fettsäuren
- Cholesterin

angegeben werden.

Angaben über Vitamine oder Mineralstoffe dürfen nur gemacht werden, wenn das Lebensmittel bedeutsame Mengen davon enthält. Sie müssen zusätzlich als Prozentsatz in Bezug auf

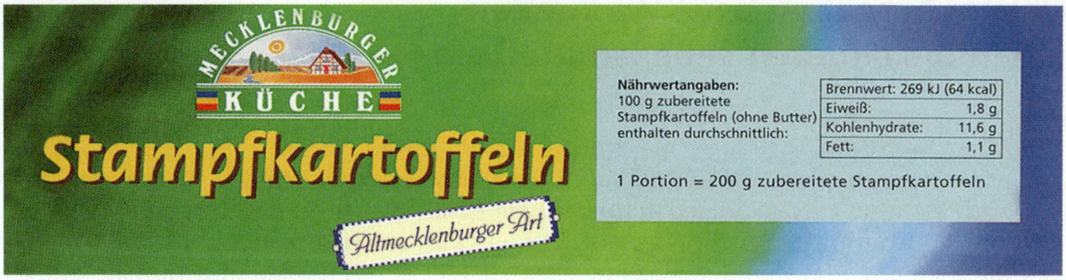
MECKLENBURGER
KÜCHE
Stampfkartoffeln
Altmecklenburger Art
Nährwertangaben:
100 g zubereitete Stampfkartoffeln (ohne Butter) enthalten durchschnittlich:
Brennwert: 269 kJ (64 kcal)
Eiweiß: 1,8 g
Kohlenhydrate: 11,6 g
Fett: 1,1 g
1 Portion = 200 g zubereitete Stampfkartoffeln

Beispiel für Nährwertkennzeichnung

die empfohlene Tagesdosis ausgedrückt werden. Wird der Gehalt an ungesättigten Fettsäuren oder Cholesterin angegeben, ist zusätzlich auf den Gehalt an gesättigten Fettsäuren hinzuweisen, ohne dass die gesamte Nährwertkennzeichnung nach Variante 2 erfolgen muss.

Um eine Irreführung der Verbraucher zu vermeiden, sind bestimmte Hinweise auf Lebensmittelverpackungen verboten bzw. unterliegen Beschränkungen.

Vorschriften für nährwertbezogene Hinweise im Zusammenhang mit Lebensmitteln
(nach NKV sowie Verordnung (EG) Nr. 1924/2006 über nährwert- und gesundheitsbezogene Angaben über Lebensmittel)

Hinweis auf:	**Bedingungen:**
▸ schlank machende Wirkung ▸ schlankheitsfördernde Wirkung ▸ gewichtsvermindernde Wirkung	keine, da verboten (!); gilt nicht für Lebensmittel, die gemäß Diät-Verordnung zur Verwendung als Tagesration bestimmt sind
▸ geringen Brennwert *(„energiearm“, „kalorienarm“)*	**feste Lebensmittel:** Brennwert maximal 40 kcal (170 kJ) je 100 g **flüssige Lebensmittel:** Brennwert maximal 20 kcal (80 kJ) je 100 ml
▸ verminderten Brennwert *(„energiereduziert“, „kalorienreduziert“)*	Brennwert mindestens 30 % niedriger als der des ursprünglichen Lebensmittels oder von vergleichbaren Lebensmitteln; Angabe der Eigenschaften, die zur Reduzierung des Gesamtbrennwertes des Lebensmittels führen

Aussagen zu besonderen Nährwerteigenschaften sind nur zulässig, wenn das Lebensmittel einem festgelegten Nährwertprofil entspricht. So soll vermieden werden, dass z. B. für ein fett- und zuckerreiches Lebensmittel mit einem hohen Vitamingehalt geworben werden kann.

Auf den Packungen von →Diabetiker-Lebensmitteln, aber z. T. auch auf Packungen des Normalsortiments, findet man die Angabe sogenannter →**Broteinheiten (BE)**. Diese ermöglicht eine grobe Orientierung über den Kohlenhydratgehalt und einen Austausch verschiedener kohlenhydrathaltiger Lebensmittel. Eine Broteinheit entspricht 12 g Kohlenhydraten (etwa 25 g Brot = ½ Brötchen oder 65 g Kartoffeln).

Welche Aufgaben bzw. Wirkungen haben die anderen Lebensmittelbestandteile?

Enzyme

Jeder lebende Organismus, ob Tier, Pflanze oder Mensch, besitzt Enzyme. Sie werden in den Zellen gebildet und beschleunigen – ähnlich wie Katalysatoren in der Chemie – chemische Reaktionen, die ansonsten nicht oder nur sehr langsam ablaufen würden. Sie werden daher auch Bio-Katalysatoren genannt. Enzyme ermöglichen den Auf-, Ab- und Umbau von körpereigenen Stoffen und sind daher unentbehrlich für den Stoffwechsel.

Enzyme (früher auch als Fermente bezeichnet) sind eiweißartige Verbindungen. Sie sind jeweils auf ganz bestimmte Reaktionen spezialisiert und werden daher nach ihrer Wirkung unterschieden: z. B spalten einige Stärke *(Amylasen)*, andere Fett *(Lipasen)* oder Eiweiß *(Proteasen)*, und wieder andere oxidieren Lebensmittelinhaltsstoffe *(Lipoxygenasen, Phenoloxidasen)*. Enzymatische Reaktionen laufen auch noch nach der Ernte im Obst und Gemüse bzw. nach der Schlachtung im Fleisch der Schlachttiere ab und führen teils zu erwünschten, teils zu unerwünschten Qualitätsveränderungen.

Seit langer Zeit macht man sich erwünschte Wirkungen der Enzyme bei der Herstellung verschiedener Lebensmittel zunutze *(alkoholische Gärung bei der Erzeugung von Bier und Wein, Milchsäuregärung bei der Sauerkrautherstellung, Teiglockerung mittels Hefe oder Sauerteig, Fleischreifung, Dicklegen der Milch bei der Labkäseherstellung)*.

Andererseits verursachen Enzyme aber auch den Verderb der Lebensmittel. So lassen sie z. B. Äpfel während der Lagerung mehlig oder Kartoffeln weich werden. Bei anderen Lebensmitteln rufen sie Bräunungsreaktionen oder Aromaveränderungen hervor. Auch am →mikrobiellen Lebensmittelverderb *(Fäulnis, Schimmeln)* sind Enzyme, und zwar die Enzyme der Verderb auslösenden Mikroorganismen, beteiligt.

Die Aktivität der Enzyme muss daher im Sinne der Qualitätserhaltung der Lebensmittel gesteuert oder unterbunden werden. Bei niedrigem Wassergehalt der Lebensmittel und niedrigen Temperaturen sinkt die Enzymaktivität, sie geht jedoch nicht verloren. Bei Temperaturen über 60 °C werden die meisten Enzyme unumkehrbar geschädigt, sodass sie nicht mehr wirken können. Das macht man sich z. B. beim Blanchieren von Gemüse vor dem Tiefgefrieren zunutze: Durch kurzzeitiges Erhitzen in kochendem Wasser werden aromaverändernde und bräunungsauslösende Enzyme ausgeschaltet.

Enzyme werden häufig als Hilfsstoffe bei der Lebensmittelherstellung eingesetzt, z. B. als Zartmacher für Fleisch, zur Erhöhung der Ausbeute und zur Verhinderung von Trübungen bei der Fruchtsaftherstellung oder zur Verbesserung der Teigeigenschaften in der Backwarenindustrie. Ein großer Teil dieser Enzyme wird heute bereits mithilfe der →Gentechnik gewonnen.

Farbstoffe

Die Natur hat unsere Lebensmittel mit einer Vielfalt von Farben ausgestattet. Dahinter stecken hochkomplizierte chemische Verbindungen. Sie sorgen für ein angenehmes Aussehen unserer Lebensmittel und erhöhen somit den Genuss. Einige Farbstoffe, wie die in vielen Obst- und Gemüsearten *(Mohrrüben, Tomaten, Paprika, Mais, Aprikosen)* für Färbungen von gelb über orange bis rot verantwortlichen Carotine (→Vitamin A) oder die dunkelroten bis blauvioletten Anthocyane *(Kirschen, Johannisbeeren, rote Trauben, Holunderbeeren, Rotkohl)* haben darüber hinaus gesundheitsfördernde Wirkungen (→sekundäre Pflanzenstoffe).

Als →Zusatzstoffe zu Lebensmitteln werden Farbstoffe verwendet, um verarbeitungsbedingte Farbverluste zu korrigieren *(Konfitüre, Obstkonserven)* bzw. das Aussehen von Lebensmitteln attraktiver zu machen *(Süßwaren)*. Sie dürfen laut Gesetz nicht eingesetzt werden, um den Verbraucher hinsichtlich der Beschaffenheit der Lebensmittel zu täuschen *(Gelbfärbung von Nudeln zur Vortäuschung eines höheren Eigehalts)*. In der Praxis ist die Grenze zwischen Attraktivitätserhöhung und Täuschung mitunter jedoch schwer zu ziehen, z. B. bei der (erlaubten) Färbung von Margarine oder Käse mit ß-Carotin oder beim Zusatz färbender Stoffe zum Tierfutter mit dem Ziel einer farblichen Beeinflussung des späteren Lebensmittels *(Eidotter, Fleisch der Lachsforelle)*.

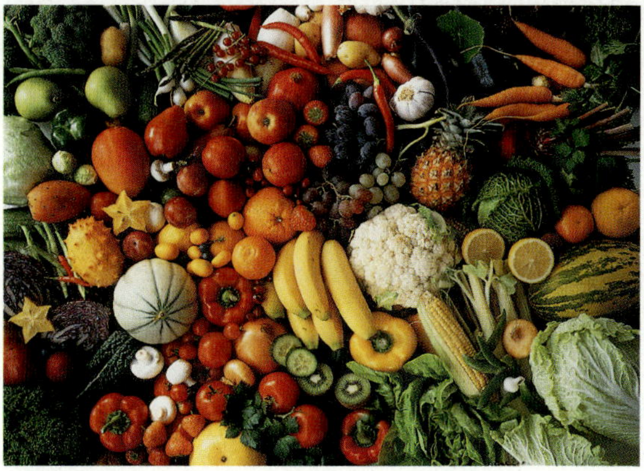

Obst und Gemüse in den Farben der Natur

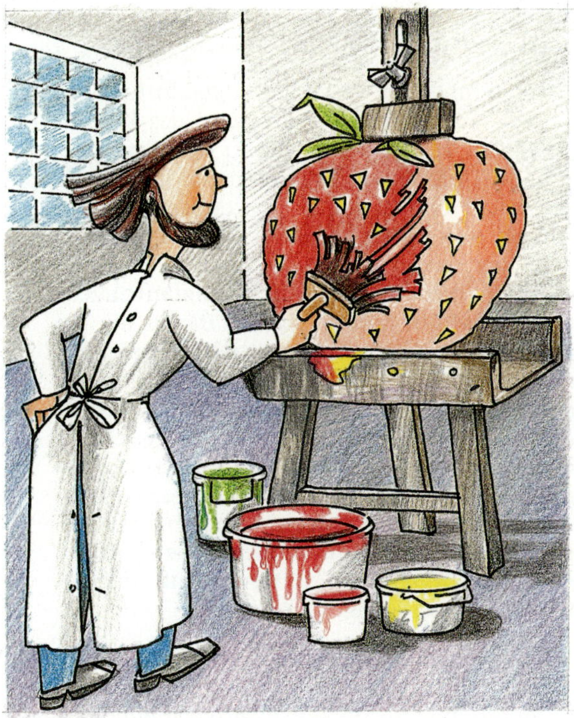

Neben natürlichen Farbstoffen werden zur Lebensmittelfärbung auch naturidentische und künstliche Farbstoffe eingesetzt. Naturidentische Farbstoffe haben den gleichen chemischen Aufbau wie die entsprechenden natürlichen Farbstoffe. Sie sind allerdings von Menschenhand produziert, d. h. der Natur nachgebaut worden. Künstliche Farbstoffe unterscheiden sich hingegen völlig von den natürlichen. Sie zeichnen sich jedoch durch eine höhere Färbekraft und eine bessere Farbstabilität, z. B. gegenüber Hitze oder Ausbleichen, aus und sind nicht zuletzt auch billiger. Obwohl es sich um getestete (→toxikologische Prüfung) und für Lebensmittel zugelassene Substanzen handelt, können einzelne Farbstoffe bei empfindlichen Personen allergieähnliche Unverträglichkeitsreaktionen auslösen *(E 102: Tartrazin)*. Die Azofarbstoffe E 102, 104, 110, 122, 124, 129 müssen auf Lebensmittelpackungen mit dem Warnhinweis „Kann Aktivität und Aufmerksamkeit bei Kindern beeinträchtigen." gekennzeichnet werden. Daher bemühen sich viele Hersteller, künstliche Farbstoffe durch natürliche bzw. naturidentische zu ersetzen.

Geschmacks- und Aromastoffe

Geschmacks- und Aromastoffe bestimmen in hohem Maße über den →Genusswert der Lebensmittel, d. h., von ihnen hängt ab, ob ein Lebensmittel schmeckt. Sie sind entweder von Natur aus in den Lebensmitteln enthalten oder werden bei der Herstellung bzw. Zubereitung in diesen gebildet. Sie können den Lebensmitteln auch zugesetzt werden.

Für den Geschmack eines Lebensmittels sorgen zunächst einmal süß, salzig, sauer oder bitter schmeckende Inhaltsstoffe. Süß schmecken die verschiedenen Zucker (→Kohlenhydrate), salzig das Kochsalz (Natriumchlorid). Der saure Geschmack wird durch verschiedene organische Säuren *(Essigsäure, Milchsäure, Zitronensäure, Äpfelsäure, Weinsäure)* bewirkt. Beim Reifen von Obst und Tomaten ändert sich u. a. das Mengenverhältnis von Zucker und Säuren. Der Geschmack wird lieblicher, harmonischer.

Die Vorliebe für den süßen Geschmack ist uns angeboren. Ein bitterer Geschmack hält uns dagegen zunächst einmal vom Verzehr des betreffenden Lebensmittels ab und schützt uns so vor negativen gesundheitlichen Auswirkungen bestimmter Inhaltsstoffe. In der Tat schmecken zahlreiche natürliche Giftstoffe (→*Solanin in grünen Kartoffeln, Strychnin in der Brechnuss)* bitter. Erst wenn wir mit einem bitter schmeckenden Lebensmittel – entgegen unserer angeborenen Abneigung – positive Erfahrungen gemacht haben *(Kaffee, Tee, Bier)*, akzeptieren wir es auch geschmacklich. So ist zu erklären, dass bitter schmeckende Lebensmittel hauptsächlich von Erwachsenen gegessen bzw. getrunken werden, bei Kindern jedoch meist auf Ablehnung stoßen.

Bitter schmecken viele der sogenannten Alkaloide, zu denen unter anderem das Koffein (in *Kaffee, Tee)* und das Chinin (als Bitterstoff z. B. in Tonic-Water eingesetzt) gehören. Auch der zur Bierherstellung verwendete Hopfen enthält bitter schmeckende Inhaltsstoffe, die dem Bier seinen herben Charakter verleihen. Kräuter *(Wermutkraut)* sowie Enzianwurzeln werden aufgrund ihrer Bitterstoffe für die Bereitung von Wermutwein und Bitterspirituosen verwendet. Auch Zitrusfrüchte, (bittere) Mandeln und manche Gemüsearten *(Chicorée, Endivien)* enthalten Bitterstoffe. Bitter schmeckende Stoffe werden auch bei Röstvorgängen gebildet, z. B. beim Rösten von Kaffeebohnen. Der Bittergeschmack nimmt dabei mit steigendem Röstgrad zu. In manchen Lebensmitteln *(Weißwein, Käse)* treten Bitternoten als herstellungsbedingter Fehlgeschmack auf.

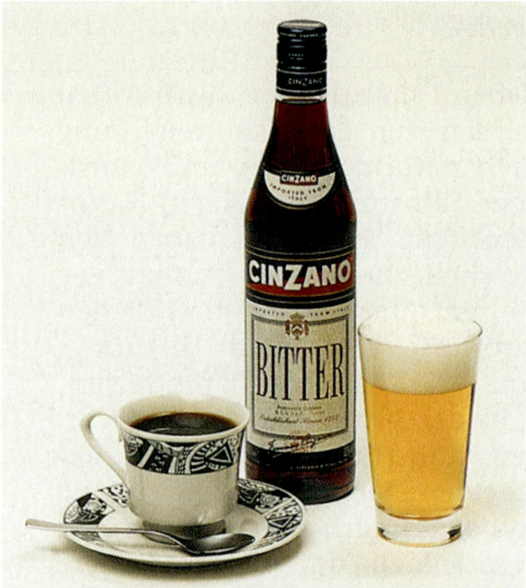

Viele mögen's bitter

Neben den eigentlichen Geschmacksstoffen gibt es auch Stoffe, die keinen oder nur einen schwachen Eigengeschmack haben, aber den Geschmack von Speisen oder bestimmten Komponenten verstärken *(Natriumglutamat, Maltol, einige Aminosäuren)*. Sie können entweder natürlicherweise in Lebensmitteln enthalten sein oder diesen als →Zusatzstoffe beigefügt werden.

Zum Geschmack im landläufigen Sinn tragen auch die Aromastoffe bei, obwohl sie eigentlich keine Geschmacks-, sondern Geruchsempfindungen verursachen. Sie sind entweder leichtflüchtig und verleihen dem Lebensmittel einen angenehmen Duft, oder sie werden erst beim Kauen und Schlucken freigesetzt und werden so – neben den eigentlichen Geschmacksstoffen – als Geschmack wahrgenommen. Bei den meisten Lebensmitteln entsteht das typische Aroma erst durch das Zusammenwirken sehr vieler, mitunter Hunderter verschiedener Aromastoffe.

Bei manchen Lebensmitteln hingegen *(bestimmte Gewürze)* rufen bereits ein einziger oder wenige Aromastoffe den charakteristischen Aromaeindruck hervor *(Gewürznelke, Anis, Pfefferminze)*. Solche Aromastoffe werden auch als Schlüsselaromen bezeichnet. Sie werden zum Teil anstelle des ursprünglichen Gewürzes zur Aromatisierung von Lebensmitteln eingesetzt *(Vanillin anstelle von Vanilleschoten)*. Dieses Vorgehen birgt allerdings die Gefahr der Verflachung des Aromas. Die Vielschichtigkeit eines Aromas entsteht oftmals erst durch das Mitwirken auch anderer, weniger typischer Aromastoffe. Sie geht durch die Verwendung isolierter Aromastoffe verloren. Neben einem geringeren Genuss kann die Gewöhnung an derartig einseitig aromatisierte Lebensmittel eine Verkümmerung des Geruchs- und Geschmacksempfindens zur Folge haben.

Viele der von Natur aus in Obst, Gemüse, Gewürzen und Kräutern enthaltenen Aromastoffe gehören zu den →sekundären Pflanzenstoffen.

Sekundäre Pflanzenstoffe

Lange Zeit wurden die sekundären Pflanzenstoffe fast ausschließlich mit dem Ziel erforscht, mögliche Gesundheitsschäden, die ihre Anwesenheit in Lebensmitteln zur Folge haben könnte, nachzuweisen. Inzwischen gilt dieser Stoffgruppe jedoch zunehmend das Interesse der Ernährungsexperten, da es auch Beweise für gesundheitsfördernde Wirkungen gibt. Zu den sekundären Pflanzenstoffen zählt man zahlreiche, chemisch sehr unterschiedliche Stoffe, die von Natur aus in Pflanzen vorkommen, jedoch nur in ganz geringen Mengen. Dazu gehören z. B. →Farbstoffe, natürliche →Aromastoffe sowie Stoffe, die die Pflanze bildet, um Schädlinge abzuwehren oder sich gegen Pflanzenkrankheiten zu schützen.

Sekundäre Pflanzenstoffe können prinzipiell gesundheitsfördernd oder gesundheitsschädlich sein, aber auch – je nach aufgenommener Dosis – das eine oder das andere bewirken. Die gesundheitsfördernde Wirkung derartiger Inhaltsstoffe ist bei einzelnen Lebensmitteln seit langem bekannt *(schützende Wirkung von Knoblauch vor Herz-Kreislauf-Erkrankungen)*. Andererseits hat die Menschheit im Laufe ihrer Entwicklung gelernt, Pflanzen mit gesundheitsschädlichen Stoffen zu meiden *(giftige Pilze)* bzw. so zuzubereiten, dass sie bekömmlich werden *(Kochen von Bohnen)*. Außerdem hat der menschliche Organismus mit der Zeit Entgiftungsmechanismen für bestimmte sekundäre Pflanzenstoffe entwickelt.

Die gesundheitsfördernden Wirkungen sekundärer Pflanzenstoffe können vielfältig sein. Sie werden in zahlreichen Studien intensiv untersucht. Da es ohnehin im Trend liegt, Lebensmittel unter dem Aspekt möglicher positiver Auswirkungen ihres Verzehrs auf die Gesundheit zu vermarkten (→Functional Food), wird jeder weitere als gesundheitsfördernd „enttarnte" Inhaltsstoff zu neuen Werbekampagnen führen. Verbraucher sollten jedoch beachten, dass nicht einzelne Lebensmittel ausschließlich gesund oder ungesund sind und schon gar nicht einzelne Inhaltsstoffe. Nur durch eine abwechslungsreiche, gemischte Kost werden dem Körper alle die Stoffe zugeführt, die Gesundheit, Leistungsfähigkeit und Wohlbefinden garantieren. Jede einseitige Ernährungsweise erhöht das Risiko, an einer ernährungsbedingten Krankheit zu erkranken.

Gesundheitsfördernde Wirkungen von sekundären Pflanzenstoffen

- fördern die Verdauung
- hemmen Entzündungen
- beugen Krebserkrankungen vor
- bekämpfen Krankheitserreger
- verhindern schädliche Oxidationen im Körper
- regulieren den Blutdruck
- verhindern das Zusammenklumpen der Blutplättchen
- regulieren den →Blutzuckerspiegel
- senken den →Cholesterinspiegel
- stärken das Immunsystem

Mikroorganismen

Die meisten Lebensmittel enthalten von Natur aus Mikroorganismen (Mikroben, Keime). Rohe landwirtschaftliche Produkte *(Fleisch, Milch, Gemüse)* sind immer keimbelastet. Verarbeitete Lebensmittel werden im Prozess ihrer Herstellung durch die Ausgangsprodukte, durch die Umgebung, durch Personen oder Geräte mit Mikroben verunreinigt. Zahlreiche Lebensmittel enthalten so relativ hohe Keimzahlen.

Keimzahlen „normaler" Lebensmittel					
Lebensmittel		**Gesamtkeimzahl (ca.)**			
Trinkmilch (pasteurisiert)			bis	10 000	Keime je ml
Frische Erdbeeren		100	bis	100 000	Keime je cm^2
Kopfsalat	ungewaschen	1 000	bis	100 000	Keime je cm^2
	gewaschen	100	bis	10 000	Keime je cm^2
Schweinefleisch	frisch			10 000	Keime je cm^2
	abgehangen			10 000 000	Keime je cm^2
Tartar (mit Ei und Gewürzen)		100 000	bis	30 000 000	Keime je g
Gemüserohkost				100 000	Keime je g
Zwiebeln (frisch)		2 000	bis	40 000	Keime je g
Pfeffer (schwarz, gemahlen)		100 000	bis	100 000 000	Keime je g
Paprikapulver (scharf)		400 000	bis	10 000 000	Keime je g
Currypulver		20 000	bis	1 000 000	Keime je g
Bohnenkraut		4 000	bis	1 000 000	Keime je g

Die meisten Mikroorganismen sind harmlos. Bestimmte Mikroben können jedoch den Verderb der Lebensmittel (Fäulnisbakterien, Schimmelpilze) oder – schlimmer – Erkrankungen des Menschen (Bakterien, Viren, bestimmte Gift bildende Schimmelpilze) hervorrufen. Die Verunreinigung der Lebensmittel mit solchen Keimen muss verhindert werden (→Hygiene). Ist das nicht möglich, müssen sie abgetötet oder durch geeignete Lagerungsbedingungen (→Warenpflege) bzw. durch →Konservierung an der Vermehrung gehindert werden.

Bei manchen Lebensmitteln sind Mikroorganismen wesentlich an der Herstellung beteiligt *(Bier-, Wein-, Backhefe, Milchsäurebakterien bei der Sauerkraut- und Joghurtherstellung)*. Sie bewirken die gewünschten Stoffumwandlungen *(Erzeugung von Alkohol oder Milchsäure, Gasbildung)*, unterdrücken die Vermehrung gesundheitsschädlicher Mikroorganismen, konservieren das Lebensmittel und erzeugen Aromastoffe. Sofern sie anschließend nicht durch Erhitzen abgetötet werden, sind sie im Endprodukt noch enthalten und können z. T. positive Wirkungen auf den menschlichen Organismus ausüben *(frisches Sauerkraut, nicht hitzebehandelter Joghurt oder Kefir, →probiotische Lebensmittel)*.

Schadstoffe

Neben Stoffen, die für den Organismus nützlich sind, und solchen, die ihn zumindest nicht schädigen, können Lebensmittel auch gesundheitsschädliche Stoffe (Schadstoffe) enthalten. Diese können bereits von Natur aus in den Lebensmitteln enthalten sein (natürliche Schadstoffe). Sie können aber auch während seiner Erzeugung, Verarbeitung, Zubereitung oder Lagerung in oder auf das Lebensmittel gelangt bzw. in diesem entstanden sein (schädliche Fremdstoffe).

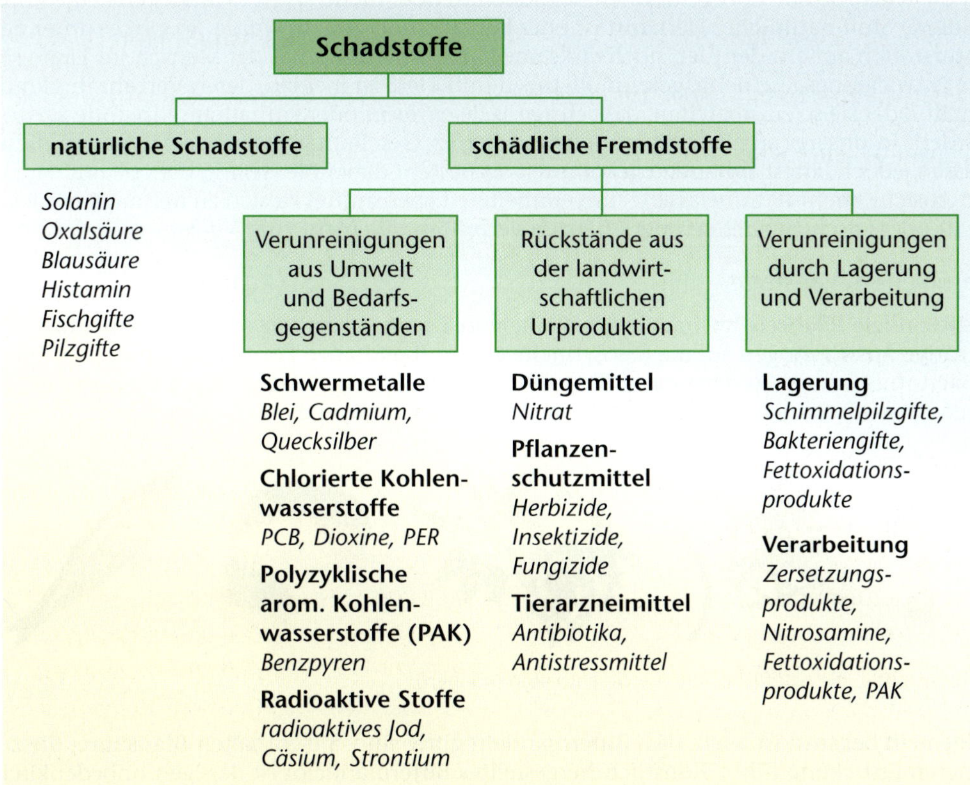

Schadstoffe in Lebensmitteln

In den meisten Fällen ist es eine Frage der in den Lebensmitteln enthaltenen Menge, ob ein Stoff dem Organismus schadet oder nicht. Auch Kochsalz kann – wenn man eine große Menge auf einmal davon isst – tödlich sein. Dennoch würden wir es nicht als Schadstoff oder Gift bezeichnen.

Unter „Schadstoffen" sollen deshalb hier nur solche Stoffe verstanden werden, die bereits in relativ geringer Dosis die Gesundheit schädigen können. Bei der Betrachtung der aufgenommenen Menge eines Schadstoffes kann man nicht von einem einzelnen Lebensmittel ausgehen, sondern muss alle von einer Person normalerweise verzehrten Lebensmittel betrachten, die diesen Stoff enthalten können. Die Verzehrsgewohnheiten haben somit großen Einfluss darauf, wie viel wir an gesundheitsschädlichen Stoffen aufnehmen.

Neben der aufgenommenen Menge entscheiden auch andere Faktoren mit über die Schadwirkung eines Stoffes, z. B. die individuelle Empfindlichkeit der jeweiligen Person *(Alter, Geschlecht, Gesundheitszustand, Medikamenteneinnahme)* oder die gleichzeitige Anwesenheit von anderen Schadstoffen im Organismus und daraus resultierende mögliche Wechselwirkungen.

> **Alle Dinge sind Gift und nichts ist ohne Gift allein die Dosis macht, daß ein Ding kein Gift ist.**
>
> Der hochgelert tiefsinnig naturkundiger Philippus Theophrastus von Hohenhaim (Paracelsus), beider Artzeneien Doctor.
>
> Geboren im Jahr 1493

Für die Frage, ob ein Stoff gesundheitsschädlich ist oder nicht, spielt es hingegen keine Rolle, ob dieser Stoff natürlicher Herkunft ist oder künstlich hergestellt wurde. So gibt es unter den Naturstoffen außerordentlich hochwirksame Gifte. Allerdings hat der Mensch im Laufe seiner Entwicklungsgeschichte gelernt, Pflanzen und Tiere zu meiden, deren Verzehr ihn krank macht, oder sie so zuzubereiten, dass giftige Teile entfernt oder enthaltene Giftstoffe zerstört werden. In unserer arbeitsteiligen industrialisierten Gesellschaft ist vielen Menschen dieses Wissen jedoch längst abhanden gekommen. Es besteht daher die Gefahr, dass sie mit der guten Absicht, mehr naturbelassene, unverarbeitete Lebensmittel zu sich zu nehmen, diese gar nicht oder falsch zubereiten oder Pflanzen verzehren, die nicht zum Verzehr geeignet sind.

Natürliche Schadstoffe

Insbesondere Pflanzen, aber auch eine Reihe von Tieren, enthalten von Natur aus Stoffe, die negative Auswirkungen auf die menschliche Gesundheit haben können. So kommt es durch Unkenntnis oder Verwechslung z. B. immer wieder zu Vergiftungen durch bestimmte Pilzarten *(grüner Knollenblätterpilz, Pantherpilz, Satanspilz),* obwohl deren Giftigkeit bekannt ist.

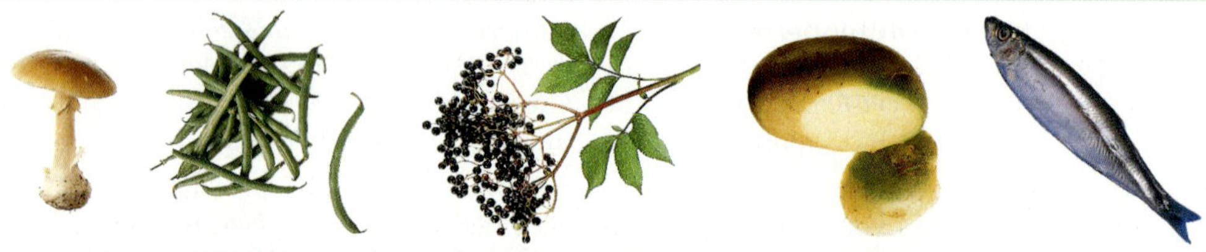

Lebensmittel, die natürliche Schadstoffe enthalten (können)

Allgemein bekannt ist auch, dass Bittermandeln giftig sind. Sie enthalten **Blausäure**, die zur inneren Erstickung führt. Künstlich hergestelltes Bittermandelöl ist dagegen unbedenklich, da es keine Blausäure enthält. Blausäure kommt auch in den Kernen von Steinobst *(Kirschen, Pflaumen, Pfirsiche, Aprikosen),* in verschiedenen Bohnenarten *(Lima-, Mondbohnen),* in unreifen Bambussprossen sowie in Holunderbeeren vor. Sogenannter Kirschaufgesetzter sollte daher ohne Kerne angesetzt werden. Auf den Verzehr der Samenkerne von Steinobst sollte verzichtet, Bohnen, Holunderbeeren und Bambussprossen sollten grundsätzlich nur in gekochtem Zustand (dabei verflüchtigt sich die Blausäure) verzehrt werden. Leinsamen enthalten ebenfalls geringe Mengen Blausäure.

Kartoffelkeime und grüne Kartoffeln enthalten **Solanin**, das Vergiftungserscheinungen hervorrufen kann. Im Extremfall, allerdings erst bei Aufnahme sehr großer Mengen, kann Solanin sogar Vergiftungen mit tödlichem Ausgang bewirken. Um die Solaninbildung zu vermeiden, sollten Kartoffeln stets dunkel gelagert werden. Grüne Stellen, „Augen" und Keime sollten vor der Zubereitung großzügig weggeschnitten und auch nicht zur Tierfütterung verwendet werden. Solanin wird durch Kochen nicht zerstört, geht aber ins Kochwasser über. Zumindest das Kochwasser von Pellkartoffeln sollte daher nicht zur Speisenzubereitung weiterverwendet werden. In grünen Tomaten kommt Tomatin vor, ein dem Solanin ähnlicher Schadstoff.

Spinat, Mangold, Sellerie, rote Bete und Rhabarber, aber auch Kakao, enthalten beträchtliche Mengen an **Oxalsäure.** Diese bindet das für den Knochenaufbau notwendige Calcium und mindert dadurch seine Verfügbarkeit für den Organismus. Außerdem kann sie zur Bildung von Nierensteinen führen. Kleine Mengen Oxalsäure werden von Gesunden durchaus vertragen, sodass bei üblichen Verzehrsgewohnheiten keine Gesundheitsgefahr besteht. Kinder und Jugendliche, deren Skelett noch im Wachstum ist, sollten oxalsäurereiche Lebensmittel nicht im Übermaß verzehren und den Calciumverlust durch Milch und Milcherzeugnisse ausgleichen. Die Zubereitung von Spinat mit Sahne und die Kombination von Rhabarber mit Vanillesoße oder Pudding sind aus der Sicht der Calciumergänzung sinnvoll. Nierenkranke sollten oxalsäurereiche Lebensmittel meiden.

Hülsenfrüchte, besonders Bohnen, enthalten im rohen Zustand u. a. **gesundheitsschädliche Eiweißverbindungen** *(Phasin)*. Schon fünf bis sechs rohe grüne Bohnen können unter Umständen zu tödlichen Vergiftungen führen. Hülsenfrüchte müssen daher vor dem Verzehr grundsätzlich erhitzt werden, um die Giftstoffe unschädlich zu machen. Sprossen sollten blanchiert werden.

Beim Verderb von Fisch entsteht **Histamin**, welches zu allergieähnlichen Vergiftungserscheinungen *(Hautausschlag mit Juckreiz, Erbrechen, Durchfall, Bauchschmerzen, Kopfschmerzen, fliegende Hitze)* führt. Diese können je nach gebildeter Histaminmenge und Empfindlichkeit der Person bedrohliche Ausmaße *(starker Blutdruckabfall, Schock)* annehmen. In Thunfisch, Makrelen und Sardinen bildet sich schnell Histamin. Eine sachgerechte Lagerung von Fisch ist daher sehr wichtig. Auch bestimmte Käsesorten, Sauerkraut und Rotwein können relativ hohe Histamingehalte aufweisen und bei empfindlichen Personen zu allergieähnlichen Reaktionen führen.

Tyramin *(in bestimmten Käsesorten, Schokolade, Wein, Zitrussäften und Rohwurst)* ruft bei manchen Personen Migräne hervor. Histamin und Tyramin gehören zu den sogenannten „biogenen Aminen". Sie werden von Bakterien aus Aminosäuren, die beim Eiweißabbau entstehen, gebildet und rufen beim Menschen physiologische Wirkungen hervor.

Das Blut oder andere Bestandteile *(Rogen, Milchner)* bestimmter Fischarten *(Aal, Hecht, Barbe, Karpfen)* enthalten ebenfalls Giftstoffe. Da die Gifte hitzestabil sind, müssen die Teile vor dem Verzehr entfernt werden. Traditionelle Zubereitungsarten berücksichtigen dies. Der Verzehr von Muscheln und Austern kann zu schwerwiegenden Vergiftungen führen, wenn diese bestimmte Giftstoffe *(Saxitoxin)* in zu hoher Konzentration enthalten. Das Gift stammt aus einzelligen Meeresorganismen, die den Schalentieren als Nahrung dienen und sich bei übermäßiger Erwärmung des Wassers stark vermehren. Für den Verzehr bestimmte Schalentiere werden stichprobenartig auf derartige Giftstoffe untersucht und dürfen bei Überschreiten der gesetzlich vorgegebenen Grenzwerte nicht in den Verkehr gebracht werden.

Neben den genannten Stoffen gibt es eine große Zahl weiterer natürlicher Inhaltsstoffe von Lebensmitteln, die gesundheitsschädliche Wirkung haben können. Sie sind in den Lebensmitteln jedoch meist in so geringer Menge enthalten, dass es nicht oder nur bei sehr einseitigen Verzehrsgewohnheiten zu krankhaften Veränderungen kommt. Über ihr Zusammenwirken mit anderen Schadstoffen und über ihren Beitrag zur Krebsentstehung ist jedoch noch sehr wenig bekannt. Auf der anderen Seite können sich gerade diese Stoffe in niedrigen Konzentrationen auch positiv auf die Gesundheit auswirken (→sekundäre Pflanzenstoffe).

Verunreinigungen durch Umweltverschmutzung und durch Bedarfsgegenstände

Industriebetriebe, Kraftwerke, Müllverbrennungsanlagen und Kraftfahrzeuge verschmutzen unsere Umwelt. Auch Handwerks- und Dienstleistungsbetriebe und nicht zuletzt die Haushalte gehören zu den Umweltverschmutzern. Dabei gelangen Schadstoffe in die Umwelt, die wir dann auch in unseren Lebensmitteln wiederfinden.

So können Lebensmittel beispielsweise toxische **Schwermetalle** *(Blei, Cadmium, Quecksilber)* enthalten. Bleihaltiger Staub von Industrie- und Verkehrsabgasen lagert sich auf Nahrungs- und Futterpflanzen ab. Pflanzen mit großer *(Blattgemüse, Kohl)* oder mit stark gekräuselter *(Grünkohl)* oder behaarter *(Pfirsiche, Stachelbeeren)* Oberfläche sind stärker bleibelastet als Pflanzen mit kleiner, glatter Oberfläche *(Tomaten, Kohlrabi)* oder unterirdisch wachsende Pflanzenteile *(Wurzel- und Knollengemüse)*. Werden die Pflanzen ungereinigt verzehrt oder verfüttert, gelangt das Blei auf direktem Wege bzw. auf dem Umweg über das gefütterte Schlachttier in den menschlichen Körper. Durch küchentechnische Vorbereitung *(Waschen,*

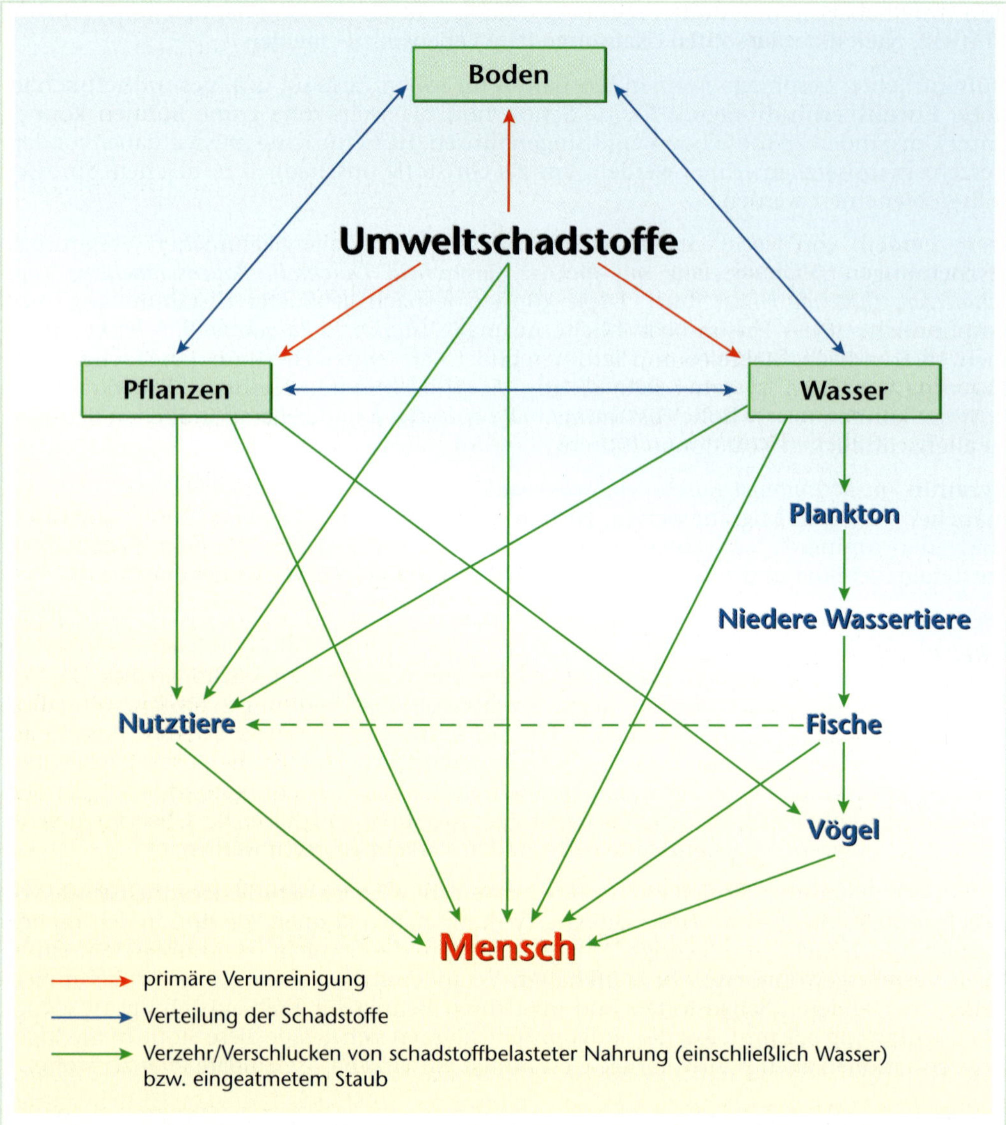

Die Nahrungskette

Schälen, Putzen, Schaben) wird ein Großteil des Bleis wieder entfernt. Der Übergang von bleihaltigem zu bleifreiem Benzin und Umstellungen in der Industrie haben zu einem deutlichen Rückgang in der Bleibelastung der Lebensmittel geführt.

Cadmium entstammt ähnlichen Verschmutzungsquellen wie Blei. Es wird von den Pflanzen überwiegend über die Wurzeln aufgenommen und kann daher durch Reinigungsprozeduren und küchentechnische Maßnahmen nur in geringem Umfang entfernt werden. Es wird somit auch vollständig an gefütterte Tiere und von diesen an den Menschen weitergegeben („Carry over"). Wild wachsende Pilze und Innereien (Leber, Nieren) älterer Schlachttiere weisen oft hohe Cadmiumgehalte auf. Raucher nehmen mit dem Tabakrauch bis zu doppelt so viel Cadmium auf wie mit der Nahrung.

Mit Quecksilber aus industriellen Abwässern sind vor allem Flüsse und die Bodensedimente der Meere, insbesondere in Mündungsgebieten, belastet. Langlebige Fische *(Thunfisch, weißer Heilbutt)* und Raubfische *(Eishai, Hecht)* weisen höhere Quecksilbergehalte auf als kurzlebigere Fische und Friedfische. Fische und andere Wassertiere aus stark mit Abwasser belasteten Flüssen und aus Mündungsgebieten sind ebenfalls stärker verunreinigt. Auch Wildpilze und die Innereien von Wildtieren *(Hasen, Enten)* und Pferden können hohe Quecksilbergehalte aufweisen. Organisch gebundenes Quecksilber *(Methylquecksilber)* ist weitaus gesundheitsschädlicher als anorganische Quecksilberverbindungen *(Amalgam, Salze)*. Chronische Vergiftungen schädigen das Zentralnervensystem, insbesondere das Gehirn.

Möglichkeiten zur Verringerung der Schwermetallaufnahme

Obst, Gemüse: bleihaltiger Staub auf der Oberfläche

- gründlich waschen
- äußere Blätter entfernen (Salat, Kopfkohl)

Innereien: Anreicherung von Cadmium und Quecksilber

- keine Innereien von alten Tieren und von Hasen verzehren
- Nieren von Rindern (außer Kälbern) und Schweinen nur gelegentlich essen

Wildpilze: ggf. hohe Gehalte an Cadmium und Quecksilber

- möglichst nur gelegentlich verzehren
- bei regelmäßigem Verzehr nicht mehr als 1–2 Pilzmahlzeiten pro Woche essen und auf weitere belastete Lebensmittel *(Innereien)* verzichten
- Huthaut und Lamellen bzw. Röhrenschicht entfernen

Fische: Anreicherung von Methylquecksilber

- Fische aus industriebelasteten Flüssen und Mündungsgebieten meiden
- Seefische und Süßwasserfische aus Binnenseen und Fischzuchten bevorzugen

Akute Schwermetallvergiftungen durch verunreinigte Lebensmittel sind äußerst selten, da die mit den Lebensmitteln aufgenommenen Mengen vergleichsweise gering sind. Schwermetalle können sich jedoch im Organismus *(Leber, Nieren, Knochen)* anreichern. Eine längere Aufnahme erhöhter Schwermetallkonzentrationen kann die natürlichen Abwehrkräfte des Menschen schwächen und zu chronischen Erkrankungen führen. Da insbesondere umweltbedingte Verunreinigungen der Lebensmittel mit Schwermetallen rückläufig sind, nimmt auch die Wahrscheinlichkeit derartiger Erkrankungen und damit die Notwendigkeit von Verzehrseinschränkungen weiter ab.

Neben den Schwermetallen sind auch andere Umweltschadstoffe, darunter vor allem die **chlorierten Kohlenwasserstoffe** (Organochlor-Verbindungen), als Verunreinigungen in Lebensmitteln von Bedeutung. Zu den chlorierten Kohlenwasserstoffen gehören zahlreiche, recht unterschiedliche chemische Verbindungen. Sie werden industriell hergestellt und für vielfältige Anwendungen eingesetzt, z. B. als Lösungs- und Reinigungsmittel *(PER)*, als Hydraulikflüssigkeiten und Transformatorenöle *(PCB, in Deutschland inzwischen verboten)* oder als Weichmacher für Kunststoffe *(HCB)*. Andere chlorierte Kohlenwasserstoffe entstehen bei Verbrennungsprozessen, z. B. bei der Müllverbrennung *(Dioxine)*. Wieder andere wurden früher als Pflanzenschutzmittel eingesetzt *(DDT, seit 1972 in Deutschland verboten)*, werden aber immer noch in Lebensmitteln gefunden, da sie nur sehr langsam zerfallen und zum Teil anderswo in der Welt noch verwendet werden.

Wie die Schwermetalle sind auch die chlorierten Kohlenwasserstoffe heute allgegenwärtig. Wegen ihrer guten Fettlöslichkeit lagern sie sich besonders im Fettgewebe ab und gelangen auch in die Muttermilch. Sie werden hauptsächlich über tierische Lebensmittel aufgenommen.

In Tierversuchen ergaben sich Hinweise auf vielfältige gesundheitliche Schadwirkungen. Wegen der geringen Mengen, die in Lebensmitteln gemessen werden, wird ein akutes Gesundheitsrisiko für den Menschen ausgeschlossen. Problematisch bei dieser Risikobewertung ist jedoch zum einen die Tatsache, dass sich mit den üblichen Analysenmethoden nicht die tatsächliche Gesamtmenge an chlorierten Kohlenwasserstoffen im Lebensmittel, sondern mitunter nur ein Bruchteil davon nachweisen lässt. Zum anderen bleiben mögliche Wechselwirkungen mit anderen Stoffen im Organismus weitgehend unberücksichtigt.

Von besonderer Bedeutung sind darüber hinaus solche Verbindungen, die chemisch sehr stabil sind und deshalb über lange Zeiträume in der Umwelt verbleiben. Sie werden laufend über die Nahrungskette vom Menschen aufgenommen und reichern sich im Organismus an. Ein solches Verhalten zeigen neben den Schwermetallen vor allem Kohlenwasserstoffe, die eine größere Zahl von Chloratomen im Molekül enthalten. Zahlreiche dieser Verbindungen sind deshalb inzwischen verboten oder ihre Anwendung ist stark eingeschränkt worden. Als Ergebnis dieser Maßnahmen lässt sich ein langsamer, aber kontinuierlicher Rückgang der Gehalte der Lebensmittel an chlorierten Kohlenwasserstoffen nachweisen.

Aus Verbrennungsprozessen *(Kraftwerke, Müllverbrennungsanlagen)* stammen die **polyzyklischen aromatischen Kohlenwasserstoffe (PAK)**, die ebenfalls als Verunreinigungen in Lebensmitteln zu finden sind. Am bekanntesten ist das Krebs erzeugende 1,2-Benzpyren. PAK können auch bei bestimmten Verfahren der Lebensmittelverarbeitung, die mit Verbrennungsprozessen einhergehen *(Räuchern, Grillen über Holzkohle, Trocknung mit Rauchgasen)*, entstehen und dabei in die Lebensmittel gelangen.

Fische und andere Wassertiere, insbesondere aus europäischen Flüssen, Seen und Teichwirtschaften, enthalten häufig schwer abbaubare synthetische **Moschusverbindungen.** Das sind Duftstoffe, die aus Waschmitteln und Kosmetika stammen und sich im menschlichen Fettgewebe anreichern können. Über die Auswirkungen solcher Stoffe auf die Gesundheit ist bisher wenig bekannt.

Auch **radioaktive Stoffe** können unsere Lebensmittel verunreinigen. Neben einer Grundbelastung durch natürlich vorkommende radioaktive Stoffe kann es beispielsweise durch Havarien von Kernkraftwerken *(Tschernobyl 1986)* zu örtlich überhöhter Radioaktivität in der Umwelt kommen. Über Luft (Staub), Boden und Wasser gelangen z. B. radioaktives Jod, Cäsium oder Strontium in die Nahrungskette und werden vom Menschen mit der Nahrung aufgenommen. Sie gelangen so in das Körperinnere und können dort gewissermaßen direkt „vor Ort" Organe und Gewebe schädigen.

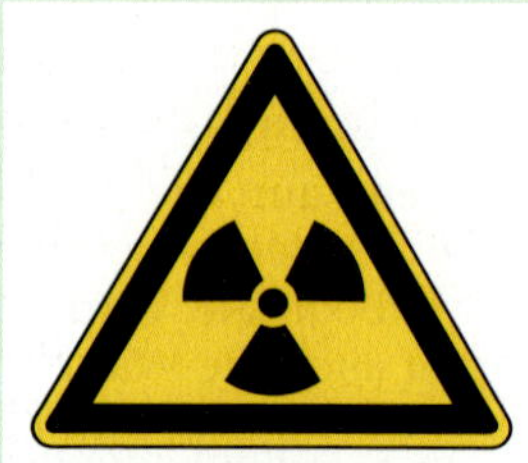
Radioaktivitätszeichen

Die Art und das Ausmaß der verursachten Strahlenschäden hängen u. a. davon ab, welche radioaktiven Stoffe aufgenommen werden. Zum einen senden die einzelnen radioaktiven Stoffe verschiedene Arten radioaktiver Strahlung aus, die sich in ihrer Schadwirkung unterscheiden. Zum anderen haben die Stoffe eine unterschiedliche Halbwertszeit, d. h., sie zerfallen unterschiedlich schnell. Radioaktives Jod hat eine kurze Halbwertszeit und ist deshalb bereits nach einigen Wochen wieder aus der Umwelt verschwunden. Stoffe mit einer längeren Halbwertszeit *(radioaktives Cäsium oder Strontium)* werden dagegen noch jahre- oder sogar jahrzehntelang über die Nahrungskette aufgenommen.

Je nachdem, welche radioaktiven Stoffe aufgenommen werden, sind unterschiedliche Organe bzw. Gewebe betroffen. Radioaktives Jod wird z. B. in der Schilddrüse gespeichert, Strontium wird in die Knochen eingebaut und Cäsium gelangt über den Stoffwechsel in alle Zellen des Körpers. Besonders gefährdet durch die Aufnahme radioaktiver Stoffe sind Säuglinge, im Wachstum befindliche Kinder und Jugendliche sowie Ungeborene im Mutterleib. Die Wahrscheinlichkeit und das Ausmaß einer Strahlenschädigung steigen mit der aufgenommenen Dosis. Eine ungefährliche Strahlendosis gibt es jedoch nicht.

Die Gehalte an Umweltschadstoffen in Lebensmitteln unterliegen der →amtlichen Lebensmittelüberwachung und werden anhand rechtlich verbindlicher Grenzwerte *(Schadstoffhöchstmengenverordnung, EG-Kontaminantenverordnung)* stichprobenartig kontrolliert.

Unerwünschte Stoffe können auch aus sogenannten **Bedarfsgegenständen** *(Geschirr, Behältnisse, Verpackungen für Lebensmittel)* auf die Lebensmittel übergehen. Freigesetzt werden sie vom Material selbst *(Metall, Kunststoff, Keramik, Bleiglas)* oder von Druckfarben, Lacken, Glasuren und Ähnlichem. So können z. B. die Glasuren von Keramikgegenständen blei- bzw. cadmiumhaltige Farbpigmente (gelb, rot, orange) enthalten. Insbesondere saure Lebensmittel lösen die toxischen Metalle aus der Glasur heraus.

Konservendosen, die gelötet und innen unlackiert sind (heute nur noch selten verwendet), oder Dosen, deren Innenlackierung mangelhaft oder beschädigt ist *(verbeulte Dosen)*, können ebenfalls Metalle *(Zinn, Eisen)* an die enthaltenen Lebensmittel abgeben. Besonders betroffen sind wiederum saure Lebensmittel. Nach dem Öffnen der Dose steigt unter Lufteinfluss der Metallgehalt im Lebensmittel stark an, da der Luftsauerstoff das Herauslösen des Metalls aus dem Dosenmaterial fördert. Den Inhalt geöffneter Dosen sollte man deshalb gleich aufbrauchen oder in andere Gefäße umfüllen.

Potenziell gesundheitsschädliche Substanzen wurden z. B. auch im Füllgut von Konservendosen mit Aufreißdeckel und in Gläschennahrung für Babys gefunden. Diese stammten aus dem Dosenlack bzw. dem Dichtmaterial der Deckel, mit denen die Gläschen verschlossen waren. Auch Kunststoffgefäße und -verpackungen können Substanzen *(Weichmacher, Farbpigmente, Stabilisatoren, Monomere)* an das Lebensmittel abgeben. Manche dieser Stoffe gehen besonders auf fetthaltige Lebensmittel über.

Für Lebensmittel geeignete Gegenstände sind als solche gekennzeichnet. Sie dürfen die Schwermetalle Blei und Cadmium sowie andere für den Menschen schädliche Stoffe nicht oder nur in festgelegten Höchstmengen (Bedarfsgegenständeverordnung) an das Lebensmittel abgeben und tragen den Hinweis „Für Lebensmittel" oder ein entsprechendes Symbol. Nicht gekennzeichnete bzw. für andere Verwendungszwecke ausgewiesene Gefäße oder Verpackungen oder solche, deren Eignung für Lebensmittel nicht zweifelsfrei feststeht, sollten nicht zur Aufbewahrung von Lebensmitteln verwendet werden.

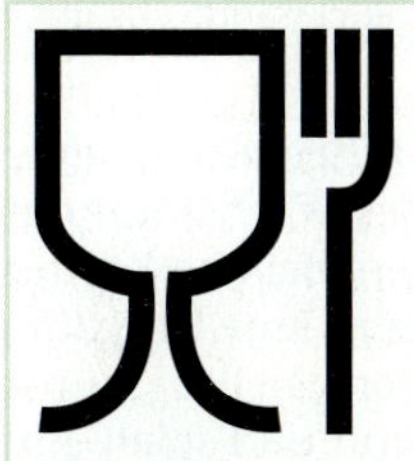

Symbol für Lebensmittel-Bedarfsgegenstände

Rückstände aus der landwirtschaftlichen Produktion

Während der landwirtschaftlichen Urproduktion (Pflanzenbau, Tierproduktion) bzw. während der Lagerung von Erntegütern angewendete Mittel können ebenfalls als Verunreinigungen in unseren Lebensmitteln vorkommen. Die Sachlage ist hier etwas anders als bei den Umweltschadstoffen: Während diese unbeabsichtigt in oder auf die Lebensmittel geraten, werden die in der Landwirtschaft verwendeten Chemikalien bewusst eingesetzt, um z. B. Erträge zu steigern *(Düngemittel, Masthilfsmittel)*, Einbußen oder Ausfälle zu verhindern *(Pflanzenschutzmittel, Vorratsschutzmittel, Tierarzneimittel)* oder den Arbeitsaufwand zu verringern *(Unkrautbekämpfungsmittel)*. Manche Mittel dienen auch dem Gesundheitsschutz, indem sie z. B. den Befall des Lagergutes mit Gift produzierenden Schimmelpilzen verhindern. Das Verbleiben dieser Substanzen im späteren Lebensmittel ist nicht beabsichtigt.

Durch die korrekte Beachtung der Anwendungsvorschriften können derartige Rückstände im Lebensmittel vermieden bzw. die vom Gesetzgeber vorgegebenen Höchstmengen (Rückstands-Höchstmengenverordnung) unterschritten werden. Eine große Rolle spielen dabei die Vermeidung von Überdosierungen und die Einhaltung vorgeschriebener Wartezeiten zwischen der letztmaligen Anwendung des Mittels am Tier bzw. an der Pflanze und dem Zeitpunkt der Schlachtung bzw. der Ernte. Durch Unachtsamkeit oder Fahrlässigkeit, aber auch durch missbräuchliche Anwendung, treten jedoch immer wieder Rückstände von Pflanzen- oder Tierbehandlungsmitteln in Lebensmitteln auf. Pflanzenschutzmittelreste und →Nitrat werden auch im Trinkwasser gefunden.

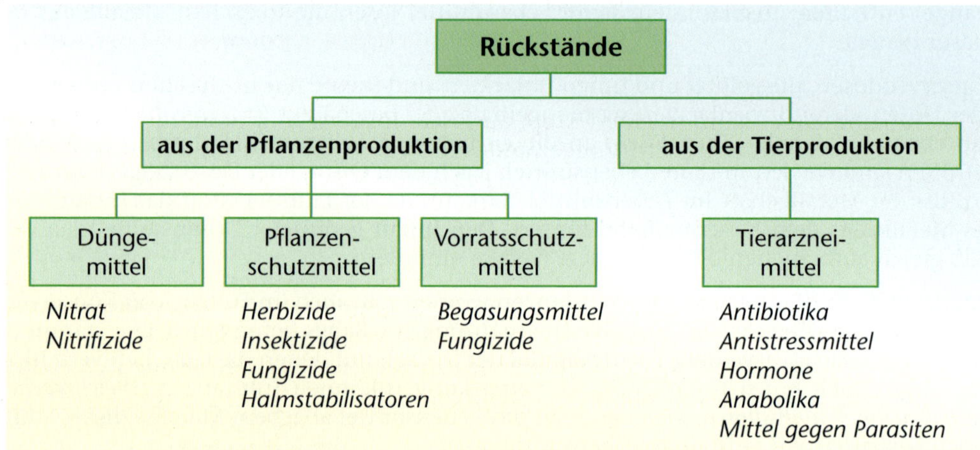

Rückstände aus der landwirtschaftlichen Produktion

Düngemittel werden eingesetzt, um dem Boden Nährstoffe, die ihm die Pflanzen während des Wachstums entzogen haben, wieder zuzuführen und damit seine Fruchtbarkeit zu erhalten. Bei überhöhter Stickstoffdüngung steigt der Nitratgehalt in den pflanzlichen Lebensmitteln. Eine Überdüngung ist durch „organische" Gülle genauso möglich wie durch industriell hergestellte („künstliche") Düngemittel. **Nitrat** ist eine Verbindung aus Stickstoff und Sauerstoff und spielt eine wichtige Rolle bei der Entstehung von pflanzlichem Eiweiß.

Der Nitratgehalt der Pflanzen ist von Natur aus unterschiedlich. So gibt es Pflanzenarten, die mehr Nitrat speichern als andere. Außerdem kann der Nitratgehalt auch innerhalb einer Pflanzenart, bedingt z. B. durch Wachstumsbedingungen und Erntezeitpunkt, erheblich schwanken. Da Sonnenlicht die Eiweißbildung aus Nitrat fördert, sind die Nitratgehalte

eher niedrig bei
- Sommergemüse
- Freilandgemüse
- Gemüse von sonnigen Standorten, geringen Bestandsdichten
- nachmittags/abends geerntetem Gemüse

eher hoch bei
- Wintergemüse
- Treibhausgemüse
- Gemüse von schattigen Standorten, hohen Bestandsdichten
- morgens geerntetem Gemüse.

Der Nitratgehalt variiert auch zwischen den einzelnen Pflanzenteilen: Die Früchte enthalten weniger, Blattstiele und -rippen hingegen viel Nitrat. Man kann sie gegebenenfalls entfernen. Freilandgemüse sollte gegenüber Treibhausgemüse der Vorzug gegeben werden.

Nitrat kann auch ins Grundwasser gelangen. Eine hohe Nitrataufnahme über Lebensmittel und Trinkwasser ist für den Menschen bedenklich. Nitrat blockiert z. B. in der Schilddrüse

Nitratgehalte in Gemüsepflanzen					
Hoher Nitratgehalt		**Mittlerer Nitratgehalt**		**Niedriger Nitratgehalt**	
Kopfsalat	*Radieschen*	*Blumenkohl*	*Zucchini*	*Tomaten*	*Paprika*
Feldsalat	*Rettich*	*Kohlrabi*	*Möhren*	*Gurken*	*Rosenkohl*
Eisbergsalat	*Fenchel*	*Rotkohl*	*Sellerie*	*Kartoffeln*	*Brokkoli*
Endiviensalat	*rote Bete*	*Lauch*		*Zwiebeln*	*Chicorée*
Spinat	*Grünkohl*			*Knoblauch*	*Spargel*
Mangold	*Wirsing*			*Erbsen*	*Pilze*
Kresse	*Weißkohl*			*grüne Bohnen*	*Schwarzwurzeln*

die Jodaufnahme und kann so einen Kropf auslösen. Im Körper, mitunter auch schon im Lebensmittel, wird Nitrat in Nitrit umgewandelt. Zubereitete nitratreiche Gemüse *(Spinat)* sollte man deshalb für den späteren Verzehr nicht ohne Kühlung stehen lassen.

Das Nitrit lagert sich an den roten Blutfarbstoff an, verändert ihn und behindert so den Sauerstofftransport im Blut. Der Organismus von Säuglingen und Kleinkindern ist im Gegensatz zu dem von älteren Kindern und Erwachsenen noch nicht in der Lage, diese Veränderung wieder rückgängig zu machen, sodass es zu einer Blaufärbung von Haut und Lippen („Blausucht“) und schließlich zur inneren Erstickung kommen kann. Aus diesem Grund gibt es für Trinkwasser und Babykost Nitratgrenzwerte. Mineralwasser, das den Vermerk „für Säuglinge geeignet“ trägt, darf ebenfalls nur wenig Nitrat enthalten. Es kann daher anstelle von Trinkwasser zur Zubereitung von Säuglingsnahrung verwendet werden.

Unter bestimmten Bedingungen kann sich Nitrit mit Abbauprodukten von Eiweißen, sogenannten Aminen, zu Krebs erregenden Stoffen (Nitrosamine) verbinden. Das ist vor allem bei solchen Lebensmitteln von Bedeutung, die sowohl Nitrit als auch Eiweiß enthalten (→Pökelwaren, wie *Kasseler, Frühstücksspeck, Bockwurst)*. Da hohe Temperaturen den Prozess fördern, sollten diese Lebensmittel nicht oder nur selten gegrillt oder gebraten werden. Ob auch der gemeinsame Verzehr eiweißreicher Lebensmittel sowie nitratreicher Gemüsesorten zu einer nennenswerten Nitrosaminbildung im Verdauungstrakt führt, ist umstritten.

Wegen der Gefahr der Nitrosaminbildung sollte man nicht zu viel an nitrat- und nitritreichen Lebensmitteln verzehren. Vitamin C hemmt die Bildung von Nitrosaminen, weshalb

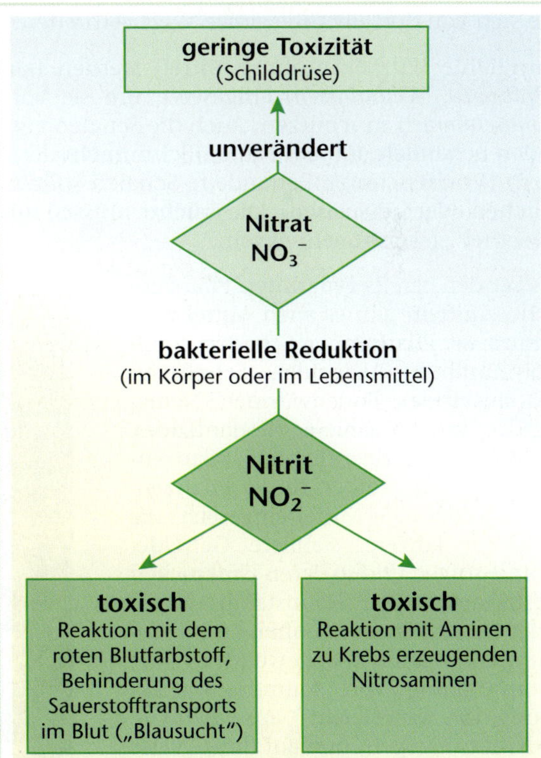

Gesundheitsgefährdungen durch Nitrat bzw. Nitrit

ein reichlicher Verzehr von Obst, Gemüse und vitaminreichen Säften möglicherweise das Risiko der Entstehung von Nitrosaminen im Verdauungstrakt mindert.

Die Hauptmenge an Nitrat/Nitrit wird über pflanzliche Lebensmittel (ca. 70 %) und Trinkwasser (ca. 20 %), ein geringerer Teil über gepökelte Fleischwaren aufgenommen. Dieses Verhältnis kann individuell anders aussehen, abhängig von den Verzehrsgewohnheiten der jeweiligen Person. Aus Angst vor einer zu hohen Nitrataufnahme den Gemüseverzehr einzuschränken wäre jedoch unangebracht, da die ernährungsphysiologischen Vorteile von Gemüse (→Vitamine, →Mineralstoffe, →sekundäre Pflanzenstoffe) mögliche Nachteile deutlich überwiegen.

Pflanzenschutzmittel werden auch als Pestizide bezeichnet. Etwa die Hälfte der angewendeten Pflanzenschutzmittelmenge machen die **Herbizide** (Unkrautbekämpfungsmittel) aus. Sie sind für den Menschen relativ ungefährlich und zerfallen leicht, sodass selten Rückstände in den Lebensmitteln nachweisbar sind.

Als **Insektizide** (Insektenvernichtungsmittel) wurden früher hauptsächlich Mittel angewendet, die zu den →chlorierten Kohlenwasserstoffen zählen *(DDT)*. Nachdem sich herausgestellt hatte, dass ein großer Teil dieser Verbindungen chemisch sehr stabil ist und sich sowohl in der Umwelt als auch in den Fettgeweben von Menschen und Tieren anreichert, wurde ihre Anwendung in Deutschland wie in den meisten Industrieländern der Welt verboten. Rückstände in Lebensmitteln werden heute noch gefunden, sind aber aufgrund des Verbots rückläufig. Die heute eingesetzten Verbindungen zerfallen leichter und neigen deshalb weniger zur Rückstandsbildung. Problematisch ist jedoch, dass zu den chlorierten Kohlenwasserstoffen gehörende Insektizide nach wie vor produziert und in Ländern der Dritten Welt eingesetzt werden. Über die Luft bzw. durch importierte Lebensmittel können sie sich von dort über die ganze Welt verbreiten.

Fungizide (Pilzbekämpfungsmittel) werden hauptsächlich bei empfindlichen Kulturen *(Erdbeeren, Weintrauben)* eingesetzt, um sie vor Pilzerkrankungen *(Mehltau, Fäule, Rost, Grauschimmel)* zu schützen. Auch die Schalen von Zitrusfrüchten werden häufig mit Fungiziden behandelt, um ein Faulen/Schimmeln der Früchte während der Lagerung zu verhindern (Vorratsschutz). Behandelte Schalen sollten nicht verzehrt werden (z. B. gerieben in Kuchen oder Süßspeisen). Die Früchte müssen mit dem Hinweis „Schale nicht zum Verzehr geeignet" gekennzeichnet sein.

Außer den bereits genannten Pflanzenschutzmitteln gibt es auch Mittel zum Schutz der Pflanzen vor Schäden durch Spinnmilben (Akarizide), Schnecken (Molluskizide), Bodenwürmer (Nematizide) und Nagetiere (Rodentizide). Neben den eigentlichen Pflanzenschutzmitteln werden in der Pflanzenproduktion auch Mittel eingesetzt, die z. B. für kürzere, stabilere Getreidehalme sorgen und so deren Umknicken verhindern sollen (Halmstabilisatoren) oder die – im Zusammenhang mit Düngungsmaßnahmen angewendet – die Umwandlung von Ammoniumstickstoff in das leicht auswaschbare →Nitrat verzögern und auf diese Weise eine Verunreinigung des Grundwassers verhindern sollen (Nitrifizide).

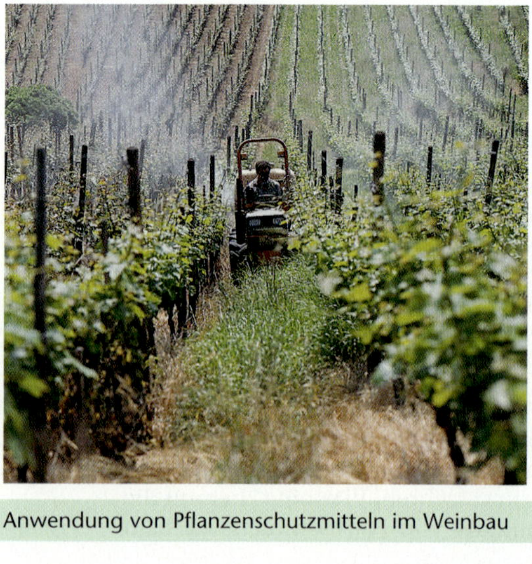

Anwendung von Pflanzenschutzmitteln im Weinbau

Rückstände von Pflanzenschutzmitteln in Lebensmitteln werden relativ häufig gefunden, was auch auf die heute verfügbaren hochempfindlichen Messgeräte zurückzuführen ist. Überschreitungen gesetzlich festgelegter Grenzwerte kommen dagegen selten vor. Auch hier besteht jedoch das Problem, dass bei den Messungen u. U. nur ein Teil der tatsächlichen Rückstandsmenge erfasst wird. Eine akute Gefährdung des Verbrauchers durch Rückstände von Pflanzenschutzmitteln wird dennoch gegenwärtig ausgeschlossen. In Einzelfällen können solche Rückstände aber, z. B. durch Wechselwirkung mit anderen Schadstoffen oder mit Medikamenten, gesundheitliche Beeinträchtigungen nach sich ziehen. Eine betont einseitige Ernährung kann zur erhöhten Aufnahme bestimmter Schadstoffe und damit zu einem höheren Risiko führen.

§ Pflanzenschutzmittel sind zulassungspflichtig. Nicht zugelassene Pflanzenschutzmittel dürfen auf dem Feld nicht eingesetzt werden. Ehe eine Zulassung erteilt wird, werden die möglichen gesundheitlichen Auswirkungen des Stoffes auf den Anwender (den Landwirt) sowie auf den Verbraucher abgeschätzt. Außerdem wird untersucht, ob und inwieweit Nutzinsekten *(Bienen)*, im Wasser *(Fische, Wasserflöhe, Algen)* oder Boden *(Regenwürmer)* lebende Organismen oder wild lebende Tiere durch das Mittel geschädigt werden könnten. Erst nach gründlicher Nutzen-Risiko-Abwägung wird eine Zulassung ausgesprochen.

Bei der Produktion von pflanzlichen Lebensmitteln lässt sich inzwischen ein Umdenken feststellen. So hat z. B. die verstärkte Nachfrage der Verbraucher nach →Bio-Lebensmitteln dazu geführt, dass sich der →ökologische Landbau als Wirtschaftsform etablieren konnte. Aber auch auf herkömmliche Weise wirtschaftende Landwirte haben erkannt, dass eine Anwendung von Pflanzenschutz- und Düngemitteln nach der Devise „Viel hilft viel" nicht nur der Qualität der Produkte, sondern auch ihrem Geldbeutel abträglich ist. Immer mehr Landwirte gehen daher zum sogenannten →integrierten Landbau über.

Tierarzneimittel werden zum einen zur Behandlung erkrankter Tiere, zum anderen aber auch zur Krankheitsvorbeugung und zur Leistungssteigerung (Leistungsförderer, Masthilfsmittel) angewendet. Eine Krankheitsvorbeugung ist vor allem in großen Tierbeständen (Massentierhaltung) wegen der dort herrschenden größeren Ansteckungsgefahr erforderlich. Das ist – neben ethischen Gründen (Forderung nach artgerechter Tierhaltung) und Gründen des Umweltschutzes (Gülleproblem) – eine Ursache dafür, dass eine wachsende Zahl von Verbrauchern die Massentierhaltung ablehnt.

Dieser begrüßenswerte Trend muss jedoch mit der Einsicht einhergehen, dass eine Abkehr von der Massentierhaltung zugleich den Abschied von Billigstpreisen bei Fleisch und Fleischerzeugnissen bedeutet.

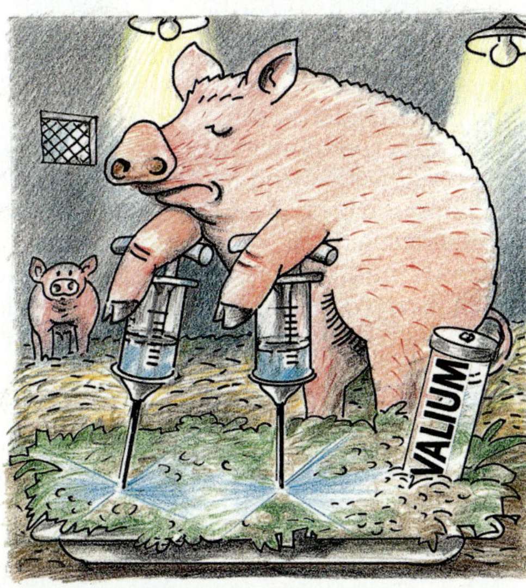

Manche Arzneimittel *(Antibiotika, Anabolika)* fördern die Gewichtszunahme der Tiere bei gleichbleibender Futtermenge und erhöhen damit die Mastleistung. Andere (Hormone) steigern die Milchleistung oder beeinflussen die Fruchtbarkeit bzw. das Paarungsverhalten. Auch zur Ruhigstellung und zur Verhinderung von Stress bei Tieren (z. B. beim Transport) werden Medikamente eingesetzt. Stress kann zu Tierverlusten durch Tod führen und hat auch einen negativen Einfluss auf die Fleischqualität.

§ Tierarzneimittel sind – ebenso wie Arzneimittel für den Menschen – zulassungspflichtig. Für die Anwendung von Tierarzneimitteln bei Tieren, die der Gewinnung von Lebensmitteln (Fleisch, Milch, Eier) dienen, gelten strenge gesetzliche Vorschriften. So dürfen nur zugelassene Medikamente in vorgeschriebenen Mengen angewendet werden.

Bei Einhaltung der Vorschriften werden Arzneimittelrückstände im Lebensmittel und damit Gefahren für den Verbraucher weitgehend vermieden. Gesundheitsrisiken für den Verbraucher entstehen vor allem durch die Nichteinhaltung von Wartezeiten *(Anwendung von Antistressmitteln während des Transports und unmittelbar darauf folgende Schlachtung)* und durch die illegale Anwendung verbotener Arzneimittel *(Hormone oder Clenbuterol als Masthilfsmittel).* Solche Vorkommnisse sind keinesfalls selten, und die Maßnahmen der amtlichen Lebensmittelüberwachung reichen offenbar nicht aus, um Derartiges zu verhindern.

Ein besonderes Problem stellte die jahrzehntelange Anwendung von Antibiotika als Futterzusatzstoff zur Mastförderung dar. Zum einen drohten empfindlichen Verbrauchern Allergien, verursacht durch Antibiotika-Rückstände in tierischen Lebensmitteln. Zum anderen befürchtete man, dass sich durch die ständige Aufnahme kleinster Antibiotika-Mengen mit der Nahrung resistente, d. h. gegen Antibiotika unempfindliche, Bakterienstämme herausbilden. Das könnte dazu führen, dass seit langem als beherrschbar eingeschätzte Infektionskrankheiten wieder zu einer Gefahr für den Menschen werden. Der Einsatz von Antibiotika als Masthilfsmittel ist deshalb in der EU seit 2006 verboten.

Eine generelle akute Gefährdung breiter Verbraucherkreise durch Tierarzneimittelrückstände scheint nicht vorzuliegen. Gesundheitsschäden durch den Verzehr von Produkten unsachgemäß oder illegal behandelter Tiere können jedoch nicht immer ausgeschlossen werden. Ungeklärt ist auch, welche Risiken sich aus der Langzeitaufnahme kleinster Mengen an Tierarzneimittelrückständen mit der Nahrung ergeben.

Einen gewissen Schutz vor Gesundheitsschäden durch Fleischverzehr sollen →Markenfleischprogramme bieten. Jedoch enthalten nur wenige Markenfleischprogramme Festlegungen, die die Verabreichung von Medikamenten an die Tiere betreffen.

Sonstige Rückstände

Rückstände von Reinigungs- und Desinfektionsmitteln können in den Lebensmitteln verbleiben, wenn sie aus Gefäßen, Behältern, Tankwagen etc. nach der Anwendung dieser Mittel im Rahmen betrieblicher Hygienemaßnahmen nicht wieder gründlich entfernt *(ausspülen, verdunsten lassen)* werden. Auch Rückstände von Katalysatoren, Neutralisationsmitteln, Extraktionslösungsmitteln oder anderen Produktionshilfsstoffen können in Lebensmitteln vorkommen. In welchem Umfang derartige Rückstände in Lebensmitteln auftreten, liegt weitgehend im Dunkeln. Bekannt sind Einzelfälle, in denen es durch größere Rückstandsmengen alkalischer Reinigungsmittel (Natron-, Kalilauge) in Getränkeflaschen bei Verbrauchern zu Verätzungen gekommen ist. Bei den zur Entkeimung eingesetzten Desinfektionsmitteln wird vermutet, dass Reste mitunter bewusst zurückgelassen werden, um auf diese Weise insbesondere Lebensmitteln, die keine Konservierungsstoffe enthalten oder enthalten dürfen, illegal zu einer größeren Haltbarkeit zu verhelfen.

Schadstoffe durch Lagerung und Verarbeitung

Während die bisher genannten Schadstoffe entweder von Natur aus in den Lebensmitteln enthalten sind (→natürliche Schadstoffe) oder später von außen in diese hineingelangen (→Verunreinigungen durch Umweltverschmutzung und durch Bedarfsgegenstände, →Rückstände), werden andere Schadstoffe erst während der Lagerung oder Verarbeitung der Lebensmittel gebildet. Die bei der Herstellung und Zubereitung *(Backen, Braten, →Grillen, →Pö-*

keln, →Räuchern) von Lebensmitteln ablaufenden chemischen Reaktionen lassen nicht nur typische Geschmacks-, Aroma- und Farbstoffe, die Appetit und Verdauung anregen, entstehen. Sie können auch zur Bildung gesundheitsschädlicher Stoffe führen *(Zersetzungsprodukte, →Nitrosamine, →Acrylamid, Fettoxidationsprodukte, →PAK).* So kann sich z. B. ein übermäßiger Verzehr von hocherhitzten Lebensmitteln *(Gebratenes, Frittiertes, Geröstetes, Gegrilltes),* von Gepökeltem oder Geräuchertem (besonders sog. Schwarzgeräuchertem) negativ auf die Gesundheit auswirken. Werden Lebensmittel bestrahlt, um sie auf diese Weise haltbar zu machen, laufen ähnliche chemische Veränderungen ab wie beim Hocherhitzen.

Auch bei der Lebensmittellagerung können auf enzymatischem oder chemischem Wege – z. B. durch den →oxidativen Fettverderb – gesundheitlich bedenkliche Stoffe entstehen. Besonders gefährlich sind Giftstoffe, die von →Bakterien *(Botulismuserreger, Staphylokokken)* oder →Schimmelpilzen im Rahmen ihrer Stoffwechseltätigkeit gebildet werden. Während Bakteriengifte leichte bis schwerwiegende, z. T. tödliche *(Botulismus),* akute Vergiftungserscheinungen hervorrufen, führt die kontinuierliche Aufnahme von Schimmelpilzgiften *(Aflatoxine, Ochratoxin A)* mit der Nahrung eher zu chronischen Erkrankungen *(Leber- und Nierenschäden, Krebs).* Schimmelpilzgifte sind häufig in Nüssen *(Pistazien, Paranüsse)* und in Gewürzen *(Muskat, Cayennepfeffer, Gewürzpaprika),* aber auch in Kaffee enthalten. Durch verunreinigtes Futter gelangen sie auch in Nutztiere und werden deshalb vom Menschen auch mit tierischen Nahrungsmitteln aufgenommen.

Ob ein Lebensmittel Bakterien- oder Schimmelpilzgifte, gesundheitsschädliche Oxidationsprodukte oder Ähnliches enthält, können Verbraucher – außer bei offensichtlich verdorbenen Lebensmitteln – nicht erkennen. Um Gesundheitsschäden zu vermeiden, stehen daher die am →Lebensmittelverkehr beteiligten Unternehmen wie auch der Verbraucher selbst vor der Aufgabe, derartige negative Veränderungen der Lebensmittelqualität vorbeugend zu verhindern. Dies ist möglich durch eine sachgerechte Behandlung der Lebensmittel (→Warenpflege, →Hygiene), durch →Konservierung, spezielle Formen der →Verpackung oder durch den Einsatz von →Zusatzstoffen *(→Antioxidationsmittel, →Konservierungsstoffe).*

Zusatzstoffe

Begriff und Verwendung

Im Gegensatz zu den Schadstoffen werden Zusatzstoffe den Lebensmitteln absichtlich zugesetzt, um deren Beschaffenheit *(Farbe, Konsistenz)* oder Eigenschaften *(Haltbarkeit, Schaumstabilität)* zu beeinflussen bzw. zu verändern. Zusatzstoffe dürfen jedoch nicht eingesetzt werden, wenn dadurch Verbraucher über die Beschaffenheit eines Lebensmittels getäuscht würden *(Vorspiegelung eines höheren Eigehalts von Teigwaren durch Gelbfärbung).*

Normale Lebensmittelrohstoffe oder Zutaten *(Salz, Gewürze)* gehören rechtlich nicht zu den Zusatzstoffen, ebenso Alkohol sowie natürliche und naturidentische Aromastoffe. Einige weitere Stoffe *(Mineralstoffe, Spurenelemente, Vitamine A und D, Aminosäuren)* sind ebenfalls keine Zusatzstoffe, diesen aber rechtlich gleichgestellt, um ihren Einsatz in Lebensmitteln kontrollieren zu können.

§ 2 LFGB[1)]
Lebensmittel-Zusatzstoffe

(3) Lebensmittel-Zusatzstoffe sind Stoffe mit oder ohne Nährwert, die in der Regel weder selbst als Lebensmittel verzehrt noch als charakteristische Zutat eines Lebensmittels verwendet werden und die einem Lebensmittel aus technologischen Gründen beim Herstellen oder Behandeln zugesetzt werden, wodurch sie selbst oder ihre Abbau- oder Reaktionsprodukte mittelbar oder unmittelbar zu einem Bestandteil des Lebensmittels werden oder werden können.

1) Lebensmittel-, Bedarfsgegenstände- und Futtermittelgesetzbuch (LFGB) vom 7. September 2005

Einige Zusatzstoffe werden von der Menschheit schon seit Jahrhunderten angewendet *(Nitrat zum Pökeln, schweflige Säure bei der Weinherstellung, Glutamat als Geschmacksverstärker)*. Viele unserer heutigen Lebensmittel *(Margarine, Schmelzkäse, Süßspeisen)* wären ohne Zusatzstoffe nicht herstellbar. Ohne Färbung würden manche Lebensmittel vom Verbraucher nicht akzeptiert werden *(Limonaden, Gummibärchen, Götterspeise)*. Andere wären ohne Konservierungsmittel nur kurze Zeit haltbar, da sie sich nicht durch Erhitzen konservieren lassen *(Feinkostsalate, Salatdressings)*. Bei manchen Lebensmitteln *(Wurst, Schinken, Schnittbrot)* verhindern Konservierungsstoffe auch, dass Mikroorganismen (Bakterien, Schimmelpilze) gefährliche Giftstoffe bilden.

Anforderungen und Verwendungsbestimmungen

Die Zusatzstoffe werden nicht wieder entfernt, sondern verbleiben im Lebensmittel. Da sie auf diese Weise ständig mit den Lebensmitteln aufgenommen werden, müssen sie aus der Sicht des gesundheitlichen Verbraucherschutzes besonderen Anforderungen genügen.

§

Zusatzstoffe sind zulassungspflichtig. Vom Gesetzgeber nicht zugelassene Zusatzstoffe dürfen den Lebensmitteln nicht zugesetzt werden. Eine Zulassung erfolgt nur, wenn nachgewiesen werden kann, dass der zum Einsatz in Lebensmitteln vorgesehene Stoff

- in den verwendeten Mengen und Konzentrationen **gesundheitlich unbedenklich** ist,
- für den vorgesehenen Zweck **notwendig** ist und
- einen **Nutzen für den Verbraucher** darstellt und diesen durch seine Verwendung **nicht irreführt**.

„Notwendig“ besagt, dass der Zusatzstoff erforderlich ist, um ein Lebensmittel herstellen *(Emulgatoren, Verdickungsmittel)* oder in Verkehr bringen *(Konservierungsstoffe, Antioxidationsmittel)* zu können. Eine „Notwendigkeit“ begründen aber auch Verbrauchergewohnheiten, beispielsweise bezüglich der Farbe von Lebensmitteln. Mitunter werden derartige Verbrauchererwartungen jedoch auch einfach unterstellt, und es geht den Herstellern in Wirklichkeit darum, z. B. durch Verwendung intensiver Farben, optische Kaufanreize zu schaffen *(Süßwaren)*. Auch Anforderungen aus der Sicht der Handelsketten, wie die Lagerung und der Transport bestimmter Lebensmittel ohne Kühlung, werden teilweise als „Notwendigkeit“ akzeptiert und führen zu einem eigentlich vermeidbaren Einsatz von Konservierungsstoffen oder anderen Zusatzstoffen.

Der Nachweis der gesundheitlichen Unbedenklichkeit und die Ermittlung der zulässigen Höchstmengen im Lebensmittel erfolgen anhand →toxikologischer Prüfungen. Den geprüften und für unbedenklich befundenen Zusatzstoffen sind EU-weit sogenannte E-Nummern zugeordnet. Dabei steht das „E“ zum einen für „Europa“ (bzw. EG/EU), zum anderen für „Edible / Essbar“. Die zugelassenen Zusatzstoffe sind in der Zusatzstoff-Zulassungsverordnung aufgelistet, zusammen mit Angaben darüber, welchen Lebensmitteln sie zugesetzt werden dürfen und in welcher Höchstmenge.

Nur wenige Zusatzstoffe dürfen in allen Lebensmitteln eingesetzt werden (zum Abpacken und als Treibgas verwendete Gase wie *Kohlendioxid, Stickstoff, Luft)*; für die übrigen *(Konservierungsstoffe, Farbstoffe, Emulgatoren)* ist der Einsatz mehr oder weniger beschränkt.

Manche Lebensmittel *(Honig, Milch, Kaffee)* dürfen überhaupt keine Zusatzstoffe enthalten. Dasselbe gilt generell für „unbehandelte“ Lebensmittel, d. h. für solche, die noch keiner Herstellung oder Behandlung unterzogen worden sind, die ihren Originalzustand der Zusammensetzung nach verändert hätte *(zerlegtes Frischfleisch, TK-Hähnchen, gemahlene Gewürze)*. Auch für bestimmte traditionelle Lebensmittel *(deutsches Bier, französisches Baguette, griechischer Feta-Käse)*, die nach überlieferten Rezepturen seit eh und je ohne Zusatzstoffe hergestellt werden, dürfen die Erzeugerländer abweichend von den EU-Zusatzstoffregelungen den Einsatz von Zusatzstoffen untersagen, obwohl vergleichbare Produkte anderer Länder Zusatzstoffe enthalten dürfen.

Lebensmittel, denen keine Zusatzstoffe zugesetzt werden dürfen:
- Honig
- Zucker
- natürliches Quell- und Mineralwasser
- Kaffee
- nicht aromatisierter Blatt-Tee
- trockene Teigwaren
- nicht emulgierte pflanzliche und tierische Öle und Fette
- Milch
- Buttermilch
- fermentierte Milcherzeugnisse
- Unbehandelte Lebensmittel
- Bestimmte traditionelle Lebensmittel

Während für bestimmte Zusatzstoffe *(Konservierungsstoffe, Süßstoffe)* konkrete Höchstmengen festgelegt wurden, gilt für andere *(Zuckeraustauschstoffe, manche Farbstoffe)* das sogenannte „quantum satis"(qs)-Prinzip. Das heißt, dass nur so viel von dem Zusatzstoff eingesetzt werden darf (sofern er in dem betreffenden Lebensmittel überhaupt erlaubt ist), wie für die gewünschte Wirkung im jeweiligen Lebensmittel erforderlich ist. Außerdem darf der Verbraucher durch den Zusatz nicht irregeführt werden hinsichtlich der Beschaffenheit des Lebensmittels. Bei manchen Stoffen gilt das Prinzip „quantum satis" nur für bestimmte Lebensmittelgruppen, während für andere Lebensmittel oder Lebensmittelgruppen Höchstmengenfestlegungen existieren.

Gesundheitliche Bewertung

Grundsätzlich kann man davon ausgehen, dass die meisten der den Lebensmitteln zugesetzten Stoffe in den zur Anwendung kommenden Mengen auch bei langfristiger Aufnahme nicht zu Gesundheitsschäden führen. Doch sind trotz toxikologischer Prüfung und E-Nummer nicht alle zugelassenen Zusatzstoffe gesundheitlich völlig unproblematisch. Einige künstliche Farbstoffe und Konservierungsstoffe können bei manchen Personen allergieähnliche Erscheinungen (→Tartrazin, Benzoesäure) oder bei Kindern Hyperaktivität (→Azofarbstoffe) hervorrufen. Da derartige Wirkungen auch von natürlichen Lebensmittelinhaltsstoffen verursacht werden können, sind diese Stoffe dennoch zugelassen.

Auch auf schweflige Säure (eingesetzt in Form ihrer Salze oder in Form von Schwefeldioxid), die u. a. zur Haltbarmachung von (insbesondere süßem) Wein und Schaumwein und zur Verhinderung von Bräunungsvorgängen bei Trockenobst und Trockengemüse dient, reagieren manche Personen empfindlich. Darüber hinaus ist schweflige Säure generell gesundheitsschädlich, sie kann aber in vielen Anwendungsbereichen noch nicht durch andere Stoffe ersetzt werden. Gegen den Einsatz von Nitrat bzw. Nitrit (→Pökelsalz) bestehen ebenfalls gesundheitliche Bedenken. Diese Stoffe sind jedoch zur Erzielung des typischen Aussehens und Geschmacks von Pökelwaren *(Salami, Bockwurst, Schinken)* unentbehrlich. Darüber hinaus wirkt Nitrit konservierend und verhindert die Bildung des gefährlichen Bakteriengiftes Botulinustoxin. Außerdem wird die Hauptmenge an Nitrat/Nitrit über pflanzliche Lebensmittel aufgenommen (→Stickstoffdüngung).

Auch wenn jeder Zusatzstoff für sich genommen unschädlich oder in den konsumierten Mengen weniger gefährlich ist, sollte man bei der Lebensmittelauswahl darauf achten, nicht zu viele hochverarbeitete Lebensmittel zu sich zu nehmen. Diese enthalten in der Regel nicht nur einen, sondern mehrere Zusatzstoffe. Über das Zusammenwirken der Zusatzstoffe untereinander sowie mit Schadstoffen oder Arzneimitteln im menschlichen Körper weiß man heute noch zu wenig. Mögliche Wechselwirkungen werden bei der toxikologischen Prüfung nicht untersucht.

Zusatzstoffe und ihre Verwendung in Lebensmitteln		
Klassenname und Wirkung	**Beispiele**	**Verwendung in Lebensmitteln**
Konservierungsstoffe Hemmung des Wachstums von →Mikroorganismen, dadurch Erhöhung von Haltbarkeit und Sicherheit der Lebensmittel	*E 200–203 Sorbinsäure und ihre Salze* *E 210–213 Benzoesäure und ihre Salze* *E 214–219 PHB-Ester* *E 236–238 Ameisensäure u. ihre Salze* *E 220–228 Schwefeldioxid und Sulfite*	*Mayonnaise, Schnittbrot, Margarine* *Mayonnaise, Feinkostsalate* *Fischmarinaden, Süßwaren* *Fischmarinaden, Sauergemüse* *Wein, Sekt, Trockenfrüchte* *Kartoffelkloßmehl/-kloßteig*
Antioxidationsmittel Schutz vor oxidativem Verderb durch Luftsauerstoff, dadurch Erhöhung der Haltbarkeit der Lebensmittel	*E 310–312 Propyl-, Octyl-, Dodecylgallat* *E 320 Butylhydroxyanisol (BHA)* *E 321 Butylhydroxytoluol (BHT)* *E 300–302 Ascorbinsäure u. ihre Salze* *E 306–309 Tocopherole*	*Trockensuppen, -soßen, -brühen, Kartoffeltrockenerzeugnisse, Getreide-Knabbererzeugnisse, Aromen* *nur in Kaugummi* *Margarine, Fleischerzeugnisse* *fetthaltige Lebensmittel*
Farbstoffe Färbung, Farbkorrektur, Ausgleich verarbeitungsbedingter Farbverluste	*E 101 →Lactoflavin* *E 102 Tartrazin* *E 127 Erythrosin* *E 160 a–f →Carotin u. Carotinoide* *E 150 a–d Zuckerkulör*	*Teigwaren, Mayonnaise* *diverse Liköre, Süßwaren, Überzüge* *Cocktailkirschen, kandierte Kirschen* *Margarine, Butter, Käse* *Gebäck, Cola*
Emulgatoren Bildung bzw. Aufrechterhaltung eines einheitlichen Verteilungszustandes zwischen zwei oder mehreren nicht miteinander mischbaren Komponenten	*E 322 Lecithin* *E 471 Mono- und Diglyceride von Speisefettsäuren* *E 475 Polyglycerinester von Speisefettsäuren*	*Margarine, Schokolade* *Margarine, feine Backwaren, Soßen, schaumige Desserts u. Cremespeisen* *feine Backwaren*
Geliermittel Verfestigung von Lebensmitteln durch Gelbildung	*E 440 →Pectine*	*Konfitüre, Gelierzucker*
Verdickungsmittel Herstellung einer dicklichen oder sämigen Konsistenz	*E 407 Carrageen* *E 410 Johannisbrotkernmehl* *E 412 Guarkernmehl* *E 400–405 Alginsäure und ihre Salze*	*Desserts, Würzsoßen, Füllungen, Fertiggerichte, Dessertsoßen, Trinkschokolade*
Stabilisatoren Stabilisierung der Beschaffenheit *(Konsistenz, Verteilungszustand, Farbe)* von Lebensmitteln	*Gelier- und Verdickungsmittel, Emulgatoren* *Phosphate*	*Molkereiprodukte, Eiskrem, Salatsoßen, Schlagsahne* *Kondensmilch, Schmelzkäse, Brühwurst, Schlagsahne, Eiskrem*
Geschmacksverstärker Verstärkung von Geschmack und/oder Geruch von Lebensmitteln	*E 620–625 Glutaminsäure und ihre Salze (Natriumglutamat)* *E 631 Natriuminosinat* *E 627 Natriumguanylat*	*Fertiggerichte, Würzmittel, Suppen, Soßen, Fleischerzeugnisse*
Süßungsmittel Erzeugung eines süßen Geschmacks	*E 420 Sorbit* *E 421 Mannit* *E 954 Saccharin* *E 952 Cyclamat* *E 951 Aspartam*	*→Diabetiker-Lebensmittel, zahnschonende Lebensmittel* *Diabetiker-Lebensmittel, brennwertverminderte Lebensmittel (→Light-Produkte)* *brennwertverminderte Lebensmittel*
Weitere Zusatzstoffklassen sind: Säuerungsmittel, Säureregulatoren, Trennmittel, Trägerstoffe, Schaumverhüter, Füllstoffe, Schmelzsalze, Festigungsmittel, Schaummittel, Überzugsmittel, Feuchthaltemittel, modifizierte Stärken, Packgase, Treibgase, Backtriebmittel, Komplexbildner, Kaumasse, Mehlbehandlungsmittel		

Kenntlichmachung

Knabbergebäck Inhalt: 250 g ℮

Zutaten: Weizenmehl, Pflanzenfett, Salz, Zucker, Backtriebmittel (E 503, E 500, E 336), Glucosesirup, Sesamsaat, Süßmolkenpulver, Mohnsaat, Buttermilchpulver, Käsepulver, Malz, Säureregulator (E 524), Emulgator (E 471), Hefe, Aroma, Milcheiweiß, Gewürze und Kräuter.

Vor Licht und Feuchtigkeit geschützt lagern.

Zusatzstoffkennzeichnung auf einer Lebensmittelpackung (Beispiel)

Bei Lebensmitteln in →Fertigpackungen sind die Hersteller gesetzlich verpflichtet, Zusatzstoffe auf der Packung bzw. auf einem mit der Packung verbundenen Etikett zu kennzeichnen (→Zutatenliste). Dabei sind sowohl der Klassenname *(Farbstoff, Konservierungsstoff, Emulgator)* als auch der Name des Zusatzstoffes oder seine E-Nummer anzugeben. Mögliche Kennzeichnungsvarianten mit demselben Aussagewert sind z. B. „Konservierungsstoff Sorbinsäure“ oder „Konservierungsstoff E 200“. Bei modifizierter Stärke (meist als Verdickungsmittel angewendet) genügt der Klassenname. Kann ein Zusatzstoff zu mehreren Zwecken eingesetzt werden *(Phosphate, Sulfite)*, ist der Klassenname aufzuführen, der der im betreffenden Lebensmittel hauptsächlich beabsichtigten Wirkung entspricht.

Bei unverpackten Lebensmitteln und Ladenpackungen beschränkt sich die Kenntlichmachung auf einige wesentliche Angaben *(„mit Konservierungsstoff“ oder „konserviert“, „mit Farbstoff“, „mit Antioxidationsmittel“, „mit Geschmacksverstärker“, „geschwefelt“, „mit Phosphat“, „mit Süßungsmittel“)*, die auf einem neben oder auf dem Lebensmittel angebrachten Schild bzw. bei Ladenpackungen auf der Umhüllung angebracht sein müssen. Sie kann jedoch auch in Form eines Aushangs oder einer schriftlichen Aufzeichnung erfolgen, sofern bei dem Lebensmittel oder per Aushang auf diese Informationsmöglichkeit hingewiesen wird. In diesen Fällen gelten allerdings wieder umfangreichere Anforderungen an die Kenntlichmachung: Aufzuführen sind alle bei der Herstellung des Lebensmittels verwendeten Zusatzstoffe mit Name oder E-Nummer sowie Klassenname. In der Gastronomie erfolgt die Zusatzstoffangabe auf der Speise- bzw. Getränkekarte (in der Regel über Fußnoten), in Einrichtungen der Gemeinschaftsverpflegung ebenso oder in Preisverzeichnissen, Aushängen oder auf ähnliche Weise.

Zusatzinformation zum Wurstsortiment

Franz. Baguettesalami, luftgetrocknet
Konservierungsstoff E 250,
Stabilisator E 450, Farbstoff E 120

Wiener Würstchen
Konservierungsstoff E 250,
Stabilisator Natriumcitrat,
Antioxidationsmittel Natriumisoascorbat

Nussschinken
Konservierungsstoff E 250

Kenntlichmachung von Zusatzstoffen durch Aushang für lose Ware (Beispiel)

Empfindliche Personen haben aufgrund solcher Angaben die Möglichkeit, Problemstoffe gezielt zu meiden. Allerdings hat die Kennzeichnung Lücken: Zusatzstoffe, die in einer Zutat des jeweiligen Lebensmittels enthalten sind *(Konservierungsstoff in der Fruchtzubereitung eines Joghurts)* und im fertigen Lebensmittel keine Funktion mehr haben, brauchen nicht angegeben zu werden. Inzwischen werden auch zahlreiche natürliche Lebensmittelinhaltsstoffe durch enzymatische, chemische oder physikalische Behandlung so verändert, dass sie wie Zusatzstoffe eingesetzt werden können. Sie tragen jedoch keine E-Nummer und tauchen auf dem Etikett lediglich unter einem Sammelbegriff *(„Milcheiweißerzeugnis“)* auf. Der Verbraucher glaubt, es aufgrund der Abwesenheit von E-Nummern auf dem Etikett mit einem besonders „natürlichen“ Produkt zu tun zu haben. Da „Natur“ im Trend liegt, bedeutet das einen Absatzvorteil für den Hersteller. Das Nachsehen haben Allergiker, die auf diese Weise mit einer steigenden Vielfalt möglicherweise allergieauslösender Zusätze konfrontiert werden, diese aber aufgrund mangelhafter Kennzeichnung nicht gezielt meiden können.

Wie werden toxikologisch zulässige Höchstmengen von Schadstoffen und Zusatzstoffen in Lebensmitteln ermittelt?

Toxikologische Prüfung

Grundlage einer Höchstmengenfestsetzung ist eine sogenannte toxikologische Prüfung des betreffenden Stoffes. Diese erfolgt in **Tierversuchen** (überwiegend an Ratten), teilweise auch an Zellkulturen oder Bakterien. Obwohl es zunehmend gelingt, durch alternative Testverfahren die Zahl der erforderlichen Tierversuche einzuschränken, kann nicht völlig darauf verzichtet werden. Zu groß ist das Risiko, dass schädliche Wirkungen einer Substanz unentdeckt bleiben.

Zunächst wird untersucht, welche Wirkungen auf die Lebewesen bzw. Zellen der Stoff überhaupt auslöst. Schließlich ermittelt man in Fütterungsversuchen die maximale Dosis des Stoffes, die selbst bei täglicher Verabreichung über einen Großteil der Lebensspanne hinweg keine erkennbaren unerwünschten Wirkungen oder gar Schäden im Organismus der Versuchstiere hervorruft (NOEL: **N**o **O**bserved **E**ffect **L**evel).

Berechnung der duldbaren Höchstmenge im Lebensmittel

Aus dem im Tierversuch ermittelten NOEL-Wert wird unter Einbeziehung eines Sicherheitsfaktors diejenige Menge des Stoffes berechnet, die ein Mensch bezogen auf ein Kilogramm seines Körpergewichts sein Leben lang täglich aufnehmen kann, ohne dass ihm daraus ein gesundheitlicher Schaden entsteht (ADI-Wert). Der **Sicherheitsfaktor** soll folgende Unsicherheiten ausgleichen (weswegen er eigentlich eher „Unsicherheitsfaktor" heißen müsste):

- biologische Unterschiede zwischen Mensch und Tier,
- individuelle Unterschiede zwischen Menschen *(Alter, Gesundheitszustand),*
- unterschiedliche Ernährungsgewohnheiten,
- Wechselwirkung zwischen verschiedenen Schadstoffen bzw. mit anderen Stoffen *(Zusatzstoffen, Arzneimitteln).*

Der Sicherheitsfaktor kann bei gut untersuchten und lange bekannten Stoffen kleiner, bei neuen und noch nicht vollständig erforschten Stoffen auch wesentlich größer sein als 100.

Auf der Grundlage des ADI-Wertes wird ermittelt, wie viel von dem Stoff konkret im Lebensmittel enthalten sein darf, ohne dass die Gesundheit der Verbraucher gefährdet wird. Normalerweise ist ein Schad- oder Zusatzstoff nicht nur in einem Lebensmittel, sondern in mehreren oder sogar in vielen enthalten, und der Verbraucher verzehrt nicht nur eines, sondern mehrere dieser Lebensmittel. Dies muss bei der Ermittlung der duldbaren Stoffmengen in den einzelnen Lebensmitteln berücksichtigt werden, damit zusammengenommen der ADI-Wert nicht überschritten wird. Zu beachten ist auch: In Lebensmitteln, die eine geringere Rolle in der Ernährung spielen, kann eine größere Menge eines Zusatz- oder Schadstoffes toleriert werden als in solchen, die häufig und in größeren Mengen verzehrt werden. Bei der Höchstmengenberechnung müssen deshalb die durchschnittlichen **Verzehrsgewohnheiten** eines Landes zugrunde gelegt werden. So erklärt sich auch, dass bei bestimmten Zusatzstoffen Abweichungen zwischen den Höchstmengenfestlegungen verschiedener Länder auftreten.

Höchstmengenfestsetzung durch den Gesetzgeber

Die in toxikologischen Tests ermittelte duldbare Schad- bzw. Zusatzstoffmenge im Lebensmittel ist in der Regel nicht gleichzusetzen mit der gesetzlich zulässigen Höchstmenge im Lebensmittel. Bei Zusatzstoffen und Pflanzenschutzmitteln berücksichtigt der Gesetzgeber beispielsweise, welche Menge zur Erzielung des gewünschten Effekts erforderlich ist (nicht nach der Devise: viel hilft viel). Bei Pflanzenschutzmitteln setzt er außerdem die Einhaltung

So gelangt man zur duldbaren Höchstmenge im Lebensmittel:

1. Zur Berechnung des NOEL-Wertes wird die als unschädlich erkannte Konzentration des Stoffes im Futter mit der täglichen Futtermenge multipliziert und das Ergebnis auf das Körpergewicht des Tieres bezogen.
2. Die Division durch einen Sicherheitsfaktor (meist 100) ergibt den so genannten ADI-Wert (**A**cceptable **D**aily **I**ntake), d. h. die höchste duldbare Tagesdosis für den Menschen.
3. Um zu errechnen, wie viel von dem Stoff im Lebensmittel enthalten sein darf (**P**ermissable **L**evel), wird der ADI-Wert zunächst mit dem für solche Berechnungen festgelegten Körpergewicht eines Menschen (60 kg) multipliziert.
4. Das Ergebnis dividiert man durch die Menge des den Stoff enthaltenden Lebensmittels, die ein Mensch durchschnittlich am Tag verzehrt.

Rechenbeispiel

Als höchste unschädliche Dosis bei lebenslanger täglicher Verabreichung wurde im Tierversuch ein Futterzusatz von 20 mg eines Lebensmittelfarbstoffs je Kilogramm Futter ermittelt. Die Versuchstiere waren durchschnittlich 200 g (0,2 kg) schwer und erhielten täglich 25 g Futter. Als Sicherheitsfaktor wurde 100 festgelegt. Die täglich vom Menschen durchschnittlich verzehrte Menge des Lebensmittels, die den Farbstoff enthält, beträgt 100 g.

1. Rechenschritt: Berechnung des NOEL-Wertes für das Versuchstier

$$\frac{\text{20 mg Farbstoff je 1 000 g Futter} \cdot \text{25 g Futter pro Tag}}{\text{0,2 kg Versuchstier}}$$

$$\downarrow$$

$$\text{NOEL} = \text{2,5 mg Farbstoff je kg Körpergewicht pro Tag}$$

2. Rechenschritt: Berechnung der duldbaren Tagesdosis für den Menschen (ADI-Wert)

$$\text{ADI} = \text{NOEL} : 100 = \text{0,025 mg Farbstoff je kg Körpergewicht pro Tag}$$

3. Rechenschritt: Berechnung der duldbaren Farbstoffmenge im Lebensmittel (PL-Wert)

$$\begin{aligned} \text{PL} &= (\text{ADI} \cdot \text{60 kg}) : \text{100 g Lebensmittel pro Tag} \\ &= \text{0,015 mg Farbstoff pro g Lebensmittel} \end{aligned}$$

Die aus toxikologischer Sicht duldbare Höchstmenge des Farbstoffes im Lebensmittel beträgt in diesem Beispiel 0,015 mg / g.

der →Wartezeit voraus. Dadurch kann die zulässige Höchstmenge im Lebensmittel mitunter weit unterhalb der aus toxikologischer Sicht duldbaren Stoffmenge liegen, wodurch sich eine zusätzliche Sicherheitsspanne ergibt. Zusatzstoffe, bei denen sich im Tierversuch Hinweise auf eine Krebs erregende oder Erbgut verändernde Wirkung ergeben, werden grundsätzlich nicht zugelassen. Eine Höchstmengenfestsetzung unterbleibt in solchen Fällen.

Da die gesetzlich zulässigen Höchstmengen von Schad- und Zusatzstoffen in Lebensmitteln unter Einbeziehung mehrfacher Sicherheitsspannen zustande kommen, stellen einzelne Grenzwertüberschreitungen auch keine unmittelbare Gefahr für den Verbraucher dar. Sie sind jedoch für die Lebensmittelüberwachung Anlass, Maßnahmen gegen den Hersteller bzw. Vertreiber derartiger Lebensmittel zu ergreifen und ihn auf seine Sorgfaltspflicht hinzuweisen. Gesetzlich festgelegte Höchstmengenregelungen dienen demzufolge dazu, Rechtssicherheit zu schaffen, und nicht dazu, die Grenze zwischen „unbedenklich“ und „gefährlich“ zu markieren.

Grenzen des Höchstmengenkonzepts

Eine Unsicherheit des Höchstmengenkonzepts besteht darin, dass das Zusammenwirken verschiedenartiger chemischer Stoffe *(Umweltschadstoffe, Pflanzenschutzmittelrückstände, Medikamente, Zusatzstoffe)* im menschlichen Organismus bisher noch wenig erforscht ist. So kann man im Einzelfall auch keine Aussage darüber treffen, ob der bei der Höchstmengenermittlung angewendete Sicherheitsfaktor auch tatsächlich ausreicht. Der Nachweis solcher Wechselwirkungen ist zudem ungemein schwierig. Auf derartige Wechselwirkungen zurückgehende Gesundheitsbeeinträchtigungen sind demzufolge nicht ganz auszuschließen. Ebenso kann eine einseitige Ernährung dazu führen, dass von einem Lebensmittel und damit auch von bestimmten Schad- oder Zusatzstoffen mehr aufgenommen wird als der bei der Höchstmengenermittlung zugrunde gelegte durchschnittliche Tagesverzehr. Da prinzipiell alle Lebensmittel Schadstoffe irgendeiner Art *(natürliche Schadstoffe, Umweltschadstoffe, Rückstände)* enthalten können, erscheint es wenig sinnvoll, auf einzelne Lebensmittelgruppen, z. B. Fleisch, ganz zu verzichten. **Eine möglichst abwechslungsreiche, gemischte Kost, d. h. die Vermeidung jeglicher Einseitigkeit in der Ernährung, ist dagegen die beste Maßnahme, sich vor übermäßiger Schadstoffaufnahme zu schützen.**

Risikobewertung von Schadstoffen durch verschiedene gesellschaftliche Gruppen
(nach: 2. Symposium über Lebensmittelkontrolle der EG 1992)

Potenzielle Gefahren	Einstufung (Rangfolge) der Risiken gemäß				
	Realität[1]	Vorschriften[2]	Presse	Produzenten[3]	„Besorgte Verbraucher"
Mikrobiologische Schadstoffe	1	4	6	1	6
Ernährungsverhalten	2	6	4	2	5
Umweltschadstoffe	3	5	2	6	3
Pestizidrückstände	4	2	1	4	2
Natürliche Giftstoffe	5	7	7	7	7
Tierarzneimittelrückstände	6	3	5	5	4
Zusatzstoffe	7	1	3	3	1

1 wissenschaftlich erwiesen
2 nach entsprechender Bewertung und Wichtung durch lebensmittelrechtliche Vorschriften der EG-Länder
3 nach Einschätzung der Fachverbände der Lebensmittelindustrie

Die zum Teil auf Unwissenheit beruhende und auch durch die Medien geschürte Furcht vieler Verbraucher, durch Schad- und Zusatzstoffe in Lebensmitteln gewissermaßen systematisch vergiftet zu werden, ist – trotz immer wieder auftretender Lebensmittelskandale – weitgehend unbegründet. Dies lässt sich anhand von Untersuchungsergebnissen der Lebensmittelüberwachung sowie anhand des tatsächlichen Erkrankungsgeschehens nachvollziehen. Interessanterweise neigen Verbraucher jedoch dazu, Gesundheitsgefahren, deren Beeinflussung sich ihnen entzieht *(Umweltschadstoffe, Pflanzenschutzmittel, Zusatzstoffe)*, als weitaus größer einzuschätzen als solche, die sie selbst mindern können *(Rauchen, Vergiftungen durch unsachgemäßen Umgang mit Lebensmitteln im Haushalt, Fehl- und Überernährung)*.

2 Lebensmittelqualität

Qualitätsbegriff

Landläufig wird unter Qualität häufig etwas besonders Gutes, Hochwertiges, Teures verstanden. Wir sprechen beispielsweise von Qualitätserzeugnissen und davon, dass Qualität eben ihren Preis habe. Dem Begriff nach heißt Qualität jedoch eigentlich nichts anderes als „Beschaffenheit", und diese wird von den Eigenschaften eines Produkts bestimmt. Wie gut oder wie schlecht die Qualität einer **Ware** ist, hängt aber nicht nur von ihren Eigenschaften ab, sondern auch von den Ansprüchen des Kunden, die u. a. von seinem Lebensstil und vom beabsichtigten Verwendungszweck der Ware bestimmt werden. Ausgehend von diesem Zusammenhang kann man Lebensmittelqualität darüber definieren, wie gut ein Lebensmittel Anforderungen erfüllt. Diese Anforderungen können z. B. aus gesetzlichen Vorgaben resultieren, die der Staat aus Gründen des Verbraucherschutzes erlassen hat (→Lebensmittelrecht). Es kann sich aber ebenso um vom Kunden erwartete Eigenschaften *(Haltbarkeit, Geschmack, Nährwert)* handeln. Entspricht das Lebensmittel (tatsächliche Beschaffenheit) den Anforderungen (geforderte/vorausgesetzte Beschaffenheit) oder übertrifft es sie sogar, dann ist die Qualität gut oder sehr gut, anderenfalls ist sie gering oder schlecht.

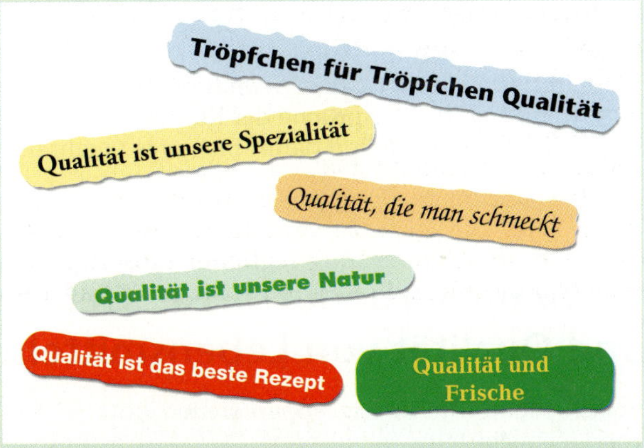
Tröpfchen für Tröpfchen Qualität
Qualität ist unsere Spezialität
Qualität, die man schmeckt
Qualität ist unsere Natur
Qualität ist das beste Rezept
Qualität und Frische
Qualität im Spiegel der Werbung

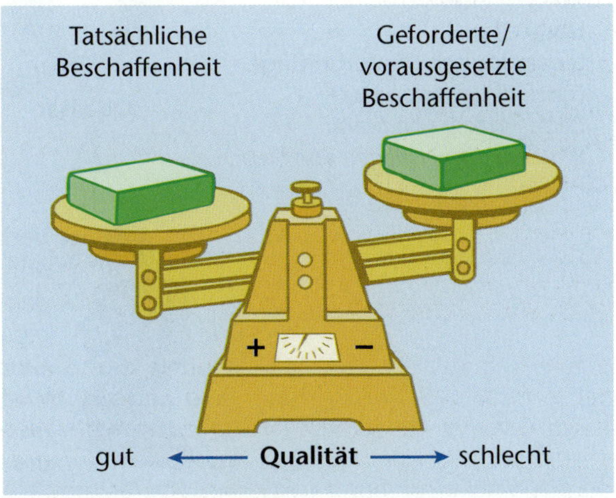

Gute und schlechte Qualität

Die Ansprüche der Verbraucher an eine Ware (z. B. ein Lebensmittel) und damit auch ihre Auffassung davon, was Qualität ausmacht, unterscheiden sich. Welche Eigenschaften der einzelne Verbraucher bei einem Lebensmittel voraussetzt, wird zum einen von seinen individuellen Konsumerfahrungen bestimmt, d. h. von positiven und negativen Erfahrungen, die er beim Gebrauch dieser und ähnlicher Waren gemacht hat. Dabei spielen u. a. auch Geschmack und persönliche Vorlieben eine Rolle. So formen sich z. B. die Anforderungen eines Verbrauchers an einen Wein und seine Vorstellung von einem guten Wein erst durch das Probieren vieler unterschiedlicher Weine. Indem er seine Reaktionen auf die verschiedenen Weine im Gedächtnis speichert und miteinander vergleicht, gelangt er zu einer individuellen Qualitätsauffassung in Bezug auf Wein.

Zum anderen bilden sich die Anforderungen an eine Ware in der Auseinandersetzung des Konsumenten mit der Umwelt heraus, z. B. mit ethischen *(artgerechte Tierhaltung)*, politisch-sozialen *(fairer Handel)* und ökologischen *(Umweltschutz)* Fragestellungen oder aufgrund sozialer *(Gemeinschaftserlebnis)* oder psychologischer *(Trost)* Erfahrungen. Die Art und Weise, der Umfang und die Ergebnisse dieser Auseinandersetzung mit der Umwelt hängen u. a. vom Bildungsgrad, von der religiösen Zugehörigkeit bzw. der Zugehörigkeit zu bestimmten Gruppen *(Tierschützer, Vegetarier, Umweltaktivisten)*, von der politischen Einstellung des jeweiligen Verbrauchers wie auch von seinen Lebensbedingungen und seinem sozialen Umfeld ab. So wie sich die Auffassungen der Verbraucher von der Qualität einer bestimmten Ware unterscheiden, ist die Qualität einer Ware auch nichts Unveränderliches; sie ändert sich, wenn sich die Ansprüche der Kunden ändern. Neue Waren schaffen neue Vergleichsmöglichkeiten und stellen damit bisherige Qualitätsmaßstäbe infrage.

Verbraucherbedürfnisse, Gebrauchseigenschaften und Qualität von Lebensmitteln

Verschiedene Interessengruppen stellen unterschiedliche Anforderungen an die Qualität von Lebensmitteln.

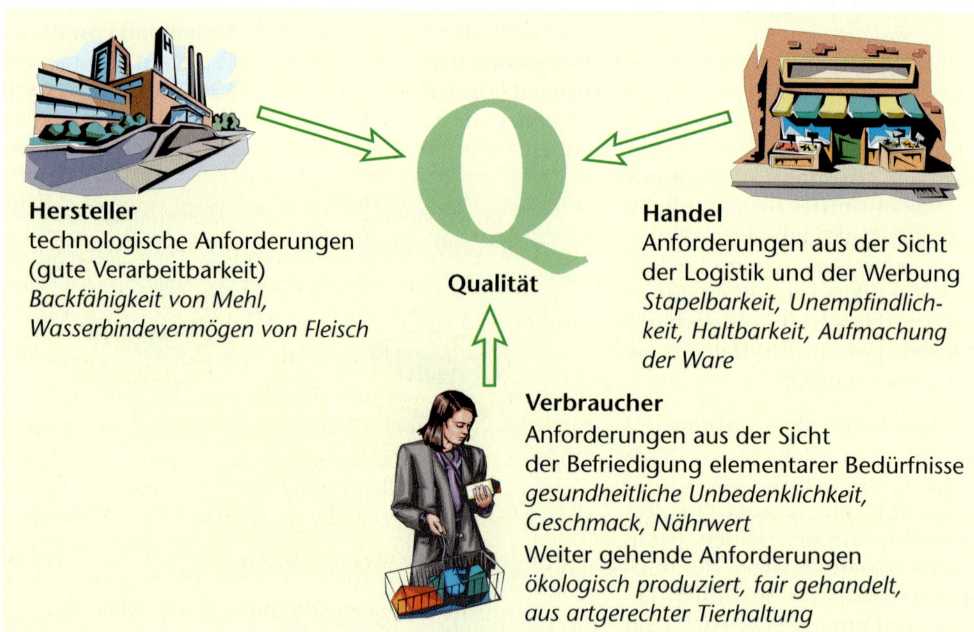
Q
Qualität
Hersteller
technologische Anforderungen
(gute Verarbeitbarkeit)
Backfähigkeit von Mehl, Wasserbindevermögen von Fleisch
Handel
Anforderungen aus der Sicht der Logistik und der Werbung
Stapelbarkeit, Unempfindlichkeit, Haltbarkeit, Aufmachung der Ware
Verbraucher
Anforderungen aus der Sicht der Befriedigung elementarer Bedürfnisse
gesundheitliche Unbedenklichkeit, Geschmack, Nährwert
Weiter gehende Anforderungen
ökologisch produziert, fair gehandelt, aus artgerechter Tierhaltung

Anforderungen an die Lebensmittelqualität aus der Sicht von Hersteller, Handel und Verbraucher

Entscheidend für den Markterfolg sind jedoch die Qualitätsanforderungen der Endverbraucher. Diese müssen demzufolge auch in den vorgelagerten Stufen (landwirtschaftlicher Produzent, Lebensmittelhersteller, Transporteur, Handel) die dominierende Rolle spielen. Dass dies tatsächlich immer der Fall ist, darf bezweifelt werden.

Wovon hängen die Anforderungen der Verbraucher an die Lebensmittelqualität ab?

Der Verbraucher kauft und verzehrt Lebensmittel zu unterschiedlichen Zwecken, z. B. zur Ernährung, zum Genuss, um sich zu belohnen oder um sich zu trösten. Den Verwendungszwecken liegen bestimmte Bedürfnisse zugrunde, die der Verbraucher mit dem Lebensmittelkonsum befriedigen möchte. Diese Bedürfnisse sind teils grundlegender Art, teils haben sie sich im Zuge gesellschaftlicher Veränderungen oder aufgrund eines individuellen Wertewandels relativ neu herausgebildet:

- Bedürfnis nach Nahrung und Gesundheit (physiologisches Ernährungsbedürfnis)
  Hunger und Durst sind Ausdruck des physiologischen Ernährungsbedürfnisses. Sie signalisieren dem Menschen, dass er Nährstoffe und Wasser aufnehmen muss, um seine Körperfunktionen aufrechtzuerhalten und leistungsfähig zu bleiben. Gleichzeitig soll die aufgenommene Nahrung nicht krank machen, sondern – im Gegenteil – die Gesundheit fördern.
- Bedürfnis nach Genuss (kulinarisches Ernährungsbedürfnis)
  Der Mensch verspürt nicht nur Hunger und Durst, sondern auch Appetit. Einmal gemachte angenehme Erfahrungen mit einem Lebensmittel lassen ihm schon beim Anblick oder selbst der bloßen Erwähnung dieses Lebensmittels das Wasser im Munde zusammenlaufen. Die meisten Menschen schätzen beim Essen und Trinken den Genuss. Sie wählen Lebensmittel zuallererst danach aus, ob sie ihnen schmecken. Alle anderen Eigenschaften sind zunächst zweitrangig.
- psychologische Bedürfnisse
  Wohl jeder hat schon einmal das Bedürfnis gehabt, sich mit etwas Süßem oder Alkohol über einen Kummer hinwegzutrösten, durch Essen Aufregung oder Langeweile zu bekämpfen oder sich mit einem guten Essen für irgendetwas zu belohnen. Der Ernährungsaspekt spielt in diesen Fällen keine Rolle, es geht um die Befriedigung rein psychologischer Bedürfnisse – oft sogar gegen alle Vernunft und gegen die Gesundheit. Werbung und gesellschaftliche Kommunikation *(Medien, öffentliche Meinung)* wecken im Verbraucher bestimmte Vorstellungen und Erwartungen hinsichtlich der Beschaffenheit *(hochwertig, gesund, umweltfreundlich)* mancher Lebensmittel und verleihen ihnen somit eine gewisse (psychologische) Anziehungskraft. Der Verbraucher kauft diese Lebensmittel aufgrund ihres Images, unabhängig von ihrer tatsächlichen Beschaffenheit. Es geht ihm auch hier zunächst darum, psychologische Bedürfnisse zu befriedigen.
  Psychologischer Natur ist auch das Bedürfnis, sich bei der Speisenzubereitung selbst zu verwirklichen, d. h., selbst etwas zuwege zu bringen, kreativ zu sein. Verbrauchern, die nicht zu den begnadeten Köchen gehören, kommt die Lebensmittelindustrie durch →Convenience-Produkte entgegen, bei deren Zubereitung sie selbst noch letzte Hand anlegen können bzw. die sie nach entsprechenden Vorschlägen der Hersteller leicht abwandeln können.
- Bedürfnis nach rationellem Umgang mit den Ressourcen Arbeitskraft, Zeit und Geld (sozioökonomische Bedürfnisse)
  Die zunehmende Berufstätigkeit von Frauen, die steigende Anzahl von Single-Haushalten und das wachsende Angebot von Freizeitaktivitäten haben zur Herausbildung „sozioökonomischer“ Verbraucherbedürfnisse, z. B. nach Arbeitserleichterung und Zeiteinsparung bei der Zubereitung von Lebensmitteln, geführt. Die Entstehung von großen Einkaufszentren am Stadtrand bringt zudem den Wunsch mit sich, die Einkaufshäufigkeit zu reduzieren und dadurch Zeit zu sparen.
  Weitere sozioökonomische Bedürfnisse richten sich z. B. auf die Möglichkeit, sich für unvorhersehbare Ereignisse wie unangemeldeten Besuch bevorraten zu können, und auf eine rationelle, d. h. möglichst verlustlose Verwendung der eingekauften Lebensmittel.

(Fortsetzung auf Seite 54)

Zusammenhang zwischen den Verbraucherbedürfnissen, den Gebrauchseigenschaften der Lebensmittel und der Lebensmittelqualität – ohne Anspruch auf Vollständigkeit (nach Koerber/Männle/Leitzmann, stark modifiziert)

Bedürfnisse	Gebrauchseigenschaften	Qualität
Physiologisches Ernährungsbedürfnis ⇒ Nahrung ⇒ Gesundheit	**Ernährungsphysiologischer Wert** Nährwert Gesundheitswert	**Ernährungsphysiologische Qualität/Kriterien:** Energiegehalt/Energiedichte Gehalt/Dichte an wertgebenden Inhaltsstoffen ▸ Grundnährstoffe ▸ essenzielle Nährstoffe ▸ gesundheitsfördernde Stoffe Gehalt an wertmindernden bzw. schädlichen Inhaltsstoffen ▸ Fremd- bzw. Schadstoffe ▸ Krankheitserreger ▸ tierische Verunreinigungen ▸ Fremdkörper Verdaulichkeit Bekömmlichkeit Sättigungswirkung
Kulinarisches Ernährungsbedürfnis ⇒ Genuss, Wohlbefinden	**Genusswert**	**Sensorische Qualität/Kriterien:** ▸ Aussehen, Konsistenz ▸ Geruch, Geschmack auch: Reife, Frische als Indikatoren
Psychologische Bedürfnisse ⇒ Belohnung ⇒ Trost, Ersatzbefriedigung ⇒ Erfüllung von Erwartungen (Werbung), Vorstellungen ⇒ Selbstverwirklichung, Kreativitätsgefühl	**Psychologischer Wert** *(Süßigkeiten, Alkohol; lecker essen zu Hause oder im Restaurant)* *(Produkte mit hoher Anziehungskraft aufgrund von Werbung oder Image)* *(Backmischungen, Fix-Produkte, ggf. m. Abwandlungsmöglichkeit)*	**Psychologische Qualität/Kriterien:** ▸ Grad der Befriedigung/(Un-)Zufriedenheit ▸ Stimmung ▸ Freude/Frust nach dem Konsum
Sozioökonomische Bedürfnisse ⇒ Arbeitserleichterung ⇒ Zeiteinsparung ⇒ Bevorratung ⇒ rationelle Verwendung der Lebensmittel	**Sozioökonomischer Wert** Konsumreife *(→Convenience-Produkte)* Konsumreife, Lagerfähigkeit *(Fertiggerichte, H-Milch, Konserven)* Lagerfähigkeit Lagerfähigkeit, Angebotsform *(Verpackung)*	**Sozioökonomische Qualität/Kriterien:** ▸ Vorfertigungsgrad, Einfachheit der Zubereitung ▸ Zeitgewinn bei Zubereitung und Einkauf ▸ Vorbereitetsein auf Eventualitäten (Gäste u. Ä.) ▸ Haltbarkeit ▸ Schutzwirkung der Verpackung, Abpackgröße

Bedürfnisse	Gebrauchseigenschaften	Qualität
Soziokulturelle Bedürfnisse	**Soziokultureller Wert**	**Soziokulturelle Qualität/Kriterien**
⇒ Geselligkeit/Gemeinschaft, Identifikation mit einer Gruppe	Sozialwert *(Geschäftsessen, Grillparty)*	▸ Stimmung, Wir-Gefühl
⇒ Unterhaltung, Erlebnisse	Erlebniswert *(→Ethno-Food, Erlebnisgastronomie)*	▸ Stimmung, Anregung
⇒ Ambiente, Esskultur	Kulturell-ästhetischer Wert *(Künstlerkneipe, Nobelrestaurant)*	▸ Stimmung, Inspiration
⇒ Prestige	Prestigewert *(Luxusgüter)*	▸ Aufmachung und Preis des Produkts, Wirkung auf andere Menschen
Ökologische Bedürfnisse ⇒ Erhaltung und Schutz der natürlichen Umwelt	**Ökologischer Wert** *(Lebensmittel aus ökologischem Anbau und aus artgerechter Tierhaltung)*	**Ökologische Qualität/Kriterien** ▸ Umweltauswirkungen von – Anbau und Erzeugung (Dünge- und Pflanzenschutzmittel, Massentierhaltung) ⇒ Wirkung auf Bodenleben und Artenvielfalt ⇒ Einfluss auf Boden-, Luft- u. Trinkwasserbeschaffenheit ⇒ Energieaufwand – Be- und Verarbeitung ⇒ Energieaufwand ⇒ Verpackungsaufwand (Rohstoffe, Energie), Abbaubarkeit der Verpackung ⇒ Anfall und Belastung von Abwasser, Abgasen und Abfällen – Vermarktung der Lebensmittel ⇒ Energie- und Materialaufwand für Transport, Lagerung und Werbung ⇒ Luft- und Bodenbelastung durch Transport ⇒ Luft-, Wasser- und Bodenbelastung durch Herstellung und Entsorgung von Werbematerial ⇒ Auswirkungen des Einsatzes von Vorratsschutzmitteln ▸ Artgerechtheit der Tierhaltung, Medikamenteneinsatz
Politisch-soziale Bedürfnisse	**Politischer Wert**	**Politische Qualität/Kriterien**
⇒ Fairness/Gerechtigkeit im Handel mit der Dritten Welt	*(Lebensmittel aus →fairem Handel)*	▸ (gerechte?) Preise, die den Lebensunterhalt der Erzeuger sichern
⇒ „Bestrafung" politisch umstrittener Exportländer oder Firmenpraktiken	*(Verbraucherboykotte)*	▸ Herkunft der Lebensmittel, Herstellungs- und Vermarktungsbedingungen
⇒ Erwerbssicherung für regionale Lebensmittelproduzenten	*(Erzeugnisse regionaler Produzenten, z. B. „Ostprodukte")*	▸ Herkunft der Lebensmittel

(Fortsetzung von S. 51)

- soziokulturelle Bedürfnisse

  Essen und Trinken schaffen auch Geselligkeit. Bei Grillpartys, Verabredungen zum Essen usw. steht oft weniger der Verzehr im Vordergrund, sondern er ist lediglich Anlass, sich mit Gleichgesinnten zu treffen und ein paar schöne Stunden zu erleben. Manager wissen die lockere Atmosphäre eines Geschäftsessens zu schätzen.

  Erlebnishungrige und Experimentierfreudige sind auf der Suche nach immer neuen, teils exotischen, Geschmackserlebnissen (→Ethno-Food), und Ästheten genießen das gediegene Ambiente der gehobenen Gastronomie. Manche Menschen setzen Lebensmittel gezielt ein, um ihrer Umgebung zu signalisieren: Seht her, ich bin jemand. Teurer Cognac, Champagner oder Kaviar befriedigen ihr Prestigebedürfnis und bieten die Möglichkeit, durch „demonstrativen Konsum" die soziale Stellung zu dokumentieren.

- ökologische Bedürfnisse

  Das zunehmende Umweltbewusstsein der Bevölkerung in den entwickelten Industrieländern hat dazu geführt, dass auch ökologische Bedürfnisse im Zusammenhang mit dem Konsum von Lebensmitteln entstanden sind. Man möchte z. B. mit dem Kauf von Lebensmitteln aus →ökologischem Anbau seinen kleinen, bescheidenen Beitrag zur Bewahrung unserer natürlichen Umwelt leisten. Nicht immer sind jedoch als „ökologisch" gepriesene Waren auch tatsächlich auf umweltfreundliche Weise erzeugt worden. So hat manches scheinbare Öko-Produkt zwar einen →psychologischen Wert für den Verbraucher *(Gefühl, ein gesünderes, weil ökologisch erzeugtes Produkt erworben und konsumiert zu haben; Befriedigung, etwas für den Umweltschutz getan zu haben; Überlegenheitsgefühl gegenüber Öko-Ignoranten; Entlastung eines schlechten Gewissens)*, ohne dass es die Kriterien für eine hohe ökologische Qualität und damit die ökologisch ausgerichteten Bedürfnisse des Verbrauchers erfüllt.

- sozial und politisch motivierte Bedürfnisse

  Ein tief greifender Wertewandel hat zumindest bei einem Teil der Verbraucher sozial und politisch motivierte Bedürfnisse geschaffen, die sich auch auf das Kaufverhalten in Bezug auf Lebensmittel auswirken. Im Bewusstsein z. B. der gesellschaftlichen Probleme und der bestehenden Benachteiligung der Entwicklungsländer im internationalen Handel greifen diese Verbraucher beispielsweise nach Lebensmitteln aus →fairem Handel.

Damit Verbraucher all diese **Bedürfnisse** durch den Konsum von Lebensmitteln befriedigen können, müssen die Lebensmittel bestimmte **Gebrauchseigenschaften** aufweisen. Diese ergeben zusammengenommen den Gebrauchswert eines Lebensmittels. Wie gut oder wie schlecht sich das Lebensmittel jedoch letztlich für die Befriedigung der jeweiligen Bedürfnisse des Verbrauchers eignet, wird durch die **Qualität** des Lebensmittels bestimmt. Die Gesamtqualität eines Lebensmittels setzt sich aus verschiedenen Teilqualitäten zusammen, die die Eignung des Lebensmittels zur Befriedigung einzelner Bedürfnisse wiedergeben. Diese Teilqualitäten lassen sich mithilfe bestimmter **Qualitätskriterien** entweder direkt an der Ware selbst oder indirekt anhand des Grades der Befriedigung der entsprechenden Bedürfnisse beurteilen. In der Regel können die Verbraucher die meisten dieser Teilqualitäten jedoch gar nicht selbst einschätzen, da sie weder über die erforderlichen Messgeräte *(ernährungsphysiologische Qualität)* noch über das entsprechende Hintergrundwissen *(ökologische Qualität)* verfügen. Sie können sich bei ihren Kaufentscheidungen daher nur auf Informationen seitens der Hersteller bzw. Händler *(→Lebensmittelkennzeichnung, Werbung)* oder Dritter *(Verbraucherorganisationen, Warentestorganisationen, Medien)* stützen.

Welche Bedürfnisse sich ein Verbraucher „leisten" kann, hängt nicht zuletzt vom Wohlstand der Gesellschaft und vom Geldbeutel des Einzelnen ab. Der Wertewandel in den entwickelten Industrieländern der Welt, der seinen Ausdruck u. a. in der Herausbildung ökologisch sowie politisch und sozial motivierter Bedürfnisse findet, konnte nur unter den Bedingungen der Wohlstandsgesellschaft stattfinden. Für die Mehrheit der Bevölkerung

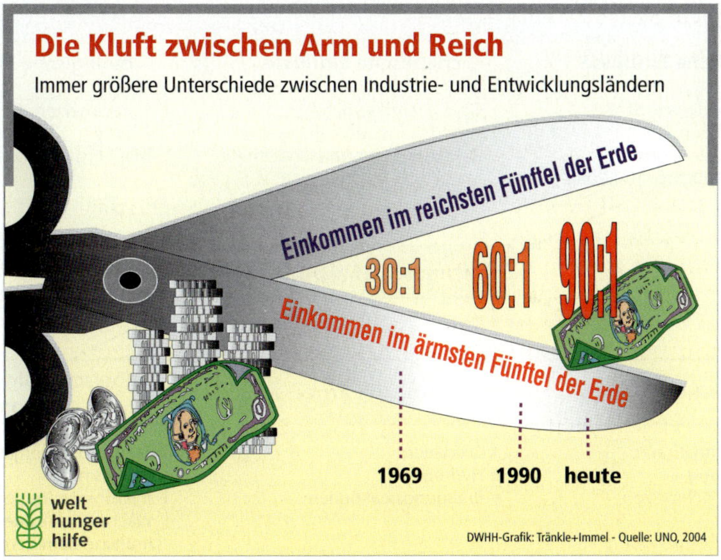

in den Entwicklungsländern gilt hingegen nach wie vor das Brecht-Wort „Erst kommt das Fressen, dann kommt die Moral" – eine Haltung, zu der sie durch die herrschenden Weltwirtschaftsbedingungen entgegen ihrer ursprünglichen Lebensweise gezwungen wird.

Qualitätsveränderungen an Lebensmitteln

Auf dem Weg vom Erzeuger bis zum Verbraucher sind die Lebensmittel vielen Einflüssen ausgesetzt. Je nach Empfindlichkeit des einzelnen Lebensmittels und in Abhängigkeit davon, welche Schutzmaßnahmen (Konservierung, Verpackung, Vorratsschutz) getroffen wurden, können während Lagerung oder Transport Qualitätsveränderungen auftreten. Die Veränderungen im Lebensmittel können physikalischer, chemischer oder biologischer bzw. biochemischer Natur sein.

Sie führen in der Regel zu einer Minderung der Lebensmittelqualität bis hin zum totalen Verlust des Gebrauchswertes. Die Qualitätsminderungen können sowohl den Nährwert *(Vitaminverluste bei Obst und Gemüse)* als auch den Gesundheitswert *(Schädlingsbefall, Verunreinigung mit Krankheitskeimen)* oder den Genusswert *(Aromaverlust bei Kaffee, Pappigwerden von Knabberartikeln, Sauerwerden von Milch)* betreffen. Um Qualitätsminderungen und Lebensmittelverluste verhindern zu können, muss man wissen, welche Einflüsse welche Qualitätsveränderungen hervorrufen oder begünstigen.

Allerdings sind nicht alle Qualitätsveränderungen an Lebensmitteln negativ. Manche Lebensmittel benötigen erst eine gewisse Lagerzeit unter bestimmten Bedingungen, um ihre optimale Qualität zu erreichen. Sie „reifen" *(vor der Genussreife geerntete Äpfel, Pfirsiche oder Tomaten, verschiedene Käsearten, junger Wein, Dauerwurst, Frischfleisch).*

Physikalische Veränderungen an Lebensmitteln

Physikalische Veränderungen an Lebensmitteln werden z. B. durch **mechanische Einflüsse** wie Druck *(Stapeldruck)*, Stoß *(Rangierstöße beim Bahntransport, Herunterfallen)* oder Erschütterungen *(beim Straßentransport)* hervorgerufen.

physikalische Einflüsse

- *mechanische:* Druck, Stöße, Erschütterungen
- *klimatische:* Temperatur, relative Luftfeuchte, Strahlung

chemische Einflüsse

- Gase, Fremdgerüche
- Verunreinigungen, Rückstände
- Zusatzstoffe, Vorratsschutzmittel

biologische Einflüsse

- Schadinsekten, Schadnager
- Parasiten
- Mikroorganismen

Lebensmittelqualität

physikalische Prozesse

- Bruch, Deformation
- Verschmutzung
- Verdunsten, Schmelzen, Auftauen
- Hitze- bzw. Eissprengung
- Kältetrübung
- Austrocknen, Welken
- Klumpen, Zusammenbacken
- Röscheverlust (Weich-, Pappigwerden)
- Aromaverlust

chemische Prozesse

- Oxidation
- Hydrolyse
- Bräunungsreaktionen

biologische/biochemische Prozesse

- Stoffwechselvorgänge im Lebensmittel
- mikrobieller Verderb
- Wachstum/Vermehrung von Krankheitserregern
- Bildung von Schimmelpilz- oder Bakteriengiften

Einflüsse und Prozesse, die die Lebensmittelqualität verändern

Diese Einflussfaktoren führen zur Deformation des Lebensmittels oder seiner Verpackung *(Brötchen, Streichfette in Papierverpackung, Lebensmittel in Faltschachteln, Kartonverpackungen oder Konservendosen),* zur Beschädigung der Verpackung *(Rieselverluste bei Zucker und Nährmitteln)* oder zum Bruch *(Konservengläser, Glasflaschen, Eier).* Erschütterungen können sogar das Entmischen von Mayonnaise bewirken.

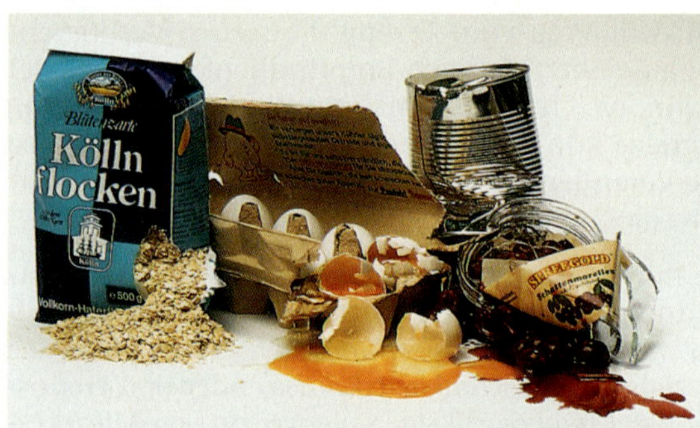

Warenschäden bei Lebensmitteln

Verhindern kann man solche negativen Auswirkungen auf die Lebensmittelqualität durch

- schonende Behandlung und den achtsamen Umgang mit Lebensmitteln,
- ordnungsgemäße Ladegutsicherung beim Transport und
- schützende Verpackungen.

Klimatische Einflüsse können bei Lebensmitteln ebenfalls physikalische Veränderungen auslösen. Schon bei Normaltemperatur können Fremdgerüche den Geruch und Geschmack von Lebensmitteln negativ beeinflussen, wertvolle Aromastoffe sich verflüchtigen. Zu hohe Temperaturen lassen Flüssigkeiten *(Alkohol, Wasser)* verdunsten und bewirken so das Austrocknen von Lebensmitteln *(Pralinen, Käse, Backwaren)* und das Welken von Obst und

Gemüse. Außerdem führen sie zum Auftauen von Tiefkühlwaren oder zum Schmelzen von Streichfetten oder Schokolade. Bei Schokolade und Pralinen hat eine zeitweise Lagerung bei erhöhter Temperatur zur Folge, dass Kakaobutter austritt und sich nach Abkühlung als weißlicher →Fettreif auf der Oberfläche niederschlägt. Zu niedrige Temperaturen können das Altbackenwerden von Brot und anderen Backwaren, Kältetrübungen *(Bier, Olivenöl)* oder Eissprengung *(Konservengläser, Getränke in Glasflaschen)* bewirken.

Einen großen Einfluss auf die Qualität vieler Lebensmittel hat auch die relative Luftfeuchte. Eine zu hohe relative Luftfeuchte ist z. B. für das Klumpen von Zucker oder Salz, das Klebrigwerden und Zusammenbacken von Zuckerwaren oder den Röscheverlust (Weich-/Pappigwerden) von Brötchen und Knabberartikeln verantwortlich. Bei Schokoladenerzeugnissen kann sie zum Herauslösen von Zucker führen, welcher später an der Oberfläche als →Zuckerreif wieder auskristallisiert. Eine zu niedrige relative Luftfeuchte fördert hingegen das Welken von Obst und Gemüse sowie das Austrocknen von Gefrierfleisch (Gefrierbrand), Backwaren oder Marzipan.

Klimatisch verursachte Warenschäden an Lebensmitteln können verhindert werden durch

- die Einhaltung und ständige Kontrolle vorgeschriebener Lagerklimate (Temperatur, relative Luftfeuchte),
- die Vermeidung längerer Lagerzeiten unter ungünstigen Klimabedingungen,
- geeignete Verpackungen sowie die Vermeidung von Verpackungsschäden,
- die Lagerung in geruchsneutraler Umgebung.

Zu den physikalischen Veränderungen an Lebensmitteln zählen auch Verschmutzungen, die durch sauberen Umgang mit den Lebensmitteln, saubere Transport- und Lagerbedingungen und durch intakte Verpackungen verhindert werden können.

Chemische Veränderungen an Lebensmitteln

Die meisten Lebensmittel enthalten sehr reaktionsfreudige organische Verbindungen. Diese gehen bei Vorliegen geeigneter Umgebungsbedingungen vielfältige chemische Reaktionen ein, die zu Qualitätsveränderungen führen können. Chemische Veränderungen an Lebensmitteln laufen umso schneller ab, je höher die Temperatur ist.

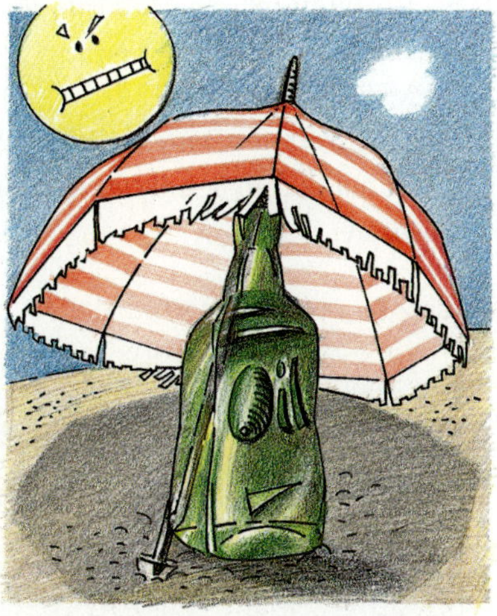

Enzymatische und nichtenzymatische **Bräunungsreaktionen** machen Lebensmittel *(Trockenfrüchte, Obstpulpen, zerkleinerter Meerrettich, Eipulver)* unansehnlich. Sie können z. B. durch Schwefeln (→Zusatzstoffe) verhindert werden.

Durch **Oxidation** verlieren Vitamine ihre Wirkung, Aromastoffe verändern sich und Farbstoffe bleichen aus. Von besonderer Bedeutung ist der ebenfalls durch Luftsauerstoff verursachte sogenannte oxidative Fettverderb. Er führt zum Ranzigwerden von Fetten *(Öl, Butter, Schmalz)* und fettreichen Lebensmitteln *(Speck, Nüsse, Knabbergebäck)*. Eine große Rolle spielt dabei das Licht. Unter Lichteinfall verderben Fette wesentlich schneller als im Dunkeln. Fette und fetthaltige Lebensmittel mit einem hohen Gehalt an mehrfach ungesättigten Fettsäuren *(Leinöl, Distelöl; Nüsse)* sind oxidationsempfindlicher als solche, die überwiegend gesättigte *(Kokosfett)* oder einfach ungesättigte *(Olivenöl)* Fettsäuren enthalten. Oxidierte Fette sind gesundheitsschädlich.

Verhindert werden kann der oxidative Fettverderb durch

- weitgehenden Ausschluss von Luftsauerstoff *(randvolle Ölflaschen, Vakuum- oder Schutzgasverpackung),*
- kühle und dunkle Lagerung,
- Zugabe von →Antioxidationsmitteln (→ Zusatzstoffe).

Auch eine Spaltung **(Hydrolyse)** der Fette in Glycerin und freie Fettsäuren führt zu negativen Geruchs- und Geschmacksveränderungen. Da hierzu Wasser benötigt wird, verderben wasserreiche Fette *(Butter)* schneller als wasserarme *(Butterschmalz).* In wasserhaltigen Fetten können auch Mikroorganismen zum Verderb beitragen. Sie spalten die Fette mithilfe ihrer Enzyme und wandeln die freien Fettsäuren in außerordentlich geruchsaktive Verbindungen um. Diese als „Parfümranzigkeit" bekannte Form des Verderbs tritt besonders bei Palmkern- und Kokosfett und deren Zubereitungen *(Margarine)* sowie bei Milchfett auf. Sie ist auch für manches charakteristische Aroma *(Roquefortkäse)* verantwortlich.

Biologische bzw. biochemische Veränderungen an Lebensmitteln

Lebensmittel können von **tierischen Schädlingen** befallen werden. Dabei kann es sich um Schadinsekten *(Kornkäfer, Mehlmilbe, Dörrobstmotte, Kakaomotte, Schabe)* bzw. deren Larven *(Maden)* oder um Schadnager (Ratten, Mäuse) handeln.

Die Schädlinge werden vom Geruch der Lebensmittel angelockt oder – was bei Schadinsekten häufig der Fall ist – mit neu einzulagernder Ware eingeschleppt. Befallen werden können im Grunde alle Lebensmittel. Besonders gefährdet sind solche, die lange haltbar sind und deshalb über lange Zeit gelagert werden. Bevorzugt von Schädlingen befallen werden insbesondere

- Getreide und Getreideerzeugnisse *(Mehl, Grieß, Graupen, Teigwaren, Reis),*
- Backzutaten *(Nüsse, Mandeln, Rosinen),*
- Müsli,
- Backmischungen,
- Trockenfrüchte *(Datteln, Feigen, Mischobst),*
- Schokolade und Schokoladenwaren,
- Gewürze.

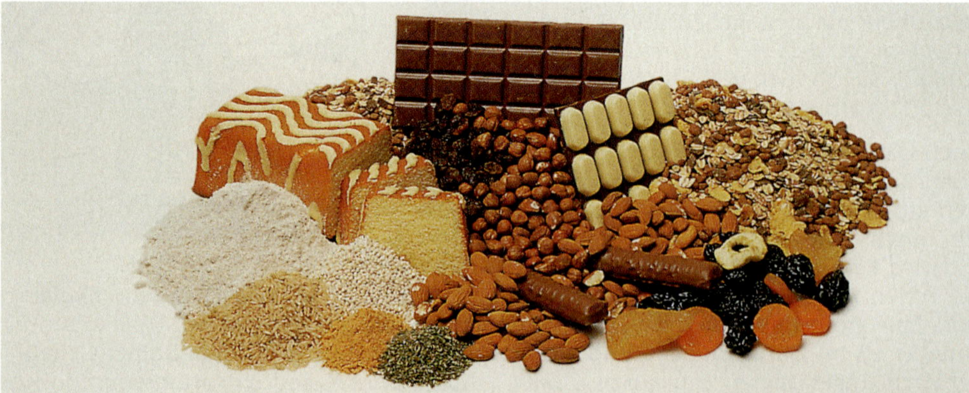

Beispiele für Lebensmittel, die leicht von Schädlingen befallen werden

Schadinsekten und Schadnager bevorzugen ein warmes, feuchtes →Lagerklima. Schmutzansammlungen und herumliegende Abfälle fördern ihre Ausbreitung. Unverpackte Lebensmittel sind besonders gefährdet. Lose lagernde Getreidevorräte werden deshalb durch Anwendung von Begasungsmitteln (→Vorratsschutzmittel, →Pflanzenschutzmittel) vor Befall geschützt.

Tierische Schädlinge verursachen nicht nur Lebensmittelverluste durch Fraßschäden, sondern stellen auch ein großes Hygienerisiko dar. Sie verunreinigen Lebensmittel mit Larven, Exkrementen (Kot, Urin) oder Haaren, durch Eiablage oder einfach durch ihre Anwesenheit. Sie können Krankheitskeime oder Verderbniserreger auf die Lebensmittel übertragen. Ein Befall der Lebensmittel mit tierischen Schädlingen muss deshalb verhindert werden (→Sorgfaltspflicht). Vorgebeugt werden kann durch

- saubere, hygienische Lagerbedingungen,
- geruchsdichte und ggf. insektendichte Verpackung der Vorräte,
- separate Lagerung und regelmäßige Entsorgung von Abfällen,
- gute Ausleuchtung der Lagerräume, um Befall rasch erkennen zu können,
- kühle und trockene Lagerung,
- Beseitigung von Schlupfwinkeln *(Wandverkleidungen)* und Zutrittsmöglichkeiten *(Ritzen, Löcher, offene Fenster und Fußbodeneinläufe),*
- Kontrolle neuer Ware vor der Einlagerung auf Schädlingsbefall,
- regelmäßige Befallskontrolle der Lagerbestände,
- regelmäßige Schädlingsbekämpfung.

Ist der Befall bereits eingetreten, müssen die befallenen Lebensmittel vernichtet und eine zügige und systematische Schädlingsbekämpfung in den betroffenen Räumen eingeleitet werden. Spezialfirmen verfügen über die dazu erforderlichen Mittel und Geräte sowie das entsprechende Know-how.

Lebensmittel können auch mit einzelligen **Kleinstlebewesen** *(Ruhramöben, Toxoplasmen)* oder mit den Eiern bzw. Larven von **Darm- oder Gewebsparasiten** *(Bandwürmer, Trichinen)* verunreinigt sein bzw. infolge mangelhafter Hygiene verunreinigt werden. Diese können Krankheiten verursachen. Toxoplasmen können in rohem Schweinefleisch enthalten sein. Da sie hauptsächlich für Ungeborene und Kinder gefährlich werden können, sollten vor allem Schwangere und kleine Kinder kein rohes Schweinefleisch essen. Die Untersuchung von Schlachttieren auf Bandwurmlarven (Rinder- und Schweinefinnenbandwurm) und Trichinen ist Bestandteil der gesetzlich vorgeschriebenen Fleischbeschau. Dadurch werden durch diese Parasiten verursachte Erkrankungen weitgehend vermieden. Waldpilze und Waldbeeren können mit den Eiern des Fuchsbandwurmes verunreinigt sein, der schwerste bis tödliche Erkrankungen verursacht. Sie sollten deshalb vor dem Verzehr gründlich gewaschen und möglichst erhitzt werden.

Durch tierische Schädlinge, aber auch durch unsaubere Lagerungsbedingungen, mangelhafte Personalhygiene, fehlende, defekte oder unzureichende Verpackung können Lebensmittel mit **Mikroorganismen** (Bakterien, Viren, Hefe- und Schimmelpilze) verunreinigt werden. Rohe Lebensmittel *(Frischfleisch, Obst, Gemüse, Rohmilch)* enthalten immer lebende Mikroorganismen.

Mikroorganismen können unmittelbar Krankheiten verursachen *(Salmonellen, Hepatitis-A-Virus),* sie können gefährliche Giftstoffe in das Lebensmittel ausscheiden *(Schimmelpilze, →Botulismuserreger)* oder das Lebensmittel durch ihre Stoffwechseltätigkeit verderben *(Fäulniserreger, Schimmelpilze).*

Außer bei einigen hochinfektiösen Erregern sind in der Regel große Keimzahlen erforderlich, um eine Erkrankung des Menschen oder den Verderb des Lebensmittels auszulösen. Dazu müssen sich die Mikroorganismen im Lebensmittel vermehren. Dies können sie nur, wenn sie die geigneten Bedingungen dafür vorfinden. Solche Bedingungen (Wachstumsfaktoren) sind:

- eine geeignete Nährstoffbasis,
- ein geeigneter pH-Wert,
- Sauerstoffzutritt oder -abwesenheit,
- Feuchtigkeit (a_w-Wert),
- eine geeignete Temperatur.

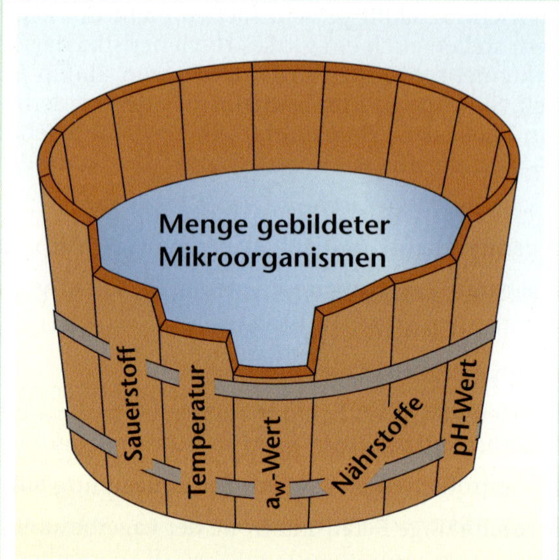

Gesetz des Minimums

Darüber, wie gut die Mikroorganismen wachsen und sich vermehren können, entscheidet der jeweils ungünstigste Wachstumsfaktor (Gesetz des Minimums). Daneben spielt die Zeit eine wesentliche Rolle, denn auch unter ungünstigen Bedingungen werden Wachstum und Vermehrung der Mikroorganismen in der Regel nicht vollständig verhindert, sondern nur mehr oder weniger stark gehemmt.

Die einzelnen Mikroorganismen haben ganz verschiedene Wachstumsansprüche. Sie benötigen z. B. unterschiedliche Nährstoffe *(Eiweiß, Kohlenhydrate, Vitamine, Mineralstoffe)*, um wachsen und sich vermehren zu können. Je nach ihren Nährstoffansprüchen sind daher unterschiedliche Lebensmittel von der Vermehrung der Mikroorganismen und ihren Folgen betroffen. Botulismuserreger z. B. brauchen Eiweiß, um wachsen und ihr Gift produzieren zu können. Vergiftungen treten daher hauptsächlich in Verbindung mit eiweißreichen Lebensmitteln *(Wurst, Hülsenfrüchte)* auf.

Auch hinsichtlich des pH-Wertes stellen die Mikroorganismen verschiedene Ansprüche. Die meisten Bakterien bevorzugen eine neutrale bis schwach alkalische Umgebung, wie sie sie z. B. in Milch und Milcherzeugnissen oder in Fleisch und Fleischwaren vorfinden. Ihr Wachstum kann durch Säurezugabe (Säuern, Marinieren; →Konservieren) gehemmt werden. Einige Lebensmittelverderber (Säure bildende Bakterien sowie Hefe- und Schimmelpilze) können auch in sauren Lebensmitteln mehr oder weniger schnell wachsen.

Während die meisten Mikroorganismen Sauerstoff zum Leben benötigen, gibt es andere *(Botulismuserreger)*, die erst in Abwesenheit von Sauerstoff *(in verschlossenen Konservendosen, Vakuumverpackungen, im Inneren kompakter Schinken oder Würste)* wachsen und sich vermehren können. Manche Mikroorganismen können sowohl mit als auch ohne Sauerstoff auskommen.

Feuchtigkeit (Wasser) ist eine grundlegende Lebensvoraussetzung für alle Mikroorganismen. Trockene Lebensmittel sind deshalb wenig, wasserreiche Lebensmittel hingegen besonders verderbgefährdet. Dabei ist nicht der absolute Wassergehalt eines Lebensmittels von Belang, sondern nur der Teil, der den Mikroorganismen in freier Form zur Verfügung steht, d. h. nicht an Zellstrukturen oder an bestimmte Substanzen *(Zucker, Salz)* gebunden ist (sogenannter a_w-Wert). Durch Zuckern oder Salzen kann dieser Anteil an freiem Wasser verringert und damit eine begrenzte Haltbarkeitsverlängerung erreicht werden (→Konservieren). Ebenso führt Wasserentzug *(Eindicken, Trocknen)* zu einer Verlängerung der Haltbarkeit.

Die meisten Mikroorganismen wachsen und vermehren sich besonders gut bei mittleren Temperaturen (ca. 15 bis 50 °C). Sie können durch Hitzebehandlung (→Pasteurisieren, →Sterilisieren) abgetötet und durch Kühl- oder Gefrierlagerung in ihrem Wachstum gehemmt werden.

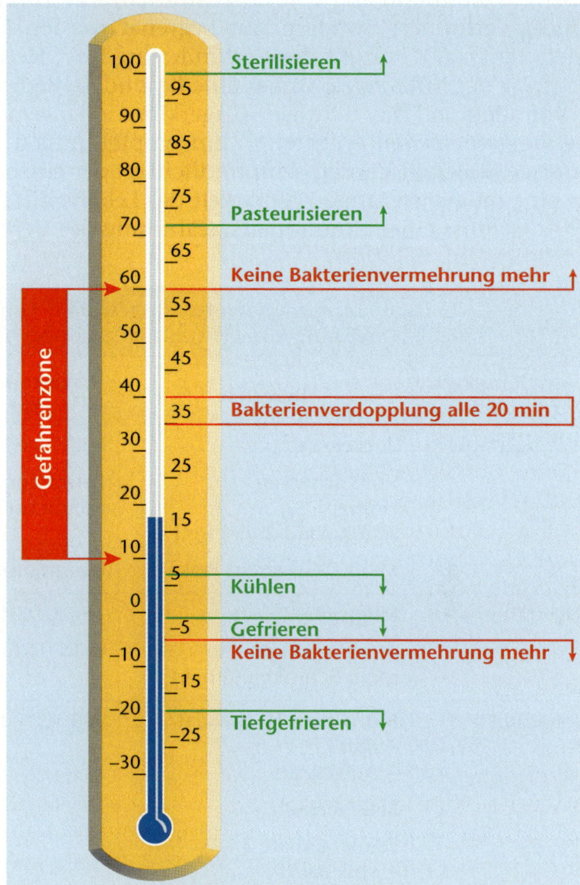

Einfluss der Temperaturen auf das Bakterienwachstum

Bei manchen Lebensmitteln verhindern oder verzögern natürliche Barrieren *(Schalen von Nüssen oder Melonen, Muschelschalen, Panzer von Krebstieren, Bindegewebshüllen bei Muskelfleisch)* das Eindringen von Mikroorganismen. Werden diese natürlichen Schutzhüllen zerstört, können Mikroorganismen eindringen und sich vermehren. Beispielsweise werden bei der Herstellung von →Hackfleisch Bindegewebshüllen zerstört. Die durch das Zerkleinern entstehende große Oberfläche sowie austretendes nährstoffreiches Gewebswasser schaffen zusätzlich günstige Wachstums- und Vermehrungsbedingungen für Mikroorganismen. Hackfleisch ist deshalb extrem verderbgefährdet und kann Lebensmittelvergiftungen auslösen. Es muss daher kühl gelagert und noch am Tage der Herstellung verbraucht werden (→Verbrauchsdatum, →Hackfleischverordnung).

Um mikrobiell verursachte Erkrankungen durch Lebensmittel zu vermeiden sowie den Lebensmittelverderb zu unterbinden oder hinauszuzögern, muss man so weit wie möglich verhindern, dass Mikroorganismen in oder auf die Lebensmittel gelangen, und gleichzeitig dafür sorgen, dass sie sich im Lebensmittel nicht vermehren können.

Verhinderung des Lebensmittelverderbs und von Erkrankungen durch Lebensmittel	
Verhinderung/Begrenzung der Verunreinigung der Lebensmittel mit Mikroorganismen durch: ▸ Sauberkeit/Hygiene ▸ Verhinderung von Schädlingsbefall ▸ Verpackung ▸ getrennte Lagerung von rohen und verarbeiteten Lebensmitteln	Verhinderung/Hemmung des Wachstums und der Vermehrung der Mikroorganismen durch: ▸ kühle und trockene Lagerung ▸ spezielle Verpackungsmaßnahmen (Vakuum-, Schutzgasverpackung) ▸ Konservierung

Da eine Verunreinigung von Lebensmitteln mit Mikroorganismen in der Regel nicht vollständig verhindert, sondern nur begrenzt werden kann (ein Lebensmittellager ist kein Operationssaal!), kommt der Verhinderung bzw. Hemmung des Wachstums und der Vermehrung der Mikroorganismen eine besondere Bedeutung zu. In diesem Zusammenhang ist vor allem auf das richtige →Lagerklima *(Temperatur, relative Luftfeuchte)* zu achten. In Lagerungsversuchen ermittelte Klimaempfehlungen (oder auch -vorschriften) tragen der unterschiedlichen Verderbsempfindlichkeit der einzelnen Lebensmittel Rechnung. Sie sollen eine möglichst lange Haltbarkeit des Lebensmittels bei Beibehaltung der Qualität und bei Ausschluss einer Gesundheitsgefährdung des Verbrauchers sicherstellen.

Lagerempfehlungen für ausgewählte Lebensmittel mit dem Ziel der Vermeidung von Gesundheitsgefahren und mikrobiellem Verderb

Lagerfähigkeit/ Verderblichkeit	Beispiele	Lagertemperatur/weitere Anforderungen	Lagerdauer (ca.)
Gut lagerfähig	Zucker, Salz	beliebige Temperatur	nahezu unbegrenzt
	Vollkonserven Honig Schokolade (milchfrei)	Raumtemperatur, jedoch möglichst nicht über 20 °C	1 bis mehrere Jahre 1 Jahr und länger 12 Monate
	Mehl, Teigwaren, Reis	Raumtemperatur/trocken	1 Jahr und länger
Lagerfähig	Milchschokolade	15–20 °C/trocken	6 Monate
	gereifte Rohwürste, roher Schinken (Stück)	8–15 °C/luftig	mehrere Wochen
Verderblich	Brühwurst, Kochwurst – Stück – Aufschnitt	4–6 °C	 5 Tage 1–2 Tage
	Räucherfisch		1–2 Tage
	Feinkostsalate – abgepackt – angefangene Packung		 8–14 Tage max. 3 Tage
	Schnittkäse (Stück)		8–10 Tage
Leicht verderblich	Schweinehälften	0–2 °C	10–14 Tage
	Frischfleisch (portioniert)		2–3 Tage
	Hackfleisch Innereien Frischfisch		12 Stunden 1 Tag 1–2 Tage

Durch Mikroorganismen verdorbene Lebensmittel *(verfaulte oder verschimmelte Lebensmittel; →Bombagen)* stellen eine erhebliche Gesundheitsgefahr für den Verbraucher dar und sind in der Regel zu vernichten. Lediglich in Ausnahmefällen (Hartkäse, ganzes Brot, jedoch kein Schnittbrot, Konfitüre mit mehr als 50 % Zuckergehalt) können kleine Schimmelstellen großzügig entfernt werden. Sicherer ist es jedoch, auch diese Lebensmittel nicht mehr zu verzehren.

Qualitätsveränderungen an Lebensmitteln können auch auf **Stoffwechselprozesse** zurückzuführen sein. Rohe Lebensmittel *(rohes Fleisch, Obst, Gemüse)* enthalten →Enzyme, die für solche biochemischen Veränderungen verantwortlich sind. Im Schlachtfleisch bewirken Enzyme die sogenannte Fleischreifung, die für die Zartheit und das Aroma des Fleisches wichtig ist. Frisches Schlachtfleisch soll daher zunächst einige Zeit (Rindfleisch ca. 14 Tage,

Schweinefleisch 2 Tage) „abhängen“, ehe es verzehrt wird. Bei zu langer Lagerung jedoch verdirbt das Fleisch. In nicht raffinierten pflanzlichen Fetten *(Olivenöl, Palmfett)* führen von Fruchtfleischresten stammende Enzyme zur Fettspaltung durch →Hydrolyse. Die entstehenden freien Fettsäuren beeinträchtigen Geruch und Geschmack.

Bei rohem Obst und Gemüse führen von Enzymen gesteuerte Atmungsprozesse zu einem Verlust an pflanzlicher Substanz. Kohlenhydrate werden mithilfe von Sauerstoff zu gasförmigen Stoffen (Kohlendioxid und Wasserdampf) abgebaut. Dadurch verliert das Lagergut mit der Zeit immer mehr an Gewicht. Dieser Gewichtsverlust bildet zusammen mit dem Gewichtsverlust durch Verdunstung von Feuchtigkeit (Transpiration) den sogenannten natürlichen Schwund.

Mit zunehmender Temperatur steigt die Atmungsintensität. Krankes und beschädigtes Obst oder Gemüse hat eine höhere Atmungsintensität als gesundes und unverletztes.

Atmungsbedingte Verluste können gesenkt werden durch:

- Kühllagerung,
- Schutzgaslagerung (Stickstoff),
- Lagerung in gesteuerter Atmosphäre (**C**ontrolled-**A**tmosphere-Lagerung).

Bei der CA-Lagerung wird die Luftzusammensetzung im Lagerraum gesteuert. Durch Absenkung des Sauerstoffgehalts und Anhebung des Kohlendioxidgehalts wird die Atmungsintensität herabgesetzt. Gleichzeitig wird für eine niedrige Lagertemperatur sowie für eine ständige Entfernung entstehenden Reifegases (Ethylen) Sorge getragen.

Einige Obst- und Gemüsearten reifen während der Lagerung nach *(Äpfel, Birnen, Pfirsiche, Tomaten, Bananen)*. Sie werden zumeist im Stadium der so genannten Pflückreife geerntet und erreichen die eigentliche Genussreife erst während der Lagerung. Das Überschreiten der Genussreife führt zur Überreife. Durch Kühllagerung kann das Nachreifen verzögert werden. Die Anwesenheit von Ethylen in der Luft beschleunigt hingegen den Reifevorgang. Ethylen, das von manchen Obst- und Gemüsearten *(Äpfel)* während des Reifens gebildet wird, wird deshalb auch als „Reifungshormon“ bezeichnet. Bananen werden in Reifereien künstlich mit Ethylen nachgereift. Bei anderen nachreifenden Obst- und Gemüsearten muss dafür gesorgt werden, dass das Ethylen während der Lagerung kontinuierlich aus der Luft entfernt wird.

Bei nicht nachreifendem Obst und Gemüse *(Erdbeeren, Kirschen, Gurken)* kommt es durch die gemeinsame Lagerung mit Arten, die Ethylen abgeben, zu erhöhten Lagerungsverlusten. So sollten beispielsweise Tomaten und Gurken nicht gemeinsam gelagert werden, da die Ethylenabgabe der Tomaten während des Nachreifens dazu führt, dass die Gurken gelb und weich werden. Wenn Äpfel und Kartoffeln gemeinsam gelagert werden, bewirkt das von den Äpfeln abgegebene Ethylen, dass die Kartoffeln zu keimen beginnen.

Qualitätserhaltung durch Warenpflege, Konservierung und Verpackung

Warenpflege

Unter Warenpflege soll hier der „richtige Umgang“ mit den Lebensmitteln verstanden werden. Das bedeutet, ein Lebensmittel so zu behandeln, dass seinen spezifischen Empfindlichkeiten Rechnung getragen und eine Qualitätsminderung vermieden wird. Dazu gehören unter anderem:

- der Schutz der Lebensmittel vor mechanischer Beanspruchung (Druck, Stoß, Erschütterungen),

- der Schutz vor Verunreinigung, d. h. Sauberkeit und Hygiene, z. B. regelmäßige Reinigung und Desinfektion aller Räume, Gerätschaften, Transportmittel, die dem Umgang mit Lebensmitteln dienen; getrennte Lagerung von rohen und verarbeiteten Lebensmitteln; separate Lagerung und getrenntes Anbieten von Geflügel (weil häufig salmonellenbelastet),
- der Schutz vor einem Befall mit tierischen Schädlingen, regelmäßige Befallskontrolle der Bestände und regelmäßige Schädlingsbekämpfung der Räume anhand von Plänen,
- die Einhaltung und Kontrolle empfohlener Lagerklimate (Temperatur, relative Luftfeuchte),
- ggf. Lichtschutz oder Schutz vor Fremdgerüchen,
- Vermeidung von Überlagerung (First-in-First-out-Prinzip); regelmäßige Kontrolle der Bestände (→Mindesthaltbarkeits- bzw. →Verbrauchsdatum) auf eventuelle Überlagerung.

Voraussetzung für die richtige Behandlung von Lebensmitteln ist die Kenntnis möglicher Qualitätsveränderungen und ihrer auslösenden Faktoren. Wichtig bei allen warenpflegerischen Maßnahmen ist, dass sie ununterbrochen erfolgen müssen *(Kühlkette, Gefrierkette, Hygiene),* da einmal eingetretene Qualitätsminderungen nicht wieder rückgängig zu machen sind. Unerlässlich ist auch die ständige Kontrolle einzuhaltender Bedingungen *(Hygienezustand, Lagerklima),* um auf Abweichungen unverzüglich reagieren zu können.

Das Lagerklima, vor allem Temperatur und relative Luftfeuchte, spielt bei vielen Qualitätsveränderungen von Lebensmitteln eine Schlüsselrolle. Lagertemperaturen werden vorteilhaft mit sogenannten Maximum-Minimum-Thermometern, die noch im Nachhinein den höchsten bzw. niedrigsten erreichten Temperaturwert anzeigen, gemessen. Auf diese Weise lassen sich Spitzenbelastungen erkennen. Noch besser sind Geräte, die die Temperatur kontinuierlich aufzeichnen, sodass man einen ständigen Überblick über den Temperaturverlauf hat.

Bei der Luftfeuchte muss man unterscheiden zwischen der absoluten Luftfeuchte und der relativen Luftfeuchte. Entscheidend für Qualitätsveränderungen ist die relative Luftfeuchte.

Bei gleichbleibender absoluter Luftfeuchte ändert sich in einem Raum die relative Luftfeuchte, wenn sich die Temperatur ändert. Hintergrund ist die Tatsache, dass wärmere Luft mehr Feuchtigkeit aufnehmen kann als kältere. Demzufolge sinkt in einem abgeschlossenen Raum beim Heizen die relative Luftfeuchte, während sie sich beim Abkühlen erhöht.

Bei einer relativen Luftfeuchte von 100 % scheidet die Luft Feuchtigkeit in Tröpfchenform aus. Diese kann sich als Kondenswasser z. B. an schlecht isolierten Außenwänden niederschlagen und an diesen herablaufen. Lebensmittel sollten daher nicht in der Nähe solcher Wände gelagert werden.

Absolute Luftfeuchte (g/m³)

Sie gibt an, wie viel Gramm Wasserdampf in einem Kubikmeter Luft enthalten sind.

Relative Luftfeuchte (%)

Sie gibt das Verhältnis zwischen der vorhandenen absoluten Luftfeuchte und der bei gleicher Temperatur maximal möglichen absoluten Luftfeuchte an.

Taupunkt

Die Temperatur, bei der Luft mit einer bestimmten absoluten Luftfeuchte diese Feuchtigkeit in Tröpfchenform auszuscheiden beginnt.

Dasselbe passiert, wenn Lebensmittel aus einem Kühlraum in einen bedeutend wärmeren Raum gebracht werden. Die Raumluft kühlt sich an der Oberfläche der kalten Lebensmittel ab, unterschreitet den Taupunkt und scheidet Kondenswasser aus. Dies kann zu Qualitätsminderungen führen oder den Verderb des Lebensmittels fördern. Zu krasse Temperaturübergänge sind deshalb zu vermeiden. Vielmehr sollten die Lebensmittel durch kurzzeitiges Zwischenlagern in einem Raum mit geeigneter Temperatur stufenweise an die höhere Temperatur angepasst werden.

Auch Fehler beim Lüften können Qualitätsminderungen nach sich ziehen. Um Feuchteschäden zu vermeiden, sollte grundsätzlich nur gelüftet werden, wenn es draußen deutlich (mindestens 6 Grad) kälter ist als drinnen. Nur so kann vermieden werden, dass warme, feuchtigkeitsbeladene Luft nach innen drängt, sich dort – falls es drinnen kühler ist – abkühlt und so die relative Luftfeuchte im Lagerraum erhöht. Wird hingegen o. g. Lüftungsregel beachtet, kann selbst eine Außenluft mit 100 % relativer Luftfeuchte (Regen) die relative Luftfeuchte im Lagerraum nicht über 70 % erhöhen. Das ist besonders für die Lagerung trockener Lebensmittel von Bedeutung, da sich ab einer relativen Luftfeuchte von etwa 70 % Schimmelpilze im Lagergut vermehren können.

Gemessen wird die relative Luftfeuchte mit sogenannten Hygrometern. Oft werden Kombinationsinstrumente verwendet, die gleichzeitig die Messung der Temperatur erlauben (Thermo-Hygrometer). Vorteilhaft ist auch hier wieder die Verwendung solcher Geräte, die die Aufzeichnung der gemessenen Daten über einen längeren Zeitraum ermöglichen.

Konservierung

Während bei der Warenpflege der Empfindlichkeit der Lebensmittel Rechnung getragen wird, um diese vor unerwünschten Qualitätsveränderungen zu bewahren, dient die Konservierung dazu, die Lebensmittel unempfindlicher gegen unerwünschte Veränderungen und damit haltbarer zu machen. Insbesondere hat die Konservierung zum Ziel, das Wachstum und die Vermehrung von Mikroorganismen (Krankheits- und Verderbniserreger) zu verhindern bzw. zu verzögern. Oftmals werden gleichzeitig auch enzymatisch bedingte Qualitätsminderungen unterbunden oder verlangsamt.

Die verschiedenen Konservierungsverfahren setzen grundsätzlich an den für Wachstum und Vermehrung von Mikroorganismen erforderlichen Lebensbedingungen an. Sie gestalten einen oder mehrere dieser →Wachstumsfaktoren so ungünstig, dass die Mikroorganismen abgetötet oder in ihrer Lebenstätigkeit stark gehemmt werden. Da es nicht selten zu größeren Einbußen in der Qualität des Lebensmittels *(→ernährungsphysiologische Qualität, →sensorische Qualität)* kommt, wenn man die gewünschte Haltbarkeitsverlängerung nur durch ein einzelnes Konservierungsverfahren *(Sterilisieren)* zu erreichen versucht, werden oft mehrere Verfahren miteinander kombiniert. Damit können drastische Bedingungen *(zu hohe Temperatur, zu starke Säurekonzentration)* vermieden und die Mikroorganismen dennoch abgetötet oder ausreichend geschwächt werden. Da die Mikroorganismen bei dieser Herangehensweise – bildlich gesprochen – statt einer großen mehrere kleinere Hürden zu überwinden haben, sodass dieser „Hürdenlauf" letztlich zu ihrer Schwächung führt, spricht man vom Hürdenkonzept. Ein Beispiel für dessen Anwendung sind Fischmarinaden, die Säure enthalten (niedriger pH-Wert) und pasteurisiert (Hitzeanwendung) sind und darüber hinaus zum Teil noch →Konservierungsstoffe enthalten.

Durch die einzelnen Konservierungsverfahren werden in unterschiedlichem Maße *(beim Pasteurisieren weniger als beim Sterilisieren)* auch wertbestimmende Eigenschaften des Lebensmittels *(→Genusswert, Gehalt an →Vitaminen und →sekundären Pflanzenstoffen)* beeinträchtigt. Konservierungsstoffe können für den menschlichen Organismus eine zusätzliche Belastung mit chemischen Stoffen darstellen. Frischen Lebensmitteln sollte daher in der Regel der Vorzug gegeben werden. Eine Ausnahme bildet das Tiefgefrieren, durch das die Qualität zumeist besser erhalten bleibt als bei längerem Transport oder längerer Lagerung frischer Ware.

Bei unsachgemäßer Konservierung kann es zu Qualitätsminderungen und zum Verderb der Lebensmittel kommen. Besonders hervorzuheben ist an dieser Stelle das Auftreten sogenannter Bombagen. Werden Konservendosen oder -gläser nicht hoch genug oder nicht lange genug erhitzt, können Bakteriensporen *(Botulismuserreger)* im Lebensmittel überle-

Verfahren zum Haltbarmachen (Konservieren) von Lebensmitteln	
Konservierungsverfahren	**Zugrunde liegende Prinzipien**
Physikalische Verfahren:	
▸ Kühlen ▸ Tiefgefrieren	Hemmung des Mikroorganismenwachstums durch Temperatursenkung
▸ Pasteurisieren (Keimarmmachen; < 100 °C) ▸ Sterilisieren (Keimfreimachen; > 100 °C)	Schädigung/Abtötung der Mikroorganismen durch Temperaturerhöhung; Inaktivierung von im Lebensmittel vorhandenen Enzymen
▸ Bestrahlen (mit UV-, Röntgen- oder radioaktiven Strahlen): Strahlenpasteurisation/-sterilisation	Schädigung oder Abtötung vorhandener Mikroorganismen; Keimungshemmung bei pflanzlichen Produkten *(Kartoffeln, Zwiebeln)*
▸ Trocknen (Verdunstungs- oder Wärmetrocknung) ▸ Gefriertrocknen	Hemmung des Mikroorganismenwachstums durch Senkung des a_W-Wertes
Chemische Verfahren:	
▸ Salzen (mit Kochsalz) ▸ Zuckern	Hemmung des Mikroorganismenwachstums durch Senkung des a_W-Wertes
▸ Pökeln (mit →Nitritpökelsalz)	wie Salzen; zusätzlich Bakterien tötende Wirkung des Nitrits
▸ Säuern ▸ Marinieren ▸ Fermentieren (Milchsäuregärung; →*Sauerkraut)*	Hemmung des Mikroorganismenwachstums (besonders Bakterien) durch Senkung des pH-Wertes infolge Säurezusatz oder Säurebildung
▸ Spriten (Zusatz von oder Einlegen in Alkohol; →*Rumtopf)*	Schädigung/Abtötung der Mikroorganismen durch den Alkohol
▸ Räuchern	Schädigung/Abtötung der Mikroorganismen durch antimikrobielle Wirkung des Rauchs; zusätzlich Senkung des a_W-Wertes beim Räuchervorgang
▸ Zusatz von →Konservierungsstoffen	Schädigung/Abtötung der Mikroorganismen durch antimikrobielle Wirkung der Konservierungsstoffe

ben. Diese keimen während der Lagerung aus, wachsen und vermehren sich, was durch zu warme Lagerung gefördert wird. Durch die Stoffwechseltätigkeit der Bakterien werden (meist faulig oder stechend riechende) Gase freigesetzt, die dazu führen, dass sich Boden bzw. Deckel der Konserve aufwölben. Daneben können gefährliche Gifte gebildet werden, die zu schwerwiegenden Erkrankungen *(Botulismus)* bis hin zum Tod führen.

Bombagen können auch durch Wechselwirkung saurer Lebensmittel *(Mandarinen, Ananas)* mit dem Metall von Konservendosen entstehen. Dabei bildet sich ebenfalls Gas, das allerdings geruchlos ist. Normalerweise wird durch eine Innenlackierung der Konservendosen verhindert, dass der Doseninhalt mit dem Metall reagieren kann. Diese Innenlackierung ist jedoch nicht ganz lückenlos (z. B. an den Ansatzstellen zwischen Dose und Deckel bzw. Boden); sie kann außerdem reißen, wenn die Dosen durch unsachgemäße Behandlung verbeult werden (→Warenpflege). Wechselwirkungen zwischen Doseninhalt und Dosenmetall sind auch an einem metallischen Geschmack des Lebensmittels und/oder an weißlich-grauen Belägen auf dem Doseninhalt zu erkennen. Bombierte Konserven sind grundsätzlich als verdorben anzusehen und zu vernichten, auch wenn noch andere Ursachen für die Aufwölbung verantwortlich sein können.

Verpackung

Eine weitere Möglichkeit, die Empfindlichkeit der Lebensmittel herabzusetzen und sie vor negativen Qualitätsveränderungen zu schützen, bietet das Verpacken.

Funktionen der Lebensmittelverpackung			
Verpackungsfunktion		**Erläuterung/Bedeutung**	**Beispiele für Umsetzung**
Schutzfunktion		Schutz des Lebensmittels vor äußeren Einflüssen und vor Qualitätsverlust; Schutz des Umfelds vor Verunreinigung durch das Lebensmittel	*licht-, sauerstoff-, aroma-, wasserdampfdichtes, reißfestes Material, Polsterelemente, stabile Umverpackung*
Rationalisierungsfunktion	Distributionsfunktion	Erleichterung von Transport, Lagerung, Güterumschlag und Verkauf: *Stapelbarkeit, passende Abmessungen, geringes Verpackungsgewicht, Selbstbedienungsfreundlichkeit*	*Bag-in-Box-Verpackung, standardisierte Packungsgrößen, Ultraleicht-Flaschen, Displayverpackungen, Strichcode*
	Conveniencefunktion	Erleichterung des Umgangs mit der Packung: *Öffnen, Wiederverschließen, Dosieren, Portionieren*	*Aufreißlaschen, Verschließelemente, Spender, Einzelportions-Sammelpackungen*
Marketingfunktion	Informationsfunktion	sachgerechte Unterrichtung der Verbraucher über den Inhalt: *Menge, Art, Herkunft, Zusammensetzung, Preis, Haltbarkeit, Qualität, Verwendung*	*obligatorische und zusätzliche →Lebensmittelkennzeichnung*
	Werbefunktion	Förderung des Wettbewerbs zwischen den Anbietern: *Wiedererkennbarkeit; Schaffung von optischen Kaufanreizen; Verweis auf besondere Produkteigenschaften, Herkunft, Herstellungsverfahren; Verwendungsanreize*	*Verpackungsdesign, Zusatzkennzeichnung (Marken- und Gütezeichen, „Bio“, Rezeptvorschläge, „light“, „ohne Konservierungsstoffe“ …)*

In erster Linie soll die Verpackung das Lebensmittel vor äußeren Einwirkungen schützen, welche zu unerwünschten →Qualitätsveränderungen bis hin zum vollständigen Verderb führen können. Damit wird erreicht, dass der Verbraucher eine einwandfreie Ware erhält, gleichzeitig werden Warenverluste vermieden. Eine Reduzierung des Verpackungsaufwandes ist unter ökologischen Gesichtspunkten wünschenswert, muss aber so erfolgen, dass die Verpackungsfunktionen, insbesondere die Schutzfunktion, nicht beeinträchtigt werden.

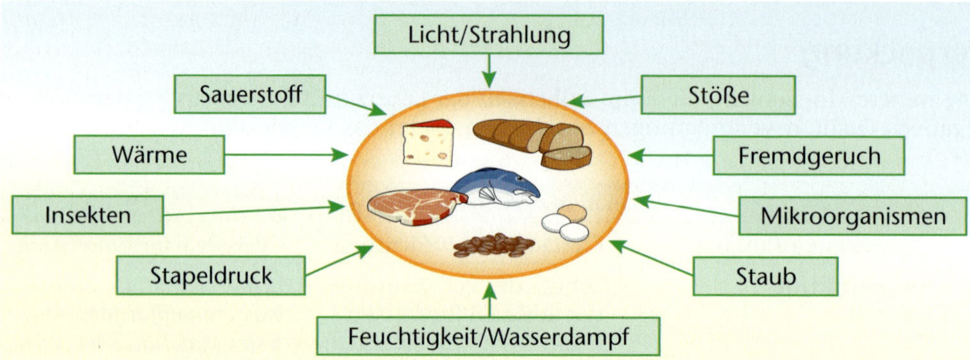

Äußere Einwirkungen auf Lebensmittel – Schutzfunktion der Verpackung

Ausreichenden Schutz für das verpackte Lebensmittel bieten nur intakte Verpackungen. Beim Umgang mit der Ware muss daher darauf geachtet werden, dass die Verpackung nicht beschädigt wird (→Warenpflege). Bei Beschädigung der Verpackung von Tiefkühlgeflügel tritt z. B. eine oberflächliche Austrocknung ein (Gefrierbrand), bei abgepacktem Käse kommt es durch Undichtigkeiten („Luftzieher") zu Schimmelbildung. Darüber hinaus führen Verpackungsschäden häufig auch zur Verschmutzung der Umgebung oder anderer Waren durch das verpackte Gut. Verpackungen schützen daher nicht nur das Lebensmittel vor der Umgebung, sondern auch die Umgebung vor dem Lebensmittel.

Nicht alle Verpackungsmaterialien eignen sich für das Verpacken von Lebensmitteln. Das Verpackungsmaterial (insbesondere Kunststoff, Metall) könnte Substanzen *(Kunststoffzusätze, →Schwermetalle)* an das Lebensmittel abgeben, die seinen Geruch bzw. Geschmack verändern oder gesundheitsschädlich sind. Ob und in welchem Umfang das geschieht, hängt außer vom Verpackungsmaterial auch von den Eigenschaften des zu verpackenden Lebensmittels *(stark sauer, fettig)* und von weiteren

Gefährliche Dosen?

„... Auf der Suche nach verschnittenem Öl in Fischkonserven waren die Schweizer Behörden auf einen Stoff gestoßen, der sich aus der Innenbeschichtung der Dosen löst: **B**isphenol-**A**-**d**i**g**lycidyl**e**ther, kurz BADGE genannt. ‚Das ist eine reaktive Verbindung, die sich leicht an körpereigene Stoffe anlagern kann', sagt Konrad Grob vom Kantonalen Labor Zürich ... Vor allem bei fettreichen Lebensmitteln in Konserven mit Aufreißdeckel fanden Grob und seine Kollegen BADGE, mit Spitzenwerten über 20 Milligramm pro Kilogramm Lebensmittel (mg/kg). Das ist mehr als das Tausendfache des in der Schweiz Erlaubten. Betroffen waren Dosen mit Fisch in Öl, aber auch Muscheln, Soßen und Fertigsuppen. Untersuchungen in anderen europäischen Ländern zeigten bald: BADGE ist nicht nur ein Schweizer Problem. (...) Ist es gefährlich? BADGE gehört einer toxikologisch kritischen Gruppe von Stoffen an, den Epoxiden. Viele von ihnen sind genotoxisch und Krebs erzeugend ..."

Auszug aus: test 6 / 97

Faktoren *(Größe und Beschaffenheit der Kontaktfläche, Kontaktdauer, Temperatur)* ab. Verpackungen für Lebensmittel gehören zu den →Bedarfsgegenständen. Nach dem Lebensmittel-, Bedarfsgegenstände- und Futtermittelgesetzbuch sowie nach der Verordnung (EG) Nr. 1935/2004 über Materialien und Gegenstände, die dazu bestimmt sind, mit Lebensmitteln in Berührung zu kommen, unterliegen sie damit speziellen Anforderungen, die den Verbraucherschutz gewährleisten sollen. Einzelheiten sind unter anderem in der Bedarfsgegenständeverordnung geregelt.

Die einzelnen Lebensmittel sind gegenüber äußeren Einwirkungen verschieden empfindlich und stellen daher ganz unterschiedliche Anforderungen an die Schutzeigenschaften der Verpackung. Nicht immer wird diesen Anforderungen auch tatsächlich verpackungstechnisch Rechnung getragen, was zu Einbußen bei der Haltbarkeit führt. So werden Milch und sogar Speiseöle häufig in klaren Glas- bzw. Kunststoffflaschen angeboten, obwohl der ungehinderte Lichtzutritt den →oxidativen Fettverderb fördert. Andererseits kann ein wirksamer Schutz mitunter nur durch einen unwirtschaftlich hohen Verpackungsaufwand erreicht werden. So wäre es z. B. unsinnig, Lebensmittel generell durch eine isolierende Verpackung vor Wärme schützen zu wollen.

Spezielle Anforderungen einzelner Lebensmittel an die Schutzeigenschaften der Verpackung

Lebensmittel	Beispiele	besonders empfindlich gegenüber	Besonderheiten der Verpackung
Fette, fetthaltige Lebensmittel	*Öl, Butter, geschälte Nüsse, Milch, Schokolade*	Luft (Sauerstoff), Licht, Fremdgeruch	lichtdicht, ggf. sauerstoffdicht oder Vakuum oder Schutzgas oder „randvoll", geruchsdicht
Trockenprodukte	*Milchpulver, Backpulver, Nudeln, Backmischungen*	Feuchtigkeit / Wasserdampf	wasserdampfdicht
gefriergetrocknete Lebensmittel	*Instant-Trockensuppen, Instant-Kaffee*	Feuchtigkeit / Wasserdampf, Luft (Sauerstoff), Licht	wasserdampf-, licht-, sauerstoffdicht
gemahlener Kaffee		Aromaverlust, Luft (Sauerstoff), Licht, Feuchtigkeit / Wasserdampf, Fremdgeruch	„aromaversiegelt", licht-, sauerstoff-, wasserdampfdicht
Knabbergebäck	*Erdnussflips, Chips, Salzstangen*	Feuchtigkeit / Wasserdampf, bei höherem Fettgehalt auch Luft (Sauerstoff), Licht	wasserdampfdicht, ggf. auch sauerstoff- und lichtdicht
Tiefkühlwaren	*TK-Hähnchen, TK-Pizza*	Austrocknen (Gefrierbrand)	wasserdampfdicht
Frischobst, Frischgemüse	*Äpfel, Bananen, Eisbergsalat, Gurken*	Austrocknen (Welken, Schrumpfen)	wasserdampfdicht

Verpackungsmaterialien müssen nicht nur das Lebensmittel schützen und die Auflagen des Gesetzgebers erfüllen, sondern auch noch zahlreichen weiteren Anforderungen gerecht werden. Sie müssen z. B. Hitze *(Materialien für Kochbeutel, Mikrowellenschalen, Bratschläuche)* oder Kälte *(Verpackungsmaterial für Tiefkühlerzeugnisse)* vertragen, bedruckbar oder beklebbar sein, bestimmte Anforderungen seitens der Herstellungs- und Verarbeitungstechnologie *(Formen, Verbinden, Verschließen)* erfüllen, mechanisch beständig *(reißfest)* und dabei möglichst leicht sein. Für vakuumverpackte oder unter Schutzgas verpackte Lebensmittel werden Verpackungsmaterialien benötigt, die gasdicht sind. So viele verschiedene Anforderungen erfüllen häufig nur Verbundwerkstoffe. Das sind Kombinationen aus verschiedenen Einzelmaterialien *(Milchverpackung aus Karton+Alufolie+Kunststoff)*, deren stoffliche Verwertung (Recycling) aufwendig und teuer ist, weil das Kombimaterial zunächst wieder in seine Einzelbestandteile zerlegt werden muss. Solche Verbundwerkstoffe sind deshalb umstritten.

Qualitäts- und Hygienemanagement

Bedingt durch die gestiegenen Anforderungen der Verbraucher müssen die Produzenten und der Handel heute mehr denn je für eine hohe Qualität der Waren sorgen, wenn sie wettbewerbsfähig bleiben wollen. Bei Lebensmitteln verlangt darüber hinaus das →Lebensmittelrecht die Einhaltung einer grundlegenden Qualität. Das Lebensmittel muss „verkehrsfähig" sein, d. h., es darf vom Aussehen, Geruch und Geschmack her nicht abartig oder sogar Ekel erregend sein und darf die Gesundheit nicht schädigen. Das Gesetz über die Haftung für fehlerhafte Produkte (Produkthaftungsgesetz) verpflichtet die am Lebensmittelverkehr *(Herstellung, Transport, Lagerung, Verkauf)* beteiligten Unternehmen (kurz: Lebensmittelunternehmen) zum Schadensersatz, wenn jemand durch ein fehlerhaftes Lebensmittel (ausgenommen unverarbeitete landwirtschaftliche Produkte) getötet oder verletzt oder wenn dadurch jemandes Gesundheit geschädigt oder eine Sache beschädigt wird.

Damit die Lebensmittel den Konsumenten in einwandfreier Qualität erreichen, ist eine durchgehende Sicherung der Qualität auf dem gesamten Weg der Ware vom Erzeuger über den Handel bis zum Verbraucher unerlässlich. Eine reine Endkontrolle kurz vor Übergabe an den Kunden wird diesem Ziel nur unzureichend gerecht, denn sie bedeutet lediglich ein Aussortieren nach dem Aschenputtelprinzip („die guten ins Töpfchen, die schlechten ins Kröpfchen") und ist mit großen Verlusten verbunden. Wichtig ist vielmehr, schlechte Qualität gar nicht erst entstehen zu lassen und nachträgliche negative Qualitätsveränderungen zu vermeiden. Das verlangt eine systematische Qualitätssicherung, die bei Lebensmitteln bereits in der Landwirtschaft beginnen und über die Stufen Lebensmittelverarbeitung, Transport, Lagerung und Verkauf bis in den Haushalt des Verbrauchers reichen muss.

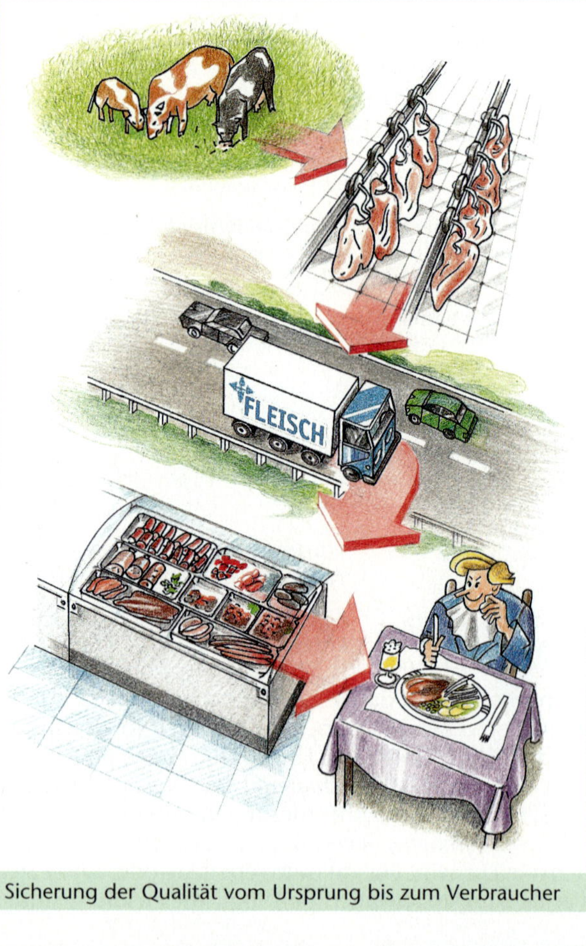

Sicherung der Qualität vom Ursprung bis zum Verbraucher

Wie wird die Qualität gesichert?

Qualität muss geplant, durchgesetzt und kontrolliert sowie ständig verbessert werden. Dabei helfen Qualitätsmanagementsysteme. Diese sollen Unternehmen befähigen, Fehler von vornherein zu vermeiden und so qualitativ hochwertige Produkte (das können Waren oder auch Dienstleistungen sein; im Handel sind es Waren u n d Dienstleistungen) zu liefern.

Ein Qualitätsmanagementsystem regelt:

- **WAS für eine Qualität das Unternehmen sichern will**
  Beschreibung der Qualität der Produkte und/oder Dienstleistungen (Kriterien) *(frische, einwandfreie Lebensmittel; sachkundige und freundliche Beratung)*
- **WER an welchem Arbeitsplatz für die Qualität verantwortlich ist**
  Zuständigkeiten *(Stellenbeschreibungen, Organigramm)*
- **WIE die Qualität gesichert wird**
  Verfahrens- und Arbeitsabläufe, einschließlich Verhalten bei Abweichungen von einzuhaltenden Sollwerten (z. B. Temperatur)
- **WOMIT die Qualität gesichert wird**
  Mittel *(Mess- und Regeleinrichtungen)*, Methoden *(Checklisten, Kontrollkarten)*

„Qualität beginnt im Kopf." Das heißt, jeder einzelne Mitarbeiter muss nicht nur wissen, wie, womit und zu welchem Zeitpunkt er etwas Bestimmtes zu tun hat. Man muss ihm ebenso klarmachen, warum er dies so und nicht anders tun soll, welche Auswirkungen seine Arbeit auf die Qualität der Ware bzw. der Dienstleistung und damit auf das Gesamtergebnis des Unternehmens hat und welchen Vorteil er am Ende selbst von einer guten Qualität hat. Die Existenz der Hersteller- und Handelsunternehmen und damit die Arbeitsplätze der Mitarbeiter sichert letztlich der zufriedene Kunde! Das Verantwortungsgefühl der Mitarbeiter erwächst aus dem Wissen um die Auswirkungen des eigenen Tuns. Nichtwissen und fehlendes Verantwortungsgefühl sind häufig die Ursachen für mangelhafte Qualität.

Richtig ist aber auch: Nur wenn die Unternehmensleitung selbst die Qualitätspolitik des Unternehmens festlegt, sämtliche Mitarbeiter für die Umsetzung dieser Qualitätspolitik motiviert und schließlich die organisatorischen Voraussetzungen für eine umfassende Qualitätssicherung schafft, wird das Unternehmen auch erfolgreich und auf Dauer Qualität liefern können.

Eine wichtige Rolle beim Aufbau und der Zertifizierung von Qualitätsmanagementsystemen spielt die Normenreihe **DIN EN ISO 9000 ff.** Das ist ein international abgestimmter, branchenunabhängiger Leitfaden, in dem aufgeschrieben ist, was man unter einem Qualitätsmanagementsystem versteht, und der Anleitung gibt, wie ein solches aufzubauen ist. Er ist auch Grundlage für die Zertifizierung des Qualitätsmanagementsystems.

Alternativ oder zusätzlich lassen sich Lebensmittelunternehmen nach dem International Food Standard (IFS) zertifizieren. Er formuliert speziell die Anforderungen des Handels an das Qualitätsmanagement seiner Lebensmittellieferanten und zielt besonders auf die Lebensmittelsicherheit ab.

Mit der **Zertifizierung** seines Qualitätsmanagementsystems, die auf Antrag von unabhängigen, zugelassenen Zertifizierungsgesellschaften vorgenommen wird, erhält das Unter-

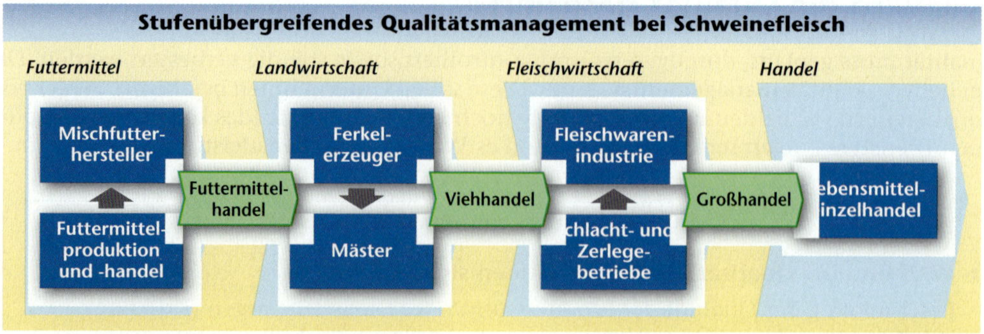
Stufenübergreifendes Qualitätsmanagement bei Schweinefleisch
Futtermittel
Landwirtschaft
Fleischwirtschaft
Handel
Mischfutter-hersteller
Futtermittel-produktion und -handel
Futtermittel-handel
Ferkel-erzeuger
Mäster
Viehhandel
Fleischwaren-industrie
chlacht- und Zerlege-betriebe
Großhandel
ebensmittel-inzelhandel

Nach: QS Qualität und Sicherheit GmbH

nehmen seine **Qualitätsfähigkeit** bestätigt. Geprüft wird dabei nicht die Qualität der hergestellten oder gehandelten Produkte, sondern lediglich, ob ein den Anforderungen der Norm entsprechendes funktionierendes Qualitätsmanagementsystem vorhanden ist. Da stichprobenartige Kontrollen der Produktqualität in der Regel nicht repräsentativ sind, haben derartige Zertifikate als Vertrauensgarantie für die Qualitätsfähigkeit eines Unternehmens zunehmend Bedeutung erlangt. Sie spielen eine wichtige Rolle sowohl in den internationalen als auch in den nationalen Vertragsbeziehungen und sind zu einem Wettbewerbsfaktor nicht nur im produzierenden Bereich, sondern auch im Dienstleistungssektor – also auch im Handel – geworden.

Insbesondere bei Fleisch sorgte in der Vergangenheit eine Vielzahl von Skandalen *(Anwendung unerlaubter Masthilfsmittel, verunreinigte Futtermittel, Rinderwahnsinn)* für eine Verunsicherung der Verbraucher. Mit →Markenfleischprogrammen und insbesondere mit dem durch das →QS-Prüfzeichen dokumentierten durchgängigen Konzept der „gläsernen Produktionskette" von der landwirtschaftlichen Erzeugung (beginnend bei den verwendeten Futtermitteln) bis hin zur Abgabe der Ware an die Verbraucher sollen Herkunft und Qualität von Fleisch lückenlos gesichert und nachvollziehbar gemacht werden. Bei anderen Lebensmitteln werben →Gütezeichen mit „kontrollierter Qualität".

Alle diese Maßnahmen der Qualitätssicherung sollen die Qualität und vor allem die Sicherheit der Lebensmittel garantieren sowie getreu dem Motto „Tue Gutes und sprich darüber" Vertrauen beim Verbraucher erwecken oder wiederherstellen.

Welche Rolle spielt die Hygiene bei der Qualitätssicherung?

Im Lebensmittelbereich ist bei der Qualitätssicherung besonderes Augenmerk auf den gesundheitlichen Verbraucherschutz zu richten. Die Verpflichtung aller am Lebensmittelverkehr beteiligten Unternehmen, dafür zu sorgen, dass von den Lebensmitteln keine Gefahr für das Leben und die Gesundheit der Verbraucher ausgeht, wird mit dem Begriff **Sorgfaltspflicht** umschrieben und ist sinngemäß im § 5 des →Lebensmittel-, Bedarfsgegenstände- und Futtermittelgesetzbuches sowie im Artikel 14 der Verordnung (EG) Nr. 178/2002 (sogenannte Basisverordnung) verankert.

Erkrankungen und Gesundheitsschäden können verursacht werden durch in den Lebensmitteln enthaltene Krankheitserreger (→Kleinstlebewesen, →Darm- und Gewebsparasiten, →Mikroorganismen), →Schadstoffe oder Fremdkörper *(Knochensplitter, Steine, Metallteile)*. Die **Lebensmittelhygiene** umfasst alle Maßnahmen, die in den am Lebensmittelverkehr beteiligten Unternehmen zu treffen sind, um solche Erkrankungen und Gesundheitsschäden durch Lebensmittel vorbeugend zu verhindern.

Personalhygiene
- gesundheitliche Eignung gem. Infektionsschutzgesetz
- persönliche Hygiene, Hygienebewusstsein, allg. hygienisches Verhalten
- Hygienekleidung

Hygiene des Arbeitsumfelds
- Beschaffenheit/Sauberkeit von Gelände, Gebäuden, Räumen, Arbeitsflächen, Geräten, Gefäßen, Transportbehältern, Sanitäranlagen
- regelmäßige Reinigung, Desinfektion, Schädlingsbekämpfung
- hyg. Abfalllagerung/-beseitigung
- hyg. Wasserversorgung

Lebensmittelhygiene

Hygienischer Umgang mit den Lebensmitteln
- Vermeidung einer Keimübertragung auf bzw. zwischen Lebensmitteln
- produktgerechte Lagerung (→Warenpflege)
- Vermeidung von Überlagerung
- Einhaltung spezieller hyg. Vorschriften *(Hackfleisch-Verordnung)*

Organisatorische Maßnahmen
- Hygienekontrollen: Sichtkontrolle des Umfelds, mikrobiologische Untersuchungen, Kontrolle auf Schädlingsbefall, Kontrolle auf Schadstoffe
- Kontrolle der Lagerbedingungen
- Gesundheitskontrollen
- Hygieneschulungen
- Hygienesicherung gemäß →HACCP

Umfang der Lebensmittelhygiene

Um insbesondere von Mikroorganismen verursachte Erkrankungen durch Lebensmittel zu vermeiden, muss vor allem verhindert werden, dass die Lebensmittel mit den Krankheitserregern verunreinigt werden. Deshalb müssen alle Beschäftigten in einem Lebensmittelunternehmen, die bei ihrer Tätigkeit unmittelbar mit bestimmten Risikolebensmitteln in Berührung kommen, nach dem →Infektionsschutzgesetz besondere gesundheitliche Anforderungen erfüllen. Sie dürfen nicht an ansteckenden Krankheiten leiden oder deren Erreger ausscheiden, damit sie die Erreger nicht auf die Lebensmittel übertragen und auf diese Weise andere Personen infizieren können. Mitarbeiter von Lebensmittelunternehmen erhalten darüber vor der erstmaligen Arbeitsaufnahme eine eingehende Belehrung durch das zuständige Gesundheitsamt oder einen beauftragten Arzt. Diese wird durch eine Bescheinigung dokumentiert, welche dem Unternehmen vorzulegen und von diesem aufzubewahren ist. Die Belehrung ist vom Unternehmen jährlich zu wiederholen und schriftlich zu dokumentieren.

Risikolebensmittel gemäß § 42 (2) Infektionsschutzgesetz:

1. Fleisch, Geflügelfleisch und Erzeugnisse daraus
2. Milch und Erzeugnisse auf Milchbasis
3. Fische, Krebse oder Weichtiere und Erzeugnisse daraus
4. Eiprodukte
5. Säuglings- und Kleinkindernahrung
6. Speiseeis und Speiseeishalberzeugnisse
7. Backwaren mit nicht durchgebackener oder durcherhitzter Füllung oder Auflage
8. Feinkost-, Rohkost- und Kartoffelsalate, Marinaden, Mayonnaisen, andere emulgierte Soßen, Nahrungshefen

Die Arbeitskleidung von Personen, die mit Lebensmitteln umgehen („Hygienekleidung“), sollte

- sauber (mindestens täglicher Wechsel),
- hellfarbig *(weiß, rosa, hellblau),*
- gut waschbar (mindestens bei 40 °C, besser noch bei höheren Temperaturen)

sein. Pflicht ist beim Umgang mit unverpackten Lebensmitteln auch das Tragen einer Kopfbedeckung, um zu vermeiden, dass Haare und Kopfschuppen und daran haftende Mikroorganismen das Lebensmittel verunreinigen.

Besondere Anforderungen werden auch an die persönliche Hygiene gestellt. Dazu gehört das häufige Waschen der Hände, z. B.

- vor jedem Umgang mit unverpackten Lebensmitteln oder mit Gerätschaften/Ausrüstungen, die mit den Lebensmitteln in Kontakt kommen *(Allesschneider, Fleischwolf, Bestecke),*
- nach jedem Wechsel der Tätigkeit,
- nach Essen, Rauchen, Naseputzen, Haarekämmen, Toilettengang,
- nach dem Umgang mit Lebensmittelabfällen oder Unrat,
- nach der Anwendung von Reinigungschemikalien.

Außerdem dürfen die Personen keine offenen Wunden haben und während der Arbeit keinen Nagellack und keinen Schmuck tragen. Beim Umgang mit unverpackten Lebensmitteln darf nicht geraucht oder auf die Lebensmittel oder Gerätschaften gehustet oder geniest werden. Des Weiteren sollten die Lebensmittel nicht mit ungeschützten Händen berührt werden. Eine große Rolle spielt auch der sachgerechte Umgang mit den Lebensmitteln, vor allem die Einhaltung vorgeschriebener Temperatur- und Zeitregimes bei deren Verarbeitung und Lagerung (Erhitzen, Kühlen/Tiefkühlen).

Das Personal in Lebensmittelunternehmen ist regelmäßig in allen Fragen, die die Lebensmittelhygiene betreffen, zu schulen.

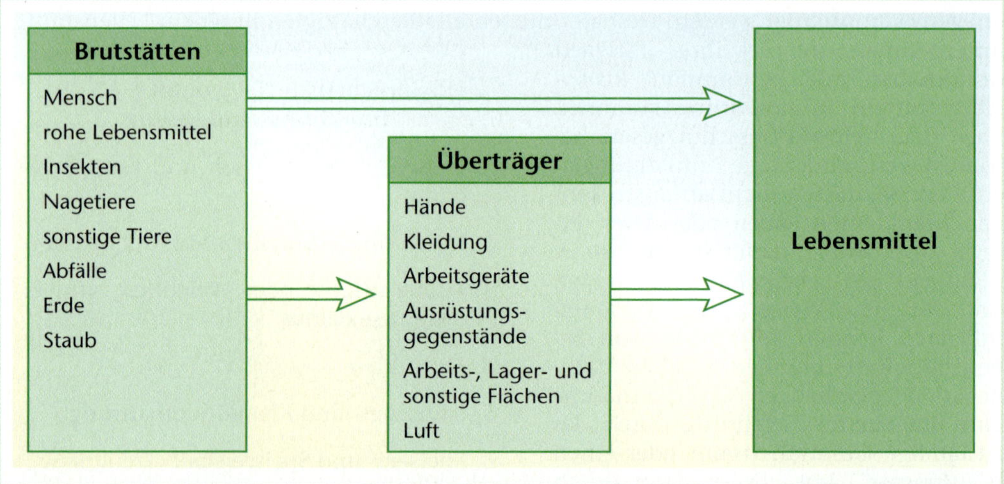

Brutstätten, Überträger und Übertragungswege von Mikroorganismen

Auch für die Betriebsstätten und Betriebsräume, in denen mit Lebensmitteln umgegangen wird, für die Geräte und Behälter, die mit Lebensmitteln in Kontakt kommen, für die Transportmittel sowie für die Wasserversorgung, die sanitären Bedingungen und die Abfallbeseitigung in einem Lebensmittelunternehmen gibt es spezielle Auflagen. Diese sind im Anhang II der Verordnung (EG) Nr 852/2004 über Lebensmittelhygiene EU-weit einheitlich geregelt.

Reinigung und ggf. Desinfektion sowie die Bekämpfung von tierischen Schädlingen müssen nach einem vom Unternehmen aufgestellten Plan durchgeführt werden. Während die Schädlingsbekämpfung überwiegend von Fachfirmen durchgeführt wird, sind Reinigung und Desinfektion meist betriebsinterne Aufgaben. Dabei sind alle Einzelheiten exakt festzulegen:

- **Wer?** zuständige Person
- **Was?** zu reinigende/zu desinfizierende Räume, Flächen, Gegenstände, Behälter usw.
- **Wann?** Zeitpunkt, Häufigkeit
- **Womit?** Reinigungs-/Desinfektionsmittel, Konzentration (Verdünnungsverhältnis)
- **Wie?** Reinigungs-/Desinfektionsmethode, Einwirkzeit des Mittels, Temperatur, genaue Abfolge der Arbeitsgänge, Sicherheitsvorkehrungen

Das Ergebnis der Reinigung und Desinfektion ist zu kontrollieren (Sichtkontrollen, ggf. mikrobiologische Untersuchungen).

Grundsätzlich hat jedes Lebensmittelunternehmen eigenverantwortlich dafür zu sorgen, dass die von ihm abgegebenen Lebensmittel gesundheitlich unbedenklich sind. So darf sich auch der Handel nicht allein darauf verlassen, dass die von den Produzenten angelieferten Lebensmittel z. B. keine →Schadstoffe *(Pestizidrückstände)* enthalten. Er muss dies gegebenenfalls kontrollieren (Stichproben), auch das gehört zu seiner Sorgfaltspflicht. Je größer und wirtschaftsstärker ein Unternehmen ist, desto weitgehender sind auch die Anforderungen, die an seine Sorgfaltspflicht gestellt werden.

Die EG-Verordnung über Lebensmittelhygiene schreibt für alle am Lebensmittelverkehr beteiligten Unternehmen die Ermittlung und Vermeidung möglicher Hygienerisiken nach dem **HACCP-System (H**azard **A**nalysis and **C**ritical **C**ontrol **P**oints) vor.

Management von Hygienerisiken nach dem HACCP-Konzept

1. **Gefahrenanalyse** (Hazard Analysis):
   Welche physikalischen *(Fremdkörper)*, chemischen *(Schadstoffe)* oder biologischen *(Mikroorganismen)* Gefahren können in den betrieblichen Prozessen des Lebensmittelunternehmens dazu führen, dass von einem Lebensmittel ein Gesundheitsrisiko ausgeht?
2. **Gefahrenlokalisation:**
   An welchen Punkten im Betriebsablauf treten diese Gefahren auf *(Kühltheke)?*
3. **Bestimmung von kritischen Kontrollpunkten** (Critical Control Points):
   An welchen dieser Punkte kann durch geeignete Maßnahmen *(Einhaltung der Kühltemperatur)* eine Gefahr vermindert oder vermieden werden? Anmerkung: Bei einem CCP gibt es keinen nachfolgenden Schritt, der die hier aufgetretene Gefahr wieder minimiert oder beseitigt.
4. **Überwachung der CCP**
   Welche Überwachungsmaßnahmen müssen durchgeführt und welche Bedingungen müssen eingehalten werden, damit am jeweiligen CCP eine Gesundheitsgefahr durch das Lebensmittel reduziert bzw. verhindert wird? Welche Aufzeichnungen garantieren die Nachprüfbarkeit der Maßnahmen?

Die Punkte 1–4 sind regelmäßig zu überprüfen und bei jeder Änderung des Betriebsablaufs zu aktualisieren.

Das →Lebensmittel-, Bedarfsgegenstände- und Futtermittelgesetzbuch enthält zahlreiche Ermächtigungen, die es den zuständigen Bundesministerien erlauben, mit Zustimmung des Bundesrates detailliertere Verordnungen oder Vorschriften zu erlassen, die dem gesundheitlichen Verbraucherschutz und dem Ausschluss einer Gefährdung durch Lebensmittel dienen.

Bundesweit verbindliche Festlegungen, die die Lebensmittelhygiene im Ganzen oder Teilbereiche daraus betreffen, finden sich im Gesetz zur Verhütung und Bekämpfung von Infektionskrankheiten beim Menschen (Infektionsschutzgesetz), in der in der Verordnung (EG) Nr. 852 / 2004 über Lebensmittelhygiene sowie in einzelnen nationalen und europäischen Rechtsvorschriften zu bestimmten →Risikolebensmitteln *(Tierische Lebensmittel-Hygieneverordnung, EG-Verordnung mit spezifischen Hygienevorschriften für Lebensmittel tierischen Ursprungs)* und in Rechtsvorschriften, die auf die Minimierung des Fremd- und Schadstoffgehalts in Lebensmitteln gerichtet sind *(Schadstoffhöchstmengenverordnung, EG-Kontaminantenverordnung, Rückstandshöchstmengenverordnung, Bedarfsgegenständeverordnung, EG-Verordnungen über Lebensmittelzusatzstoffe, Lebensmittelenzyme und -aromen)*. Daneben gibt es auch in Gesetzen und Verordnungen der Bundesländer Festlegungen zu lebensmittelhygienischen Fragestellungen. Ergänzt werden die in Rechtsvorschriften getroffenen Festlegungen zur Lebensmittelhygiene durch von den einzelnen Lebensmittelbranchen selbst erarbeitete Leitlinien für eine gute Lebensmittelhygiene-Praxis. Diese dienen den Unternehmen der Branche als Orientierungs- und Auslegungshilfe bei der Umsetzung der hygienerechtlichen Vorschriften und somit bei der Einhaltung der Sorgfaltspflicht.

Mitunter wird die Forderung vertreten, Lebensmittel müssten grundsätzlich ihrer Herkunft nach appetitlich sein. So ist für manche Verbraucher die Vorstellung, dass bestimmte Lebensmittelzutaten *(Aromen)* oder bei der Herstellung verwendete Hilfsstoffe *(Enzyme)* großtechnisch mithilfe von Schimmelpilzen produziert werden, dass Joghurt mit Darmbakterien gesundheitlich aufgewertet (→probiotische Lebensmittel) und →Surimi aus Fischabfällen hergestellt wird, Ekel erregend. Aber immerhin werden auch bestimmten Käsesorten *(Camembert, Roquefort)* seit Jahrhunderten Schimmelpilzkulturen zugesetzt, um deren charakteristische Eigenschaften *(Aussehen, Geschmack)* hervorzubringen, wird Gelatine seit eh und je aus Schwarten, Knorpel und Knochen gewonnen und ist Honig nichts anderes als ein Produkt aus den Sekreten von Pflanzen sowie von Bienen und anderen Insekten.

An der Frage, ob der Verzehr von Hirn (Bregen), Bries, Euter oder Bestandteilen des Magen-Darm-Traktes von Tieren *(→Kutteln, Flecke)* appetitlich ist, scheiden sich regional die Geister deutscher Verbraucher. Der in Deutschland übliche Rohverzehr von Hackfleisch und der Verzehr von Inne-

Warum uns bei dem Gedanken an Insekten als Nahrung der Appetit vergeht

„… Auch wenn Insekten leicht zu fangen sein mögen und pro Gewichtseinheit eine hohe Kalorien- und Proteinausbeute liefern, ist doch bei den meisten Insektenarten der Nutzen, den der Fang und die Zubereitung der Tiere einem verschafft, sehr gering im Vergleich mit dem Nutzwert, den große Säugetiere, Fische oder auch kleine Wirbeltiere wie Nager, Vögel, Kaninchen, Eidechsen oder Schildkröten haben. Es lässt sich deshalb vorhersagen, dass jene Gesellschaften, die am wenigsten Zugang zu großen Wirbeltierarten haben, im Zweifelsfall über den am breitesten gefächerten Speiseplan verfügen und sich am stärksten auf den Verzehr von Insekten und anderen Kleinigkeiten verlegen. Daraus erklärt sich zum Teil, warum einige der eifrigsten Insektenesser im tropischen Urwald wohnen, wo man … große Tiere selten antrifft und wo auch schon kleine Gruppen von Jägern den Bestand an jagdbarem Wild rasch erschöpfen können. Wechselt man zum anderen Ende des Spektrums über, so ist leicht einsehbar, warum die Insekten als Nahrungsmittel aus den mit Fleisch gesegneten Küchen Europas und Amerikas verschwanden und es dort nie zu einer wichtigen Stellung brachten …"

Aus: Harris, Marvin, Wohlgeschmack und Widerwillen. Die Rätsel der Nahrungstabus, Stuttgart 2005 reien oder Käse (in den Augen asiatischer Verbraucher nichts anderes als ein „ranziges Milchdrüsensekret") stoßen in anderen Ländern auf Ablehnung und Widerwillen. Was vom Einzelnen als appetitlich oder Ekel erregend empfunden wird, hängt von vielen Faktoren ab: von dem Kulturkreis und der Region, in der er lebt, vom dortigen natürlichen Nahrungsangebot, von seinem Wissen über die Herstellung der Lebensmittel, seinen sensorischen Erfahrungen und Vorlieben usw. und lässt sich daher nur begrenzt mithilfe von Gesetzen normieren. Und schließlich stammen letztendlich alle Lebensmittel – beginnend mit dem Trinkwasser – mehr oder weniger aus natürlichen Stoffkreisläufen, in die auch der Mensch eingebunden ist.

Prüfung und Kennzeichnung der Qualität von Lebensmitteln

Wie kann man die Qualität von Lebensmitteln prüfen?

Es gibt viele Methoden der Qualitätsprüfung von Lebensmitteln. Sie reichen von einfachen Sichtprüfungen auf äußere Beschaffenheit bzw. sichtbare Mängel bis hin zu aufwendigen chemisch-physikalischen Analysen oder mikrobiologischen Untersuchungsmethoden zur Ermittlung des Gehalts an Nährstoffen, Schadstoffen oder Krankheitskeimen. Komplizierte Analysen ermöglichen auch die Feststellung der Herkunft oder einer vorausgegangenen Behandlung des Lebensmittels *(Raffination bei Fetten, Bestrahlung, Genmanipulation).* Dadurch lässt sich überprüfen, ob die Kennzeichnungsangaben auf dem Etikett korrekt sind, und verhindern, dass Verbraucher getäuscht werden.

Große Bedeutung haben auch sensorische Prüfungen (Sinnenprüfungen) von Lebensmitteln, bei denen geschulte Gutachter, deren Sinnesorgane als „Messinstrumente" dienen, Aussehen *(Farbe, Herrichtung, Schnittbild),* Geruch, Geschmack und Konsistenz der Lebensmittel beurteilen. Denn diese Eigenschaften entscheiden hauptsächlich darüber, ob ein Lebensmittel beim Verbraucher „ankommt". Derartige Prüfungen spielen deshalb z. B. bei der Vergabe von →Gütezeichen oder Preisen *(→DLG-Preis)* für Lebensmittel eine wichtige Rolle.

Woran können Verbraucher die Qualität von Lebensmitteln erkennen?

Bei unverpackten Lebensmitteln können Verbraucher zumindest die äußere Qualität einschätzen: Größe, Farbe, Form, Herrichtung, Anschnitt, Krustenbeschaffenheit usw. können beurteilt, äußere Fehler erkannt werden, eine Einschätzung des Reife- oder Frischezustands ist z. T. möglich. Allerdings wird der weitaus größte Teil aller Lebensmittel verpackt angeboten, was eine Qualitätsbeurteilung beim Kauf erschwert oder unmöglich macht. Die „innere Qualität" der Lebensmittel *(→ernährungsphysiologische Qualität, →sensorische Qualität)* bleibt den Verbrauchern beim Kauf gänzlich verborgen. Sie sind daher auf Informationen der Hersteller angewiesen. Diese loben entweder die Produktqualität als Ganzes aus *(Gütezeichen, Auszeichnungen)* oder sie beziehen sich nur auf bestimmte Teilqualitäten *(Öko-Siegel, Fairtrade-Zeichen).*

Bei den meisten landwirtschaftlichen Erzeugnissen *(Eier, Fleisch, Obst, Gemüse)* erfolgt auf der Grundlage rechtsverbindlicher nationaler oder europäischer Qualitätsnormen eine Einteilung in **gesetzliche →Güte- bzw. Handelsklassen** (Sortierung). Dabei spielen jedoch fast ausschließlich äußerliche Qualitätsmerkmale eine Rolle, sodass diese Einteilung die Qualität als Ganzes nur unzureichend wiedergibt.

Gütezeichen bringen zum Ausdruck, dass die Qualität der so gekennzeichneten Waren ständig von neutralen Institutionen überwacht wird. Sie werden in der Regel für gleichartige Erzeugnisse, die von verschiedenen Herstellern produziert werden, vergeben. Beispiele sind das Deutsche →Weinsiegel oder das Gütezeichen „In Deutschland Geprüfte Markenware" *(→Markenbutter)*.

Das Gütezeichen „Geprüfte Markenqualität", dessen vormalige Trägerin die 2009 abgewickelte Centrale Marketinggesellschaft der deutschen Agrarwirtschaft (CMA) war, wird für eine breite Palette von Lebensmitteln vergeben und besitzt einen sehr hohen Bekanntheitsgrad. Eine ähnliche Bedeutung haben in Frankreich das sogenannte „Label Rouge", in Spanien das Gütezeichen „Alimentos de España", beides nationale Gütezeichen für Agrarprodukte, über deren Vergabe staatliche Stellen unter Beteiligung von Verbraucherorganisationen entscheiden.

CMA-Gütezeichen und Label Rouge

Die mit Gütezeichen gekennzeichneten Waren müssen einer vereinbarten Mindestqualität entsprechen. Für jedes Gütezeichen existieren Güte- und Prüfbestimmungen, in denen die Qualitätsanforderungen und alle Überwachungsregeln, einschließlich der anzuwendenden Prüfmethoden, festgelegt sind. Die Aufsicht über die deutschen Gütezeichen liegt beim Deutschen Institut für Gütesicherung und Kennzeichnung (RAL).

Während gewöhnliche Gütezeichen sich auf die Qualität der Endprodukte beziehen, soll das **QS-Prüfzeichen** für lückenlose Qualitäts- und Herkunftssicherung entlang der gesamten Produktions- und Vermarktungskette, angefangen von der landwirtschaftlichen Erzeugung über die Verarbeitung bis zur Abgabe der Ware an den Verbraucher, bürgen. Vergeben wird es, anfangs nur für Fleisch und Fleischerzeugnisse, inzwischen auch für Obst, Gemüse und Speisekartoffeln, von der 2001 von Verbänden der Lebensmittelwirtschaft gegründeten QS Qualität und Sicherheit GmbH, welche auch das dreistufige Kontrollsystem organisiert. Alle Kontrolldaten werden in einer zentralen Datenbank erfasst und sind ständig abrufbereit.

QS – Ihr Prüfsystem für Lebensmittel

Metakontrolle

Stichprobenaudits	Kontrolle der Rückverfolgbarkeit	Kooperationsaudits bei Zertifizierungsstellen	Ringversuche

Neutrale Kontrolle und Laboranalyse
QS-zugelassene Zertifizierungsstellen, EN 45011 akkreditiert
QS-anerkannte Labore, EN 17025 akkreditiert

Betriebliche Eigenkontrolle und Dokumentation
Betriebsspezifische Eigenkontrollsysteme auf Grundlage der QS-Leitfäden

QS-Prüfzeichen — Dreistufiges Kontrollsystem

QS Qualität und Sicherheit GmbH

Die umfassenden Kontrollen, das unabhängige Kontrollsystem und die Transparenz der Hintergründe der Zeichenvergabe werden auch von Verbrauchervertretern positiv gesehen. Bemängelt wird jedoch, dass sich die Anforderungen lediglich an den gesetzlichen Vorgaben orientieren und nur in wenigen Punkten über gesetzliche Mindeststandards hinausgehen. Auch die Nähe zwischen Zeichengeber und Zeichennehmern und daraus resultierende Einflussmöglichkeiten auf die Vergabekriterien werden kritisiert.

Auf dem Lebensmitteletikett dokumentierte **Preise** und **Auszeichnungen** *(Kammerpreismünzen bei Wein, Goldener, Silberner und Bronzener DLG-Preis)* werben ebenfalls mit einer höheren Qualität der so gekennzeichneten Waren.

Eine hohe Fleischqualität versprechen **Markenfleischprogramme**, von denen es mittlerweile eine verwirrende Vielfalt gibt.

Mitunter werden von den Produzenten Lebensmittel, die sich durch eine besonders hochwertige Beschaffenheit auszeichnen sollen, mit dem Begriff **„Premium"** *(Premium-Bier)* gekennzeichnet. Da dieser Begriff marken- und kennzeichnungsrechtlich nicht geschützt ist, kann er beliebig verwendet werden. Er bietet beim Einkauf keine sichere Entscheidungshilfe: die Waren können qualitativ besonders hochwertig sein – oder auch nicht.

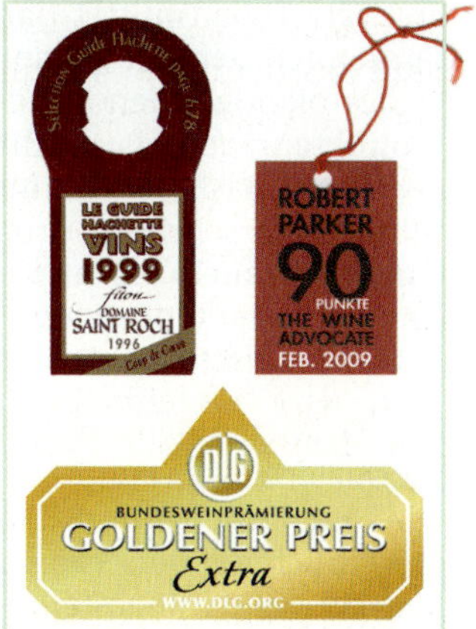

Preise/Auszeichnungen auf Weinetiketten (D, F)

Auch **Marken**, deren Wiedererkennbarkeit Kunden zum erneuten Kauf animieren und somit den Absatz fördern sollen, stellen lediglich ein Qualitätsversprechen dar. Da jedoch Qualitätsmängel aufgrund des Wiedererkennungseffekts zu Imageverlusten und damit zu Umsatzeinbußen führen, wird bei Markenartikeln besonderer Wert auf die Qualitätssicherung gelegt. Somit bieten Marken, ob Hersteller- oder Handelsmarken, gleichzeitig auch eine gewisse Garantie für ein solides Preis-Leistungs-Verhältnis bzw. für eine konstant gute (Marken-)Qualität. Oft erzielen die Produzenten von (Hersteller-)Marken zusätzliche Gewinne, indem sie ihre bekannten Markenartikel gleichzeitig und bei meist gleicher Qualität unter einer Handelsmarke oder völlig anonym als „No Name"-Produkte in den Handel bringen.

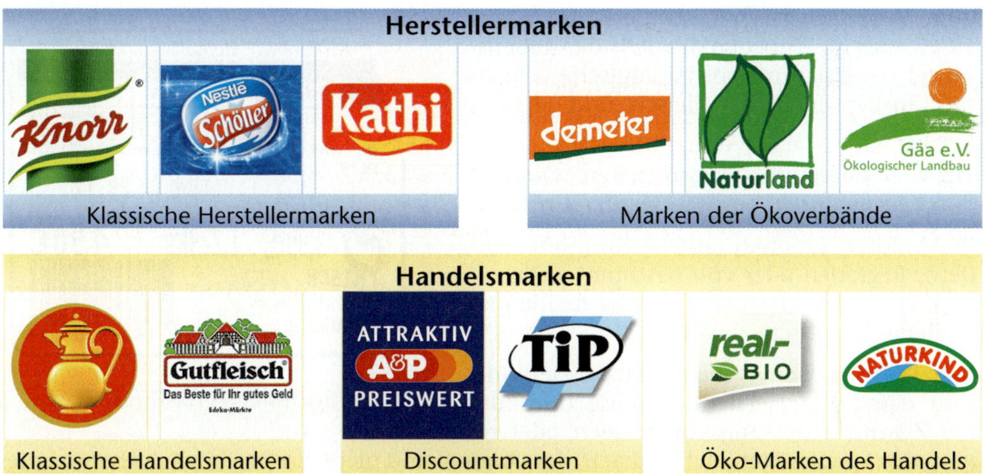

Marken im Handel mit Lebensmitteln

Eine Sonderrolle spielen die Markenzeichen der Verbände des →ökologischen Landbaus *(Demeter, Bioland)*. Mit diesen darf nur werben, wer die von der →IFOAM und den Verbänden selbst vorgegebenen Richtlinien zum ökologischen Anbau, zur Verarbeitung der Erzeugnisse und zur ökologischen Tierproduktion einhält (→ökologische Qualität).

Auch Zusätze wie „Bio", „Öko", „Natur", „naturrein" oder dergleichen auf dem Lebensmitteletikett bieten eine Orientierung: Sie weisen darauf hin, dass es sich um ökologisch erzeugte Lebensmittel handelt. Besondere Sicherheit, dass dies tatsächlich der Fall ist, soll das staatliche Bio-Siegel für Produkte des ökologischen Landbaus bieten. Das Zeichen dürfen nur Produkte tragen, die nachweislich nach den Anforderungen der →EG-Öko-Basisverordnung und der entsprechenden Durchführungsvorschriften produziert worden sind. Dies trifft aber eigentlich auch auf alle anderen genannten Auslobungen zu. Anderenfalls handelt es sich nämlich um eine (strafbare) Verbrauchertäuschung.

Staatliches Bio-Siegel

Das Ziel, nach den Anforderungen der EG-Öko-Basisverordnung produzierte Lebensmittel entsprechend kenntlich zu machen, wird auch mit dem →EG-Öko-Zeichen verfolgt. Ob eine derartige Vielfalt von Öko-Zeichen tatsächlich der besseren Orientierung der Verbraucher dient oder vielmehr zur Verwirrung beiträgt, sei dahingestellt.

Zunehmend legen Verbraucher Wert darauf, zu erfahren, woher das gekaufte Lebensmittel kommt. Diesem Umstand tragen Handel und Produzenten durch entsprechend herausgehobene **Herkunftshinweise** Rechnung. Das Interesse an der Herkunft der Lebensmittel hat mehrere Gründe; es steht u. a. im Zusammenhang mit

- dem Verlangen nach Garantien für die gesundheitliche Unbedenklichkeit der Lebensmittel (→ernährungsphysiologische Qualität), insbesondere bei Fleisch und Fleischerzeugnissen (→BSE),
- einer besonderen →sensorischen Qualität von Lebensmitteln bestimmter Herkunft,
- dem Motiv, Produkte aus bestimmten Ländern, Regionen oder von bestimmten Erzeugern/Herstellern bevorzugen oder meiden zu wollen (→politische Qualität),
- dem Wunsch nach Authentizität der Herkunft und damit der Herstellungsweise und/oder der Zusammensetzung von lokalen oder regionalen Spezialitäten, d. h. danach, das Original und nicht ein (womöglich ebenso gutes) Imitat zu kaufen (→psychologische Qualität).

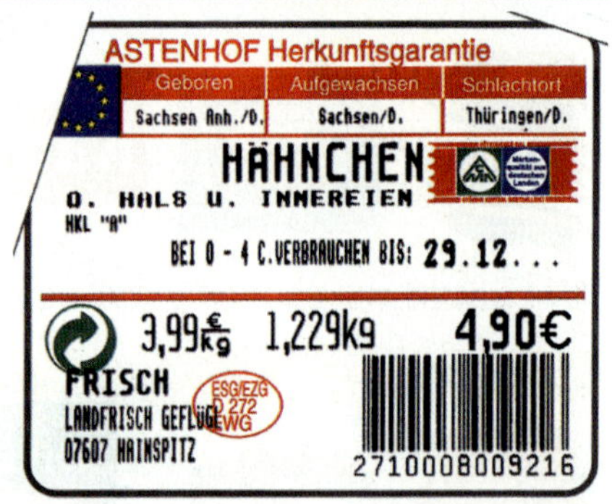

Herkunftsnachweis bei Hähnchen

Auf der Grundlage entsprechender Verordnungen der Europäischen Union kann die Bezeichnung von Lebensmitteln auf Antrag als **„geschützte Ursprungsbezeichnung"** (g. U.), **„geschützte geographische Angabe"** (g. g. A.) oder **„garantiert traditionelle Spezialität"** (g. t. S.) registriert werden. Für die jeweiligen Schutzvermerke gelten unterschiedliche Anforderungen. Eine Nachahmung dieser Lebensmittel ist illegal. Zur leichteren Erkennbarkeit für den Verbraucher können derartige Produkte mit einem entsprechenden blau-gelben europäischen Gemeinschaftslogo gekennzeichnet werden.

Verbraucher, die durch ihre Lebensmittelauswahl den →fairen Handel mit den Ländern der Dritten Welt unterstützen wollen (→politische Qualität), erkennen so gehandelte Waren *(Kaffee, Tee, Schokolade)* am →**Fairtrade-Zeichen** oder am Zeichen einer anderen Organisation des fairen Handels.

Auskunft über den Nährwert (→ernährungsphysiologische Qualität) der Lebensmittel erhalten Verbraucher anhand einer entsprechenden →**Nährwertkennzeichnung**, die allerdings nicht bei allen Lebensmitteln erfolgt. Auslobungen wie z. B. „ohne Konservierungsstoffe" oder „glutenfrei“ berücksichtigen ganz spezielle Verbrauchererwartungen. Rückschlüsse auf die →Konsumreife (→Convenience, →sozioökonomische Qualität) ermöglichen beispielsweise Angaben über die **Zubereitungszeit** *(5-Minuten-Terrine)* oder Zusätze wie „Fix“ *(...-Fix für China-Pfanne)* oder „Schnell“ *(Die schnelle Feine; Schnellkochreis)* im Produktnamen.

Die zahlreichen qualitätsbezogenen Hinweise im Zusammenhang mit der Vermarktung der Lebensmittel ermöglichen dem geschulten Verbraucher schon eine gewisse Orientierung bei der Lebensmittelauswahl. Für den „ungelernten“ Verbraucher ist diese Vielzahl jedoch eher verwirrend, zumal er die Kriterien, an die die Vergabe der verschiedenen Zeichen und Kennzeichnungsangaben geknüpft ist, nicht kennt. Den Anbietern hingegen ist eine solche →Zusatzkennzeichnung sehr dienlich im Wettbewerb um Marktanteile in einem heiß umkämpften Markt.

Europaweiter Herkunfts- und Spezialitätenschutz bei Lebensmitteln		
GESCHÜTZTE URSPRUNGSBEZEICHNUNG	GESCHÜTZTE GEOGRAPHISCHE ANGABE	GARANTIERT TRADITIONELLE SPEZIALITÄT
g. U. (D), DOP (E, P, I), AOP (F), PDO (GB)	**g. g. A. (D), IGP (E, P, I, F), PGI (GB)**	**g. t. S.**
Erzeugung, Verarbeitung und Herstellung des Produkts müssen in einem bestimmten geographischen Gebiet nach einem anerkannten und festgelegten Verfahren erfolgen.	Es muss eine Verbindung zwischen wenigstens einer Stufe der Erzeugung, Verarbeitung oder Herstellung des Produkts und dem Herkunftsgebiet bestehen und das Produkt muss eine besondere Qualität, ein besonderes Ansehen oder eine sonstige herausragende Eigenschaft haben.	Die Produkte werden in traditioneller Weise nach entsprechenden Vorgaben (Zutaten, Verfahren) hergestellt oder verarbeitet. Dies darf überall in der EU geschehen, der Hersteller muss sich jedoch an die Vorgaben halten.
Allgäuer Emmentaler: hergestellt im Allgäu aus Milch von Allgäukühen *Altenburger Ziegenkäse, Überkinger Mineralquelle; Roquefort (F), Gorgonzola (I), Wachauer Marille (A), Pecorino Siciliano (I)*	*Lübecker Marzipan: nach traditionellem Verfahren in Lübeck hergestellt, jedoch nicht aus Lübecker Rohstoffen* *Nürnberger Lebkuchen; Ardenner Schinken (B), Danablue, Esrom (DK), Sobrasada de Mallorca (E), schottisches Lamm (GB)*	*Mozzarella, Serrano-Schinken, Crémant-Schaumwein*

3 Verbraucherschutz durch Lebensmittelrecht und Lebensmittelüberwachung

Staatliche Regelung des Verkehrs mit Lebensmitteln

Die Furcht vor Lebensmittelvergiftungen und davor, für gutes Geld minderwertige Ware zu bekommen, ist kein Ergebnis der neueren Zeit, wie man angesichts der immer wieder aufgedeckten Lebensmittelskandale meinen könnte. In früheren Zeiten wurde gesudelt, gepanscht und geschönt, was das Zeug hält, allein des Geldes wegen.

> Mausdreck man unter den Pfeffer rollt,
> Die faulen Heringe man mischt,
> Uns sie als frische dann auftischt ...
> Kein Schwein möchte das wohl fressen,
> Das müssen dann die Leute essen.
>
> Aus: Sebastian Brant, „Narrenschiff", 1494

Erste Bemühungen, die Herstellung von Lebensmitteln bestimmten Regeln zu unterwerfen, um den Einzelnen damit sowohl vor Gesundheitsschäden als auch vor Betrug zu schützen, lassen sich schon Jahrtausende zurückverfolgen.

Im Mittelalter enthielten die Stadtrechte bereits ausführliche lebensmittelrechtliche Bestimmungen und Strafmaße.

> Würde der Fleischer das Fleisch, welcherlei es auch sei, fälschen, aufblasen, altgeschlachtetes mit frischem Blute anstreichen oder sonsten durch Zeichen und Eiterabschneiden unkenntlich machen, so soll er deswegen jedes Mal Strafe verfallen sein.
>
> Aus: Fleischerordnung der Stadt Leipzig, 1677

Der **Schutz der Gesundheit** sowie der **Schutz der Verbraucher vor Täuschung** sind auch heute noch die beiden Grundanliegen des Lebensmittelrechts. Der Täuschungsschutz soll darüber hinaus auch die ehrlichen Mitbewerber vor Wettbewerbsnachteilen bewahren. Ein weiteres Anliegen des Lebensmittelrechts ist die **sachgerechte Unterrichtung der Verbraucher**, z. B. über die Menge oder den Preis eines Lebensmittels, über die verwendeten Zutaten oder über angewendete Behandlungsverfahren.

Die gesetzliche Grundlage bilden das →Lebensmittel-, Bedarfsgegenstände- und Futtermittelgesetzbuch (LFGB) und zahlreiche weitere nationale und europäische Rechtsvorschriften, darunter

- Gesetze *(Milch- und Margarinegesetz, Weingesetz)* und Verordnungen *(Rückstands-Höchstmengenverordnung, Käseverordnung)* des Lebensmittelrechts sowie
- hygienerechtliche Bestimmungen *(Infektionsschutzgesetz)* und
- angrenzende Rechtsbestimmungen *(Preisangabengesetz, Fertigpackungsverordnung, Gesetz über die Haftung für fehlerhafte Produkte, Futtermittelverordnung)*.

Das LFGB fungiert dabei als Rahmengesetz. Es ist nicht nur die gesetzliche Basis für den Verkehr mit Lebensmitteln, sondern betrifft auch Kosmetika und sogenannte Bedarfsgegenstände. Zu Letzteren gehören Gegenstände, die entweder in direkten Kontakt mit Lebensmitteln *(Geschirr, Verpackungen, Behältnisse, Geräte)* oder in einen engen Kontakt mit der Haut oder den Schleimhäuten des Menschen *(Bekleidung, Bettwäsche, Perücken, Zahnbürsten, Reinigungsmittel)* kommen.

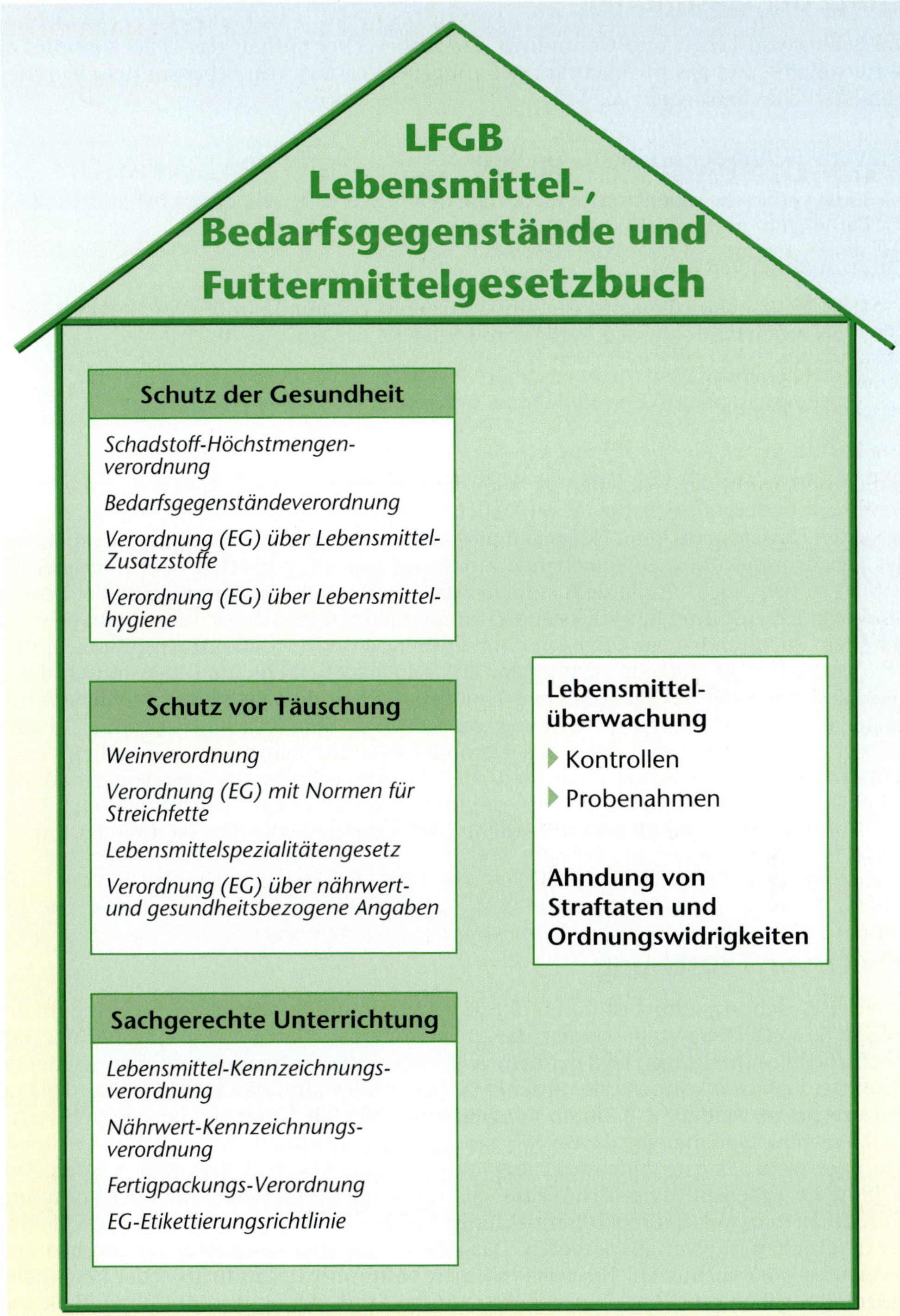

Staatliche Regelung des Verkehrs mit Lebensmitteln

Schutz der Gesundheit

Zum Schutz von Leben und Gesundheit der Verbraucher enthält das LFGB **Verbote**, die die Herstellung und das Inverkehrbringen (Abgabe, Verkauf) von Lebensmitteln betreffen. Grundsätzliches dazu regelt der § 5:

§ 5 Verbote zum Schutz der Gesundheit

(1) Es ist verboten, Lebensmittel für andere derart herzustellen oder zu behandeln, dass ihr Verzehr gesundheitsschädlich ... ist.

(2) Es ist ferner verboten,

1. Stoffe, die keine Lebensmittel sind und deren Verzehr gesundheitsschädlich ... ist, als Lebensmittel in den Verkehr zu bringen.
2. mit Lebensmitteln verwechselbare Produkte für andere herzustellen, zu behandeln oder in den Verkehr zu bringen.

Damit sind sowohl der Hersteller als auch der Importeur und der Händler in die Pflicht genommen (→Sorgfaltspflicht). Ausdrücklich verboten ist es nach dem LFGB auch, nicht zugelassene Zusatzstoffe beim Herstellen und Behandeln von Lebensmitteln zu verwenden oder Lebensmittel ohne entsprechende Zulassung mit ultravioletten oder ionisierenden Strahlen zu behandeln. Außerdem verbietet das LFGB, solchermaßen hergestellte Lebensmittel oder Lebensmittel mit Rückständen an unerlaubten Pflanzenschutzmitteln bzw. mit zu hohen Rückständen an Pflanzenschutzmitteln, Vorratsschutzmitteln, Düngemitteln oder dergleichen in Verkehr zu bringen. Das gilt jedoch nicht für Lebensmittel, die in einem anderen Land der Europäischen Union nach den dort geltenden Rechtsvorschriften hergestellt worden sind *(zum Zwecke der Keimminderung bestrahlte Gewürze)*. Da auch das Rechtssystem anderer Länder den Gesundheitsschutz beinhaltet und zudem einzelstaatliche Rechtsabweichungen aufgrund der →Harmonisierung insbesondere der auf den Verbraucherschutz gerichteten Rechtsbestimmungen immer geringer werden, ergibt sich daraus normalerweise keine gesundheitliche Gefährdung für die Bevölkerung des Importlandes.

Schutz vor Täuschung

Auch der Täuschungsschutz ist im LFGB mit Verboten und Ermächtigungen grundsätzlich geregelt. So soll sichergestellt werden, dass sich die Verbraucher auf eine einwandfreie, den gesetzlichen Bestimmungen und der Kennzeichnung entsprechende Beschaffenheit der Lebensmittel verlassen können. Sie dürfen nicht über die wahre Beschaffenheit der Lebensmittel getäuscht werden, z. B. durch Vorspiegelung falscher Tatsachen oder Verschweigen von Tatsachen, unabhängig davon, ob daraus ein gesundheitlicher Schaden entstehen kann oder nicht. Es darf auch nicht mit irreführenden Angaben geworben werden. Jede Werbung für Lebensmittel mit Hinweisen auf die Beseitigung, Linderung oder Verhütung von Krankheiten, mit ärztlichen Empfehlungen oder Gutachten, mit Krankengeschichten oder dergleichen ist ebenfalls verboten. Dasselbe gilt für Werbeaussagen, die Angstgefühle hervorrufen oder ausnutzen. Hingegen können bestimmte gesundheits- oder krankheitsbezogene Angaben oder Angaben, die sich auf die Entwicklung und die Gesundheit von Kindern beziehen, zu Werbezwecken verwendet werden, sofern deren Inhalt wissenschaftlich belegt ist und sie EU-weit zugelassen sind (→EU-Health-Claims-Verordnung). Die zugelassenen Aussagen werden in Gemeinschaftslisten aufgeführt.

Ob im Einzelfall eine Täuschung des Verbrauchers vorliegt, ist jedoch oft umstritten. Die Gerichte haben sich ständig mit Fällen wie diesem zu befassen: Darf ein Brot Schinkenbrot genannt werden, obwohl es gar keinen Schinken enthält, aber nach Meinung des Herstellers besonders gut zum Schinken passt (schließlich sei im Königskuchen ja auch kein König und im Diabetiker-Eis kein Diabetiker enthalten)? Andererseits sind Bayerischer Leberkäse, obwohl gewöhnlich ohne Leber, und Kalbsleberwurst, obwohl ohne Kalbsleber (lediglich mit Anteilen von Kalbfleisch) hergestellt, rechtlich völlig korrekte und gerade deshalb irreführende Bezeichnungen.

Beispiele für eine Täuschung der Verbraucher:

- unerlaubte Färbung des Lebensmittels zur Vortäuschung eines höheren Gehalts an Wert gebenden Inhaltsstoffen *(höherer Eigehalt bei Eiernudeln durch Gelbfärbung)*
- irreführende Kennzeichnung *(Öle als „naturrein" trotz →Raffination, Obst und Gemüse als „biologisch angebaut" trotz Verwendung synthetischer Pflanzenschutz- oder Düngemittel)*
- Unkenntlichmachen des (abgelaufenen) Mindesthaltbarkeitsdatums *(Überkleben mit dem Preisschild)* oder vermischtes Anbieten von frischen Waren mit solchen mit abgelaufener Mindesthaltbarkeit
- falsche Herkunftsangabe *(Kennzeichnung holländischer als spanische Tomaten)*
- Anbieten nachgemachter Lebensmittel ohne entsprechende Kennzeichnung, z. B. von Invertzuckercreme (früher: „Kunsthonig") als Bienenhonig oder von →„Analogkäse" als Käse
- Mogelpackungen, die eine größere Füllmenge vortäuschen
- Werbung mit wissenschaftlich nicht hinreichend belegten Wirkungen (→Functional Food)

Erlaubt ist es, Lebensmittel *(bestimmte Obstkonserven)* zu färben, um ihnen eine durch Verarbeitung verloren gegangene Attraktivität zurückzugeben, obwohl dadurch letztlich auch eine nicht (mehr) vorhandene Beschaffenheit vorgetäuscht wird. Margarine darf gefärbt werden, um ihr ein appetitlicheres (butterähnliches) Aussehen zu verschaffen. Bei Butter wiederum täuscht die gleichfalls erlaubte Färbung mit β-Carotin eine Fütterung der Milchkühe mit Grünfutter vor.

Das Nachmachen von Lebensmitteln *(→Surimi anstelle echter Meeresfrüchte)* ist nicht verboten. Die →Imitate müssen nur für den Verbraucher als solche erkennbar, d. h. entsprechend gekennzeichnet sein. Gleiches gilt für Lebensmittel, die eine regionale oder traditionelle Spezialität *(Parmaschinken, Champagner, Cognac)* nachahmen, denn die Bezeichnungen von Spezialitäten sind EU-weit gesetzlich geschützt.

Sachgerechte Unterrichtung

Lebensmittelverpackungen bieten den Verbrauchern oftmals eine Fülle von Informationen. Einige davon sind vom Gesetzgeber vorgeschrieben **(obligatorische Kennzeichnung)**, andere bringt der Hersteller – meist zur Absatzförderung – von sich aus oder auf Wunsch des Handels auf der Verpackung an **(Zusatzkennzeichnung)**. Die obligatorische Kennzeichnung soll eine sachgerechte Unterrichtung der Verbraucher sicherstellen. Aber auch viele der zusätzlichen Kennzeichnungsangaben sind an bestimmte Auflagen hinsichtlich der Eigenschaften der so gekennzeichneten Lebensmittel geknüpft, damit die Verbraucher nicht irregeführt, sondern sachgerecht unterrichtet werden *(„kalorienarm", „Bio", Gütezeichen)*.

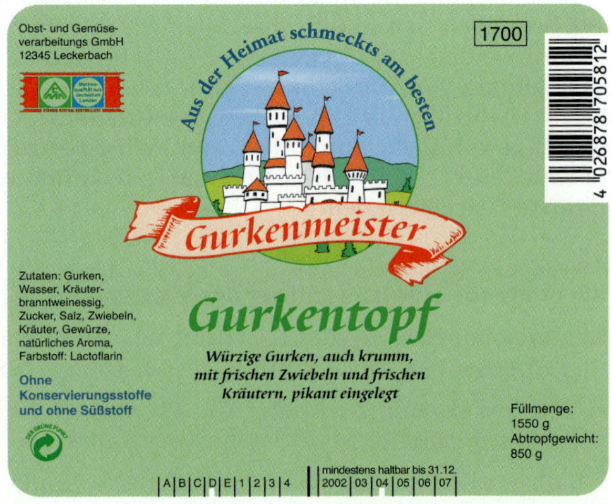
Obst- und Gemüse-
verarbeitungs GmbH
12345 Leckerbach
Aus der Heimat schmeckts am besten
1700
4 026878 705812
Gurkenmeister
Zutaten: Gurken, Wasser, Kräuter-branntweinessig, Zucker, Salz, Zwiebeln, Kräuter, Gewürze, natürliches Aroma, Farbstoff: Lactoflarin
Gurkentopf
Würzige Gurken, auch krumm, mit frischen Zwiebeln und frischen Kräutern, pikant eingelegt
Ohne Konservierungsstoffe und ohne Süßstoff
Füllmenge: 1550 g
Abtropfgewicht: 850 g
A B C D E 1 2 3 4
mindestens haltbar bis 31.12.
2002 03 04 05 06 07

Lebensmitteletikett (schwarz: obligatorische Angaben)

Zum einen dient die Lebensmittelkennzeichnung dem Schutz der Verbraucher vor Täuschung *(korrekte Verkehrsbezeichnung)*. Sie dient aber auch der Förderung und dem Schutz des redlichen Wettbewerbs *(Preisangabe, →Gütezeichen, →Marken)*. Ebenso dient sie dem Schutz und der Förderung der Gesundheit, indem sie es Verbrauchern z. B. ermöglicht, Lebensmittel mit bestimmten Inhaltsstoffen *(→Zutatenverzeichnis)*, einem bestimmten Nährwert *(→Nährwertkennzeichnung, →Jodsiegel)* oder einem bestimmten Frischegrad *(→Mindesthaltbarkeitsdatum, →Verbrauchsdatum)* gezielt zu meiden oder zu bevorzugen.

Zunehmend sind Verbraucher auch an Informationen über Verfahren der Erzeugung *(→ökologischer Landbau)*, Herstellung *(→Gentechnik)* und Behandlung *(Bestrahlung)* oder über die Art des Handels *(→Fairer Handel)* interessiert, um sich durch eine bewusste Auswahl für oder gegen derart gekennzeichnete Lebensmittel entscheiden zu können. Auf diese Weise könnten Verbraucher ökonomischen Druck ausüben und Entscheidungsprozesse bei Erzeugern, Herstellern und im Handel beeinflussen. Nach und nach wird deshalb auch solchen Informationsbedürfnissen durch gesetzlich geregelte Kennzeichnungsangaben entsprochen *(→EG-Öko-Basisverordnung, →Novel-Food-Verordnung)*.

Nach der **Lebensmittel-Kennzeichnungsverordnung** dürfen Lebensmittel (mit einigen Ausnahmen) in Fertigpackungen nur verkauft werden, wenn sich auf der Verpackung bestimmte **Mindestangaben** zur Unterrichtung der Verbraucher befinden (obligatorische Kennzeichnung).

Verkehrsbezeichnung eines Lebensmittels ist entweder eine in Rechtsvorschriften festgelegte Bezeichnung *(Qualitätswein b. A., Deutsche Markenbutter)*, ansonsten die nach →allgemeiner Verkehrsauffassung übliche Bezeichnung *(„Lyoner")* oder eine Beschreibung des Lebensmittels *(Tomatensoße mit Fleischklößchen)* und erforderlichenfalls seiner Verwendung *(Brotaufstrich)*. Dem Verbraucher muss es anhand der Verkehrsbezeichnung möglich sein, die Art des Lebensmittels *(Qualitätswein b. A.)* zu erkennen und es von anderen, verwechselbaren Lebensmitteln *(Tafelwein)* zu unterscheiden.

Anstelle von **Name oder Firma und Anschrift des Herstellers** kann auch der Abpacker oder der Händler genannt werden.

Im **Verzeichnis der Zutaten** (Zutatenliste) werden in absteigender Reihenfolge ihres Gewichtsanteils alle Zutaten genannt, die bei der Herstellung des Lebensmittels verwendet werden und schließlich in unveränderter oder veränderter Form im Lebensmittel enthalten sind. Dazu gehören auch die →Zusatzstoffe, die wegen ihres geringen mengenmäßigen Anteils meist am Ende der Zutatenliste zu finden sind. Werden bestimmte Zutaten besonders hervorgehoben, z. B. in der Verkehrsbezeichnung *(Sahnepudding)*, durch eine ergänzende Formulierung *(„mit guter Butter")* oder durch eine bildliche Darstellung *(Abbildung von Eiern auf der Packung)*, oder ist die Zutat von wesentlicher Bedeutung für den Charakter des Lebensmittels *(Mandeln bei Marzipan)*, so ist im Zutatenverzeichnis oder in Verbindung mit der Verkehrsbezeichnung ihr prozentualer Gehalt anzugeben (QUID: Quantitative Ingredient Declaration). Technische (eigentlich: technologische) Hilfsstoffe, die bei der Verarbeitung eines Lebensmittels zugesetzt und später – bis auf unvermeidbare Rückstände – wieder entfernt werden *(Extraktionslösungsmittel, Katalysator)*, müssen nicht in der Zutatenliste erscheinen. Auch Zusatzstoffe, Enzyme, Aromen und Mikroorganismenkulturen, die in einer Zutat des Lebensmittels enthalten sind, aber keine technologische Wirkung im Endprodukt ausüben *(Konservierungsstoff in der für einen Joghurt bestimmten Fruchtzubereitung)*, brauchen nicht angegeben zu werden. Solche nicht deklarierten Inhaltsstoffe können bei manchen Personen Überempfindlichkeitsreaktionen auslösen. Bestandteile zusammengesetzter Zutaten *(Salatdressing, Fleischbrät)* müssen einzeln genannt werden. Auf Zusätze, die Allergien auslösen können *(glutenhaltiges Getreide, Fisch, Erdnüsse, Sellerie)*, ist besonders hinzuweisen, selbst wenn diese nur in Spuren im jeweiligen Lebensmittel enthalten sind.

Das **Mindesthaltbarkeitsdatum** (MHD) gibt Auskunft darüber, bis wann (Tag, Monat und Jahr) das Lebensmittel unter angemessenen Aufbewahrungsbedingungen seine spezifischen Eigenschaften (→sensorische Qualität, →ernährungsphysiologische Qualität) behält. In Abhängigkeit von der Mindesthaltbarkeit sind unverschlüsselt verschiedene Varianten der MHD-Angabe möglich:

Mindesthaltbarkeit:	Art der Angabe des MHD:
bis maximal 3 Monate	„mindestens haltbar bis ..." (Tag, Monat)
über 3 Monate bis 18 Monate	„mindestens haltbar bis Ende ..." (Monat, Jahr)
über 18 Monate	„mindestens haltbar bis Ende ..."(Jahr)

Kann das angegebene Mindesthaltbarkeitsdatum nur bei Einhaltung bestimmter Aufbewahrungsbedingungen garantiert werden, so sind diese in Verbindung mit dem MHD zu nennen: z. B. „Bei + 4 bis + 7 °C mindestens haltbar bis ...". Lebensmittel mit abgelaufenem MHD darf der Händler im Rahmen seiner →Sorgfaltspflicht zwar noch verkaufen, er muss sie jedoch gesondert von den übrigen Lebensmitteln anbieten. Eine Preissenkung ist nicht vorgeschrieben, beschleunigt jedoch den Verkauf. Einige Lebensmittel *(Frischobst und Frischgemüse, Speiseeis in Portionspackungen, Zucker)* müssen nicht mit dem MHD gekennzeichnet werden.

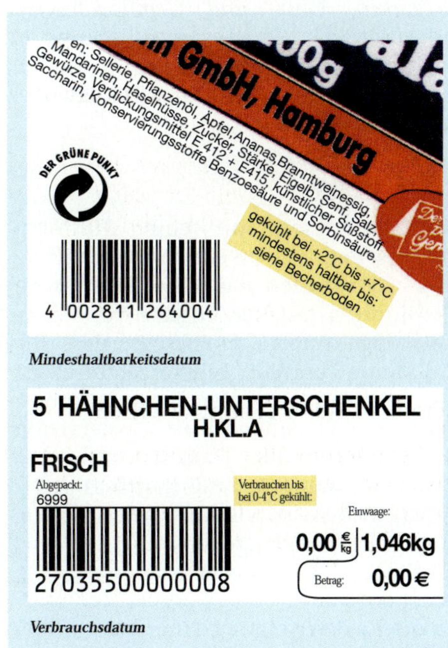
GmbH, Hamburg
Sellerie, Pflanzenöl, Äpfel, Ananas, Branntweinessig, Mandarinen, Haselnüsse, Zucker, Stärke, Eigelb, Senf, Salz, Gewürze, Verdickungsmittel E 412 + E415, künstlicher Süßstoff Saccharin, Konservierungsstoffe Benzoesäure und Sorbinsäure.
DER GRÜNE PUNKT
gekühlt bei +2°C bis +7°C mindestens haltbar bis: siehe Becherboden
4 002811 264004
Mindesthaltbarkeitsdatum
5 HÄHNCHEN-UNTERSCHENKEL
H.KL.A
FRISCH
Abgepackt:
6999
Verbrauchen bis bei 0-4°C gekühlt:
Einwaage:
0,00 €/kg 1,046kg
Betrag: 0,00 €
2703550000008
Verbrauchsdatum

Mindesthaltbarkeits- und Verbrauchsdatum

Bei in mikrobiologischer Hinsicht leicht verderblichen Lebensmitteln, die schon nach kurzer Aufbewahrungszeit eine Gefahr für die menschliche Gesundheit darstellen *(Hackfleisch, frisches Geflügel)*, ist anstelle des MHD das **Verbrauchsdatum** in der Form „verbrauchen bis ..." (Tag, Monat und ggf. Jahr) in Verbindung mit den einzuhaltenden Aufbewahrungsbedingungen anzugeben. Solche Lebensmittel dürfen nach Ablauf des Verbrauchsdatums nicht mehr verkauft oder anderweitig in den Verkehr gebracht werden.

Übersteigt der **Alkoholgehalt** von Lebensmitteln (hauptsächlich Getränken) 1,2 Volumenprozent, so ist er auf der Verpackung anzugeben.

Neben der Lebensmittel-Kennzeichnungsverordnung verlangen auch andere Rechtsvorschriften bestimmte obligatorische Kennzeichnungsangaben zur sachgerechten Unterrichtung der Verbraucher. Die **Preisangabenverordnung** schreibt die Information der Verbraucher über den **Preis** der Waren vor, und zwar über den Endpreis, d. h. einschließlich der Mehrwertsteuer und sonstiger Preisbestandteile *(Pfand)*. Das kann durch ein Preisetikett an der Ware bzw. der Verkaufspackung, aber z. B. auch durch Preisschilder am Regal oder in der unmittelbaren Nähe der Ware geschehen. Werden mehrere Preisbestandteile angegeben, z. B. bei Getränken in Mehrwegflaschen Nettopreis, Pfand und Endpreis, so ist der Endpreis hervorzuheben *(Fettdruck, größere Schrift)*. Darüber hinaus müssen Fertigpackungen grundsätzlich mit dem **Grundpreis** (Preis pro Kilogramm oder Liter bzw. pro 100 g oder 100 ml) gekennzeichnet werden, sodass Verbraucher ohne Taschenrechner Preisvergleiche zwischen gleichartigen Lebensmitteln anstellen können.

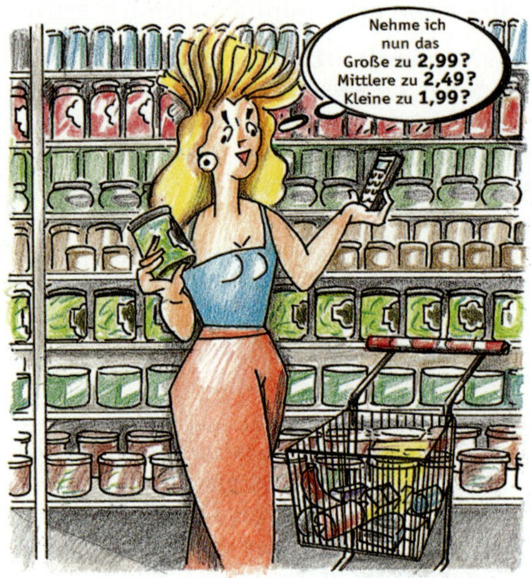
Nehme ich nun das
Große zu 2,99?
Mittlere zu 2,49?
Kleine zu 1,99?

Nach der **Fertigpackungsverordnung** ist bei jedem Lebensmittel in Fertigpackungen die **Füllmenge** nach Gewicht *(Mehl, Teigwaren)*, Volumen *(Getränke)*, Stückzahl *(Tiefkühl-Kartoffelpuffer)* oder Ergiebigkeit *(Backpulver, Trockensuppen)* anzugeben, ausgenommen sind z. B. Kleinstpackungen oder, wenn die Angabe der Stückzahl üblich ist, Packungen, bei denen alle Stücke gut sichtbar und leicht zählbar sind. Feste Lebensmittel in Aufgussflüssigkeiten *(Gewürzgurken, Obst- und Gemüsekonserven)* sind zusätzlich zur Gesamtfüllmenge mit dem **Abtropfgewicht** (Gewicht des Lebensmittels ohne die Aufgussflüssigkeit) zu kennzeichnen.

e 1 Liter

Fertigpackungen mit einer Füllmenge zwischen 5 g bzw. 5 ml und 10 kg bzw. 10 l dürfen das EWG-Zeichen in Verbindung mit der Angabe der Nennfüllmenge tragen. Es besagt, dass die Füllmenge korrekt gekennzeichnet ist und bestimmte, in der Fertigpackungsverordnung aufgeführte Toleranzen nicht überschreitet. Es stellt damit eine Vertrauensgarantie dafür dar, dass in der Packung auch so viel enthalten ist wie auf der Packung angegeben.

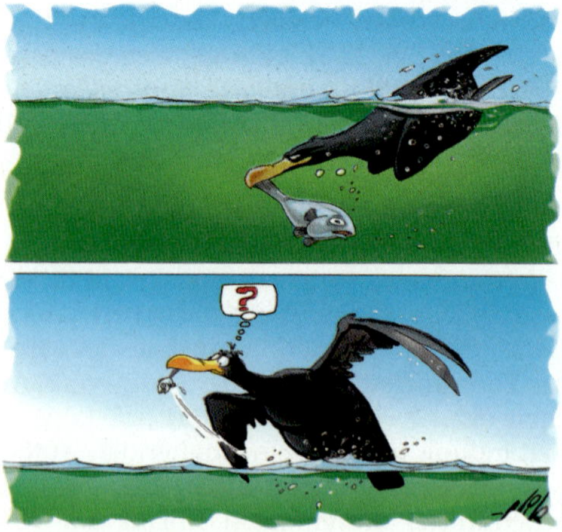
?

Abtropfgewicht …

Um die Rückverfolgung einer ganz bestimmten Lebensmittelcharge zu ermöglichen, müssen Lebensmittel, bei denen dies nicht anhand des unverschlüsselt mindestens mit Tag und Monat angegebenen Mindesthaltbarkeitsdatums oder Verbrauchsdatums möglich ist, nach der **Los-Kennzeichnungs-Verordnung** mit einer Angabe gekennzeichnet sein, aus der ersichtlich ist, zu welcher Charge (Los) sie gehören. Diese Angabe muss aus einer Kombination aus Buchstaben und/oder Ziffern bestehen, und ihr ist – soweit sie sich nicht deutlich von den anderen Kennzeichnungsangaben unterscheidet – der Buchstabe „L“ voranzustellen. Ausnahmen, für die diese Loskennzeichnung nicht gilt, sind u. a. unverpackte oder erst im Laden abgepackte Lebensmittel, Speiseeis-Einzelpackungen sowie Lebensmittel, deren Loskennzeichnung anderweitig *(Weinrecht, Verordnungen der EU)* geregelt ist.

Bestimmte tierische Lebensmittel *(wärmebehandelte Milch, Erzeugnisse auf Milchbasis; frisches →Fleisch, auch von Haarwild, Geflügel und Hauskaninchen, und daraus hergestellte →Fleischerzeugnisse; Eiprodukte)*, die in einem nach EU-weit gültigen Hygienevorgaben zugelassenen Betrieb gewonnen, zerlegt, behandelt, zubereitet oder verarbeitet worden sind und auf der Grundlage vorgeschriebener Untersuchungen als tauglich für den menschlichen Genuss beurteilt wurden, müssen nach der Verordnung (EG) Nr 853/2004 mit spezifischen Hygienevorschriften für Lebensmittel tierischen Ursprungs mit einem **Genusstauglichkeitskennzeichen** versehen werden. Dieses wird in der Regel auf der Umhüllung bzw. Verpackung des Lebensmittels aufgebracht und bietet nicht nur die Gewähr für die gesundheitliche Unbedenklichkeit des Lebensmittels, sondern gibt auch Auskunft über das Herkunftsland und den Betrieb und garantiert so die Rückverfolgbarkeit der Ware.

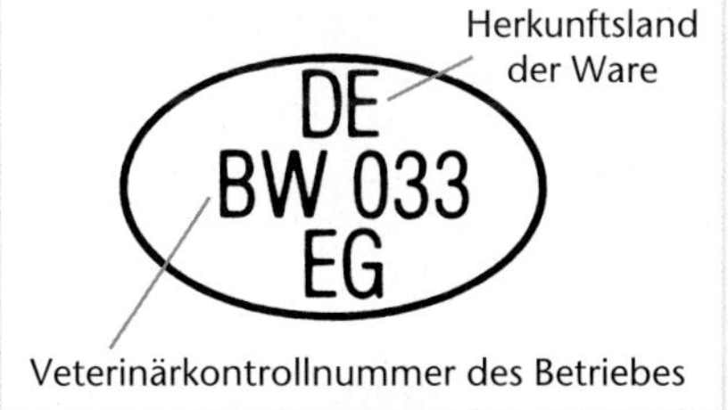

Genusstauglichkeitskennzeichen

Die →**Novel-Food-Verordnung** schreibt für alle →neuartigen Lebensmittel, eine weitere EU-Verordnung für alle →**gentechnisch veränderten Lebensmittel** und Lebensmittelzutaten und solche, die aus gentechnisch veränderten Organismen (GVO) hergestellt sind bzw. GVO enthalten, eine zusätzliche Kennzeichnung vor. Zur Unterrichtung der Verbraucher sind alle die Merkmale oder Ernährungseigenschaften anzugeben, die dazu führen, dass das Lebensmittel nicht mehr einem vergleichbaren herkömmlichen Lebensmittel gleichwertig ist. Das betrifft insbesondere Abweichungen in

- der Zusammensetzung,
- dem Nährwert und
- der Verwendung des Lebensmittels.

Außerdem sind Hinweise auf das Verfahren *(Gentechnik, bisher unübliche Konservierungsverfahren)*, auf das diese Veränderungen zurückzuführen sind, anzugeben. Sofern das Lebensmittel genetisch veränderte Organismen enthält oder Stoffe, die in vergleichbaren herkömmlichen Lebensmitteln nicht vorhanden sind, die aber die Gesundheit beeinflussen können *(Schadstoffe)* oder gegen die ethische Vorbehalte bestehen *(tierisches Erbgut in pflanzlichen Lebensmitteln)*, sind darüber ebenfalls Angaben zu machen.

Manche produktbezogenen Rechtsverordnungen enthalten weitere verbindliche Kennzeichnungsvorschriften *(Käseverordnung: →Fettgehalt in der Trockenmasse)*.

Quellen und Bestandteile des Lebensmittelrechts

Zum Lebensmittelrecht gehören nicht nur die Gesetze und Verordnungen (gesetztes Recht), sondern auch das so genannte Gewohnheitsrecht. Letzteres hat seine Grundlage in allgemein und langjährig anerkannten Gebräuchen und spiegelt sich zum Beispiel in Begriffen wie „allgemeine Verkehrsauffassung“, „Verbrauchererwartung“ oder „handelsüblich“ wider. Das Gewohnheitsrecht ist dem gesetzten Recht grundsätzlich ebenbürtig. Zum Beispiel sind die Zusammensetzung, die Beschaffenheit oder die Bezeichnung von Lebensmitteln nur teilweise in Rechtsvorschriften geregelt. Wo das nicht der Fall ist *(Brot)* ergeben sie sich aus dem Gewohnheitsrecht. Im Falle eines Rechtsstreites (z. B. ob eine Bezeichnung zulässig oder irreführend ist) muss durch das Gericht geprüft werden, was das Gewohnheitsrecht im jeweiligen Fall besagt.

Allgemeine Verkehrsauffassung

- umfasst die Auffassung aller am Verkehr mit Lebensmitteln beteiligten Kreise über die Beschaffenheit eines Lebensmittels,
- ist Maßstab dafür, ob ein Lebensmittel richtig zusammengesetzt und bezeichnet ist,
- setzt sich aus dem geübten redlichen Handelsbrauch und der berechtigten Erwartung des Durchschnittsverbrauchers an die Beschaffenheit eines Lebensmittels zusammen.

Bei manchen Lebensmitteln liefert das **Deutsche Lebensmittelbuch** eine Orientierung darüber, ob das Lebensmittel richtig, d. h. der allgemeinen Verkehrsauffassung entsprechend, zusammengesetzt und bezeichnet ist. Es stellt eine Sammlung von Leitsätzen dar, in denen Herstellung, Beschaffenheit oder sonstige Merkmale von Lebensmitteln, die für ihre Verkehrsfähigkeit von Bedeutung sind, beschrieben werden. Beschlossen werden diese Leitsätze von der Deutschen Lebensmittelbuch-Kommission (DLBK), wobei anerkannte internationale Lebensmittelstandards zu berücksichtigen sind. Der DLBK gehören Vertreter sowohl der Lebensmittelwirtschaft als auch der Wissenschaft, der Lebensmittelüberwachung und der Verbraucherschaft an. Die Leitsätze des Deutschen Lebensmittelbuches sind keine Rechtsvorschriften, sondern bringen lediglich als Sachverständigengutachten von hohem Rang die gemeinsame Auffassung aller am Lebensmittelverkehr beteiligten Kreise (→Gewohnheitsrecht) zum Ausdruck.

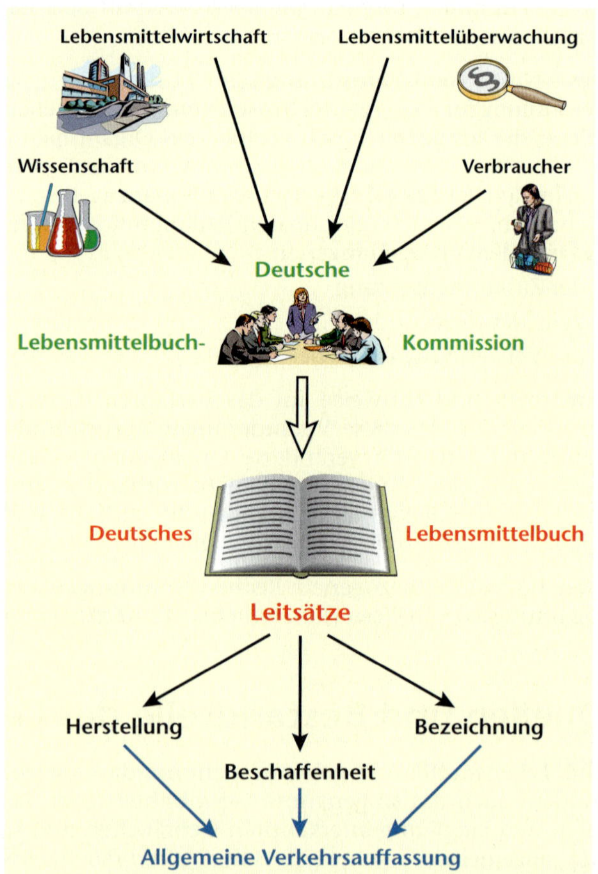

Deutsches Lebensmittelbuch

Das in der Bundesrepublik geltende Lebensmittelrecht setzt sich nicht nur aus nationalen Rechtsvorschriften zusammen, sondern unterliegt zunehmend internationalen Einflüssen. Insbesondere die Bestrebungen zur Rechtsangleichung innerhalb der Europäischen Union, die einen freien Warenaustausch ermöglichen sollen, haben dazu geführt, dass zahlreiche nationale Rechtsvorschriften geändert oder neu geschaffen werden mussten. Grundlage dafür sind **Richtlinien der Europäischen Union**, die die Mitgliedsländer dazu verpflichten, den Inhalt der jeweiligen Richtlinie bis zu einem bestimmten Zeitpunkt in eigene, nationale Rechtsvorschriften umzusetzen *(Richtlinie 2000/13/EG zur Angleichung der Rechtsvorschriften der Mitgliedstaaten über die Etikettierung und Aufmachung von Lebensmitteln sowie die Werbung hierfür, Richtlinie 90/496/EWG über die Nährwertkennzeichnung von Lebensmitteln).* Daneben gibt es **Verordnungen der Europäischen Union**, die nach Inkrafttreten unmittelbar in jedem Mitgliedsland gelten *(Verordnung/EG Nr. 834/2007 über die ökologische/biologische Produktion und die Kennzeichnung von ökologischen/biologischen Erzeugnissen, Verordnung/EG Nr. 1333/2008 über Lebensmittelzusatzstoffe).*

Bei der Harmonisierung der Rechtsvorschriften innerhalb der EU werden im Lebensmittelbereich zwei gegenläufige Grundprinzipien verfolgt: das Prinzip der Detailharmonisierung und das Prinzip der gegenseitigen Anerkennung.

Der Weg zur Rechtsangleichung innerhalb der Europäischen Union	
Prinzip der Detailharmonisierung	**Prinzip der gegenseitigen Anerkennung**
betrifft: grundlegende Fragen des gesundheitlichen und sonstigen Verbraucherschutzes und der Sicherung eines lauteren Wettbewerbs ⇒ Ziel ist ein einheitliches Schutzniveau in allen Mitgliedsstaaten. Gleichzeitig werden so Wettbewerbsverzerrungen durch unterschiedlich strenge Rechtsbestimmungen vermieden.	**betrifft:** Zusammensetzung der einzelnen Lebensmittel ⇒ Jedes Lebensmittel, das in einem Mitgliedsstaat nach den dort geltenden Rechtsbestimmungen hergestellt wurde, ist auch in allen anderen Mitgliedsstaaten verkehrsfähig. Dadurch erhöht sich die Vielfalt auf den nationalen Lebensmittelmärkten, und der Wettbewerb wird gefördert.

Lebensmittelüberwachung und Lebensmittel-Monitoring

Sämtliche gesetzlichen Regelungen nützten wenig, würde man ihre Einhaltung nicht kontrollieren. Dies ist das Anliegen der amtlichen Lebensmittelüberwachung. Auch sie hat ihre rechtliche Basis im Lebensmittel- und Bedarfsgegenständegesetz. Die Durchführung der Lebensmittelüberwachung ist Aufgabe der einzelnen Bundesländer. Zuständig sind – je nach Land – verschiedene Ministerien. Eine Verwaltungsvorschrift des Bundes sorgt für einheitliches Vorgehen. Die zentrale Koordination der Lebensmittelüberwachung liegt in den Händen des Bundesamtes für Verbraucherschutz und Lebensmittelsicherheit (BVL).

Durch Betriebskontrollen und Probenahmen überzeugen sich die vor Ort für die Überwachung zuständigen Stellen davon, dass die le-

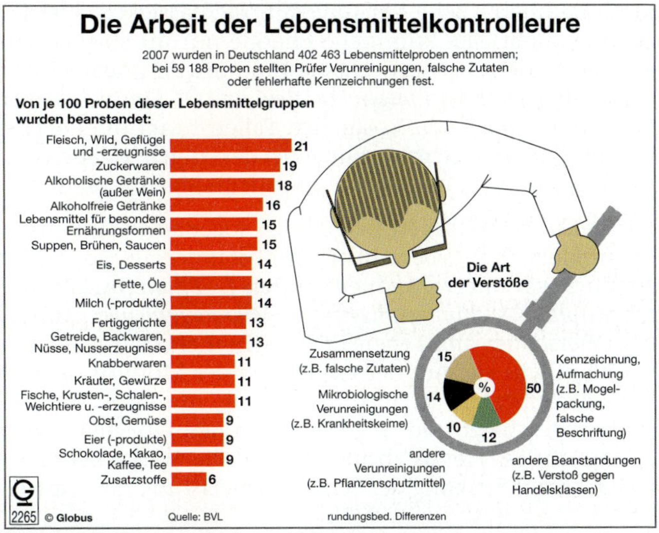

bensmittelrechtlichen Vorschriften eingehalten werden und die am Lebensmittelverkehr beteiligten Unternehmen ihrer →Sorgfaltspflicht nachkommen. Betriebskontrollen und Probenahmen finden sowohl routinemäßig nach einem bestimmten Plan als auch bei begründetem Verdacht (z. B. bei Beschwerden oder Erkrankungen von Verbrauchern) statt. Für im Handel entnommene Proben (außer vom Handel selbst hergestellte Lebensmittel) wird eine Entschädigung gezahlt. Ein Teil der Probe oder eine zweite Probe derselben Art wird als Gegenprobe amtlich verschlossen und zurückgelassen. Die Verantwortlichen im kontrollierten Unternehmen müssen die Überwachungsmaßnahmen dulden und sie darüber hinaus auch unterstützen, z. B. durch die Herausgabe von Aufzeichnungen und durch Ermöglichung der Probenahme.

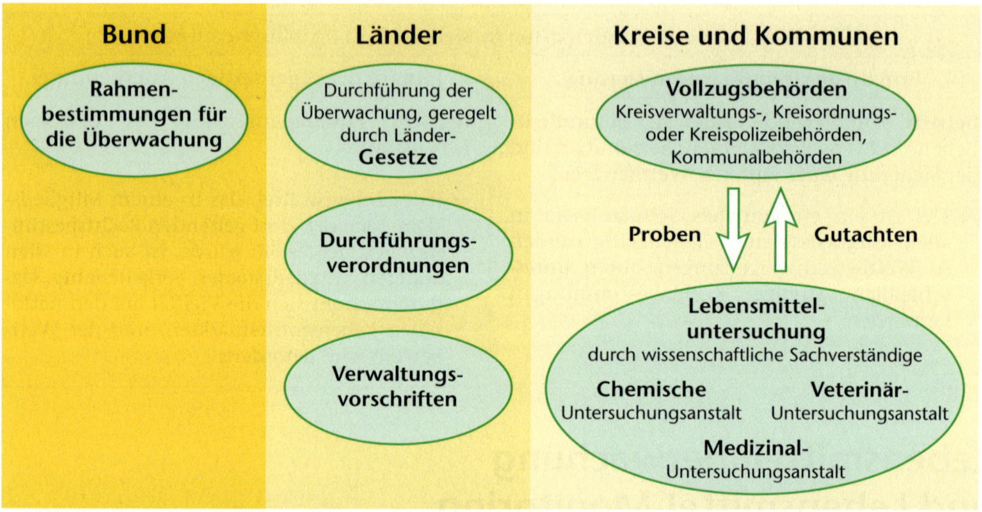

So funktioniert unsere Lebensmittelüberwachung Quelle: Industrieverband Agrar e. V.

Verstöße gegen die →Sorgfaltspflicht bzw. gegen lebensmittel- oder hygienerechtliche Bestimmungen werden gemäß LFGB als Straftaten oder Ordnungswidrigkeiten geahndet. Meist beruhen solche Verstöße auf Nachlässigkeit oder Fahrlässigkeit. Mitunter ist jedoch auch beträchtliche kriminelle Energie mit im Spiel, wenn es darum geht, sich durch bewusstes Verletzen von Rechtsbestimmungen ungerechtfertigte wirtschaftliche Vorteile zu verschaffen *(Verfälschungen bei Wein und Öl, Einsatz unerlaubter Masthilfsmittel, Vermarktung von „Gammelfleisch")*. In solchen Fällen hinkt die Lebensmittelüberwachung der Realität häufig zeitlich hinterher, zumal bei derartigen Machenschaften z. B. Substanzen eingesetzt werden, für die es noch keine routinemäßigen Analysenverfahren gibt.

Ebenfalls im LFGB geregelt ist das sogenannte Lebensmittel-Monitoring. Dabei werden die produzierten Lebensmittel in Abständen immer wieder auf Verunreinigungen mit gesundheitlich unerwünschten Stoffen *(→Pflanzenschutzmittel, →Tierarzneimittel, →Umweltschadstoffe, →Schimmelpilzgifte, →Mikroorganismen)* untersucht. Das Bundesamt für Verbraucherschutz und Lebensmittelsicherheit (BVL) wertet die gewonnenen Daten aus und veröffentlicht sie. Auf der Grundlage der Monitoringergebnisse können verallgemeinerte Aussagen über die Schadstoffbelastung von Lebensmitteln getroffen, gesundheitliche Risiken abgeschätzt und Gegenmaßnahmen eingeleitet werden. Längerfristiges Monitoring ermöglicht es, Trends abzuleiten und die Wirksamkeit von Gegenmaßnahmen, z. B. von Gesetzen zur Senkung der Schadstoffbelastung der Umwelt, zu überprüfen.

Lebensmittel: konkret

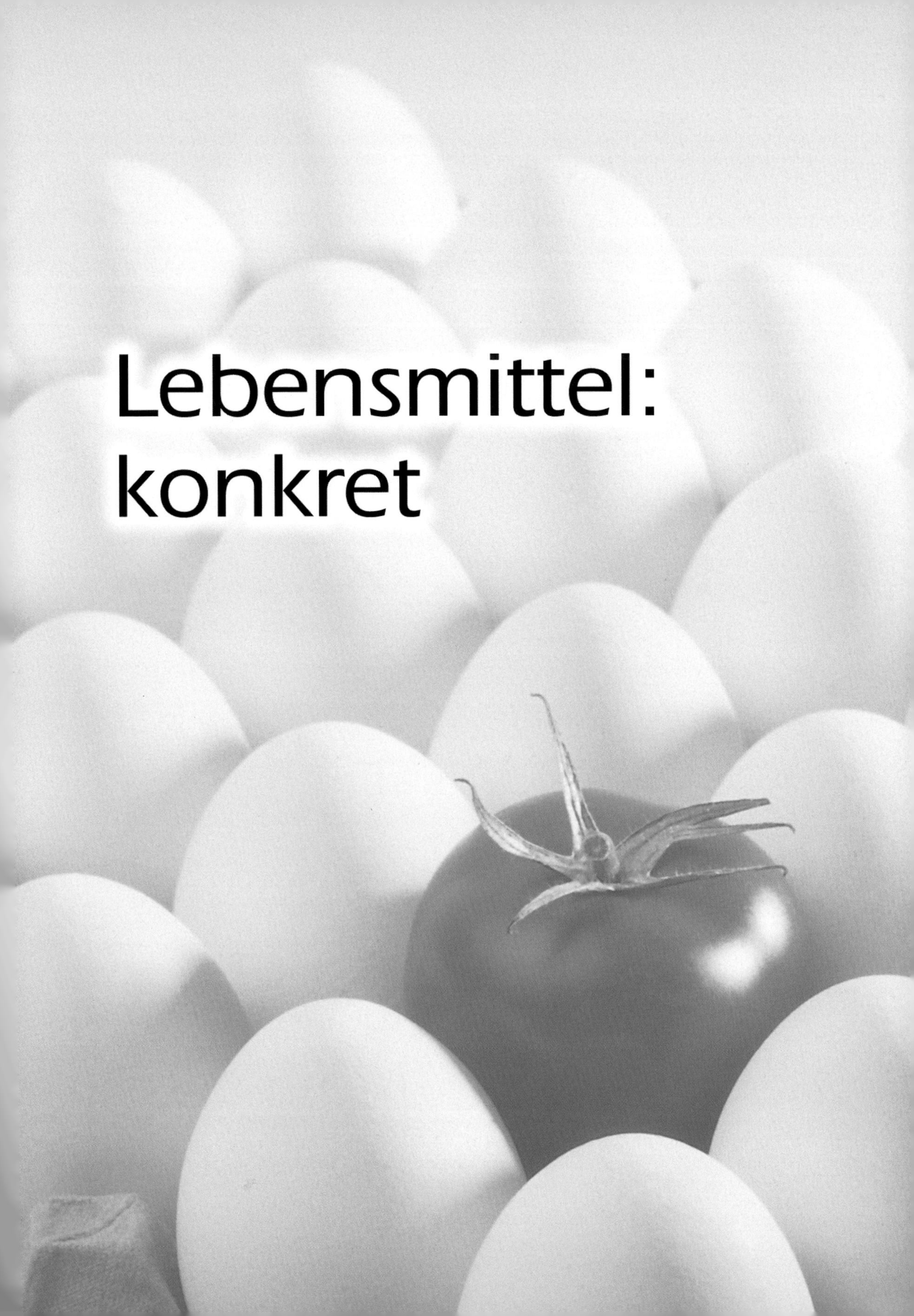

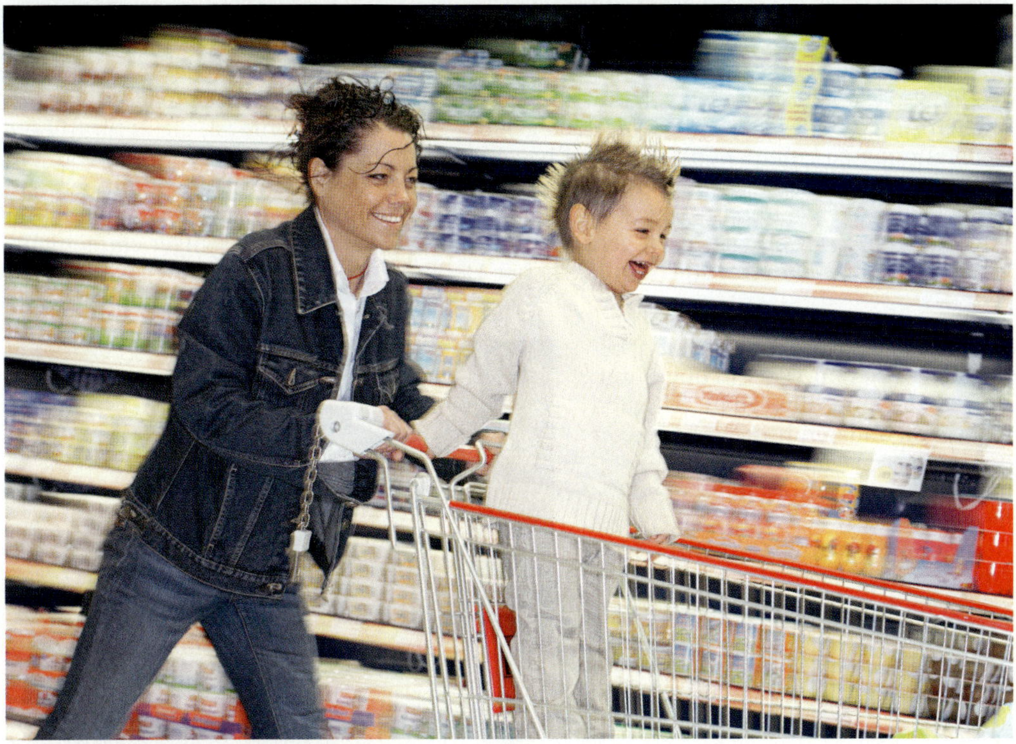

Die außerordentliche Vielfalt der Lebensmittel macht es schwierig, sie systematisch darzustellen. Jede Systematik wird unter einem bestimmten Blickwinkel *(Ursprung, Zusammensetzung, Verwendung)* erstellt, und immer gibt es Lebensmittel, die nicht so recht ins Schema passen wollen: Sie gehören entweder keiner der gebildeten Gruppen an oder gleich mehreren. So wird Honig, da er von Bienen erzeugt wird, mitunter zu den tierischen Lebensmitteln gezählt, obwohl er von seiner Zusammensetzung her überwiegend pflanzlichen (Blütennektar) und nur zum Teil tierischen (Bienensekrete) Ursprungs ist. Von der Verwendung ausgehend kann man ihn sowohl den Süßungsmitteln als auch den süßen Brotaufstrichen zuordnen; auch die Einteilung als Backzutat oder Würzmittel ist denkbar.

Trotz solcher Überschneidungsprobleme macht das Einteilen von Lebensmitteln in verschiedene Gruppen Sinn: Im Handel basieren u. a. Warenpräsentation, Bestell- und Abrechnungswesen darauf. Dabei werden Lebensmittel gewöhnlich nach Herstellerbranchen *(Molkereiwaren)* und Verwendung *(Süßwaren, Nährmittel, Gewürze)* gruppiert. Sortimentsbündel *(„Alles für die Grillparty")* und Aktionen *(Italienische Woche)* erleichtern den Kunden die Orientierung und sollen vor allem den Absatz fördern. Auch werden Lebensmittel mit gleichen Anforderungen an die Beratung, die Handhabung *(Umgang mit der Ware, Hygiene)*, die Lagerung *(Tiefkühlkost, zu kühlende Waren, Waren, die sich bei Raumtemperatur lagern lassen)* und/oder den Diebstahlschutz zusammengefasst.

Als „Problemwaren" gelten dabei Lebensmittel, die zugleich hohe Anforderungen an Beratung und Handhabung *(Käse, Frischfisch)* oder an Beratung und Diebstahlschutz *(Kaviar, teure Weine und Spirituosen)* stellen; solche Waren werden an extra eingerichteten Theken oder in separaten Abteilungen oder Geschäften mit Bedienung verkauft. „Problemlose" Waren stellen geringere Anforderungen an Beratung, Handhabung, Diebstahlschutz, erklären sich selbst und werden üblicherweise zur Selbstbedienung angeboten.

Problematisch ist eine mitunter noch anzutreffende Einteilung in „gesunde" (= erlaubte) und „ungesunde" (= verbotene) Lebensmittel. So gelten Obst und Gemüse prinzipiell als gesund, wenngleich so mancher Kopfsalat aus Unterglaskultur außer viel Wasser kaum Positives, dafür aber reichlich →Nitrat zu bieten hat. Fett soll – weil energiereich – grundsätzlich „ungesund" sein, obwohl es doch gerade seine Energiedichte ist, die es für frühere Generationen zu einem wertvollen und begehrten Lebensmittel machte und obwohl ein gewisses Quantum Fett unabdingbar für die Versorgung mit fettlöslichen →Vitaminen und essenziellen →Fettsäuren ist. Ebenso werden Lebensmittel tierischen Ursprungs ungeachtet ihrer höheren →Eiweißwertigkeit gern als ungesund oder zumindest weniger empfehlenswert hingestellt, während solche pflanzlicher Herkunft als der Inbegriff der Gesundheit gelten.

Kein Lebensmittel ist – für sich betrachtet – gesund oder ungesund. Von manchen sollte man lediglich mehr, von anderen hingegen weniger essen. Regional oder familiär geprägte Verzehrsgewohnheiten *(Vorliebe für deftige Kost)* stehen derartigen, auf Gesundheitsstatistiken beruhenden Empfehlungen jedoch häufig entgegen, und zur Überraschung der Ernährungswissenschaftler entpuppt manche sich „ungesund" ernährende Bevölkerungsgruppe sich als erstaunlich gesund.

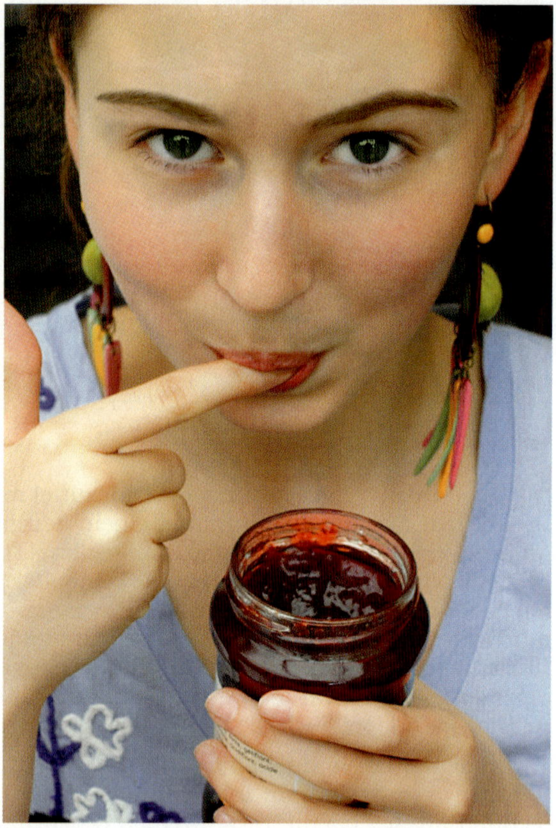

Jeder Verbraucher muss für sich den schwierigen Kompromiss finden zwischen einer Lebensmittelauswahl, die der wissenschaftlichen Auffassung von gesunder Ernährung entspricht und statistisch ein längeres Leben erwarten lässt, und seinen teils genetisch festgelegten, teils im Laufe des Lebens erworbenen, inzwischen triebhaft im Unterbewusstsein verankerten Vorlieben. Denn: Freude am Essen gehört zum Wohlbefinden und auch die Liebe geht – wie man weiß – durch den Magen.

Ein breites, attraktives Lebensmittelangebot und immer schonendere Transport-, Lagerungs- und Verarbeitungsverfahren machen es heute leichter, in der Ernährung Genuss und Gesundheit miteinander zu verbinden.

Wenn Sie weiterlesen wollen

Gonder, Ulrike, Fett! Stuttgart 2009[4];

Pollmer, Udo, Esst endlich normal! München/Zürich 2008;

Worm, Nicolai, SYNDROM X oder Ein Mammut auf den Teller. Lünen 2004[7].

1 Eier

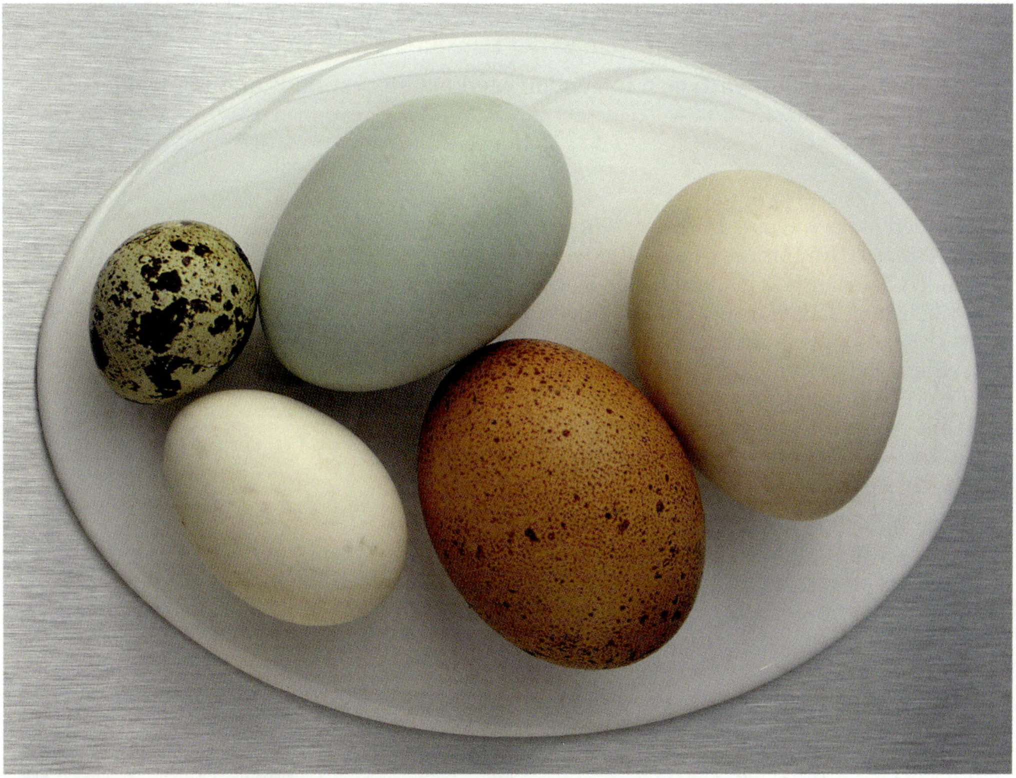

Frische Eier

Der durchschnittliche Eierverbrauch beträgt in Deutschland 212 Stück pro Kopf und Jahr (2008). Etwa drei Viertel der rund 17 Milliarden Eier, die in Deutschland pro Jahr verbraucht werden, stammen von einheimischen Erzeugern, der Rest vor allem aus den Niederlanden. Eier sind in vielen Lebensmitteln enthalten und Grundlage oder Zutat vieler Speisen. Sie können auf die unterschiedlichsten Arten zubereitet werden *(gekochte, gebratene, gerührte, „verlorene" Eier)*. Außerdem dienen sie in der Küche als Hilfsmittel zum Binden und Sämigmachen (von Suppen und Soßen), Emulgieren *(Herstellung von Mayonnaise)*, Lockern *(Unterziehen von Eischnee)* und Klären *(von Fleischbrühe)*. Von besonderer Bedeutung für die Ernährung sind die →*Eiweißstoffe* des Eies wegen ihres hohen Anteils an essenziellen →Aminosäuren, die der Körper nicht selbst bilden kann, sondern mit der Nahrung aufnehmen muss.

Ein Ei enthält

- Wasser – im Eiklar –,
- Eiweiße (Proteine) – im Dotter unter Umständen mehr als im Eiklar –,
- Fett und Cholesterin – im Dotter –,
- (wenig) Kohlenhydrate,
- Mineralstoffe und Vitamine.

Güte- und Gewichtsklassen

Unter „Eier“ sind ausschließlich Hühnereier in der Schale zu verstehen. Eier anderer Geflügelarten werden als Gänse-, Enten-, Tauben-, Fasanen-, Wachtel-, Zwerghuhn-, Straußeneier usw. gekennzeichnet. In der EU dürfen nur Eier auf den Markt kommen, die nach Qualität und Gewicht sortiert und gekennzeichnet sind. Ausgenommen sind vom Erzeuger lose und unsortiert direkt ab Hof oder an der Haustüre vermarktete Eier.

Die Qualität von Eiern wird nach folgenden Merkmalen bestimmt und kontrolliert:

- Frische,
- Zustand der Schale,
- Geruch.

Eier werden je nach Qualität in zwei **Güteklassen** sortiert. Im Handel werden für den Verbrauch im Haushalt praktisch nur Eier der (höchsten) Güteklasse (als „A“ oder „Güteklasse A“ oder „A frisch“ bezeichnet) angeboten. Bei dieser Güteklasse müssen Schale und Oberhäutchen normal, unverletzt und sauber sein; die Eier dürfen weder gewaschen noch sonstwie gereinigt und auch nicht bebrütet worden sein.

Weil durch die Poren der Eischale allmählich Luft eindringt und zugleich Wasser nach außen verdunstet, wächst die Luftkammer während der Lagerung des Eies. Deshalb ist die Größe der Luftkammer ein Zeichen für das Alter des Eies. Die Luftkammer darf in Eiern der Klasse A nicht höher als 6 mm sein. Besonders frische Eier, deren Luftkammer zurzeit der Verpackung kleiner als 4 mm ist, dürfen von besonders eingetragenen Packstellen mit einer Banderole als „A-Extra“ gekennzeichnet werden; diese Banderole ist im Handel spätestens zum angegebenen Datum (am 9. Tag nach dem Legen bzw. am 7. Tag nach dem Abpacken) zu entfernen. „A-Extra“-Eier sind im Handel von nur geringer Bedeutung.

Eier der Klasse „B“ oder „für die Industrie bestimmte Eier“ sind haltbar gemachte oder (z. B. wegen Ablaufs des →Mindesthaltbarkeitsdatums) herabgestufte Eier; sie werden vom Einzelhandel nicht angeboten.

Die Eier werden in 10-Gramm-Stufen nach **Gewichtsklassen** sortiert. Die Gewichtsklasse wird auf der Verpackung durch Kennbuchstaben und/oder in Worten gekennzeichnet; zusätzlich darf die jeweilige Gewichtsspanne angegeben werden.

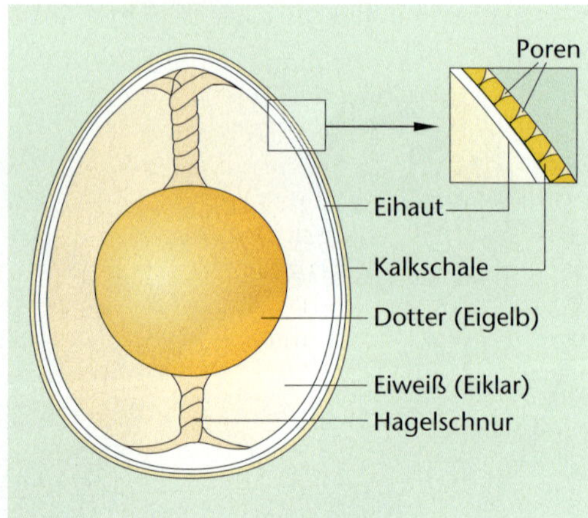

Aufbau eines Hühnereies

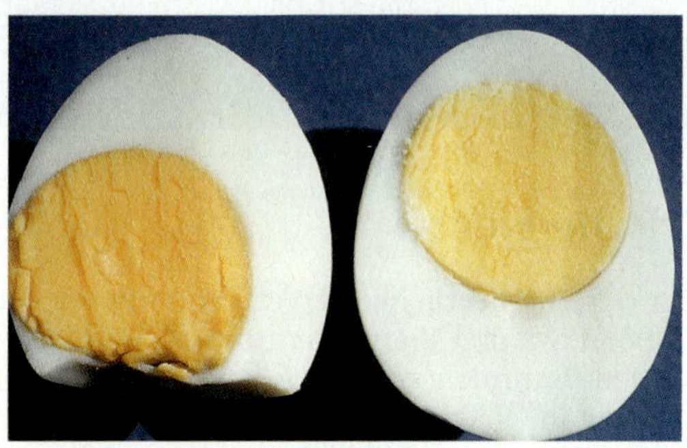
Gekochtes altes Ei Gekochtes frisches Ei

Gewichtsklassen bei Eiern

Gewichtsklasse		Gewicht pro Ei
Kennbuchstabe	**in Worten**	
XL	sehr groß	73 g und darüber
L	groß	63 bis unter 73 g
M	mittel	53 bis unter 63 g
S	klein	unter 53 g

Formen der Legehennenhaltung

In Deutschland gibt es zurzeit über 40 Millionen Legehennen, die in unterschiedlichen Formen gehalten werden.

Bei konventioneller **Käfighaltung** (18 Hennen pro m^2 Käfigfläche, vier Hennen pro Käfig) stehen einer Henne 550 cm^2 zur Verfügung – das entspricht etwa der Fläche eines DIN-A4-Blattes. Die Käfige sind in klimatisierten Ställen in mehreren Etagen übereinander angeordnet. Die Hennen stehen auf Drahtgeflechten, haben weder Nester noch Sitzstangen noch Einstreu und legen die Eier hygienisch einwandfrei auf dem Gitterboden mit Gefälle ab, von wo diese automatisch abrollen. Die Käfighaltung ist in Deutschland nicht mehr zugelassen, wohl aber bis einschließlich 2011 noch in der übrigen EU.

Ein kleiner, aber mit dem Wegfall der Käfighaltung wachsender Anteil der Legehennen wird in Deutschland in **Kleingruppen**käfigen (Volieren) gehalten: Die klimatisierten Käfige haben eine Mindestfläche von 2,5 m^2 und eine Mindesthöhe von 50 cm. Bei einer Bestandsdichte von 24 Tieren je m^2 stehen mindestens 800 cm^2 (bei über 2 kg schweren Tieren 900 cm^2) Fläche pro Huhn zur Verfügung; es gibt Vorgaben, die das Vorhandensein von Nestern, Sitzstangen und Einstreubereich betreffen. Die Hennen leben in überschaubaren Gruppen von bis zu 60 Tieren und haben Bewegungs- und Rückzugsmöglichkeiten. Eier aus Kleingruppenhaltung sind mit der →Erzeugercodierung „3“ (= Käfighaltung) zu kennzeichnen. Immer mehr große deutsche Handelsketten verzichten darauf, Eier mit dem Code „3“ anzubieten.

Auch die **Bodenhaltung** (9 Hennen je m^2 Bodenfläche) erfolgt im klimatisierten Stall. Die Hennen halten sich zu ebener Erde, auf Sitzstangen oder in Legenestern auf. Ein Drittel des Stalls muss mit Stroh oder Hobelspänen bedeckt sein. Mitunter schließt sich an den Stall ein Scharrraum mit Tageslicht und Außenklima an.

Die **Freilandhaltung** (eine Henne pro 4 m^2 Auslauffläche) entspricht am ehesten einer traditionellen Hühnerhaltung (bewachsene Auslauffläche unter freiem Himmel, Zugang zum Stall mit Futter-, Schlaf- und Legeplätzen, Eiablage in Nestern).

Die **ökologische Haltung** gleicht der Bodenhaltung mit geregeltem Auslauf, allerdings sind nur 6 Hennen je m^2 Auslauffläche erlaubt. Das Futter muss ökologisch erzeugt sein und überwiegend aus dem eigenen Betrieb stammen.

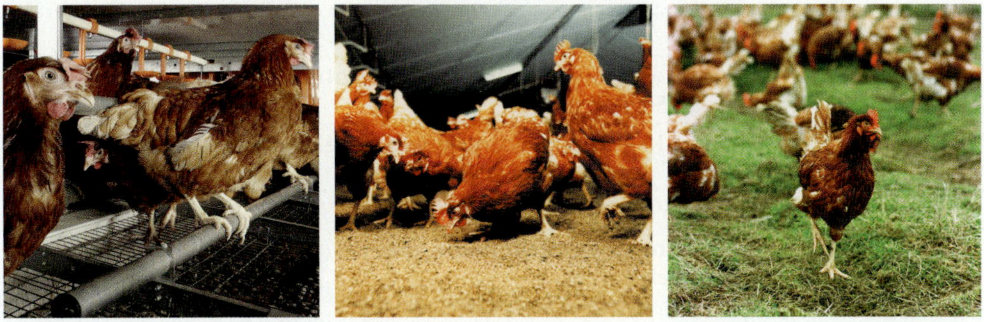

Haltungsformen: Kleingruppen-, Boden-, Freilandhaltung

Eier aus Kleingruppenhaltung zeichnen sich durch sauberere Schalen aus. Problematisch ist bei Eiern aus Freiland- und vor allem aus Bodenhaltung, dass die Legehennen durch Aufpicken von Hühnerkot Keime und Medikamentenreste aufnehmen und dass die Schalen der Eier stark verkeimt sein können. Wenn Verbraucher dennoch Eier aus solchen Haltungsformen nachfragen, dann aus Gründen des Tierschutzes und in der Annahme, dass diese Eier besser schmecken.

Das Eierangebot im Einzelhandel

Etwa 80 bis 90 Prozent der Eier im Einzelhandel entfallen auf die Gewichtsklassen M und L. Der Einzelhandel bietet die von Eierpackstellen gesammelten und sortierten A-Eier in folgenden Formen an:

- lose, auf Horden, nicht eingeschweißt,
- auf Horden bis 36 Eier, in Folie eingeschweißt,
- in Kleinabpackungen zu 4 – 6 – 10 – 12 Eiern.

Die Verpackungen für Eier müssen mit bestimmten **Pflichtangaben** und können mit zusätzlichen **freiwilligen Angaben** gekennzeichnet werden.

Kennzeichnung von Packungen mit Eiern für den Verkauf im Einzelhandel	
Pflichtangaben	
Name oder **Firma** und **Anschrift** des Betriebes, der die Eier verpackt oder die Verpackung veranlasst hat (oder Firma und Anschrift und **Handelsmarke)**	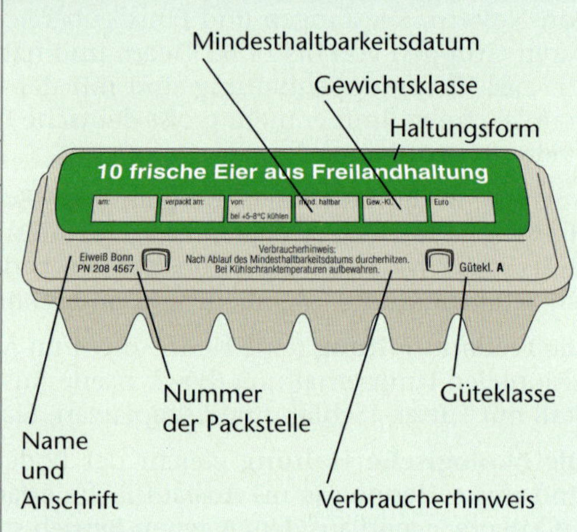
Kennnummer der →**Packstelle**	
→**Güteklasse**	
→**Gewichtsklasse**	
Haltungssystem (Art der →Legehennenhaltung)	
Zahl der verpackten Eier	
→**Mindesthaltbarkeitsdatum** und →**Verbraucherhinweis** „Bei Kühlschranktemperatur aufbewahren – nach Ablauf des Mindesthaltbarkeitsdatums durcherhitzen“	
Freiwillige Angaben	
Codierung	
eine oder mehrere weitere **Angaben zur zusätzlichen Unterrichtung** des Verbrauchers (*regionale Herkunft der Eier; Legedatum*)	
Einzelheiten zu besonderen **Lagerungsbedingungen** (→„Kühldatum“, ab dem die Eier im Handel zu kühlen sind)	
Angaben oder Symbole zur **Verkaufsförderung**	
Angabe zur Art der **Ernährung der Legehennen** *(Getreidefütterung, Fütterung mit Weizen, Fütterung mit Weizen und Hafer)*	

Mit der Kennnummer der Packstelle kann jeder Betrieb in der Europäischen Union, in dem Eier sortiert und verpackt werden, eindeutig identifiziert werden. Die Packstellennummer beginnt mit zwei Kennbuchstaben für das EU-Land, in dem die Eier verpackt wurden – das muss nicht das Erzeugerland sein! –, gefolgt von zwei Ziffern, die Bundesland oder Region angeben. So bedeutet DE 05, dass die Eier in Deutschland, und zwar in Nordrhein-Westfalen, sortiert und verpackt wurden. Die danach folgenden Ziffern bilden die Nummer des Abpackbetriebes.

Pflichtangaben auf dem Ei

Verpackte wie lose verkaufte Eier der Güteklasse A tragen einen aufgestempelten Erzeugercode, aus dem die Art der Legehennenhaltung und die Herkunft des Eies abgelesen werden können. Dieser Code enthält drei Bestandteile: Die erste Ziffer gibt Auskunft über die Haltungsform; die folgenden zwei Buchstaben benennen das Erzeugerland; die nachfolgende Nummer bezeichnet den Erzeugerbetrieb und evtl. den Stall oder Betriebsteil – mit der Folge, dass die Herkunft jedes Eies bis in den Stall zurück verfolgt werden kann. Der Erzeugercode muss auf der Verpackung erläutert werden (bei loser Ware durch Aushang in Nähe der Ware). Öko-Eier müssen mit der Prüfnummer einer unabhängigen Kontrollstelle versehen sein. Die Kennzeichnung eines jeden Eies soll Information und Transparenz bieten und so Sicherheit schaffen; sie gilt nicht für angeschlagene, bebrütete oder gekochte Eier.

Code für das Haltungssystem:
0 = Ökologische Erzeugung
1 = Freilandhaltung
2 = Bodenhaltung
3 = Käfighaltung (Kleingruppenhaltung)

Code des EU-Mitgliedstaates:
(Erzeugerland)
AT = Österreich
BE = Belgien
DE = Deutschland
DK = Dänemark
FR = Frankreich
NL = Niederlande
…

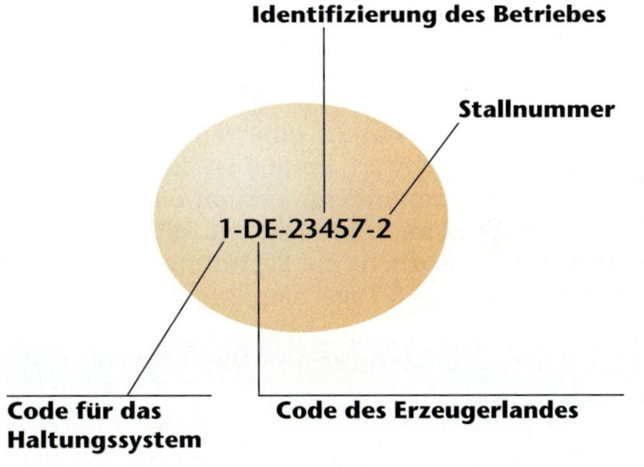

Erzeugercodierung

Aufbewahrungsvorschriften und Frische von Eiern

Eier benötigen nach dem Legen eine **Reifezeit** von etwa drei Tagen. Bei einem gekochten „nestfrischen", also weniger als vier Tage alten Ei lässt sich die Schale nur schwer von der darunter liegenden Schalenmembran lösen. Das Ei braucht eine Minute Kochzeit mehr und schmeckt etwas fade. Auch gelingt bei derart frischen Eiern das Schlagen von Eischnee nicht immer.

Weil sich die Luftblase im Ei während der Lagerung vergrößert, lässt sich die Frische des Eies durch eine **Schwimmprobe** leicht überprüfen: ganz frische Eier bleiben im Wasser flach auf dem Boden liegen, ältere Eier stellen sich auf die Spitze, sehr alte Eier schwimmen sogar.

Auch das **Fließbild** eines aufgeschlagenen Eies zeigt, ob das Ei frisch ist: Bei frischen Eiern sind Dotter wie auch Eiklar hoch gewölbt, bei alten Eiern sind Dotter

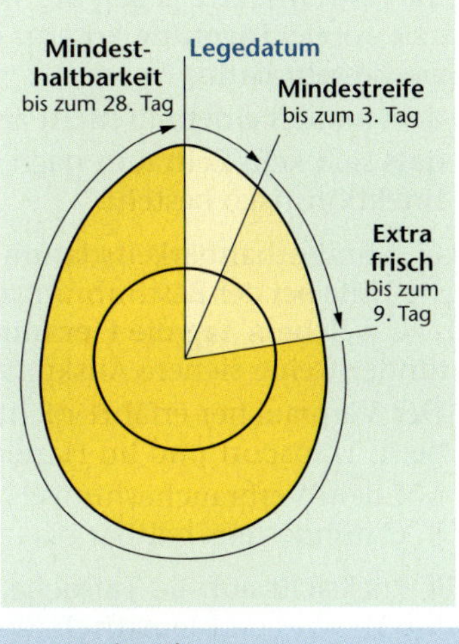

Eier-Frische-Uhr

und Eiklar flach; die Membran des Dotters platzt leicht, das Eiklar breitet sich dünnflüssig aus.

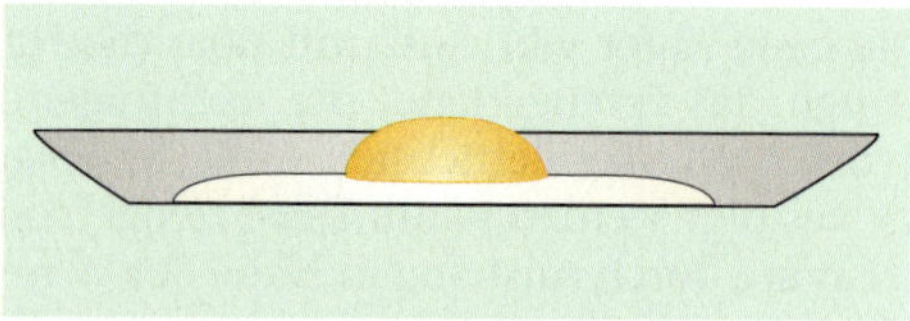
Frisches Ei: hoch gewölbter Dotter

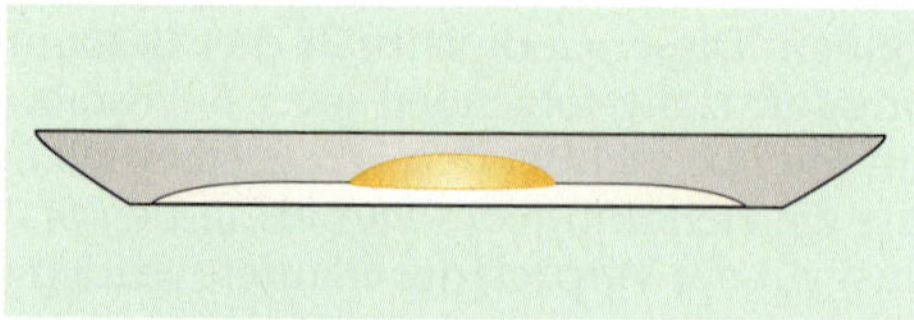
Älteres Ei: flacher Dotter

Im Handel sind frische Eier in sauberen, trockenen, von Fremdgerüchen freien Räumen zu lagern, wobei vom 18. Tag nach Legedatum an eine Temperatur von 5 bis 8 °C einzuhalten ist („Kühldatum"). Die Eier müssen bis zum 21. Tag nach Legedatum verkauft sein. Das erlaubt es dem Verbraucher, die Eier noch mindestens eine Woche zu lagern. Im Haushalt sollten frische Eier bei gleichbleibenden Temperaturen von 5 bis 8 °C – also am besten im Kühlschrank, möglichst geschützt vor Fremdgerüchen – aufbewahrt werden.

Die Feststellung der Frische eines Eies wird Handel und Konsumenten allerdings durch zwei Umstände erschwert: einmal ist die Angabe des Legedatums zwar zulässig, aber nicht vorgeschrieben; zum anderen erlaubt das Verpackungsdatum allein keine sicheren Rückschlüsse, da ein Ei im ungünstigsten Fall 12 Tage vor dem Verpackungsdatum gelegt wurde. Immerhin ermöglicht die Rechnung „Mindesthaltbarkeitsdatum minus 28 Tage" oder „Kühldatum minus 18 Tage" den Rückschluss auf das Legedatum.

Fristen für die Lagerung von Eiern im Handelsbetrieb	
… ab Legedatum	Vorgang
bis zum 9. Tag …	Extra-Frische bei A-Extra-Eiern; danach Entfernung der Banderole
ab dem 18. Tag …	Kühlung der Eier
bis zum 21. Tag …	Verkauf der Eier

Eier sollten nicht zu lange gelagert werden, denn sie können von **Salmonellen** befallen sein, die Lebensmittelvergiftungen verursachen. Je frischer ein Ei ist, desto wirksamer sind seine Abwehrkräfte gegen die Vermehrung der Salmonellen. Durch unsachgemäße *(zu lange, zu warme)* Lagerung kommt es zur beschleunigten Vermehrung der Bakterien. Das Problem besteht darin,

- dass man es einem Ei nicht ansieht, ob es Salmonellen enthält oder nicht, und
- dass sich kein Zeitraum nach dem Legedatum angeben lässt, in dem mit Sicherheit kein Infektionsrisko besteht.

Das „Mindesthaltbarkeitsdatum mit Verbraucherhinweis" bietet nur scheinbar eine verlässliche Hilfe bei der Bestimmung der noch verleibenden Lagerdauer. Das MHD zeigt zwar an, bis zu welchem Tag die Eier mindestens die Güteklasse „A" behalten, aber es gibt aus zwei Gründen keine sichere Auskunft:

- Der Verbraucher erfährt nicht, wie viele Tage nach dem Legen die Eier beim Abpacken, beim Transport und im Handel ungekühlt gelagert wurden.
- Mit dem Verbraucherhinweis ist keine vorgeschriebene Lagertemperatur (etwa: bei 5 bis 8 °C mindestens haltbar bis …) verbunden.

Mit Rücksicht auf die Tatsache, dass Eier überhaupt erst ab dem 18. Tag gekühlt werden müssen, ist es problematisch, dem Verbraucher ein Durcherhitzen der Eier erst nach Ablauf des MHD zu empfehlen (→Verbraucherhinweis).

Insbesondere für Kinder, ältere Menschen, Schwangere und Kranke ist es nicht ratsam, die folgenden Lebensmittel zu verzehren:

- rohe oder
- nicht bei mindestens 70 °C durcherhitzte Eierspeisen *(„weich" gekochte Eier, Spiegeleier mit noch flüssigem Eidotter)* oder
- unter Verwendung von rohen Eiern hergestellte, anschließend nicht durcherhitzte Lebensmittel *(selbst gemachte Mayonnaise, Süßspeisen, Konditoreiwaren und Desserts mit rohem Eischnee wie Tiramisú).*

Eiprodukte

Für Gastronomie und Lebensmittelindustrie werden Eipulver, Eikonzentrat, Eigelee und Tiefkühlei hergestellt. Dabei bezeichnet man als **Vollei** den von der Schale befreiten Inhalt von Eiern (Eiklar und Dotter gemischt). Für die Herstellung von Eiklar- bzw. Eigelberzeugnissen wird der Eiinhalt getrennt. Eiprodukte müssen unter strengsten hygienischen Bedingungen hergestellt, gelagert und verarbeitet werden.

Erzeugnisse aus Eiern

Gekochter **Eierstich** ist ein Erzeugnis aus Eiern, Milch und Gewürzen. Er wird als Dauerkonserve und auch (für die Gastronomie) tiefgefroren angeboten. Bei **Stangenei,** das vor allem in der Gastronomie verwendet wird, handelt es sich um gekochte und anschließend tiefgefrorene Eierrollen, die sich durch ihre zylindrische Form im Gegensatz zu „normalen" gekochten Eiern leicht und verlustfrei weiterverarbeiten lassen (kein Pellen; gleich große Scheiben ohne Endstücke). Stangenei entsteht dadurch, dass in eine doppelwandige Röhre zunächst (in den äußeren Ring) Eiklar eingefüllt und gekocht wird. Sobald es fest ist, wird die innere Röhre herausgezogen und an ihrer Stelle flüssiges Eigelb eingefüllt. Das Ganze wird hart gekocht und schließlich schockgefrostet.

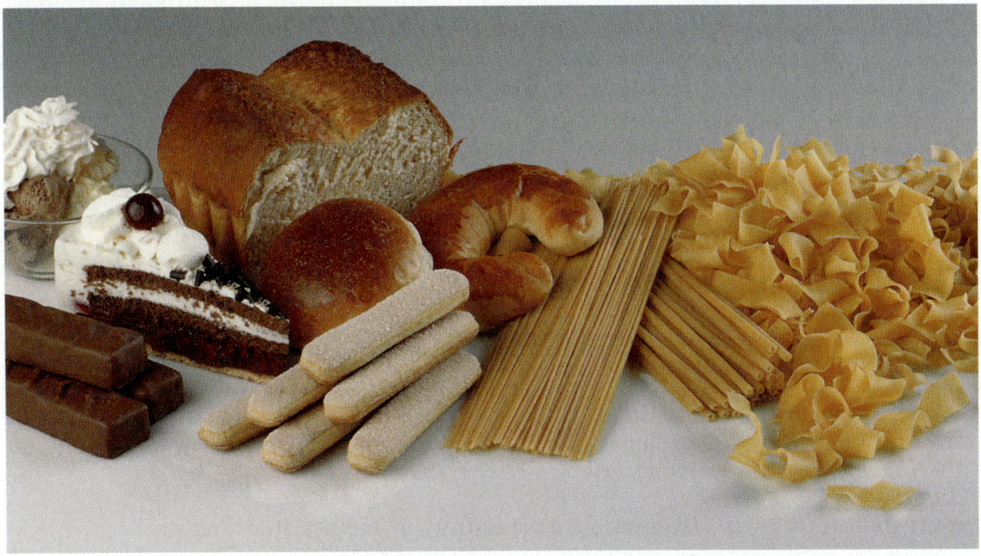

Mit Eiern oder Eiprodukten hergestellte Lebensmittel

Was Verbraucher noch wissen wollen

Warum sind manche Eier weiß und andere braun?

Die Farbe des Eies hängt allein von der Hühnerrasse ab. Die meisten weißen Eier stammen von weißen Leghornhennen, die meisten braunen von braunen Hennen. Bei einigen Rassen färben Pigmente die Eischalen erst wenige Stunden vor dem Legen braun (oder sogar zartgrün). Es gibt auch braun legende weiße und weiß legende braune Rassen. Im Geschmack unterscheiden sich die Eier nicht; allerdings ist die Schale brauner Eier meist dicker. Die eine Hälfte der Verbraucher bevorzugt braune, die andere Hälfte weiße Eier. Manche Verbraucher sind bereit, für braune Eier mehr zu bezahlen, weil sie glauben, diese Eier hätten eine bessere Qualität. Tatsächlich sagt die Schalenfarbe nichts über die Inhaltsstoffe des Eies aus. Bei braunen Eiern sind möglicherweise vorhandene Blutflecke beim Durchleuchten schlechter zu erkennen.

Warum sind Eier verschieden groß?

Die Größe der Eier hängt von der Rasse und von der einzelnen Henne ab. Eine Junghenne legt zu Beginn ihrer Legeperiode sehr kleine Eier. Das Durchschnittsgewicht der Eier steigt innerhalb eines Jahres von 49 auf 66 Gramm. Je größer die Eier werden, desto zerbrechlicher und ungleichförmiger wird ihre Schale.

Ist der Genuss von Eiern schädlich?

Eier enthalten im Dotter den Fettbegleitstoff →Cholesterin. Andererseits stellt der Körper große Mengen eigenes Cholesterin her. Beim gesunden Organismus sorgt ein Regelmechanismus dafür, dass das Nahrungscholesterin kaum Einfluss auf den Blutcholesterinspiegel hat. Gesunde können deshalb selbst entscheiden, wie viele Eier pro Woche sie essen möchten. Personen, die an Gefäßverengung, Herzschäden oder an einem gestörten Regelmechanismus leiden, sollten die Ratschläge ihres Arztes befolgen.

Was bedeuten dunkle Dotter?

Die Dotterfarbe sagt nichts über Geschmack, Nährwert und Zustand des Eies aus; ein blasser oder hellgelber Dotter ist ganz natürlich und unbedenklich. Frei laufende Hennen können dunklere Dotter hervorbringen, wenn sie in ihrem Futter Pflanzen finden, die reichlich Carotinoide (ähnlich dem Möhrenfarbstoff) enthalten. Diese Carotinoide stellen eine Vorstufe des Vitamins A dar, sind in niedriger Dosierung gesundheitlich unbedenklich und werden häufig dem Futter beigemischt, weil Eierkäufer in Deutschland goldgelbe Dotter vorziehen. Die einzige sichere Aussage, die sich anhand der Dotterfarbe machen lässt, ist: Bei blassem Dotter wurden dem Hühnerfutter **keine** Carotinoide beigemengt.

Was sind Doppeldottereier?

Doppeldottereier haben zwei kleinere Dotter. Es handelt sich um die Anlage von Zwillingen; dennoch können sich aus ihnen keine Küken entwickeln. Doppeldottereier sind genauso genießbar und wohlschmeckend wie normale Eier.

Woher rührt gelegentlicher Fischgeschmack?

Wenn ein Ei nach Fisch schmeckt, vermuten Verbraucher, dass im Hühnerfutter Fischmehl enthalten war. Allerdings ist Fischmehl derart teuer, dass es heute kaum noch dem Hühnerfutter zugesetzt wird. Normalerweise liegt der fischige Geschmack eines Eies an einer Stoffwechselstörung im Eierstock oder im Eileiter der Henne.

Warum stellt man nicht die gesamte Erzeugung auf Freilandhaltung um?

Betrachtet man die Preisentwicklung der letzten 60 Jahre, so erscheinen Eier als ein sehr preisstabiles Lebensmittel. Real, d. h. gemessen an der Entwicklung der Einkommen im gleichen Zeitraum, ist der Preis eines Eies also gesunken. Im Jahre 1950 kostete ein Ei etwa 11 ct (22 Pfg.). Bei einem Stundenlohn von 65 ct musste ein Industriearbeiter etwa eine Stunde lang für den Kauf von 6 Eiern arbeiten. Heute kosten Eier, je nach Haltungsform und Anbieter, zwischen 15 und 35 ct. Allerdings arbeitet ein Industriearbeiter heute bei einem Stundenlohn von knapp 19 Euro für den Kauf eines Sechserpacks je nach Sorte und Anbieter nur noch 3 bis 7 Minuten. Möglich wurde dies durch Rationalisierung in Haltung und Fütterung, vor allem aber durch die Zucht leistungsfähigerer Legehennen: ihre jährliche Legeleistung stieg seit 1950 von 120 auf etwa 290 Eier.

Natürlich ist es dennoch möglich, bei der Haltung von Legehennen Gesichtspunkte des Tierschutzes zu berücksichtigen. Voraussetzung ist allerdings, dass die Verbraucher bereit sind, deutlich höhere Preise zu zahlen und den Eierkonsum einzuschränken – wobei zu bedenken ist, dass fast die Hälfte aller Eier für industrielle Zwecke verbraucht wird. Durch ihren großen Flächenbedarf stößt eine artgerechte Freilandhaltung aller Legehennen sehr bald an natürliche und wirtschaftliche Grenzen.

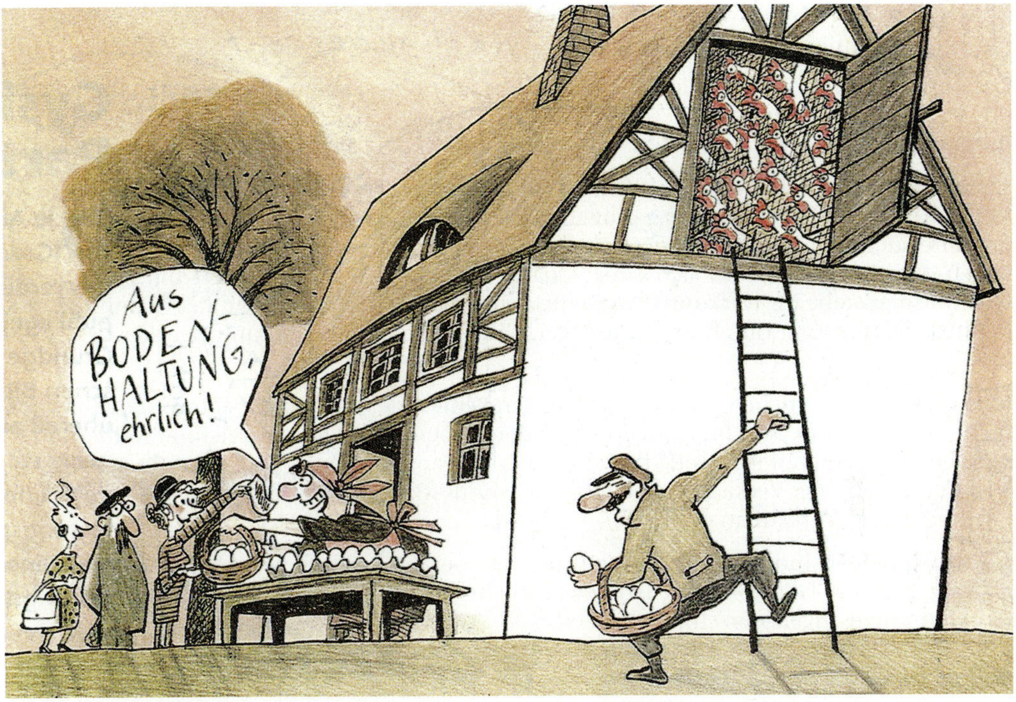

Schmecken Freilandeier besser?

Die verschiedenen Haltungsformen haben keinen Einfluss auf den Geschmack der Eier. Zahlreiche Blindtests haben erwiesen, dass die Testpersonen nicht in der Lage waren, die Haltung der Legehennen aus dem Geschmack der Eier zu bestimmen. Das liegt daran, dass die Geschmacksunterschiede innerhalb einer Haltungsform ähnlich groß sein können wie zwischen Eiern verschiedener Haltungsformen.

Gibt es Tipps für das Kochen von Eiern?

Beim Kochen eines Eies verfestigt sich zuerst das Eiklar (bei etwa 62 °C, erreicht nach 4–5 Minuten Kochzeit). Der Dotter gerinnt später (bei 65 bis 70 °C, erreicht nach 6–7 Minuten). Nach 10 Minuten sind Eiklar und Dotter (schnitt-)fest.

Weniger als 6–7 Minuten zu kochen empfiehlt sich nicht wegen der Gefahr, an einer Salmonellose zu erkranken. Erst wenn der Dotter verfestigt ist, besteht keine Infektionsgefahr mehr (aus demselben Grund werden Spiegeleier sicherheitshalber von beiden Seiten gebraten).

Eier länger als 10 Minuten zu kochen empfiehlt sich ebenfalls nicht, weil dann das Eiklar zäh wird und sich um den Dotter ein grünlich-grauer Rand bildet. Das ist zwar gesundheitlich unbedenklich, sieht aber nicht schön aus und riecht nicht gut – nämlich nach Schwefel.

Vom Abschrecken gekochter Eier ist aus zwei Gründen abzuraten:

- es reduziert die Haltbarkeit. Während nicht-abgeschreckte hartgekochte Eier bei intakter Schale auch bei Raumtemperatur mehrere Wochen lang gelagert werden können, halten sich abgeschreckte Eier bei Raumtemperatur nur etwa 3 Tage, gekühlt eine Woche lang;
- das Abschrecken erleichtert das „Pellen“ nicht. Wer sich das Pellen erleichtern will, verwendet Eier nicht „nestfrisch“, sondern erst nach einer Reifungszeit von 4 Tagen nach dem Legedatum.

Ostereier zu allen Jahreszeiten?

Gefärbte Eier kann man mittlerweile das ganze Jahr über kaufen. Da die harzhaltige Farbe die Schale recht gut versiegelt, darf man eigentlich eine wochenlange, bei Kühlung sogar monatelange Haltbarkeit erwarten, sofern die Schale keine Sprünge oder Löcher aufweist.

Tatsächlich hat sich bei Untersuchungen erwiesen, dass das für die bunten Eier angegebene Mindesthaltbarkeitsdatum oft zu großzügig bemessen war mit der Folge, dass 10 bis 20 % der untersuchten Eier Mängel bei Geruch und Geschmack zeigten, verkeimt oder verdorben waren. Inzwischen bemüht sich eine „Qualitätsgemeinschaft bunte Eier“ um einheitliche Qualitätsmaßstäbe für Herkunft, Produktion und Deklaration gefärbter Eier, damit die Verbraucher, unterstützt durch ein Gütesiegel, Güte, Frische und Herkunft der Eier besser beurteilen können.

In gewerblichen Betrieben gefärbte Eier müssen keinen Herkunftsstempel tragen (der ja auch nicht sichtbar wäre), aber im Übrigen wie andere Lebensmittel gekennzeichnet werden – u. a. mit dem Hinweis „mit Farbstoff“ bzw. mit Zutatenliste, mit Name und Anschrift des Herstellers, Verpackers oder Verkäufers und mit dem Mindesthaltbarkeitsdatum auf der Verpackung (oder bei losem Verkauf an der Ware).

Gefärbte Bio-Eier sind nach der EU-Verordnung über Zusatzstoffe in Biolebensmitteln nicht zulässig, weil die Farbstoffe, die bei gewöhnlichen gefärbten Eiern verwendet werden, bei Bio-Eiern nicht zugelassen sind.

Wenn Sie weiterlesen wollen

Schwerpunktthema Huhn, in: Slow Food – Genießen mit Verstand, Heft 02–2009, S. 38–40, 52–56: Eier;

Auswertungs- und Informationsdienst für Ernährung, Landwirtschaft und Forsten (aid) e. V. (Hrsg.), Eier. Nr. 1069. Bonn 2008[12];

Roux, Michel, Eier. Neustadt/Weinstraße 2007;

Grimm, Hans-Ulrich, Die Entfremdung der Henne vom Ei. In: Klink, Vincent, und Stephan Opitz (Hrsg.), Cotta's kulinarischer Almanach 1998 / 99. Stuttgart 1997, S. 77–87;

Zimmer, Dieter E., Hühner – Tiere oder Eiweißmaschinen? Reinbek bei Hamburg 1983.

2 Milch und Milcherzeugnisse

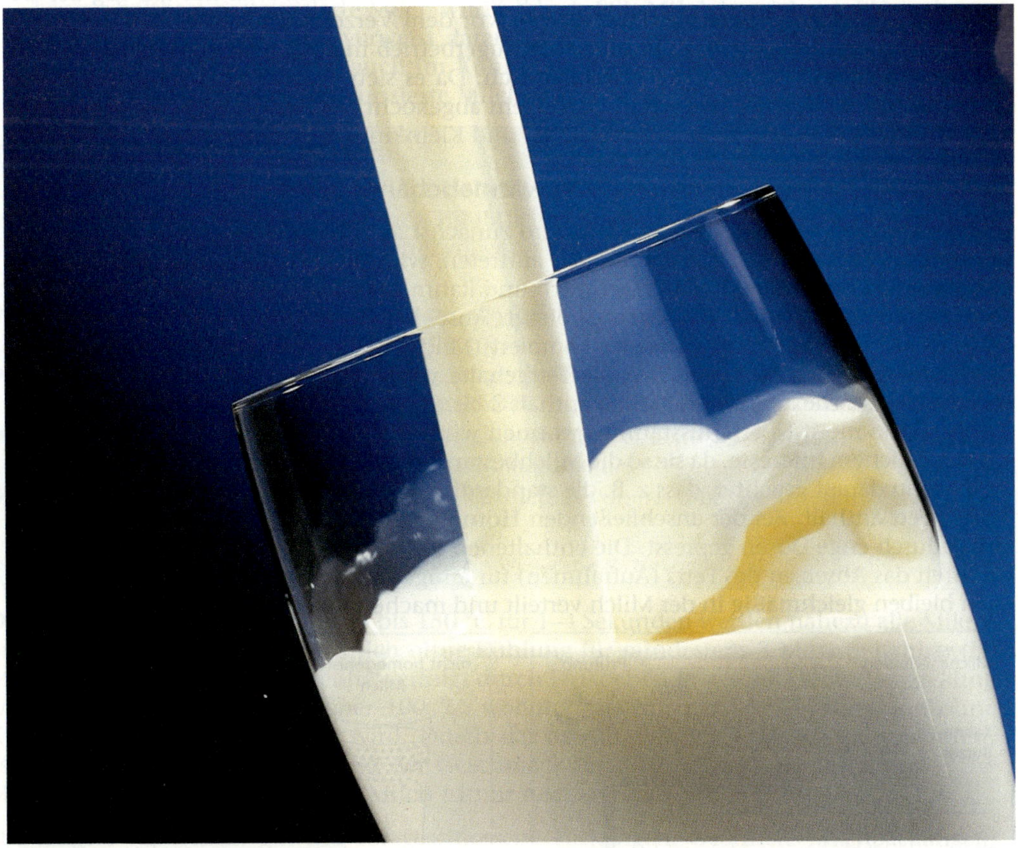

Milch

Milch ist ein hochwertiges Lebensmittel, weil sie fast alle →Nährstoffe enthält, die Erwachsene, Heranwachsende und vor allem Kinder zum Leben brauchen:

- sie ist reich an biologisch hochwertigem Eiweiß,
- sie enthält viele Vitamine (insbesondere B_2 und B_{12}) und Mineralstoffe (vor allem Calcium),
- der in ihr enthaltene Milchzucker (Lactose) fördert die Entwicklung und Erhaltung einer gesunden Darmflora und begünstigt die Aufnahme des Calciums durch die Darmwand.

Unter „Milch" versteht man üblicherweise Kuhmilch. Die Milch anderer Milchtiere *(Ziegen, Schafe, Stuten, Esel, Kamele, Büffel)* muss entsprechend gekennzeichnet werden. Ein kleiner Teil der Milch wird von den Erzeugern ab Hof verkauft oder selbst weiterverarbeitet. Der weitaus größte Teil der erzeugten Milchmenge wird an die Molkereien geliefert. Davon wird etwa ein Viertel zur Herstellung von Konsummilch, Sahne, Sauermilch und Milchmischgetränken verwendet; drei Viertel werden zu Kondensmilch, Milchpulver, →Käse und →Butter verarbeitet. Insgesamt wurden (2007) 95 l Milch pro Kopf der Bevölkerung verbraucht.

Milcherzeugnisse

Durch Verarbeitung von Milch oder Milchbestandteilen entstehen Milcherzeugnisse in kaum zu übersehender Vielfalt. Grundsätzlich ist zu unterscheiden nach Standardsorten, deren Beschaffenheit genau festgelegt ist, und den in der Verordnung über Milcherzeugnisse nicht genannten Gruppenerzeugnissen (vor allem *Fruchtjoghurterzeugnisse).* Für deren Herstellung bestehen Spielräume, sodass sich Gruppenerzeugnisse von den Standardsorten z. B. hinsichtlich der Wärmebehandlung, der Verwendung besonderer Mikroorganismenkulturen, des Zusatzes von Sahne oder Milcheiweiß oder des Zusatzes von Stärke, Speisegelatine und anderen Dickungsmitteln unterscheiden.

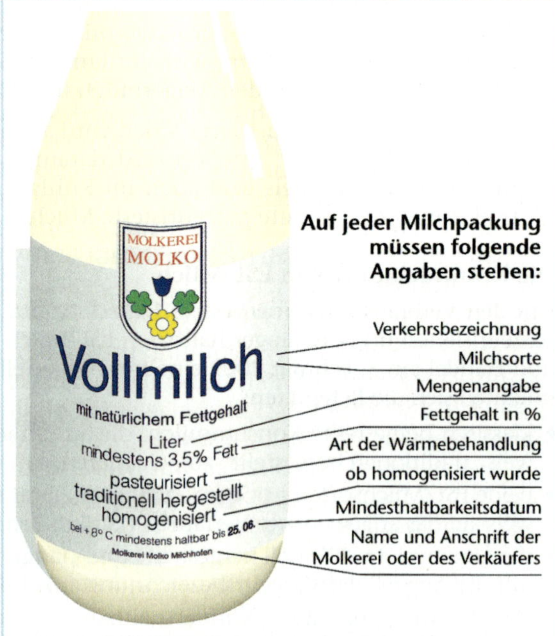
MOLKEREI MOLKO
Vollmilch
mit natürlichem Fettgehalt
1 Liter
mindestens 3,5% Fett
pasteurisiert
traditionell hergestellt
homogenisiert
bei + 8° C mindestens haltbar bis 25.06.
Molkerei Molko Milchhofen
Auf jeder Milchpackung müssen folgende Angaben stehen:
Verkehrsbezeichnung
Milchsorte
Mengenangabe
Fettgehalt in %
Art der Wärmebehandlung
ob homogenisiert wurde
Mindesthaltbarkeitsdatum
Name und Anschrift der Molkerei oder des Verkäufers
Milchpackung mit Kennzeichnung der Behandlung

Gesäuerte Milcherzeugnisse *(Sauermilch/Dickmilch einschließlich Crème fraîche, Joghurt, Kefir, Buttermilch und aus diesen hergestellte Erzeugnisse)* sind wegen ihres frischen Geschmacks und ihrer verdauungsfördernden Wirkung sehr beliebt. Sie werden aus Milch mit unterschiedlichem Fettgehalt unter Zugabe verschiedener Milchsäurebakterien-Kulturen hergestellt. An der Gärung von Kefir sind auch Hefen beteiligt, wodurch der verzehrfertige Kefir eine geringe Menge Alkohol und Gärungskohlensäure (mitunter an einer Wölbung des Deckels erkennbar) enthält und besonders erfrischend schmeckt.

Sahneerzeugnisse *(Kaffeesahne, Schlagsahne)* werden aus dem Rahm der Milch hergestellt. Günstig für eine gute Schlagfähigkeit und einen guten „Stand" der Sahne sind Fettgehalte über 30 %. Bei wärmebehandelten, verhältnismäßig lange haltbaren Sahneerzeugnissen *(H-Schlagsahne)* darf als Stabilisator Carrageen (E 407) eingesetzt werden. Dieser soll verhindern, dass sich durch Aufrahmen ein störender Fettpfropfen bildet. Versehentlich sauer gewordene Sahne und Kaffeesahne dürfen nicht als saure Sahne verkauft werden.

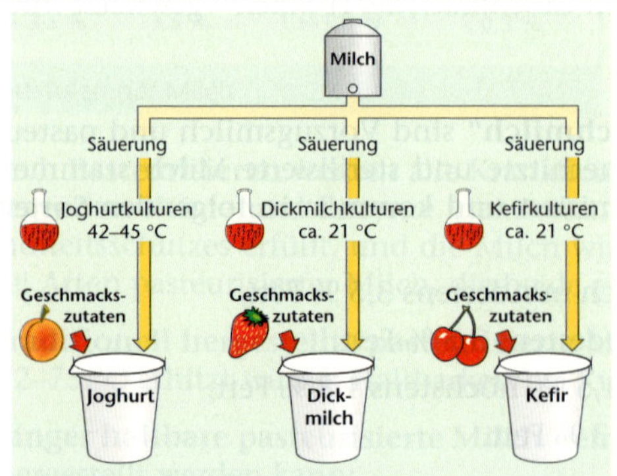

Sauermilcherzeugnisse

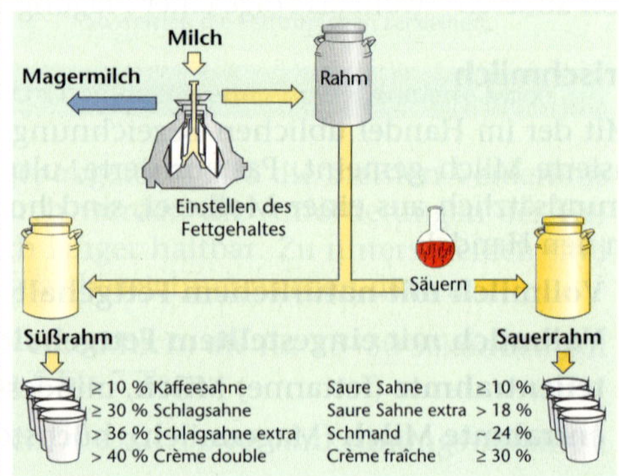

Sahneerzeugnisse

Kondensmilcherzeugnisse werden nach Einstellen des Fettgehaltes im Vakuum eingedampft (evaporiert), wobei die Milch auf etwa die Hälfte ihres ursprünglichen Volumens eindickt, und anschließend in der keimdichten Packung (Weißblechdosen, Glasflaschen, Weichpackungen, Kunststoffkännchen oder Portionspackungen) sterilisiert. In Deutschland wird vor allem ungezuckerte Kondensmilch angeboten; kleine Mengen gezuckerte Kondensmilch kommen in Tuben in den Handel und werden z. B. zum Backen, Kochen oder als Brotaufstrich verwendet. Außerdem werden gezuckerte Kondensmilcherzeugnisse mit Aroma *(Amaretto, Vanille)* angeboten.

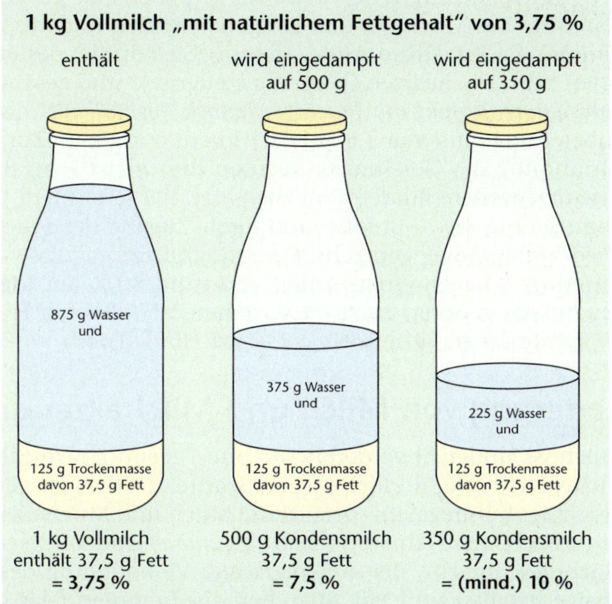

Milch und Kondensmilcherzeugnisse

Molkenerzeugnisse *(Molke, Molkensahne)* werden aus Molke hergestellt, die bei der Käseherstellung anfällt und nach Abscheiden des Käsebruchs und des Fetts aus der geronnenen Milch deren wasserlösliche Bestandteile enthält. Süße oder saure Molkengetränke gibt es u. a. in Reformhäusern. Sauermolke enthält wesentlich mehr →Calcium als Süßmolke.

Ausgewählte Milcherzeugnisse – Standardsorten	
Standardsorten	**Fettgehalt in % mindestens (*höchstens)**
Gesäuerte Milcherzeugnisse:	
reine Buttermilch, Buttermilch	1*
Sauermilch, Dickmilch; Joghurt; Kefir (auch „mild")	3,5
fettarme Sauermilch, fettarme Dickmilch; fettarmer Joghurt; fettarmer Kefir (auch „mild")	1,5 (1,8*)
entrahmte Sauermilch, entrahmte Dickmilch; Magermilchjoghurt, Magermilchkefir (auch „mild")	0,3*
saure Sahne, Sahnedickmilch; Sahnejoghurt, Sahnekefir (auch „mild")	10
Crème fraîche	30
Sahneerzeugnisse:	
Kaffeesahne = Kaffeerahm (auch als H- oder sterilisiertes Erzeugnis)	10
Schlagsahne = Schlagrahm (auch als H- oder sterilisierte Sahne)	30
Kondensmilcherzeugnisse:	
Kondensmilch mit hohem Fettgehalt = kondensierte Kaffeesahne	15
Kondensmilch = kondensierte Vollmilch	7,5
teilentrahmte Kondensmilch	1 (7,5*)
Kondensmagermilch = kondensierte Magermilch	1*

Milchmischerzeugnisse *(Getränke, Joghurt)* gibt es als Standardsorten und Gruppenerzeugnisse aus Milch der drei Fettgehaltsstufen und aus bis zu 30 % anderen Lebensmitteln *(Früchte, Zucker, Kakao, Malz, Aromen)*. Sie können pasteurisiert, ultrahocherhitzt oder sterilisiert sein. Die meisten Gruppenerzeugnisse sind gesäuert *(Fruchtjoghurt, Joghurt mit Fruchtzubereitung, Joghurt mit Fruchtgeschmack, Joghurt mit ...geschmack)*. Ein Joghurt mit Fruchtzubereitung muss nur 3,5 % Frischfrucht enthalten. Zur Milderung der Fruchtsäure und zur Abrundung des Geschmacks werden ihm meist 7 bis 8 % Zucker, außerdem Stärke, Gelatine und weitere Bindemittel zugesetzt. Bei fettarmem Joghurt wird die zunächst erreichte Reduzierung des →Brennwerts durch Zugabe der Fruchtzubereitung zumindest teilweise wieder rückgängig gemacht. Fruchtjoghurterzeugnisse – gerührt oder mit der Zubereitung unterlegt – haben einen Anteil von rund 80 % am Joghurtabsatz. Zu den Milchmischerzeugnissen gehören auch die zunehmend beliebten Frühstücksdrinks und die →pre- und →probiotischen Fitnessdrinks (→Functional Food).

Lagerung von Milch und Milcherzeugnissen

Milch ist ein leicht verderbliches und gegenüber Umgebungseinflüssen (Wärme, Fremdgerüche, Licht) empfindliches Lebensmittel. Licht – vor allem das Licht aus Leuchtstoffröhren (auch der Kühlregale!) – beeinflusst Milch und Milcherzeugnisse besonders ungünstig, denn es mindert den Nährstoffgehalt *(Vitamine)* und verursacht außerdem den unangenehmen „Lichtgeschmack“, der auf oxidativer Veränderung des Milchfetts beruht. Lichtundurchlässige Behälter und Milchflaschen aus braunem Glas sind vorzuziehen, lichtdurchlässige Flaschen und Schlauchbeutel sollten ohne direkte Lichteinwirkung gelagert werden.

Milch und Milcherzeugnisse, die nicht wärmebehandelt oder lediglich pasteurisiert sind, müssen kühl aufbewahrt werden. Für die mögliche Dauer der Lagerung ungeöffneter Packungen gibt das Mindesthaltbarkeitsdatum einen Anhaltspunkt; geöffnet halten sich diese Waren noch ein bis drei Tage.

Bei pasteurisierter Milch wird das Mindesthaltbarkeitsdatum mit einem Zusatz versehen:

- „gekühlt mindestens haltbar bis ...“, wobei eine Lagertemperatur von höchstens +8 °C angenommen wird;

bei Vorzugsmilch tritt an die Stelle des MHD ein Verbrauchsdatum:

- „Rohmilch – verbrauchen bis ... – aufbewahren bei höchstens +8 °C“.

Ungeöffnete Packungen mit ultrahocherhitzter oder sterilisierter Milch können entsprechend dem Mindesthaltbarkeitsdatum ohne Kühlung gelagert werden. Wenn die Packungen einmal geöffnet sind, müssen auch diese kühl gelagert und rasch verbraucht werden, denn sie verderben schnell und ohne wahrnehmbare Säuerung.

Kennzeichnung und Haltbarkeit pasteurisierter und ultrahocherhitzter Milch			
Art der Wärmebehandlung	**Verfahren**	**Bezeichnung**	**Haltbarkeit (ungeöffnet)**
Pasteurisierung	15–30 Sekunden bei 72–75 °C erhitzt (klassisch)	pasteurisiert, traditionell hergestellt *(frisch)*	5 bis 7 Tage, gekühlt bei + 8 °C
	Mikrofiltration der Molke; Erhitzen des Rahms: 1–4 Sekunden bei 104–108 °C (ESL-Milch)	pasteurisiert, länger haltbar, mikrofiltriert *(frisch)*	21 bis 24 Tage gekühlt bei + 8 °C
	Hocherhitzung: 1–3 Sekunden bei 127 °C (ESL-Milch)	pasteurisiert, länger haltbar, hocherhitzt *(frisch)*	
Ultrahocherhitzung	H-Milch, ultrahocherhitzt	H-Milch, ultrahocherhitzt	3 bis 6 Monate, ungekühlt

Quelle: Selbstverpflichtung zur Kennzeichnung von Konsummilch vom 31. Januar 2009

Was Verbraucher noch wissen wollen

Warum bildet sich auf gekochter Milch eine Haut?

Durch das Erhitzen der Milch gerinnt Eiweiß und setzt sich als Haut auf der Oberfläche ab. Die Haut besteht also nicht aus Fett.

Ist das „Aufrahmen" von Milch ein Qualitätszeichen?

Bei nicht homogenisierter Milch (*Rohmilch, Vorzugsmilch* und lediglich pasteurisierter *Biomilch*) rahmt das Fett rasch auf. Manche Verbraucher betrachten das als Qualitätshinweis („Naturbelassenheit"). Allerdings:

- Es ist bei den heutigen Lebens- und Ernährungsgewohnheiten zumindest fraglich, ob Fett weiterhin als qualitätsbestimmender und Wert gebender Faktor eines Nahrungsmittels anzusehen ist – bei Wurst und zunehmend auch bei Käse ist diese Vorstellung längst aufgegeben worden.
- Bei homogenisierter Milch ist das Milchfett zwar mit dem bloßen Auge nicht sichtbar, aber fein verteilt dennoch vorhanden.

Anders ist das Aufrahmen bei homogenisierter Milch zu betrachten: Wenn das Homogenisieren schon mehrere Tage zurückliegt, rahmt die Milch allmählich wieder auf. Somit ist der von den Konsumenten womöglich erfreut wahrgenommene Fettpfropf eher ein Zeichen für Überlagerung der Milch. Das Homogenisieren liegt somit im Interesse des Handels, denn es erschwert Rückschlüsse auf das Alter der Milch.

Soll man Rohmilch aufkochen oder gleich Vollmilch kaufen?

Manche Verbraucher kaufen Rohmilch (ab Hof) und Vorzugsmilch (im Handel), um ein frisches, naturbelassenes Nahrungsmittel zu erwerben, und verlassen sich auf die strengen Anforderungen, die für Gewinnung und Vertrieb unbehandelter Milch gelten. Wie die Erfahrung zeigt, kann es jedoch durch menschliches Versagen oder technische Pannen zu gesundheitlichen Risiken (Gefahr von schweren Infektionen) kommen, die sich nicht völlig ausschalten lassen. Wer dieser Gefahr begegnen will und unbehandelte Milch kurz aufkocht, bekommt ein hygienisch einwandfreies Nahrungsmittel – das aber bei den im Haushalt üblichen Kochverfahren stärker hitzegeschädigt ist als pasteurisierte oder ultrahocherhitzte Milch. Insofern ist pasteurisierte Milch eine günstige Alternative zu aufgekochter Rohmilch, da der Geschmack weniger beeinträchtigt wird und Eiweiß und Vitamine besser erhalten bleiben.

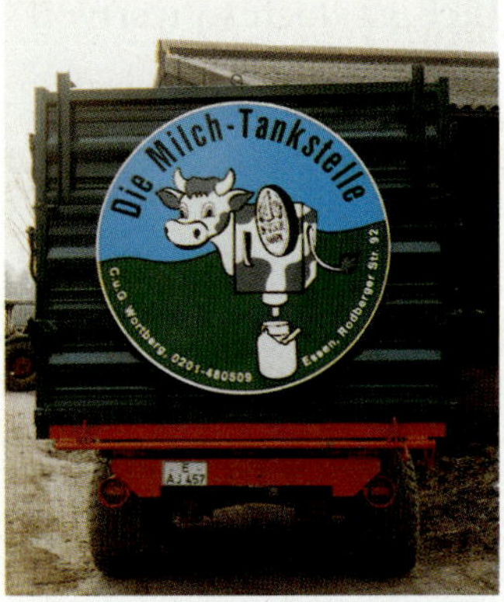

Milchtankstelle am Großstadtrand

Warum gibt es so wenig Roh- und Vorzugsmilch?

Häufig bleibt gar keine Wahl zwischen wärmebehandelter und unbehandelter Milch, denn eine Vollversorgung der Bevölkerung mit unbehandelter Milch ist aus hygienischen und wirtschaftlichen Gründen nicht möglich – zu groß wäre der Aufwand, der auf allen Stufen dafür getrieben werden müsste. Nicht nur der Handel, sondern auch die meisten Haushalte sind im Gegenteil an einer Milch interessiert, die problemlos zu handhaben ist. Folge davon ist z. B.,

- dass ultrahocherhitzte Milch (H-Milch), weil sie keine Kühlung braucht und wochenlang gelagert werden kann, die Regale erobert hat – als ob es in Deutschland keine funktionierenden Kühlketten und keine mit Kühlschränken ausgestatteten Haushalte gäbe;
- dass Frischmilch mit verlängerter Haltbarkeit (ESL-Milch) schon sechs Jahre nach der Markteinführung mindestens 75 % des gesamten Frischmilchmarktes in Deutschland umfasst (2009).

Warum ist Kuhmilch als Säuglingsnahrung ungeeignet?

Kuhmilch ist naturgemäß ideal auf die Bedürfnisse des Kalbs zugeschnitten und unterscheidet sich erheblich von der Frauenmilch. Auch die – früher empfohlene – Dreiviertel- oder Halbmilch entspricht nicht den Bedürfnissen des Säuglings. Bei Verwendung von Rohmilch (auch Vorzugsmilch) kommt die Gefahr bakterieller Infektionen hinzu.

Deshalb wird – jedoch nur falls nicht gestillt werden kann – industriell hergestellte →Säuglingsnahrung empfohlen. Diese ist in ihrer Zusammensetzung der Frauenmilch und den Bedürfnissen des Säuglings weitgehend angepasst. Das verwendete Milchpulver wird auf schonende Weise hergestellt, sodass die Nährstoffe (vor allem das Milcheiweiß) möglichst wenig verändert werden.

Was bedeutet die Unterscheidung von links- und rechtsdrehender Milchsäure?

Rechtsdrehende oder L(+)-Milchsäure entspricht der auch im menschlichen Körper gebildeten, von der Leber leicht umzusetzenden Form; linksdrehende oder D(–)-Milchsäure dagegen galt früher als wenig vorteilhaft, da bei Verzehr großer Mengen gesäuerter Milchprodukte *(Joghurt)* wegen der langsameren Umsetzung eine Übersäuerung des Blutes befürchtet wurde. Deshalb wurde empfohlen, möglichst wenig Milchprodukte mit linksdrehender Milchsäure zu verzehren und zu neuentwickelten Sorten mit rechtsdrehender Milchsäure zu greifen. Wie neuere Untersuchungen ergeben haben, beruhen diese Empfehlungen auf einer Fehleinschätzung der verträglichen Zufuhrmengen für D(–)-Milchsäure; sie sind damit gegenstandslos – mit der Einschränkung, dass die Diätverordnung bei Lebensmitteln, die D(–)-Milchsäure enthalten, den Hinweis „nicht für Säuglinge in den ersten drei Lebensmonaten verwenden" vorschreibt.

Milch ist doch so wertvoll – wie kommt es, dass es Menschen gibt, die Milch nicht vertragen?

Milch ist von Natur aus als Nahrung für die Nachkommenschaft von Säugern vorgesehen und entspricht den Bedürfnissen der jeweiligen Art in den ersten Lebensmonaten in idealer Weise. Daher gibt es sehr große Unterschiede in der Zusammensetzung der Milch verschiedener Säuger mit der Folge, dass Menschen nicht jede Milch vertragen. So treten z. B. vor allem bei Kindern Reaktionen auf, deren Ursache die Eiweißstoffe der Milch sind *(Kuhmilchallergie)*. Im Erwachsenenalter kommt es dagegen nicht selten zu einer Milchzucker-Unverträglichkeit (Lactose-Intoleranz). Eine solche tritt bei Verzehr von Milch jeglicher Tierart auf und besteht, mit Unterschieden je nach Erdteil und Hautfarbe, bei über der Hälfte der Weltbevölkerung: 5–15 % der mitteleuropäischen und nordamerikanischen Bevölkerung, 20–40 % der Bevölkerung in Südeuropa, 70–100 % der Bevölkerung Asiens und der schwarzen Bevölkerung Afrikas und Amerikas vertragen Milch nur schlecht oder gar nicht und reagieren auf den darin enthaltenen Milchzucker mit Bauchkrämpfen und Durchfällen. Diese Unverträglichkeit ist darauf zurückzuführen, dass der Organismus die Produktion des Milchzucker spaltenden Enzyms Lactase nach der Kindheit weitgehend eingestellt hat. Für diese Personen sind Sauermilchprodukte bekömmlicher, weil hier der Milchzucker weitgehend zur Milchsäure abgebaut wurde. Auffällig ist: bei im Übrigen ausgewogener Ernährung können Bevölkerungen *(Chinesen, Japaner)*, die wegen Milchzuckerunverträglichkeit keine Milch zu sich nehmen, ohne jene Mangelerscheinungen *(Osteoporose)* leben, denen vorzubeugen eigentlich der Milch zugeschrieben wird.

Wenn Sie weiterlesen wollen

Schwerpunktthema Milch. In: Slow Food Magazin, Heft 3/2010;
Auswertungs- und Informationsdienst für Ernährung, Landwirtschaft und Forsten (aid) e.V. (Hrsg.), Milch und Milcherzeugnisse. Nr. 1008. Bonn 2008[17];

Harris, Marvin, Wohlgeschmack und Widerwillen. Die Rätsel der Nahrungstabus. Stuttgart 2005[4], Kapitel „Milch: Lust und Ekel".

3 Käse

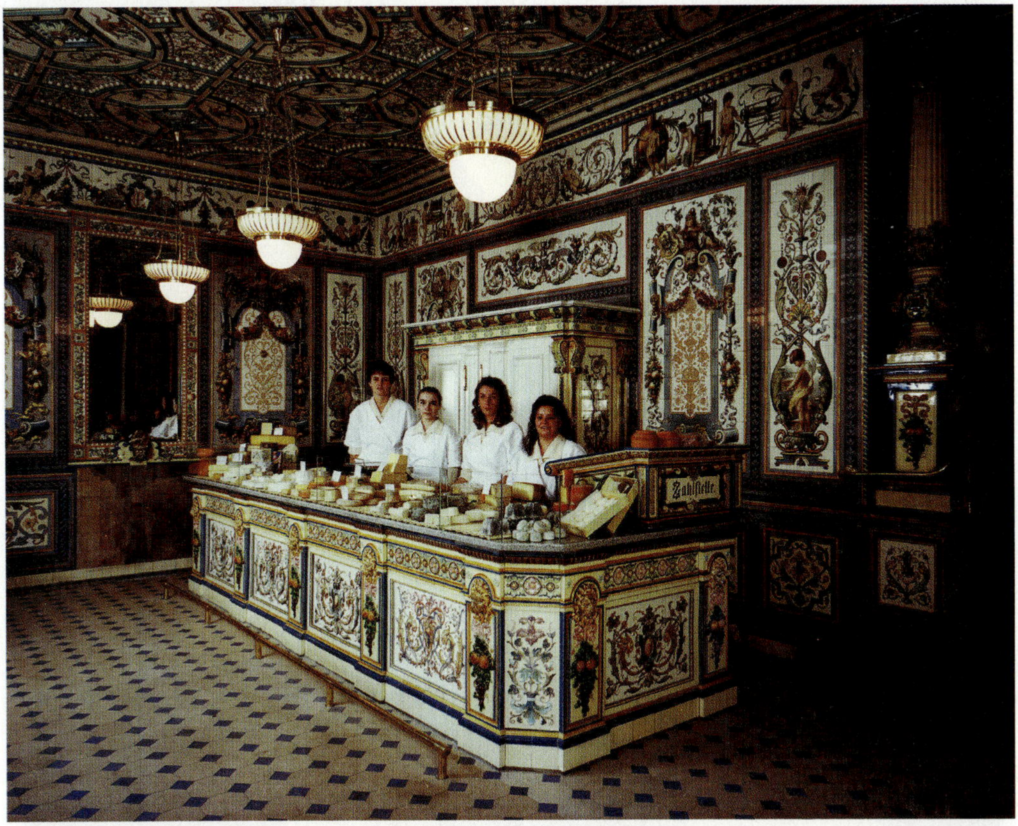

In Europa gibt es mehrere tausend Käsesorten, hergestellt in Sennhütten, Hofkäsereien oder Molkereien. Nach Aussehen, Geschmack und Konsistenz sind sie unterschiedlich wie die Landschaften, aus denen sie kommen. Gemeinsam ist ihnen aber:

- Als einziger Rohstoff wird Milch verwendet – deshalb ist Käse ein wichtiger Lieferant von Calcium und Vitaminen, sein Eiweiß ist hochwertig und leicht verdaulich.
- Die Milch muss zunächst zum Gerinnen gebracht werden („Dicklegen").

Die individuellen Eigenheiten der vielen Käsesorten haben mehrere Ursachen:

- die Art der verwendeten Milch (Kuhmilch, seltener Ziegen- und Schafsmilch, bei ausländischen Käsesorten auch Büffel-, Stuten- und Eselsmilch);
- die Eigenschaften der verwendeten Milch (abhängig u. a. von der jeweiligen Zusammensetzung und Aufbereitung des Futters in unterschiedlichen Landschaften und Klimazonen, von den Haltungssystemen und von den Milchviehrassen);
- unterschiedliche Dicklegungsverfahren (Labkäse, Sauermilchkäse) und Reifezeiten *(Frischkäse, Weichkäse, Schnittkäse, Hartkäse);*
- die Zugabe von Salz, unterschiedlichen Bakterien- und/oder Pilzkulturen, Milben.

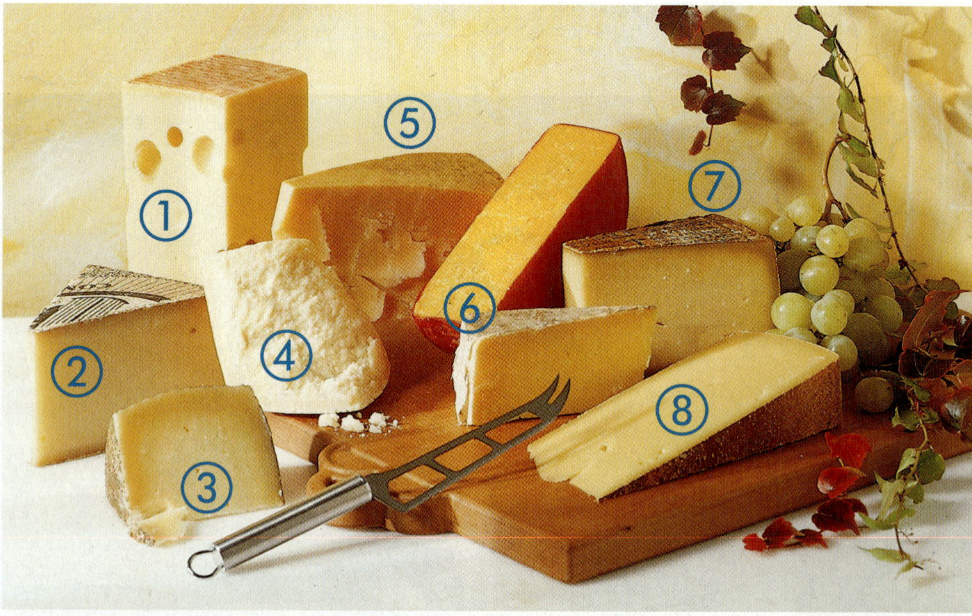

Hartkäse: ① Emmentaler (CH, D, F), ② (Gruyère de) Comté (F), ③ Manchego (E), ④ Parmigiano Reggiano/Parmesan (I), ⑤ Sbrinz (CH), ⑥ Cheddar, natur und gefärbt (GB), ⑦ Greyerzer (CH), ⑧ Bergkäse (D).

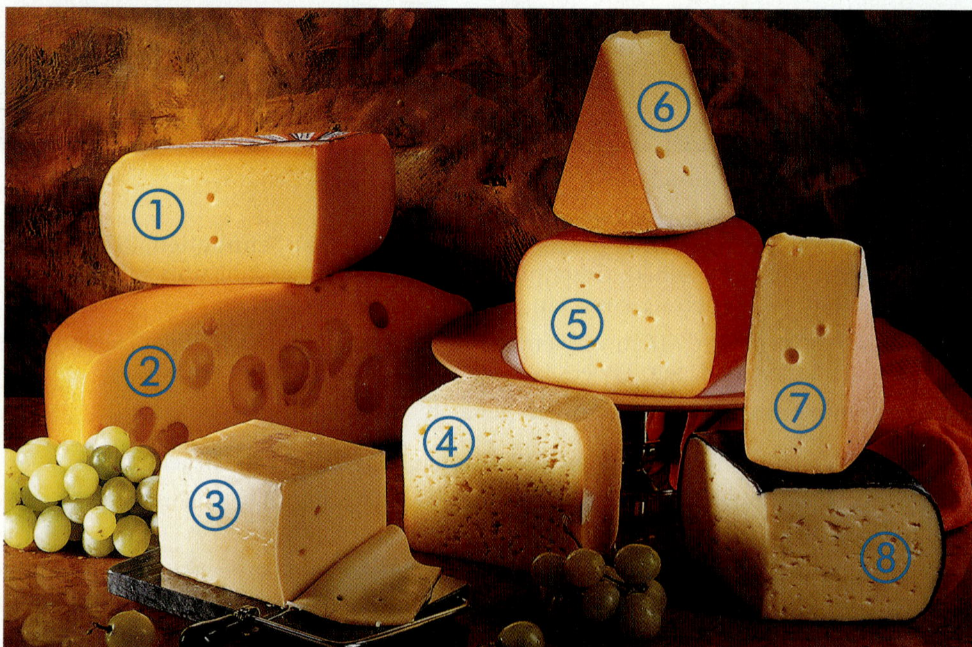

Schnittkäse: ① Gouda, mittelalt (NL, D, F, B), ② Maasdamer (NL), ③ Danbo (DK), ④ Tilsiter (D, DK), ⑤ Edamer (NL, D), ⑥ Appenzeller (CH), ⑦ Raclettekäse (CH, F), ⑧ Pyrenäenkäse (F, E)

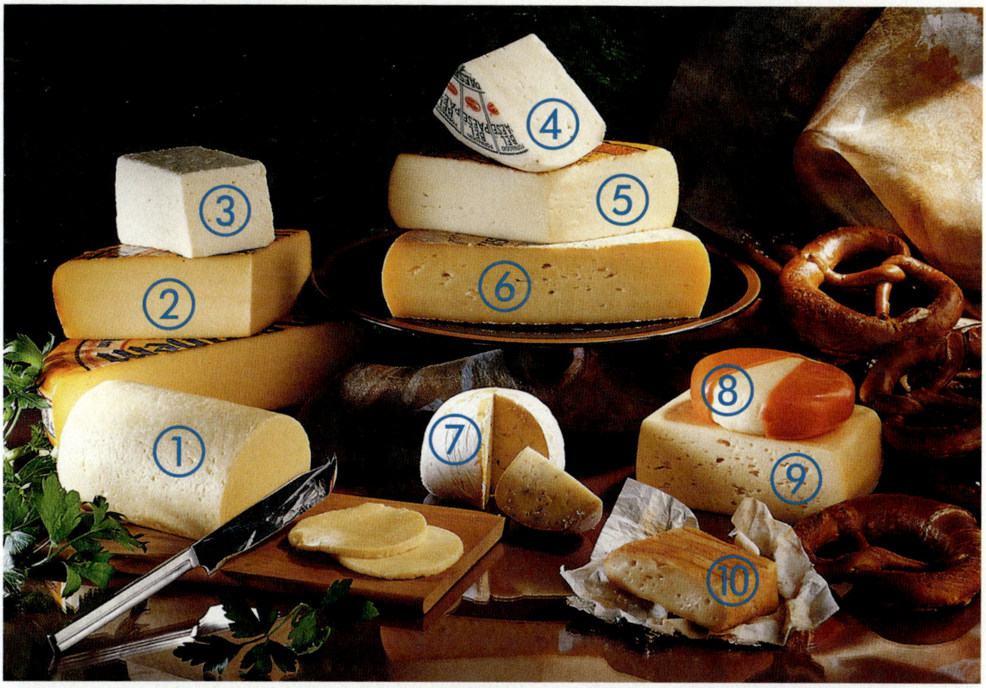

Halbfeste Schnittkäse: ① Butterkäse (D), ② Kernhem (NL), ③ Weißlacker (D), ④ Bel Paese (I), ⑤ Port Salut (F), ⑥ Cushlee (IRL), ⑦ Gaperon (F), ⑧ Bonbel (F), ⑨ Esrom (DK), ⑩ Steinbuscher (D).

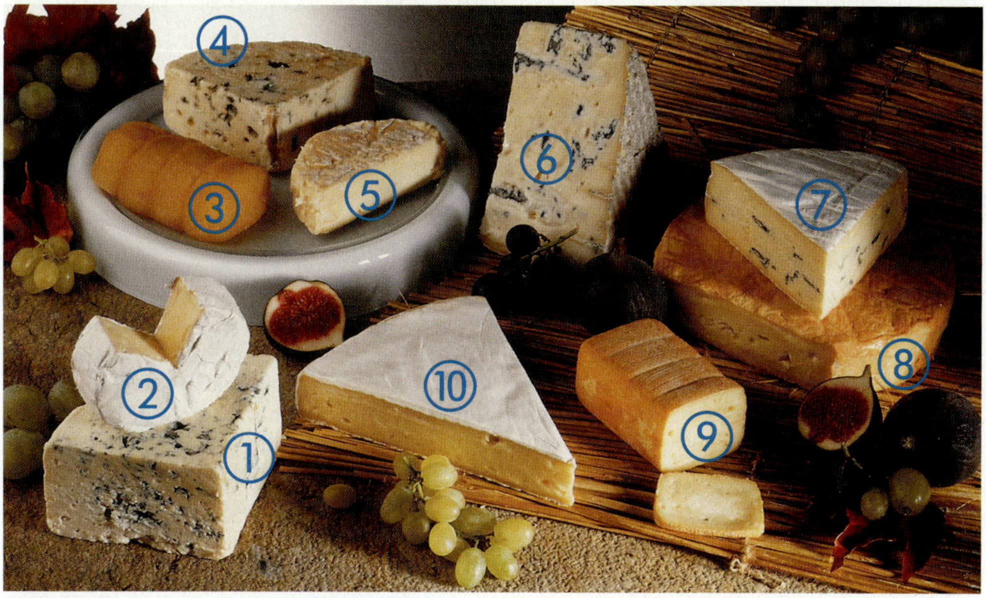

Weichkäse, Sauermilch- und Edelpilzkäse: ① Danablu (DK), ② Camembert (F, D), ③ Harzer Käse (D), ④ Roquefort (F), ⑤ Castello blanco (D), ⑥ Gorgonzola (I), ⑦ Cambozola (D), ⑧ Munster (F), ⑨ Limburger (B, NL, D), ⑩ Brie (F, D).

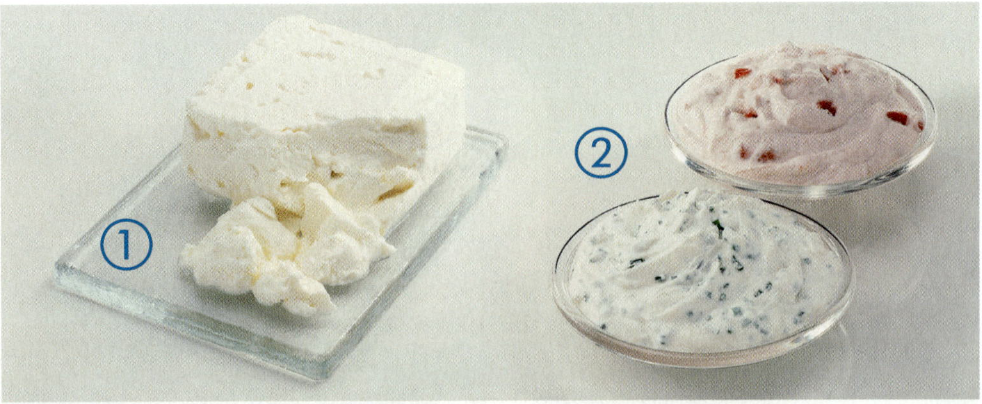

Frischkäse: ① Schichtkäse (D), ② Speisequark-Zubereitungen (D)

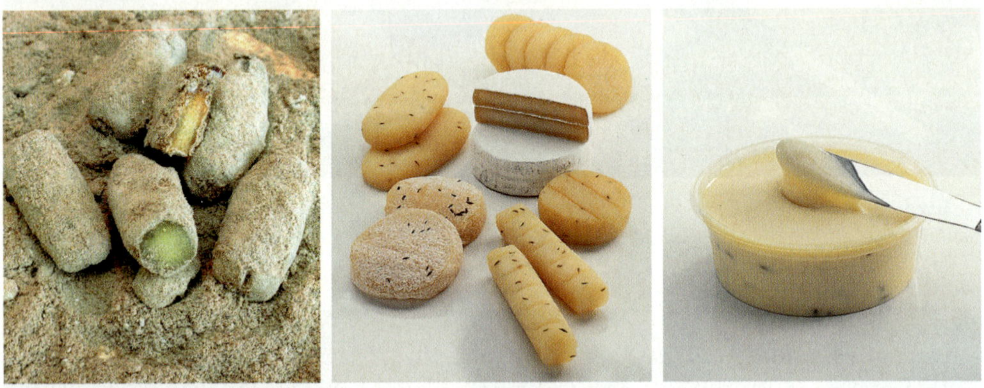

Deutsche Spezialitäten: Milbenkäse (links), Sauermilchkäse (Mitte), Kochkäse (rechts)

Käseherstellung

Käse aus roher und wärmebehandelter Milch

Die Herstellung von Käse stellt ein uraltes Verfahren dar, um das Eiweiß der frischen Milch verfügbar und haltbar zu machen. Käse kann entweder aus naturbelassener →Rohmilch oder aus →pasteurisierter Milch hergestellt werden. Für den größten Teil der Käseherstellung wird **pasteurisierte Milch** eingesetzt, wodurch das Risiko vermindert wird, dass sich im reifenden Käse Krankheitskeime oder Keime, die die Qualität mindern, vermehren. So ist leichter eine einheitliche, über mehrere Wochen konstante Qualität der fertigen Käse zu erreichen.

Eine Minderheit der Käse (etwa 10 % der Käse im Handel) werden aus tagesfrischer **Rohmilch** hergestellt *(Allgäuer Emmentaler, Emmentaler Switzerland,* die meisten *Alp-* und manche *Bergkäse, Parmesan, Roquefort,* viele *Camemberts* und *Bries).* Hier bleibt die natürliche Bakterienflora erhalten. Diese bewirkt die Reifung des Käses und die Ausbildung des typischen Geschmacks. Die Milch muss besonders sorgfältig ausgewählt werden, damit es nicht durch unerwünschte Bakterien zu Qualitätsbeeinträchtigungen oder zu gesundheitlichen Gefährdungen kommt. Rohmilchkäse haben einen ausdrucksvolleren Geschmack als vergleichbare Käse aus wärmebehandelter Milch.

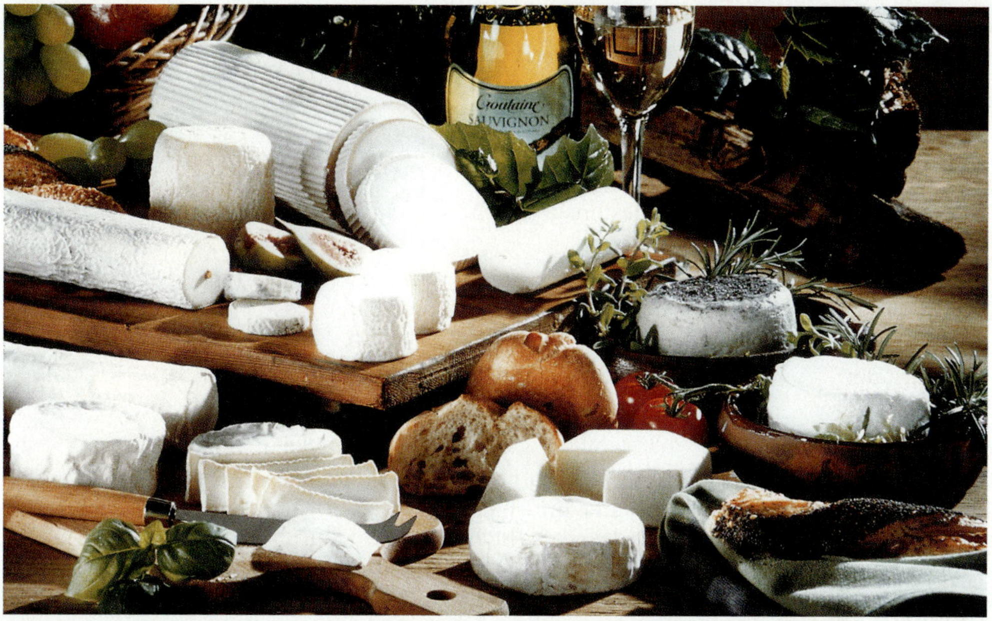

Ziegenkäse

Labkäse und Sauermilchkäse

Je nach Verfahren, mit dem die Käsereimilch zum Gerinnen gebracht wurde, lassen sich Labkäse und Sauermilchkäse unterscheiden. **Lab** ist ein →Enzym, das von Natur aus im Kälbermagen vorhanden ist, damit das Kalb das Milcheiweiß (Casein) der Mutterkuh verdauen kann. Da Kälberlab nicht im für die Käserei benötigten Umfang verfügbar ist, werden zur Milchgerinnung zunehmend Labaustauschstoffe eingesetzt, die aus einem Pilz gewonnen oder unter Verwendung →gentechnisch modifizierter Kulturen von Mikroorganismen hergestellt werden. Durch das Gerinnen der Milch entsteht **Käsebruch**, der nach Abtrennen der Molke in Formen geschöpft, z. T. gepresst, gesalzen und zum Reifen gelagert wird.

Verwendet man statt Lab **Milchsäurebakterien** zur Gerinnung der Milch, entsteht nach Abtrennen der Molke zunächst Sauermilchquark als Ausgangsprodukt für Frischkäse und für die vor allem in Deutschland bekannten Sauermilchkäse *(Mainzer, Harzer)*. Um Aroma, Geschmack und Konsistenz günstig zu beeinflussen, werden häufig beide Methoden der Milchgerinnung kombiniert und sowohl Lab als auch Milchsäurebakterien eingesetzt.

Reifung

Während Frischkäse nicht und Sauermilchkäse nur wenige Tage reifen, kann die Reifezeit von Labkäse bis zu mehreren Jahren dauern. Dabei reifen die Käse der verschiedenen →Käsegruppen unterschiedlich: Hart-, Schnitt- und halbfeste Schnittkäse reifen langsam und gleichmäßig durch die ganze Käsemasse. Weichkäse und Sauermilchkäse reifen schnell und von außen nach innen. Bei diesen Käsen gibt der Zustand des Kerns den Reifegrad an: mit zunehmender Reife wird der Kern immer kleiner, bis der ganze Teig gereift ist. Gut sortierte Käsegeschäfte bieten stets Weichkäse unterschiedlichen Reifegrades an, um verschiedenen Kundenwünschen und Verzehrsterminen gerecht zu werden.

Reifezeit ausgewählter Käsesorten	
Käsesorte	**Reifezeit**
Frischkäse	keine Reifezeit
Sauermilchkäse	wenige Tage
Camembert	1–2 Wochen
Edelpilzkäse	mindestens 5 Wochen
Gouda, – jung – mittelalt (*„Pikantje"*) – sehr alt (*„Brokkelkaas"*)	 4–6 Wochen 3–6 Monate 14 Monate und mehr
Emmentaler	mindestens 3 Monate
Parmesan	1–3 Jahre und mehr

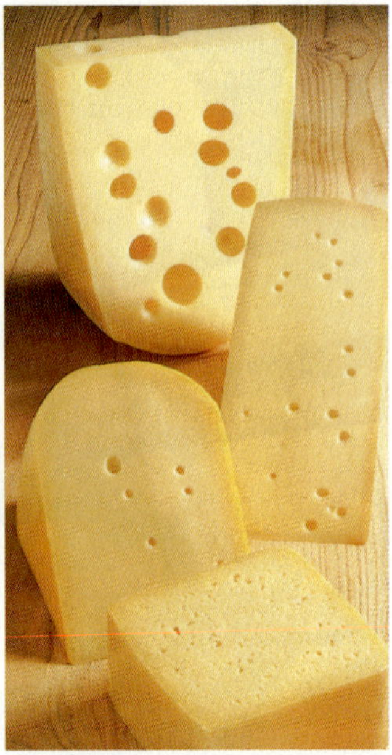
Sortentypische Lochung

Während der Reifezeit entwickeln Mikroorganismen das Aroma, der Käse wird bekömmlicher und haltbarer. Sie produzieren auch Kohlendioxid, das – als flüchtiges Gas im elastischen Käselaib gefangen – Gasblasen entstehen lässt. Je nachdem, wie stürmisch dieser Prozess sich vollzieht, zeigt sich im Anschnitt des gereiften Käses eine mehr oder weniger große sortentypische Lochung.

Käseschimmel, Gelb- und Rotschmiere

Zur Herstellung bestimmter Käsesorten werden spezielle Schimmelpilzkulturen zugesetzt. Sie geben dem Käse ein typisches Aroma und Aussehen. Schimmelpilze, die blauen und blaugrünen **Edelschimmel** erzeugen, wie er vom *Roquefort* und vom *Gorgonzola* bekannt ist, werden der Milch oder dem Käsebruch zugefügt. Die ausgeformten Käse werden nach ein paar Tagen Reifezeit mit Nadeln angestochen, sodass entlang den Stichkanälen Sauerstoff in den Käse eindringen kann. Durch den Zutritt von Luft können die Schimmelkulturen wachsen und im weiteren Verlauf der Reifezeit den ganzen Käseteig durchdringen, wobei manche Blauschimmelkäse einen milden *(Gorgonzola)*, andere einen kräftigen *(Bleu d'Auvergne)*, wieder andere einen scharfen Geschmack entwickeln *(der Schafskäse Roquefort)*. Camembert, Brie und weitere Weichkäse werden nach dem Ausformen mit einer schimmelpilzhaltigen Lösung besprüht. Sie entfalten einen weißen Schimmelrasen, der eine Oberflächenreifung des Käses bewirkt und dem Käse einen eher milden Geschmack gibt.

Zur Herstellung von Käsen mit Oberflächenreifung lassen sich auch **Gelb-** und **Rotschmierebakterien** einsetzen, die als Starterkultur der Milch zugegeben *(Sauermilchkäse)* oder während der Käsereifung auf die Außenhaut des Käses gestrichen werden *(Romadur, Limburger, Tilsiter)*. Weichkäse mit Schmierebildung entwickeln einen markanten Geruch und einen herben bis pikanten Geschmack.

Käsearten

Fettgehaltsstufen

Das Milchfett im Käse hat einen niedrigen Schmelzpunkt und ist dadurch leicht verdaulich. Es hat nicht nur Einfluss auf die Konsistenz des Käses, sondern ist auch Träger der fettlöslichen Vitamine. Außerdem ist das Milchfett wichtiger Geschmacksträger, weil viele Aromastoffe fettgebunden sind.

Käse werden deshalb nach ihrem Fettgehalt unterschieden. Fett gehört neben Eiweiß und Mineralstoffen zu den festen Bestandteilen der Milch. Sie machen die **Trockenmasse** aus, der Rest ist Wasser. Da zwischen Herstellung und Verzehr durch Reifung und Lagerung ein Teil des Wassers verdunstet, bezieht man den Fettgehalt nicht auf das veränderliche Gesamtgewicht, sondern auf das nahezu konstante Gewicht der Trockenmasse („i. Tr." = in der Trockenmasse).

Bei einem Emmentaler mit „45 % Fett i. Tr.", der zu 62 % aus Trockenmasse und im Übrigen aus Wasser besteht, bedeutet dies:

- 100 g Emmentaler enthalten 62 g Trockenmasse;
- 45 % dieser Trockenmasse bestehen aus Fett.

Demnach enthalten 100 g dieses Emmentalers 27,9 g Fett, was wiederum 27,9 % **Fettgehalt absolut** entspricht. Der absolute Fettgehalt im ganzen Käse ist also wesentlich geringer als die „Fett i. Tr."-Angabe auf den ersten Blick vermuten lässt. Je wasserreicher ein Käse ist *(Frisch-, Weichkäse* im Gegensatz zu *Hartkäse),* desto größer ist der Unterschied zwischen dem absoluten Fettgehalt und der Angabe „Fett i. Tr.".

Statt den Fettgehalt „i. Tr." anzugeben, ist es auch möglich, den Käse einer der acht **Fettgehaltsstufen** zuzuordnen.

Fettgehaltsstufen	
Fettgehaltsstufe	**Fettgehalt in der Trockenmasse**
Magerstufe	weniger als 10 %
Viertelfettstufe	mindestens 10 %
Halbfettstufe	mindestens 20 %
Dreiviertelfettstufe	mindestens 30 %
Fettstufe	mindestens 40 %
Vollfettstufe	mindestens 45 %
Rahmstufe	mindestens 50 %
Doppelrahmstufe	mindestens 60 %, höchstens 85 %

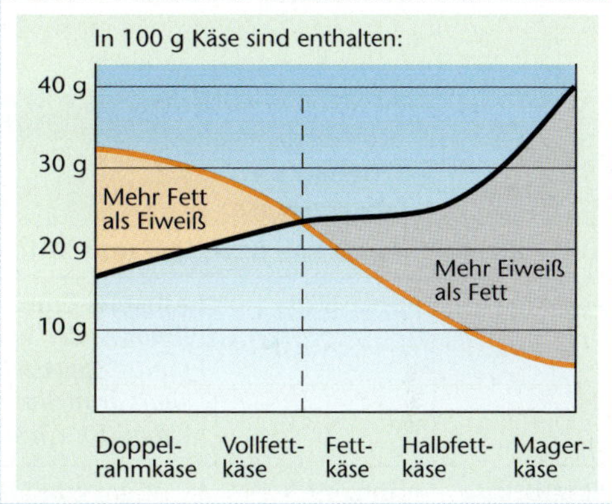

Fett- und Eiweißgehalt von Käse

War lange Zeit ein hoher Fettgehalt eines der Gütemerkmale von Käse, so beginnt sich dies angesichts moderner Lebens- und Ernährungsgewohnheiten zu ändern. Immer häufiger wird der niedrige Fettgehalt von Käse der Magerstufe und Sauermilchkäse, aber auch der →Light-Versionen von Vollfettkäse werblich herausgestellt.
Während es richtig sein mag, bei Problemen mit dem Körpergewicht Käsesorten mit naturgemäß niedrigem Fettgehalt den Vorzug zu geben, weisen auf „light" getrimmte Käsesorten meist

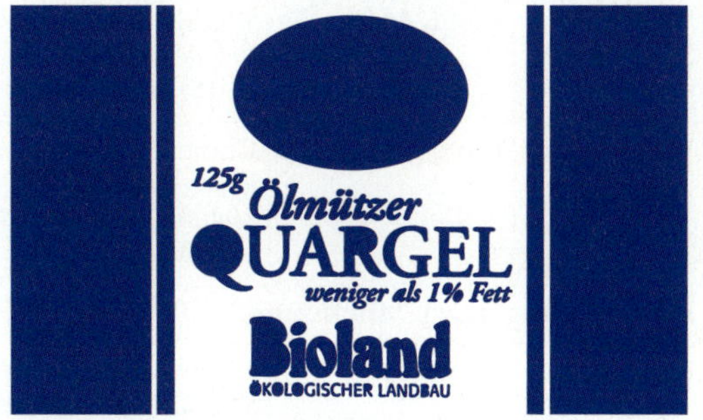

Etikett mit Hinweis auf niedrigen absoluten Fettgehalt

unbefriedigende sensorische Eigenschaften auf. Hier wäre zu überlegen, ob man von herkömmlichem Käse mit „normalem" Fettgehalt nicht besser weniger isst, dafür aber mit vollem Genuss.

Käsegruppen und Käsesorten

Je mehr Trockenmasse (und je weniger Wasser) ein Käse enthält, desto härter ist er. Labkäse werden nach dem Wassergehalt in der fettfreien Käsemasse, d. h. nach ihrer Festigkeit (Konsistenz), einer von vier Käsegruppen zugeordnet. In zwei weiteren Käsegruppen finden sich die aus Sauermilchquark hergestellten Käse (**Frischkäse** und **Sauermilchkäse**).

Hartkäse haben mit mindestens 60 % den höchsten Trockenmasse- und den geringsten Wasseranteil. Je länger sie reifen, desto ausgeprägter entwickelt sich der kräftige Geschmack. Vollreife Hartkäse werden mit einem Draht geschnitten, gerieben oder mit einem mandelförmigen Spezialmesser („Parmesanstecher") in Portionen oder Stücke zerteilt. **Schnittkäse** sind mit einem Trockenmasseanteil von 49–57 % weicher, saftiger und milder und lassen sich auch leichter schneiden als Hartkäse. Das gilt noch mehr für **halbfeste Schnittkäse** mit ihrem Trockenmasseanteil von 44–55 %; die Edelpilzkäse dieser Gruppe können allerdings pikant bis scharf schmecken. **Weichkäse** haben mindestens 35 % Trockenmasseanteil. Weichkäse mit weißem Schimmelrasen schmecken mild-aromatisch, solche mit Rotschmiere haben einen herzhaft-würzigen Geschmack. Junge Weichkäse sind schnittfest, mit vollendeter Reifung jedoch werden sie weich und fließend.

Käsegruppen und Käsesorten		
Gruppe	**Gehalt an Trockenmasse**	**Beispiele für deutsche Käsesorten** ***Beispiele für ausländische Käsesorten***
a) Dicklegung durch Lab bzw. Lab und Milchsäure:		
Hartkäse	mind. 60 %	Allgäuer Emmentaler, Allgäuer Bergkäse, Viereck-Hartkäse, Chester; *Emmentaler Switzerland, Sbrinz Switzerland, Greyerzer/Gruyère Switzerland, Appenzeller (CH); Emmental, Gruyère de Comté (F); Parmesan/Parmigiano, Grana Padano, Pecorino, Provolone (I); Manchego, Idiazábal (E); Cheddar, Cheshire (GB).*
Schnittkäse	mind. 49 %	Gouda, Edamer, Geheimratskäse, Tilsiter, Wilstermarschkäse, Trappistenkäse, Steppenkäse; *Gouda, Edamer (NL, B, F, DK, N, S); Maasdamer (NL); Cantal, Pyrenäenkäse, Mimolette (F); Mahón, Tetilla (E); Danbo (DK); Jarlsberg (N).*
Halbfeste Schnittkäse	mind. 44 %	Weißlacker, Edelpilzkäse, Steinbuscher, Butterkäse; *Saint Nectaire, Reblochon, Morbier, Roquefort, Bleu d'Auvergne (F); Bel Paese (I); Cabrales (E); Stilton (GB); Havarti, Esrom, Danablu (DK); Féta (GR).*
Weichkäse	mind. 35 %	Camembert, Brie, Weiß-Blau-Käse, Romadur, Limburger, Münsterkäse, Weinkäse; *Camembert de Normandie, Brie de Meaux, Brie de Melun, Carré de l'Est, Chaource, Livarot, Munster (F); Gorgonzola, Taleggio, Mascarpone (I); Mondseer (A); Herve (B).*
b) Gerinnung durch Milchsäure:		
Frischkäse	mind. 18 %	Quark, Rahm- und Doppelrahmfrischkäse, körniger Frischkäse, Schichtkäse; *Mozzarella, Ricotta (I); zahlreiche Doppelrahmfrischkäse (F).*
Sauermilchkäse	keine Mindestgehaltvorschrift	Harzer, Olmützer Quargel, Mainzer, Handkäse, Bauernhandkäse, Korbkäse, Kochkäse.

Innerhalb der einzelnen Käsegruppen finden sich die zahlreichen Käsesorten. **Standardsorten** sind Käsesorten, für die es feste Herstellungsvorschriften gibt. **Freie Sorten** dagegen sind hinsichtlich Zusammensetzung und Herstellungsweise vom Gesetzgeber nicht in allen Punkten exakt festgelegt. Sie können im Fett- und Trockenmassegehalt sowie in den Zutaten *(Gewürze, Kräuter, Gemüse, Pilze, Nüsse, Schinken, Crevetten)* und der verwendeten Milchart variieren, und ihre Merkmale sind den Konsumenten meist weniger gut bekannt als die der Standardsorten. Deshalb muss bei freien Sorten die Käsegruppe mit angegeben werden.

In Frankreich tragen 43, in Italien 30, in Spanien 7 Käsesorten, die aus einer eng begrenzten, genau festgelegten Region stammen und gleichzeitig nach überlieferter Weise hergestellt werden, eine kontrollierte →Herkunftsbezeichnung: AOC (F) bzw. DOC (I, E). Rund 130 bekannte europäische Käse – darunter vier deutsche und sechs österreichische – werden mit dem Zusatz →„geschützte Ursprungsbezeichnung" (g. U.) oder →„geschützte geographische Angabe" (g. g. A.) gekennzeichnet, um sie von Nachahmungen zu unterscheiden. So trägt der *Camembert de Normandie* die Schutzbezeichnung AOP („g. U."), sodass die Unterscheidung von anderen französischen und von deutschen, österreichischen und sonstigen Camemberts möglich ist.

Schmelzkäse und Käsezubereitungen

Schmelzkäse entsteht aus entrindetem Käse unter Zufuhr von Wärme. Dabei werden meist Schmelzsalze verwendet. **Käsezubereitungen** und **Schmelzkäsezubereitungen** enthalten neben Käse und/oder Schmelzkäse noch andere Milcherzeugnisse, Zutaten zur Erzielung einer besonderen Geschmacksrichtung *(Gewürze, Kräuter, Gemüse, Pilze, Nüsse, Schinken, Crevetten)* und z. T. auch Dickungsmittel. Der Käseanteil muss in allen Fällen mindestens 50 % betragen.

Kennzeichnung

Was man dem Käseetikett entnehmen kann

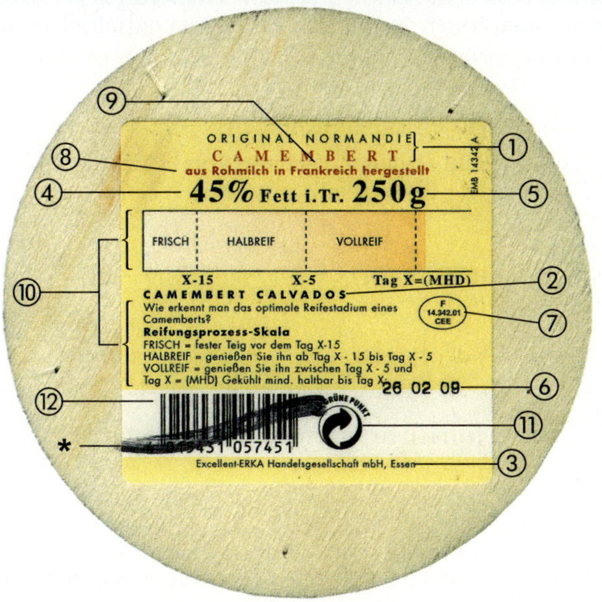

① Verkehrsbezeichnung
② Handelsmarke
③ Verkäufer
④ Fettgehaltsstufe
⑤ Gewichtsangabe
⑥ Mindesthaltbarkeitsdatum (MHD)
⑦ Genusstauglichkeitskennzeichen
⑧ hergestellt aus nicht pasteurisierter Milch
⑨ Hinweis auf Herkunft
⑩ Hinweis auf Reifungsprozess
⑪ Vertreiber ist am Dualen System Deutschland beteiligt (Verpackungsrecycling)
⑫ Strichcode* mit Artikelnummer

* Vermutlich wurde der Strichcode kurz vor Erreichen des MHD durchstrichen und der Preis herabgesetzt, um die Ware rasch auszuverkaufen. Hier kann nur spekuliert werden: wer diesen Käse kauft, ist sparsam und/oder Freund vollreifer Käse.

Auf verpacktem Käse müssen in deutscher Sprache angebracht und leicht lesbar sein:

- Verkehrsbezeichnung: Name der Standardsorte oder der freien Sorte; bei freien Sorten zusätzlich die Käsegruppe;
- Fettgehalt, bezogen auf die Trockenmasse (*„30 % Fett i. Tr.“*), oder Fettgehaltsstufe *(„Halbfettstufe“);*
- Zutatenliste – falls außer Milch, Sahne, Speisesalz, Käsereikulturen und -hilfsstoffen weitere Zutaten verwendet wurden;
- Gewicht;
- Hinweis „wärmebehandelt“, sofern der Käse wärmebehandelt wurde;
- Mindesthaltbarkeitsdatum;
- Name und Anschrift des Herstellers bzw. des Verpackers oder des Handelsbetriebs (Letzterer unter Angabe der Kontrollnummer der Käserei).

Was Verbraucher noch wissen wollen

Wie soll man Käse im Haushalt aufbewahren?

Käse ist ein Lebensmittel, das gegen falsche Temperatur und Luftfeuchtigkeit, Keimbefall, Druck und Fremdgerüche empfindlich ist und daher richtig gelagert und gepflegt werden muss. Nur so lässt es sich vermeiden, dass Käse unnötig an Gewicht verliert, unansehnlich wird oder ganz verdirbt. Bei der Lagerung ist deshalb zu beachten:

- Je höher die Lagertemperatur, desto rascher reift der Käse (gilt nicht für Frischkäse und wärmebehandelte Sorten) – also lässt sich mit der Temperatur regulieren, wie schnell ein Käse reifen soll;
- je trockener das Lagerklima, desto größer die Feuchtigkeitsverluste; schon deshalb ist der Kühlschrank kein idealer Aufbewahrungsort für gereifte Käse in geöffneter Verpackung;
- wird der Käse dennoch im Kühlschrank aufbewahrt: Käsestücke dicht in Folie einwickeln, im Käsefach aufbewahren; eine Stunde vor dem beabsichtigten Verzehr auspacken (Luftkontakt!) und Raumtemperatur annehmen lassen, damit sich das Aroma entfalten kann;
- Käseglocke oder Käseschränke in kühlen (Keller-)Räumen (ideal: 8–12 °C) sind eine gute Alternative zum Kühlschrank;
- Frischkäse und Schmelzkäse sind im Kühlschrank gut aufgehoben;
- Käse vor Licht schützen: sowohl das Tageslicht als auch das Licht von Leuchtstoffröhren verändern das Milchfett im Käse (→oxidativer Fettverderb), sodass sich Geruch und Geschmack unangenehm verändern.

Wie lange kann man Käse im Haushalt aufbewahren?

Als Faustregel gilt:

- je höher der Trockenmasse- und je geringer der Wasseranteil eines Käses ist und
- je kühler ein Käse gelagert wird,

desto länger lässt er sich aufbewahren, wobei je nach Art noch Besonderheiten zu beachten sind.

Soll man die Käserinde mitverzehren?

Künstliche Rinden aus Wachs oder Paraffin sind nicht zum Verzehr bestimmt (aber nicht gesundheitsschädlich, falls man versehentlich davon isst). Den Hinweis „Oberfläche mit Natamycin behandelt“ sollte man beachten und so behandelte Rinde nicht mitessen.

Lagerzeiten für verschiedene Käsearten		
Arten	Lagerdauer	
	ungekühlt	gekühlt
Ganze Käselaibe mit Paraffinüberzug	2–3 Wochen	mehrere Monate
Hartkäse am Stück	2 Wochen	mehrere Monate[5]
Geriebener Hartkäse		wenige Tage *(Edamer)* bis wenige Wochen *(Parmesan)*[2, 3]
Halbfester Schnittkäse, Weichkäse, Käse in Scheiben		2 Wochen[1] 2–3 Tage[2]
Rotschmierekäse	möglichst bald verzehren: Lagerung verdirbt das Aroma und lässt den Käse bitter schmecken	
Käse mit Weißschimmel (Camembert, Brie)[4]		2 Wochen[1] 2–3 Tage[2]
Käse mit Blauschimmel *(Roquefort, Gorgonzola)*		mehrere Tage[6]
Quark		4 Wochen[1] mehrere Tage[2]

1 ungeöffnete Packung
2 geöffnete Packung, Anbruchmenge
3 bei Tiefkühlung Lagerzeit deutlich länger
4 noch unreife Käse bei 15–17 °C reifen lassen und dann erst kühl aufbewahren
5 in Käsepapier verpackt
6 in Folie verpackt, nicht luftdicht!

Die natürlich gereifte Käserinde ist essbar, gerade auch bei Edelschimmel-, Gelb- und Rotschmierekäsen, bei denen die Rinde zum besonderen Aroma und Geschmack beiträgt. Allerdings ist der Geschmack der Rinde häufig so konzentriert, dass er den Geschmack des Käseteigs überdeckt. Ob man die Rinde von Rohmilchkäsen verzehren sollte, ist umstritten, weil es in seltenen Fällen zu schweren Erkrankungen (Listeriose) gekommen ist, die auf mangelnde Hygiene bei der Herstellung zurückzuführen waren.

Wie sind Käselaibe aufzuschneiden?

Beim Aufschneiden von Käselaiben geht es darum, ansehnliche, appetitliche und etwa gleichwertige Käsestücke zu bekommen und Schnittverluste zu vermeiden.

Zum Halbieren von Laiben und großen Blöcken eignen sich das Doppelgriffmesser und der Käsedraht. Dagegen wird das Eingriffmesser (mit geätzter Klinge und seitlichen Rillen) zum Abschneiden von verkaufsfähigen Stücken benutzt.

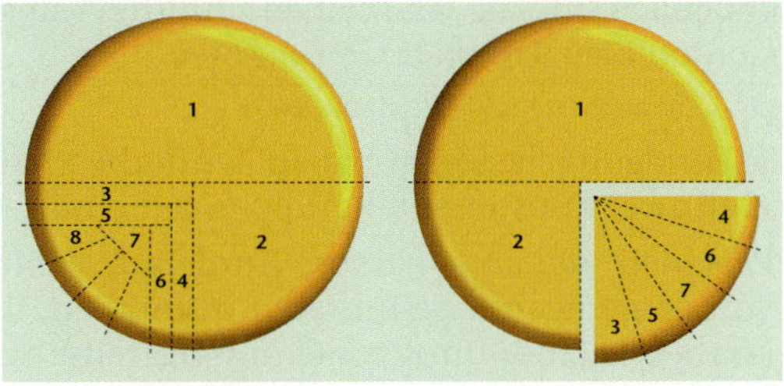

Der richtige Schnitt Quelle: Lebensmittel Praxis

Die Grafik zeigt die Schnittführung beim Zerteilen großer und mittlerer Laibe.

Was ist Analogkäse?

„Analogkäse" – auch „Kunstkäse" oder „Plastikkäse" – werden umgangssprachlich Käse-→Imitate genannt, die nicht oder nur zu einem Anteil aus Milch oder Milchprodukten bestehen. Das Milchfett wird dabei durch andere tierische oder pflanzliche Fette ersetzt, in einigen Fällen ist außerdem statt Milcheiweiß Eiweiß anderer Herkunft enthalten. Das Käse-Aroma wird mithilfe von Aromastoffen „nachempfunden".

Derartiger „Käse-Ersatz" wird vor allem in verarbeiteten Lebensmitteln *(Pizza, Käsebrötchen)* eingesetzt, wo er den Verarbeitern bei niedrigeren Kosten auch technologische Vorteile, z. B. ein besseres Schmelzverhalten und höhere Hitzebeständigkeit, bietet. Gesundheitsschädlich sind solche Produkte nicht. Enthalten sie einen höheren Fettanteil als herkömmlicher Käse, ist das unter dem Gesichtspunkt gesunder Ernährung unerwünscht, sind Sojaanteile enthalten, so kann dies für Allergiker zum Problem werden.

Vermarktung, Vertrieb und Verarbeitung sind bei korrekter Kennzeichnung zulässig. Gemäß →Lebensmittel-Kennzeichnungsverordnung besteht für verpackte Lebensmittel die generelle Pflicht, alle Zusatzstoffe in der →Zutatenliste aufzuführen. Zudem ist es nach der Verordnung Nr. 1234/2007 der Europäischen Union unzulässig, Erzeugnisse, bei denen Milchfett gegen pflanzliches Fett ausgetauscht wurde, mit dem Namenszusatz „Käse" zu bezeichnen. Daher sind neben „Käse" auch Bezeichnungen wie „Kunstkäse", „Analogkäse" oder „Käseimitat" nicht gestattet.

Oft weiß der Verbraucher nicht, dass er Käse-Ersatz isst. Manchmal wird er sogar mithilfe einer „kreativen" Gestaltung der Zutatenliste gezielt getäuscht. Z. B. wird eine minimale Menge echten Käses verwendet – um den Begriff „Käse" verwenden zu können – und dieser mit Käse-Ersatz-Stoffen gestreckt. Auf der Zutatenliste steht dann nichtssagend und für den Verbraucher irreführend „Zubereitung mit Käse":

Beispiel einer Zutatenliste für **Hähnchenschnitten „Cordon bleu Art"**
Hähnchenfleisch (42 %), Weizenmehl, Trinkwasser, pflanzliches Öl, Zubereitung mit Käse [Wasser, Käse (2%), pflanzliches Fett, Stärke, Milcheiweiß, Salz, Farbstoff Beta-Carotin], Formfleisch-Kochschinken aus Putenfleischstücken zusammengefügt (6 %) [Putenfleisch, Trinkwasser, Nitritpökelsalz (Salz, Konservierungsstoff E 250), Maltodextrin, jodiertes Speisesalz, Dextrose, Glukosesirup, Gewürzextrakt, Gewürz], Stärke, Maltodextrin, jodiertes Speisesalz, Dextrose, Glukosesirup, Reisgrieß, Gewürze.
Kommentar: Die etwas kompliziert zu lesende Zutatenliste ▸ versteckt, für Verbraucher kaum erkennbar, Kunstkäse (rot); ▸ zeigt die Verwendung einer Minimenge an echtem Käse, um den Begriff „Käse" in der Kennzeichnung benutzen zu können (grün); ▸ benennt zu allem Überfluss ein weiteres Lebensmittel-Imitat, nämlich „Formfleisch-Kochschinken" (gelb).
Schließlich sind die „Hähnchenschnitten" als solche ein Imitat: „Schnitten" statt Schnitzel, „Cordon Bleu Art" statt Cordon Bleu.

Nach: Verbraucherzentrale Hamburg 2009

Wie Befragungen gezeigt haben, lehnt die Mehrzahl der Verbraucher Käse-Imitate ab, doch hoffen zwei Konsumentengruppen auf ein breites Angebot von Analog-Käse im Handel:

- Personen, die an →Laktose-Intoleranz (Milchzucker-Unverträglichkeit) leiden, können von denjenigen Käse-Imitaten profitieren, die keinen Milchzucker enthalten (allerdings können Laktose-Intolerante durchgereifte echte Käse meist problemlos essen);
- →Vegetarier und →Veganer haben mit Analog-Käse einen Käse-Ersatz gefunden, der geschmacklich dem Original nahe kommt. Für Veganer jedoch scheiden diejenigen Sorten aus, die Milcheiweiß enthalten und damit nicht vegan sind.

Wenn Sie weiterlesen wollen

Schwerpunktthema Käse. In: Slow Food – Genießen mit Verstand, Heft 04-2009;

Auswertungs- und Informationsdienst für Ernährung, Landwirtschaft und Forsten (aid) e.V. (Hrsg.), Käse. Nr. 1090. Bonn 2006[10];

Harris, Marvin, Wohlgeschmack und Widerwillen. Die Rätsel der Nahrungstabus. Stuttgart 2005[4], Kapitel „Milch: Lust und Ekel".

4 Speiseöle und Speisefette

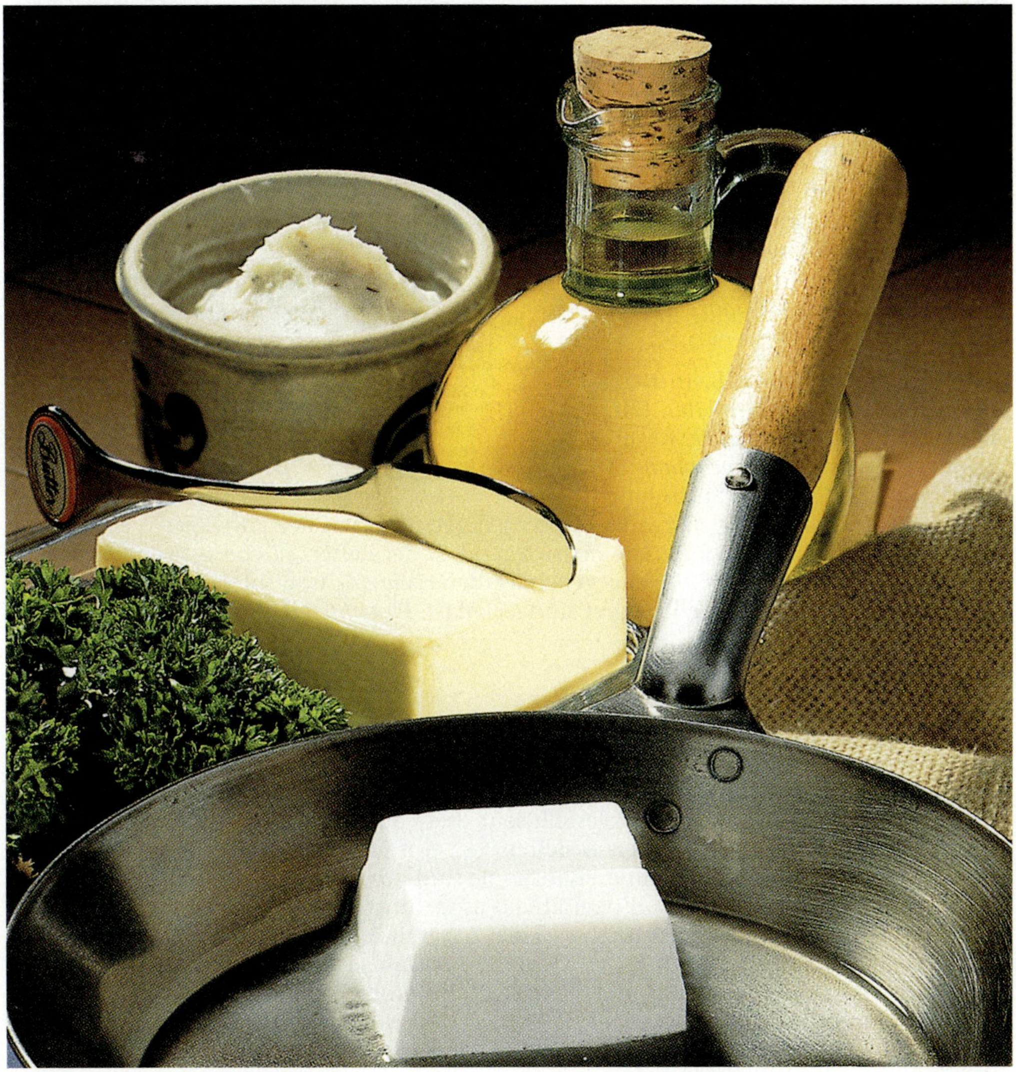

Ein Leben ganz ohne Öle und Fette kann sich wohl kaum jemand vorstellen. Speiseöle machen den Salat erst schmackhaft, mit dem „Stückchen Butter" schmeckt's einfach besser und mit ein paar Tropfen Sesamöl wird das Chinagericht erst richtig exotisch. Kein Zufall – wie es scheint, gibt es einen eigenen Geschmacksrezeptor für Fett.

Speiseöle und -fette enthalten nicht nur fettlösliche →Vitamine, sie machen die Aufnahme dieser Vitamine im Darm erst möglich. In den letzten Jahrzehnten stieg der Fettverzehr weniger durch die Aufnahme der sichtbaren Fette, die eigens gekauft und „bewusst" verzehrt werden, sondern durch vermehrte Zufuhr der sogenannten „→versteckten Fette". Diese stecken in Fleisch und Fleischwaren, im Käse, in Eiern, Nüssen, Gebäck sowie anderen fetthaltigen Lebensmitteln.

Speisefette und -öle stammen von Pflanzen, Milch- und Schlachttieren, Schlachtgeflügel oder Seetieren. Sie werden durch Ausschmelzen, Pressen, Zentrifugieren, Buttern oder Extrahieren gewonnen und können je nach ihrem Gehalt an gesättigten und ungesättigten →Fettsäuren bei Zimmertemperatur fest *(Rindertalg, Kokosfett)* oder flüssig *(Pflanzenöle, Fischöle)* sein.

Neben Vitaminen enthalten Speiseöle und -fette zahlreiche andere →Fettbegleitstoffe wie *Stoffe mit charakteristischem Aroma, farbgebende Substanzen,* und *→Pflanzensterine* bzw. *→Cholesterin.*

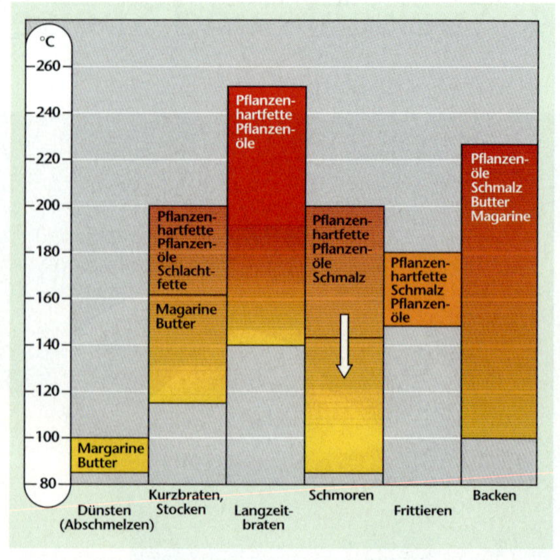

Verwendung von Fetten und Ölen in der warmen Küche

Nahrungsfette werden z. B. in tierische *(Schlachtfette, Milchfette)* und pflanzliche Fette *(Pflanzenöle, Kokosfett)* oder in Speiseöle *(Sonnenblumen-, Maiskeim-, Distelöl)* und Speisefette *(Plattenfette, Schmalz, Talg, Margarine, Butter)* eingeteilt. Nach der jeweiligen Verwendung lassen sich Speiseöle und -fette, die überwiegend in der kalten Küche verwendet *(Salatöl, Streichfette)* oder fertigen Speisen zugegeben werden *(Würzöl),* und solche, die zum Kochen, Backen, Braten und Frittieren geeignet sind *(Schmalz, Plattenfette),* unterscheiden.

Speiseöle

Als Speiseöle werden Öle bezeichnet, die aus den ölhaltigen Samen, Keimen oder Früchten zahlreicher Pflanzen gewonnen wurden.
Trägt das Öl im Handel einen bestimmten Pflanzennamen *(Sojaöl),* muss es aus dem reinen, unvermischten Öl dieser Pflanze hergestellt sein. Steht auf dem Etikett lediglich „Speiseöl", „Tafelöl" oder „Pflanzenöl", handelt es sich oft um eine Mischung verschiedener Pflanzenöle. Hinweise auf Anteile bestimmter Pflanzenöle sind nur dann erlaubt, wenn alle verwendeten Öle nach Art und Anteil auf dem Etikett aufgeführt werden. Speiseöle, die raffiniert wurden (→Raffination), können nicht nur zur Zubereitung von Salaten genutzt, sondern auch verhältnismäßig stark erhitzt werden. Öle, die als „kaltgepresst", „kaltgeschlagen" oder „nativ" bezeichnet in den Handel kommen, dürfen nicht raffiniert sein. Sie enthalten eine Reihe von hitzeempfindlichen Begleitstoffen *(Schleimstoffe)* und sind deshalb eher für die kalte Küche geeignet.

Gewinnung und Aufbereitung von Pflanzenölen

Kaltpressen, Kaltschlagen

Kaltgepresstes (kaltgeschlagenes) Öl erhält man durch schonendes Pressen der zuvor zerkleinerten Ölfrüchte bzw. -samen. Beim Kaltpressen darf keine Wärme von außen zugeführt werden. Durch die Reibungswärme beim Pressen können jedoch durchaus höhere Temperaturen entstehen, bei der Herstellung von kaltgepresstem Soja- und Maiskeimöl sogar bis zu 75 °C. Bei einer schonenden Pressung sollte die Temperatur unter 45 °C bleiben. Eine gesetzliche Regelung zur Höchsttemperatur beim Kaltpressen gibt es nur für die besten Güteklassen des →Olivenöls. Kaltgepresste Öle werden lediglich gewaschen, getrocknet, gefiltert und nur leicht gedämpft, jedoch nicht raffiniert. Die Ausbeute ist bei diesem schonenden Verfahren sehr gering, sodass die verbleibenden Presskuchen noch große Mengen Öl enthalten, die durch Warmpressen und/oder Extrahieren gewonnen werden. Nur bei wenigen Ölfrüchten und Ölsaaten *(Oliven, Sonnenblumenkerne, Raps, Mohnsamen)* ist Kaltpressen wirtschaftlich.

Warmpressen

Die meisten Öle werden durch Pressen bei höheren Temperaturen und unter höherem Druck gewonnen. Dieses warmgepresste Öl kann dadurch größere Mengen an unerwünschten Stoffen *(freie Fettsäuren, Trüb- und Schleimstoffe)* enthalten und muss daher raffiniert werden.

Extraktion

Durch Lösungsmittel wird das bei der Kalt- oder Warmpressung im Presskuchen verbliebene Öl herausgelöst. Im Anschluss muss das Lösungsmittel durch Verdampfen wieder aus dem Öl entfernt und das Öl raffiniert werden.

Raffination

Bei der Raffination (Reinigung) werden Schleimstoffe, freie Fettsäuren, unerwünschte Geschmacks-, Geruchs- und Farbstoffe entfernt. Außerdem wird durch die Raffination der Gehalt an →Schadstoffen im Öl vermindert. Raffinierte Öle sind neutral im Geschmack, weniger farbintensiv und länger haltbar als kaltgepresste.

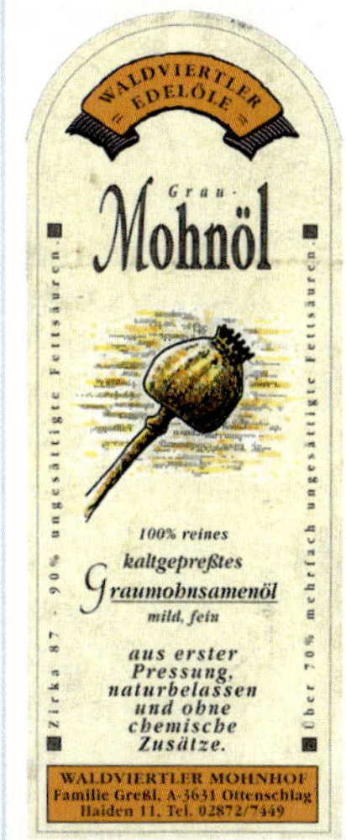

Beispieletikett für kaltgepresstes Öl

Speiseöl – lieber kaltgepresst oder raffiniert?

Kaltgepresste, nicht raffinierte Öle weisen gegenüber heißgepressten, raffinierten Ölen einen höheren Gehalt an wertgebenden Inhaltsstoffen *(Vitamine, sekundäre Pflanzenstoffe)* auf. Im Geschmack sind sie charakteristisch von der verwendeten Ölsaat oder Ölfrucht geprägt, wohingegen heißgepresste, raffinierte Speiseöle geschmacksneutral sind.

Bei heißgepressten, raffinierten Speiseölen liegen die Schadstoffkonzentrationen meist unter der Nachweisgrenze. Kaltgepresste, nicht raffinierte Speiseöle sind bei guter Rohstoffqualität, besonders bei Rohware aus anerkannter ökologischer Landwirtschaft, nur gering mit anthropogenen Schadstoffen, wie Pflanzenschutzmitteln, Schwermetallen und polyzyklischen Kohlenwasserstoffen, belastet und unterschreiten deutlich die in Verordnungen festgehaltenen zulässigen Höchstmengen. Kaltgepresste Öle wegen möglicher höherer Schadstoffbelastung zu meiden erscheint daher nicht gerechtfertigt

Angesichts der geringen Aufnahme haben Speiseöle ohnehin für die Zufuhr essenzieller Nährstoffe sowie für die Schadstoffaufnahme nur eine geringe Bedeutung.

Nach: Koerber/Männle/Leitzmann, Vollwert-Ernährung, Heidelberg 1999[9]

Olivenöl

Olivenöl ist das klassische Speiseöl der Mittelmeerländer. Gewonnen wird das dickflüssige Öl aus dem Fruchtfleisch von Oliven, den Früchten des Ölbaums. Oliven wachsen im gesamten Mittelmeerraum. An der Spitze der Anbauländer steht Spanien.

Olivenöl hat einen hohen Anteil an →Ölsäure. Vieles spricht dafür, dass Olivenöl den Stoffwechsel günstig beeinflusst und Herz-Kreislauf-Erkrankungen vorbeugt. Immerhin gibt es rund um das Mittelmeer trotz hohen Fettkonsums europaweit die wenigsten Herzinfarkte. Welche Bedeutung Olivenöl für den Welthandel hat, zeigt sich daran, dass es seit 1979 ein internationales Olivenöl-Übereinkommen gibt, das Verfahren, Qualitätsmerkmale und Bezeichnungen für Olivenöl regelt.

Aus den Kernen der Früchte lässt sich Olivenkernöl auspressen oder extrahieren. Es wird ebenfalls als Speiseöl und für kosmetische Erzeugnisse verwendet.

Marktfähige Olivenöle:

1. **Native Olivenöle** werden allein durch Pressen oder Zentrifugieren bei niedrigen Temperaturen (max. 27 °C) gewonnen (kaltgepresst). Sie lassen sich nach dem Gehalt an freien →Fettsäuren, die sich auf Geschmack und Haltbarkeit negativ auswirken, unterscheiden in:
   - **natives Olivenöl extra** (max. 0,8 % freie Fettsäuren),
   - **natives Olivenöl** (max. 2 % freie Fettsäuren).

   Olivenöle mit höheren Anteilen an freien Fettsäuren sowie Olivenöle, die durch wiederholtes Zentrifugieren, Einwirkung von Wärme oder mithilfe von Lösungsmitteln gewonnen wurden, müssen raffiniert (gereinigt) werden.
2. Als **Olivenöl** (max. 0,3 % freie Fettsäuren) werden Verschnitte von raffiniertem Olivenöl mit nativem Öl angeboten.
3. **Oliventresteröl** (max. 1,0 % freie Fettsäuren) ist ein Verschnitt von raffiniertem Oliventresteröl (extrahiert aus den Pressrückständen der Oliven) mit nativem Olivenöl.

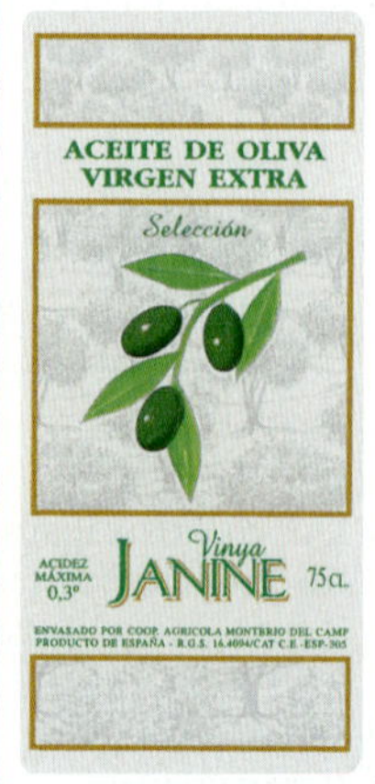

Olivenöl-Etikett

Bei den Verschnitten Olivenöl und Oliventresteröl handelt es sich um beliebige Mischungen; das heißt, dass ein Olivenöl aus 1 % raffiniertem und 99 % nativem Olivenöl bestehen kann – oder umgekehrt. Den einzigen Hinweis auf den Gehalt an nativem Öl gibt die grünlich gelbe Farbe.

Für „natives Olivenöl" und „natives Olivenöl extra" gilt eine verpflichtende Herkunftskennzeichnung. Olivenöle, die aus einem einzigen Land stammen, dürfen damit auf dem Etikett werben. Öle, die aus Mischungen von Ölen verschiedener Länder bestehen, werden als „Verschnitt von Olivenölen aus der Gemeinschaft" (EG), „Verschnitt von Olivenölen aus Drittländern" oder „Verschnitt von Olivenölen aus Drittländern und der Gemeinschaft" gekennzeichnet. Bestimmte geschmackliche Eigenschaften wie fruchtig, grün, reif, mild und ausgewogen dürfen weiterhin auf der Verpackung stehen. Deren Bewertung übernimmt ein aus professionellen Olivenöl-Testern bestehendes Panel des International Olive Oil Council.

Handelsbezeichnungen für Olivenöl			
Deutschland	**Frankreich**	**Italien**	**Spanien**
Natives Olivenöl extra	Huile d'olive vierge extra	Olio di oliva vergine extra	Aceite de oliva virgen extra
Natives Olivenöl	Huile d'olive vierge	Olio di oliva vergine	Aceite de oliva virgen
Olivenöl	Huile d'olive	Olio di oliva	Aceite de oliva

Weitere wichtige Speiseöle

Sonnenblumenöl wird aus den Kernen der Sonnenblume gewonnen. Es enthält viel Vitamin E. Der milde Geschmack und die hellgelbe Farbe machen das Sonnenblumenöl zu einem begehrten Rohstoff für die Margarineherstellung. Sonnenblumenöl gibt es kaltgepresst und raffiniert.

Weizenkeimöl stammt aus dem Keim des Weizenkorns. Die ausgewogene Fettsäurenzusammensetzung (30 % Ölsäure, 44 % Linolsäure und 11 % Linolensäure) macht es zu einem beliebten Öl für diätetische Zwecke.

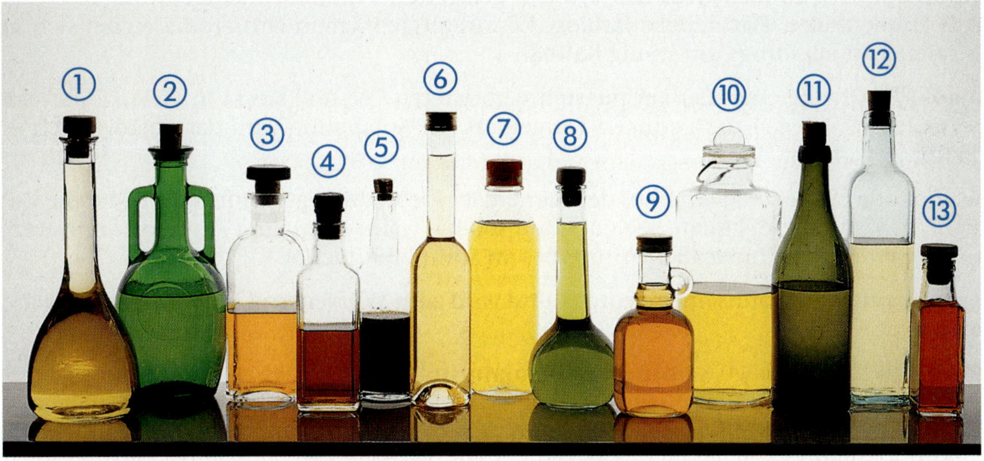

Speiseöle: ① Maiskeimöl, ② Speiseöl, ③ Leinöl, ④ Sesamöl, ⑤ Kürbiskernöl, ⑥ Erdnussöl, ⑦ Olivenöl, ⑧ Traubenkernöl, ⑨ Walnussöl, ⑩ Sojaöl, ⑪ Olivenöl in dunkler Flasche, ⑫ Distelöl, ⑬ Chiliöl

Maiskeimöl ① wird aus dem fettreichen Keim des Maiskorns gewonnen. Sein Vitamin-E-Gehalt ist überdurchschnittlich hoch.

Rapsöl ② stammt aus den Samen der Rapspflanze. Durch Züchtung ist der Anteil an schädlicher Erucasäure stark zurückgegangen, wodurch sich das Rapsöl vom ehemals eher verpönten Produkt zum bedeutendsten Speiseöl in Deutschland entwickeln konnte. Die Nahrungsmittelindustrie setzt es in großem Umfang ein (*Herstellung von Tafelöl und Margarine*) und auch im Einzelhandel setzt sich Rapsöl – namentlich deklariert – mit seiner aus ernährungsphysiologischer Sicht günstigen Fettsäurenzusammensetzung wie bei Weizenkeimöl immer mehr durch. Inzwischen wird auch kaltgepresstes Rapsöl angeboten.

Leinöl ③ wird aus den kleinen braunen Samen der Flachs- oder Leinpflanze (Leinsamen) gepresst. Für Speisezwecke wird das Öl vorwiegend kaltgepresst, um seinen charakteristischen würzigen Geschmack zu erhalten. Es enthält bis zu 58 % →Linolensäure. Deshalb und weil es ein kaltgepresstes und damit unraffiniertes Öl ist, ist Leinöl sehr anfällig für den Fettverderb.

Sesamöl ④ ist das Öl aus den Samen der tropischen Sesampflanze. Es erfreut sich hierzulande als Würzöl zunehmender Beliebtheit, da es ausgezeichnet zu Salaten und Gerichten der ostasiatischen Küche passt (→Ethno-Food). Sesamöl kommt kalt- und warmgepresst in den Handel. Gehärtetes Sesamöl wird zur Herstellung von Margarine und Backfetten verwendet.

Kürbiskernöl ⑤ erhält man durch Auspressen von gerösteten und geschälten Kürbiskernen verschiedener Kürbisarten. Die Kürbiskerne werden vor dem Auspressen geröstet und geschält. Kaltgepresstes Kürbiskernöl ist ein grünlich gefärbtes Öl mit deutlich nussartigem Geschmack und eignet sich gut zum Marinieren.

Erdnussöl ⑥ stammt aus den fettreichen Samen der →Erdnuss-Pflanze. Das fast farblose Öl hat einen sehr milden Geschmack, was es für die Margarineherstellung wichtig macht. Gehärtetes Erdnussöl wird auch zum Frittieren verwendet.

Traubenkernöl ⑧ steckt in den Kernen von Weinbeeren. Die als Nebenprodukt der Weinbereitung anfallenden Kerne wurden früher vor allem in Notzeiten ausgepresst, heute wird das Traubenkernöl wegen seines fruchtigen Geschmacks geschätzt.

Walnussöl ⑨ wird aus zuvor 2–3 Monate gelagerten Walnüssen kaltgepresst. Es enthält 13 % Linolensäure. Das nahezu farblose Öl mit ausgeprägtem Nussaroma eignet sich gut als Salatöl, ist allerdings nur wenig haltbar.

Sojaöl ⑩ ist heute eines der am meisten verbreiteten Öle und steckt in vielen Tafel- oder Speiseölen ②. Wegen des geringen Fettgehalts der Sojabohne wird das Sojaöl durch Extraktion gewonnen.

Distelöl oder Safloröl ⑫ wird aus den Samen der Färberdistel gewonnen. Es ist für die kalte Küche, z. B. für Rohkostsalate geeignet und sollte – wenn überhaupt – nur kurz und wenig erhitzt werden. Geschmacklich erinnert es an Sonnenblumenöl.

Mohnöl wird aus Mohnsamen gepresst und wird zum Würzen und Verfeinern von Salaten verwendet.

Zunehmend nachgefragt werden **Macadamianussöl** wegen seines angenehm nussigen Geschmacks, **Hanfnussöl** wegen seines Gehalts an Omega-3-Fettsäuren, →Gamma-Linolensäure (2 – 4 %) und **Reiskeimöl** wegen seines neutralen Geschmacks und seines relativ hohen Gehalts an Vitamin E. Neu auf dem Markt ist das aus den Mandeln des marokkanischen Arganbaums stammende **Arganöl**, das wegen seines unverwechselbaren, entfernt an Haselnüsse erinnernden Geschmacks vor allem als Würzöl dient. Es wird nur tropfenweise verwendet und ist mit 150 € pro Liter eines der teuersten Lebensmittel überhaupt.

Chiliöl ⑬ gehört zu den aromatisierten Ölen. Bereits wenige Tropfen dieses pikanten Öls würzen Gemüse, Suppen und Eintöpfe.

Fisch- und Leberöle werden aus dem Körperfett beziehungsweise der Leber von Seetieren *(Fische, Wale, Robben)* gewonnen. Sie kommen nicht als Speiseöle in den Handel, werden jedoch zur Herstellung von →Margarine und für Fischkonserven verwendet. Lebertran, der reich an Vitamin A und D ist und aus den Lebern von Dorsch, Heilbutt und Schellfisch gewonnen wird, hat u. a. wegen der allgemeinen Schadstoffbelastung von Innereien an Bedeutung verloren.

Speisefette

Speisefette werden vor allem als Streichfette (Brotaufstrich), aber auch zum Backen, zum Braten und Verfeinern von Speisen verwendet. Nach der EG-Verordnung mit Normen für Streichfette gehören dazu Butter, Margarine und Mischfett, jeweils mit verschiedenen Fettgehalten. Weiterhin können zu den Streichfetten auch Schweine- und Gänseschmalz gerechnet werden.

Butter

Butter ist – trotz steigender Margarineabsatzzahlen – noch immer das beliebteste Streichfett der Deutschen. Hauptbestandteil der Butter ist mit mindestens 82 % das Milchfett. Gesalzene Butter darf etwas weniger Fett enthalten. Weitere Inhaltsstoffe der Butter sind andere Milchbestandteile *(Wasser, Milchzucker, Proteine, Mineralstoffe, Cholesterin, fettlösliche Vitamine)*, Milchsäure sowie buttertypische Aromastoffe. Charakteristisch ist ein vergleichsweise hoher Gehalt an kurzkettigen gesättigten Fettsäuren und an →Ölsäure.

Ausgangsprodukt für die Butter ist das Milchfett *(Rahm, Sahne)*. Bei der traditionellen Butterherstellung ließ man die Milch einfach zwei Tage stehen, sodass sich der Rahm oben absetzte und zum Buttern abgeschöpft werden musste. Heute wird die Milch in der Molkerei innerhalb weniger Sekunden in modernen Zentrifugen (Separatoren) entrahmt. Anschließend wird die Sahne zur vorgeschriebenen →Pasteurisation kurz erhitzt und schnell abgekühlt (Ausnahme: →Landbutter). Während des anschließenden Reifeprozesses wird durch eine ausgeklügelte Temperaturführung *(Kalt-warm-kalt-Reifung)* die Streichfähigkeit der Butter optimiert. Nach der Reifung wird der Rahm bei etwa 10–14 °C gebuttert, d. h.

so lange geschlagen, bis sich die Milchfettkügelchen zu Butterkörnchen zusammenballen. Nach dem Abtrennen der Buttermilch werden die Körnchen zu einer geschmeidigen, homogenen Masse geknetet. Schließlich wird die fertige Butter geformt und abgepackt.

Buttersorten

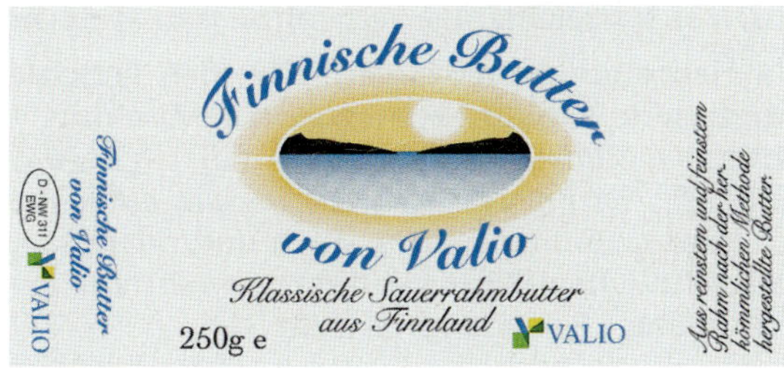

Etikett: Sauerrahmbutter

Sauerrahmbutter wird aus gesäuertem Rahm hergestellt. Der Rahm wird nach dem Pasteurisieren mit Milchsäurebakterien versetzt und einem biologischen Reifungsprozess, der bis zu 20 Stunden dauert, überlassen. Die Bakterien produzieren neben Milchsäure zahlreiche Aromastoffe *(Diacetyl)*, wodurch sich der typische Geschmack herausbildet.

Süßrahmbutter wird aus ungesäuertem frischem Rahm gebuttert. Süßrahmbutter flockt beim Erhitzen nicht aus und bindet gut, deshalb ist sie gut zur Bereitung von Soßen geeignet.

Mildgesäuerte Butter entsteht durch Zugabe von Milchsäurebakterien und z. T. auch Milchsäure zu fertiger Süßrahmbutter. Im Säuregrad liegt sie zwischen Süß- und Sauerrahmbutter. Der Marktanteil der mildgesäuerten Butter ist enorm gestiegen, wofür weniger geschmackliche als wirtschaftliche Gründe entscheidend sein dürften: Die Herstellung von mildgesäuerter Butter ist wesentlich weniger zeitaufwendig als die der Sauerrahmbutter, da die biologische Reifung des Rahms entfällt. Zudem lässt sich die Süßrahm-Buttermilch, die bei der Produktion der mildgesäuerten Butter anfällt, wesentlich besser vermarkten als die Sauerrahm-Buttermilch.

Handelsklassen für Butter

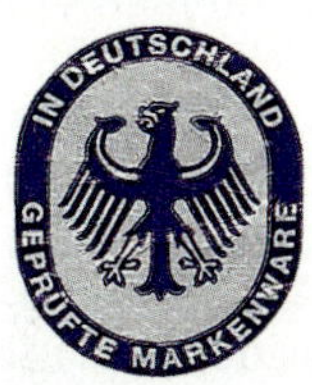

Gütezeichen Markenware

Eine Bezeichnung nach Handelsklassen ist für Butter nicht mehr gesetzlich vorgeschrieben, sie erfolgt jedoch häufig freiwillig. Dazu wird die Butter bei einer amtlichen Prüfung nach folgenden Eigenschaften beurteilt: Aussehen, Geruch, Geschmack, Konsistenz, Wasserverteilung und Streichfähigkeit sowie pH-Wert. **(Deutsche) Markenbutter** muss bei dieser Prüfung mindestens 20 von 25 möglichen Punkten erreichen. Sie kann dann mit dem →Gütezeichen „In Deutschland geprüfte Markenware" gekennzeichnet werden. Wird dieses Gütezeichen verwendet, muss auch die amtliche Überwachungsstelle des jeweiligen Bundeslandes auf der Packung angegeben werden. Das Gütezeichen kann auch für Markenbutter aus anderen EG-Mitgliedsstaaten verwendet werden, wobei die Qualitätsprüfung in Deutschland zugrunde gelegt wird. **(Deutsche) Molkereibutter** muss bei der amtlichen Prüfung mindestens 15 Punkte erreichen.

(Deutsche) Landbutter ist keine Handelsklasse, sondern die Verkehrsbezeichnung für Butter, die direkt im Milcherzeugerbetrieb hergestellt wird. Sie darf aus nicht pasteurisiertem Rahm gewonnen werden (dann Kennzeichnung „aus Rohmilch"). Für sie gelten keine Mindestanforderungen, und sie wird auch nicht geprüft.

Margarine

Margarine wurde ursprünglich als preiswerter Butterersatz entwickelt (→Lebensmittelimitate). Dieses Streichfett wurde aus Rindertalgbestandteilen (Oleomargarin) und Magermilch hergestellt. Heute werden vor allem pflanzliche Öle und Fette *(Sojaöl, Sonnenblumenöl, Rapsöl, Erdnussöl, Baumwollsaatöl, Maiskeimöl, Kokosfett, Palmfett)* zur Margarineherstellung verwendet, bei einigen Sorten auch Rindertalg und hochwertiges Fischöl. Der Fettgehalt muss mindestens 80 % und darf höchstens 90 % betragen. Die Konsistenz der Margarine ist vom Mischungsverhältnis der eingesetzten Rohstoffe abhängig. Je größer der Ölanteil ist, desto weicher ist sie *(Diät-Margarine)*. Um aus flüssigem Öl eine feste, streichfähige Margarine herzustellen, muss es zumindest zum Teil gehärtet werden. Bei der klassischen →Fetthärtung entstehen jedoch →trans-Fettsäuren. Durch eine sogenannte Umesterung lassen sich streichfähige Fette ohne trans-Fettsäuren gewinnen.

Zur Herstellung von Margarine werden verschiedene raffinierte, zum Teil gehärtete oder umgeesterte Öle und Fette zu einer Mischung zusammengestellt. Hinzu kommen Emulgatoren *(Lecithin)* und gegebenenfalls weitere Zusätze *(fettlösliche Vitamine, β-Carotin als Farbstoff, Geschmacksstoffe, Sorbinsäure als Konservierungsstoff, Salz)* sowie eine Mischung aus Wasser und gesäuerter Milch und/oder Magermilch. Das Ganze wird zu einer Mayonnaise-ähnlichen Masse gerührt und während des Abkühlens gewalzt und geknetet, bis eine streichfähige Konsistenz erreicht ist.

Margarinesorten

Bis auf Dreiviertel- und Halbfettmargarine müssen alle Margarinesorten mindestens 80 % Fett enthalten.

Haushaltsmargarine (Standardmargarine) besteht aus pflanzlichen oder tierischen Fetten oder einer Mischung aus beiden. Der Anteil an ungesättigten Fettsäuren ist in der Regel geringer als in den Ausgangsölen, daher ist sie zum Kochen, Braten und Backen geeignet.

Pflanzenmargarine muss in ihrem Fettanteil mindestens 97 % pflanzliche Fette aufweisen. Mehr als die Hälfte der im Rohstoff enthaltenen Fettsäuren muss unverändert, darf also nicht gehärtet sein. Dieser Anteil muss zu mindestens 15 % aus Linolsäure bestehen. Stammt das Fett aus dem Öl nur einer einzigen Pflanzenart, so darf die Margarine den Namen dieser Pflanzenart tragen *(Sonnenblumenmargarine)*. Steht der Hinweis „reich an mehrfach ungesättigten Fettsäuren" auf der Packung, müssen mindestens 30 % der Fettsäuren mehrfach ungesättigt sein. Diese Pflanzenmargarine sollte nicht erhitzt werden.

Margarine mit Estern pflanzlicher Sterine (Margarine mit Pflanzensterinen) ist das erste Lebensmittel in der EU aus der Gruppe →Functional Food, das ganz offiziell mit gesundheitsbezogenen Angaben für sich werben darf. Es enthält pflanzliche Sterine (→sekundäre Pflanzenstoffe), die die Aufnahme von →Cholesterin aus dem Darm hemmen. Diese Margarine wird also gezielt für einen therapeutischen Zweck angeboten und muss daher auf der Verpackung verschiedene Hinweise tragen:

1. Das Erzeugnis ist für Personen bestimmt, die ihren Cholesterinspiegel im Blut senken wollen.
2. Patienten, die Arzneimittel zur Senkung des Cholesterinspiegels einnehmen, sollen das Produkt nur unter ärztlicher Aufsicht zu sich nehmen.
3. Das Produkt ist für Schwangere, Stillende und Kinder bis zu fünf Jahren nicht geeignet.
4. Das Erzeugnis ist als Bestandteil einer gesunden Ernährung zu verwenden, zu der auch der regelmäßige Verzehr von Obst und Gemüse zählt (dieser Hinweis aufgrund der Tatsache, dass die Margarine nicht nur den Cholesterinspiegel, sondern auch den des Carotins – Provitamin A – senkt).

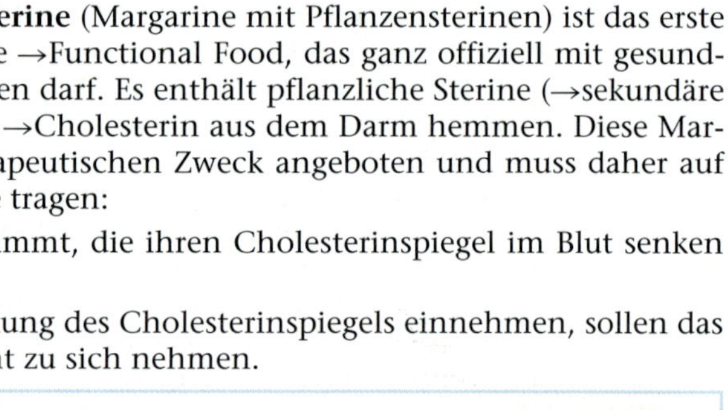

Margarinesorten

Aus Pflanzenölen bzw. -fetten bestehenden Margarinesorten werden in der Regel die fettlöslichen Vitamine A, D und E zugesetzt. Die Zugabe der von Natur aus in Butter vorhandenen Vitamine soll den ernährungsphysiologischen Wert der Margarine erhöhen. Damit lässt sich gut werben, und darüber hinaus sorgen die Vitamine A und E durch ihre antioxidativen Eigenschaften für eine längere Haltbarkeit. Vor allem Margarine mit hohem Gehalt an ungesättigten Fettsäuren würde ohne derartige Zusätze schnell ranzig. Die Höhe des Vitaminzusatzes ist gesetzlich begrenzt; eine Zugabe muss in der Zutatenliste angegeben werden.

Mischfette

Mischfette sind Erzeugnisse, die aus pflanzlichen und tierischen Fetten hergestellt werden. Während Margarine maximal 3 % Milchfett enthalten darf, besteht der Fettanteil von Mischfetten zu 10–80 % aus Milchfett. Genau wie Butter und Margarine enthält Mischfett in der Vollfettstufe 80–90 % Fett.

Streichfette mit reduziertem Fettgehalt

Diese Erzeugnisse sind typische Beispiele für →Light-Produkte. Das Fett wird bei diesen Produkten durch Wasser oder Milch ersetzt, was häufig den Einsatz von Verdickungsmitteln (→*Gelatine)* notwendig macht. Weitere Zutaten können Milcheiweiß, Speisesalz, β-Carotin und →Sorbinsäure sein.

Bezeichnung	Fettgehalt
Dreiviertelfettbutter Dreiviertelfettmargarine Dreiviertelmischfett	60–62 %
Halbfettbutter Halbfettmargarine Halbmischfett	39–41 %
Milchstreichfett*	unter 39 %
Streichfett*	von 41 % bis unter 60 %
Mischstreichfett*	von 62 % bis unter 80 %

* Jeweils mit Angabe des Fettgehalts in %

Streichfette mit stärker reduziertem Fettgehalt (Halbfett- und darunter) eignen sich im Gegensatz zu solchen mit normalen Fettgehalten und zu Schmalz nicht zum Backen und Braten, da sich hierbei Fett- und Wasserphase trennen und es aus der Pfanne spritzt.

?!

2 000 € pro Kubikmeter Wasser

„Light-Produkte sind im Prinzip Imitate, denn bei ihrer Herstellung werden traditionelle Lebensmittelbestandteile in der Regel durch etwas anderes, meist Wasser, ersetzt. Greifen wir beispielsweise eines der größten Wunderwerke moderner Lebensmitteltechnologie heraus: die ‚Light-Butter', auch ‚Halbfettbutter' genannt. Mit diesem Hightecherzeugnis wird versucht, unsere klassische Butter zu imitieren. Die Hälfte des Fettes ist hier durch Wasser ersetzt. Dank moderner Chemie ist sie streichfähig, sie schmilzt im Mund wie echte Butter und kleidet den Gaumen aus wie Sahne – und ist doch nur Wasser. Man muss natürlich ein bißchen nachhelfen, damit flüssiges Wasser schnittfest wird. Zum Beispiel mit einem Verdickungsmittel wie Gelatine. Und da sich Fett und Wasser nicht mischen, ist auch noch ein Emulgator nötig, der die beiden sich widerstrebenden Stoffe miteinander vereint. Das Ganze noch mit etwas Farbstoff, Aroma und Konservierungsmittel aufgepeppt – und fertig ist das Kunst-, pardon: Light-Produkt.
Wenn das keine geniale Idee ist! Satte 2 000 € pro Kubikmeter Wasser blättern die Kunden auf den Ladentisch. Eine teurere ‚Verpackung' als die ‚Panschbutter' wurde für das kostbare Nass wohl noch nicht erfunden. Das sollten sich die städtischen Wasserwerke mal zum Vorbild nehmen. Bei ihnen kostet dieselbe Wassermenge zur Zeit maximal 3,50 €, mitsamt der Kanalisationsgebühr."

Aus: Pollmer, U.; Fock, A.; Gonder, U.; Haug, K., Prost Mahlzeit! Köln 2006

Schweineschmalz

Schweineschmalz wird durch Ausschmelzen aus verschiedenen Fettgeweben des Schweines gewonnen, wobei Fettgewebsreste (Grieben) abgetrennt werden. Es ist bei Zimmertemperatur gut streichfähig, da es deutlich mehr ungesättigte Fettsäuren enthält als Rindertalg. Der Gehalt an →Cholesterin ist etwas niedriger.

Schweineschmalz wird als Brotaufstrich sowie zum Kochen, Backen und Braten verwendet. Es eignet sich bedingt auch zum Frittieren. Im Handel sind auch Griebenschmalz und Flomenschmalz (Liesenschmalz), das nur aus dem besonders hellen Bauchwandfett gewonnen wird, sowie Zubereitungen aus Schweineschmalz *(Bratenschmalz, Partyschmalz, Zwiebelschmalz),* die durch Erhitzen mit Gewürzen, Äpfeln oder Zwiebeln hergestellt werden.

Gänseschmalz

ist eine Spezialität aus dem Fettgewebe der Gans. Es schmilzt schon ab 25 °C, ist also ein sehr weiches Fett. Zur Verbesserung der Konsistenz wird Gänseschmalz daher häufig mit einem kennzeichnungspflichtigen Anteil an Schweineschmalz (ca. 10 %) gemischt. Es wird als Brotaufstrich und als Zutat bei der Zubereitung von Speisen verwendet.

Soft-Fette

Das sind geschmeidige Pflanzenfette, die sich wie feste Fette gut erhitzen lassen und wie Streichfette auch bei Kühlschranktemperaturen gut streichbar sind. Sie werden aus gehärteten Fetten oder einer Mischung von festen Pflanzenfetten und Ölen hergestellt, die während des Erstarrens mit Stickstoff, Kohlendioxid oder Luft versetzt und mechanisch bearbeitet werden. Soft-Fette sind neutral im Geschmack und wegen ihres hohen →Rauchpunkts auch zum Frittieren geeignet.

Hitzebeständige feste Fette

Speiseöle, Butter und Margarine können ohne Bedenken zum Kochen und Backen und auch noch zum Braten bei mäßigen Temperaturen verwendet werden. Beim scharfen Anbraten und Frittieren endet jedoch ihr Einsatzgebiet, da dabei höhere Temperaturen (180–280 °C) auftreten, bei denen das Fett nicht spritzen, rauchen oder verbrennen darf. Frittier- und Bratfette werden durch mehrmaliges Erhitzen, Abkühlen, Umgießen und Lagern stark strapaziert. Um diesen Belastungen standzuhalten, müssen sie besondere Eigenschaften aufweisen:

- Der Rauchpunkt, d. h. diejenige Temperatur, bei der das Fett unter Zersetzung zu rauchen beginnt, sollte über 200 °C liegen.
- Sie sollten wasser- und eiweißfrei sein, denn Wasser bringt Fett zum Spritzen und fördert seine Zersetzung, Eiweißbestandteile verbrennen.

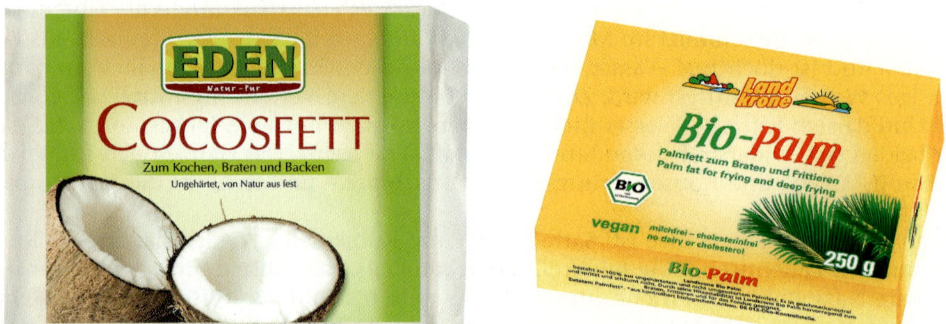

Kokosfett/Palmkernfett

- Sie müssen gegenüber Luftsauerstoff weitgehend unempfindlich sein.

Darüber hinaus sollten sie neutral im Geschmack sein. Deshalb eignen sich nur →raffinierte Fette mit einem hohen Anteil an gesättigten Fettsäuren zum längeren Braten oder Frittieren.

Feste Pflanzenfette (Plattenfette)

Feste Pflanzenfette sind bei Zimmertemperatur (20 °C) fest und werden meist in Plattenform angeboten. Sie werden im Haushalt besonders zum Frittieren verwendet. Neben Kokosfett (aus dem weißen Kernfleisch der Kokosnuss) und Palmkernfett (aus den Samenkernen der Ölpalme) sowie Mischungen der beiden werden eine Reihe von durch →Fetthärtung aus Pflanzenölen hergestellte Produkte angeboten. Dies muss auf der Packung durch die Angabe „gehärtet" kenntlich gemacht werden.

Butterschmalz, Margarineschmalz und Mischfettschmalz

Butterreinfett (Butterfett, Butterschmalz, Schmelzbutter oder geklärte Butter) wird aus Butter hergestellt, die ausgeschmolzen und von Wasser und Eiweiß befreit wird. Zurück bleibt das reine Fett, das im Gegensatz zur Butter hoch erhitzt werden kann. Es eignet sich damit gut zum Kochen, Braten und Backen und auch zum Frittieren. Butterreinfett hat eine lange Haltbarkeit von mehreren Monaten bis zu zweieinhalb Jahren. Margarineschmalz und Mischfettschmalz bestehen wie Butterschmalz aus mindestens 99 % Fett und können wie dieses verwendet werden.

Rindertalg

Rindertalg wird aus den Fettgeweben von Rindern durch Ausschmelzen gewonnen, ist weiß, grauweiß oder gelblich und bei Zimmertemperatur hart und spröde. Wie alle tierischen Fette enthält Rindertalg →Cholesterin. Feintalg, aus frischen, ausgesuchten Rohmaterialien durch vorsichtiges Schmelzen und Reinigen gewonnen, wird als „Premier Jus" gehandelt. Im Privathaushalt wird Rindertalg heutzutage kaum noch verwendet. Zum Teil findet er sich in industriell hergestellten Lebensmitteln *(Pasteten- und Blätterteige, Margarine).*

Was Verbraucher noch wissen wollen

Wie müssen Fette und Öle gelagert werden?

Um den →Fettverderb hinauszuzögern, sollten Fette und Öle kühl, dunkel und gut verschlossen gelagert werden. Feste Pflanzenfette sind dann über Monate hinweg haltbar. Raffinierte Speiseöle halten sich in original verschlossenen Gefäßen bis zu einem Jahr. Angebrochene Flaschen sollten innerhalb von 4–8 Wochen aufgebraucht werden. Kaltgepresste Öle sind durch ihren Gehalt an fettspaltenden Enzymen, freien Fettsäuren und Oxidationsprodukten auch in der original verschlossenen Flasche nicht lange haltbar und daher rasch aufzubrauchen. Genauere Auskunft gibt das →Mindesthaltbarkeitsdatum. Diese Öle werden am besten im Kühlschrank aufbewahrt. Dies gilt auch für die ebenfalls weniger haltbaren wasserhaltigen Fette wie Butter, Margarine und fettreduzierte Produkte. Wasserarme Erzeugnisse mit einem zugleich hohen Anteil an gesättigten Fettsäuren *(Butterschmalz, Kokos- und Palmkernfett)* halten sich dagegen bis zu zwei Jahre, sofern sie in dicht verschlossenen Behältnissen kühl aufbewahrt werden.

Welche Schadstoffe sind in Fetten und Ölen enthalten?

Eine Reihe von unerwünschten Stoffen kommt bereits natürlicherweise in Fetten und Ölen vor *(freie Fettsäuren, Erucasäure).* Kaltgepresste Öle können Umweltschadstoffe, Restmengen von →Pflanzenschutzmitteln und Spuren von →Schimmelpilzgiften, die bei Schimmelbefall der Rohstoffe entstehen können, enthalten. Beim Trocknen der für die Gewinnung von Kokosfett, Palmkernfett und Sonnenblumenöl verwendeten Rohstoffe können schädliche Bestandteile der Rauchgase (PAK) in das Fett bzw. Öl übergehen. In raffinierten Ölen und Fetten sind diese Schadstoffe nicht mehr enthalten. Von der Extraktion stammende Lösungsmittelreste werden bei der →Raffination entfernt. Tierische Fette dürfen nicht raffiniert werden und können daher Rückstände von →Pflanzenschutzmitteln (aus dem Futter), →Tierarzneimitteln oder chlorierten →Kohlenwasserstoffen enthalten.

Was sind trans-Fettsäuren?

Ungesättigte Fettsäuren können in zwei verschiedenen räumlichen Anordnungen vorkommen, die als „cis" oder „trans" bezeichnet werden. Die meisten Fettsäuren in Pflanzen und Tieren kommen in der cis-Form vor. Kleine Mengen trans-Fettsäuren entstehen im Pansen von Wiederkäuern, und wir nehmen sie mit Milch, Butter, Rinder- und Hammeltalg auf. In beträchtlichem Umfang können trans-Fettsäuren während der →Fetthärtung entstehen. Größere Mengen dieser trans-Fettsäuren wurden also erst aufgenommen, seit es Margarine und andere Erzeugnisse mit gehärteten Pflanzenölen gibt. Früher lagen bis zu 50 % der Fettsäuren der Margarine in trans-Form vor. Trans-Fettsäuren werden in die Zellmembranen eingebaut und verändern möglicherweise deren Funktion. Sie können den Blutcholesterinspiegel, insbesondere den schädlichen LDL-Anteil, erhöhen bei gleichzeitiger Senkung des schützenden HDL-Anteils. Darüber hinaus erhöhen sie den Bedarf an essenziellen Fettsäuren. Der Anteil an trans-Fettsäuren in der Nahrung sollte aus diesen Gründen möglichst gering sein. Als die mögliche gesundheitsschädliche Wirkung der trans-Fettsäuren erkannt wurde, veränderte die Margarineindustrie die Herstellungsverfahren, sodass sich heute die Gehalte an trans-Fettsäuren in der Margarine nur noch wenig von denen der Butter unterscheiden. Außer in Margarine stecken trans-Fettsäuren u. a. auch in Überzugsfetten, Snacks, Backwaren und Nuss-Nougat-Cremes.

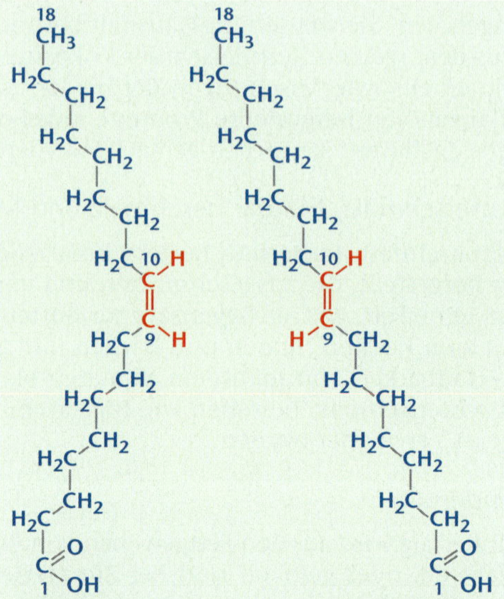

cis-Fettsäure (Ölsäure) **trans-Fettsäure** (Elaidinsäure)

Trans-Fettsäuren unterscheiden sich von cis-Fettsäuren durch die unterschiedliche Stellung der Wasserstoffatome an der Doppelbindung

Butter oder Margarine als Brotaufstrich?

Insbesondere der Cholesteringehalt der Butter wird immer wieder als Argument gegen Butter und für Margarine als Brotaufstrich angeführt. Die Aufnahme an Cholesterin mit der Nahrung spielt jedoch bei normalem Stoffwechsel keine Rolle.

Wenn Sie weiterlesen wollen

Gonder, Ulrike, Fett! Unterhaltsames und Informatives über fette Lügen und mehrfach ungesättigte Versprechungen, Stuttgart 2009[4];
Auswertungs- und Informationsdienst für Ernährung, Landwirtschaft und Forsten (aid) e.V. (Hrsg.), Speisefette. Nr. 1012. Bonn 2006[14];
Ravnskov, Uffe; Pollmer, Udo, Mythos Cholesterin. Die zehn größten Irrtümer. Stuttgart 2008[4];
Worm, Nicolai, Ernährung und koronare Herzkrankheit: Wie sinnvoll ist Diät? Sonderdruck aus: Versicherungsmedizin 47 (1995), Heft 4.

5 Fleisch, Geflügelfleisch, Wildbret

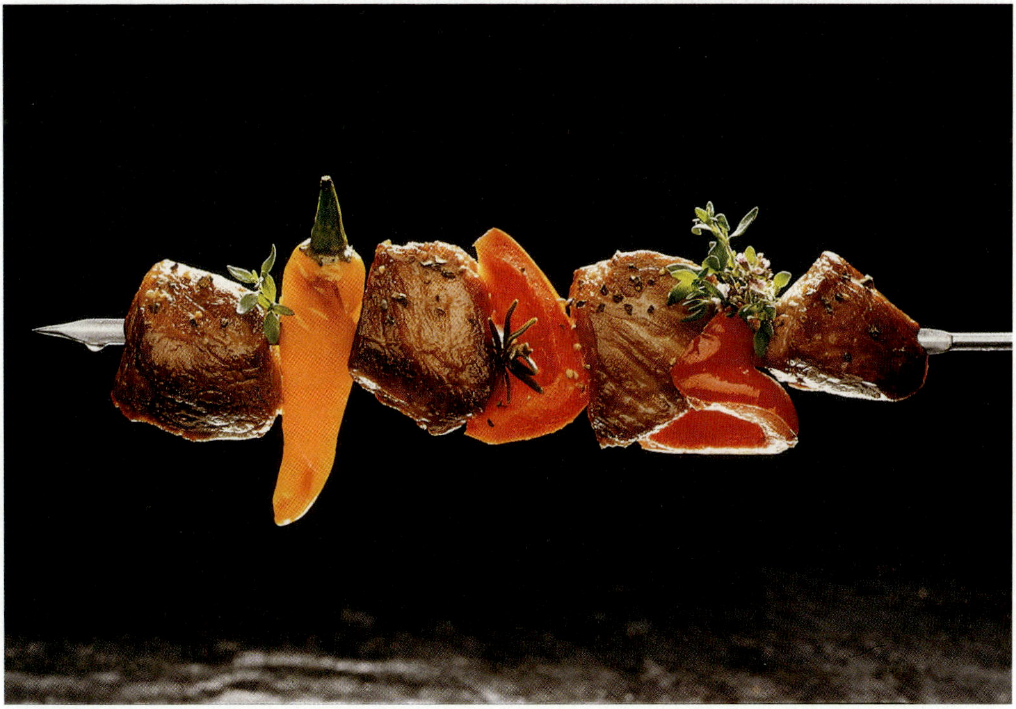

Fleisch ist von jeher ein gefragtes und beliebtes Nahrungsmittel:

- Es lässt sich auf sehr unterschiedliche Weise wohlschmeckend zubereiten.
- Es bietet dem Körper Eiweiß mit einer hohen →biologischen Wertigkeit.
- Es enthält wichtige Energieträger *(Fett)*.
- Es liefert Vitamine *(Vitamine der B-Gruppe)*, Mineralstoffe *(Eisen)* und wertvolle Spurenelemente *(Zink, Selen)*.

Dennoch geht der Fleischverbrauch aus mehreren Gründen zurück:

- Wachsende Bevölkerungsgruppen, vor allem Verbraucher unter 40 Jahren, schränken aus gesundheitlichen, ethischen oder ökologischen Gründen den Fleischverzehr ein *(→Vollwert-Ernährung)* oder verzichten ganz auf Fleisch (→Vegetarier);
- Fleischskandale *(„Hormonfleisch", →BSE, Dioxine, Gammelfleisch)* und Tiererkrankungen *(Schweinepest, Maul- und Klauenseuche)* veranlassen die Konsumenten zur Zurückhaltung beim Konsum vor allem von Rind-, Kalb-, Schweine- und Putenfleisch.

Fleisch im weiteren Sinne

Als „Fleisch" im weiteren Sinne werden alle für den menschlichen Verzehr bestimmten Teile von geschlachteten oder erlegten warmblütigen Tieren verstanden: also von Säugetieren, die zur Fleischerzeugung gehalten werden, von Schlachtgeflügel sowie von Haar- und Federwild. Der Begriff „Fleisch" im weiteren Sinne schließt auch Materialien ein, die be- oder verarbeitet wurden *(Gehacktes, Rollbraten, Wurst- und Fleischwaren, Fleischextrakt, grillfertige Brathähnchen, Wildgulasch, essbare Wursthüllen).*

Bei der Kennzeichnung von abgepackten fleischhaltigen Erzeugnissen *(Fleischerzeugnisse, Fertiggerichte, zusammengesetzte Lebensmittel)* bedeutet „Fleisch" Skelettmuskelfleisch (Fleisch im engeren Sinne). Andere zum menschlichen Verzehr zugelassene Teile *(am Muskelfleisch anhaftendes Fett und Bindegewebe, soweit sie einen bestimmten Anteil überschreiten; Herz, Leber, Darm, →Separatorenfleisch)* müssen auf dem Etikett gesondert ausgewiesen werden.

Fleisch im engeren Sinne

Die Qualität von Skelettmuskelfleisch hängt von Alter und Geschlecht der verwerteten Tiere ab. Bei noch nicht geschlechtsreifen Jungtieren ist das Fleisch hell, zart und saftig. Mit zunehmendem Alter der Tiere wird es dunkler und intensiver in Geruch und Geschmack, zunehmend aber auch trockener und zäher. Das Fleisch männlicher Tiere wird wegen des ausdrucksvolleren Geschmacks bevorzugt. Bei kastrierten Tieren hat es feinere Fasern, eine gleichmäßiger ausgebildete und durchwachsene Muskulatur, ist zarter, saftiger und meist fettreicher. Das Fleisch unkastrierter Tiere dagegen hat einen strengen Geruch und kann nur nach weiterer Behandlung verarbeitet werden.

Die Fleischqualität wird hinsichtlich Geschmack, Aroma, Farbe und Fettansatz ferner beeinflusst

- vom **Tierfutter** *(Maisfütterung bei Geflügel, um bei langsamer Aufzucht festeres Fleisch zu erzielen),*
- vom **Ernährungszustand** *(vollfleischige, fleischige, gering genährte Schlachttiere),*
- von der Gelegenheit zur **Bewegung** *(helleres Fleisch bei bewegungsarm gehaltenen Tieren).*

Konsistenz, Verdaulichkeit und Bekömmlichkeit hängen überdies vom **Reifezustand** ab. Das Fleisch frisch geschlachteter oder erlegter Tiere ist kaum genießbar. Es ist unmittelbar nach dem Schlachten zäh und wenig aromatisch. Zartheit und Geschmack gewinnt es erst mit der Fleischreifung. Ist das Fleisch einmal ausgereift, darf es nur noch wenige Tage gelagert werden (ca. 2 °C, mindestens 85 % Luftfeuchtigkeit).

Durch Vakuumverpackung oder Einlegen in Öl (Marinieren) lässt sich zwar das auch wirtschaftlich nachteilige Austrocknen vermeiden, weitere Reifung und schließlicher Verderb jedoch nicht. Für längere Lagerzeiten ist →Tiefgefrieren erforderlich; es führt – je nach Temperatur, Tierart und Fettanteil – zu Haltbarkeiten von wenigen Monaten bis zu über einem Jahr. Begrenzt wird die Haltbarkeit durch den →oxidativen Fettverderb, der selbst unter Tiefkühlbedingungen – wenn auch langsamer – stattfindet und negative Geruchs- und Geschmacksveränderungen bewirkt.

Fehler bei Zucht, Haltung und Fütterung können zur Folge haben, dass das Fleisch hochgezüchteter Schweine, die vor und bei der Schlachtung Stress ausgesetzt waren, nach dem Schlachten bleich (**p**ale), weich (**s**oft) und wässrig (**e**xudative) ist (**PSE**-Fleisch, nicht zu verwechseln mit →BSE bei Rind und Kalb). Es eignet sich weder für Fleischgerichte noch zur Herstellung von Rohwurst und kann eigentlich nur noch zu Brühwurst verarbeitet werden. Dennoch findet es seinen Weg in manche Geschäfte des Lebensmitteleinzelhandels, wo es zu niedrigen Preisen verkauft wird. Beim Garen verliert es etwa ein Drittel des Gewichts in Form von Wasser, schrumpft und wird zäh.

Fleischreifung und Haltbarkeit			
Fleischart	**Dauer der Fleischreifung Tage**	**Haltbarkeit**	
		frisch/gekühlt (–1 bis +2 °C *) Tage	**tiefgefroren (–18 bis –30 °C) Monate**
Schweinefleisch (Teilstücke)	2	2 bis 3	4 bis 5 (fett) 6 bis 12 (mager)
Fleisch vom Hausgeflügel	2 bis 5	5 bis 6	10 bis 24
Kalbfleisch	2 bis 3	3 bis 5	5 bis 6
Lammfleisch	4 bis 5	3 bis 5	5 bis 6
Rindfleisch – Kochfleisch – Bratenfleisch – Steaks und Roastbeef	 4 bis 6 10 bis 14 21 bis 42	 2 bis 5 14 bis 28	 10 bis 24 10 bis 18
Wild, zerwirkt	14 bis 28	21 (Schalenwild)	6 bis 12

* Temperaturerhöhung von 2 auf 7 °C bewirkt eine Verkürzung der Haltbarkeit um die Hälfte.

Durch Fehler vor und bei der Schlachtung von stressanfälligen Rindern und Schweinen kann dunkles (**d**ark), festes (**f**irm), trockenes (**d**ry) Fleisch entstehen. Dieses **DFD**-Fleisch ist fade im Geschmack und anfällig für bakteriellen Verderb. Es kann ebenfalls nur noch als Verarbeitungsfleisch verwertet werden.

BSE-Risikomaterial

PSE- und DFD-Fleisch sind zwar im Wert gemindert, aber gesundheitlich unbedenklich. Von weitaus größerer Bedeutung für Erzeuger, Handel und Konsumenten ist jedoch die gesundheitliche Bedrohung durch **BSE.** Dies ist eine Hirnerkrankung des Rindes, die in ähnlicher Form auch bei anderen Tierarten auftritt. Ausgelöst und verbreitet wurde BSE (**B**ovine **S**pongiforme **E**nzephalopathie) offenbar durch die Verarbeitung der Kadaver erkrankter Tiere zu Tiermehl und dessen Verfütterung an die (eigentlich Pflanzen fressenden) Rinder. Es scheint erwiesen, dass auch beim Menschen der Verzehr von Hirn oder Nervengewebe erkrankter Tiere zu einer BSE-ähnlichen Hirnerkrankung, einer Form der Creutzfeldt-Jakob-Krankheit **(vCJK),** führen kann. Vorsichtshalber wurde die Verfütterung von Tiermehl verboten, ebenso die Verwendung von BSE-Risikomaterial (siehe Abbildung) in Fleischerzeugnissen. Als besonders riskant gelten die entsprechenden Materialien, wenn sie von älteren Tieren gewonnen wurden. Auch Fleisch, das mit (Mark-)Knochen gehandelt und zubereitet wird, sowie industriell gewonnenes →Separatorenfleisch zählen zu den Risikomaterialien. Das Fleisch älterer Rinder (bei im Inland geborenen und gehaltenen Tieren: älter als 48 Monate) wird in Labortests auf BSE-Erkrankung untersucht.

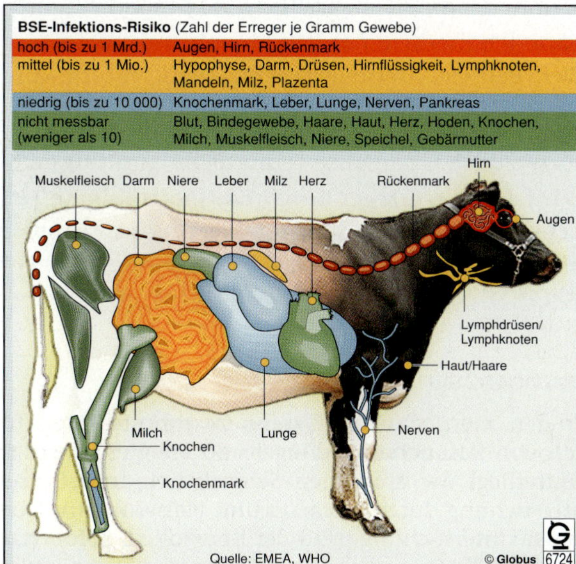

BSE-Infektions-Risiko

BSE-Risiken in Deutschland – Fragen und Antworten

Wie sicher sind Rind- und Kalbfleisch?

Mit Muskelfleisch selbst von BSE-kranken Rindern ist bisher in Tierversuchen keine BSE-Übertragung gelungen. Daher wird Muskelfleisch, also z.B. Steak oder Braten, vielfach als unbedenklich erklärt. Bei Kalbfleisch (deutsches Kalbfleisch stammt von bis zu sechs Monate alten Rindern) scheint ein eventuelles Risiko noch geringer, da diese Tiere einerseits nicht mehr mit Tiermehl gefüttert sein dürften und aufgrund der kurzen Lebensdauer allenfalls mit geringer Anreicherung von BSE-Erregern zu rechnen ist.

Angesichts zahlreicher ungeklärter Fragen bleibt jedoch ein wissenschaftlich nicht quantifizierbares Restrisiko beim Verzehr von Rindfleisch. Infolge der BSE-Bekämpfungsmaßnahmen in Deutschland und in der Europäischen Union ist seit dem Höhepunkt des BSE-Geschehens in den neunziger Jahren des vergangenen Jahrhunderts das Risiko für Verbraucher aber erheblich gesunken.

Ist Schaf- und Ziegenfleisch sicher?

(...) Die Europäische Behörde für Lebensmittelsicherheit (EFSA) hält es angesichts großer Informationslücken bisher nicht für möglich, das BSE-Risiko durch den Verzehr von Ziegen- und Schaffleisch einzuschätzen.

Allerdings ist BSE bei kleinen Wiederkäuern nach bisherigem Kenntnisstand äußerst selten: Weltweit sind ein Fall bei einer Ziege in Frankreich bestätigt worden und drei Verdachtsfälle bei Schafen (in Frankreich und Zypern) aufgetreten.

Wie steht's mit Schweinefleisch, Geflügel und Fisch?

Schweinefleisch, Geflügel und Fisch gelten nach dem derzeitigen Kenntnisstand als unbedenklich – obwohl für diese Tiere bis Dezember 2000 die Verfütterung von Tiermehl erlaubt war. Eine Infektion über Futter ist bei keiner dieser Tierarten beobachtet worden.

Gibt es Bedenken bei Milch?

Milch gilt nach dem derzeitigen Stand der Forschung als unbedenklich. In wissenschaftlichen Experimenten konnte BSE durch Milch von BSE-kranken Kühen weder auf Mäuse noch auf Kälber übertragen werden. In der Praxis darf Milch von BSE-erkrankten Rindern weder für die menschliche noch für die tierische Ernährung verwendet werden.

Kann ich meinem Baby Fertignahrung geben?

Viele deutsche Hersteller verwenden Rohstoffe von ökologisch wirtschaftenden Betrieben. Dies ist durch einen Hinweis in der Zutatenliste zu erkennen bzw. an der „Bio"-Kennzeichnung des Produkts. Neben Produkten ohne Rind-, Schaf- und Ziegenfleisch bergen diese Erzeugnisse vermutlich das geringste Risiko.

Wird der BSE-Erreger durch haushaltsübliche Zubereitung zerstört?

Nein. Ob in der Pfanne, Mikrowelle, Grill, im Dampfdrucktopf: Dabei werden nicht die notwendigen Bedingungen wie eine ausreichende Erhitzung unter hohem Druck erreicht.

Verbraucherzentrale NRW, August 2007

Fleischbeschau

Für den menschlichen Genuss bestimmtes Fleisch – auch von Kaninchen, Geflügel und erlegtem Haarwild – unterliegt der amtlichen Schlachttier- und Fleischuntersuchung durch Tierärzte und Fleischkontrolleure. Bei der Untersuchung prüft der Kontrolleur sofort nach dem Schlachten und an allen Teilen des Tieres, ob das Fleisch einwandfrei und genusstauglich ist. Außerdem wird es stichprobenartig auf Krankheiten, Rückstände

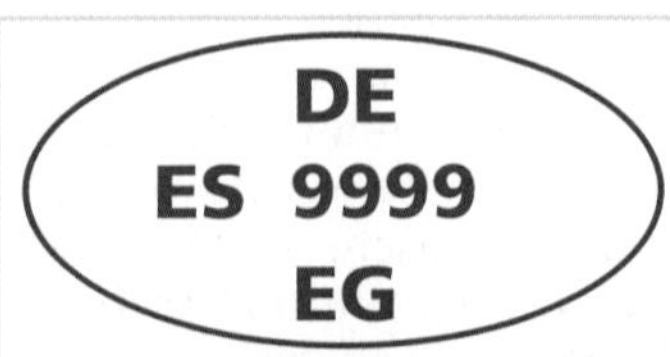

Genusstauglichkeitsstempel

von →Tierarzneimitteln und →Umweltschadstoffen überprüft. Bei Fleisch von Schwein, Wildschwein und Pferd gehört eine →Trichinen-Beschau dazu. Genusstaugliches Fleisch von Schlachthöfen, die für den Handelsverkehr innerhalb der Europäischen Gemeinschaft zugelassen sind, trägt den ovalen EG-Stempel, der das Herkunftsland und die Schlachthofnummer (ES-Nummer) angibt.

Herkunftsnachweis

Das BSE-Problem hat in der vergangenen Zeit das Vertrauen der Konsumenten erschüttert. Um Verbrauchervertrauen zurückzugewinnen und die Produzenten von Rindfleisch zu veranlassen, sich bei Fütterung und Haltung der Tiere an die bestehenden Vorschriften zu halten, ist es notwendig, den Verarbeitungsweg von Rindfleisch von der Vermarktung bis zur Erzeugung zurückverfolgen zu können. Zu diesem Zweck werden die Rinder gekennzeichnet und registriert, werden Rindfleisch und Rindfleischerzeugnisse etikettiert. Die Rindfleischetikettierung ist das Instrument, die Herkunft von Rindfleisch transparent zu machen, bei nicht vorverpacktem Fleisch schriftlich und deutlich sichtbar am Ort des Verkaufs, bei vorverpacktem Fleisch als Etikett auf der kleinsten Verpackungseinheit.

Jungbullensteak aus Weidehaltung	
Geboren in:	Deutschland
Aufgezogen in:	Deutschland
Tiere der Gruppe geschlachtet in:	Deutschland YY,XY,XZ*
Fleisch der Partie zerlegt in:	Deutschland YY,XY,XZ**
Referenz-Nr.: 010109	
Name des Systems: Meyer GmbH	
* Zulassungsnummer/n Schlachthof/Schlachthöfe ** Zulassungsnummer/n Zerlegungsbetrieb/Zerlegungsbetriebe	

Rindfleischetikett mit Pflichtangaben und freiwilligen Angaben; Quelle: Bundesanstalt für Landwirtschaft und Ernährung (Hrsg.), Leitfaden Rindfleischetikettierung, Bonn 2009

Das **Rindfleischetikett** macht Pflichtangaben *(Referenznummer, Angaben zur Herkunft, zum Schlacht- und zum Zerlegebetrieb)* und kann außerdem überprüfte freiwillige Angaben enthalten *(Tierkategorie, regionale Herkunft, Fütterungs- und Haltungsbedingungen, Rasse und Qualitätseigenschaften)*.

Herkunftsnachweise sind nur bei frischem Rindfleisch vorgeschrieben, nicht aber bei zubereitetem *(gesalzenem, paniertem, mariniertem)* Rindfleisch und auch nicht bei frischem oder zubereitetem Schweinefleisch.

Der Herkunftsnachweis dient vorwiegend internen (Kontroll-) Zwecken und ist kein Qualitätsnachweis. Dennoch kann auch der Verbraucher aus den Angaben seine Schlüsse ziehen.

Qualitäts-, Marken- und Bio-Fleisch

Mit Herkunftsnachweisen und mit **Qualitätsfleisch,** das sich vom übrigen Marktangebot durch gesteigerten Genuss- und Gesundheitswert und z. T. auch höheren Nährwert abheben soll, wollen Erzeuger, Handwerk und Handel zum einen der Verunsicherung durch zahlreiche Fleischskandale, zum anderen dem gestiegenen Qualitätsbewusstsein mancher Verbraucher Rechnung tragen. Wenn Konsumenten dieses Bemühen um hohe Fleischqualität und die damit verbundenen höheren Preise akzeptieren sollen, sind strenge Richtlinien für Haltung, Fütterung und Schlachtung sowie eine glaubwürdige ständige Kontrolle von Erzeugung, Gewinnung und Vermarktung erforderlich. **Markenfleisch** ist Qualitätsfleisch, das von einem Erzeuger oder Vermarkter unter einer bestimmten Marke verkauft wird. **Bio-Fleisch** ist Fleisch aus →kontrolliert ökologischer Landwirtschaft, die durch naturnahe und umweltfreundliche Produktion, z. B. artgerechte Haltung und Fütterung, gekennzeichnet ist.

Bisher liegt der Marktanteil von Qualitäts-, Marken- und Biofleisch nur bei 5 bis 10 %. Schon jetzt ist aber die Vielfalt der Marken und Zeichen für die Konsumenten verwirrend, denn die Programme setzen Qualitätsvorstellungen sehr unterschiedlich um:

- Einige Markennamen sind nichts weiter als Herkunftskennzeichnungen.
- Andere stehen für eine Kontrolle nach der Schlachtung, bei der mindere Qualität *(→PSE-/→DFD-Fleisch)* aussortiert wird.
- Wieder andere kontrollieren oder bestätigen die Einhaltung von Richtlinien zu Fütterung, Haltung, Transport und Medikamentengabe.

Echte Markenfleischprogramme sind ganzheitlich. Sie begnügen sich nicht damit, mindere Qualität rechtzeitig zu entdecken und auszusortieren, sondern haben die umfassendere Zielsetzung, mindere Qualität gar nicht erst zu erzeugen sowie ethischen und ökologischen Anforderungen gerecht zu werden.

Gütekriterien eines Bio-Fleisch-Programms	
Gesicherter Herkunftsnachweis	Jedes Tier lässt sich genetisch mindestens 3 Generationen zurückverfolgen; keine Einkreuzung BSE-gefährdeter Rassen; veröffentlichter Herkunftsnachweis für jedes geschlachtete Tier.
Futter frei von Tierkörpermehl	Unangemeldete Analyse von Futterproben durch ein unabhängiges Labor und Veröffentlichung der Ergebnisse; Landwirte zahlen hohe Vertragsstrafen, wenn sie dennoch Tierkörpermehl verfüttern.
Hofeigenes Futter	Futter stammt zu mindestens 80 % aus der Erzeugung des Landwirts selbst oder von Nachbarbetrieben; Futter mit hohen Ballaststoffanteilen, die langsamen Aufwuchs erlauben; Futteranalysen durch unabhängiges Institut.
Keine Antibiotika	Grundsätzlich kein Einsatz von Antibiotika oder anderen Wachstumsförderern zu Mastzwecken; tierärztlich mit Antibiotika behandelte Tiere scheiden aus dem Fleischprogramm „Keine Antibiotika" aus; Analysen während Mast bzw. Schlachtung.
Tierschonender Transport	Kurze Dauer der Transporte zum Schlachthof; geräumige und sichere Transportfahrzeuge; kein Einsatz elektrischer Schlagstöcke; Verweigerung der Annahme durch den Schlachthof, falls Kriterien nicht eingehalten wurden.
Artgerechte Tierhaltung	Tiere leben in Ställen, die ihre verhaltensbiologischen Bedürfnisse hinsichtlich Wärme, Luft und Tageslicht erfüllen. Keine Automatenfütterung. Kälber werden in Mutter- und Ammenkuhhaltung aufgezogen. Stallungen sind für die interessierte Öffentlichkeit zugänglich.
Sauberes Grundwasser	Erzeugung nur so vieler Tiere, dass der Dung der Tiere nutzbringend als natürlicher Dünger auf den betriebseigenen Ackerflächen ausgebracht werden kann. Bindung des Tierbesatzes an die bewirtschaftete Ackerfläche.
Nach: Thönes-Natur-Verbund, Gütekriterien für Fleisch, Oktober 2009	

Schweine-, Rind- und Schaffleisch

Frischfleisch

Als Frischfleisch gilt alles Fleisch, das nach dem Schlachten lediglich behandelt, nicht aber zubereitet wurde. Unter **Behandeln** versteht man u. a. Entbeinen, Zerlegen, Zerkleinern, Wiegen, Umhüllen, Verpacken, Kennzeichnen, Kühlen, Gefrieren, Tiefgefrieren, Auftauen, Lagern oder Befördern. Wenn das Fleisch dagegen eine Bearbeitung erfahren hat, die auch die inneren Schichten verändert, handelt es sich um →zubereitetes Fleisch.

„Fleisch" im üblichen Sprachgebrauch stammt in erster Linie von Schwein, Rind (einschl. Kalb) und Schaf. Dagegen wird Fleisch von Ziege und Pferd in Deutschland nur wenig angeboten und nachgefragt. **Schweinefleisch** wird vorzugsweise von etwa 6 bis 9 Monate alten Tieren mit einem Gewicht von rund 100 kg gewonnen. Bevorzugt werden fleischreiche, fettgewebearme Rassen, denen man vier zusätzliche Rippen angezüchtet hat (ergibt u. a. vier zusätzliche Koteletts). **Rindfleisch** ist, wenn es von jungen Rindern (Jungbullen, Färsen, Ochsen) stammt, hell- bis mittelrot, feinfaserig, kräftig und mager. Bei gutem Mastzustand ist es von feinen Fettäderchen marmoriert und auch deshalb geschmackvoller und aromatischer als Kalbfleisch. Das Fleisch älterer Rinder ist dunkler bis braunrot, grobfaserig, zäher, weniger zart und saftig und hat stärkere Fetteinlagerungen. Rindfleisch wird, wenn es von 14 Tage bis 3 Monate alten Tieren stammt, als Kalbfleisch bezeichnet; es ist eher hell und besonders zart. **Schaffleisch** wird vorzugsweise als Lammfleisch von bis zu 12 Monate alten Tieren gehandelt. Das etwas streng schmeckende Fleisch älterer Tiere (Schafe, Hammel) ist vor allem in der regionalen Küche beliebt.

Fleischzuschnitte

Sieht man von den kleinen, aber rasch wachsenden Mengen ab, die zunehmend ab Hof direkt verkauft werden, so wird Frischfleisch auf zweierlei Weise vermarktet:

- durch handwerkliche Meisterbetriebe (Fleischer-, Metzger-, Schlachterhandwerk) und
- durch Betriebe des Lebensmittelhandels.

Für den Verkauf von Frischfleisch im Lebensmittelhandel bestehen drei Möglichkeiten:

- Angliederung einer eigenen Fleischerei mit einem angestellten Metzgermeister (Ladenmetzger);
- Verkauf von Fleisch, das in einem Fleischwerk zerlegt, portioniert und verpackt wurde, aus dem SB-Kühlregal;
- Verkauf von tiefgekühltem Fleisch.

Unabhängig von der Art der Vermarktung gilt, dass das Fleisch für die Verwendung im Haushalt intensiver als früher vorbereitet („pariert") wird. Außer Knochen und Sehnen wird auch das Fettgewebe teilweise oder vollständig entfernt, sodass verkaufsfertige Teilstücke häufig nur einen geringen Fettgehalt aufweisen. Bei höherem Bearbeitungsgrad spricht man von **küchenfertigen** Artikeln *(gerollte oder gespickte Braten, gefüllte Kalbsbrust, Schnitzel, Geschnetzeltes und →Hackfleisch).*

Als **pfannenfertig** bezeichnet man schließlich Fleischstücke und →Fleischwaren aus verschiedenen Fleischstücken oder mit Gemüsebeilagen, Früchten, Käse und Gewürzen, die ohne weitere Vorbereitung zubereitet werden können *(Grillspieße, Cordon bleu, Geschnetzeltes nach Gyros-Art).* Solche pfannenfertigen Zubereitungen bieten den Käufern Abwechslung, Arbeitserleichterung und Zeitersparnis (→Convenience) und bringen dem Handel durch auskömmliche Preise eine wesentlich höhere Wertschöpfung als der Verkauf von unzubereitetem Fleisch.

Das Schwein

Fleischfarbe: hellrot, mit Fettadern durchzogen.
Reifung: 2 Tage

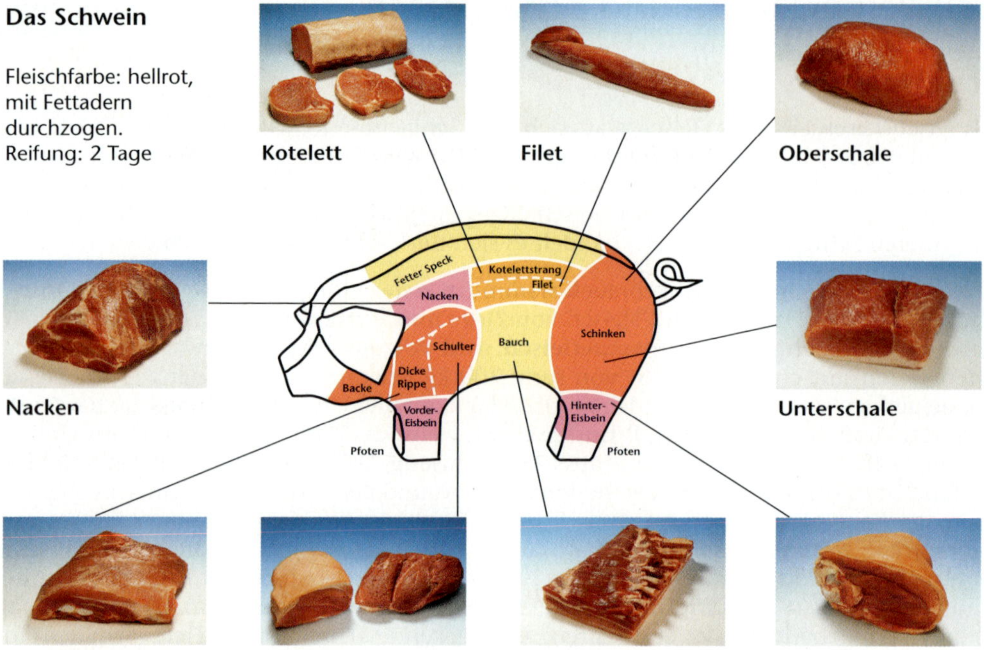

Das Lamm

Fleischfarbe: rosig-hell, feinfaserig.
Reifung: 4–5 Tage

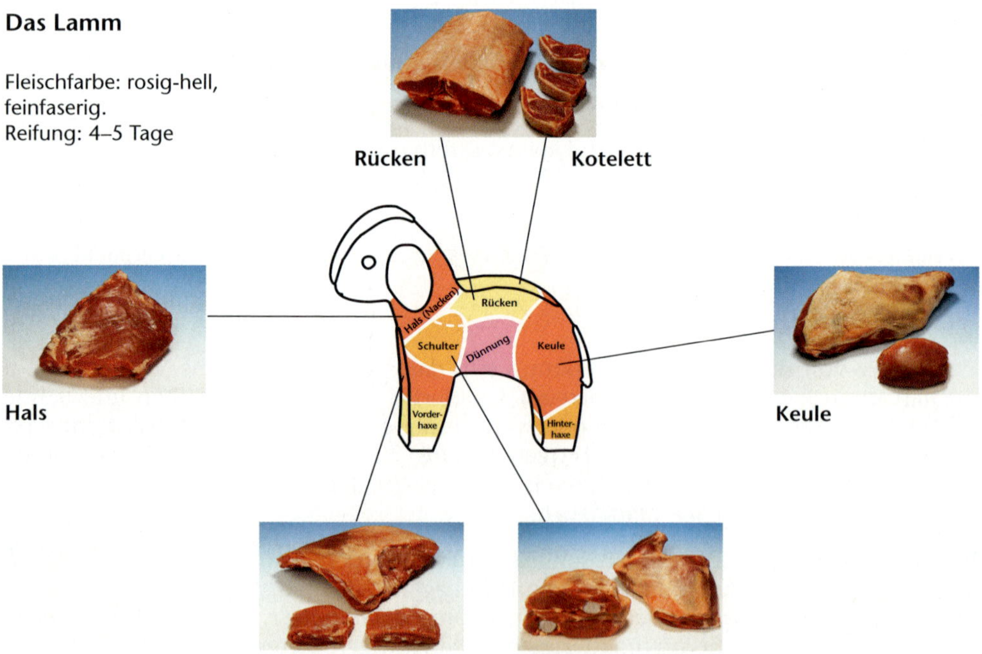

Die wichtigsten Fleischteile I: Schwein, Schaf

Das Rind

Fleischfarbe: frisch rot, zarte Marmorierung.
Reifung: 4–28 Tage

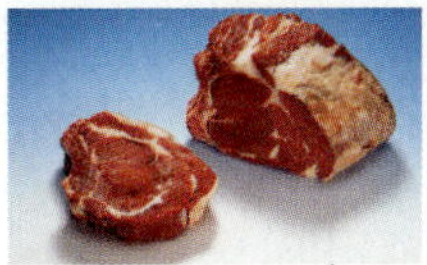
Hohe Rippe

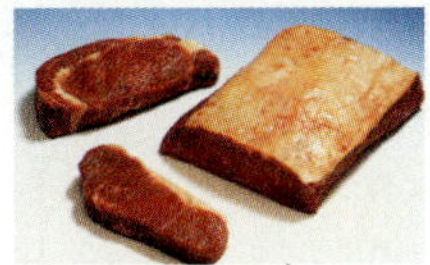
Roastbeef

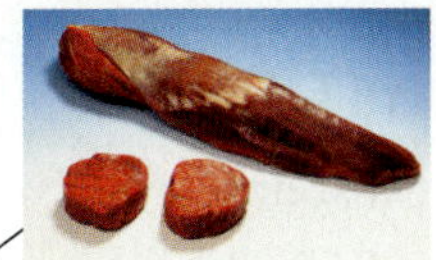
Filet

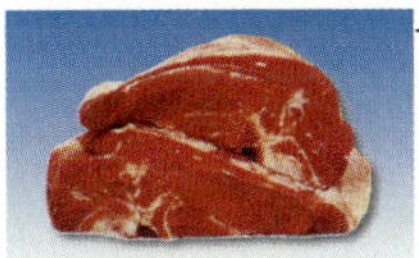
Nacken

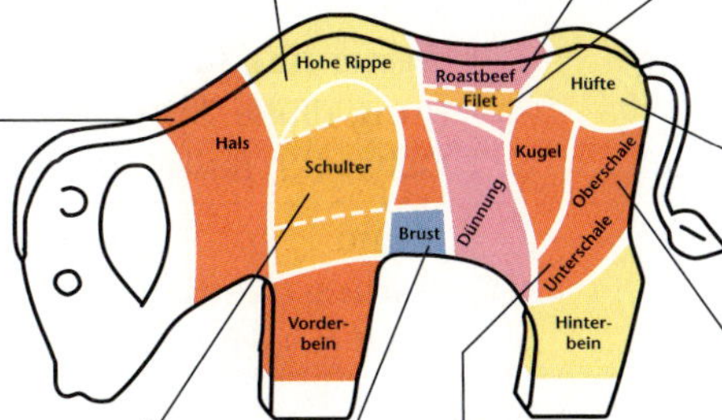

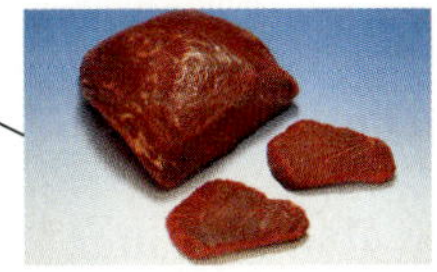
Hüfte

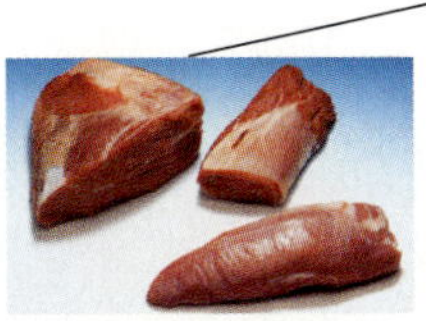
Schulter

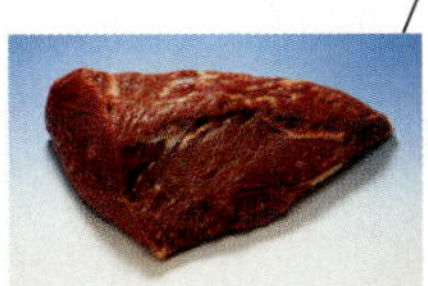
Brust

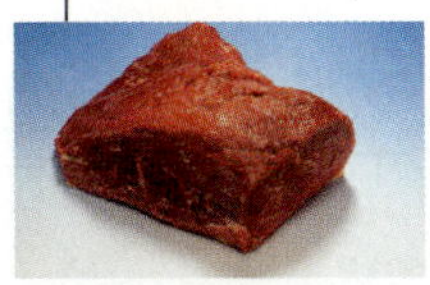
Unterschale

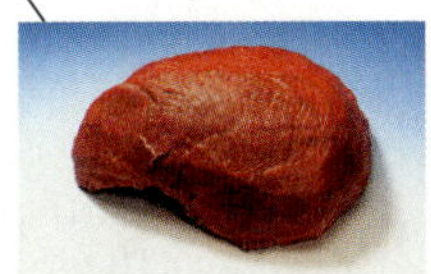
Oberschale

Das Kalb

Fleischfarbe: hellrosa (weißes Fleisch durch eisenarmes Futter), feinfaserig.
Reifung: 2–3 Tage.

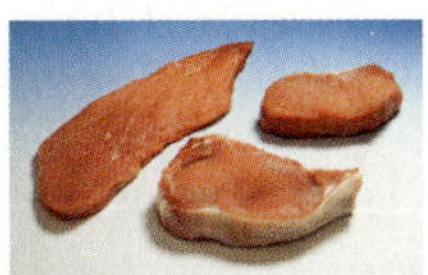
Kotelett

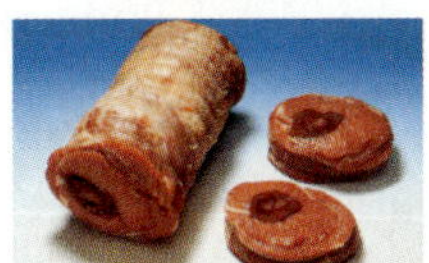
Nierenbraten

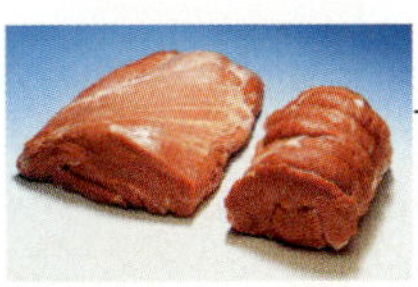
Nacken

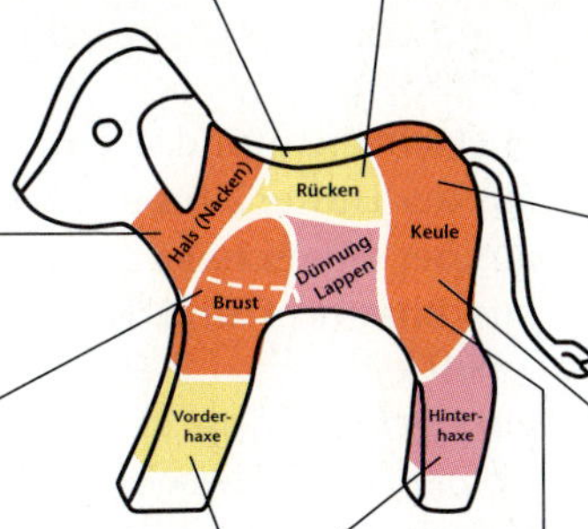

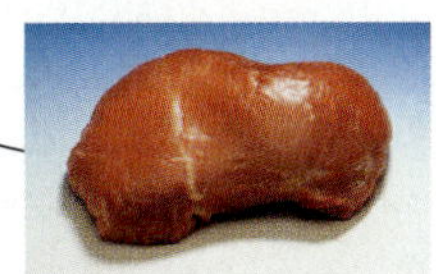
Nuss

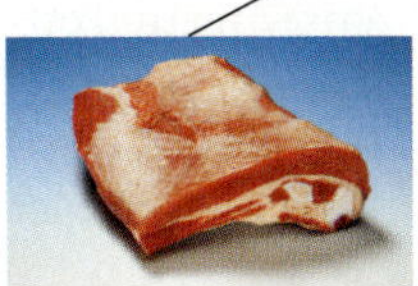
Brust

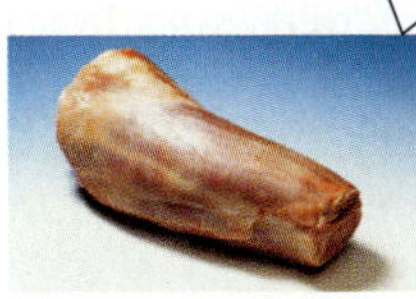
Haxe

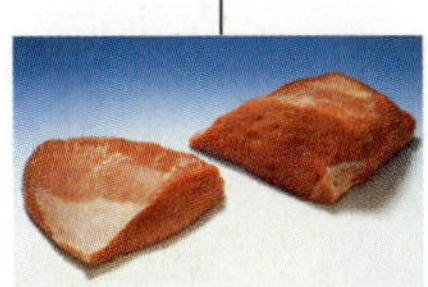
Unterschale

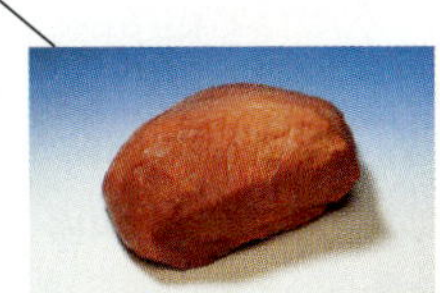
Oberschale

Die wichtigsten Fleischteile II: Rind, Kalb

Bezeichnungen von Schlachttieren nach Altersstufen		
Tierart	**Alter**	**Bezeichnung**
Schwein	bis 6 Wochen bis 8 Wochen älter als 20 Wochen	Ferkel (Milchferkel 3–6 Wo.) Läufer (Grillschwein) Sau, Mutte* (w)
Rind (Kalb)	3 bis 9 Monate 18 bis 24 Monate älter als 2 Jahre	Kalb Fresser (m), Jungrind (w), Jungochse (k), (Jung-)Bulle, Stier (m), Rind, Färse (w) Ochse (k), Bulle, Stier (m), Kuh* (w)
Schaf (Lamm)	bis 1 Jahr älter als 1 Jahr älter als 2 ½ Jahre	Lamm Jährling (w), Hammel (k) Schaf (w), Hammel (k)
m = männlich, w = weiblich, k = kastriert; * = nach dem 1. Werfen/Kalben		

Fremdsprachliche Bezeichnungen für Fleischteile		
Tierart	**fremdsprachliche Bezeichnung**	**Erläuterung**
Rind	Beefsteak	Fingerdicke Fleischscheibe aus dem Filet zum Kurzbraten
	Chateaubriand	doppelt starkes Filetbeefsteak, 6 cm dick/400 bis 500 g schwer
	Club-Steak	T-Bone-Steak (s. u.) ohne Filetanteil
	Entrecôte	doppelte Rumpsteakscheibe (Zwischenrippenstück), 6 cm/400 g
	Entrecôte double	Roastbeef und Filet, 7 cm/800 g
	Faux Filet	marmoriertes Kurzbratstück aus der Hüfte (nicht zu verwechseln mit →Falsches Filet)
	Filet mignon	Rundsteak aus dem schmalen Teil des Filets, 2 bis 3 cm/80 g
	Filetsteak	Filetscheibe, mind. 2 cm/150 g
	Huftsteak	aus der Hüfte, 2 bis 3 cm/150 g
	Kluftsteak	aus der Oberschale, 2 bis 3 cm/200 g
	Porterhouse-Steak	aus Roastbeef und Filet, mit Knochen, 6 cm/700 bis 1 000 g
	Rib-Eye-Steak	aus der Hochrippe, Fettkern, 2 bis 3 cm/200 g
	Roastbeef	Rippenstück (Fleischteil des Hinterviertels)
	Roulade	Fleischscheibe des Hinterviertels (gerollt)
	Rumpsteak	Scheibe des flachen Roastbeefs mit einseitigem Fettrand, 2 bis 3 cm/200 bis 300 g
	Sirloin-Steak	aus dem Roastbeef, ohne Filet, 6 cm/1 000 bis 1 200 g
	T-Bone-Steak	aus Roastbeef und Filet (T-förmiger Knochen in der Mitte), 4 cm/600 g
	Tournedos	aus dem schmalen Filetstück, 4 bis 6 cm/100 bis 150 g
Kalb	Frikandeau	Fleischteil aus der Keule (Unterschale)

Fettgehalte in Schweine- und Rindfleisch bei verkaufsfertig zugeschnittenen Teilstücken			
Schweinefleisch		Rindfleisch (Färse)	
Teilstück	Fettgehalt in %	Teilstück	Fettgehalt in %
Schnitzelfleisch	1,9	Hüfte	2,4
Stielkotelett	5,2 bis 9,9	Unterschale	3,1
Hinterhaxe	12,2	Roastbeef	4,5
Bauch	21,1	Brust	14,5 bis 19,1
Quelle: Bundesanstalt für Fleischforschung, Kulmbach/aid			

Verwendung wichtiger Fleischteile in der Küche		
Verwendung	**Tierart**	**Fleischteil**
Kurzbraten	Schwein	Kotelett, Filet/Lende, Ober- und Unterschale (Schnitzel), Nacken
	Rind	Kotelett, Roastbeef, Filet, Hüfte, Oberschale
	Kalb	Kotelett, Oberschale
	Lamm	Kotelett
Braten	Schwein	Kotelett, Oberschale, Unterschale, Eisbein, Schulter, Nacken
	Rind	hohe Rippe, Roastbeef, Hüfte, Oberschale (Rouladen), Unterschale (Tafelspitz), Schulter (Falsches Filet)
	Kalb	Kotelett, Kalbsnierenbraten, Nuss, Oberschale, Haxe, Brust, Nacken
	Lamm	Rücken, Keule
Grillen	Schwein	Kotelett, Filet, Unterschale, Eisbein, Bauch, Nacken
	Rind	Kotelett, Filet, Hüfte
	Kalb	Kotelett, Haxe
	Lamm	Kotelett
Schmoren	Schwein	Kotelett, Schulter, dicke Rippe, Nacken
	Rind	Kotelett, Hüfte, Oberschale, Unterschale, Schulter, Nacken
	Kalb	Kalbsnierenbraten, Nuss, Oberschale, Haxe, Brust, Nacken
	Lamm	Keule, Schulter, Brust, Hals
Kochen	Schwein	Eisbein, Nacken
	Rind	hohe Rippe, Brust, Nacken (Kamm)
	Lamm	Keule, Schulter, Hals
Dünsten	Schwein	Schulter, dicke Rippe
	Rind	Oberschale
	Lamm	Schulter
Garziehen	Schwein	Eisbein, Bauch, Schulter, dicke Rippe
	Rind	Filet, Brust
	Kalb	Brust, Nacken
	Lamm	Brust

Innereien

Die inneren Organe der Schlachttiere bezeichnet man als **Innereien.** Sie enthalten u. a. Vitamine, Mineralstoffe (insbesondere *Eisen)* und, da sie im Körper des lebenden Tieres auch die Aufgabe der Filterung und Entgiftung haben, auch →Schadstoffe *(Blei, Cadmium, Pflanzenschutzmittel-Rückstände).* Deshalb werden Innereien älterer Tiere nicht zum Verkauf zugelassen. Innereien jüngerer Tiere sollten nicht öfter als 1- bis 2-mal pro Monat verzehrt werden. Innereien sind besonders leicht verderblich. Sie müssen so frisch wie möglich verkauft und innerhalb von höchstens 12 Stunden zubereitet werden.

Innereien von jungen Tieren (Kalb und Lamm) sind besonders zart. Schweineleber und die (manchmal etwas bittere) Rinderleber haben einen kräftig-herzhaften Geschmack; ähnliches gilt für **Nieren.** Die **Herzen** dieser Tiere unterscheiden sich kaum im Geschmack. **Hirn** von Rind, Kalb und Schaf sowie **Bries** (Thymusdrüse von Kalb und Lamm) sind durch die →BSE-Erkrankungen ins Gerede gekommen. **Lunge** (Beuscherl) kommt fast ausschließlich vom Kalb in den Handel. **Zunge** von Kalb, Lamm, Schwein und Rind wird frisch und gekocht angeboten. **Milz, Euter** und **Kutteln** (Pansen und andere essbare Teile des Magen-Darm-Traktes des Rindes) sind Bestandteile regionaler Gerichte.

Hackfleisch

Sehnenarmes oder von groben Sehnen befreites Skelettmuskelfleisch von Rind oder Schwein wird durch feines Zerkleinern zu Hackfleisch. Das eingesetzte Fleisch muss aus zugelassenen Schlacht- und Zerlegungsbetrieben stammen. Kopf-, Bein- und Bauchfleisch, Fleisch der vom Schlachten herrührenden Schnitt- und Stichstellen, Zwerchfell- und Bauchmuskulatur, Fleisch, das Knochensplitter oder Hautreste enthält, dürfen für die Herstellung von Hackfleisch nicht verwendet werden. Aus hygienischen Gründen *(→Salmonellen)* darf Hackfleisch nicht aus Geflügel- oder Wildfleisch hergestellt werden. Die Verwendung nicht zugelassener Fleischteile oder -sorten kann nicht nur gesundheitliche Gefahren nach sich ziehen, sondern erfüllt auch den Tatbestand der →Täuschung.

Hackfleisch gehört aus mehreren Gründen zu den →„Risikolebensmitteln“. Durch das Zerkleinern im Fleischwolf

- erwärmt sich das Fleisch,
- werden natürliche Schutzhüllen zerstört,
- vergrößert sich die Oberfläche und damit die Angriffsfläche für Bakterien stark,
- werden Wasser (→a_w-Wert) und Nährstoffe freigesetzt.

Dies führt dazu, dass Hackfleisch außerordentlich verderbnisanfällig ist und einen guten Nährboden für Krankheitserreger abgibt. Aus diesen Gründen gibt es genaue Vorschriften für die Herstellung, Behandlung und Abgabe von zerkleinertem Fleisch.

Als Hackfleisch gelten, sofern sie sich ganz oder teilweise in rohem Zustand befinden, auch:

- geschnetzeltes oder gestückeltes Fleisch *(Gyros, Schaschlik, Döner),*
- Fleischklöße und -klopse, Frikadellen, Buletten, Hamburger, Fleischfüllungen,
- Bratwürste,
- Steaks, Filets, Schnitzel, die mit einem Mürbeschneider („Steaker“) behandelt worden sind,
- Erzeugnisse mit Hackfleischanteil.

Als nicht mehr roh gelten die Erzeugnisse, wenn sie durcherhitzt, gepökelt, getrocknet, geräuchert oder in saure Beizen eingelegt wurden.

§ Die **Herstellung** von Hackfleischerzeugnissen darf nur unter Aufsicht sachkundiger, hauptberuflich angestellter Personen (Fleischermeister, Fleischergesellen mit dreijähriger Berufserfahrung) erfolgen. Hackfleischerzeugnisse selbstständig **behandeln** (Wiegen, Um- und Abfüllen, Verpacken, Kennzeichnen, Befördern, Lagern und Aufbewahren) und **abgeben** dürfen außer diesen auch Fleischer, Verkäufer oder Verkäuferinnen im Fleischerhandwerk sowie Lebensmittelverkäufer oder -verkäuferinnen mit dreijähriger Berufspraxis im Umgang mit rohem Fleisch. Diese Personengruppe darf, wenn bei der zuständigen Behörde (Gewerbeaufsicht) ein **Sachkundenachweis** erbracht wurde, auch Hackfleisch, Schabefleisch, Geschnetzeltes, Fleischzuschnitte, Schaschlik u. Ä. herstellen, sofern das dafür benötigte Fleisch in einem Herstellerbetrieb unter Aufsicht einer sachkundigen Person ausgewählt wurde.

Höchste zulässige **Lagertemperatur** für Hackfleisch, das nicht am Ort der Herstellung an den Verbraucher abgegeben wird, ist +2 °C (tiefgefroren –18 °C). Dieses Hackfleisch ist zu umhüllen oder zu verpacken. Erzeugnisse, die zur alsbaldigen Abgabe an den Verbraucher bestimmt sind, dürfen kurzfristig bei +7 °C aufbewahrt werden. Es gibt festgelegte **Abgabefristen:** die Hackfleischerzeugnisse müssen am Herstellungstag, frische Bratwurst und Fleischspieße (Schaschlik) spätestens am folgenden Tag, tiefgefrorene Erzeugnisse spätestens nach 6 Monaten abgegeben werden. Nach Ablauf der Abgabefristen müssen die Hackfleischerzeugnisse gebraten, gepökelt oder ungenießbar gemacht werden. Auf keinen Fall darf Hackfleisch bis zum nächsten Tag im Kühlschrank aufbewahrt und dann womöglich noch frisch hergestelltem untergemischt werden. Die zur Herstellung von Hackfleischerzeugnissen benötigten **Geräte** und Vorrichtungen müssen täglich mindestens mittags und abends, bei Dauerbetrieb nach jeder Betriebszeit, mit heißem Trinkwasser gründlich gereinigt werden. Falls dabei Reinigungs- und Desinfektionsmittel verwendet werden, müssen die Geräte mit Trinkwasser sorgfältig nachgespült werden.

Ferner gelten strenge Anforderungen hinsichtlich der räumlichen Verhältnisse in den Herstellerbetrieben und Verkaufsstellen (kein Verkauf im Freien, z. B. auf Märkten) sowie hinsichtlich der SB-Packungen und ihrer Kennzeichnung („Hergestellt am …“ und „Verbrauchen bis …“; bei tiefgefrorener Ware: „Nach Auftauen sofort verbrauchen“). Frisches Hackfleisch, das für eine mehrtägige Lagerdauer vorgesehen ist, darf nur von Betrieben hergestellt und verpackt werden, die besonders hohe Hygieneanforderungen erfüllen – erkennbar an →Genusstauglichkeitskennzeichen und Zulassungsnummer auf der Packung. Voraussetzung für

Hackfleisch und Hackfleischzubereitungen

Bezeichnung		Fettgehalt* höchstens …%
Hackfleisch vom Rind	Beefsteakhack („Schabefleisch“, „Tatar“, „Hackfleisch zum Rohessen“); Rinderhack(fleisch)	6 20
Hackfleisch von Rind und Schwein	Hackfleisch „halb und halb“	30
Hackfleisch vom Schwein	Schweinehack(fleisch), („Gehacktes“)	35
Zubereitungen	*Beefsteaktatar* (= Beefsteakhack + Zutaten, z. B. Salz, Essig, Öl, Zwiebeln, Ei); *Mett, Hackepeter, Jägermett, Thüringer Mett* (= Schweinehack + Salz, Gewürz, Zwiebeln)	

* entsprechend reellem Handelsbrauch

dieses unter hygienischen Gesichtspunkten bedenkliche Zugeständnis ist, dass das Hackfleisch in einer luftdichten Folienpackung eingeschweißt wird, bei der die Umgebungsluft durch Schutzgas ersetzt wurde. So verpacktes Hackfleisch ist bei 2 °C aufzubewahren. Sobald die Verpackung undicht oder geöffnet wird, beginnt der normale Verderb.

Zubereitetes Fleisch

Fleischwaren

Fleischwaren sind Koch- und Rohpökelwaren sowie andere ausschließlich oder überwiegend aus Fleisch hergestellte Zubereitungen. Bei Fleischanteilen unter 50 % handelt es sich um „Erzeugnisse mit Fleischzusatz".

Gebratene Fleischwaren *(Schweinebraten, Roastbeef)*, die durch die Vorbehandlung länger haltbar sind als frische, bezeichnet man als **Halbdauerwaren.** Länger haltbar als diese, wenn auch nicht so lange wie →Vollkonserven, sind die **Dauerwaren.** Dies sind durch Verfahren wie Trocknen, Säuern, Salzen, Pökeln, Räuchern oder Luftausschluss (oft durch eine Kombination von diesen) hergestellte Fleischwaren mit verlängerter Haltbarkeit – vorausgesetzt, ungünstige Lagerungsbedingungen wie Wärme, Licht, Temperaturschwankungen, Feuchtigkeit, Fremdgerüche und Schädlinge werden vermieden.

Räuchern erfolgt mit dem Rauch schwelender Materialien *(Nadel- oder Hartholzspäne, Heidekraut, Reisig, Wacholderbeeren)*. Die Rauchsubstanzen schlagen sich an der Oberfläche des Räuchergutes nieder und dringen z. T. auch in tiefere Schichten ein. Während früher die Konservierungswirkung des Räucherns im Vordergrund stand, geht es heute mehr um Aromabildung und Aussehen. Vor allem bei schwarzgeräucherter Ware besteht dabei das Risiko der Benzpyren-Belastung (→PAK) aus unsachgemäß verschweltem oder ungeeignetem Räuchermaterial.

Auch **Pökeln** ist ein traditionelles Verfahren zum Haltbarmachen von Fleisch, das zugleich Farbe, Geschmack und Konsistenz in erwünschter Weise verändert. Verwendet werden dafür Nitritpökelsalz (eine Mischung aus Kochsalz und 4–5 g/kg Natriumnitrit) oder Salpeter (Natriumnitrat) oder eine Salpeter-Kochsalz-Mischung in verschiedenen nassen oder trockenen Verfahren (Einreiben, Einlegen, Einspritzen). Der Einsatz von Natriumnitrat (E 251) und Kaliumnitrat (E 252) ist bei wärmebehandelten Fleischerzeugnissen wie Brühwurst, Brühdauerwurst und Kochpökelwaren nicht zulässig.

Vor- und Nachteile des Pökelns	
Vorteile:	
Wirkung:	Begründung:
▸ Aromatisierung, Umrötung	▸ Geschmack, Aussehen, Verzehrgewohnheiten
▸ Konservierung	▸ Produktsicherheit, Haltbarkeit
Nachteile:	
Gefahr der Bildung von (Krebs erzeugenden) →Nitrosaminen, entweder schon im Lebensmittel selbst (durch Erhitzen gefördert) oder im Verdauungstrakt.	

Pökelwaren werden nach dem Pökeln und vor dem Verzehr getrocknet *(Trockenfleisch)*, geräuchert *(Kasseler Rippenspeer)*, gebrüht *(diverse Brühwurstsorten)*, gekocht *(Kochwurst)* oder trotz der damit verbundenen Risiken (→Nitrosamine) gegrillt oder gebraten *(Frühstücksspeck)*.

Durch **Säuern** und **Luftausschluss** unter Aspik entstehen Sülzen und andere Fleischwaren „in Aspik" oder „in Gelee", durch **Trocknen** z. B. das nach dem Pökeln monatelang getrocknete Fleisch aus der Rinderkeule *(Rauchfleisch – D, Bündnerfleisch – CH, Bresaola – I, Cecina – E)* oder das im Naturdarm getrocknete Schweinefilet *(Lomo embuchado – E)*.

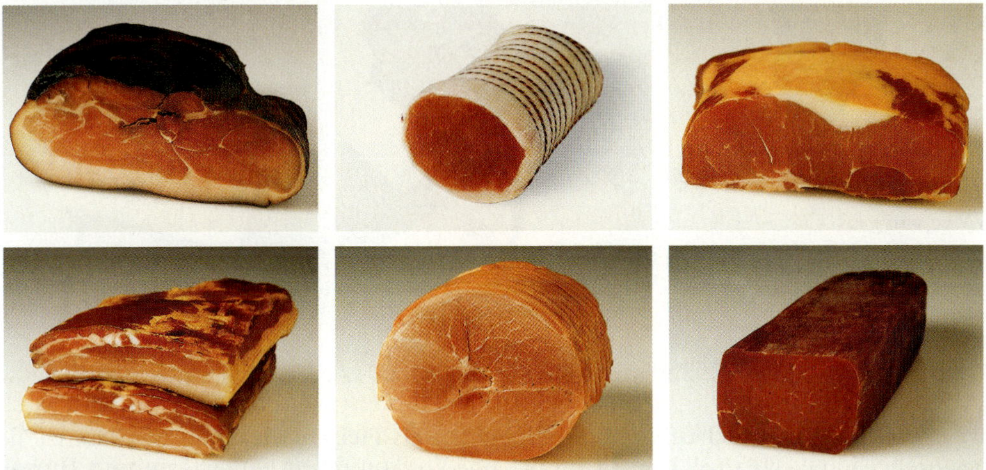

Schinken, Schinkenspeck, Speck:
(oben v. l.) Knochenschinken, Lachsschinken, Schinkenspeck
(unten v. l.) durchwachsener Speck, gekochter Schinken, Rinderrauchfleisch

Gütesiegel Parma-Schinken

Gütesiegel Serrano-Schinken

Gütesiegel San-Daniele-Schinken

Die bedeutendsten Fleischdauerwaren sind Schinken, Speck, Schinkenspeck und geräucherter Bauch. Die meisten Schinken stammen von Keule oder Kotelettstrang des Schweins.

Rohschinken werden nach dem Pökeln mit unterschiedlichen Materialien kaltgeräuchert und/oder luftgetrocknet. Rohe Schinken aus Nord- und Mitteleuropa sind häufig geräuchert, solche aus Spanien, dem weltweit größten Erzeuger, aus Italien und Frankreich dagegen meist ungeräuchert und luftgereift. Bei Nuss- und Rollschinken wurde der Knochen aus der Keule ausgelöst. *Coppa (I)* wird aus dem Schweinenacken, Lachsschinken aus dem ausgelösten Kotelettstrang („Lachs") hergestellt.

Kochschinken (Hinterschinken, einfachere Qualität: Vorderschinken) entstehen aus gepökelten Fleischstücken, die in Formen gekocht und z. T. anschließend leicht geräuchert werden.

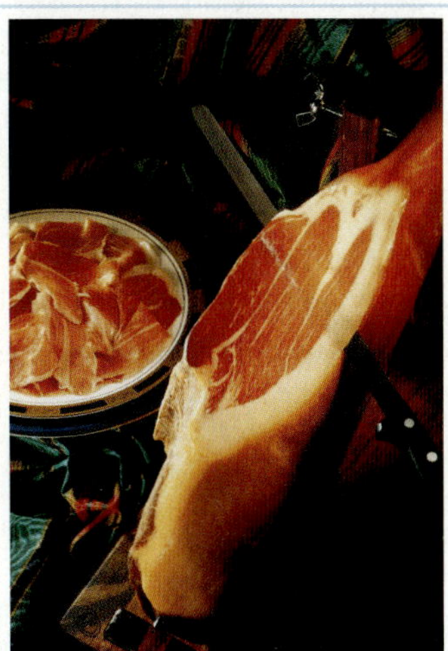

Serrano-Schinken (E) im Anschnitt

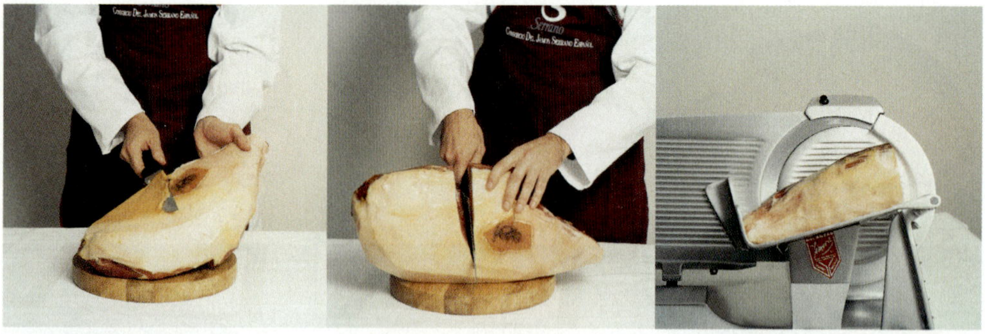

Aufschneiden von Serrano-Schinken

Hitzekonservierte Fleischzubereitungen werden als **Fleischkonserven** in Gläsern oder Dosen angeboten. Da es sich nicht immer um Vollkonserven handelt, müssen Hinweise zu Haltbarkeit und Lagertemperatur beachtet werden. Bei den **tafelfertig zubereiteten Fleischerzeugnissen** *(Gulasch, Fleischrouladen, Fleischklopse, Frikassee, Ragout fin, Cornedbeef mit Gelee)* beträgt die Fleischeinwaage in den meisten Fällen mindestens 50 % des Doseninhalts (Ausnahme z. B. *Szegediner Gulasch,* das aus Schweinefleisch und Sauerkraut hergestellt wird und mindestens 30 % Fleisch enthält).

Wurstwaren

Es gibt kaum ein Land mit einer so großen Wurstauswahl wie Deutschland. Immerhin werden hier 1 000 bis 1 200 Wurstsorten angeboten. Allerdings lassen sich diese auf etwa 100 marktbedeutende Grundsorten zurückführen. Von diesen verzehren die Deutschen durchschnittlich 30 kg pro Kopf und Jahr, wobei im Norden Deutschlands mehr Rohwürste, im Süden mehr Brüh- und Kochwürste gegessen werden. Drei von vier Würsten werden industriell hergestellt.

Wurstwaren sind schnittfeste oder streichfähige Gemenge aus zerkleinertem Fleisch, Fettgewebe sowie, bei einigen Sorten, Innereien. Ohne besondere Kennzeichnung dürfen nur Rind- und Schweinefleisch verarbeitet werden. Außerdem werden geschmacksgebende und/oder für die Fertigung notwendige Zutaten verwendet. Wurst gelangt geräuchert oder ungeräuchert, in Hüllen (Natur- oder Kunstdarm), Behältnissen oder auch ohne Hüllen in den Verkehr.

Die Qualität der Wurstwaren ergibt sich zum einen aus der Verarbeitungsqualität, zum anderen aus den eingesetzten Materialien:

- Anteil an bindegewebseiweißfreiem Fleischeiweiß (BEFFE-Gehalt) als Maß für den Anteil an schierem Muskelfleisch (Magerfleischanteil) und, je nach Wurstart, auch an Blut, Leber und anderen Innereien;
- Qualität des für die einzelnen Erzeugnisse verwendeten Ausgangsmaterials: je nach Art Rind und/oder Schwein, Lamm, Pute, seltener auch Ziege oder Esel *(italienische Salami);*
- Fett- und Wassergehalt.

Für die Wurstherstellung kann man Muskelfleisch verwenden, das von Natur aus verhältnismäßig fett- und sehnenarm ist. Dem gleichzustellen ist Fleisch, bei dem die Sehnen vor der Verarbeitung mit einem Messer entfernt wurden. Sollen einfachere Qualitäten herge-

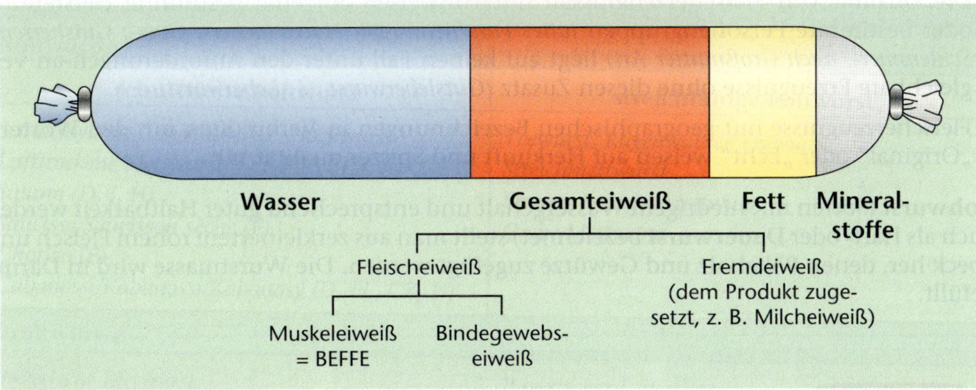

Zusammensetzung einer Wurst

stellt werden, verarbeitet man Fleisch „wie gewachsen", bei dem lediglich grobe Sehnen entfernt wurden. Außerdem kann Muskelfleisch mit hohen Anteilen von Fett und Bindegewebe eingesetzt werden.

Problematisch sind der oft nicht sichtbare hohe Fett- und/oder Wassergehalt einiger Wurstarten sowie die zulässige Verwendung von Phosphat (zur erhöhten Wasserbindung) und Glutamat (als Geschmacksverstärker):

- weil Fett und Wasser weder nach der Erwartung der Verbraucher noch unter dem Gesichtspunkt einer modernen Ernährung zu den wertbestimmenden Bestandteilen der Wurst gehören;
- weil die Verwendung von Phosphat und Glutamat die Verarbeitung auch geringwertiger Materialien (z. B. →Separatorenfleisch) ermöglicht (Wettbewerbsverzerrung zu Lasten der Betriebe, die Wurst auf traditionelle Weise herstellen);
- weil Glutamat und möglicherweise auch Phosphat zu Missempfindungen und gesundheitlichen Beeinträchtigungen führen können.

Die heute gültigen Leitsätze des Deutschen Lebensmittelbuches für Fleisch und Fleischerzeugnisse beschreiben die wichtigsten Wurstsorten. Ergänzend sind die lokal oder regional übliche →Verkehrsauffassung (der „Gewerbebrauch") und oft auch die Besonderheiten traditioneller Rezepturen heranzuziehen. Aus Marketinggründen wird es mittelfristig zu einer Zweiteilung des Angebots in eine „Einstiegsqualität" (Konsumqualität) und eine deutlich bessere Premium-Qualität kommen.

Schon Aufmachung und Bezeichnung der Wurst weisen auf Qualität und Sorte hin:

- Hervorhebende Hinweise *(Delikatess-, Feinkost-, Gold-, prima, extra, spezial, fein, Ia, ff, Pastete, Roulade, Galantine …)* oder hervorhebende Aufmachung *(weiße oder goldfarbene Hülle)* lassen gegenüber sonst üblicher Ware nicht nur höheren Genusswert, sondern auch besonders ausgewähltes Ausgangsmaterial, insbesondere höhere Anteile an Skelettmuskelfleisch, erwarten.
- Die Bezeichnung „fein" bezieht sich nicht auf den Zerkleinerungsgrad. Damit Verwechslungen zwischen diesem und der Qualitätsbezeichnung „fein" möglichst vermieden werden, werden für den Zerkleinerungsgrad Wortverbindungen wie „fein zerkleinert", „fein gekörnt" oder „fein gehackt" verwendet. Bei Wurstwaren, die sowohl grob als auch fein zerkleinert auf den Markt kommen, erfolgt lediglich die Kennzeichnung der grob zerkleinerten Sorten als *grob* oder *grob zerkleinert.*

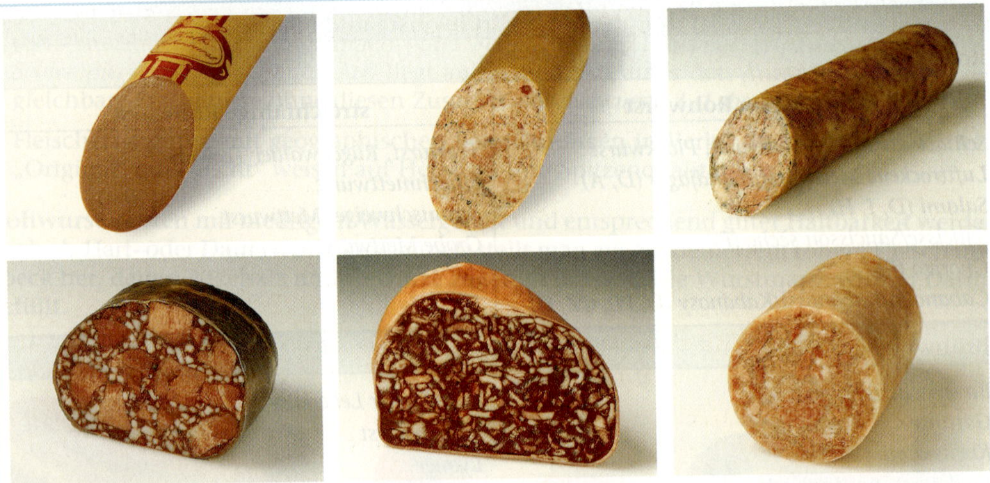

Kochwürste: (oben v. l.) Kalbsleberwurst, grobe Leberwurst, Frankfurter Leberwurst
(unten v. l.) Zungenwurst, Schwartenmagen (rot), Sülzwurst

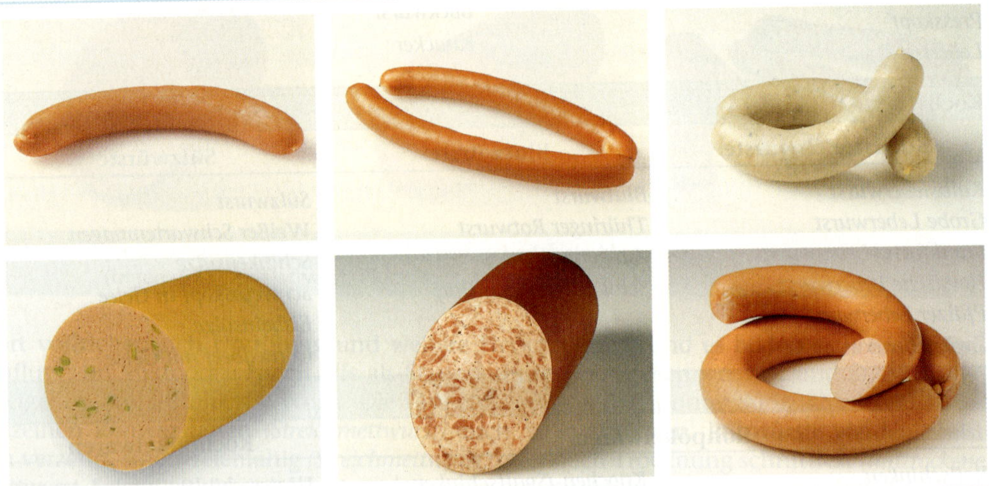

Brühwürste: (oben v. l.) Bockwurst, Frankfurter (Wiener) Würstchen, Münchner Weißwurst
(unten v. l.) Mortadella, Jagdwurst, Fleischwurst

Trends an der Wursttheke

Im Durchschnitt nimmt jeder Verbraucher etwa 20 % des gesamten Nahrungsfettes über den Verzehr von Fleisch- und Wurstwaren auf. In den letzten 15 Jahren ist der durchschnittliche Fettgehalt der Wurst von 38 % auf 28 % gesunken. Ursachen dafür sind

- einerseits neue Rezepturen und die Gewinnung fettärmeren Fleisches aus neugezüchteten Tierrassen;
- andererseits die Lockerung der Mengenbeschränkung für Phosphate. Damit kann mehr Wasser in der Wurst untergebracht werden – auch so lässt sich der Fettgehalt senken.

Die in nachfolgender Tabelle genannten Fettgehalte können im Einzelfall unter- und – vor allem bei Wurstwaren nach traditionellen Rezepturen – auch ganz erheblich überschritten werden. Die Angabe des Fettgehalts ist freiwillig.

Fettgehalte bekannter Wurstsorten		
Fettgehalt	**Wurstart**	**bekannte Sorten**
3–10 %	Aspikwaren/Sülzen	*Kalbssülze, Schinkensülze, Sülzwurst, Cornedbeef, Presskopf*
10–20 %	Brühwurst mit Fleischeinlage	*Bierschinken, Schinkenpastete*
15–25 %	Kochwurst mit Einlagen	*Zungenblutwurst, Filetrotwurst, Leberpastete, Thüringer Rotwurst/Blutwurst*
15–30 %	Brühwurst, fein/grob zerkleinert	*Lyoner, Mortadella, Fleischwurst, Gelbwurst, Frankfurter Würstchen, Bockwurst, Jagdwurst, Bierwurst*
20–30 %	Bratwurst	*Rostbratwurst, Rheinische Bratwurst, Kalbsbratwurst, Schweinswürstchen*
25–35 %	Kochwurst	*Kalbsleberwurst, Pfälzer Leberwurst, Hausmacher Leberwurst, Speckblutwurst*
25–42 %	Rohwurst, schnittfest	*Salami, Cervelatwurst, Plockwurst, Schinkenmettwurst, Westfälische Mettwurst, Landjäger*
30–40 %	Rohwurst, streichfähig	*Teewurst, Braunschweiger Mettwurst*
Nach: aid (Hrsg.), Fleisch und Fleischerzeugnisse, Bonn 2003/2008		

Da seit einer Änderung der Fleischverordnung auch in Deutschland Stärke und pflanzliches Eiweiß für die Herstellung von Fleischerzeugnissen eingesetzt werden können, hat sich eine Teilung des Marktes ergeben in:

- traditionelle Produkte (Stichwort: „→Reinheitsgebot für deutsche Wurst");
- „ernährungsphysiologisch optimierte, innovative Produkte" mit fleischfremden Zutaten *(pflanzliches Eiweiß, pflanzliche Fette, Stärke, Eiprodukte, Milcheiweiß, Pilze, Nüsse, Getreide, Obst, Gemüse, Käse);*

Daneben gibt es Sorten mit Rohstoffen, insbesondere Fleisch, aus kontrolliert ökologischer Erzeugung.

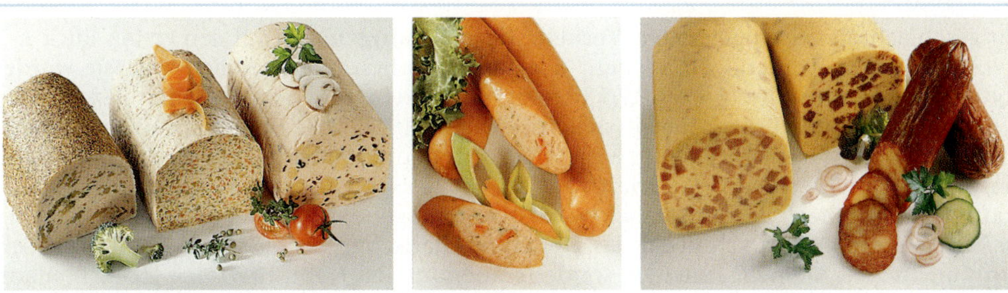

„Moderne" Wurstwaren mit fleischfremden Zutaten

?!

Wurst – ein Genussmittel?

„Selbstverständlich sind Fleischwaren für eine vollwertige, gesunde Ernährung nicht notwendig, und der Fleischverzehr in unserem Land ist allgemein zu hoch. Für uns gehören Fleischwaren in die Rubrik ‚Genussmittel' … Genuss misst sich nicht in Kilogramm. Wir haben nicht das Ziel, viel Wurst für wenig Geld zu machen …

Eine gute Wurst braucht: viel Fleisch und etwas Fleischfett von gesund, langsam und kernig gewachsenen, kontrolliert-biologisch aufgezogenen Rindern, Wasser, Naturgewürze und Kräuter, Salz und Buchenholzrauch. Alles das ist in unserer Wurst drin – und sonst nichts!

… Wir behandeln alle Zusatzstoffe gleich: Wir strafen sie mit Verachtung und verwenden keinen einzigen in unserer Wurst. Durch die Verarbeitung von Meersalz anstelle von Nitritpökelsalz sind die Würste nicht rosa, sondern eher grau wie im Haushalt gekochtes oder gebratenes Fleisch."

Quelle: Hier geht es um die Wurst, Kundeninformation der Bio-Metzgerei Bruno Fischer Köln

Geflügelfleisch

Geflügelfleisch ist bisher das einzige Fleisch, für das es eine für alle Länder der EU einheitliche Marktordnung gibt. In den letzten Jahren verlagerte sich ein wachsender Teil der Nachfrage vom ganzen Tier auf Geflügelteile und von (tief)gefrorener auf frisch geschlachtete Ware. Der deutsche Pro-Kopf-Verbrauch an Geflügelfleisch nahm in den letzten Jahren stetig zu. Gründe dafür sind:

- geringer Fett- und hoher Eiweißanteil sowie meist niedrigerer Preis von Geflügelfleisch;
- vielseitige, unkomplizierte und rasche Zubereitung;
- Skandale um Rind- und Schweinefleisch.

Geflügelfleisch ist die Sammelbezeichnung für das Fleisch des geschlachteten **Hausgeflügels**, nämlich Hühner, Perlhühner, Puten, Gänse, Enten *(Peking-, Barbarie-, Flugenten)*, außerdem Tauben und Fasane aus Mastbetrieben.

Die EG-Marktordnung regelt bei Hähnchen-, Puten-, Enten- und Gänsefleisch die einzuhaltenden Vermarktungsnormen (Verkehrsbezeichnung, Angebotszustände, Handelsklassen und Kennzeichnung) und erlaubt freiwillige Angaben zu den Kühlverfahren, zur Fütterung und zur Art der Geflügelhaltung.

Frisches Geflügelfleisch

Verkehrsbezeichnungen

Für geschlachtetes Geflügel gelten **Verkehrsbezeichnungen**, die auf den ersten Blick z. T. etwas verwirrend wirken: „Hähnchen" können männlich oder weiblich sein, sie wurden vor der Geschlechtsreife (5 bis 6 Wochen alt) geschlachtet. Die zusätzlichen Bezeichnungen „Poularde" und „Junger Hahn" stellen Gewichtsklassen dar; Stubenküken sind „Hähnchen" bis 650 Gramm Schlachtgewicht. Die seltenen Kapaunen sind gemästete Hähne, die vor der Geschlechtsreife kastriert wurden. Ihr Fleisch ist zart und hat dennoch einen kräftigen Geschmack. Grundsätzlich wächst mit steigendem Schlachtgewicht der Anteil an Muskelfleisch, auch schmeckt das Fleisch aromatischer – sodass es z. B. lohnend sein kann, nicht zwei kleine Hähnchen, sondern einen Jungen Hahn bzw. eine große Poularde zu kaufen. Mastküken erreichen bei der Schnellmast binnen 35 Tagen 1 500 g, binnen 45 Tagen 2 400 g Gewicht – das Fleisch wächst schneller als der Knochenbau.

Verkehrsbezeichnungen für Geflügelfleisch			
Bezeichnung			**Gewicht**
Ganze Tierkörper	Junge Masttiere (vor Geschlechtsreife geschlachtet)	*Stubenküken (bis 28 Tage alt)*	250 bis 650 g (ohne Kopf und Innereien)
		Hähnchen (Masthuhn/Broiler/ Hendl/Poulet)	700 bis 1 150 g (ohne Hals/Innereien knapp 100 g weniger)
		Hähnchen/Poularde	mindestens 1 200 g (ohne Hals/Innereien mind. 1 100 g)
		Hähnchen/Junger Hahn, Kapaun (kastrierter gemästeter Hahn)	1 700 g Mindestgewicht (ohne Hals/Innereien)
		Weitere: *Junges Perlhuhn, Junge Pute/Junger Truthahn;* *Junge Ente, Frühmastente;* *Frühmastgans*	
	Junge Tiere (Brustbeinfortsatz noch biegsam)	*Junge Gans*	3–6 kg
	Ältere Tiere (Brustbeinfortsatz verknöchert)	*Suppenhuhn*	1–2 kg
		Perlhuhn	1–1,8 kg
		Pute/Puter/Truthuhn/Truthahn	7–20 kg
		Ente	2–3 kg
Geflügelstücke		*Hälfte, Viertel, Hinterviertel am Stück, Brust (ganze Brust, Hälfte, Suprême); Schenkel, Hähnchenschenkel (Hühnerkeule) mit Rückenstück, Oberschenkel, Unterschenkel; Flügel; beide Flügel, ungetrennt; Brustfilet (Filet); Brustfilet mit Schlüsselbein; Magret (Brustfilet von Ente oder Gans) u. a.*	
Innereien, Geflügelklein		*Leber, Herz, Muskelmagen, Hals, Flügel*	
		Fettleber (→Geflügelerzeugnisse)	Mindestnettogewicht bei Entenlebern 250 g, bei Gänselebern 450 g

Angebotszustände und Herrichtungsformen

Für Geflügelfleisch gibt es die **Angebotszustände:**

„frisch“ (gekühlt) von der Schlachtung an nicht durch Kälteeinwirkung erstarrt; Haltbarkeit im Kühlschrank (0–4 °C) drei bis fünf Tage. Angabe „verbrauchen bis …“ erforderlich.

„gefroren“ Kerntemperatur –15 °C oder darunter beim unverzüglichen Einfrieren (durch Schockfrosten bei –40 °C) und Lagern. Angabe des Mindesthaltbarkeitsdatums (→MHD) erforderlich.

„tiefgefroren“ wie „gefroren“, jedoch –18 °C oder darunter in allen Teilen.

Da die Schlachtereien fast ausschließlich den Angebotszustand „tiefgefroren“ herstellen, kommt es nur dann zum Angebot lediglich „gefrorener“ Ware im Handel, wenn die geforderte Temperatur von –18 °C oder tiefer nicht eingehalten werden kann. Keinesfalls darf das Geflügel zwischenzeitlich aufgetaut gewesen sein. An- oder aufgetaute Ware muss mit einem entsprechenden Hinweis verkauft werden: „Aufgetaut – sofort verbrauchen!“

Ganze Tierkörper können in den **Herrichtungsformen** „bratfertig“ („mit Innereien“) oder „grillfertig“ („ohne Innereien“) angeboten werden.

Handelsklassen und Kennzeichnung

Geflügel wird in den Handelsklassen A und B angeboten, wobei A die größte Marktbedeutung hat. Es handelt sich um vollfleischige Tiere ohne Verletzungen an Brust und Schenkeln. Gefrorene und tiefgefrorene Ware darf an Brust und Schenkeln keinen, am übrigen Körper nur unerheblichen →Gefrierbrand aufweisen. Handelsklasse B (es sind kleine Verletzungen, Quetschungen, Verfärbungen und mäßiger Gefrierbrand zulässig) wird meist industriell weiterverarbeitet und kommt nur gelegentlich in den Handel.

Zur zusätzlichen Kennzeichnung des Geflügels kann abhängig vom **Kühlverfahren** angegeben werden:

- „Luftkühlung“: im Kaltluftstrom, ohne Wasserzusatz
- „Luft-Sprüh-Kühlung“: im Kaltluftstrom, mit Wassernebel durchsetzt
- „Gegenstrom-Tauchkühlung“: alle Schlachtkörper im gemeinsamen Eiswasserbad

Weil beim Kühlen im gemeinsamen Wasserbad die Verbreitung von Salmonellen auf alle darin befindlichen Schlachtkörper begünstigt wird, sind Luftkühlungsverfahren unter hygienischen Gesichtspunkten besser geeignet. Für Hähnchen der Handelsklasse A ist Kühlung im Eiswasserbad nicht zulässig.

Zeichen für Luftkühlung

Bei entsprechender **Fütterung** sowie je nach **Haltungsform** können weitere freiwillige Angaben gemacht werden, z. B.

- „Extensive Bodenhaltung“
- „Bäuerliche Auslaufhaltung“
- „Bäuerliche Freilandhaltung“
- „Auslaufhaltung“
- „Hafermastgans“
- „Maishähnchen“

Standardhähnchen im Vergleich zu Hähnchen aus bäuerlicher Aufzucht		
Merkmal	**Standardhähnchen (Durchschnittswerte)**	**Hähnchen aus bäuerlicher Aufzucht**
Rasse	schnellwachsend	langsamwachsend
Futter	keine Norm	mindestens 75 % Getreideanteil, kein Tiermehl, kein Tierfett
Produktionsstätte	keine Norm (bis 2 000 m^2)	maximal 400 m^2
Belegung	20 bis 25 Tiere/m^2	maximal 11 Tiere/m^2; Tageslicht
Auslauf	ohne	Auslauf im Freien spätestens nach 6 Wochen; Auslauffläche 2 m^2/Tier bei Auslaufhaltung, unbegrenzt bei Freilandhaltung; Freiland mit Gras und Schatten
Mastdauer	42 Tage	mindestens 81 Tage
Quelle: SOPEXA-Pressedokumentation		

In Deutschland werden pro Kopf ca. 15,6 kg Geflügelfleisch verbraucht, wobei der Markt für **Geflügel aus bäuerlicher Aufzucht** besonders schnell wächst. Die Verbraucher sind angesichts der Diskussion über Massentierhaltung und Arzneimittelrückstände im Geflügel zunehmend bereit, die höheren Preise für Geflügel aus bäuerlicher Aufzucht zu zahlen, wenn dafür höhere, neutral überwachte Qualitätsnormen gelten.

Geflügelfleischerzeugnisse

Neben dem Geschäft mit frischem Geflügel und Teilstücken hat sich in den letzten Jahren die Verarbeitung von Geflügelfleisch stark entwickelt. So ist **Geflügelwurst** zu einem eigenständigen Bereich des Wurstmarktes geworden. Wachsende Bedeutung gewinnen auch tiefgekühlte Waren aus dem →Convenience-Segment *(Hähnchen-Cordon-bleu, Hähnchen-Sticks, Hühnerfrikassee, Putenschnitzel mit aromatisierter Panade, Putenfleisch-Figuren, zerlegte und gewürzte Ente).*

Geflügelfleischerzeugnisse	
Erzeugnis	**Erläuterung**
Geflügelwurst:	
Putenbrust, *Putenwiener,* *Putenbierschinken* *Geflügelbrühwurst,* *Geflügelleberwurst,* *Geflügelfleischwurst*	Unter Verwendung von Geflügelfleisch, meist von Huhn und Pute, hergestellt; enthalten meist auch Fettgewebe vom Schwein
Gänseleberpastete, *Gänseleberwurst*	Enthält meist auch Fettgewebe vom Schwein
(Halb-)Dauerwaren:	
Truthahnlachsschinken, *Gänse-, Truthahnbrust*	Gepökelt und leicht geräuchert
Gänse(grieben)schmalz	Enthält meist 10 % Schweineschmalz (zur Verfestigung), evtl. Grieben und weitere Zutaten *(Zwiebeln, Äpfel, Beifuß, Majoran)*
Geflügelconfit	In eigenem Fett eingemachte gesalzene Keulen oder Flügel von Ente oder Gans

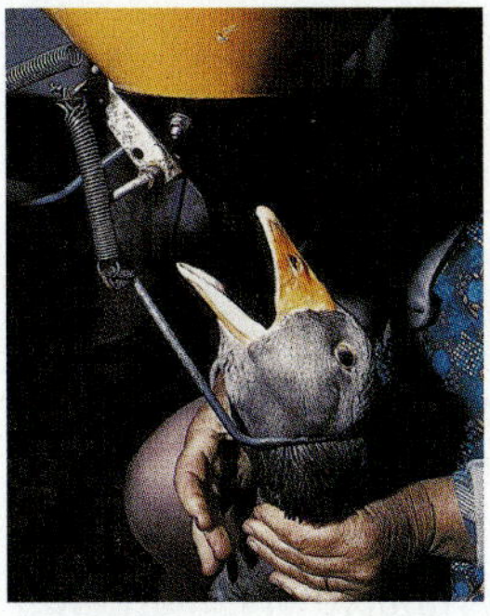

Zwangsmast

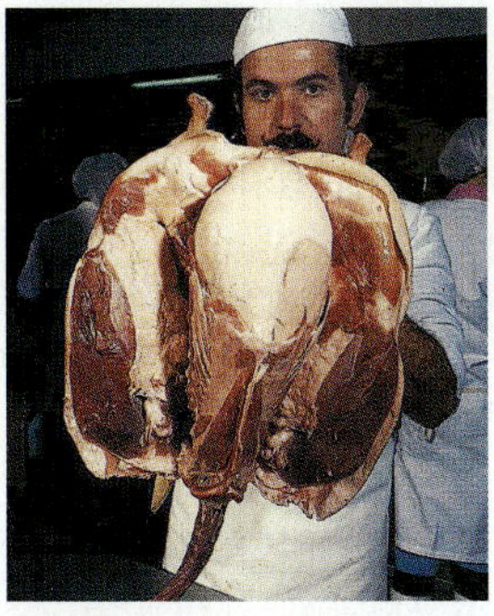

Fettleber

Als **Fettlebern** (Stopflebern) werden Lebern von Ente und Gans angeboten, in denen durch die Art von Fütterung und Haltung eine künstliche Zellvergrößerung und Verfettung hervorgerufen wurde: die Tiere werden zwangsgemästet („gestopft“, „genudelt“) und sind in der letzten Lebensphase bewegungsunfähig (Erzeugung in Ungarn und vor allem Frankreich; in Deutschland aus Tierschutzgründen unzulässig).

Wildbret

Wild ist die Sammelbezeichnung für jagdbare Tiere. Deren meist fettarmes, leicht verdauliches Fleisch wird als **Wildbret** bezeichnet. Vom Fleisch der zum Schlachten bestimmten Haustiere unterscheidet es sich vor allem durch den „Wildgeschmack“ (Hautgoût). Dieser entsteht durch die andere Ernährungs- und Lebensweise der Wildtiere, aber auch durch eine andere Art der Fleischreifung, die darauf zurückzuführen ist, dass das Wild eben nicht geschlachtet, sondern von Jägern gejagt wird und nach dem Erlegen nur wenig ausblutet. Ein ausgeprägter Verwesungsgeruch, welcher vor allem auf zu langes Verbleiben des Tierkörpers in der Decke bzw. im Federkleid und auf zu warme Lagerung zurückzuführen ist, weist auf falsche Behandlung hin und ist zudem auch sensorisch unerwünscht; stattdessen werden heute zurückhaltendere Geschmacksnoten bevorzugt.

Gewinnung, Verkauf, Tausch und Versand des Wildbrets unterliegen Beschränkungen und besonderen Vorschriften. So müssen gemäß Landesgesetzen oder örtlichen Vorschriften Ursprungszeichen angebracht, Wildhandelsbücher geführt und, bei Wildschweinen, eine Trichinenbeschau durchgeführt werden. Auch beim Umgang mit Wildbret im Haushalt sind Sicherheitsvorkehrungen zu beachten. Insbesondere darf Wildbret nie roh gegessen werden, es ist vielmehr gut durchzuerhitzen (Kerntemperatur: 80 °C).

Bei der Einschätzung des →Gesundheitswertes von Wildbret ist zu berücksichtigen,

- dass durch die Verschmutzung unserer Umwelt auch das Fleisch, besonders die Innereien, von in freier Wildbahn lebenden Tieren mit →Schadstoffen belastet ist *(Schwermetalle);*
- dass sich andererseits in Wildbret – anders als im Fleisch der Schlachttiere – keine Rückstände von Masthilfsmitteln und Medikamenten befinden.

Von Bedeutung im Handel sind die folgenden Wildarten:

- beim Schalenwild *Rot- und Rehwild, Sika-, Elch-, Gams-, Muffelwild, Antilope, Springbock* sowie *Damwild* und *Wildschwein* (Damwild und Wildschweine stammen häufig nicht aus freier Wildbahn, sondern aus Zuchtbetrieben; neuseeländisches Rotwild kommt aus 4500 Hirschfarmen mit 1,5 Mio. Tieren);
- beim Ballenwild *Hase* und *Wildkaninchen;*
- beim Federwild *Entenvögel, Wildhühner (Rebhuhn, Fasan, Wachtel* – meist aus Mastbetrieben); *Wildtaube, Schnepfe; Strauß* (aus Mastbetrieben).

Rehe, Damwild und Wildschweine kommen zum größten Teil aus heimischen Beständen, Hasen und Hirsche entstammen meist ausländischen Revieren. Exportländer sind Argentinien *(Hasen, Hasenteile),* Afrika *(Antilope, Springbock),* Neuseeland *(Hirschfleisch),* Australien, Ungarn, Osteuropa, Spanien und Großbritannien.

Wildbret: Teilstücke und ihre Verwendung	
Teilstück	**Verwendung**
Rücken	im Ganzen: Braten (evtl. mit Speck gespickt oder ummantelt); ausgelöst: Kurzbratstücke
Keule	im Ganzen: Braten (oder, bei älteren Tieren, Schmoren); Räuchern *(Hirsch, Damwild, Elch, Wildschwein);* zerteilt: Schnitzel und Steaks *(Hirsch, Wildschwein)*
Schulter (Blatt)	Schmoren, Braten, Herstellung von Ragouts
Hals, Brust, Bauch	Herstellung von Ragouts oder Pasteten
Ganze Tiere	Schmoren von Hasen, Wildkaninchen, Wildgeflügel (evtl. mit Speck gespickt oder ummantelt)

Da für die einzelnen Arten jeweils unterschiedliche Schonzeiten gelten, kommen die meisten Arten saisonweise in den Handel. Weitere Angebotsformen sind „gefroren“ und „tiefgefroren“, wobei eine küchenfertige Zerlegung ähnlich wie beim Fleisch von Schlachttieren üblich ist.

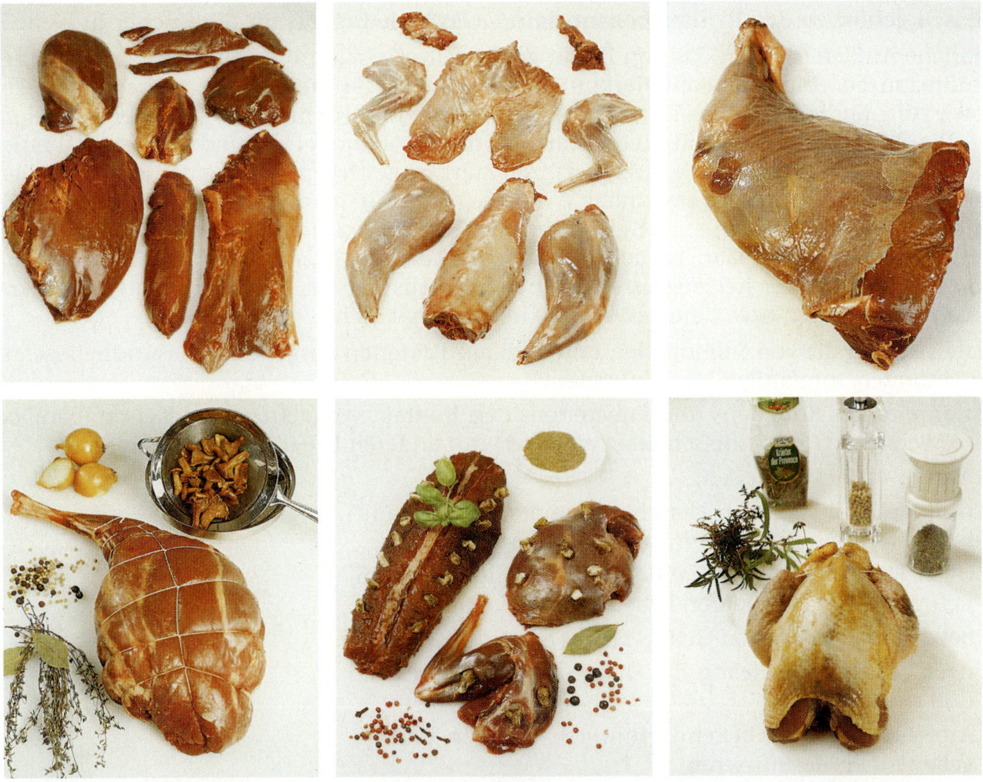

Wildbret: (oben v. l.) Hirschkeule – zerlegt, Wildkaninchen – zerlegt, Wildschweinkeule – küchenfertig (unten v. l.) Rehkeule – küchenfertig, Hasenteile – küchenfertig, Fasan – küchenfertig

Was Verbraucher noch wissen wollen

Was ist Separatorenfleisch?

Separatorenfleisch kann von Hand oder mechanisch von Fleischresten gewonnen werden, die beim Zerlegen und Entbeinen des Tierkörpers an den Knochen hängen bleiben. Dieser „Knochenputz“ enthält, bedingt durch die Art der Gewinnung, neben Binde- und Fettgewebe auch Knochenhaut, Knorpel- und Knochenstückchen und darf daher nur für Fleischerzeugnisse einfacher Qualität verwendet werden (bis zu 10 % Anteil).

Separatorenfleisch stellt →BSE-Risikomaterial dar, wenn es mithilfe von Großgeräten von Knochen der Wirbelsäule gepresst wird. Dabei kann – neben Medikamentenrückständen und anderen Schadstoffen – Rückenmarksubstanz in das Separatorenfleisch gelangen. Die Verwendung von Separatorenfleisch ist im Falle von Rindfleisch verboten; bei Fleisch anderer Tierarten ist sie kennzeichnungspflichtig. Separatorenfleisch darf nicht als Teil des Fleischgehalts der Erzeugnisse gewertet werden, in denen es vorkommt.

Was ist unter Formfleisch zu verstehen?

Formfleischerzeugnisse werden aus Fleischstücken zu einer größeren Einheit zusammengefügt (geklebt). Um Verwechslungen mit Erzeugnissen aus gewachsenem Fleisch, denen sie nachgebildet sind, zu vermeiden, müssen Formfleischerzeugnisse deutlich gekennzeichnet sein, z. B. *„Formfleisch-Gulasch, aus Fleischstücken zusammengefügt“.*

Fleisch gehört zu den Risikolebensmitteln – was bedeutet das für die Küchenhygiene?

Manche Anbieter statten das von ihnen gehandelte Fleisch mit Zertifikaten aus, in denen Prüfinstanzen einen sicheren Herkunftsnachweis, die gesundheitliche Unbedenklichkeit sowie die Einhaltung der Tierschutz- und Umweltbestimmungen garantieren. Jedoch ist die Zahl der Lebensmittelvergiftungen durch Salmonellen und andere Bakterien (→Mikroorganismen) in den letzten Jahren stark angestiegen. Viele Nutztiere, vor allem die in Massentierhaltung, aber auch Wildtiere, sind mit Salmonellen infiziert. Bevorzugt mit Salmonellen befallen sind Geflügel, rohes Fleisch, Hackfleisch, Innereien und daraus hergestellte Produkte. Mangelnde Hygiene sowie Fehler bei der Zubereitung und Lagerung von Fleisch und Fleischerzeugnissen können ebenfalls zu einer Verunreinigung mit Mikroorganismen führen bzw. eine bestehende noch verschärfen.

Daher zwingt die von Salmonellen und anderen Bakterien ausgehende Gesundheitsgefahr zu besonders sorgfältiger Küchenhygiene:

- während des Auftauens und Zubereitens den Kontakt von gefrorenem Fleisch (ganz besonders von Geflügelfleisch oder Wildbret) mit anderen Lebensmitteln vermeiden;
- Auftauwasser weggießen;
- Geflügel und Wild von Fleisch und anderen Lebensmitteln getrennt aufbewahren, Lagertemperatur 2–4 °C;
- rohes Fleisch (auch Geflügelfleisch oder Wildbret) räumlich getrennt von anderen Lebensmitteln verarbeiten;
- bei der Zubereitung von Geflügel nicht essen oder trinken;
- nach jedem Arbeitsgang die Hände sorgfältig waschen und trocknen;
- Arbeitsplätze anschließend gründlich reinigen und gegebenenfalls desinfizieren;
- Fleisch, Geflügel, Wild immer auf eine Kerntemperatur von 75 bis 80 °C durcherhitzen und nicht angegart stehen lassen;
- Hackfleisch und daraus hergestellte Waren nicht einfrieren, sondern am Tag der Herstellung (= des Kaufs!) verbrauchen/verarbeiten. Hackfleisch nicht lediglich „anbraten“, weil gerade die Erwärmung das Bakterienwachstum beschleunigt, sondern durcherhitzen.

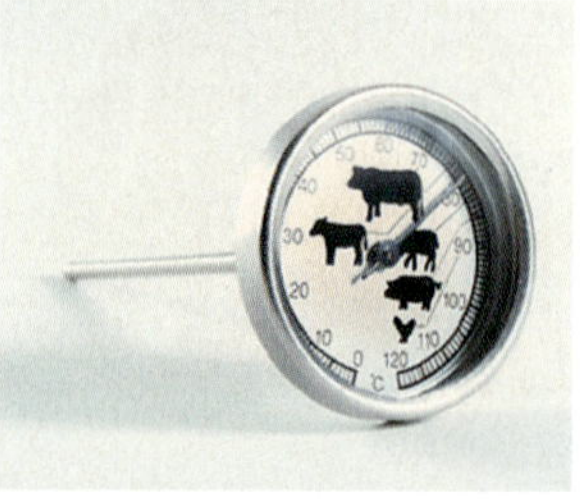

Fleischthermometer

Wie viel Leber ist im Leberkäse, wie viel Kalbsleber in der Kalbsleberwurst?

Sowohl „Leber“ (= Laib) als auch „Käse“ sind mundartliche Anspielungen darauf, dass Leberkäse in der Form eines länglichen Käselaibes hergestellt und angeboten wird. Die Bayern wissen das und erwarten deshalb im „Bayrischen Leberkäse“ keine Leber (und schon gar keinen Käse). Außerhalb Bayerns aber enthält „Leberkäse“ 5 % Leber, um entsprechenden Verbrauchererwartungen gerecht zu werden. In der Kalbsleberwurst ist keine Leber vom Kalb enthalten. Sie trägt diesen Namen, weil es sich um eine Leberwurst (aus Fleisch und Leber vom Schwein) handelt, die mit einem geringen Anteil Kalbfleisch hergestellt wurde.

Traditionelle Bezeichnungen für Fleisch und Wurst sind eben nicht immer ohne weiteres verständlich: Frankfurter Würstchen müssen aus dem Wirtschaftsraum Frankfurt stammen. Wiener Würstchen dagegen wurden nach dem Metzger benannt, der erstmals Würstchen dieser Art herstellte, „Wiener Würstchen" heißen in Wien „Frankfurter"; Kasseler Rippenspeer trägt den Namen des Berliner Fleischermeisters Cassel; unter „Lungenbraten" versteht man in Österreich ein zubereitetes Rinderfilet.

Was besagt das „Reinheitsgebot" für deutsche Wurst?

Es gibt kein Reinheitsgebot für Wurst entsprechend dem →Reinheitsgebot für Bier. Wenn dieser Begriff dennoch gelegentlich auf Wurst angewendet wird, so geschieht das in der Absicht, Wurst nach traditionellen Rezepturen und mit traditionellen Zutaten von solchen Fleischerzeugnissen abzugrenzen, die in größerem Umfang fleischfremde Zutaten (wie Stärke oder Pflanzeneiweiß) enthalten. Diese waren bisher schon im europäischen Ausland zulässig und zum Teil üblich und können aufgrund einer Änderung der Fleischverordnung nunmehr auch in Deutschland hergestellt und/oder vermarktet werden.

Die Rede vom Reinheitsgebot für deutsche Wurst spielt mit der unzutreffenden Verbrauchererwartung, dass pflanzliche Bestandteile in der Wurst grundsätzlich schlecht und die traditionellen Bestandteile der Wurst („in Wurst darf nur Fleisch sein") grundsätzlich gut sind. Sieht man einmal davon ab, dass bei der Herstellung von Fleischerzeugnissen mehr als 20 →Zusatzstoffe zur geschmacklichen oder technologischen Beeinflussung erlaubt sind, so hat es immer schon in deutschen Fleischerzeugnissen fleischfremde Bestandteile gegeben (Getreide in der Grützwurst, Buchweizenmehl im Panhas, Pilze, Ei- und Gemüsestücke bei Sülzen). Außerdem zeigt ein Blick auf die vor allem bei einfacheren Qualitäten verwendeten Ausgangsmaterialien, dass Wurst eben nicht nur – wie möglicherweise vom Verbraucher erwartet – schieres Skelettmuskelfleisch enthält, sondern auch Fett- und Bindegewebe, Blut, Innereien, Schwarten, Schweinemasken, Knorpel u. a. m. Verglichen damit führt z. B. die Verwendung von ernährungsphysiologisch wertvollem Sojaeiweiß eigentlich zu einem guten Tausch.

Bedenklich bleibt allerdings, dass manche Verbraucher auf Getreideeiweiß (→Gluten; →Zöliakie) oder Sojaeiweiß mit Unverträglichkeit (Intoleranz, Allergie) reagieren. Umso wichtiger wäre eine korrekte Deklaration der mit Pflanzeneiweiß hergestellten Fleischerzeugnisse, die bisher allerdings nur vereinzelt erfolgt.

Weil Verbraucher unter „Fleisch" vorwiegend Muskelfleisch verstehen, besagen die Kennzeichnungsvorschriften, dass das Etikett bei abgepackten Wurstwaren (und allen abgepackten fleischhaltigen Erzeugnissen wie *Pasteten, Fertiggerichte, Fleischkonserven)* unter „Fleisch" nur das Skelettmuskelfleisch (mit einem begrenzten Anteil anhaftenden Fetts) ausweisen darf und alle anderen zum menschlichen Verzehr zugelassenen Teile gesondert ausweisen muss. Außerdem ist anzugeben, von welcher Tierart das Fleisch stammt. Diese Informationen sind wichtig, weil sie Preisunterschiede erklären helfen und der Verbraucher die Entscheidung für ein bestimmtes Erzeugnis aufgrund persönlicher Vorlieben und Abneigungen treffen kann.

Was ist eigentlich ein Steak?

Die Bezeichnung „Steak" gibt nicht ein bestimmtes Fleischteil an, sondern die beabsichtigte Verwendung. Gemeint ist eine mürbe, zum Kurzbraten oder Grillen geeignete, mehr oder weniger dicke Fleischscheibe, meist ohne Knochen (Ausnahmen: *Porterhouse-, T-Bone-, Club- und Sirloin-Steaks).* Steaks stammen, sofern die Tierart nicht angegeben ist, vom *Rind,* doch gibt es auch *Kalbs-, Schweine-, Hammel-, Hirsch-, Känguru-, Puten-* und *Straußensteaks.* Bezeichnungen wie *Filet-, Rump-, Lenden-, Rücken-, Rib-Eye-, Huft-, Kluftsteak* weisen auf bestimmte Fleischteile des Rindes hin.

Was ist eine Bratwurst?

Die Bezeichnung „Bratwurst“ gibt häufig, jedoch nicht immer, den Verwendungszweck an. Regional unterschiedlich werden als Bratwürste bezeichnet:

- Rohprodukte aus zerkleinertem Fleisch im Sinne der rechtlichen Bestimmungen für Hackfleisch (mit oder ohne Darm);
- →Rohwürste, unerhitzt und gereift *(Debrecziner, Polnische);*
- →Brühwürste *(Nürnberger Rostbratwurst);*
- →Kochwürste *(Rinderwurst, Pinkel).*

Wie soll man beim Grillen, Überbacken und Braten von (Geflügel-)Fleisch verfahren?

Weil übermäßige Erhitzung, in die Glut herabtropfendes Fett sowie unvollständige Verbrennung Krebs fördernde Substanzen *(→PAK, insbes. Benzpyren; →Nitrosamine)* entstehen lassen, sollte man Folgendes beachten:

- Pökelwaren nicht stark erhitzen *(braten, grillen, frittieren)*, weil gerade dadurch Nitrosamine entstehen (so hat man nach dem Braten von Schinkenspeck achtmal mehr Nitrosamine gefunden als vor dem Erhitzen);
- kein fettes Fleisch grillen; Marinaden vor dem Grillen abtupfen
- das Grillgut nicht auf den Rost legen, solange die Holzkohle noch mit offener Flamme brennt oder raucht und nicht vollständig durchgeglüht ist;
- Grillgeräte mit senkrecht stehendem Glutbett einsetzen. Niemals Tannen- oder Kieferzapfen, Papier oder Karton, lackiertes Holz oder andere ungeeignete Materialien als Brennmaterial verwenden;
- noch besser: Elektro- oder Gasgrillgeräte oder „heißen Stein“ benutzen.

Wie sollten Wurst und Schinken aufbewahrt werden?

Schnittfeste Rohwürste am Stück oder roher Schinken halten sich an einem kühlen, luftigen Ort bis zu einem halben Jahr lang, streichfähige Rohwürste bis zu drei Wochen. Angeschnittene Brüh- und Kochwürste, Kochschinken und frische Mettwurst sind auch bei Kühlung nur 1–3 Tage haltbar, angeräucherte Brüh- und Kochwürste im verschlossenen Darm etwa 10 Tage. Manche (meist ausländische) Rohwürste tragen weißen Schimmel auf der Außenhaut, der gesundheitlich unbedenklich ist. Dagegen müssen Fleischerzeugnisse, die mit wildem Schimmel befallen sind, sofort vernichtet werden.

Wenn Sie weiterlesen wollen

Auswertungs- und Informationsdienst für Ernährung, Landwirtschaft und Forsten (aid) e.V. (Hrsg.);

– Fleisch und Fleischerzeugnisse. Nr. 1005. Bonn 2005[14];

– Geflügelfleisch. Nr. 1006. Bonn 1998[9];

– Wild und Wilderzeugnisse. Nr. 1341. Bonn 2009[14];

Schwerpunktthema „Huhn“. In: Slow Food – Genießen mit Verstand, Heft 04-2009;

Kapitel „Geflügel und Federwild“ und „Fleisch und Wurstwaren“ in: Willan, Anne, Die große Schule des Kochens. München 2009[14];

Schwerpunktthema Wild. In: Slow Food – Genießen mit Verstand, Heft 05-2008;

Schweisfurth, Karl Ludwig, Das Buch vom guten Fleisch. München 2004;

Eimler/Kleinschmidt, Der Fleisch-Report. Hamburg 2000;

Fiddes, Nick, Fleisch – Symbol der Macht. Frankfurt 1993;

Pilgrim, Volker Elis, Zehn Gründe, kein Fleisch mehr zu essen. Reinbek 1992;

Kallweit/Kielwein/Fries/Scholtyssek, Qualität tierischer Nahrungsmittel. Stuttgart 1988.

6 Fische, Weich- und Krebstiere

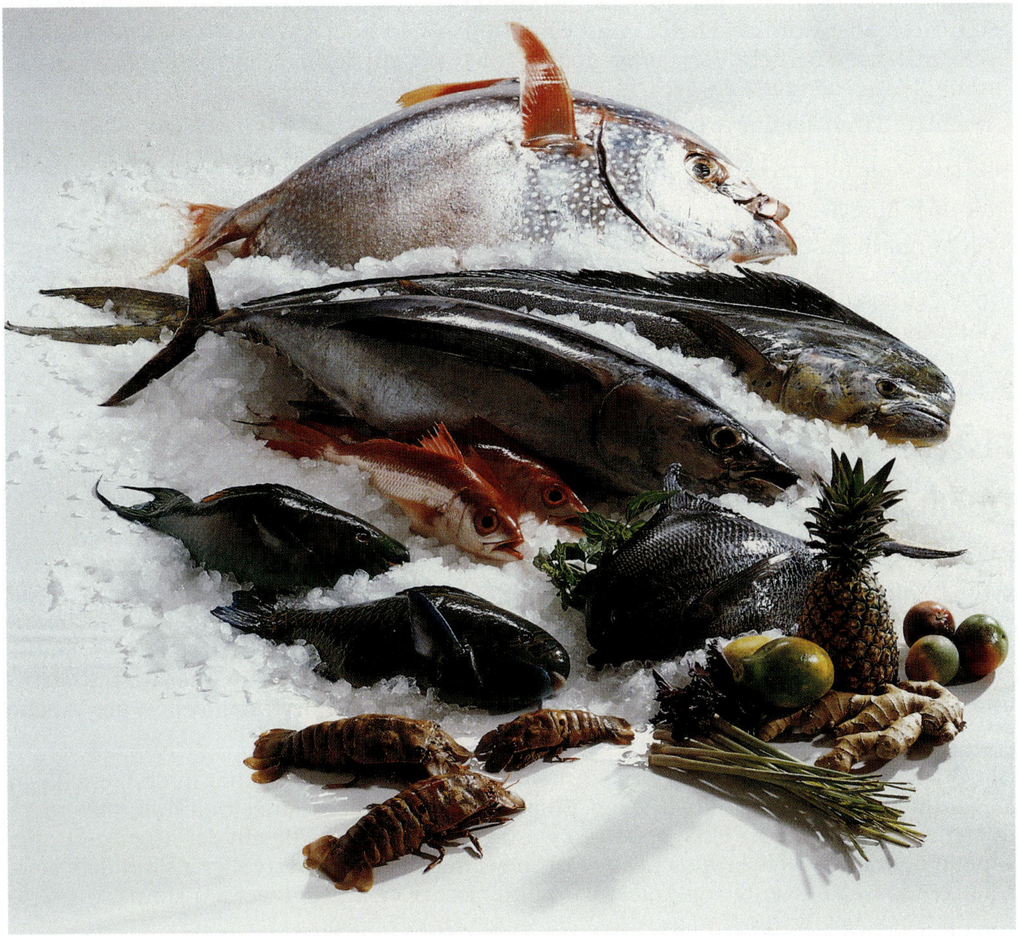

Ernährungswissenschaftler, Köche und Feinschmecker schätzen Fische wegen ihrer Bedeutung für die Ernährung und wegen der Vielzahl kreativer und schmackhafter Zubereitungsmöglichkeiten. Unter dem Gesichtspunkt der Frische gehören sie allerdings zu den empfindlichsten Nahrungsmitteln. Nur durch eine ausgeklügelte Logistik, vor allem mithilfe wirksamer Kühl- und Transportsysteme, gelingt es, Fische, Weich- und Krebstiere frisch und appetitlich auch auf entfernte Märkte zu bringen.

Meere, Seen und Flüsse galten lange als unerschöpfliche Vorratskammer der Menschheit. Tatsächlich aber ist der größte Teil des Meeres wenig fruchtbar. Nur in den Küstengewässern und Schelfmeeren, die insgesamt weniger als 10 % des gesamten Ozeans umfassen, ist das Meer ertragreich. Alles in allem lässt sich der heutige weltweite Ertrag an Fischen, Weich- und Krebstieren aus dem Meer (Seafood) von etwa 100 Mio. Tonnen nicht weiter steigern, ohne Schäden durch Überfischen in Kauf zu nehmen. Die Aufzucht in Aquakulturen (Fischfarmen), die inzwischen knapp 30 % des Weltfischfangs umfasst, lässt sich nicht beliebig ausweiten.

Stoppt die Plünderung der Ozeane!

Noch manch einem scheint heute der Reichtum der Meere unerschöpflich. Eine Illusion: Fischfang im Übermaß und ohne Augenmaß lässt Fisch heute zur Mangelware werden. 75 Prozent der kommerziell genutzten Fischbestände weltweit wie Thunfisch, Rotbarsch oder Nordseekabeljau sind bereits überfischt oder werden bis an ihre biologischen Grenzen befischt. Wie lange noch werden wir uns Fisch als wertvolles Nahrungsmittel leisten können?

Wichtige Lebensräume werden durch intensive Fischereipraktiken zerstört. Nicht gewünschte Fische wie Haie und Rochen, außerdem Wale, Delphine, Schildkröten und Seevögel geraten als sogenannter **Beifang** in großer Zahl in die Netze und gehen später tot über Bord.

Nicht nur in Europa werden die Bestände geplündert. Die Europäische Flotte hat schockierenden Einfluss weit weg von zu Hause: viele Boote fangen heute Fisch in den fernen Gewässern von Entwicklungsländern wie z.B. West-Afrika. So werden die Probleme der Überfischung exportiert, anstatt sie zu lösen.

Quelle: WWF Deutschland 2009

Fische

Qualität

Fischfleisch ist deshalb ein wertvolles Lebensmittel, weil es neben biologisch hochwertigem Eiweiß weitere wichtige →Nährstoffe enthält. Vor allem in Seefischen ist sehr viel Jod enthalten *(in Schellfischfleisch 100-mal mehr als in Schweinefleisch).* Fischfleisch, auch von fetten Fischen, ist leicht verdaulich, denn es ist bei den meisten Fischarten arm an Bindegewebe. Das Fischfett weist hohe Gehalte an hoch ungesättigten →Omega-3-Fettsäuren und an fettlöslichen →Vitaminen auf, weshalb ein oder zwei Fischmahlzeiten pro Woche empfohlen werden.

Die Qualität von Fischen hängt zunächst einmal vom Nahrungsangebot in den jeweiligen Fanggründen und vom individuellen Ernährungszustand des Einzeltieres ab, außerdem davon, wie schonend der Fisch gefangen wurde. Bei Fischarten, die mit der Angel gefangen werden können *(Angelschellfisch, Lotte),* ist so gefangener Fisch wertvoller als mit dem Netz gefangener, weil er weniger gedrückt wird und rascher verarbeitet werden kann.

Wichtigster Qualitätsfaktor allerdings ist die Frische, weil Fischfleisch im Gegensatz zu Fleisch nicht reift und der Verderb rasch einsetzt. Die bei der Hochseefischerei auf allen Weltmeeren eingesetzten Vollfrosterschiffe sind Fang- und Fabrikschiffe. Um Transport und Entsorgung des Fischabfalls, der bis zu 50 % ausmachen kann, zu sparen, produzieren sie an Bord grätenfrei filetierten gefrosteten Fisch und verarbeiten die Abfälle zu Fischmehl. Die Frischfischfänger der Hochseefischerei dagegen lagern den unbearbeiteten oder gereinigten, ausgenommenen und zerteilten Fang zwischen Eis, bis sie ihn nach wenigen Tagen anlanden. Bei der Anlandung wird der Fisch durch Vertreter der amtlichen Lebensmittelüberwachung nach Frische und äußerem Zustand beurteilt und auf richtige Einordnung in eine von drei Frischeklassen und in Größenklassen kontrolliert. Die ganzen oder zerlegten Fische werden rasch, z. T. mit dem Flugzeug, an den Zielort gebracht.

Sachkundig behandelter fangfrischer Fisch hält sich unter günstigen Voraussetzungen bis zu einer Woche. Schwierig ist es, die Frische von Fischfilets zu beurteilen. Da hier kein ganzer Fisch begutachtet werden kann, bleibt eigentlich nur die Beurteilung des Geruchs. Fangfrischer Fisch riecht nicht „nach Fisch“. Mit zunehmender Lagerdauer entwickelt sich ein mitunter penetranter Geruch, der schon gefühlsmäßig zur Ablehnung führt. Daneben entstehen Eiweißabbauprodukte *(→biogene Amine)*, die im menschlichen Körper zu ernsten Vergiftungserscheinungen führen können. Sollte Frischfisch nach Geruch oder Aussehen Zweifel an seiner Frische erwecken, ist tiefgekühlter Fisch die bessere Wahl.

Wann ist Fisch noch frisch?

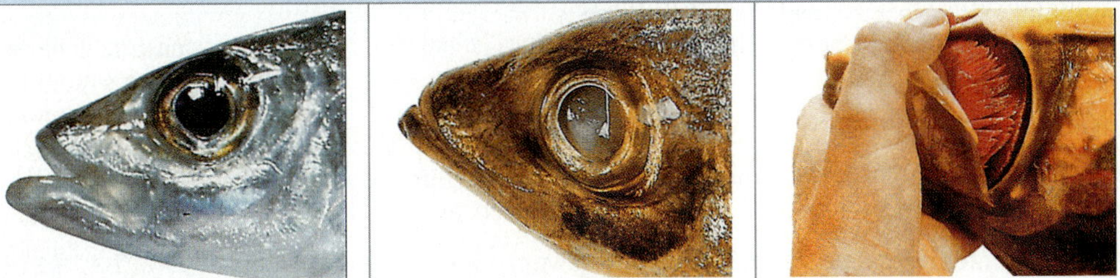

Fisch mit klarem Auge, mit trübem Auge; leuchtend rote Kiemen

Fisch ist noch frisch, wenn die Augen prall gefüllt und nach außen gewölbt sind. Schwarz glänzende Pupillen liegen unter einer klaren, durchsichtigen Hornhaut. Die Fischhaut hat eine kräftige, glänzende Farbe und ist von wasserklarem Schleim bedeckt. Die Kiemen sind leuchtend rot, die einzelnen Kiemenblättchen sichtbar und nicht von Schleim überzogen. Enthäutetes Filet schimmert bläulich durchscheinend und ist von fester, elastischer Konsistenz. Die Fleischsegmente hängen fest zusammen, Schnittflächen sind glatt. Frischer Fisch riecht unauffällig, nach Meer und Seetang.

Nach: Der Feinschmecker 3/97, S. 69

Bei einigen Fischarten *(Barsch, Zander, Rochen, Dornhai)* sind Stacheln, Haut, Drüsen oder Blut giftig, weshalb z. B. Rotbarsch nur als Filet angeboten wird. Diese Giftstoffe werden durch Verarbeitung unschädlich gemacht, sollten aber nicht unmittelbar – etwa über Wunden – mit dem menschlichen Blut in Kontakt kommen.

Fische sind in ihrem Lebensraum einer Vielzahl von teils natürlichen, teils vom Menschen verursachten Einflüssen ausgesetzt. So können fast alle Seefischarten, besonders Makrele, Kabeljau, Rotbarsch, Hering und kleine Seelachse, von **Nematodenlarven** befallen sein. Nematoden sind kleine Fadenwürmer. Die Nematodenlarven werden von den Fischen mit der Nahrung aufgenommen. Sie besiedeln den Magen-Darm-Trakt und – äußerlich sichtbar – die Bauchlappen ihrer Zwischenwirte. Gelangen Nematodenlarven lebend in den menschlichen Darm, können sie in den Darmwänden geschwürähnliche Prozesse verursachen. Die in Deutschland vorgeschriebenen Verarbeitungsvorschriften gewährleisten im Allgemeinen, dass die Nematodenlarven abgetötet werden und keine gesundheitliche Gefahr mehr darstellen. Um die Parasiten so weit wie möglich zu beseitigen oder unschädlich zu machen, gelten zahlreiche gesetzliche Vorschriften vom Fang bis zum Endprodukt. So müssen die Fische sorgfältig ausgenommen, befallene Bauchlappen entfernt und Sichtkontrollen auf allen Bearbeitungsstufen durchgeführt werden. Durch Schockfrosten, Erhitzen, Salzen, Einlegen in Salz-Zucker-Lake (Anchosen) oder Salz-Essig-Lake (Marinaden) und Einhalten der für diese Verfahren jeweils geltenden Temperatur bzw. Mindesteinlegedauer werden verbliebende Nematodenlarven sicher abgetötet.

Problematisch ist bei einigen Fischen der hohe Gehalt an →**Umweltschadstoffen**. Sie reichern sich über die Nahrungskette besonders im eigentlich wertvollen Fischfett an. Daher sind Raubfische stärker belastet als Pflanzen fressende Fische. Der einzelne Mensch hat auf die Fleischqualität wild lebender Fische nur begrenzten Einfluss. Anders ist das bei Fischen aus Aquakultur (Fischzuchten). Hier kann über die Art und Zusammensetzung des Futters und über die Temperatur des Wassers Einfluss auf die Fleischqualität der Zuchttiere genommen werden. Deshalb kann Bio-Fisch immer nur aus Aquakultur stammen.

Fischarten

Herkunft

Fische stammen entweder aus

- Aquakulturanlagen an Land oder in flachen Meeresbuchten und Fjorden,
- Fluss-, See-, Teichfischerei (Binnenfischerei),
- Küstenfischerei oder
- Hochseefischerei.

Die Hochseefischerei sucht immer weiter entfernte Fischgründe auf, sodass vom Handel heute Fischarten angeboten werden, die noch vor Jahren wenig oder gar nicht bekannt waren.

Der Fischverzehr der deutschen Bevölkerung war in den letzten Jahren mit etwa 16,4 kg pro Kopf und Jahr einigermaßen konstant. Er stammt zu etwa 15 % aus eigener Anlandung/Produktion und zu etwa 85 % aus zahlreichen anderen Ländern von den Niederlanden bis Thailand. Nur noch 8 % des Pro-Kopf-Verbrauchs entfallen auf Frischfisch, weitere 34 % auf Tiefkühlfisch, über die Hälfte auf verarbeiteten Fisch.

Verteilung des Pro-Kopf-Verbrauchs auf Produktbereiche

Produktbereiche	2007	2001
Tiefkühlfisch	34 %	28 %
Konserven und Marinaden davon: – Heringskonserven – Thunfischkonserven – Sardinen- und Makrelenkonserven	30 % 19 % 10 % 1 %	27 % 16 % 9 % 2 %
Krebs- und Weichtiere (frisch, gefroren, zubereitet)	15 %	13 %
Frischfisch	8 %	14 %
Räucherfisch	6 %	7 %
Sonstige Fischerzeugnisse *(Gabelbissen, Appetitsild, Anchosen, Salzheringe, Matjes, Lachserzeugnisse)*	5 %	7 %
Fischsalate	2 %	4 %
Quelle: Fisch-Informationszentrum e.V., Hamburg		

Marktanteile der wichtigsten Speisefische

Speisefische	2007
Fische gesamt davon: – Seefisch – Süßwasserfisch – Krebs- und Weichtiere	100,0 % 68,7 % 20,6 % 10,7 %
Im Einzelnen: Alaska-Seelachs	 23,6 %
Hering	16,1 %
Lachs	11,0 %
Thunfisch, Boniten	10,5 %
Kabeljau	4,4 %
Forelle	3,9 %
Seelachs (Köhler)	3,3 %
Pangasius	2,8 %
Rotbarsch	2,7 %
Seehecht	2,4 %
Makrele	1,7 %
Sardine	1,5 %
Sprotte	1,3 %
Viktoriasee-Barsch	1,0 %
Karpfen	1,0 %
Zander	1,0 %
Scholle	0,8 %
Seeteufel	0,5 %
Sonstige	10,5 %
Quelle: Fisch-Informationszentrum e.V., Hamburg	

Verwendung

Häufig werden Fische nach ihrer Herkunft in **Seefische** und in **Süßwasserfische**, einschließlich Wander(Wechsel)fische, eingeteilt. Diese Unterscheidung ist unter dem Gesichtspunkt der Ernährung bedeutsam, weil Seefische, insbesondere solche aus kalten Gewässern, wesentlich mehr →Omega-3-Fettsäuren enthalten. Im Übrigen lassen sich in allen drei Gruppen Fische für alle Angebotsformen und Zubereitungsarten finden. Von Bedeutung ist auch die Unterscheidung in **Rundfische** und **Plattfische**, weil von Form (und Größe) der Fische Angebotsformen und Zubereitungsmöglichkeiten abhängen. Ebenso unterscheidet der Handel **Großfische**, die portioniert werden müssen, und entsprechend kleinere **Portionsfische.**

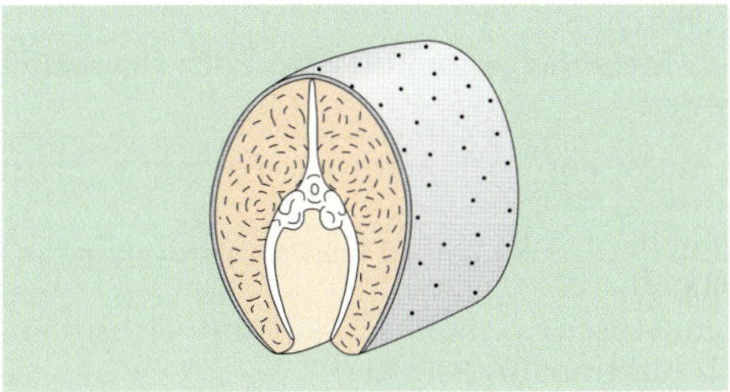

Körperform „Rundfisch" *(Thunfisch, Aal)*

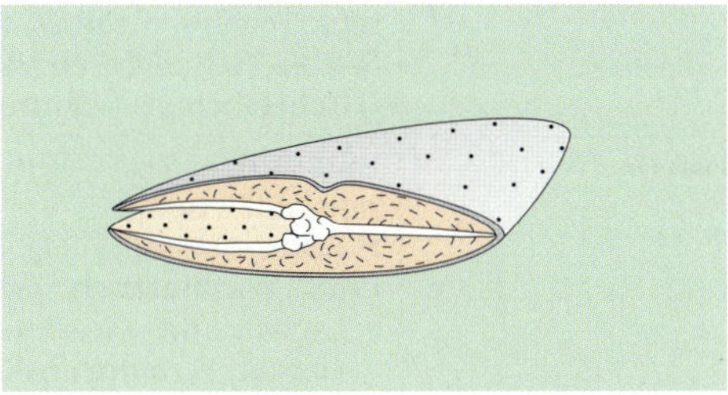

Körperform „Plattfisch" *(Scholle, Petersfisch)*

Je nach Art der Fische ist der Fettgehalt sehr unterschiedlich. **Fettfische** (über 10 % Fettgehalt) speichern ihr Fett auch im Muskelgewebe, **Magerfische** (unter 1 % Fett) vor allem in der Leber. Fettarmes Fischfleisch eignet sich eher zum Garziehen, Dämpfen und Dünsten, fettreiches eher zum Grillen, Braten und Frittieren, wobei wegen des hohen Gehaltes an ungesättigten Fettsäuren längeres Erhitzen bei hohen Temperaturen vermieden werden sollte. Die meisten Fische haben einen mittleren Fettgehalt und lassen sich vielseitig zubereiten. Hauptgeschmacksträger ist die Haut, weshalb Fisch häufig mit der Haut zubereitet (und z. T. auch verzehrt) wird.

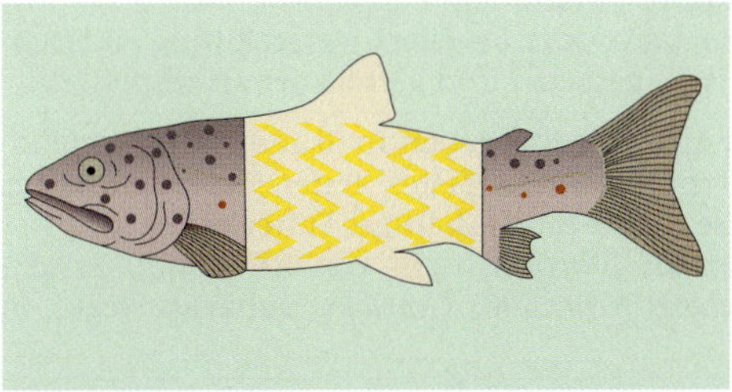

Fettfisch – der Fettvorrat ist im Fleisch eingelagert und wird mitverzehrt *(Lachs, Aal)*

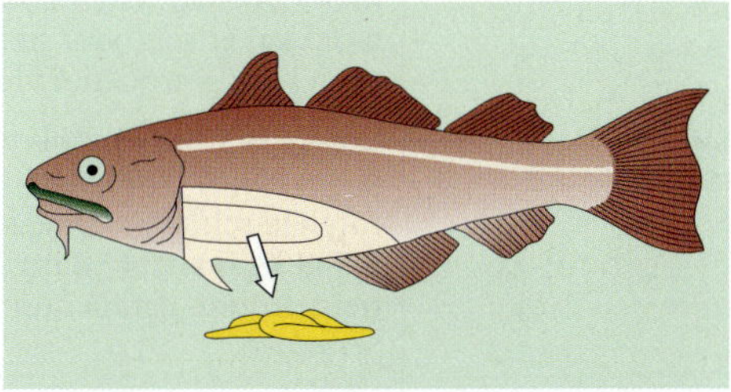

Magerfisch – der Fettvorrat befindet sich in der Leber und wird vor der Zubereitung entfernt *(Dorsch)*

Fischarten auf dem deutschen Markt

Wirtschaftlich interessant sind auf dem deutschen Markt nur knapp 40 Fischarten. Die 12 wichtigsten Speisefischarten haben allein über 92 % Marktanteil. Hinzu kommen weitere traditionelle Arten, unter denen die dorsch- und heringsartigen Fische überwiegen, und – mit noch geringen, aber steigenden Mengen – „Exoten" wie Hai, Seeteufel, Petersfisch, Rochen, Knurrhahn, Viktoriabarsch, Pangasius, Tilapia, Hoki.

Die selteneren, weniger bekannten „exotischen" Arten sind oft besonders schmackhaft und deshalb bei Feinschmeckern besonders beliebt. Die meisten dieser Fische stammen aus dem Atlantik, zum kleineren Teil aus dem Mittelmeer, einige wenige aus dem Pazifik und kommen in nur wenigen Stunden per Luftfracht oder vom Pariser Großmarkt aus in den Handel. Sie sind vor allem in spezialisierten Fischgeschäften und auch dort nicht immer zu finden, doch nimmt ihre Marktbedeutung rasch zu.

Die wichtigsten Speisefischarten	
Fischart	**Merkmale und Besonderheiten**
Alaska-Seelachs (-Pollack)	Weltweit wichtigster Konsumfisch, in beträchtlicher Anzahl im Nordpazifik gefangen; mit dem Seelachs (Köhler) europäischer Meere nicht zu verwechseln. Weißes, mageres, weiches Fleisch. 5–8 kg. Selten frisch vermarktet. Meist tiefgefroren (Filets) oder verarbeitet (Fischstäbchen, →Surimi) importiert.
Forelle	Lachsartiger Fisch, selten wild, meist aus Zuchtbetrieben. Fettarmes, meist saftiges Fleisch. ▸ Bach-, See- oder Regenbogenforelle: 1–4 kg (ganze Regenbogenforellen oft als „Portionsfisch" von 300–400 g). ▸ Lachs- und Meerforelle (Wanderfisch): mind. 1,5 kg (mit lachsrotem Fleisch, Färbung erzeugt durch carotinhaltiges Futter). Frisch, tiefgefroren, geräuchert; ganz oder in Filets.
Heilbutt	Großer Plattfisch aus dem Nordatlantik. ▸ Schwarzer Heilbutt: fettreiches, langfaseriges Fleisch. Frisch, gesalzen/geräuchert, meist in Form von „Schnitten" (Tranchen). ▸ Weißer Heilbutt: begehrter Fisch mit hellem, festem Fleisch. 8–30 kg. Frisch oder tiefgefroren; ganz (kleine Größen mit besonders zartem Fleisch) oder in Form von Schnitten oder Filets.
Hering	Schwarmfisch aus Nordatlantik, Nord- und Ostsee, Nordpazifik. Eiweiß- und fettreiches Fleisch. 0,3 kg. Frisch („grün") oder verarbeitet (→Salzfische, →Räucherfische, →Fischdauerkonserven); ganz oder als Filets.
Kabeljau	Wirtschaftlich wichtiger Fisch aus dem Nordatlantik (Jugend- und Ostseeformen: Dorsch). Helles, zartes, mageres, blätteriges Fleisch. 6–10 kg. Frisch oder tiefgefroren; ganz oder als Filets. Verarbeitung zu Fischstäbchen; getrocknet als Stockfisch, gesalzen und getrocknet als Klippfisch.
Lachs (Salm)	Selten Wildlachs, überwiegend aus Zuchtbetrieben in Skandinavien, Irland, Schottland, Nordamerika. Grätenarmes, eher fettes, festes Fleisch. Rosa bis rote Fleischfarbe der Zuchtlachse durch carotinhaltiges Futter erzielt. 1,5–8 kg (ganzer „Babylachs" oft als „Portionsfisch" von 400–500 g). Frisch, tiefgefroren, geräuchert oder gebeizt *(Gravadlax/Gravlaks);* ganz, als Steaks, in Scheiben.
Makrele	Hochseefisch aus Nordatlantik, Nordsee, Mittelmeer, Nordpazifik. Saftiges Fleisch, besonders reich an →Omega-3-Fettsäuren. Frisch nur kurz haltbar (Fett wird tranig). 0,5–2 kg (ganze Makrelen oft als „Portionsfisch" von 300–400 g). Frisch und geräuchert; ganz und als Filet. Verarbeitung zu →Fischdauerkonserven.
Rotbarsch (Goldbarsch)	Fisch nördlicher Meere mit giftigen Stacheln (schwer zu verarbeiten). Festes, fettes Fleisch. 1–2 kg. Frisch (selten gesalzen, geräuchert), tiefgefroren; selten ganz, meist Filets.
Scholle (Goldbutt)	Plattfisch aus Nordatlantik, Nordsee, Ostsee, westlichem Mittelmeer. Besonders bei der Maischolle festes, aromatisches Fleisch. 0,3 bis 0,6 kg. Frisch und tiefgefroren; ganz und filetiert.
Seehecht (Hechtdorsch)	Fisch aus dem Nordostatlantik (auch Mittelmeer). Festes weißes Fleisch. 2–10 kg. Frisch oder tiefgefroren, geräuchert; ganz, als Filets oder Steaks.
Seelachs (Köhler)	Dorschartiger Fisch nördlicher Meere. Besonders fettarmes, festes graues Fleisch. 6–10 kg. Frisch und tiefgefroren; ganz und filetiert. Verarbeitung zu Fischstäbchen, panierten Schnitten, Klipp- und Stockfisch.

Die wichtigsten Speisefischarten *(Fortsetzung)*	
Fischart	**Merkmale und Besonderheiten**
Thunfisch (Bonito)	Unterschiedliche Arten (Roter, Weißer Thun, Echter Bonito – Warmblüter!). Fettarmes, (dunkel)rotes (weil stark durchblutetes), leicht verderbliches Fleisch. In den Bauchpartien saftig und zart, sonst etwas trocken. 5–50 kg handelsüblich. Frisch, tiefgefroren; ganze Fische, Stücke, Scheiben. Verarbeitung zu Fischdauerkonserven.

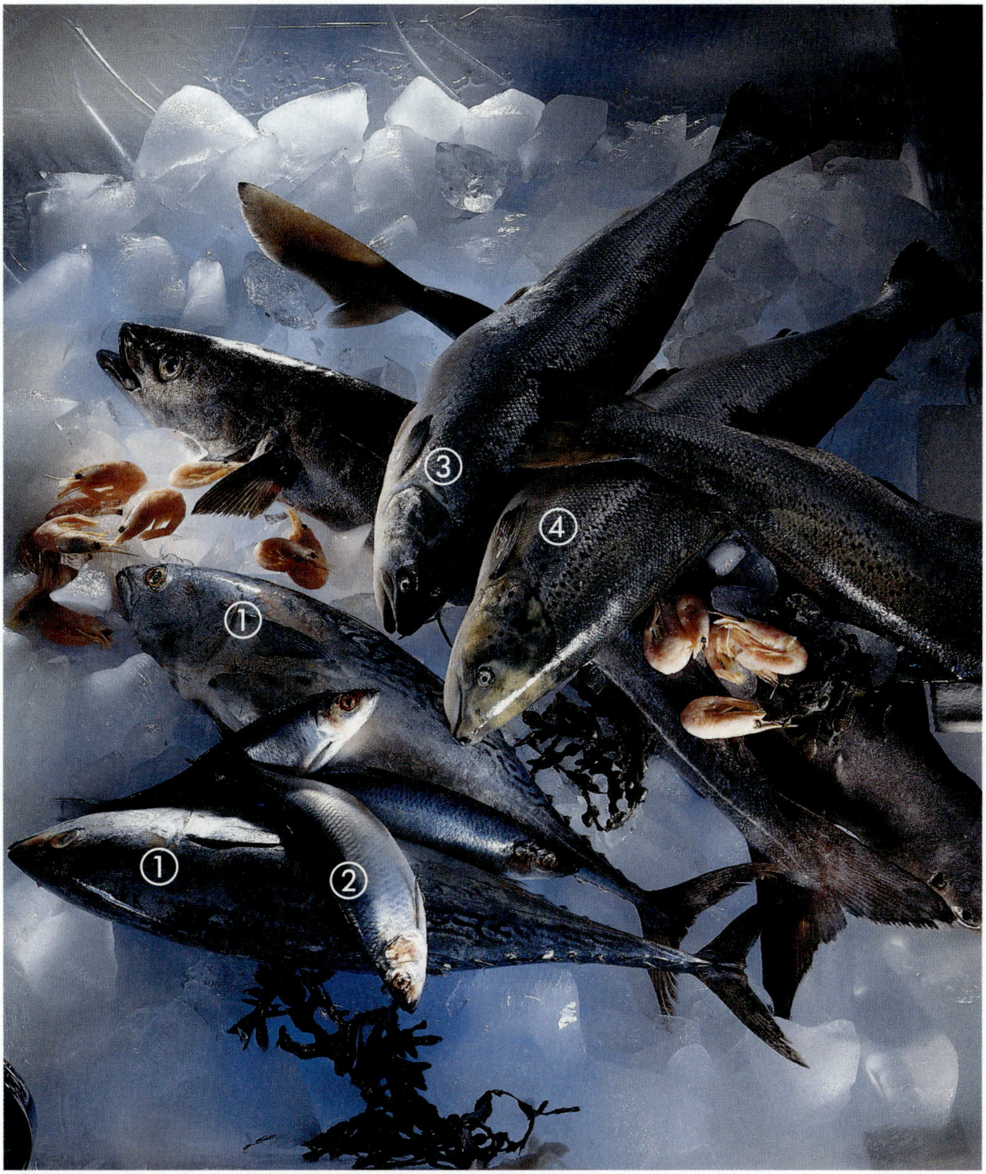

Wichtige Speisefische: ① Thunfisch (Bonito), ② Hering, ③ Kabeljau, ④ Lachs

Edelfische, Newcomer und „Exoten“	
Fischart	**Merkmale und Besonderheiten**
Goldbrasse (Dorade)	Ovaler, grätenarmer Fisch mit stacheliger Rückenflosse und großen Augen; aus Ostatlantik, Mittelmeer, Aquakultur 0,6–4 kg handelsüblich. Frisch; meist ganz. Zubereitung: Grillen, Braten, Frittieren.
Hoki (Langschwanz-Seehecht, Grenadier)	Dorschartiger Tiefseefisch aus dem Südpazifik (Neuseeland, Patagonien). Schmackhaftes, weißes Fleisch ermöglicht viele Zubereitungsarten. Ausschließlich tiefgefrorene Filets (180 bis 500 g). Zubereitung: Braten, Dünsten.
Petersfisch (Heringskönig, Saint Pierre)	Aus Ostatlantik, Mittelmeer, Pazifik. Seitlich abgeflachter Körper, großes Maul, schwarzer Fleck auf dem Körper. Festes, weißes Fleisch; sehr begehrt, wegen zahlreicher Stacheln schwierig zuzubereiten. 0,6–1,5 kg. Frisch; meist ganz. Zubereitung: Kurzbraten, Dünsten, Kochen.
Rochen (Raie)	Knorpelfisch aus Atlantik und Mittelmeer (Nagel- und Glattrochen). Fleisch weiß und sehr mager (0,2 % Fett), besonders schmackhaft bei älteren Tieren, leicht verderblich. 1,5–10 kg. Frisch oder mariniert; kleine Rochen ganz, sonst „Flügel“ (segelartige Brustflossen). Zubereitung: Braten, Dünsten.
Roter Knurrhahn (Grondin)	Roter, stachliger, grätenreicher Felsenfisch aus Atlantik, Nordsee, Mittelmeer. 0,3–3 kg. Frisch; ganz und geköpft/enthäutet. Zubereitung: Kochen, Dünsten (kleine Fische: Fischsuppe und Bouillabaisse).
Schwertfisch (Espadon)	Dem Thunfisch verwandter Fisch mit knöchernem, langem Oberkiefer („Schwert“); aus Nordostatlantik, Nordsee und Mittelmeer, Pazifik, Indischem Ozean. Fleisch fettreich, muskulös, dennoch zart; jung besonders geschätzt. 10–50 kg. Frisch und tiefgefroren; ganz, Koteletts und Filets. Zubereitung: Grillen, Braten, Dünsten.
Seebarsch (Wolfsbarsch, Loup de Mer)	Länglicher, silbrig glänzender Fisch aus Ostatlantik, Nord-, Ostsee und Mittelmeer. Grätenarmes, festes, aromatisches Fleisch; sehr begehrt. 0,6–1,5 kg. Frisch; meist ganz. Zubereitung: Grillen, Braten, Dünsten.
Seeteufel (Lotte, Baudroie, Rape, Angler)	Fisch mit großem Kopf und riesigem Maul; aus dem Nordostatlantik. Weißes, durch hohe Anteile an Bindegewebe festes, völlig grätenloses Fleisch; schmeckt nussartig und entfernt nach Hummer. 1,5–5 kg. Frisch; ganz oder Körper („Schwanz“) ohne Kopf. Zubereitung: Braten, Grillen, Dünsten, Kochen.
Seewolf (Steinbeißer, Catfish)	Magerfisch mit kräftigem Maul; aus nördlichen Meeren. Fettarmes, helles und festes Fleisch. Frisch oder geräuchert; Stücke und Karbonaden. Zubereitung: Braten, Dünsten, Räuchern.
Seezunge (Sole)	Wertvoller Plattfisch aus Nordatlantik, Nord-, Ostsee und Mittelmeer. Weißes, feines Fleisch mit sehr angenehmem Geschmack. 1–2 kg üblich. Frisch, gefroren; ganz oder als Filet. Zubereitung: Braten, Dünsten.
Viktoriabarsch (Nilbarsch)	Barsch-Art aus Aquakulturen im Viktoriasee (Afrika). Fettarmes, weißes, festes Fleisch. 1–3 kg üblich. Frisch; meist filetiert. Zubereitung: Braten, Grillen, Dünsten, Kochen.
Wels (Waller, Catfish)	Großer schuppenloser Süßwasser-Raubfisch; in Europa z. T. noch wild lebend, zunehmend Jungtiere und Zwergwelse aus Fischfarmen in Europa und den USA. Jungtiere mit zartem, fettreichem Fleisch. 0,5–9 kg üblich. Frisch, tiefgefroren, getrocknet, gesalzen, geräuchert; ganz, als Steaks. Zubereitung: Braten, Grillen, Kochen, Dünsten.

Weitere Fischarten	
Fischart	**Merkmale und Besonderheiten**
Aal (Flussaal)	Schlangenförmiger Wechselfisch; wandert als kleiner Fisch aus dem Nordatlantik (Sargassomeer) in Flüsse und Seen ein. Grätenfreies, fein strukturiertes fettes Fleisch (beim Spitzkopfaal besonders fett). 0,5–3 kg. Meist geräuchert; ganz oder in Stücken, „Aal grün", „Aal in Gelee".
Barbe (Flussbarbe)	Mittel- und kontinentaleuropäischer Süßwasserfisch. Zartes, grätenreiches Fleisch. Bis 8 kg. Frisch; meist ganz.
Barsch (Flussbarsch, Egli, Kretzer)	Kleiner mitteleuropäischer Süßwasserfisch mit stachliger Rückenflosse. Feines Fleisch und wohlschmeckende Haut. Selten über 1 kg. Frisch; ganz oder filetiert (mit Haut).
Dornhai	Räuberischer Schwarmfisch aus dem Nordatlantik. Ausgeprägter Geschmack. Frisch, tiefgefroren, in Aspik; selten ganz, überwiegend in Portionsstücken. In Streifen geschnittene geräucherte Bauchlappen als Schillerlocken, enthäutete und geräucherte Rumpfstücke als Seeaal.
Felche (Renke)	Lachsähnlicher Süßwasserfisch u. a. aus dem Bodensee. Zartes, fettarmes Fleisch. 0,3–1 kg. Frisch, gebraten, geräuchert, gegrillt; ganz oder filetiert.
Flunder	Plattfisch, der Scholle ähnlich; aus Nord- und Ostsee, Atlantik, Mittelmeer. Mageres, zartes weißes Fleisch, besonders zum Räuchern geeignet. 1–2 kg. Frisch oder geräuchert; Portionsfisch oder Filet.
Hecht	Raubfisch der Seen und Flüsse in den gemäßigten Klimazonen. Mageres, zartes, langfaseriges Fleisch. 3–5 kg. Frisch; ganz und Portionsstücke, Hechtklößchen.
Heringshai	Hai aus den gemäßigten Zonen der Weltmeere. Festes, hellrotes Fleisch mit kalbfleischähnlichem Geschmack. Frisch, tiefgefroren, geräuchert; selten ganz, überwiegend Portionsstücke, Steaks, Karbonaden.
Karpfen	Weltweit wichtigster Zuchtfisch aus nährstoffreichen stehenden Binnengewässern. Weißes, weiches, saftiges Fleisch. Muss nach dem Fang gehältert (gewässert) werden, sonst Schlammgeschmack. 1–2,5 kg. Frisch, selten geräuchert; ganz.
Leng, Blauleng	Aalförmiger Dorschfisch aus dem Nordostatlantik. Fleisch grob und fade (Leng) bzw. zart, fettarm, delikat (Blauleng). 20–60 kg. Frisch, Leng auch getrocknet; Klippfisch (Leng) und Filets.
Merlan (Wittling)	Dem Schellfisch ähnlicher Fisch der europäischen Küstengewässer. Fleisch druckempfindlich und schnell verderblich. 2–6 kg. Frisch, tiefgefroren, geräuchert; Portionsfisch oder Portionsstücke.
Pangasius	Welsartiger Süßwasserfisch aus Südostasien, vor allem Vietnam. Fettarmes, weißes Fleisch; milder Geschmack ermöglicht alle Zubereitungsarten. Tiefgefrorene Filets (120–250 g). Zubereitung: Pochieren, Dünsten, Braten, Grillen.
Sardelle (Anchovis)	Kleiner heringsähnlicher Fisch aus Atlantik und Mittelmeer mit ausgeprägtem Geschmack. 100–300 g. Tiefgekühlt, gesalzen, in Öl; ganz, filetiert; Sardellenpaste.
Sardine (Pilchard)	Heringsähnlicher Fisch aus Atlantik und Mittelmeer; in der Jugendform als Sardine, später als Pilchard bezeichnet. Fettreiches, würziges Fleisch. 100–500 g. Frisch, tiefgefroren, als Konserve (Sardinen in Öl); ganz o. filetiert.
Schellfisch	Schwarmfisch aus dem Atlantik. Zartes, fettarmes Fleisch. Beste Qualität: Angelschellfisch. 2–4 kg. Frisch, tiefgefroren, gesalzen, getrocknet; Portionsfisch oder Filets.

Weitere Fischarten *(Fortsetzung)*	
Fischart	**Merkmale und Besonderheiten**
Schlei	Europäischer Süßwasserfisch aus nährstoffreichen stehenden Binnengewässern. Fleisch mit kräftigem Geschmack. Muss gehältert (gewässert) werden, sonst Schlammgeschmack. 1–2,5 kg. Frisch; ganz.
Stör	Wechselfisch aus dem Kaspischen und dem Schwarzen Meer, vom Aussterben bedroht. Fleisch fett, zart, fest. 30–80 kg. Frisch, tiefgefroren, geräuchert; Portionsstücke; präparierter Rogen als →Kaviar.
Tilapia	Sammelbezeichnung für Buntbarsche, vorwiegend aus Aquakultur in Afrika, auch Südamerika und Asien. Süßwasserfisch, weißes, weiches, süßliches Fleisch – erlaubt zahlreiche, vor allem exotische Zubereitungen. Frisch, ganz oder Filets (120–400 g), tiefgefroren. Zubereitung: Braten, Grillen, Kochen, Dünsten.
Zander (Fogosch)	Raubfisch aus mittel- und südosteuropäischen und türkischen Binnengewässern (meist Zuchten). Feines, mageres, grätenarmes, sehr festes, weißes Fleisch. 0,4–1,5 kg. Frisch und tiefgefroren; Portionsfisch, Portionsstücke, Filets.

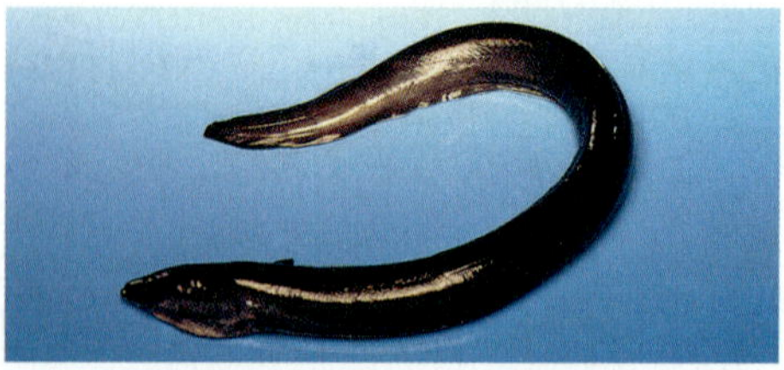

Aal

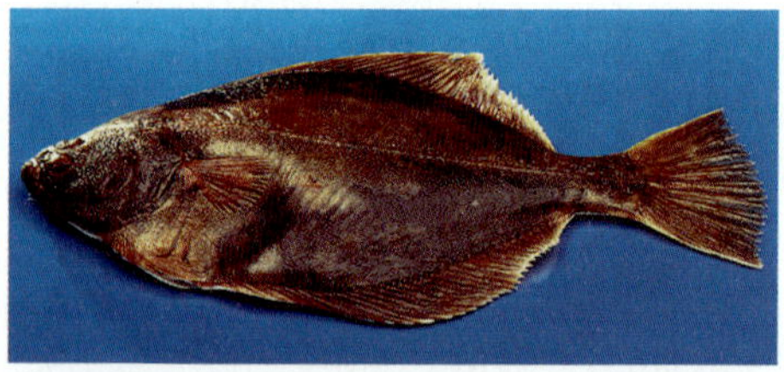

Flunder

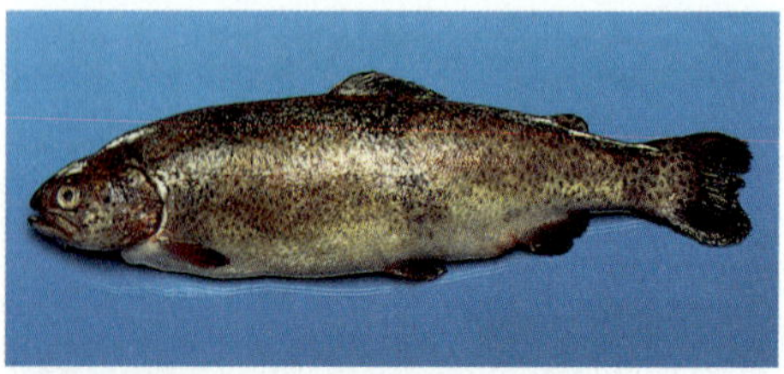

Forelle

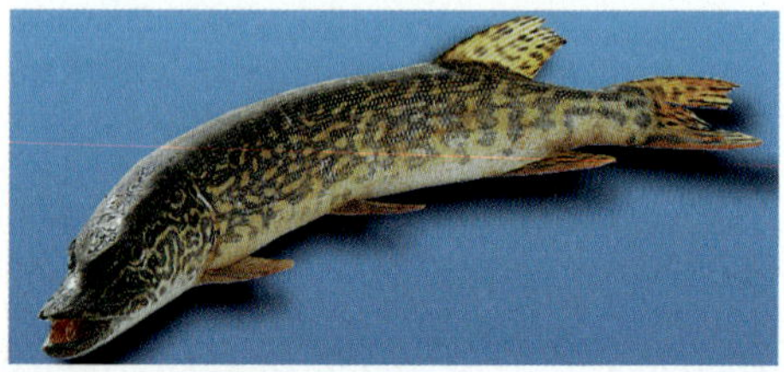

Hecht

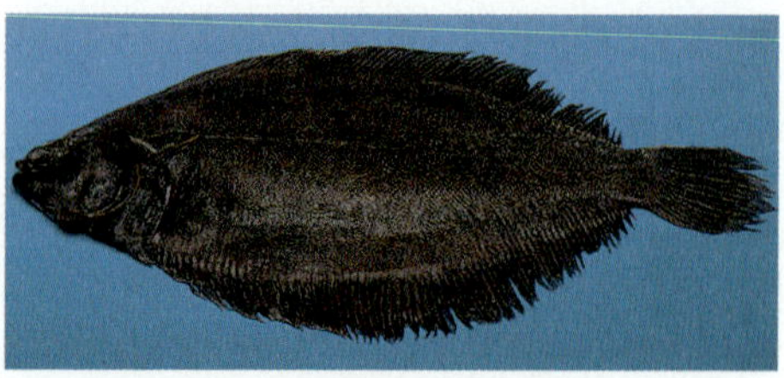

Heilbutt

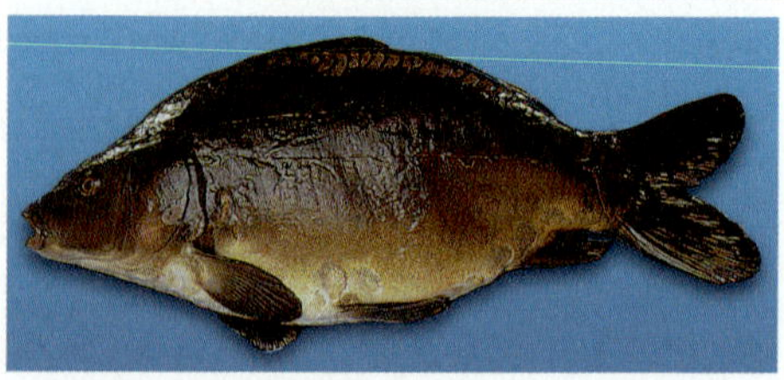

Karpfen

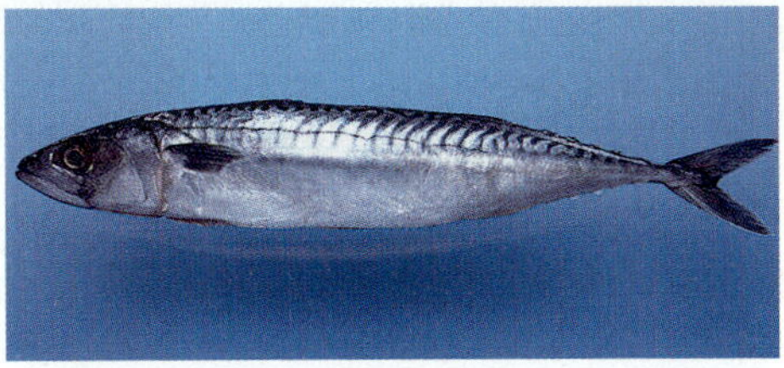
Makrele

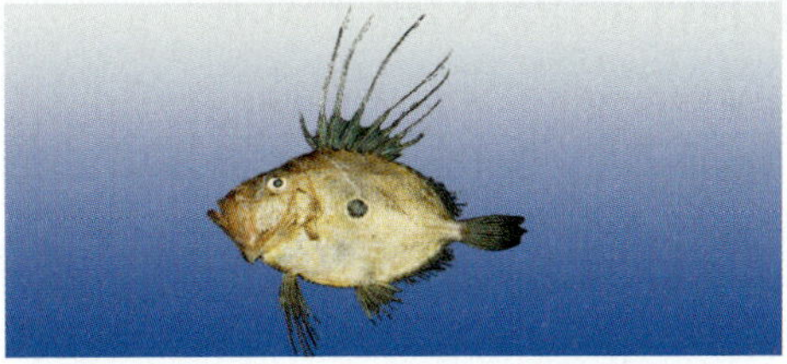
Petersfisch

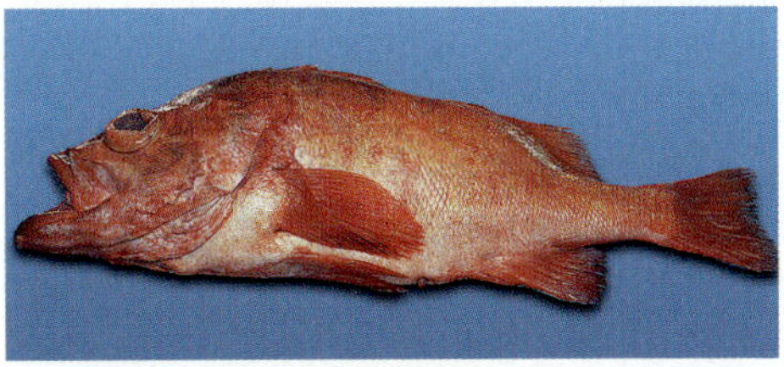
Rotbarsch

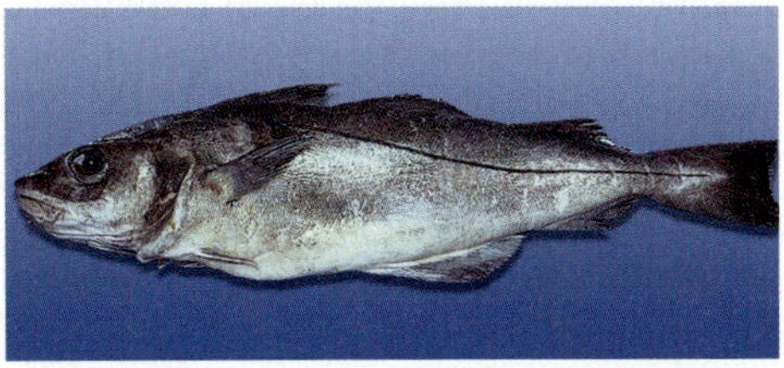
Schellfisch

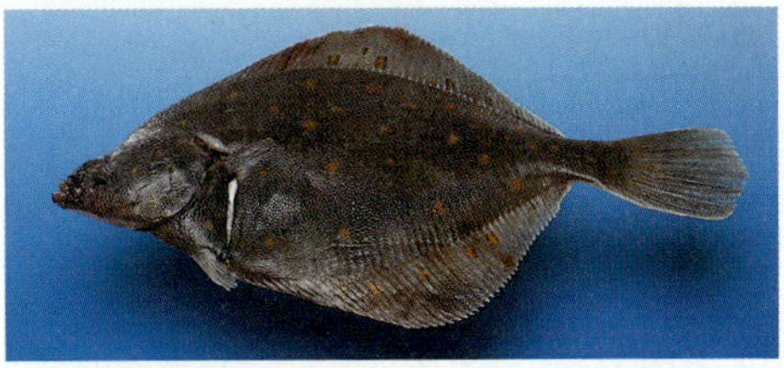
Scholle

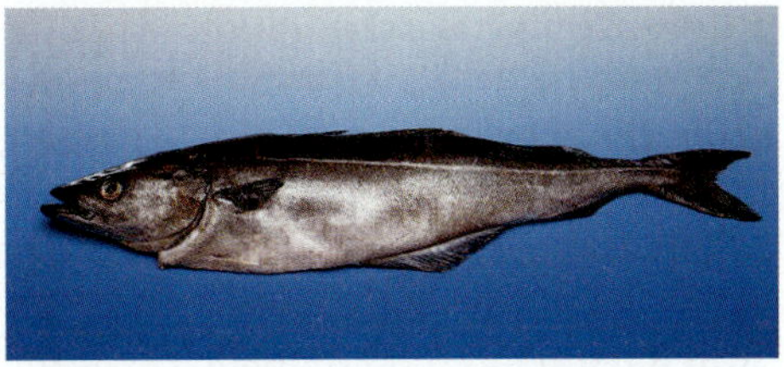
Seelachs

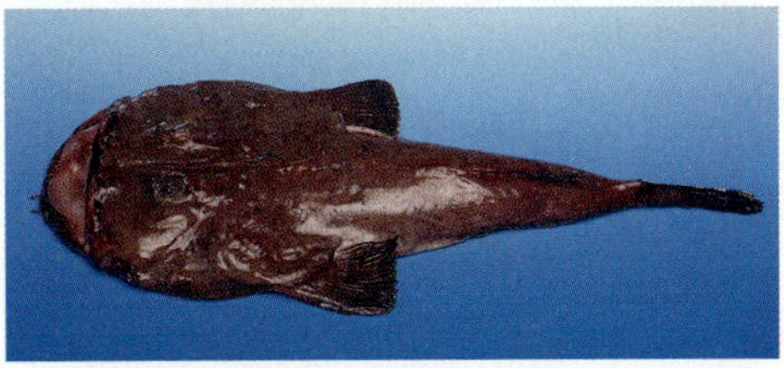
Seeteufel

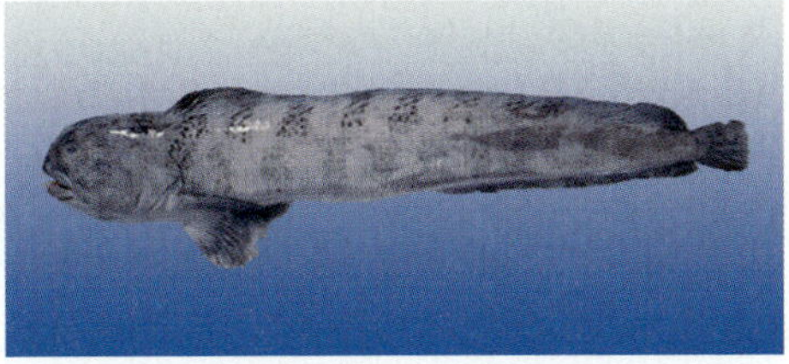
Seewolf

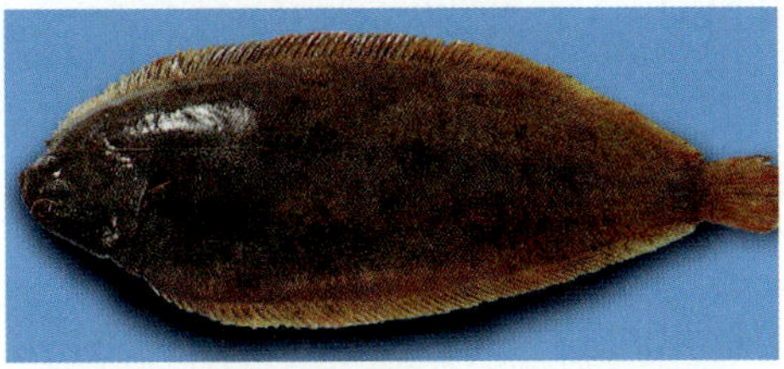
Seezunge

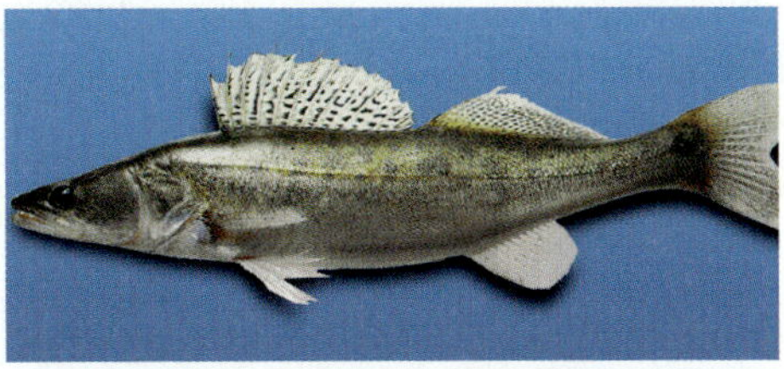
Zander

Unverarbeiteter Fisch

Unverarbeitete Fische werden

- lebend,
- frisch geschlagen,
- frisch,
- gefroren und
- tiefgefroren

gehandelt. Während der Umgang mit lebendem und frischem Fisch und seine Präsentation außerordentlich hohe Anforderungen an den Handel stellen, ist Tiefkühlware wesentlich problemloser zu handhaben. Bei längeren Transportzeiten und langsamerem Warenumschlag kann Tiefkühlware dem auf Eis gelagerten Frischfisch in der Qualität durchaus überlegen sein. Beim Eintreffen einer Frischfischlieferung werden noch geschlossene Fische ausgenommen und die Fischkörper gewaschen. Das Waschen muss bei längerer Vorratshaltung wiederholt und mit einer Desinfektion der Behälter und Einsätze verbunden werden. Um den Frischfisch im Handel länger frisch zu halten, wird er in Kühlmöbeln bei 0 bis +2 °C auf zerkleinertem Eis gelagert.

Angebotsformen

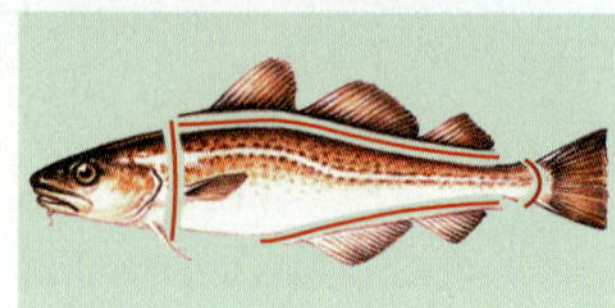

„Seite"

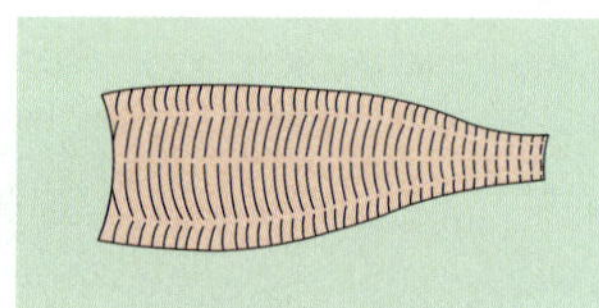

„Filet" (bei kleineren Fischen)

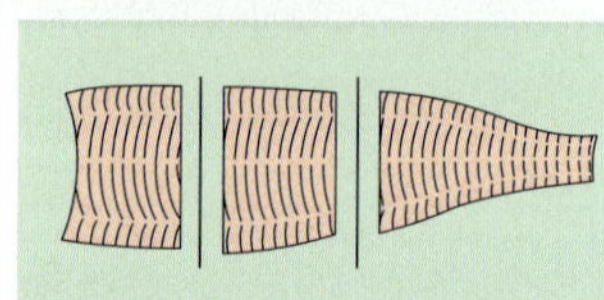

„Filet" (bei größeren Fischen)

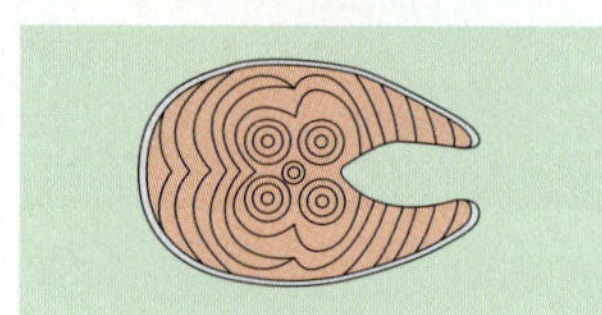

„Kotelett" („Karbonade", „Schnitte")

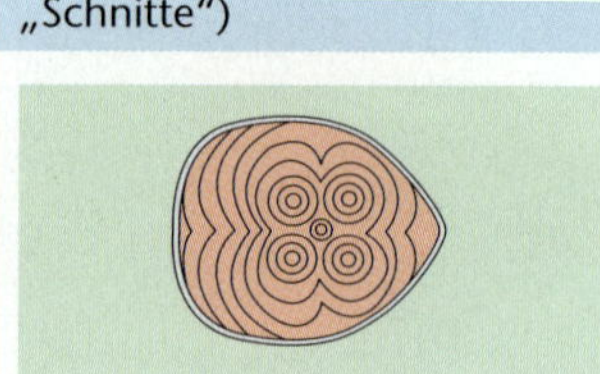

„Steak"

Je nach Bedarf, beabsichtigter Zubereitungsart und Größe kommt frischer Fisch in unterschiedlichen Angebotsformen in den Handel:

- Ganze, **nicht ausgenommene Fische** – wie gefangen
- Ganze **Fische, ausgenommen und gesäubert** – Kiemen und Eingeweide sind entfernt
- **Küchenfertige Fische** – ohne Kopf und Flossen, Schwanzflosse eingekürzt, geschuppt
- **Seiten** – in Längsrichtung zerteilte Fischhälften ohne Kopf und Rückengräte
- **Filets**, Doppelfilets und Filetstücke – parallel zur Mittelgräte geschnitten, praktisch grätenfrei
- **Kotelettstücke** („Karbonaden", „Schnitten") und **Steaks** – quer zur Mittelgräte geschnittene Scheiben größerer Fische, 2–4 cm stark, grätenhaltig
- **Portionsstücke** – große Stücke oder Schwanzstücke von festfleischigen Fischen
- **Happen, Häppchen, Bissen, Röllchen** – mundgerechte Stücke, meist aus Filets
- **Scheiben** – dünn zerteilte Filets ohne Haut
- **Schnitzel** – zerkleinertes Fischfleisch zur Herstellung von Lachsschnitzeln in Öl, Lachsersatz in Öl
- **Fischhack** – fein zerkleinertes Fischfleisch mit Faserstruktur
- **Surimi** – fein zerkleinertes, gewaschenes Fischmuskelfleisch ohne Faserstruktur, z. T. mit Bindemittel (Krebsfleisch-→Imitat)

Tiefgefrorene Ware kann jeweils einzeln in Folie verpackt oder glasiert, d. h. mit einer dünnen Eisschicht überzogen sein. Das Glasieren schützt wie die Folienverpackung vor Gefrierbrand und bewahrt den Schleimmantel der Haut (Geschmacksträger!). Die maximale Lagerzeit liegt zwischen 3 Monaten für fette und 8 Monaten für magere Fische.

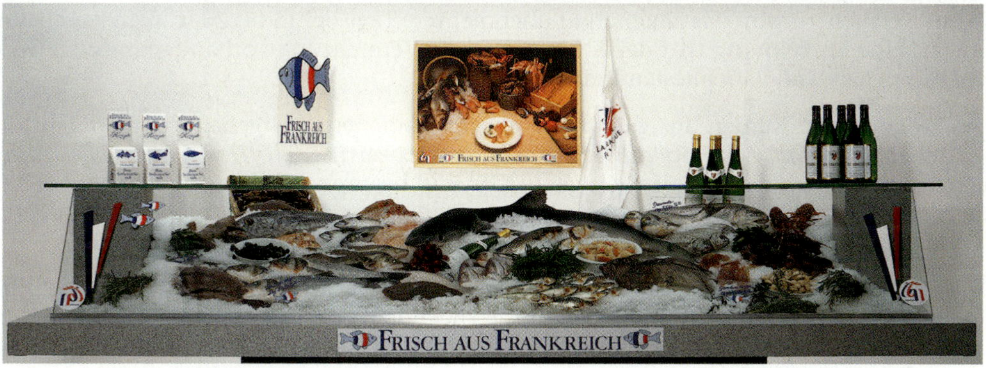

Frischfischpräsentation im Handel

Verarbeiteter Fisch

Deutschland ist ein Land, in dem nur bescheidene Mengen Frischfisch, aber erhebliche Mengen Fischerzeugnisse verzehrt werden. Diese werden aus See- oder Süßwasserfischen durch Trocknen, Salzen, Marinieren, Räuchern, Braten, Kochen oder Pasteurisieren bzw. durch Kombination mehrerer Verfahren zu Halb- oder Vollkonserven verarbeitet.

Fischhalbkonserven

Viele Fischerzeugnisse sind Fischhalbkonserven, d. h. Fischwaren, die lediglich für eine begrenzte Zeit haltbar gemacht wurden. Manche Fischhalbkonserven müssen bei Temperaturen über 0 °C und unter 7–10 °C aufbewahrt werden, wobei die Hinweise auf Lagertemperatur und Haltbarkeit *(„auch bei Kühlung nur begrenzt haltbar", „mindestens haltbar bis … bei +5 °C oder kälter")* zu beachten sind.

Getrocknete Fische werden durch Lufttrocknen aus Magerfischarten *(Kabeljau, Schellfisch, Köhler, Seelachs)* hergestellt und können gesalzen *(Klippfisch)* oder ungesalzen *(Stockfisch)* sein. Sie werden in Deutschland kaum noch nachgefragt, sind jedoch Bestandteile von Gerichten z. B. der portugiesischen, spanischen, französischen oder russischen Küche oder werden als Snack *(Tintenfisch-Streifen, marinierte Sardinen)* verzehrt.

Räucherfische werden durch Behandeln mit frischem Rauch hergestellt:

- heißgeräucherte Fischerzeugnisse (aus *Bückling, Sprotte, Makrele, Aal, Forelle, Seeaal, Dornhai [Schillerlocken], Heringshai, Grauhai, Rotbarsch, Heilbutt, Kabeljau, Schellfisch, Butterfisch, Karpfen, Lachs),*
- kaltgeräucherte Fischerzeugnisse (aus gesalzenen Fischen wie *Hering, Makrele, Lachsforelle, Lachs).*

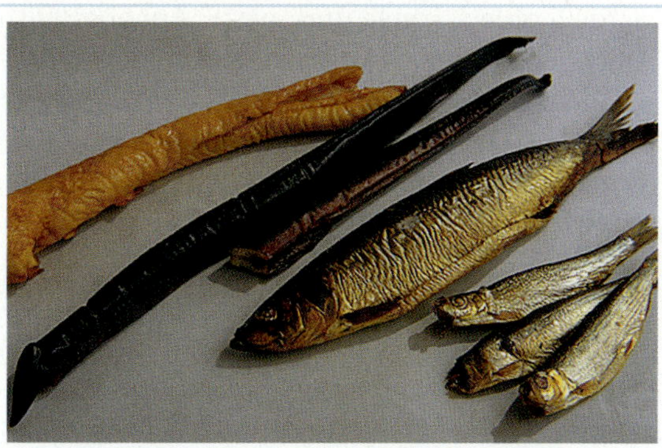

Räucherfische:
(von links) Schillerlocke, Aal, Bückling, Sprotte

Beim Heißräuchern erreicht das Räuchergut Temperaturen von 70 bis 90 °C. Es genügen etwa 4 Stunden, um dem Fisch den gewünschten Geschmack zu verleihen und ihn keimarm zu machen. Beim Kalträuchern wird das Räuchergut über mehrere Tage bei 15 bis 20 °C dem Rauch ausgesetzt. Eine Entkeimung tritt dabei nicht ein, die Vermehrung vorhandener Keime wird aber durch Salz und Rauchbestandteile gehemmt.

Gesalzene Fische werden aus geköpften, ausgenommenen, weitgehend entgräteten Magerfischen *(Kabeljau, Leng, Seelachs, Pollack)* oder aus Fettfischen *(Heringe, Sardelle, Lachs)* hergestellt. Sie werden durch Salzen genießbar und begrenzt haltbar gemacht und gelten nicht mehr als roh. Abhängig von der Menge des eingesetzten Salzes bezeichnet man die Salzung als mild (< 10 % Salz im Fischfleisch), mittel (10–14 %) oder hart (> 14 %).

Zu den Salzfischen gehören auch die Salzheringe, wobei zwischen „gefüllten" und „ungefüllten" Heringen zu unterscheiden ist, je nachdem, ob die Leibeshöhle Milch (die Samenflüssigkeit männlicher Fische) bzw. Rogen (Fischeier, Laich) enthält oder nicht. Salzsardellen (Anchovis/Anchois) stammen aus den Mittelmeerländern; sie werden aus kleinen Knochenfischen durch Salzung (16 %) und anschließende enzymatische Reifung (Dauer 1–2 Jahre) hergestellt.

Salzheringe	
Matjeshering	gekehlter (bis auf die Bauchspeicheldrüse ausgenommener), junger Hering, der keinen äußerlich erkennbaren Ansatz von Milch oder Rogen enthält, durch fischeigene Enzyme aus der im Fisch verbliebenen Bauchspeicheldrüse gereift; Fettgehalt > 12 %, mildgesalzen
Fetthering	wie Matjeshering, aber hartgesalzen
Vollhering	gekehlter oder ungekehlter Hering, der äußerlich erkennbar Milch oder Rogen enthält, hartgesalzen
Yhlenhering	gekehlter oder ungekehlter Hering, nach dem Ablaichen gefangen, hartgesalzen

Salzfischerzeugnisse werden aus gesalzenen Fischen oder durch Einsalzen entsprechender Teile von Fischen (z. T. mit Konservierungsstoffen) hergestellt:

- Entgräteter und/oder enthäuteter Hering
- Matjesfilets
- Heringsfilets nach Matjesart (schnellgereifte Heringsfilets, weniger zart und aromatisch als Matjesfilets)
- Sardellenfilets, -ringe und -paste, Anchovispaste
- Lachsscheiben, -schnitzel in Öl, Lachspaste
- Lachsersatz (Seelachs in Öl, in Scheiben oder Schnitzeln, gefärbt; Seelachspaste)
- Kaviar (gesalzener Rogen verschiedener Störarten); je nach Korngröße:
  - Sevruga (< 1 mm), dunkelgrau; kräftig-würziger Geschmack; rote Dose,
  - Osietra (1 mm), hell- bis dunkelgrau; feiner, leicht nussiger Geschmack; gelbe Dose,
  - Beluga (1 bis 2 mm), großperlig, hell- bis dunkelgrau; mild, fast sahnig; blaue Dose (Rarität: Almas, weiß/goldgelb, sehr selten, extrem teuer (37.000 €/kg); goldfarbene Dose).

  „Malossol" auf russischem Kaviar ist ein Geschmackshinweis und bedeutet „mild gesalzen"

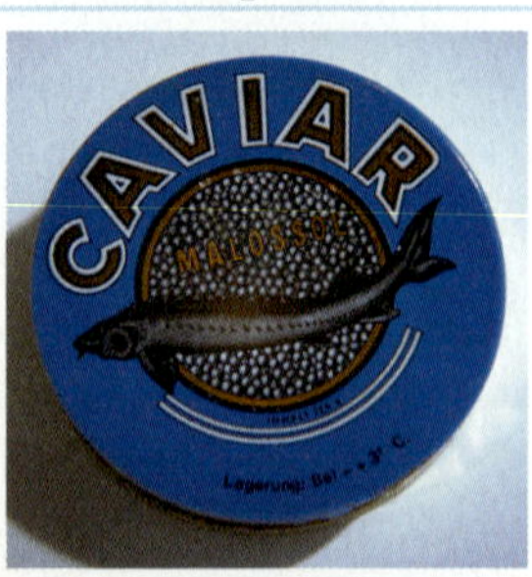

Beluga-Kaviar

- Keta-, Forellenkaviar, deutscher Kaviar (aus gefärbtem Rogen von Lachs, Forelle, Seehase)
- Anchosen (aus Heringen, Sprotten oder anderen Fischen oder deren Filets hergestellt, durch eigene Enzyme in Salz, Zucker, Gewürzmischungen gereift, in meist süßsauren Aufgüssen, Soßen, Cremes oder Öl): *Appetitsild, Kräuterhering, Schwedische Gabelbissen, Gravadlax (Gravlaks).*

Marinaden werden überwiegend aus Heringen hergestellt. Sie werden ohne Wärmeeinwirkung unter Verwendung von Essig, Genusssäuren und Salz „gar"gemacht und in Aufgüssen, Mayonnaise oder Öl eingelegt *(Bismarckhering, Rollmops, Gabelrollmops, Marinierter Hering, Delikatesshering, Heringsstip, Kronsild).*

Weitere Halbkonserven sind:

- Kochfischwaren *(Hering in Gelee, Seeaal in Gelee),* mit Gemüseabschnitten, mit Gelatine überzogen;
- Bratfischwaren *(Brat- und Grillheringe, -heringsröllchen),* gebraten, gebacken, geröstet, gegrillt, z. T. nach dem Braten mariniert;
- pasteurisierte Fischerzeugnisse *(Rollmops, Hering in Gelee, Seelachs in Öl),* gesäuert und/oder gesalzen, ungekühlt mindestens 6 Monate haltbar.

Fischdauerkonserven

Sterilisierte Fischkonserven sind Vollkonserven und somit ungekühlt ein Jahr oder länger haltbar. In erster Linie handelt es sich um Fischerzeugnisse in eigenem Saft, in Aufguss, in Öl oder Soße:

- *Sardinen in Öl* oder *in Salzlake* (bevorzugt wird enthäutete, entgrätete, gut abgelagerte Ware);
- *Thunfisch in Öl* oder *in Salzlake* (gute Qualität: „Filets, geschnitten/solid pack"; mindere Qualität: „Stücke / chunks");
- *Heringsfilets, Makrelenfilets, Sardinen in …soße.*

Weitere Fischdauerkonserven sind Fischpasten, -klöße, -klopse, -bällchen und -frikadellen.

Tiefgefrorene Fischerzeugnisse

Tiefgefrorene Fischerzeugnisse gibt es paniert bzw. paniert und vorgebraten *(Fischstäbchen, -frikadelle),* in Backteig oder mit einer Auflage zum Überbacken (unter anderem aus *Kräutern, Gewürzen, Panade).*

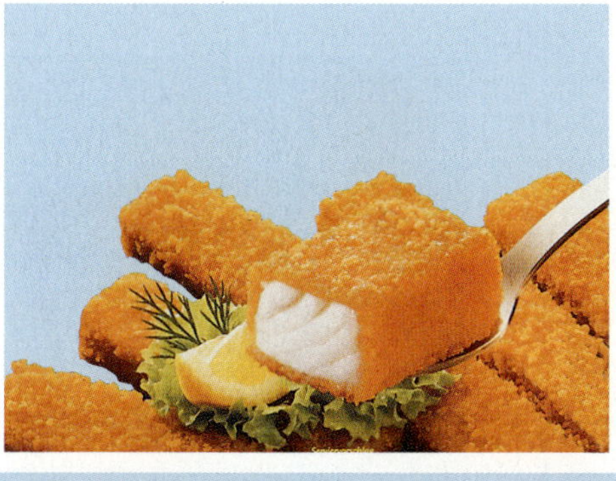

Fischstäbchen

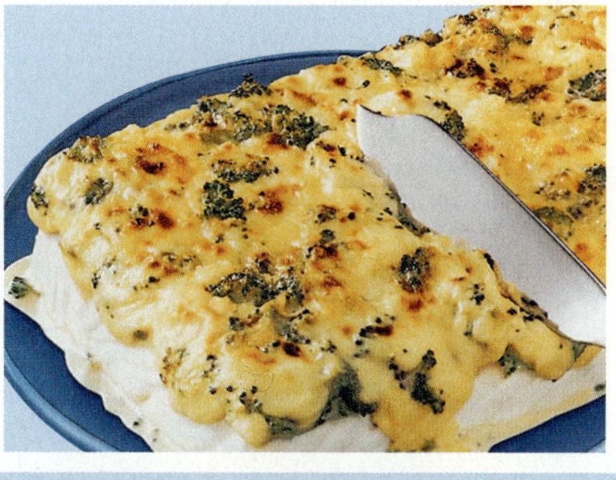

Schlemmerfilet „Bordelaiser Art"

Weichtiere

Unter Weichtieren (Mollusken) versteht man sehr unterschiedliche wirbellose Tiere:

Schalentiere sind Weichtiere mit kalkhaltigem Gehäuse, und zwar

- Muscheln, meist aus Muschelkulturen, und
- Schnecken (in Gewässern oder an Land lebende Arten).

Verzehrt werden der von den Schalen befreite Weichkörper der Muscheln bzw. der Fuß und der vom Gehäuse befreite Weichkörper der Schnecken.

Lebende Muscheln haben einen frischen Meergeruch. Ihre beiden Schalenhälften müssen vor dem Zubereiten fest geschlossen sein oder sich bei leichtem Anklopfen schließen. Die Schalenhälften öffnen sich erst beim Kochen. Muscheln, deren Schalen schon vor dem Kochen geöffnet sind, sind verdorben; sie dürfen unter keinen Umständen verwendet werden, denn es droht eine schwere Vergiftung. Auch Muscheln, deren Schalen sich durch das Kochen nicht geöffnet haben, sind ungenießbar. Muscheln filtern in großer Menge Sink- und Abfallstoffe aus dem Wasser und können daher je nach Herkunft stark mit Schadstoffen belastet sein.

Schnecken werden als Meeresschnecken oder Landschnecken – Weinbergschnecke, kleine Weinbergschnecke (Petit Gris), Achatschnecke – angeboten. Weil Weinbergschnecken knapp geworden sind, kommen zunehmend die größeren, aber geschmacklich weniger befriedigenden Achatschnecken (Importe aus Asien, z. T. aus Schneckenzuchten) in den Handel.

Tintenfische sind Weichtiere ohne Gehäuse, aber mit einer im Körper liegenden Rückenplatte („Schulp“); **Kraken** haben weder Gehäuse noch Rückenplatte.

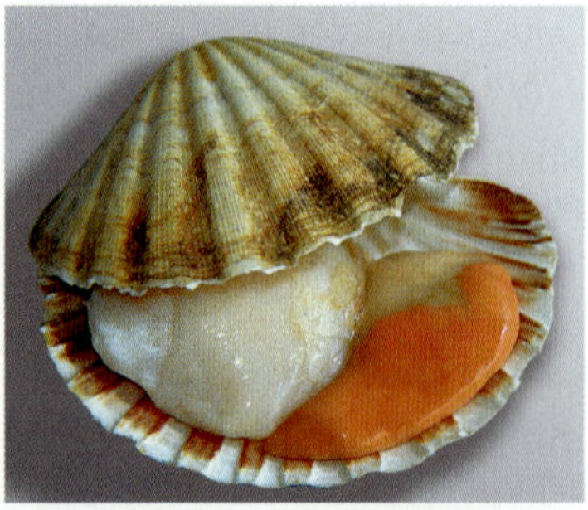

Jakobsmuschel mit Rogen (Corail)

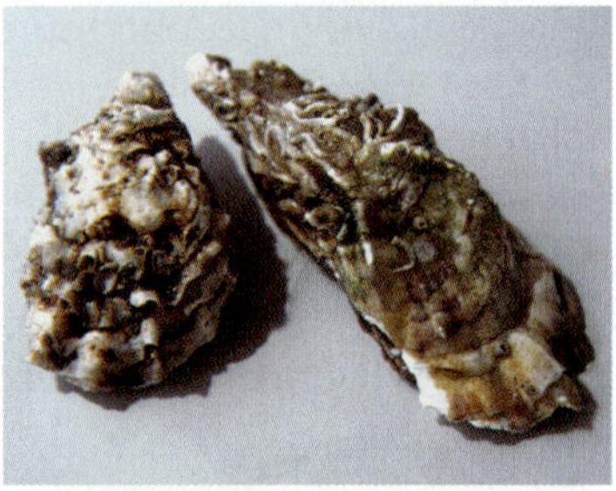

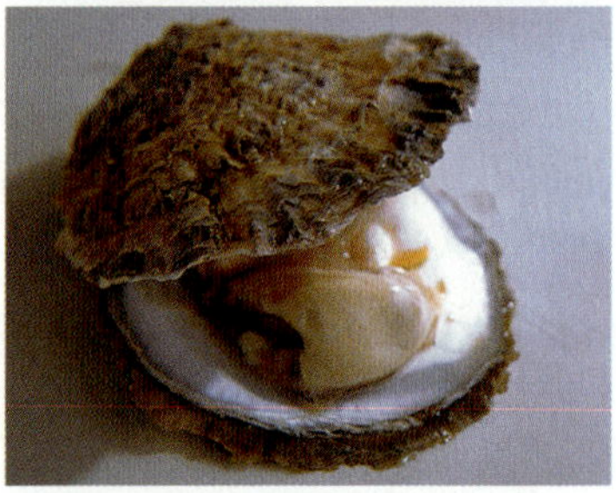

Flache Auster (oben), runde Auster

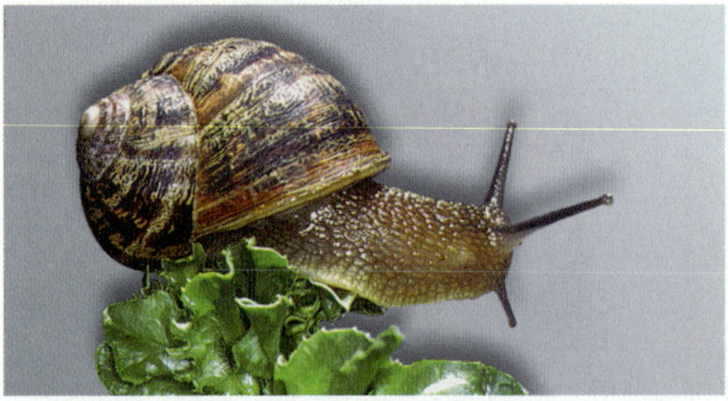

Weinbergschnecke

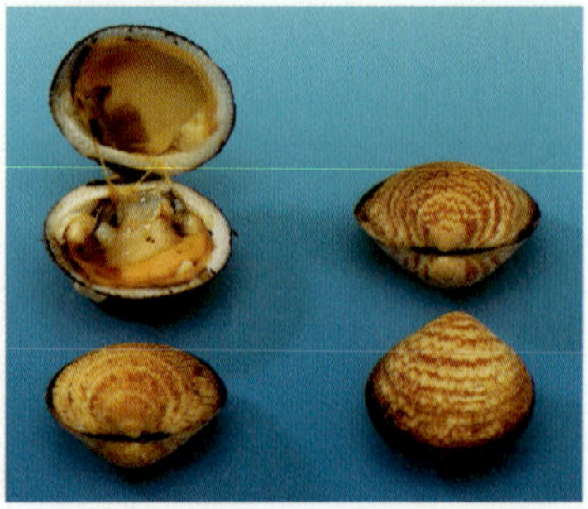

Venusmuscheln

Beim Kraken wird das gekochte Fleisch der Fangarme verzehrt, bei Tintenfischen der frittierte oder gar gezogene Hohlmuskel („Mantel", Tube"), bei kleineren Exemplaren auch Kopf und Fangarme.

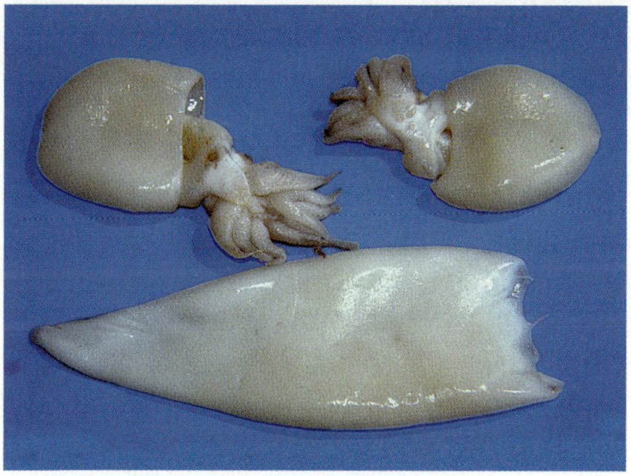
Sepien, ganz (oben), und Kalmarkörper

Weichtiere werden in folgenden Angebotsformen gehandelt:

- ganz oder in Teilen,
- in unterschiedlichen Verarbeitungsgraden: *lebend, kochfertig gesäubert, gekocht oder gekocht und entschalt (also ohne Schalen bzw. Gehäuse bzw. Schulp),*
- als küchenfertige Zubereitungen und
- als pasteurisierte, gekochte, sterilisierte oder tiefgefrorene Weichtiererzeugnisse (auch in Salaten, Cocktails, Fertiggerichten).

Weichtiere	
Art	**Merkmale und Besonderheiten**
Muscheln	
Auster	Geschmack des ausgelösten Weichkörpers abhängig vom Herkunftsort. Größen von 7–15 cm, Fleischausbeute 6–7 %. Besonders geschätzt: lebende Austern zum Rohverzehr. „Ernte" von September bis März (beste Zeit: Herbst).
Miesmuschel	Größe bis 8 cm, Fleischausbeute: 19 %. Saison: von September bis April.
Venus-, Teppich-, Herzmuschel	Venusmuschel (Clam), 4–5 cm, Teppichmuschel, 6–7 cm, Herzmuschel, 4–7 cm; z. T. Rohverzehr.
Jakobsmuschel (Scallop, Coquille Saint Jacques)	Kamm-Muschel mit nussartigem Geschmack, mit dem Geschmack anderer Muschelarten nicht vergleichbar. 18–45 g je Stück. Wird gegart mit und ohne Rogen (Corail) verzehrt.
Schnecken	
Strand- und Wellhornschnecke	Strandschnecke, 1–3 cm Ø, Wellhornschnecke, bis 12 cm.
Abalone (Seeohr)	Muschelähnliche Schnecke, 5–25 cm Ø. Bestandteil asiatischer Gerichte.
Weinberg- und Achatschnecke	Dosenware (5–8 g je Stück), zunehmend auch tiefgekühlte tafelfertige Zubereitungen (mit „Schneckenbutter" [Kräuterbutter], mit und ohne Gehäuse).
Tintenfische und Kraken	
Sepia (gemeiner Tintenfisch)	Handtellergroß, bis 70 cm lang, zehnarmig, oft violett. Zubereitung ohne Tintensack (Tinte kann zur Herstellung der Soße verwendet werden).
Kalmar (Calamar, Squid)	Schlanker Körper von 30–50 cm Länge, zehnarmig. Zubereitung mit und ohne Tinte.
Krake (Octopus, Pulpo)	Meterlang, achtarmig. Verzehrt werden vor allem die Fangarme.

Krebstiere

Krebstiere (Krustentiere) sind Bewohner des Meeres, seltener von Binnengewässern. Nach dem Aussehen werden unterschieden:

- langschwänzige Arten *(Garnelen, Flusskrebse, Hummer, Langusten, Kaisergranat)* und
- kurzschwänzige Arten *(Taschenkrebse, Königskrabben).*

Von Feinschmeckern geschätzt wird das vor allem im Schwanz, z. T. auch in Scheren und Beinen, befindliche Krebsfleisch (Fleischanteil etwa 20 bis 25 % des Gesamtgewichts). Es ist fettarm, zart und aromatisch.

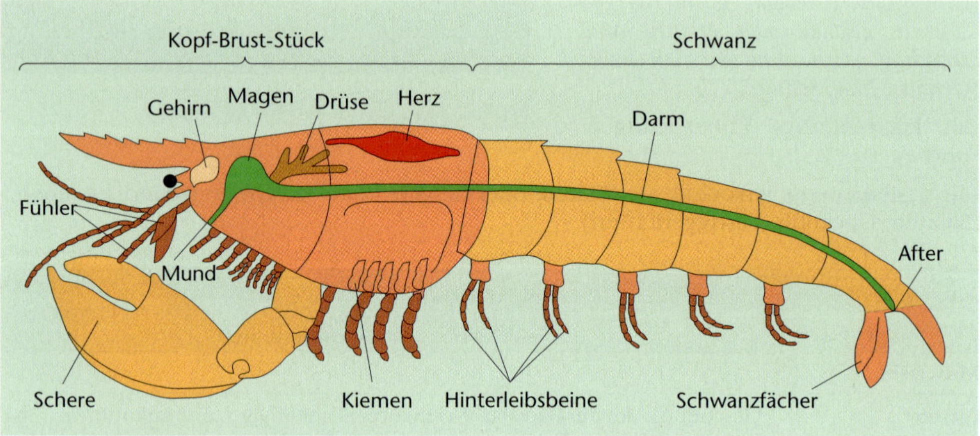

Genießbare Teile (gelb) des Hummers: Scheren und entdärmter Schwanz

Lebende Hummer und Langusten sollten frisch aus dem Meer kommen, denn die Tiere beginnen zu „kümmern“, sobald sie in die Wasserbehälter der Fischhandlungen gelangen, und verlieren von Tag zu Tag an Geschmack und Gewicht. Ein Frischemerkmal lebender Tiere ist, dass sie deutlich auf Berührung reagieren und den Schwanz krümmen. Gekochte Hummer und Langusten sind mitunter übergart, mehlig und ausgelaugt.

Weil Flusskrebse (Edelkrebse) in Deutschland als Folge von Gewässerverschmutzung, rücksichtslosem Fang und Krankheiten vom Aussterben bedroht sind, werden aus Polen, Griechenland oder der Türkei Teich- oder Sumpfkrebse eingeführt, deren Geschmack allerdings weniger geschätzt wird.

Durch Fortschritte bei den Konservierungstechniken und kürzere Transportzeiten kommen auch Arten kleinerer Krebstiere in den Handel, die den Konsumenten bisher allenfalls aus manchen entfernten Urlaubsländern bekannt waren. Verwirrend und z. T. irreführend sind allerdings die unterschiedlichen deutschen und fremdsprachigen Bezeichnungen.

Krebstiere werden gehandelt:

- ganz oder in Teilen,
- in unterschiedlichen Verarbeitungsgraden,
- als küchenfertige Zubereitungen *(gebacken, gegrillt, geräuchert)* und
- als getrocknete, gesalzene, marinierte, pasteurisierte, gekochte, sterilisierte oder tiefgefrorene Krebstiererzeugnisse *(Salzgarnelen, Krebsschwänze, Crabmeat),* in Salaten oder Fertiggerichten *(Paella).*

Größere krebsartige Tiere		
Handels-bezeichnung	**Besonderheiten**	**Handelsübliches Gewicht**
Hummer	Zwei ungleiche Scheren, die gebunden werden müssen, weil gefangene Hummer zum Kannibalismus neigen. Besonders beliebt: Maine-Hummer (USA), beste Qualität: Hummer aus europäischen Küstenmeeren.	300 bis 1 500 g
Languste	Keine Scheren, Fühler stärker entwickelt als beim Hummer.	900 bis 1 500 g
Taschenkrebs	Fleisch vor allem in den kräftigen Scheren; in Deutschland werden meist nur die Scheren gehandelt.	500 bis 1 500 g
Königskrabbe	Hoher Fleischanteil (45 %); meist als Crabmeat gehandelt.	bis 3 000 g
Flusskrebs	Besonders aromatisches Fleisch, gute Fleischausbeute.	80 bis 120 g

Zusammengestellt u. a. nach: Klinger, Heinz, Die Hotel- und Restaurationsküche. Bd. 1, 11. Aufl., Gießen 1993, und: Herrmann, F. Jürgen (Hrsg.): Herings Lexikon der Küche, 24. Aufl., Haan-Gruiten 2009

Kleinere krebsartige Tiere				
Art	**Vorwiegende Handelsbezeichnung**	**Andere Bezeichnungen**	**Bemerkungen**	**Gewicht (Gradierung)**
Garnelen (weichschalige Tiere, Unterschiede in Größe, Herkunft, Qualität)	**Shrimps** (kleinere Arten)	Garnelen Krabben[1] Granat	Flach- und Tiefwasser	150 bis 1 600 Stück pro kg
		Crevetten	Flachwasser	
		Gambas	Flachwasser	
		Coronas	Tiefwasser	
		Camarones	Tiefwasser	
	Prawns (größere Arten)	Riesengarnelen King Prawns Tiger Prawns Hummerkrabben[2]	Flachwasser; auch Süßwasserzüchtungen (geringere Qualität)	10 bis 150 Stück pro kg
Panzerkrebse (hartschalige Tiere)	**Scampi**	Kaisergranat Langustenschwänze[2] Tiefseehummer[2]	Tiefwasser	20 bis 100 Stück pro kg
		Langostinos	Tiefwasser	

[1] Unter „Krabben“ versteht man in Frankreich und im englischsprachigen Raum (Taschen-)Krebse.
[2] Diese Bezeichnungen gelten nach dem Lebensmittelrecht als irreführend.

Zusammengestellt u. a. nach: Klinger, Heinz: Die Hotel- und Restaurationsküche. Bd. 1, 11. Aufl., Gießen 1993, und: Herrmann, F. Jürgen (Hrsg.): Herings Lexikon der Küche, 24. Aufl., Haan-Gruiten 2009

Krebstiere für den Handel werden nach Größe sortiert. Ihre Größe wird als Stückzahl pro engl. Pfund (454 g) oder pro kg angegeben und ihr Angebotszustand mit englischsprachigen Bezeichnungen oder Abkürzungen bis ins Detail beschrieben. Bei IQF-Ware (einzeln schockgefrostet, einzeln entnehmbar) berechnen seriöse Anbieter nur das Nettogewicht (Abtropfgewicht); es gibt bisher keine internationalen Bestimmungen, die unseriöse Anbieter daran hindern, auch das Gewicht der Glasur oder des Wassermantels zu berechnen und so bis zu 40 % Salzwasser mitzuverkaufen.

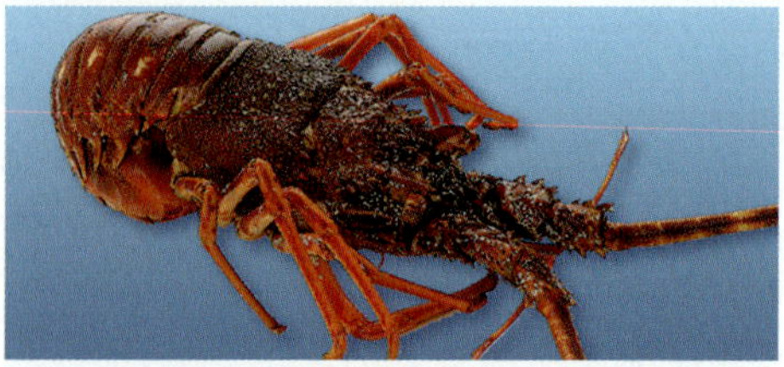

Languste

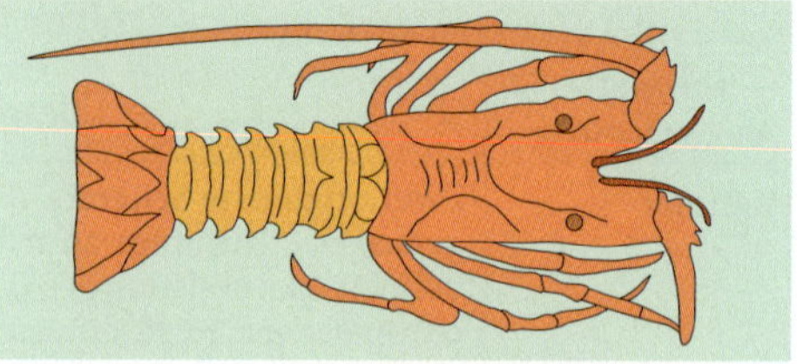

Languste, essbare Teile (gelb)

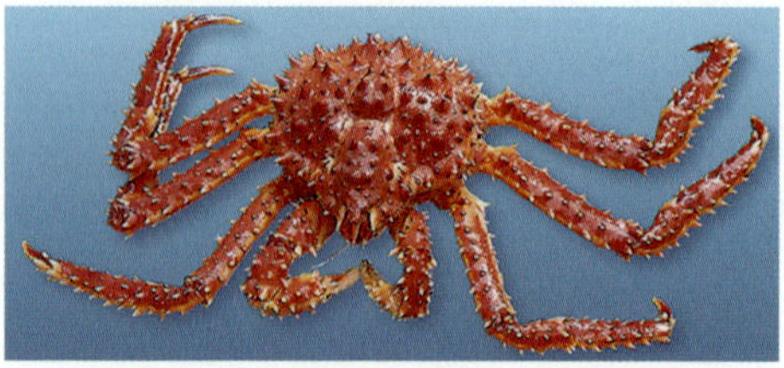

Königskrabbe

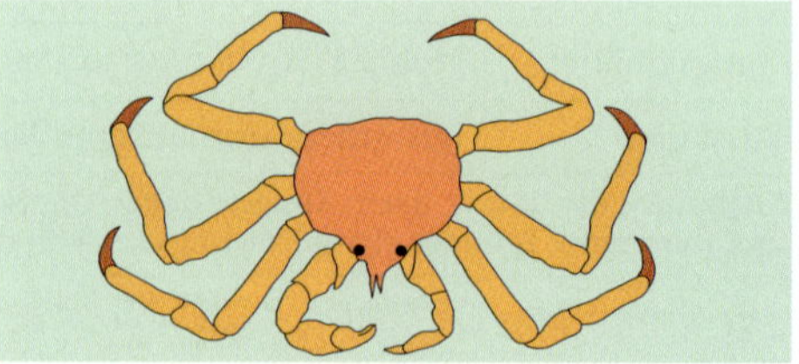

Königskrabbe, essbare Teile

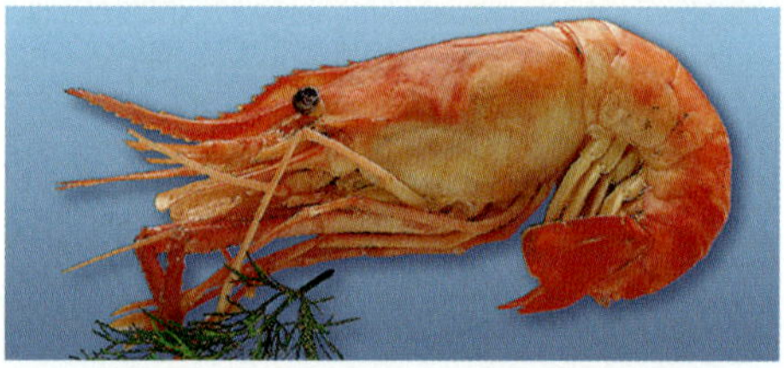

Prawn

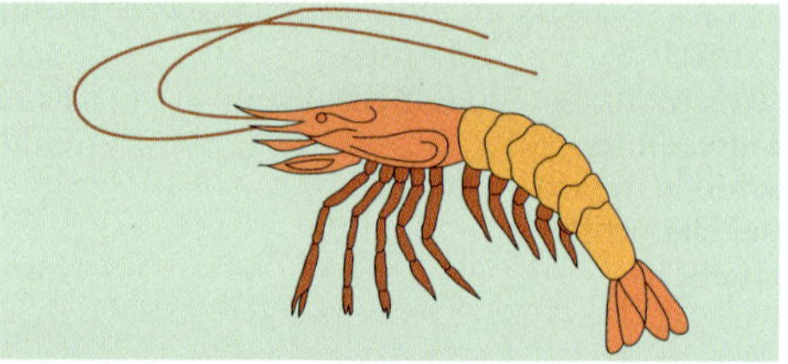

Prawn, essbare Teile

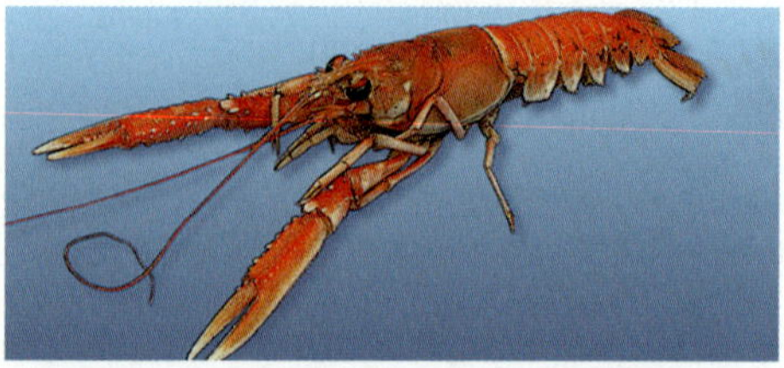

Scampo

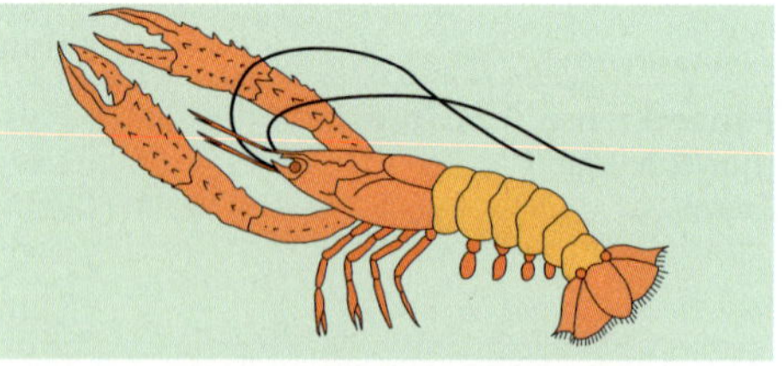

Scampo, essbare Teile

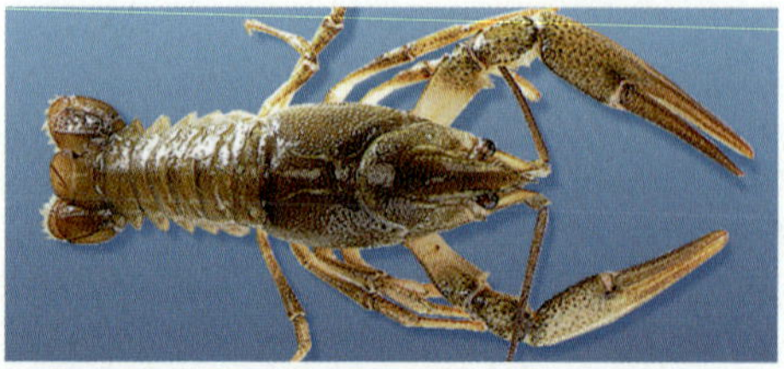

Flusskrebs

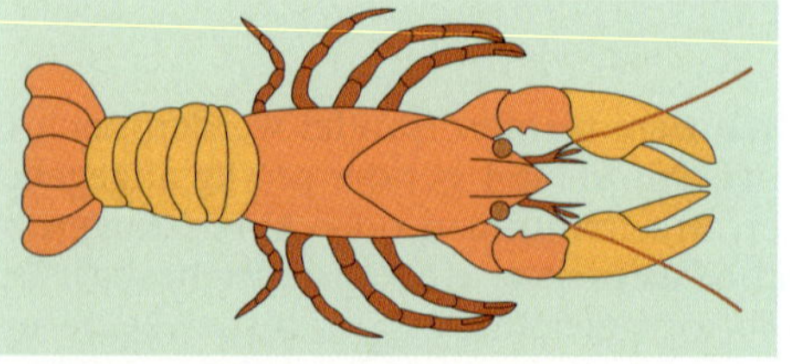

Flusskrebs, essbare Teile

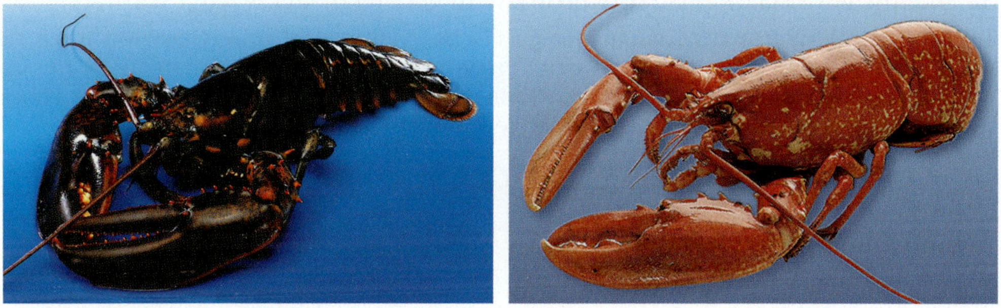

Hummer, roh (links) und gekocht

Was Verbraucher noch wissen wollen

Warum färben sich Hummer (und andere Krebstiere) beim Kochen rot?

Dem Panzer des Hummers sind zwei Farbschichten aufgelagert. Die obere Farbschicht ist schwarzgrün, schwarzbraun oder blau und gibt dem Panzer eine an den Lebensraum des Tieres angepasste Tarnfarbe. Die untere Schicht ist leuchtend rot. Beim Einlegen der Krebstiere in kochendes Wasser – dies ist die einzige in Deutschland zulässige Tötungsart – wird die obere Schicht durchsichtig und gibt den Blick auf das Rot der unteren Schicht frei.

Esst mehr Fisch – ist das ein guter Rat?

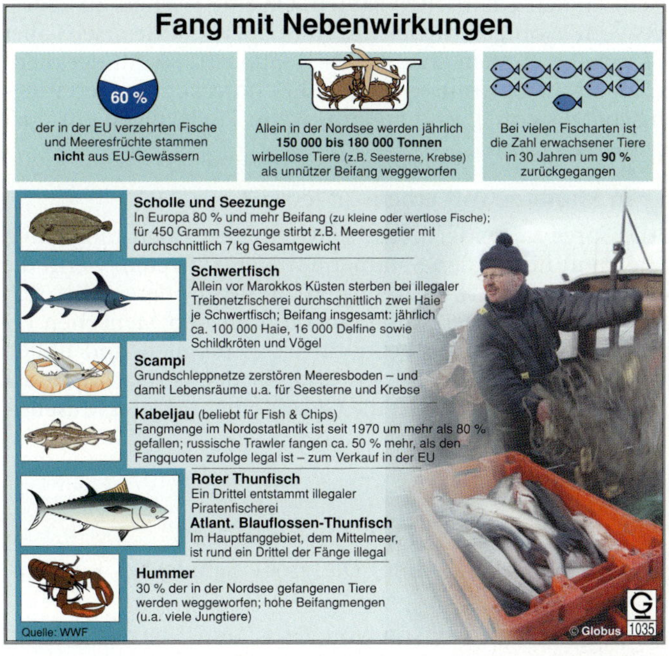
Fang mit Nebenwirkungen
60 %
der in der EU verzehrten Fische und Meeresfrüchte stammen nicht aus EU-Gewässern
Allein in der Nordsee werden jährlich 150 000 bis 180 000 Tonnen wirbellose Tiere (z.B. Seesterne, Krebse) als unnützer Beifang weggeworfen
Bei vielen Fischarten ist die Zahl erwachsener Tiere in 30 Jahren um 90 % zurückgegangen
Scholle und Seezunge
In Europa 80 % und mehr Beifang (zu kleine oder wertlose Fische); für 450 Gramm Seezunge stirbt z.B. Meeresgetier mit durchschnittlich 7 kg Gesamtgewicht
Schwertfisch
Allein vor Marokkos Küsten sterben bei illegaler Treibnetzfischerei durchschnittlich zwei Haie je Schwertfisch; Beifang insgesamt: jährlich ca. 100 000 Haie, 16 000 Delfine sowie Schildkröten und Vögel
Scampi
Grundschleppnetze zerstören Meeresboden – und damit Lebensräume u.a. für Seesterne und Krebse
Kabeljau (beliebt für Fish & Chips)
Fangmenge im Nordostatlantik ist seit 1970 um mehr als 80 % gefallen; russische Trawler fangen ca. 50 % mehr, als den Fangquoten zufolge legal ist – zum Verkauf in der EU
Roter Thunfisch
Ein Drittel entstammt illegaler Piratenfischerei
Atlant. Blauflossen-Thunfisch
Im Hauptfanggebiet, dem Mittelmeer, ist rund ein Drittel der Fänge illegal
Hummer
30 % der in der Nordsee gefangenen Tiere werden weggeworfen; hohe Beifangmengen (u.a. viele Jungtiere)
Quelle: WWF
© Globus 1035

Fisch schmeckt den meisten Menschen gut, und er gilt auch als gesund. Aber: nur bei wenigen Fischarten ist die Gesamtsituation – Bestände, Beifang, Fangmethode – annehmbar. Die Lage der meisten Arten ist bedenklich oder sogar bedrohlich. Deshalb sollte man seltener Fisch essen und diesen überlegt auswählen. Das könnte heißen:

- den Einkaufsratgeber „Fische und Meeresfrüchte“ der Umweltstiftung WWF Deutschland oder
- den Ratgeber „Fisch – beliebt, aber bedroht“ der Umweltschutzorganisation Greenpeace e. V.

für die Auswahl zu Rate ziehen. Diese Ratgeber stellen die Informationen für eine gute Wahl im Supermarkt bereit und geben auch Empfehlungen für Kauf und Verzehr von Zuchtfischen.

Wie erkenne ich Fisch, der verantwortungsvoll gefangen oder erzeugt wurde?

Für alle frischen, gefrorenen, geräucherten Fische, Matjes und rohe Garnelen muss der Anbieter an der Fischtheke oder auf der Verpackung klare Informationen nicht nur zur Handelsbezeichnung, sondern auch zur Produktionsmethode und zum Fanggebiet geben, damit sich die Verbraucher gezielt für oder gegen eine Ware entscheiden können.

Kennzeichnungsbeispiele	
Produktionsmethode	**Fanggebiete**
bei Zuchtfisch: „aus Aquakultur";	es muss das Herkunftsland genannt werden: *„Thailand", „Norwegen"*
aus Seen oder Flüssen: „aus Binnenfischerei"	
bei Seefisch: „gefangen in …"	*„Ostsee"; „Nordost-Atlantik"; „Pazifik"; „Antarktis"*

Da die Fische in den Weltmeeren immer knapper werden, hat der WWF zusammen mit dem Lebensmittel-Anbieter Unilever den Marine Stewardship Council (MSC) gegründet. Zur Kennzeichnung umweltverträglich betriebener Fischerei, die die Fischbestände und die Meeresumwelt schont, dient das MSC-Siegel, das inzwischen auch auf Waren von Supermärkten und Lebensmittel-Discountern zu finden ist.

Weil die Zucht von Fischen in Aquakulturen rasch wächst, nehmen auch die Umweltprobleme zu: So werden küstennahe Lebensräume zerstört, einheimische Arten verdrängt, mehr Chemikalien und Antibiotika gelangen in die Meere. Da es bisher keine europaweit verbindlichen Siegel für Bio-Fisch gibt, wird zzt. eine ASC-Kennzeichnung (Aquaculture Stewardchip Council) für nachhaltig wirtschaftende Fischzuchten entwickelt.

Welche Fischarten gehören zu den Edelfischen?

Es ist nicht festgelegt, welche Fische zu den Edelfischen zählen. Ob eine Fischart als „edel" empfunden wird, hängt einerseits vom Wohlgeschmack des Fleisches ab, andererseits aber auch von einer Reihe anderer Faktoren, z. B. vom Grad seiner Knappheit. So gilt der nicht sehr knappe Seelachs nicht als Edelfisch, obwohl er sehr wohlschmeckendes, fettarmes und festes Fleisch hat. Diese Einschätzung mag sich ändern, wenn Fisch allgemein oder Seelachs speziell einmal knapper werden sollte.

Warum soll man Muscheln nur in Monaten mit einem „r" essen?

Hinter dieser alten Regel steht die Sorge vor einer heute seltenen, aber doch möglichen Vergiftung durch Muscheln. Diese kann nur in den Sommermonaten auftreten, wenn die Muscheln aus dem Wasser hochgiftige Algen (Dinoflagellaten) filtrieren, deren Gift sich im Muschelfleisch anreichert. Der Verzehr solcher Muscheln kann für den Menschen gefährlich werden. Durch Industrialisierung der Muschelkultur ist es möglich und üblich geworden, die Muscheln in Reinigungsbecken einzusetzen und vor der Vermarktung auf ihre Unbedenklichkeit hin zu untersuchen. Dadurch ist die Gefahr einer solchen Muschelvergiftung zurückgegangen.

Wenn Sie weiterlesen wollen

Kapitel „Fisch" und „Meeresfrüchte" in: Willan, Anne, Die große Schule des Kochens. München 2009[14];

Bürgin, Ralph, u. a., Seafood. Kochbuch und Lexikon von Fisch und Meeresfrüchten. Füssen 2008;

Auswertungs- und Informationsdienst für Ernährung, Landwirtschaft und Forsten (aid) e.V. (Hrsg.), Fisch und Fischerzeugnisse. Nr. 1001. Bonn 2007[14].

7 Obst

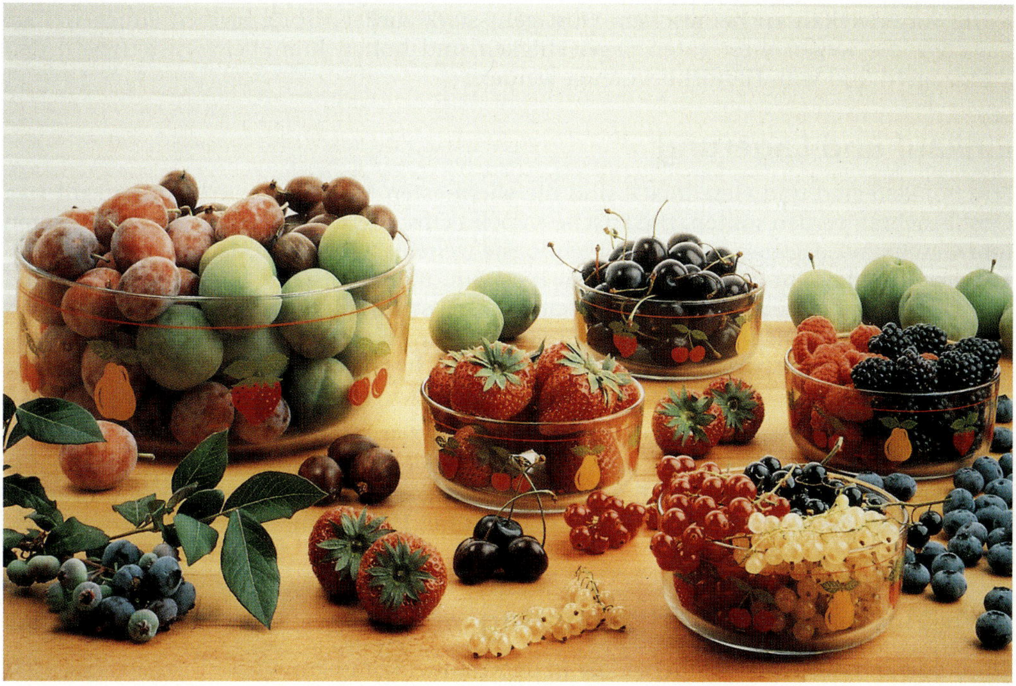

Frisches Obst

Kaum ein Lebensmittel steht so hoch in der Gunst der Verbraucher wie frisches Obst. Es ist wohlschmeckend, sieht appetitlich aus und ist gesund. Im Obst sind zahlreiche lebensnotwendige und gesundheitsfördernde Nährstoffe enthalten, beispielsweise →Vitamine, →Mineralstoffe, →Ballaststoffe und →sekundäre Pflanzenstoffe.

Die Auswahl an frischem Obst hat sich in den vergangenen Jahren stetig vergrößert. Der Verbraucher hat das ganze Jahr die Möglichkeit, zwischen zahlreichen Obstarten zu wählen; so werden Äpfel, Birnen, Zitrusfrüchte und Bananen ganzjährig angeboten. Zusätzlich bereichert eine wachsende Zahl von exotischen Früchten das Obstsortiment. Die Gründe hierfür sind vielfältig:

- Eine verbesserte, warenbezogene Lagerung erhöht die Haltbarkeit von Obst.
- Die Öffnung des Weltmarktes und verbesserte Transporttechniken ermöglichen es, dass subtropische oder tropische Früchte in kurzer Zeit zum Verbraucher gelangen.
- Die Verbrauchergewohnheiten ändern sich. Die Nachfrage nach frischem Obst in abwechslungsreicher Auswahl ist gestiegen.

Diese eigentlich verbraucherfreundliche Entwicklung hat jedoch ihren Preis:

- Die langen Transportwege der tropischen und subtropischen Früchte kosten Energie und schaden dadurch der Umwelt – und dem Geschmack, wenn exotische Früchte, die nicht nachreifen können, unreif geerntet werden.
- Die Sortenvielfalt an heimischem Obst geht stark zurück. Übrig bleiben einige wenige Sorten, die wegen ihrer guten Lagerfähigkeit und hohen Krankheitsresistenz von den Erzeugern und vom Handel bevorzugt werden.

Einkauf und Lagerung

Frische, Reifegrad und Geschmack sind die wichtigsten Merkmale, die beim Einkauf von Obst beachtet werden sollten. Die Frische ist beim Obst meist leicht zu erkennen, Reifegrad und Geschmack dagegen lassen sich nicht ohne weiteres feststellen. Allgemein gilt: Einheimisches Obst kommt zur Erntesaison in frischem, reifem Zustand zum Verbraucher und hat dann auch den sortentypischen Geschmack. Obst, das über große Entfernungen transportiert wird, muss häufig schon vor der vollen Reife geerntet werden. Manche Obstarten reifen während Transport und Lagerung nach, jedoch wird der vollreife Geschmack meist nicht erreicht.

Eine Vielzahl von Obstarten lässt sich nur für kurze Zeit lagern. Beerenobst und Steinobst sind besonders empfindlich und sollten nach wenigen Tagen verbraucht sein. Behandelte Zitrusfrüchte sind mehrere Wochen lagerfähig, Äpfel und die meisten Birnen sogar über mehrere Monate. Voraussetzung sind dunkle, kühle Lagerräume mit ausreichender Luftfeuchtigkeit.

Güteklassen und Kennzeichnung[1]

Grundsätzlich müssen alle Früchte, die in den Handel kommen,

- ganz
- gesund
- sauber, praktisch frei von sichtbaren Fremdstoffen
- praktisch frei von Schädlingen
- praktisch frei von Schäden durch Schädlinge
- frei von anomaler Feuchtigkeit
- frei von fremdem Geruch/Geschmack
- reif bzw. frisch

sein.

Viele Obstarten dürfen nur auf den Markt gebracht werden, wenn sie einer von der EG festgelegten Güteklasse zugeordnet werden können:

Einteilung von Obst in EG-Güteklassen	
Güteklasse	**Merkmale und Besonderheiten**
Extra	Produkte von höchster Qualität (nur bei wenigen Arten wie *Spargel, Äpfel, Pfirsiche*)
I	Produkte von guter Qualität mit sortentypischer Ausprägung
II	Produkte, die verkehrsfähig sind, aber nicht den höheren Klassen entsprechen

1 gilt weitgehend hiermit übereinstimmend auch für viele Arten →Gemüse

Die gesetzlichen Regelungen zur Kennzeichnung sollen nicht nur den Erzeugern und Vermarktern, sondern auch dem Verbraucherschutz dienen. Der Käufer soll die Möglichkeit erhalten, sich über die Ware, deren Herkunft, Preis, Qualität und Beschaffenheit möglichst problemlos zu informieren. Die Sortierung der Früchte in Güteklassen erfolgt jedoch fast ausschließlich nach äußerlichen Gesichtspunkten wie Größe, Farbe, Form und mögliche Schalenfehler (→„Standardbanane"). Geschmack, Reifegrad und Gehalt an Inhaltsstoffen werden bei dieser Einteilung nicht berücksichtigt. So kann ein knackig aussehender Apfel höchster Güteklasse fade schmecken, wenn er vor der Reife geerntet worden ist, während eine Banane, deren Schale schon braune Flecken aufweist, aromatisch und angenehm süß schmecken kann.

Kennzeichnung von Obst	
bei loser und abgepackter Ware	**bei abgepackter Ware zusätzlich**
▶ Art, z. T. Sorte (bei Äpfeln: *Boskoop, Elstar, Golden Delicious),* ▶ EG-Güteklasse, ▶ Preis (pro 1 kg, 100 g oder Stück), ▶ Ursprungsland (Anbauregion freiwillig), ▶ Nacherntebehandlung (*„Äpfel gewachst" „Schale mit Diphenyl behandelt"*), ▶ Bestrahlung von Obst durch den Zusatz „bestrahlt".	▶ Name und Anschrift des Erzeugers oder Abpackers, ▶ Füllmenge.

Die Produktionsweise „aus kontrolliert biologischem/ökologischem →Anbau" oder „aus integriertem Anbau" ist nicht kennzeichnungspflichtig, wird jedoch häufig angegeben; bei „konventionellem" Anbau erfolgt keine Angabe.

Obstangebot im Überblick

Die im Handel und bei Verbrauchern übliche Einteilung und Bezeichnung der Obstarten erfolgt teils nach botanischen Merkmalen *(Beerenobst),* teils nach Ähnlichkeit und gleichartiger Verwendung *(Erd„nüsse", Melonen),* teils nach der Herkunft (Südfrüchte) oder nach der Bekanntheit (Exoten).

Obstangebot							
Kernobst	**Beerenobst**	**Steinobst**	**Südfrüchte**	**Exoten**	**Schalenobst**	**Wie Obst verwendetes Gemüse**	**Verarbeitetes Obst**
Apfel *Birne* *Quitte* *Aronia*	*Brombeere* *Erdbeere* *Heidelbeere* *Himbeere* *Johannisbeere* *Preiselbeere* *Stachelbeere* *Weinbeere*	*Aprikose* *Mirabelle* *Nektarine* *Pfirsich* *Pflaume* *Reineclaude* *Sauerkirsche* *Süßkirsche* *Zwetsche* *Schlehe*	*Ananas* *Banane* *Dattel* *Feige* *Kiwi* *Zitrusfrüchte*	*Avocado* *Cherimoya* *Granatapfel* *Kaki* *Litschi* *Mango*	*Cashewnuss* *Erdnuss* *Esskastanie* *Haselnuss* *Kokosnuss* *Macadamianuss* *Mandel* *Paranuss* *Pecannuss* *Pistazie* *Walnuss*	*Melone* *Rhabarber*	Obstkonserven Trockenobst

Kernobst

Als Kernobst werden die Früchte von Kulturobstarten *(Apfel, Birne, Quitte)* sowie einige Wildfrüchte *(Eberesche, Hagebutte, Weißdorn, Speierling, Mispel, Aronia)* bezeichnet. Ihre Samen (Kerne) liegen in Fächern, die mit einer dünnen, pergamentartigen Wand ausgekleidet sind und das Kerngehäuse bilden. Kernobst eignet sich je nach Sorte zum Rohverzehr, zur Herstellung von Saft und z. T. auch von Steril- und Gefrierkonserven, süßen Brotaufstrichen sowie von →Obstbränden.

Apfel

Äpfel gibt es in vielen Geschmacksrichtungen, mehr oder weniger saftig, mürbe oder fest im Fruchtfleisch und mit glatter, glänzender oder rauer, matter Schale. Sie werden das ganze Jahr über angeboten. Vom Frühjahr, wenn die eingelagerten Äpfel allmählich zur Neige gehen, bis zum Sommer stehen dem Verbraucher Früchte der neuen Ernte aus den Ländern der südlichen Halbkugel *(Chile, Südafrika, Neuseeland)* zur Verfügung.

Erzeuger und Handel verlangen von einem Apfel, der sich besonders zum Frischverzehr eignet (Tafelapfel), hohe Erträge, verkaufsförderndes Äußeres, Mindestgröße und Haltbarkeit. Dadurch haben sich wenige Standardsorten durchgesetzt, obwohl diese, vor allem bei längerer Lagerdauer, geschmacklich nicht immer befriedigen. Erzeuger und Verbraucher zeigen jedoch neuerdings ein wachsendes Interesse an alten, fast in Vergessenheit geratenen Sorten, die für regionale und lokale Klima- und Bodenbedingungen speziell geeignet sind und dort einen eigenen, charakteristischen Geschmack entwickeln.

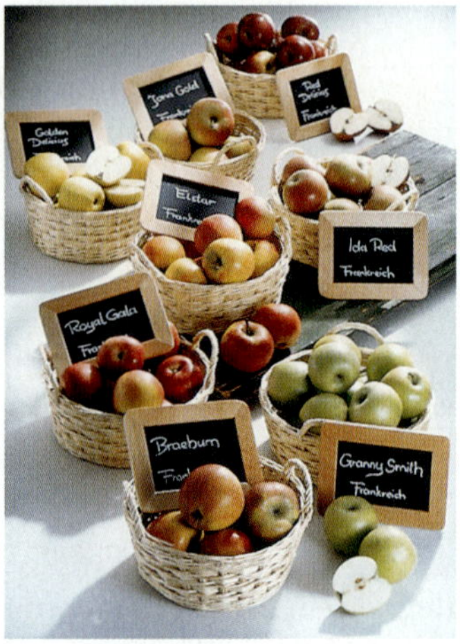

Apfelsorten

Birne

Die meisten Birnensorten schmecken recht süß, da ihr Anteil an Fruchtsäuren im Vergleich zu vielen Apfelsorten eher gering ist. Viele Birnen sind zudem auch sehr saftig und damit nicht lange haltbar. Birnen gibt es in vielen Geschmacksvarianten, in den Handel gelangen jedoch vergleichsweise wenige Sorten. Dies liegt einmal an der EG-Norm, bei der es ja in erster Linie um das Aussehen der Früchte geht, aber auch an der Empfindlichkeit gegenüber klimatischen Einflüssen. Birnen benötigen, mehr als Äpfel, ein ausgeglichenes, warmes Klima. Daher beherrschen hauptsächlich Birnen aus Italien, Frankreich und Übersee den Markt.

Ein oder zwei Sorten Tafelbirnen werden ganzjährig angeboten. Wahrend der Haupterntezeit einheimischer Sorten von Mitte Juli bis Mitte Oktober ist die Sortenauswahl größer.

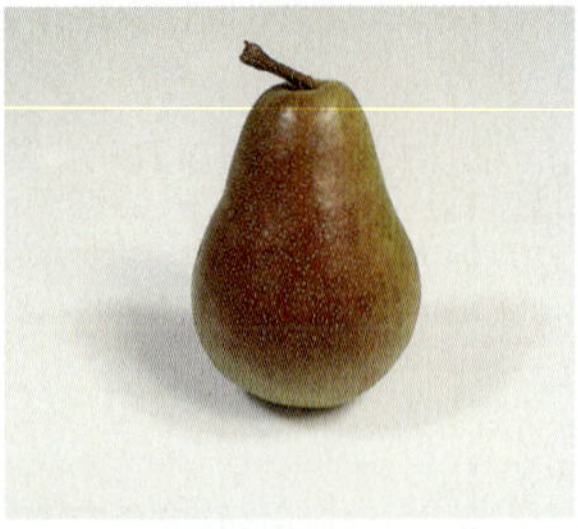
„Clapps Liebling"

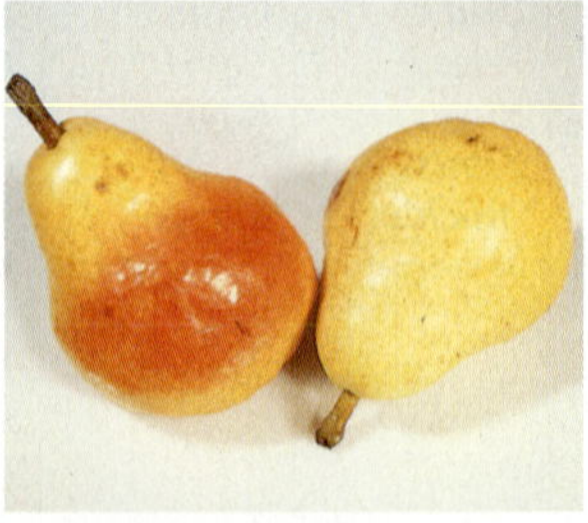
„Forelle"

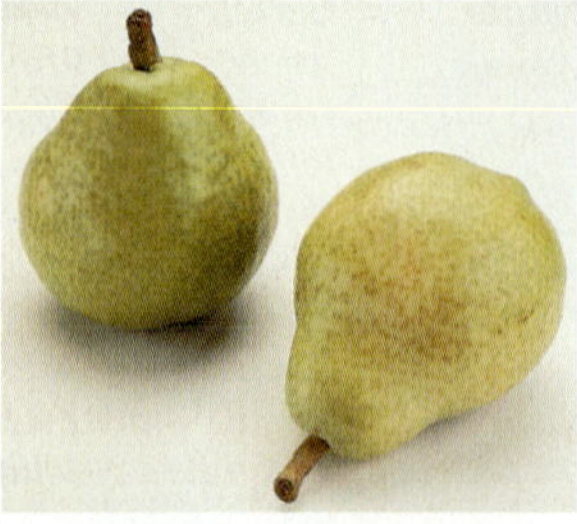
„Williams Christbirne"

Auf regionalen Märkten gibt es dann auch die selten gewordenen Sorten, wie zum Beispiel die Steinbirne, die erst gekocht ihr Aroma entfaltet und gern für regionaltypische Gerichte verwendet wird *(„Birnen, Bohnen und Speck")*.

Wichtige Apfel- und Birnensorten	
Art	**Merkmale und Besonderheiten**
Äpfel	
Boskoop	Fest, saftig; fruchtig, säuerlich, erfrischend. Typischer Winterapfel (Back- und Bratapfel) aus Holland. 4–5 Monate lagerfähig.
Braeburn	Fest, knackig, saftig; süß-säuerlich und sehr erfrischend. Wichtiger Importapfel (Neuseeland).
Cox Orange	Saftig, wenig fest; süß und sehr würzig. Besonders als Dessertapfel geeignet. Etwa 3 Monate lagerfähig.
Elstar	Knackig, saftig; mild, ohne Säure. Besonders erfrischend kurz nach der Ernte. 2–3 Monate lagerfähig.
Gala	Fest; süß; rote Schale und gelbes Fruchtfleisch; relativ klein (Dessertapfel). Importiert aus Neuseeland und Chile. 5–7 Monate lagerfähig.
Gloster	Fein, saftig; mild, fruchtig. 5–6 Monate lagerfähig; wird während Lagerung mürbe.
Golden Delicious	Sehr saftig, fest, dünne Schale; leicht süß. Weltweit meistverkauft. Bis zu 5 Monaten lagerfähig; wird während Lagerung mürbe.
Granny Smith	Knackig, saftig, feste Schale; wenig ausgeprägter Geschmack. Wichtiger Importapfel aus Übersee, ganzjährig auf dem Markt. 5–6 Monate lagerfähig.
Idared	Festes, knackiges und saftiges Fruchtfleisch. Feinsäuerlich, zuckerarm, gut zum Backen geeignet. 5–6 Monate lagerfähig.
Jonagold	Saftig; süßsäuerlich, aromatisch. Fruchtfleisch wird nach kurzer Lagerung weich. 3–4 Monate lagerfähig.
Jonathan	Fest; saftig; süß-säuerlich, aromatisch; 4–5 Monate lagerfähig
Red Delicious	Fest, saftig; mild und süß. Wichtiger Importapfel, ganzjährig verfügbar. 5–6 Monate lagerfähig.
Birnen	
Abate Fetel	Weich, saftig; mild. Wegen ihrer Form als „Flaschenbirne" bekannt. 2 Monate lagerfähig.
Alexander Lucas	Fest, saftig; süß und sehr aromatisch. Typische Winterbirne. 2–3 Monate lagerfähig.
Clapps Liebling	Weich, saftig; süß-würzig. 1–2 Monate lagerfähig.
Conference	Weich, saftig; süß. 4–5 Monate lagerfähig.
Passa Crassana	Rundliche Form, hartschalig; saftig und süß. Winterbirne aus Italien und Frankreich. 3–4 Monate lagerfähig.
Vereins-Dechanats-Birne	Weich; sehr saftig, mild. Sehr druckempfindlich. 3–4 Monate lagerfähig.
Williams Christbirne	Weich, saftig; sehr süß und aromatisch. Gilt als eine der edelsten Tafelbirnen. 2–3 Monate lagerfähig.

Quitte

Nach der äußeren Form werden zwei Quittensorten unterschieden: Apfelquitten haben eine runde apfelähnliche Form, Birnenquitten ähneln den Birnen. Birnenquitten haben im vollreifen Zustand ein etwas weicheres Fruchtfleisch und ein ausgeprägtes Aroma, weshalb sie auch als Duftspender und Würzstoff eingesetzt werden. Quitten aus den gemäßigten Zonen werden selten roh gegessen, da sie sehr hart sein und unangenehm herb schmecken können. Ihr volles Aroma entfalten Quitten erst beim Erhitzen. Deshalb werden sie meist verarbeitet *(Kompott, Gelee, Konfitüre, Quittenbrot)*.

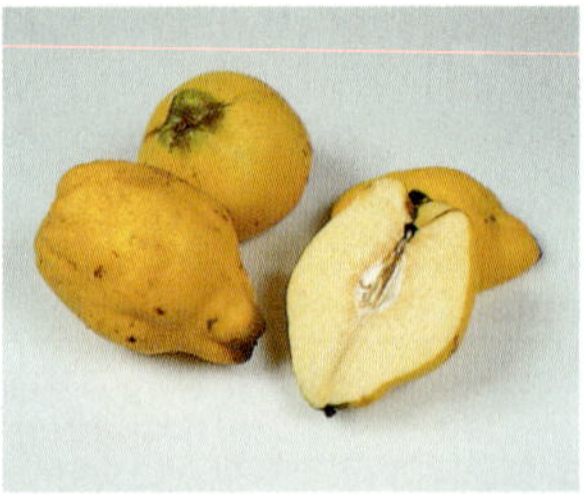

Birnenquitte

Beerenobst

Unter Beerenobst verstehen Handel und Verbraucher sowohl echte Beerenfrüchte *(Stachelbeere, Johannisbeere, Heidelbeere)* als auch fälschlich als Beeren bezeichnete andere Früchte *(Himbeere, Brombeere)*. Einige von ihnen sind Wildfrüchte *(Walderdbeere)*, andere stammen aus Kulturen *(Erdbeere, Weinbeere)*. Wildformen sind meist kleiner, aber süßer, aromatischer und vitaminreicher als gezüchtete Sorten.

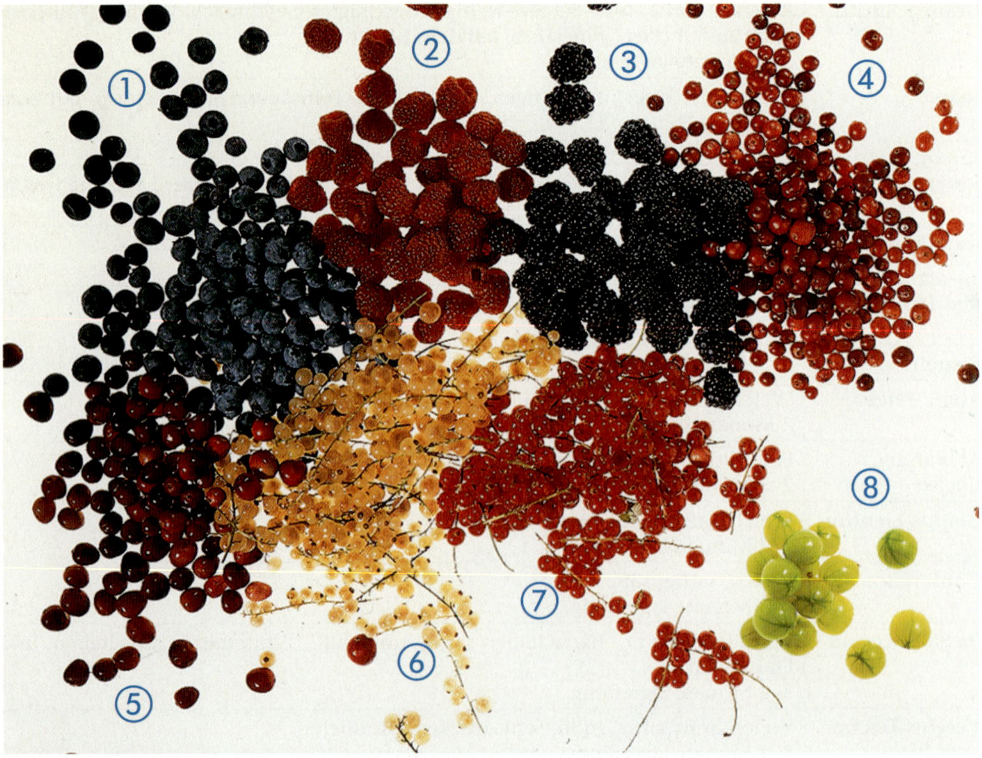

Beerenfrüchte: ① Heidelbeeren, ② Himbeeren, ③ Brombeeren, ④ Preiselbeeren, ⑤ Cranberries, ⑥ Weiße Johannisbeeren, ⑦ Rote Johannisbeeren, ⑧ Stachelbeeren

Reifes Beerenobst ist zumeist sehr empfindlich und verträgt weder große Temperaturunterschiede noch längere Lagerung. Deshalb ist Beerenobst nur für kurze Transportwege geeignet. Es stammt daher überwiegend aus heimischer Ernte. Als Tiefkühlware ist es ganzjährig und z. T. auch aus fernen Ländern erhältlich. Beerenfrüchte eignen sich zum Rohverzehr, zur Herstellung von Saft und z. T. auch von Steril- und Gefrierkonserven, Konfitüren und Gelees sowie zum Destillieren von →Obstbränden.

Beerenobst	
Art	**Merkmale und Besonderheiten**
Brombeere	Tiefrote bis schwarz glänzende große Beere; leicht verderblich. Sommerfrucht.
Cranberry	Amerikanische Kulturpreiselbeere; wie →Preiselbeeren zubereitet und verwendet.
Erdbeere	Große Sortenvielfalt mit Unterschieden in Größe, Form, Farbe, Festigkeit, Aroma und Geschmack. Durch Unterglaskulturen in den Mittelmeerländern und Lufttransporte fast das ganze Jahr über frisch erhältlich. Beste Qualität: frisch gepflückte Sommerfrüchte.
Heidelbeere	Großfruchtig; helles, im Gegensatz zur Wildfrucht nicht färbendes Fruchtfleisch; fest, gut zu transportieren und zu lagern. Sommerfrucht.
Himbeere	Heimische Früchte von Juni bis Anfang September auf dem Markt. Geschätztes Aroma. Leicht verderblich.
Johannisbeere	Heimische Sorten von Juni bis August auf dem Markt. **Rote Johannisbeeren:** typisch säuerlicher Geschmack. **Schwarze Johannisbeeren:** bemerkenswert hoher Vitamin-C-Gehalt, herbbitter. **Gelblich weiße Johannisbeeren:** selten; süßer als die roten Früchte.
Stachelbeere	Grüne, gelbliche und rote Sorten. Unterschiedlich große Früchte, unreif sehr sauer. Rötliche Sorten roh besonders schmackhaft. Weißgrüne, noch nicht ganz reife Früchte gut zum Verarbeiten geeignet.
Weinbeere (Weintraube)	Große Sortenvielfalt. Weinbeeren wachsen in Trauben, daher fälschlich auch als Weintrauben bezeichnet. Zum Verzehr angebaute Früchte: **Tafeltrauben;** zur Bereitung von →Wein angebaute Früchte: **Keltertrauben.** Manche Sorten *(Müller-Thurgau, Gutedel)* für beide Zwecke geeignet. Tafeltrauben im Handel überwiegend aus südeuropäischen Ländern, z. T. auch aus Unterglasanbau (Belgien, Holland); in der ersten Hälfte des Jahres aus Südafrika, Chile und Argentinien. **Datteltraube:** gelb; groß, länglich-oval; feste Schale, festes Fruchtfleisch. **Muskattraube:** runder und häufig kleiner als Datteltraube, Schale und Fruchtfleisch weicher, kleinere Kerne. **Sultana:** kleine, süße, kernlose Tafeltraube aus Griechenland. **Alicante:** große tiefblaue Tafeltraube aus Spanien, im Winterhalbjahr auch aus Belgien/Holland.
Wildbeeren	Zum Verzehr geeignete wild wachsende Beerenarten, nicht züchterisch verändert. **Holunderbeere:** schwarze, in Dolden an Büschen wachsende Beere (Holler- oder Fliederbeere), herb-süß. Früchte zum Austreiben der →Blausäure vor dem Verzehr kochen. Verarbeitung zu Kompott, Saft oder Suppe. **Preiselbeere** (Kronsbeere): rote Frucht; sehr herb, daher kein Rohverzehr. Verarbeitung zu Kompott und Konfitüre, häufig Beilage zu Wildgerichten oder gebackenem Camembert. Durch natürlichen Gehalt an Benzoesäure (→Konservierungsstoffe) gut haltbar. **Sanddornbeere:** hellrote, roh sehr saure Beere mit hohem Vitamin-C-Gehalt. Verarbeitung zu Saft und Konfitüre. **Waldbrombeere, Walderdbeere, Waldhimbeere, Wildheidelbeere:** empfindlich hinsichtlich Transport und Lagerung. Wegen der dort niedrigeren Pflückerlöhne häufig aus Osteuropa importiert.

Steinobst

Beim Steinobst handelt es sich um die fleischigen, saftigen, dünnhäutigen (und deshalb empfindlichen) Früchte von Kirsche, Pflaume, Pfirsich und Aprikose, deren Fruchtfleisch einen steinartigen Samen umschließt. Unzählige Kreuzungen haben zu einem großen Sortenreichtum geführt.

Steinobst gehört mit einer Haupterntezeit von Juni bis September zum Sommerobst. Es wird roh verzehrt oder verarbeitet *(Einmachen, Einfrieren, Trocknen, Entsaften, Herstellung von Mus, Konfitüre, Kompott, →Spirituosen).*

Steinobst	
Art	Merkmale und Besonderheiten
Aprikose (Marille)	Runde gelbe, orange oder rotgelbe Frucht mit samtiger Fruchthaut. Orangegelbes Fruchtfleisch, faserig und nicht sehr saftig, feinsäuerlicher Geschmack. Erzeugerländer vor allem Griechenland, Italien, Spanien, Frankreich. Wichtige Konservenfrucht. Aprikosenkerne werden für die Herstellung von →Persipan verwendet.
Mirabelle	Kleine, runde gelbe Pflaumensorte. Ausgeprägtes Aroma, viel Süße. Aus Südwestdeutschland, Ostfrankreich, Südeuropa. Zum Einkochen und für die Herstellung von →Mirabellengeist besonders geeignet.
Nektarine	Vereint die Eigenschaften von Pfirsichen und Pflaumen. Glatte, feste Haut, leicht lösbarer Stein. Fruchtfleisch fester und meist rötlicher als das der Pfirsiche. Herkunft, Geschmack und Erntezeit jedoch ähnlich. **Brugnon** wie Nektarine, aber schwer lösbarer Stein.
Pfirsich	Gelbrote Frucht mit samtig-behaarter Fruchthaut. Frühe Sorten mit hellem, festem, fast weißem Fruchtfleisch, wenig saftig, häufig ohne ausgeprägtes Aroma, Stein schwer lösbar. Späte Sorten mit goldgelbem, saftigem Fruchtfleisch, reif sehr aromatisch, Stein leicht lösbar. Wegen Druckempfindlichkeit oft unreif geerntet; Oberfläche unreifer Früchte hart, Geschmack unbefriedigend. Aus Italien, Griechenland, Spanien und Südfrankreich (Sommer), Südafrika, Argentinien und Uruguay (Winter). Wichtige Konservenfrucht. Kerne für die Herstellung von →Persipan verwendet. **Weinbergpfirsich** (Paraguayo) ähnlich, aber stark abgeflacht; kleiner Kern; besonders intensiver Geschmack.
Pflaume	Bereifte runde, bauchige Frucht von rötlicher oder blauer Farbe. Fruchtfleisch weich, süß-sauer und saftig, schwer vom Kern lösbar. Im Sommer aus Mitteleuropa, frühere und spätere Lieferungen aus Südeuropa; wichtige Konservenfrucht. **Zibarte:** in Südwestdeutschland und im Elsass wild wachsende gelbe Pflaume; zur Herstellung von →Obstbranntwein (Vieille Prune) verwendet.
Reineclaude (Reneklode, Ringlotte)	Runde grüne, gelbe oder rotgelbe Frucht, etwas größer als Mirabelle. Reif süß und fein-aromatisch. Frosthart, daher gute Qualitäten auch aus Mittel- und Nordeuropa. Zum Einkochen gut geeignet.
Sauerkirsche	Spät reifende Frucht mit leicht säuerlichem, aromatischem Geschmack. Aus fast allen europäischen Ländern. Hellrote Amarelle, dunkelrote Weichselkirsche *(Morelle* aus Deutschland und den Niederlanden, *Maraska-Kirsche* aus Dalmatien). Hauptsächlich zum Einkochen und zur Herstellung von →Konfitüre, →Obstbranntwein und →Likör verwendet.
Schlehe	Kirschgroße blaue bereifte Frucht des Schlehdorns; herb, sauer, adstringierend. Nach erstem Frost genießbar: süßlich, mild, nach Bittermandel. Verarbeitet zu Saft, Marmelade, Mus, Obstwein, →Branntwein oder →Likör.
Süßkirsche	Früh reifende Frucht, je nach Sorte gelb, rot bis schwarzrot. Feste, aromatische Knorpelkirsche, weichere, sehr saftige, süße Herzkirsche. Aus Mitteleuropa, besonders frühe Lieferungen aus Spanien, Italien und Südfrankreich. Hauptsächlich Rohverzehr.
Zwetsche (Zwetschge)	Süße, stark aromatische Frucht, etwas kleiner und länglicher als Pflaume. Blauviolette Schale und goldgelbes Fruchtfleisch mit leicht zu lösendem Kern. Aus Mitteleuropa. Haupterntezeit August/September.

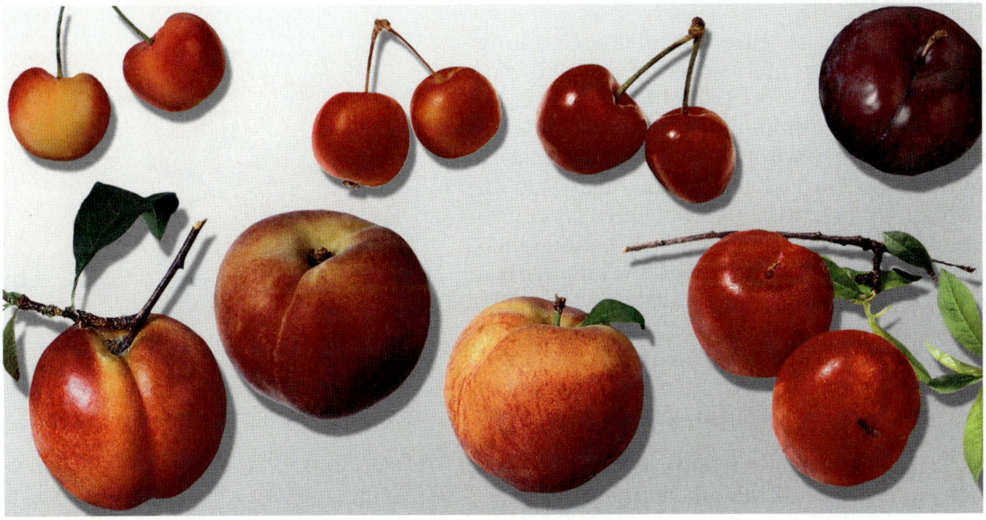

Steinobst

Südfrüchte

Unter dieser Bezeichnung werden Früchte zusammengefasst, die aus dem Mittelmeerraum, aus subtropischen und tropischen Ländern eingeführt werden *(Zitrusfrüchte, Bananen, Ananas, Datteln, Feigen, Kiwis)*. Die seltener eingeführten →exotischen Früchte sind auch Südfrüchte, werden aber, weil sie noch fremd und deshalb erklärungsbedürftig sind, als gesonderte Gruppe (→Exoten) betrachtet. Allerdings: wie *Kiwi, Limette* oder *Satsuma* zeigen, sind viele Exoten von gestern heute nur noch „normale" Südfrüchte.

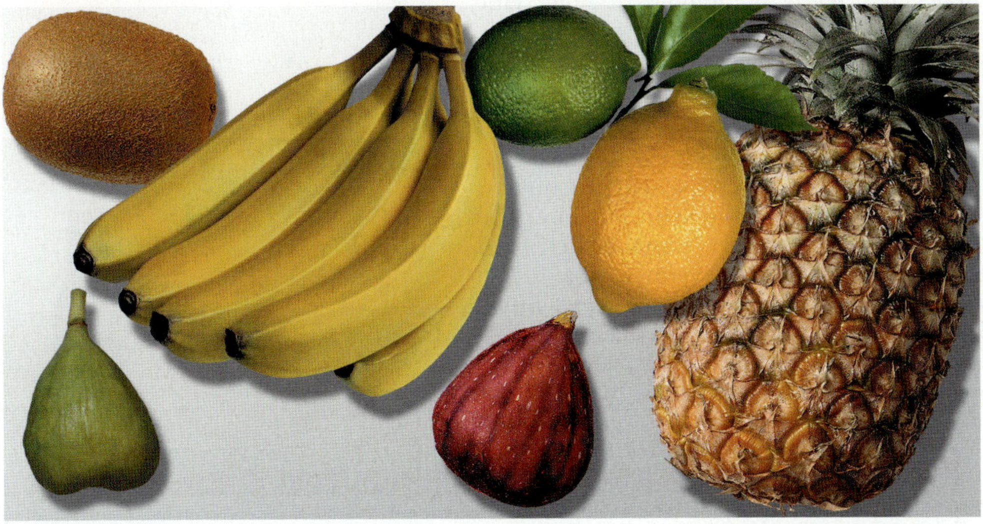

Südfrüchte

Zitrusfrüchte

„Zitrusfrüchte" ist eine Sammelbezeichnung für eine Reihe von meist subtropischen Beerenfrüchten, deren saftiges Fruchtfleisch von einer weißen inneren und einer farbigen äußeren Schicht umgeben wird; letztere enthält ein stark aromatisches Öl. Vielfache Kreuzungen von Zitrusfrüchten untereinander haben zu einer großen Angebotsvielfalt geführt. Anbauregionen sind die Mittelmeerländer, die USA, Südamerika, Mexiko, Südafrika, Australien, Südostasien. Zitrusfrüchte werden je nach Sorte als frische Früchte oder als →Fruchtsaft(konzentrat) eingeführt, roh verzehrt oder kommen verarbeitet *(→Zitronat, →Marmelade)* in den Handel.

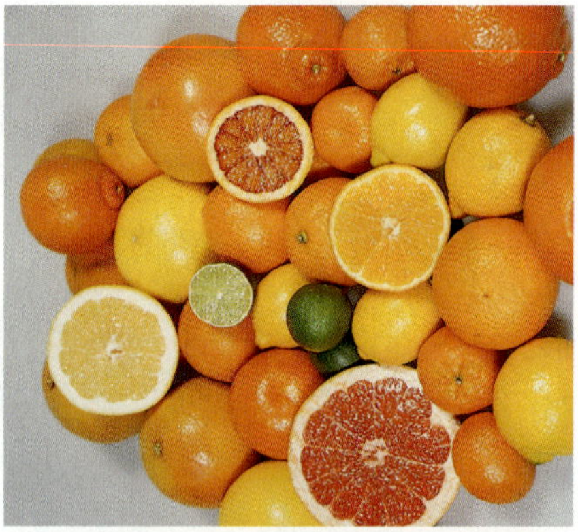

Zitrusfrüchte

Die Schalen der meisten Zitrusfrüchte werden nach der Ernte oberflächenbehandelt:

- mit künstlichen oder natürlichen Wachsen und Harzen (E 901–904, 912, 914): diese setzen die Wasserverdunstung herab, mindern die Gefahr der Schimmelbildung und lassen die Schale glänzend erscheinen;
- mit den Fungiziden Diphenyl, Orthophenylphenol oder Thiabendazol: diese hemmen das Wachstum von Schimmelpilzen.

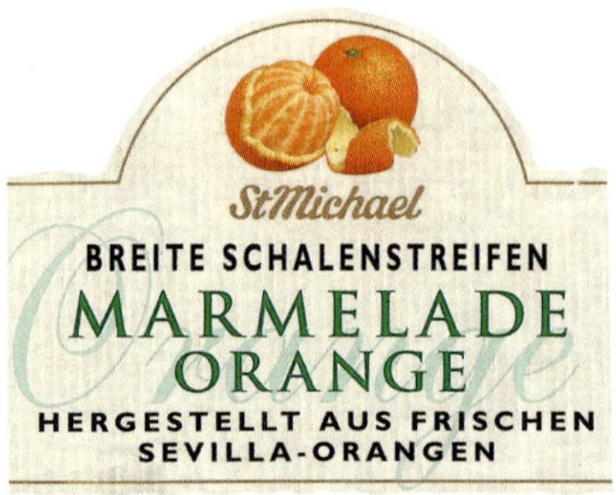

Etikett: Pomeranzen-Marmelade

Die Anwendung von Wachsen muss kenntlich gemacht werden („gewachst"). Die Rückstände der zur Nacherntebehandlung eingesetzten Fungizide (→Vorratsschutzmittel) dürfen die in der →Rückstands-Höchstmengenverordnung festgelegten Werte nicht überschreiten; eine Kennzeichnung ist nicht erforderlich.

Behandelte Schalen von Zitrusfrüchten sind gesundheitsschädlich und dürfen nicht in Speisen und Getränken verwendet werden. Da der Verbraucher behandelte von unbehandelten Früchten nur schwer unterscheiden kann, ist er auf eine entsprechende Kennzeichnung der Zitrusfrüchte angewiesen, wenn er den Kauf behandelter Zitrusfrüchte vermeiden will. Um sicherzugehen fragen viele Verbraucher „unbehandelte" Zitrusfrüchte nach. Eine Kennzeichnung von Zitrusfrüchten durch Erzeuger und Handel als „unbehandelt" ist aber rechtlich riskant, weil diese so interpretiert werden kann, dass weder vor noch nach der Ernte irgendeine Behandlung stattgefunden hat. Um solche Missverständnisse zu vermeiden, empfiehlt sich die Kennzeichnung „Nach der Ernte unbehandelt".

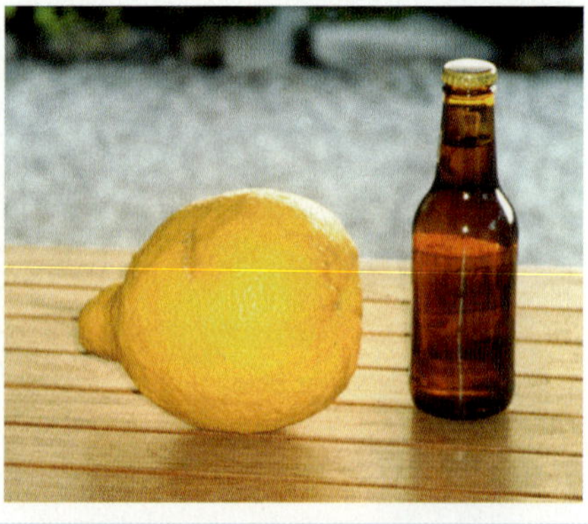

Zitronatzitrone (im Größenvergleich zu einer 0,33-l-Flasche)

Zitrusfrüchte	
Art	**Merkmale und Besonderheiten**
Grapefruit (Paradies-, Adamsapfel)	In Trauben (engl.: grapes) am Baum hängende apfelsinengroße Frucht. Grüne, gelbe oder rötlichgelbe, glatte Schale. **Grapefruit Regular:** sehr saftreich, säuerlich bis fein-herb. **Grapefruit Rosé:** Fruchtfleisch rosa, Geschmack süßer und weniger herb als bei hellen Sorten. **Pomelo:** große Frucht, nach dem Schälen nur noch apfelsinengroß. Schale mit schwammiger, weißer Unterhaut. Helles Fruchtfleisch, dezent süß und sehr aromatisch. **Sweety:** mit Grapefruit und →Pampelmuse verwandte Züchtung. Grüne, feinporige Schale weniger dick als bei der Pomelo. Helles Fruchtfleisch von ausgeprägter Süße. **Tangelo (Ugli):** vermutlich Kreuzung aus Tangerine, Grapefruit, Orange. Äußeres höckerig und runzelig, etwas rau, unregelmäßige Färbung. Leicht zu schälen; Fruchtfleisch sehr saftig, aromatisch, süß.
Limette	Kleine grüne oder gelbgrüne Frucht mit hohem Fruchtsäuregehalt. Typisches, intensives Aroma; Saft für Cocktails, Soft-Drinks, Marinaden und Salatsoßen verwendet. Anbau nur in den Tropen.
Mandarine	Gruppe von Zitrusfrüchten, in der Regel kleiner als Apfelsinen. Dünne Schale, leicht zu lösen; Mehrzahl der Mandarinen kernarm bis kernlos. Mild säuerlich bis zuckersüß; Angebot zeitgleich mit Orangen. **Clementine:** glatte, tieforangefarbene Schale, manchmal mit Stiel und Blättern angeboten; kernarm. Süßaromatischer Geschmack. **Echte Mandarine:** hellorangefarbene Schale, viele Kerne. Besonders aromatisches, wenig süßes Fruchtfleisch. **Minneola:** kernlose Frucht größer als Clementine und echte Mandarine, Wulst am Stilansatz. Ausgeprägt aromatischer Geschmack, sehr saftig. **Satsuma:** mittelgroße Frucht, nur vereinzelt Kerne; dünne, feste Haut. Saftiges, süßes Fruchtfleisch. Bereits im Oktober auf dem Markt. **Tangerine:** sehr kleine Frucht, kernlos, dünnschalig. Süßes, saftiges Fruchtfleisch
Orange (Süßorange, Apfelsine)	Gelb- bis blutrotes Fruchtfleisch. Schaleneigenschaften, Farbe des Fruchtfleisches und Geschmack sind sortenabhängig. Winterfrüchte von der Nord-, Sommerfrüchte von der Südhalbkugel. **Navelorange:** dicke Schale, leicht vom Fruchtfleisch zu lösen, kernlos; kleine Nebenfrucht in einer Wulst an der Fruchtspitze. Mild-aromatisch. **Blondfrucht:** wichtigste Winterorangenart; Fruchtfleisch gelborange, sehr saftig. **Shamouti:** späte Sorte, dicke, leicht zu lösende Schale, kernlos. Ausgeprägt aromatisch. **Blutorange:** späte Winterfrucht mit tiefrotem Fruchtfleisch.
Pomeranze (Bitterorange, Sevilla-Orange)	Mit der Orange nicht verwandte, aber äußerlich orangenähnliche Frucht. Fruchtfleisch roh ungenießbar, zur Herstellung von Marmelade gut geeignet; Schale zur Herstellung von Marmelade und zur Gewinnung aromatischen Öls verwendet, kandierte Schale ist Backzutat (Orangeat). Herkunft: Spanien, Italien.
Zitrone	Leuchtend gelbe, sehr saure und saftreiche Früchte. Dickschalige Sorten meist etwas milder als Früchte mit glatter, dünner Schale. Rohverwendung (Scheiben, Spalten, Saft). Fruchtfleisch und Schale für Marmelade, Schale zur Gewinnung aromatischen Öls verwendet; kandierte Schale der Zitronatzitrone ist Backzutat (Zitronat).

Weitere Südfrüchte

Südfrüchte	
Art	**Merkmale und Besonderheiten**
Ananas	Bis zu 4 kg schwere Frucht der tropischen Ananasstaude. Fruchtfleisch je nach Sorte hellgelb bis goldgelb; enthält ein Eiweiß spaltendes Enzym (Bromelin). Sehr saftige und süße Früchte. Ernte Oktober bis März; Herkunft: Mittelamerika, Karibik, Südostasien, Afrika. Vollreif sehr empfindlich und nur kurze Zeit haltbar, daher gewöhnlich vor der optimalen Reife geerntet; reift nicht nach. Beste Qualität (aber stärker umweltbelastend): per Luftfracht importierte vollreife Früchte („Flugananas“). Ausgeprägt rot gefärbte Früchte mit besonders aromatischem Fruchtfleisch aus Unterglaskulturen auf den Azoren. Reifemerkmale: die schuppige Haut ist leicht einzudrücken, die inneren Kelchblätter lassen sich leicht herausziehen. Ananas nicht im Kühlschrank aufbewahren, sonst Schwarzfärbung des Fruchtfleisches.
Banane	Tropische/subtropische Beerenfrucht der Bananenstaude. Früchte aus lateinamerikanischen Ländern größer, aber geschmacklich weniger intensiv als Früchte von den Kanarischen Inseln (Spanien), aus Afrika und der Karibik. Frischverzehr; außerdem Verarbeitung zu Trockenbananen (Feigenbananen), Mehl, Flocken, Chips. **Obstbanane:** Ernte noch im grünen, unreifen Zustand. Nachreifung während des Transportes und danach in klimatisierten, mit dem Reifegas →Ethylen angereicherten Lagerräumen. Reifemerkmal: Gelbfärbung bei noch grüner Spitze. Bei vollreifen Früchten kleine braune Punkte auf der Schale. Nachreifen noch grüner Bananen bei Zimmertemperatur. Lagerung reifer Bananen nicht unter 10 °C (also nicht im Kühlschrank), sonst Graufärbung des Fruchtfleisches. **Rote Banane:** Schale und auch Fruchtfleisch leicht rot gefärbt, hocharomatisch. **Babybanane:** kleine Frucht mit besonders intensivem Aroma; aus Kolumbien und Südostasien. **Apfelbanane:** kleinfruchtige Sorte mit leicht apfelsaurem Geschmack. **Kochbanane/Gemüsebanane:** Früchte größer als Obstbananen; grün, gelb, rot, violett oder braun gefärbt. Stärkereich, daher kein Rohverzehr, stattdessen Zubereitung wie Kartoffeln und Verwendung als Beilage. Nacherntebehandlung von Bananen mit dem →Vorratsschutzmittel Thiabendazol ist nicht kennzeichnungspflichtig, da Schale nicht mitverzehrt wird.
Dattel	Beerenfrucht der Dattelpalme. Länglicher, harter Kern von weichem, honigfarbenem Fruchtfleisch umhüllt. Frische Früchte trotz hohen Zuckergehalts nur leicht süß und schwach aromatisch; leicht verderblich (Gefahr der Gärung). Im Handel vor allem halbtrockene und trockene Früchte; gute Sorte: Deglet Nous. Herkunft: USA, Irak, Iran, Mittelmeerländer.
Feige	Frucht des weiblichen Feigenbaums; grün, purpurrot bis bräunlichviolett. Weißes bis violettes Fruchtfleisch reifer frischer Früchte sehr süß. Im Handel vor allem getrocknete und gepresste Früchte. Herkunft: Mittelmeerländer, Brasilien und die USA.
Kiwi	Braun-grüne Beerenfrucht einer subtropischen Kletterpflanze. Hühnereigroß; ungenießbare, feste, fein behaarte Schale. Grasgrünes, zur Mitte hin helleres Fruchtfleisch; Geschmack leicht säuerlich, an Stachelbeeren erinnernd. Überreife Kiwis mehlig, lösungsmittelartiger Geschmack. Herkunft: Neuseeland, Italien, Frankreich, Spanien und Griechenland.
[Melone]	→Wie Obst verwendetes Gemüse.

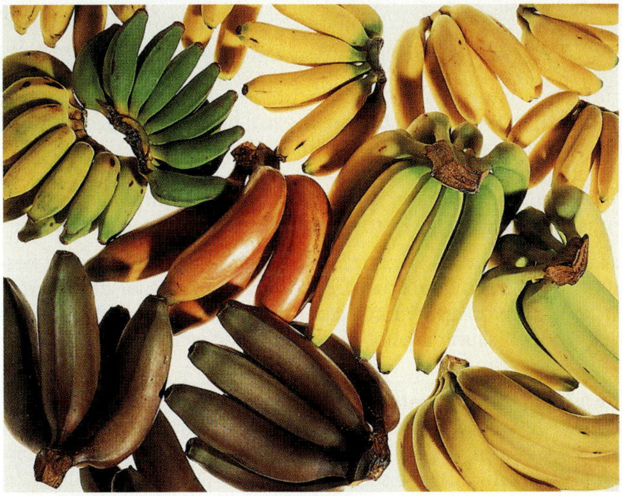

Bananen

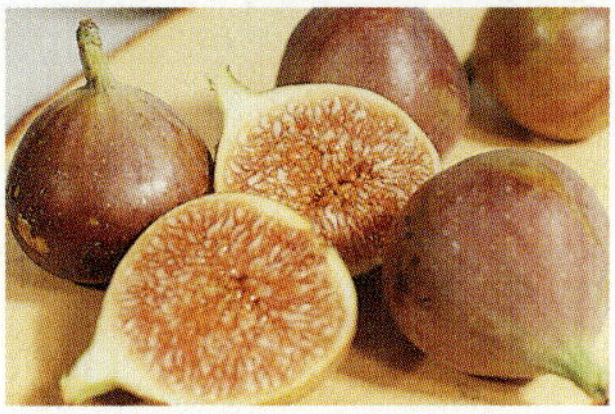

Feigen

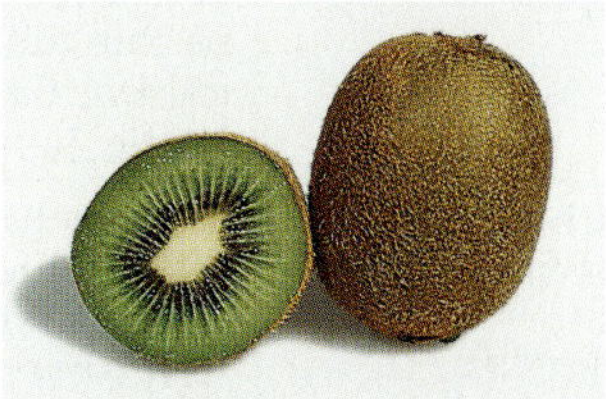

Kiwi

Exotische Früchte

Viele Früchte aus den Tropen und Subtropen, z. T. auch aus dem Mittelmeerraum, werden allmählich zum gewohnten Anblick in den Obstregalen. Ihr ungewöhnlicher Geschmack bereichert und verfeinert Fruchtsalate, sie ergeben ein interessantes Dessert oder verleihen auch aufgrund ihres Aussehens kalten Platten eine besondere Note. Der Saft mancher Früchte ist Grundlage für Erfrischungsgetränke, Multivitaminsäfte oder Cocktails. Die Angebotsbreite an exotischen Früchten ist in den letzten Jahren stark gewachsen. Dadurch wird das Obstangebot gerade in den Wintermonaten, aber auch darüber hinaus, vielseitiger und bunter.

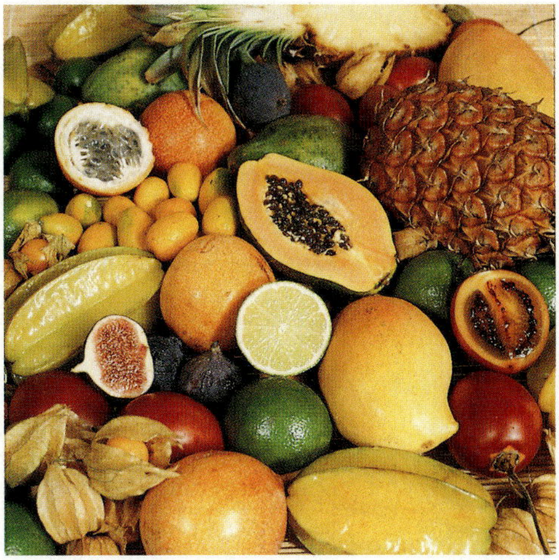

Exotische Früchte

Exotische Früchte gehören eigentlich zu den →Südfrüchten, werden jedoch aus folgenden Gründen gesondert aufgeführt:

- Der Erklärungsbedarf im Hinblick auf Verwendung und Geschmack ist bei vielen dieser Früchte noch sehr groß, da sie seltener im Handel sind als die gängigen Südfrüchte.
- Wer je exotische Früchte in ihren Herkunftsländern frisch verzehrt hat, weiß, wie sehr Transport – meist per Luftfracht – und Lagerung den Geschmack und das Aroma mancher Früchte verändern können. Daher sind gute Kenntnisse bezüglich des Umgangs mit diesen oft teuren Früchten erforderlich.

Exotische Früchte	
Art	**Merkmale und Besonderheiten**
Avocado	Birnenförmige grüne bis braungrüne Baumfrucht. Hellgelbes bis hellgrünes, außerordentlich fettreiches Fruchtfleisch von dezent nussartigem Geschmack und butterartiger Konsistenz; großer runder Stein. Vollreife Früchte dunkler und weicher, schwarze zumeist verdorben. Verwendung: mit Zitronensaft oder Essig und Gemüsen oder mit pikant gewürzter Sauce als Vorspeise; Grundlage für Rohkostsalate, Saucen und Brotaufstrich. Zitronensaft verhindert Braunwerden des Fruchtfleisches.
Babaco	Längliche, etwa 500 – 1000 g schwere Frucht mit fünfeckigem Querschnitt; Farbe mit zunehmender Reife von grün nach gelb wechselnd. Fruchtfleisch mit mildem Geschmack und süßsaurer Note. Verzehr der saftigen Früchte mit der Schale. Verwendung: wie →Papaya.
Cherimoya (Chirimolla)	Kugelige bis eiförmige Baumfrucht mit ungenießbarer grüner bis grünbrauner Schale. Fruchtfleisch weiß, cremig, schmelzend, mit Geschmacksnoten von Erdbeeren und Sahne; von harten ungenießbaren braunen Samenkernen durchsetzt. Verwendung: Rohverzehr, Süßspeisen, Säfte.
Durian (Stinkfrucht)	Kugelige oder eiförmige südostasiatische Baumfrucht (bis über 15 kg) mit grünlicher stachelbesetzter Schale. Frucht unangenehm nach faulenden Zwiebeln riechend, Fruchtfleisch aber außerordentlich wohlschmeckend („Schlagsahne mit Himbeeren“). Verwendung: Rohverzehr, unreife Früchte als Gemüse, verschiedene, auch herzhafte Zubereitungen.
Feijoa	Der →Guave ähnliche pflaumengroße Frucht mit fester, grüner, mit feiner weißer Wachsschicht überzogener Schale. Fruchtfleisch würzig, unaufdringlich süß, mit einer Vielzahl kleiner, essbarer Samenkerne. Verwendung: Rohverzehr, Fruchtsalate, Säfte.
Granatapfel	Apfelgroße, runde Beerenfrucht mit fester, ledriger, orange bis rot gefärbter Schale. Im Inneren zahlreiche von einer hellroten geleeartigen Samenhülle umgebene essbare Samen. Säuerlich-herber Geschmack, ähnlich Johannisbeeren. Verwendung: Auslöffeln oder Auspressen frischer Früchte; Herstellung von Saft und Sirup („Grenadine“).
Guave	Apfel- oder birnenförmige Beerenfrucht mit dicker, essbarer Schale; erst grün, mit zunehmender Reife gelb. Fruchtfleisch mit aromatischem, säuerlich-fruchtigem Geschmack; hoher Vitamin-C-Gehalt. Kerne nicht genießbar, zunehmend kernarme Sorten auf dem Markt. Verwendung: wie Äpfel oder Birnen zubereiten (Rohverzehr, Kompott); Verarbeitung zu Saft, Nektar, Konfitüre, Obstkonserven.
Kaki	Beerenfrucht, erinnert im Aussehen stark an Fleischtomaten. Reif weiches, saftiges, glasigrotes Fruchtfleisch. Süßer, leicht aromatischer Geschmack. Unreife Früchte, am harten Fruchtfleisch erkennbar, unangenehm herb, Nachreifung erforderlich. **Sharonfrucht** und **Persimone** auch unreif genießbar, da gerbstoffarm. Verwendung: Rohverzehr; Verarbeitung zu Saft, Kompott und Konfitüre.
Kaktusfeige (Kaktusbirne)	Beerenfrucht des Feigenkaktus; oval, hühnereigroß. Mit stachelbewehrten Noppen besetzte Schale; grün, mit zunehmender Reife gelb, rot oder braun. Fruchtfleisch rötlichgelb mit zahlreichen essbaren Samenkernen; erfrischend, kaum sauer, nach Birnen duftend. Verwendung: Rohverzehr (auslöffeln; Vorsicht: Verletzungsgefahr durch die mit Widerhaken bestückten Stacheln).
Karambole (Karambola, Sternfrucht, Baumstachelbeere)	Längliche, bis 12 cm lange, reif bernsteinfarbige oder wachsgelbe, durchscheinende Beerenfrucht mit fünf markanten Längsrippen; sternförmiger Querschnitt. Unreif grünlichgelb; ausgereift, wenn Kanten braun. Saftiges gelbes Fruchtfleisch, leicht aromatisch, erfrischend, mit angenehmer Säure. Schale essbar. Verwendung: Rohverzehr; wegen der dekorativen Wirkung auch zur Garnierung von Platten, Eisbechern oder Torten verwendet.

Exotische Früchte *(Fortsetzung)*	
Art	**Merkmale und Besonderheiten**
Kiwano (Hornmelone)	Weder eindeutig Gemüse noch Obst, bis 15 cm lang, grüngelb bis rot-orange, hornbewehrt. Leuchtend grünes, gallertartiges Fruchtfleisch; Geschmack wie Banane und Limette mit Gurkenton. Bei Zimmertemperatur gut zu lagern. Verwendung: Rohverzehr.
Kumquat (Zwergorange)	Kleinste →Zitrusfrucht (etwa 10 g), oval, mit feinporiger, leuchtend goldgelber Schale. Orangefarbenes Fruchtfleisch mit kleinen Kernen; samt Schale essbar, säuerlich mit leicht bitterer Note. Kreuzung mit Limette: Limequat, mit Orange: Orangequat. Verwendung: Rohverzehr, Cocktailfrucht, Dekoration von Speisen.
Litschi (Litchipflaume/ Lychee)	Mirabellengroße eiförmige Steinfrucht mit genoppter rotbrauner bis graubrauner Schale (**Longan:** glattschalig). Durchscheinendes, blassweißes saftreiches Fruchtfleisch von süß-mildsaurem, aromatischem Geschmack; ungenießbarer Kern. Verwendung: Rohverzehr (Schale abpellen), Beilage zu Fisch- und Fleischgerichten, Obstsalate, Verarbeitung zu Obstkonserven.
Loquat (Japanische Mispel)	Goldgelbe pflaumengroße Frucht mit pelzig behaarter Schale und festem, gelblichem oder blass-orangefarbenem, an Apfel und Pfirsich erinnerndem Fruchtfleisch; mehrere braune, nicht essbare Kerne. Verwendung: Rohverzehr (Schale abziehen); Verarbeitung zu Obstkonserven, Konfitüre, Trockenfrüchten.
Mango	Bis zu 2 kg schwere Steinfrucht in der Form einer großen, an den Seiten abgeflachten Birne. Schale von gelb bis grün, orange bis rotviolett; ungenießbar. Reife Früchte mit angenehmem Duft und leicht einzudrückender Schale; Kern äußerst schwer vom Fruchtfleisch zu lösen. Frische Mangos angenehm süß, sehr aromatisch. Fruchtfleisch überreifer Mangos faserig, Geschmack aufdringlich terpentinartig. Verwendung: Rohverzehr (ohne Schale und Kern), Obstsalate; Verarbeitung zu Obstkonserven (entkernte Segmente ohne Schalen), Konfitüre, Mango-Chutney oder Saft.
Mangostane (Mangostene)	Kugelförmige, leicht abgeplattete Beerenfrucht mit dicker ledriger rotbrauner Außenschale. Fruchtfleisch wie bei →Zitrusfrüchten in 4–7 Segmenten mit Innenhäuten; saftig, leicht süßsauer, schmelzend. Zählt zu den geschmacklich besten Dessertfrüchten der Welt, ist aber kaum lagerfähig. Verwendung: Rohverzehr (Lösen der Schale mühsam); Verarbeitung und Konservierung nicht ratsam, da wichtige Aromakomponenten verloren gehen.
Nashi (Japanische Birne, Apfelbirne)	Apfel- oder birnenförmige Frucht (→Kernobst) mit rauer gelber bis braungelber Schale. Grobzelliges, glasiges, sehr saftiges, aber festes Fruchtfleisch von erfrischendem birnenähnlichem Geschmack. Verwendung: wie Birnen.
Papaya	Beerenfrucht in der Form übergroßer Birnen; feste, dünne, grüngelbe bis rötlichgelbe Schale. Reife Früchte weich und schwach nach Aprikosen duftend, sehr süß. Fruchtfleisch (enthält Eiweiß spaltendes →Enzym Papain) gelb, rötlich oder lachsfarben; darin eine große Anzahl an pfefferscharfen Samenkernen. Verwendung: Rohverzehr (wie Melonen ohne Schale und Samen); Verarbeitung zu Dessert, Obstsalat, Obstkonserven, Nektar und Konfitüre.
Passionsfrucht	Beerenfrucht in zahlreichen in Aussehen, Geschmack und Verwendung unterschiedlichen Arten: **Granadilla** (mandarinengroß, rund, orange); **Maracuja** (grün, leicht oval); **Purpurgranadilla** (dunkelbraun, rund, kleiner als Granadilla und Maracuja). Sehr feste, ledrige Schale, reif leicht schrumpelig. Im Inneren der Frucht zahlreiche kleine, schwarze Samenkerne, von geleeartigem Fruchtfleisch umhüllt. Geschmack intensiv aromatisch, süßsäuerlich und fruchtig. Verwendung: Rohverzehr (Früchte samt essbaren Kernen auslöffeln), Fruchtsalate, Süßspeisen; Verarbeitung zu Saft, Nektar, Likör.

Exotische Früchte *(Fortsetzung)*	
Art	**Merkmale und Besonderheiten**
Pepino (Birnenmelone)	Runde oder eiförmig zugespitzte Frucht, einige hundert Gramm schwer, mit glatter, dünner, leicht schälbarer Haut und gelbem, saftigem Fruchtfleisch. Schale reifer Früchte cremefarben mit violetten und purpurfarbenen Streifen. Zurückhaltender Geschmack nach Birne und Melone, süß. Verwendung: Rohverzehr (Kerne nicht genießbar).
Pitahaya	Runde bis walzenförmige Frucht, entweder gelb, mit warziger Oberfläche und weißem, besonders aromatischem Fruchtfleisch, oder rot, glattschalig, mit dekorativem leuchtend rotem Inneren. Süßlicher, erfrischender Geschmack. Gekühlt gut zu lagern. Verwendung: Rohverzehr (Fruchtfleisch mit kleinen Samen auslöffeln), Konfitüre.
Physalis (Kapstachelbeere, Inkapflaume, Ananaskirsche)	Kirschgroße Beerenfrucht, kräftig orange gefärbt und von einem geräumigen, pergamentartigen bräunlichen „Lampion" umgeben. Fruchtfleisch gelb, saftig und dezent süßsauer; enthält kleine essbare Kerne. Verwendung: Rohverzehr (ohne „Lampion"); wegen der dekorativen Wirkung auch zur Garnierung von Platten, Eisbechern oder Torten benutzt; Verarbeitung zu Obstkonserven, Konfitüre.
Rambutan	Der →Litschi ähnliche Frucht („Behaarte Litschi"), jedoch Schale mit vielen faserigen Haaren.
Tamarillo (Baumtomate)	Hühnereigroße, dunkelrote, ovale Baumfrucht, im Querschnitt tomatenähnlich, dünne Schale. Süßsäuerliches, geleeartiges Fleisch mit würzigem Aroma; Kerne essbar. Verwendung: Rohverzehr, Salate; Herstellung von Soßen und Chutneys.

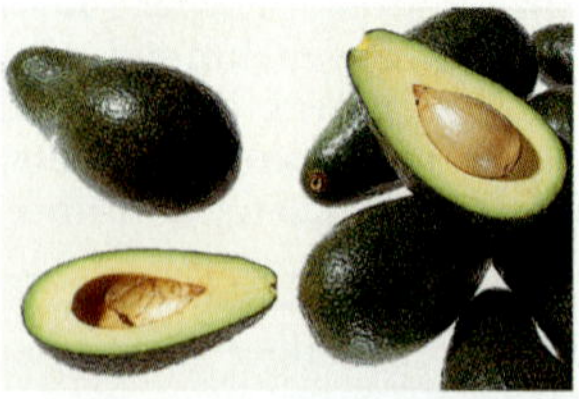
Avocado

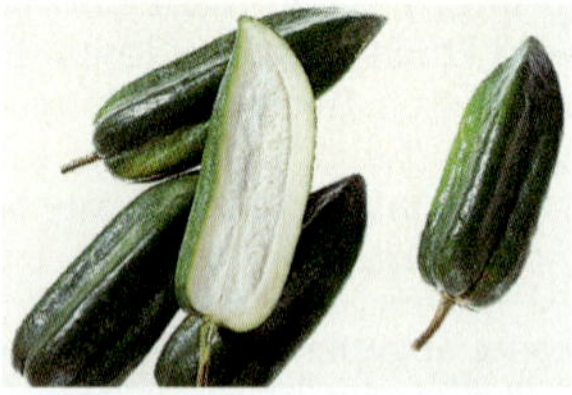
Babaco

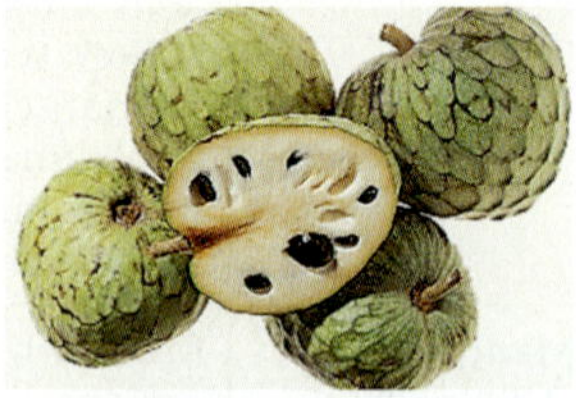
Cherimoya

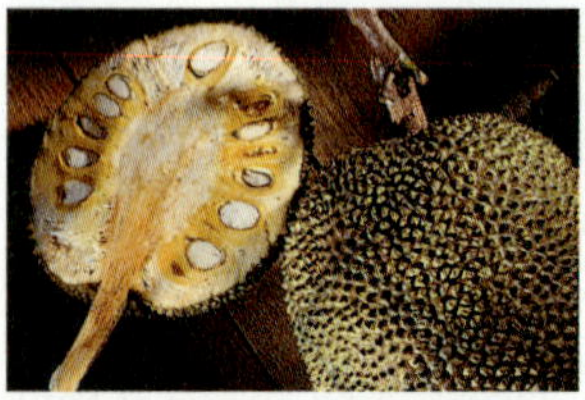
Durian

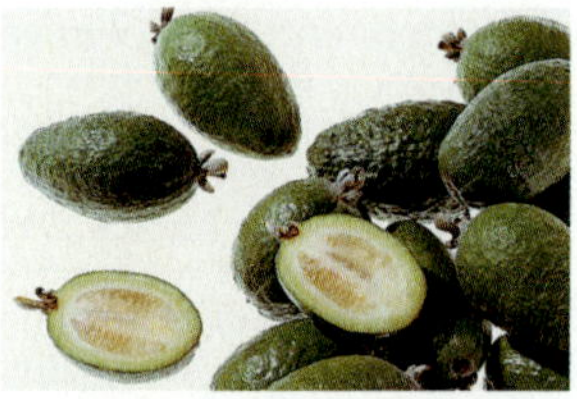
Feijoa

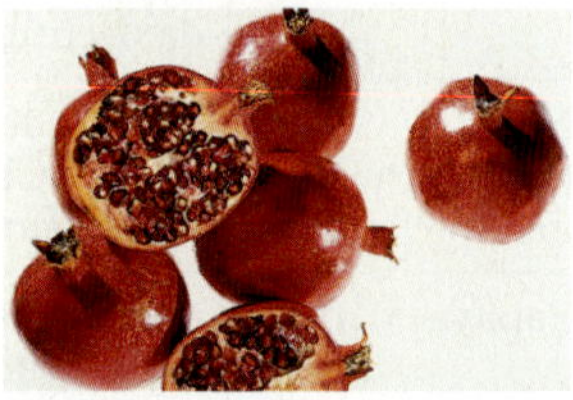
Granatapfel

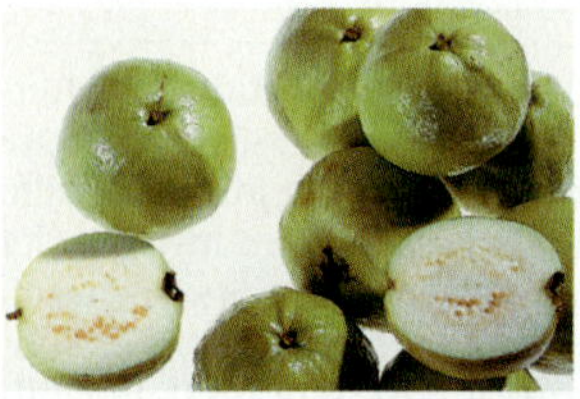
Guave

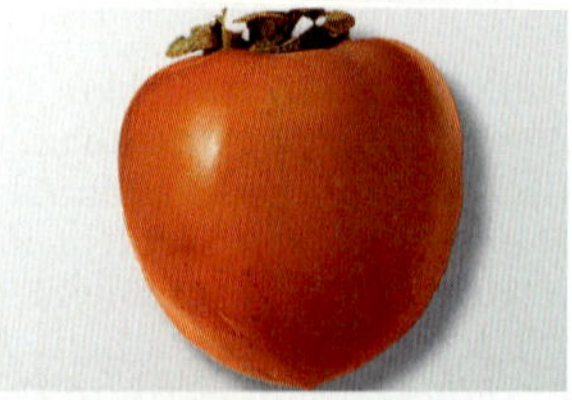
Kaki

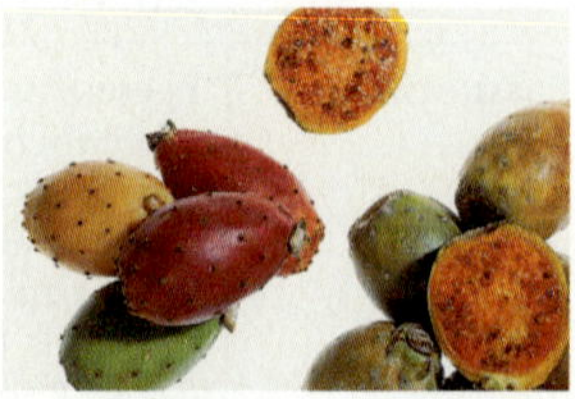
Kaktusfeige

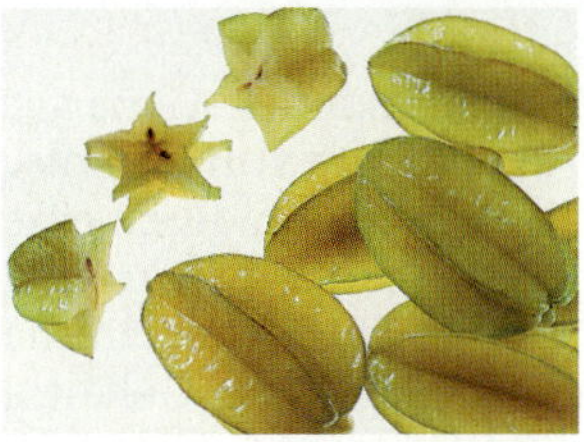
Karambola

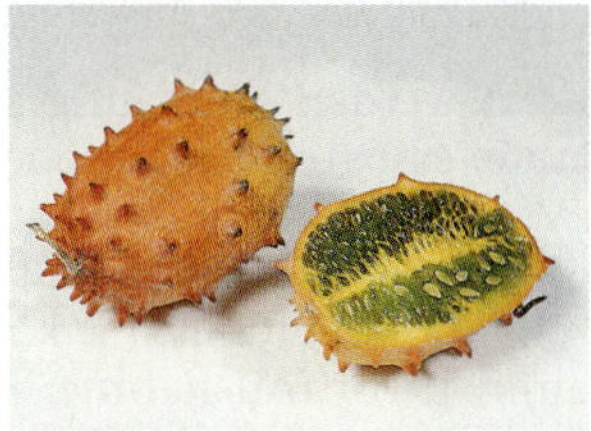
Kiwano

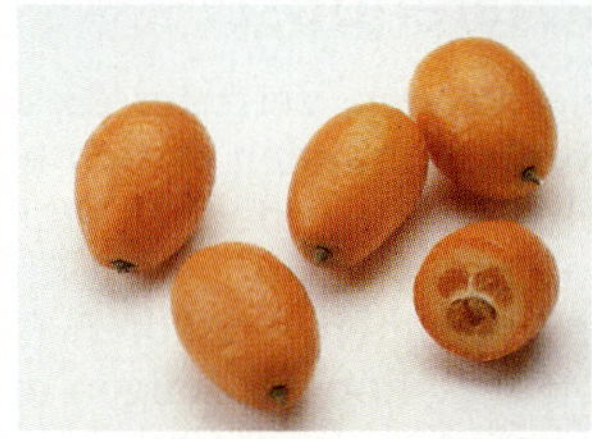
Kumquat

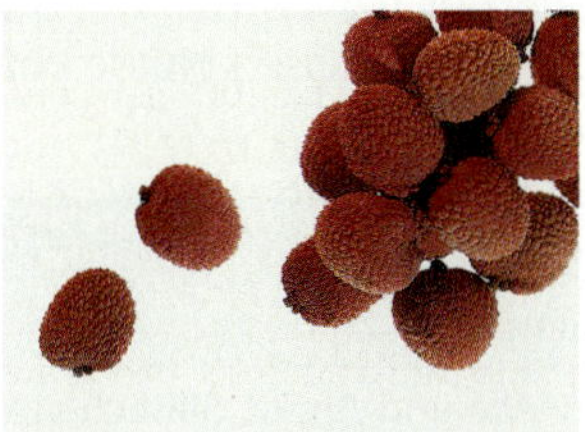
Litschi

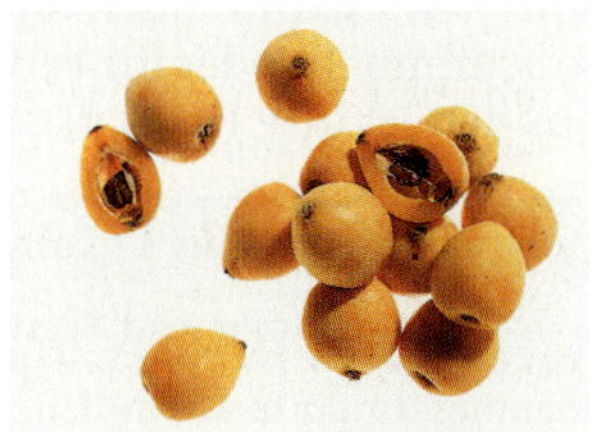
Loquat

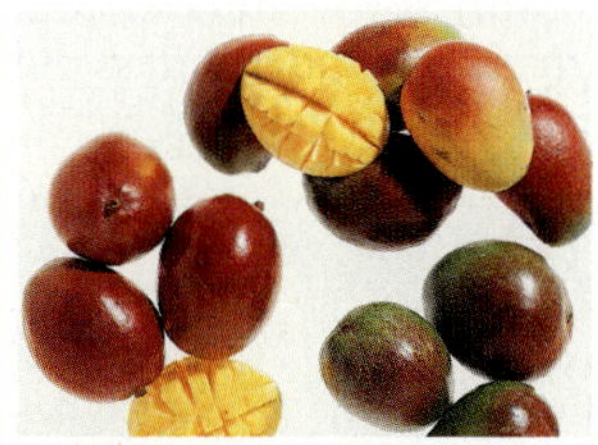
Mango

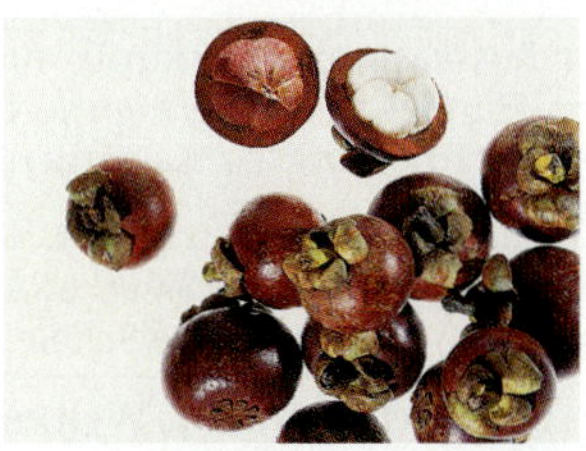
Mangostane

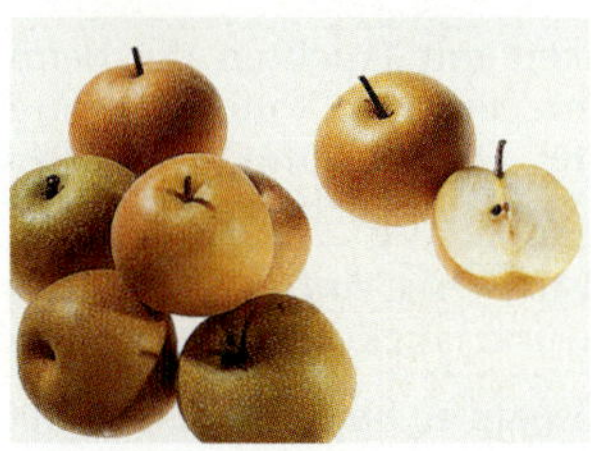
Nashi

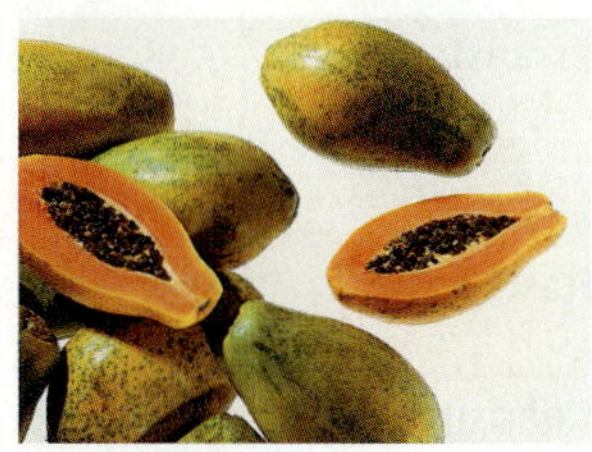
Papaya

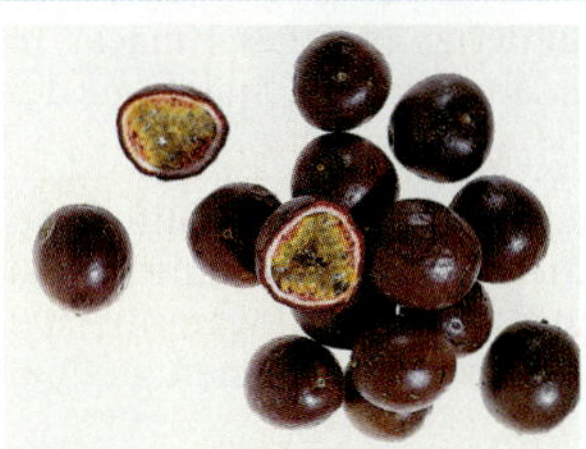
Passionsfrucht

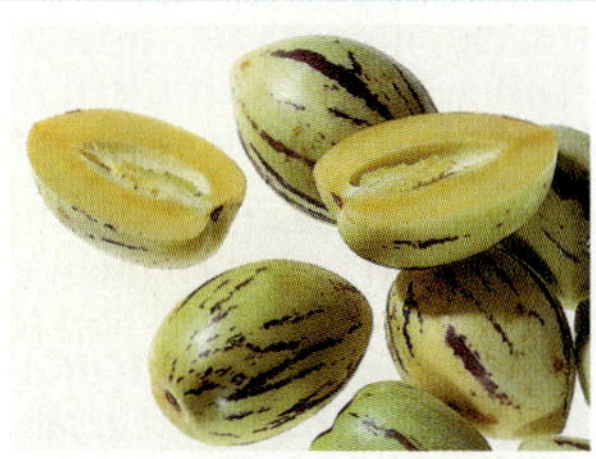
Pepino

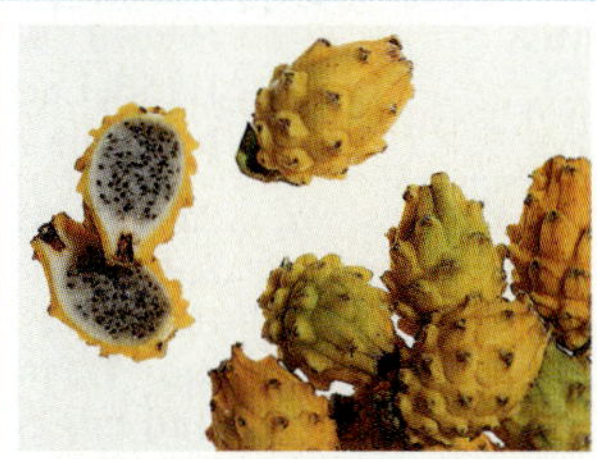
Pitahaya

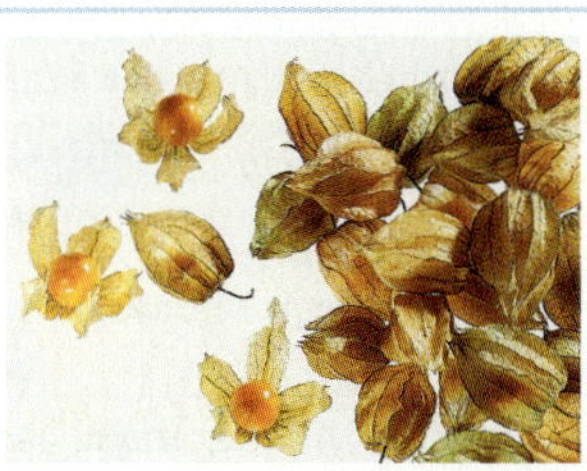
Physalis

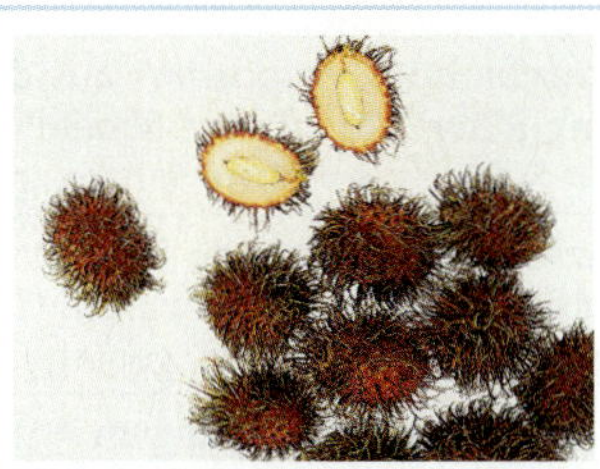
Rambutan

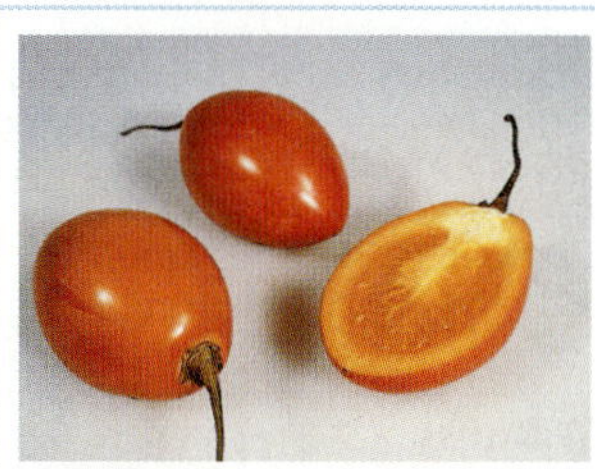
Tamarillo

Schalenobst

Die meisten Vertreter dieser Obstart werden landläufig als Nüsse bezeichnet. Genau genommen handelt es sich hier um die essbaren Samen oder um die Früchte von botanisch sehr unterschiedlichen Pflanzen. Von anderen Früchten unterscheiden sie sich durch einen hohen Anteil an Eiweiß und – mit Ausnahme der Esskastanie – Fett. Letzteres ist reich an ungesättigten Fettsäuren (Ausnahme: Kokosnuss) und kommt in den Nüssen zusammen mit z. T. hohen Mengen an Vitamin E vor (Ausnahme: Kokosnuss). Auch der Gehalt an Vitaminen der B-Gruppe ist höher als der anderer Obstarten, der Vitamin-C-Gehalt dagegen deutlich niedriger. Das Fett in den Nüssen kann als →Speisefett **(Kokosfett)** bzw. →Speise- oder Würzöl **(Erdnuss-, Haselnuss-, Macadamia-, Mandel-, Pistazien-, Walnussöl)** sowie zur Herstellung von →Margarine oder →Plattenfetten verwendet werden. Um zu verhindern, dass die Nüsse schimmeln oder ihr Fett ranzig wird, müssen Nüsse kühl und trocken gelagert werden. Dennoch ist ihre Haltbarkeit begrenzt.

Schalenobst	
Art	**Merkmale und Besonderheiten**
Cashewkern, Cashewnuss	Samen des Acajubaumes. Importe aus Indien, Südamerika und Afrika. Süßlich-aromatischer Geschmack. Ohne Schale geröstet, gesalzen und ungesalzen im Handel.
Erdnuss	Hülsenfrucht. Anbau in tropischen und subtropischen Ländern. Geschmack mild-nussig. Frisch, geröstet, geröstet und gesalzen im Handel.
Esskastanie (Marone)	Äußere Ähnlichkeit mit Früchten der heimischen Rosskastanie. Herkunft aus Mittelmeerländern. Fettarm, kohlenhydratreich. Im Handel frisch, fermentiert, vorgegart, geröstet, (tief-)gekühlt, unter Schutzgas; Verarbeitung zu Kastanienmehl und -mus. Geröstet leicht süßlicher Geschmack.
Haselnuss	Frucht des Haselstrauches. Anbau u. a. in *Frankreich, Italien, Spanien, Türkei, USA*. Im Handel runde und längliche Nüsse, frisch oder geröstet, mit und ohne Schale.
Kokosnuss	Samen der Kokospalme. Importe aus zahlreichen tropischen Ländern. Weißes, sehr fettreiches Fleisch. Geschmack frisch, leicht nussig. Im Handel ganz mit der behaarten Schale; auch Verarbeitung zu →Plattenfetten, Kokosraspeln.
Macadamianuss	Anbau in Plantagen in tropischen Ländern. Importe u. a. aus *Afrika, Australien, Hawaii*. Sehr fettreich (über 75 %). Intensiver, süßlicher Nussgeschmack. Im Handel geröstet und gesalzen; auch frisch (mit der sehr harten Schale und deshalb mit speziellem Öffner in Verbundpackung).
Mandel	Samenkern des Mandelbaumes. Einfuhr aus Italien, Spanien und Kalifornien. Süßmandel und von diesen äußerlich nicht unterscheidbare, →Blausäure enthaltende Bittermandel. Verwendung für Backwaren und bei der Süßwarenherstellung (Marzipan, Nugat). Im Handel mit und ohne Fruchtschale, Samen geschält und ungeschält, geröstet, geröstet und gesalzen.
Paranuss	Samenkern eines kastanienähnlichen Baums der Tropen Südamerikas. Sehr harte Schale, Kern mit intensiv nussigem Geschmack. Im Handel frisch, mit und ohne Schale.
Pekannuss (Hickory-Nuss)	Samen des Hickorybaumes, importiert aus den USA. Ähnlichkeit mit der Walnuss, jedoch länglicher mit glatter Schale. Aromatischer Nussgeschmack. Im Handel frisch mit Schale oder ohne Schale, geröstet und gesalzen.
Pistazie	Samen des Pistazienbaumes. Anbau im Mittelmeerraum und im Iran. Verwendung für Speiseeis, Back- und Wurstwaren. Geschmack leicht nach Mandeln. Im Handel frisch, mit und ohne Schale, geröstet und gesalzen.
Walnuss	Samen des Walnussbaumes. In geringem Umfang heimischer Anbau, meist aus Frankreich, Italien und USA (sehr große Früchte). Im Handel frisch, mit und ohne Schale.

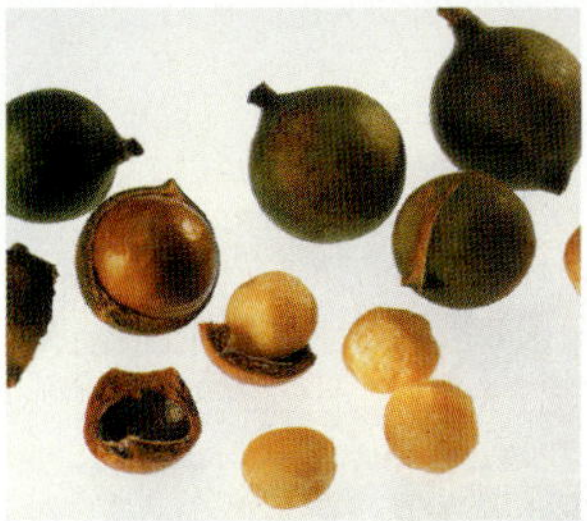
Macadamianüsse

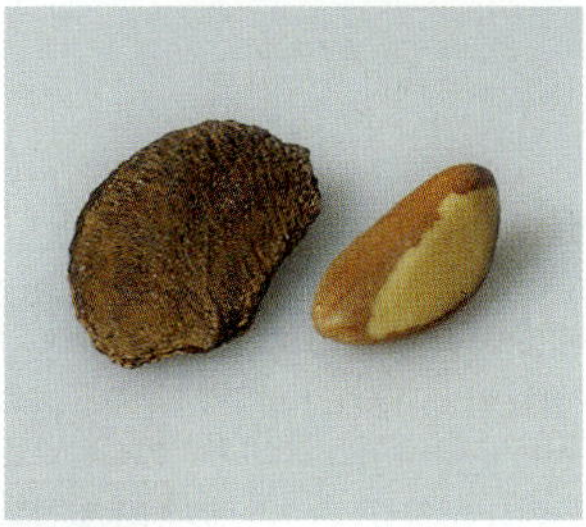
Paranüsse

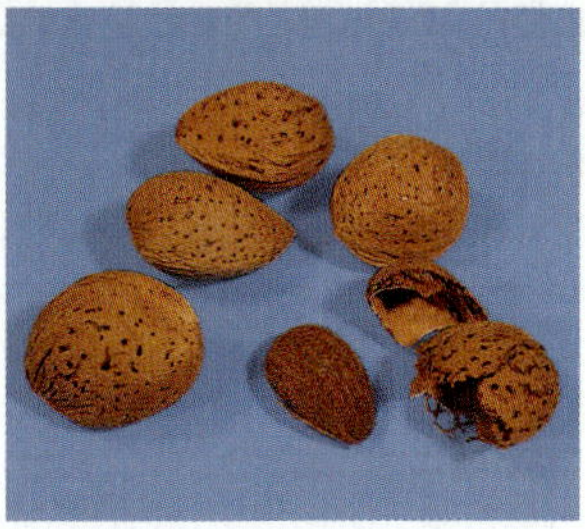
Mandeln

Wie Obst verwendetes Gemüse

Melonen und Rhabarber werden, obwohl sie im botanischen Sinne Gemüse darstellen, wie Obst verwendet:

Wie Obst verwendetes Gemüse	
Art	**Merkmale und Besonderheiten**
Melonen	Kletternde, rankende oder kriechende Gurkengewächse unterschiedlicher Formen. **Wassermelonen:** bis 20 kg schwer, harte grüne Schale, rotes Fruchtfleisch mit vielen braunen Kernen (Neuzüchtungen kernlos), erfrischend durch hohen Wassergehalt. Verwendung: Rohverzehr. **Zuckermelonen** (Cantaloupe, Netz- und Honigmelonen): bis 4 kg schwer, gelbe, hell- bis dunkelgrüne Schale, z. T. mit einem weißen „Netz" überzogen. Gelbes bis orangefarbenes Fruchtfleisch, hocharomatisch und süß. Verwendung: Rohverzehr, Salate, Bowle; Verarbeitung zu Konfitüre.
Rhabarber	Grüne bis rote Blattstiele der mehrjährigen Rhabarberstaude, saurer Geschmack durch Zitronen-, Äpfel- und →Oxalsäure. Stiele kaum lagerfähig. Verwendung: Rohverzehr (mit Zucker); Verarbeitung zu Kompott, Konfitüre, Saft, Obstwein.

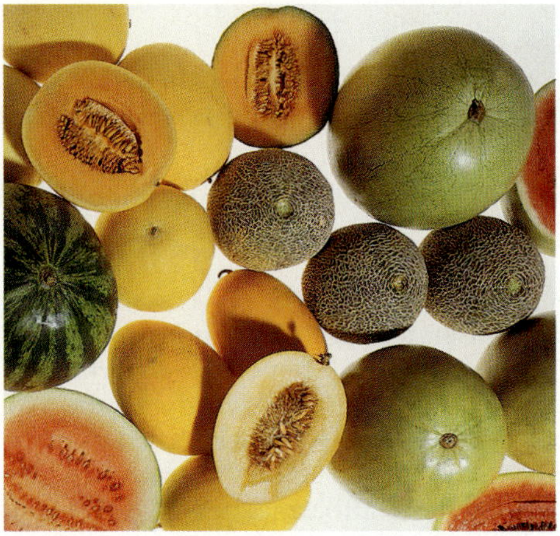
Melonen

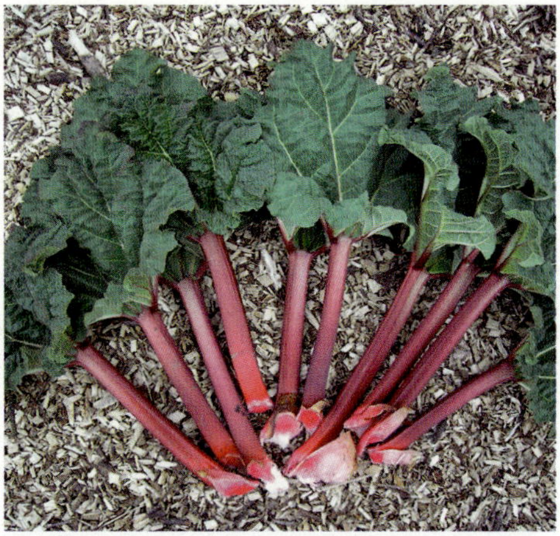
Rhabarber

Verarbeitetes Obst

Obstkonserven

Obwohl man unter →Konservierung generell eine Behandlung von Lebensmitteln zum Zwecke der Haltbarkeitsverlängerung versteht, wofür unterschiedliche Methoden zur Verfügung stehen, werden als „Konserven" im landläufigen Sinn lediglich hitzekonservierte Lebensmittel in luftdicht verschlossenen sterilisierbaren Dosen oder Gläsern bezeichnet.

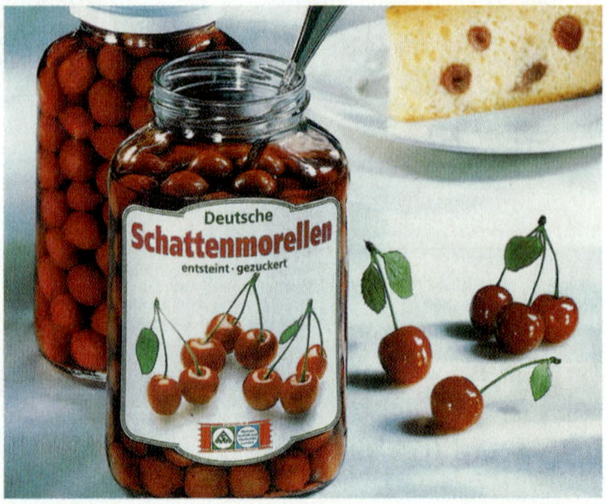

Obstkonserve

Die Konservenindustrie verfügt mittlerweile über Techniken, bei denen die Lebensmittel verhältnismäßig schonend behandelt werden, sodass die Nährstoffe weitgehend, mit einigen Einschränkungen auch Farbe und Konsistenz, erhalten bleiben. Zur Konservierung bestimmte Früchte sollten frisch und in einem optimalen Reifezustand sein. Das Obst wird vor dem Einfüllen in Dosen oder Gläser sorgfältig sortiert, gesäubert und blanchiert. Anschließend wird es in geschlossenen Gefäßen →pasteurisiert oder →sterilisiert. Wird das Obst mit Zucker behandelt, unterscheidet man zwischen „leicht gezuckert", „gezuckert" und „stark gezuckert". Da Früchte normalerweise mit Aufgussflüssigkeit abgefüllt werden, muss zusätzlich zum Nettogewicht das →Abtropfgewicht angegeben werden.

Insgesamt hat der Verbrauch an Obst- und Gemüsekonserven in den letzten Jahren abgenommen, während der Verbrauch von frischem Obst und Gemüse und vor allem von Tiefkühlware zugenommen hat. Für die Vorratshaltung mit Konserven spricht:

- Konserven lassen sich ohne besonderen technischen Aufwand lagern.
- Sie sind sehr lange haltbar.
- Sie lassen sich schnell und unkompliziert zubereiten – kein Säubern, kein Abfall.
- Sie haben meist einen niedrigeren Preis als frische Ware oder Tiefkühlware.

Diesen Vorteilen stehen aber auch einige Nachteile gegenüber:

- Bei Obst (mehr als bei →Gemüse) führen Hitzebehandlung und anschließende lange Lagerung zu vermindertem Vitamingehalt und zur Beeinträchtigung von Geschmack, Konsistenz und Aussehen.
- Mineralstoffe und wasserlösliche Vitamine werden ausgeschwemmt und gehen in den Aufguss über.
- Die Zubereitungsmöglichkeiten von konserviertem Obst sind eingeschränkt.

Verhältnismäßig gute Ergebnisse liefert die Hitzekonservierung bei Kernobst – *halbierte Birnen, Apfelmus, Apfelkompott (Mus mit Apfelstücken)* – und bei Steinobst – *Sauerkirschen, Süßkirschen, Pflaumen, Mirabellen, Pfirsiche.* Beerenfrüchte verändern sich durch die Wärmebehandlung besonders stark. Zur Verbesserung des Aussehens werden ihnen zum Teil Lebensmittelfarbstoffe zugegeben. Auch Südfrüchte und Exoten leiden je nach Art mehr oder weniger unter der Hitzekonservierung, doch mag das Haltbarmachen angesichts der langen Transportwege und der Empfindlichkeit der Früchte einen akzeptablen Kompromiss zu vertretbaren Kosten darstellen.

Trockenobst

Ein weiteres Verfahren zum Haltbarmachen von Obst ist das Trocknen. Es entzieht allen Mikroorganismen das den mikrobiellen →Verderb begünstigende freie Wasser (→a_w-Wert). Da hierdurch der Anteil des Zuckers in den Früchten steigt, ist der →Brennwert von Trockenobst viel höher als der von frischem Obst. Der Anteil an Zellwandbestandteilen steigt ebenfalls, sodass Trockenfrüchte gute Ballaststofflieferanten sind. Trockenobst wird für die Herstellung von *Früchtemüsli, Studentenfutter,* zum Backen oder einfach zum Naschen verwendet.

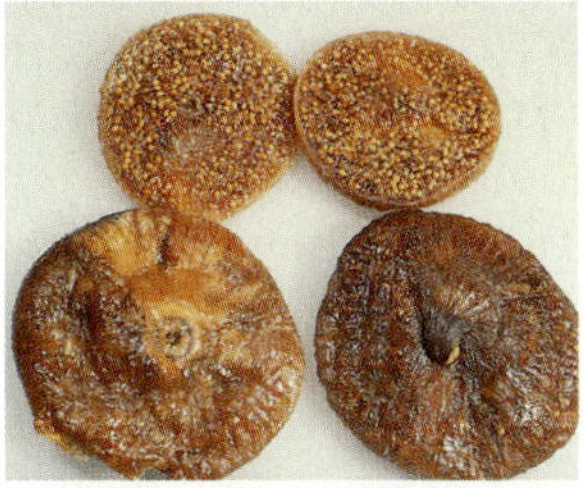

Getrocknete Feigen

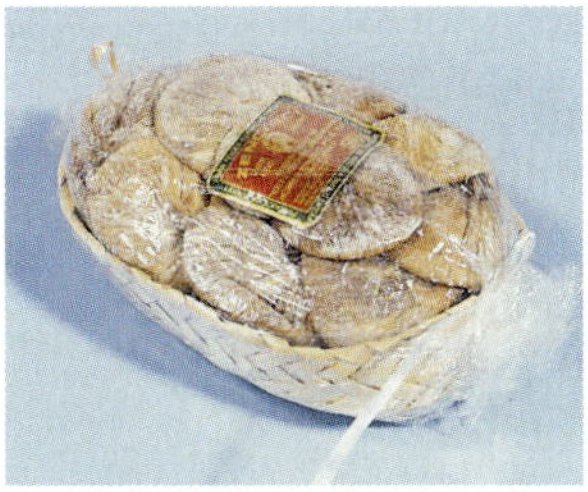

Getrocknete Feigen, gepresst

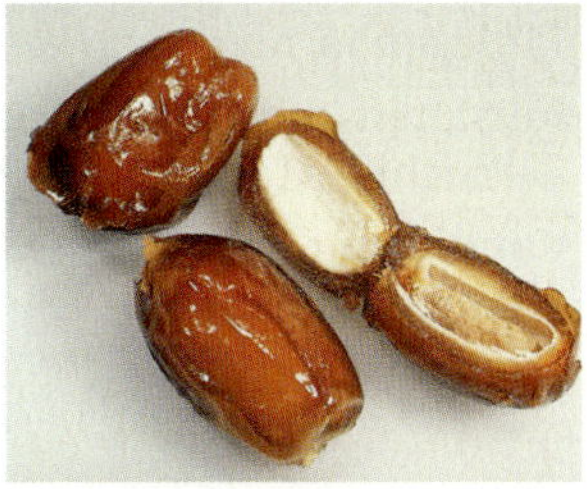

Getrocknete Datteln

Trockenobst	
Art	**Merkmale und Besonderheiten**
Äpfel, Birnen	Gut geeignet: große, spätreife Früchte mit leicht säuerlichem Geschmack. Oft Bestandteil von Trockenobstmischungen.
Aprikosen, Pfirsiche	Früchte trotz Trocknung recht saftig, leicht säuerlich. Oft Bestandteil von Trockenobstmischungen.
Feigen	**Naturalfeigen:** nach dem Trocknen nicht weiter behandelt. An der Oberfläche weißer Belag durch auskristallisierten Traubenzucker. **Behandelte Feigen:** nach dem Trocknungsvorgang noch einmal mit Wasserdampf behandelt, wodurch die Haut glänzend und die Frucht weich wird; anschließend geformt und verpackt.
Datteln	Im Vergleich zu frischen Datteln kräftig-aromatische Süße. Braun glänzend, prall und saftig; faltige Oberfläche zeigt Überlagerung an.
Weinbeeren	Sammelbezeichnung u. a. für **Rosinen:** große, fleischige Beeren, oft mit Stiel und Kernen. Verwendung: Backzutat, Bestandteil von Studentenfutter und Müsli. **Korinthen:** kleine violettschwarze Beeren, sehr aromatisch, ohne Kerne. Nach der Ernte unbehandelt, also auch nicht geschwefelt. Meist als Backzutat verwendet. **Sultaninen:** kernlose, große, saftige, süße, im getrockneten Zustand hellbraune Beeren. Unbehandelte Früchte („natura/naturell") weniger lange haltbar, verfärben sich schneller. Behandelte Früchte geschwefelt und gewachst. **Zibeben:** am Strauch getrocknete Beeren, mit Kernen.

Vor dem Trocknen werden die Früchte sortiert, gereinigt und, falls erforderlich, aufgeschnitten, entsteint oder entkernt. Das Trocknen erfolgt in den Erzeugerländern *(Italien, Spanien, Griechenland, Türkei, Australien, Kalifornien)* an der Sonne oder in Trocknungsanlagen. Bei diesem Vorgang geht ein Teil der Vitamine verloren. Zur Erhöhung der Haltbarkeit und um die helle Farbe zu erhalten, werden Trockenfrüchte häufig mit →Schwefeldioxid behandelt. Sie müssen laut →Zusatzstoff-Zulassungsverordnung als „geschwefelt" gekennzeichnet werden.

Obstkonserven im weiteren Sinne

Außer durch Sterilisieren, Pasteurisieren und Trocknen lässt sich Obst noch durch weitere Verfahren haltbar(er) machen, wobei das verarbeitete Produkt einen höheren →Convenience-Grad annimmt; solche Verfahren sind

- →Tiefgefrieren *(Waldfrüchte)*;
- Einlegen in Alkohol *(Rumtopf)*;
- Entsaften (und evtl. Konzentrieren) zur Herstellung von →Fruchtsirup, →Fruchtsaft, →Fruchtnektar, →Fruchtsaftgetränk;
- Kandieren (Austausch des Zellwassers gegen hochkonzentrierte Zuckerlösung) von
  - ganzen Früchten (→Zuckerwaren),
  - Schalen *(Zitronat, Orangeat)* oder
  - anderen Pflanzenteilen *(Stem-Ingwer)*.

Was Verbraucher noch wissen wollen

Wie müssen Winteräpfel eingelagert werden, damit sie lange halten?

Grundsätzlich sollten Äpfel kühl, bei hoher Luftfeuchtigkeit und dunkel eingelagert werden. Dabei ist zu beachten, dass das gemeinsame Einlagern verschiedener Sorten, ebenso wie die gemeinsame Lagerung mit anderen Früchten, ungünstig sein kann. Reife Äpfel geben neben Kohlendioxid auch →Ethylen in die Luft ab. Dieses Gas kann die Lagerfähigkeit mitlagernder Früchte negativ beeinflussen, da es den Reifungs- und Verfallsprozess beschleunigt. Ebenso sollte man Äpfel und Kartoffeln nicht in einem Raum zusammen einlagern, weil das Ethylen das Keimen der Kartoffeln beschleunigt.

Was versteht man unter „Folienbeutel-Lagerung"?

Bei Folienbeutel-Lagerung werden Äpfel nach Sorten sortiert und in Folienbeutel verpackt, die fest verschlossen in einem kühlen Raum eingelagert werden. Das in dem Beutel durch den Stoffwechsel der Äpfel entstehende Kleinklima – erhöhte Luftfeuchtigkeit, höherer Kohlendioxidgehalt – verlängert die Haltbarkeit der Äpfel.

Wieso lassen sich manche Apfelsorten 8–9 Monate lagern?

Die Lagerfähigkeit von Äpfeln ist stark sortenabhängig: frühe Sorten lassen sich weniger lange lagern als späte Sorten. Eine sehr gute Qualitätserhaltung über Monate hinweg lässt sich bei späten Sorten mit einer speziellen Lagertechnik (→CA-Lagerung: Controlled Atmosphere) erreichen. Bei dieser Lagerung in klimatisierten Lagerhallen werden Luftfeuchtigkeit, Lagertemperatur und Zusammensetzung der Lageratmosphäre so gesteuert, dass der Stoffwechsel der Äpfel und damit ihr Alterungsprozess stark verlangsamt werden.

Welche Bedeutung hat „Reif" auf Pflaumen und Weinbeeren?

Zum Schutz sondert die Haut der Früchte eine wachsartige Schicht ab, die als zarter, weißer Reif – auch „Duftfilm" oder „Nebeltau" genannt – auf den Früchten sichtbar ist und durch Abwaschen mit klarem Wasser entfernt werden kann. Da diese Schicht bei längerer Lagerung verloren geht, ist eine unverletzte Reifschicht ein Frischemerkmal.

Was haben Pampelmuse und Grapefruit miteinander zu tun?

Häufig werden Grapefruits fälschlicherweise als Pampelmusen bezeichnet. Tatsächlich sind die Früchte verschieden. Pampelmusen sind sehr große, bis zu 6 kg schwere Zitrusfrüchte. Die dicke, fleischige Schale, die nahezu die Hälfte des Gewichtes ausmacht, variiert in der Farbe von gelb bis grün. Das Fruchtfleisch ist gelb oder rötlichgelb, kann strohig sein und hat einen herb-süßlichen Geschmack. Pampelmusen kommen bei uns nur ganz vereinzelt in den Handel.

Kann man die Schalen von Zitrusfrüchten verwenden?

Ausschließlich mit künstlichen oder natürlichen Wachsen behandelte Früchte können durch intensives Abwaschen mit heißem Wasser gereinigt werden. Eine Verwendung dieser Schalen zum Würzen oder Garnieren von Speisen oder Getränken ist möglich, allerdings ist mit Aromaverlusten durch das Waschen zu rechnen. Wurden die Zitrusfrüchte mit →Diphenyl, →Orthophenylphenol oder →Thiabendazol behandelt, so ist ein Abwaschen nicht möglich, weil diese →Fungizide schwer oder nicht wasserlöslich sind. Soll die Schale (mit)verwendet werden, empfiehlt sich der Kauf von Zitrusfrüchten mit der Kennzeichnung „Nach der Ernte unbehandelt“ oder, besser noch, „aus kontrolliert biologischem/ökologischem Anbau“ (diese sind weder vor noch nach der Ernte behandelt worden).

Worin unterscheiden sich Euro- von Dollar-Bananen?

„Euro“-Bananen stammen aus dem Zollinland der EU oder aus mit der EU assoziierten Staaten, und zwar aus ehemaligen Kolonialgebieten in Afrika, Asien und der Karibik, „Dollar“-Bananen dagegen aus Mittel- und Südamerika.

Die agroindustriell erzeugten Dollar-Bananen (großfruchtige, dickschalige Sorten) sind gleichförmiger und süßer als die oft aus kleinbäuerlicher Produktion stammenden Euro-Bananen; diese präsentieren sich wegen ihrer dünnen Schalen häufig fleckig und weniger ansehnlich und sind zwar nicht so süß, aber aromatischer als die Dollar-Bananen.

Alle für den europäischen Binnenmarkt bestimmten Bananen werden (wie anderes Obst auch) nach rein äußerlichen Gesichtspunkten *(Größe, Farbe, Form, Schalenfehler)* in Güteklassen sortiert. Ob die Bananen reif sind und wie sie schmecken, wird dabei ebenso wenig beurteilt wie ihr Gehalt an Inhaltsstoffen.

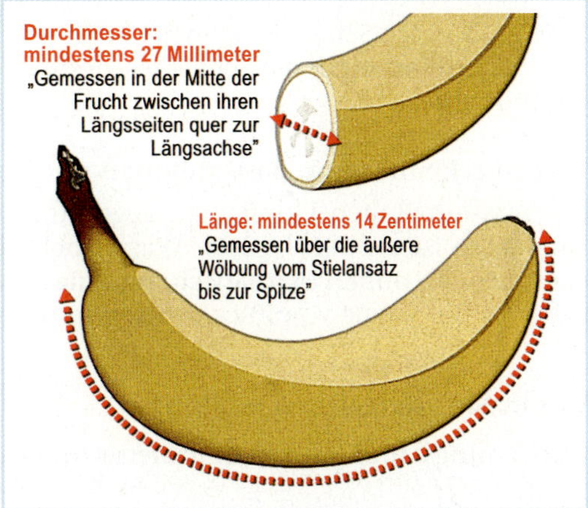

EU-„Standardbanane“ lt. Verordnung 2257/94

Wie kommt es, dass manche Früchte beim Lagern an Qualität gewinnen und andere nicht?

Man unterscheidet nachreifende und nicht nachreifende Früchte. Ob eine Frucht nachreift oder nicht, hängt von der Obst- bzw. (Frucht-)Gemüseart ab. Nachreifende Früchte *(Äpfel, Birnen, Bananen, Pfirsiche, Mangos; Tomaten)* werden meist schon im Stadium der sogenannten Pflückreife, d. h. vor dem optimalen Reifezeitpunkt, geerntet. Sie gewinnen beim Lagern äußerlich sowie in Bezug auf Geschmack und Konsistenz zunächst an Qualität, bis sie schließlich überreif werden und verderben. Nicht nachreifende Früchte *(Ananas, Kirschen, Erdbeeren; Gurken)* müssen hingegen im optimalen Reifestadium geerntet werden. Beim Lagern können sie an Qualität nur verlieren. Die gemeinsame Lagerung mit Ethylen abgebenden Früchten beschleunigt den Verfall.

Wie kann man im Haushalt das Nachreifen von Bananen beschleunigen?

Bananen lassen sich mit dem Reifegas Ethylen nachreifen. Äpfel wiederum geben beim Lagern Ethylen ab. Gibt man also die Bananen zusammen mit ein oder zwei Äpfeln in einen Plastikbeutel, reichert sich die Luft im Beutel mit Ethylen an, welches die Bananen schneller nachreifen lässt.

Sind im Handel angebotene Zitronen, Orangen, Mandarinen mit ganz oder teilweise grüner Schale unreif?

Nein, sie sehen nur so aus. Damit die für reife Früchte sortentypische Gelb- oder Orangefärbung sichtbar wird, muss das für die Grünfärbung verantwortliche Chlorophyll abgebaut werden. Damit das geschieht, müssen vor der Ernte im Erzeugerland die Temperaturunterschiede zwischen Tag und Nacht ausreichend groß sein. Ist das nicht der Fall, bleiben die Früchte – obwohl reif – ganz oder teilweise grün. Da sie aufgrund der Färbung vom Verbraucher nur zögerlich gekauft werden, greifen die Großhändler zu einem Trick: In speziellen Kammern führen sie durch leichtes Erwärmen der Früchte und Zufuhr von Ethylen den Farbumschlag künstlich herbei („Entgrünen"). Das muss mit viel Sorgfalt geschehen, sonst treten „Entgrünungsschäden" auf (dunkelfleckige Schale, fader Geschmack). Generell ist das Entgrünen der inneren Qualität der Zitrusfrüchte eher abträglich: Die Früchte büßen an Geschmack ein und verfallen schneller.

Kann man von der Schalenbeschaffenheit der Zitrusfrüchte auf ihren Saftgehalt schließen?

Eine grobporige Schale ist zumeist auch sehr dick und umgibt ein weniger saftiges Fruchtfleisch. Je feinporiger die Schale ist, desto dünner ist sie in der Regel und desto saftiger ist das Fruchtfleisch.

Woran erkennt man, dass Melonen reif sind?

Bei Wassermelonen klopft man gegen die Schale. Klingt die Melone hohl („Die Melone singt"), so ist sie reif. Unreife Wassermelonen klingen dagegen hart, holzartig. Reife Zuckermelonen duften aromatisch, und die Schale lasst sich auf der Blütenseite leicht eindrücken. Ist die Schale von Zuckermelonen insgesamt weich, so ist die Frucht überreif.

Wenn Sie weiterlesen wollen

Auswertungs- und Informationsdienst für Ernährung, Landwirtschaft und Forsten (aid) e. V. (Hrsg.):

- Obst. Nr. 1002. Bonn 2006[13];
- Exoten und Zitrusfrüchte. Nr. 1281. Bonn 2000[3].

8 Gemüse

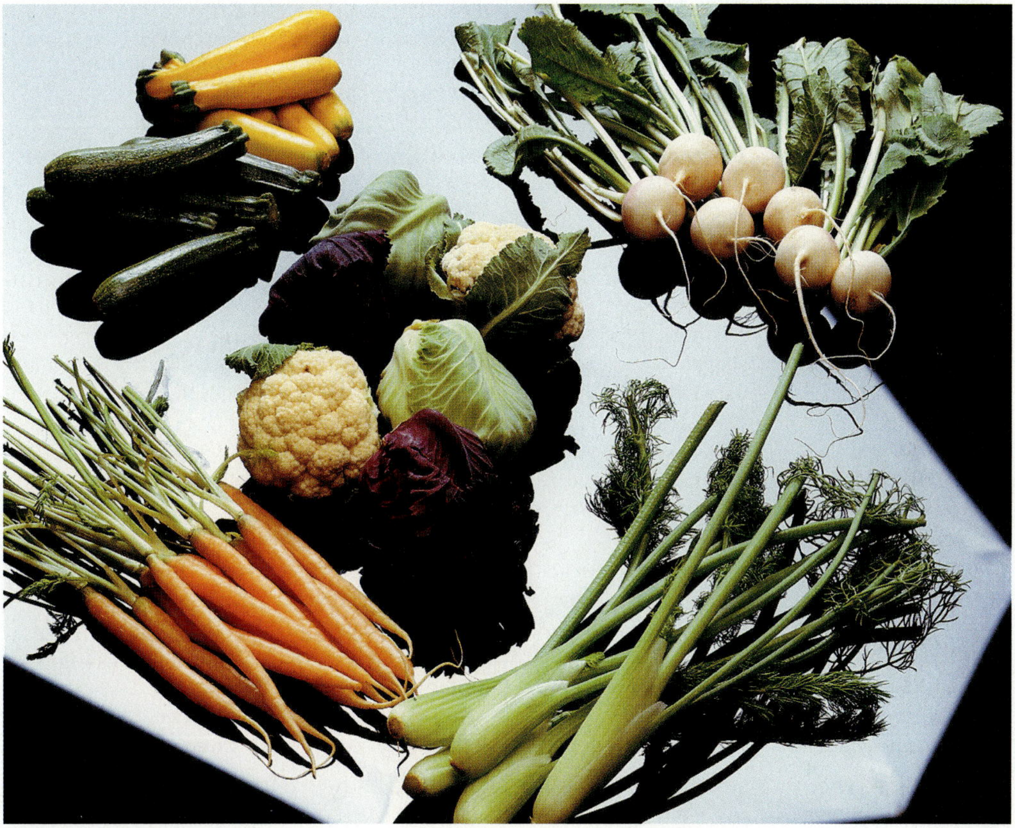

Frisches Gemüse

In der heutigen Ernährung spielt Gemüse – darunter versteht man die essbaren Teile einjähriger Pflanzen – eine bedeutende Rolle:

- Im Rahmen einer ausgewogenen Mischkost ist Gemüse wichtiger Lieferant von Vitaminen *(B_1, B_2, C, Carotin)* und Mineralstoffen *(Kalium, Eisen, Magnesium)*. Gemüse enthält verdauungsfördernde Ballaststoffe sowie vergleichsweise wenig Natrium und Fett. Einige Gemüsearten *(Hülsenfrüchte)* weisen einen hohen Anteil an hochwertigem →Eiweiß auf. Aufgrund seines Gehalts an →sekundären Pflanzenstoffen soll Gemüse *(Tomaten, Kohlgemüse)* eine schützende Wirkung in Bezug auf verschiedene Krankheiten *(Krebs, Herz-Kreislauf-Erkrankungen)* besitzen.
- Der Hauptbestandteil von Gemüse ist Wasser (75–95 %), sodass der →Brennwert gering ist. In Form von Salaten und Rohkost wird Gemüse vor allem wegen der erfrischenden Wirkung geschätzt.
- Die vielen heimischen und auch exotischen Gemüsesorten bieten unterschiedliche Geschmacksrichtungen und vielfältige Zubereitungs- und Verzehrsmöglichkeiten (roh, gegart; als Hauptgericht oder Beilage oder als Snack zwischendurch).

Das Gemüseangebot			
Blatt- und Salatgemüse	**Kohlgemüse**	**Fruchtgemüse**	**Knollen- und Wurzelgemüse**
Batavia *Buttersalat* *Catalonga* *Chicorée* *Eis(berg)salat* *Eichblattsalat* *Endivien* *Escarol (Eskariol)* *Feldsalat* *Glacial* *Lollo rossa/bionda* *Löwenzahn* *Mangold* *Portulak* *Radicchio* *Römersalat* *Rukola (Rucola, Rauke)* *Sauerampfer* *Spinat* *Weinblatt*	*Blumenkohl* *Broccoli (Brokkoli)* *Chinakohl* *Grünkohl/Braunkohl* *Kohlrabi* *Paksoi* *Rosenkohl* *Rotkohl* *Spitzkohl* *Weißkohl* *Wirsingkohl*	*Auberginen* *Bohnen* *Erbsen* *Gemüsepaprika* *Gurken* *Kürbis* *Mais* *Okra* *Tomaten* *Zucchini*	*Knollensellerie* *Meerrettich* *Möhren/Karotten* *Pastinaken* *Radieschen* *Rettich* *Rote Bete* *Rüben* *Schwarzwurzeln* *Topinambur* *Wurzelpetersilie*
Stängel- und Sprossengemüse	**Zwiebelgemüse**	**Essbare Blüten**	**Exotische Gemüse**
Artischocke *Bambussprosse* *Bleich-/Staudensellerie* *Fenchel* *Palmito* *Salicornia (Queller)* *Spargel*	*Knoblauch* *Porree/Lauch* *Speisezwiebeln*	Blüten(blätter) von: *Apfel* *Butterblume* *Chrysantheme* *Geranie* *Holunder* *Jasmin* *Kapuzinerkresse* *Lavendel* *Ringelblume* *Rose* *Veilchen* *Zitrone* *Zucchini*	*Batate* *Chayote* *Crosnes* *Dudhi* *Karella* *Maniok* *Taro* *Yam*
Pilzgemüse	**Verarbeitetes Gemüse**		
Austernpilze *Champignons* *Morcheln* *Pfifferlinge* *Shiitake* *Steinpilze* *Trüffel*	Gemüsekonserven im engeren Sinne	Gemüsekonserven im weiteren Sinne Getrocknete Gemüse ▸ *Getrocknete Pilze* ▸ *Hülsenfrüchte* Tiefkühlgemüse Gemüsesaft Sauerkonserven	

In den letzten 60 Jahren hat sich der Pro-Kopf-Verbrauch von Gemüse auf 94 kg (2007) mehr als verdoppelt. Im Vergleich der Europäischen Union liegt Deutschland damit jedoch im unteren Drittel. Vor allem in den Mittelmeerländern wird mindestens doppelt so viel Gemüse verzehrt wie in Deutschland.

Einkauf, Lagerung und Zubereitung

Für ein ganzjähriges Angebot zahlreicher Gemüsearten sorgen Importe aus aller Welt sowie moderne Anbautechniken. Allerdings ist der weltweite Handel mit Gemüse im Gegensatz zum Handel mit Obst nur wenig ausgeprägt. Er beschränkt sich auf einige wenige Produkte wie *Knoblauch* und *Speisezwiebeln*, die über weite Entfernungen gehandelt werden. Umso bedeutender ist der Handel innerhalb der Europäischen Gemeinschaft. Über 90 % der nach Deutschland importierten Gemüsemengen kommen aus EU-Mitgliedstaaten. So beliefern Spanien, Italien und Griechenland die Verbrauchsländer in den mittleren und nördlichen Zonen der EU mit frischem Gemüse. Wichtigstes Herkunftsland ist Holland, dicht gefolgt von Spanien.

Im Treibhaus unter Glas wird makelloses Gemüse von zarter Struktur auch über die Wintermonate hinweg geerntet, allerdings oft mit Einbußen an Nährstoffen und Geschmack. Auch der Anbau unter Folien sorgt für eine Ausdehnung der Vegetationsperiode und eine Verschiebung der Reifezeiten. Das wichtigste Qualitätsmerkmal beim Einkauf von Gemüse ist die Frische – aber sie ist zugleich auch seine vergänglichste Eigenschaft. Auf langen Transportwegen und auch während der Lagerung im Handel gehen durch Wärme, Licht- und Sauerstoffeinwirkung bei einigen Sorten bereits bis zu 50 % der Vitamine verloren. Es ist daher aus gesundheitlichen wie aus ökologischen Gründen ratsam, frischem Saisongemüse aus der Region oder Tiefkühlware den Vorrang zu geben.

Wegen ihres hohen Wassergehaltes bleiben die meisten Gemüsearten nur kurze Zeit frisch. Dies gilt für die meisten Blattgemüsesorten, aber auch für grüne Bohnen, grüne Erbsen, Blumenkohl, Gurken, Spargel und Tomaten; sie halten sich auch im Kühlschrank nur wenige Tage. Nicht mehr frisches Gemüse ist welk und hat braune Schnittstellen. Vor allem an wärmeren Tagen sollte frisches Gemüse nur für den Tagesbedarf eingekauft und im Gemüsefach des Kühlschranks aufbewahrt werden, da sonst Haltbarkeit und Nährstoffgehalt negativ beeinflusst werden. Frisches Gemüse – mit Ausnahme bestimmter Arten *(Blattsalate, Radieschen, Rettich, Knoblauch, Tomaten)* – lässt sich gut einfrieren (zuvor blanchieren), sodass man von den günstigen Einkaufsbedingungen zur Erntezeit profitieren kann.

Nicht jedes Gemüse lässt sich roh verzehren: manche Sorten werden durch Garen bekömmlicher *(Kohl)* oder überhaupt erst genießbar *(Bohnen)*, bei anderen werden wichtige Inhaltsstoffe besser für den Organismus verfügbar *(Karotten, Tomaten)*. Um jedoch bei der Zubereitung Verluste an Mineralstoffen und Vitaminen so weit wie möglich einzuschränken, sollten einige Regeln beachtet werden:

- Gemüse kurz, aber gründlich waschen (nicht im Wasser liegen lassen) und erst kurz vor der Weiterverarbeitung zerkleinern;
- vitaminschonende Garverfahren wählen: Gemüse dämpfen, dünsten oder in Folie garen. Garzeit nicht überschreiten – Gemüse sollte noch „Biss“ haben. Gemüse in möglichst wenig Flüssigkeit garen und diese wegen der enthaltenen Nährstoffe anschließend weiterverwenden;
- gegartes Gemüse nicht lange warm halten.

Güteklassen und Kennzeichnung

Gemüse ist, wie alle Naturprodukte, kein Erzeugnis von immer gleichbleibender Qualität. Die europäischen Qualitätsnormen unterscheiden wie bei →Obst verschiedene →Güteklassen, die jedoch lediglich etwas über die äußere Beschaffenheit und die Größe bzw. das Gewicht, aber nichts über Geschmack, Nährwert und Haltbarkeit aussagen. So ist zu erklären, dass bei Züchtungen immer mehr Wert auf Äußeres gelegt wird und manche wohlschmeckende Frucht nicht auf den Markt kommt, nur weil sie zu krumm oder zu groß oder zu klein geraten ist.

Unabhängig von der Einteilung in Güteklassen muss Gemüse ganz, gesund, sauber, frisch, frei von fremdem Geruch und Geschmack, frei von Schäden und Schädlingen und frei von übermäßiger Feuchtigkeit sein. Bei loser Ware müssen Angaben über die Gemüseart, die Herkunft und die Güteklasse gemacht werden, bei abgepackter Ware sind außerdem Nettogewicht oder Stückzahl, Name und Anschrift des Erzeugers und – wenn die Packung mehr als eine Gemüseart enthält *(Mischsalat)* – ein Zutatenverzeichnis anzugeben.

Gemüseangebot im Überblick

In Deutschland sind die klassischen Gemüsesorten *(Tomaten, Möhren, Schlangengurken, Zwiebeln, Paprika, Bohnen, Erbsen, Kohlrabi, Weiß-, Rot-, Blumenkohl, Spargel, Kopfsalat)* auch heute noch die am meisten verbrauchten. Die Zeiten von Verbrauchszunahmen sind hier jedoch vorbei. Es sind vielmehr die bisher weniger bekannten Arten, denen gute Marktchancen eingeräumt werden. Sowohl wieder entdeckte alte Gemüsearten *(Pastinake)* als auch importiertes exotisches Gemüse *(Karella)* bereichern das aktuelle Gemüseangebot. Das Gemüsesortiment wird im Handel meist nach botanischen Kriterien *(Blattgemüse)*, nach dem Verwendungszweck *(Salatgemüse)*, nach dem Ernteverfahren *(Pflück-, Schnittsalate)* und gelegentlich nach der Bekanntheit (exotisches Gemüse) eingeteilt.

Salatgemüse

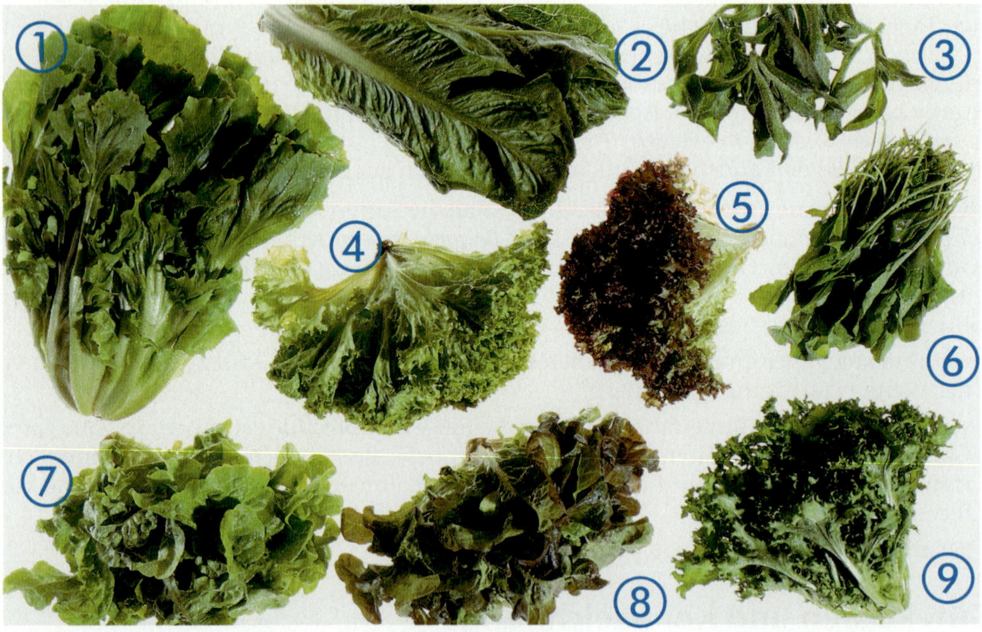

Kopf- und Blattsalate I: ① Escarol, ② Römersalat, ③ Glacial, ④ Lollo bionda, ⑤ Lollo rossa, ⑥ Rucola, ⑦ Batavia, ⑧ Eichblatt, ⑨ Frisée

Unter Salatgemüse im engeren Sinne versteht man die Blätter und zarten Triebe von in Kultur genommenen Pflanzenarten oder von Wildkräutern. **Kopfsalate** bilden je nach Sorte, Kultur und Jahreszeit mehr oder weniger geschlossene Köpfe, die als Ganzes geerntet werden. Die formen- und farbenreichen **Blattsalate** (Pflück- und Schnittsalate) dagegen entwickeln offene Blattrosetten, deren Blätter in mehreren „Ernten" gepflückt oder geschnitten werden. Das Angebot an Kopf- und Blattsalaten ist das ganze Jahr über vielseitig. Während der Freilandsaison ist Salatgemüse häufig größer, fester, geschmacksintensiver und nährstoffreicher als zur Winterzeit. Im Winter stammt der Salat aus Unterglaskulturen und enthält mehr →Nitrat.

„Der gute Ruf des Kopfsalates als gesundes Gemüse lässt sich ernährungswissenschaftlich kaum begründen. Vor allem im Winter, während der Treibhaussaison, entspricht er eher einem Papiertaschentuch in einem Glas Wasser. Denn Wasser (95 %) und Faserstoffe (1,5 %) sind abgesehen vom Nitrat (maximal 3,5 g/kg) seine wichtigsten Inhaltsstoffe. Von den vielen Verbrauchertipps macht nur der allgemeine Rat Sinn, im Winter auf Kopfsalat zu verzichten. Wie wär's stattdessen mit Feld-, Sellerie-, Chicorée- oder Krautsalat?"
Quelle: Pollmer, Udo; Schmelzer-Sandtner, Brigitte, „Wohl bekomm's", Köln 2001, S. 154

Im weiteren Sinne werden unter Salatgemüse auch die zur Zubereitung von Salaten verwendeten gegarten oder ungegarten Gemüse *(Kohl-, Frucht-, Knollen-, Wurzel-, Stängel-, Sprossen-, Pilz-, Blüten- und Zwiebelgemüse)* einschließlich Hülsenfrüchte verstanden.

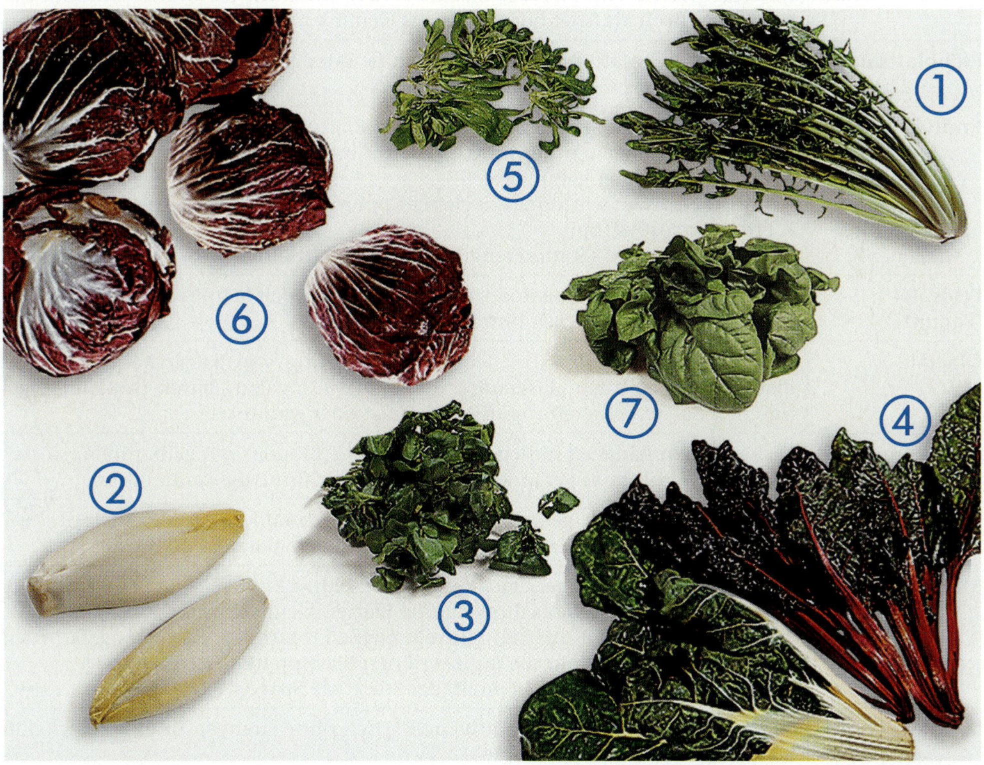

Kopf- und Blattsalate II:
① Catalonga, ② Chicorée, ③ Feldsalat, ④ Mangold, ⑤ Portulak, ⑥ Radicchio, ⑦ Spinat

Blattgemüse/Salat	
Art	**Merkmale und Besonderheiten**
Kopfsalate	
Bataviasalat	Fester, knackiger, robuster, haltbarer als →Buttersalat. Kräftiger Geschmack.
Buttersalat = „gewöhnlicher" Kopfsalat	Am meisten verbreitete Kopfsalatsorte. Äußere Blätter ▸ dunkelgrün, fest, leicht bitter; ▸ rötlich, weniger fest, kräftiger Geschmack, frei von Bitterstoffen; innere Blätter heller, milder.
Eis(berg)salat	Fester Kopf, steife, spröde Blätter, besonders haltbar. Schwacher Eigengeschmack.
Röm(isch)er Salat	Kopfsalat mit länglich-spitzen Blättern; außen kräftig grün, durch Binden in den letzten Wochen vor der Ernte innen gelblich gebleicht. Herzhafter Geschmack. Zubereitung frisch als Salat oder gedünstet wie Spinat, Stiele wie Spargel.
Radicchio (Rote Endivie)	Röschen oder fest geschlossene Köpfe, weinrote oder rot getupfte Blätter. Weiße Blattrippe ausgeprägt bitter. Nitratgehalt höher als in grünblättriger →Endivie
Blattsalate	
Catalonga	Zichorienart mit stark eingekerbten Blättern. Dem Löwenzahn ähnlich, jedoch dunkle, charakteristisch bittere Blätter.
Chicorée (Zichorie)	Zichorienart, Sprosse aus im Herbst geernteten und eingemieteten schlanken Rüben. Kultur unter Lichtabschluss, daher kein Blattgrün, sondern weiß-gelbe bis weißrötliche Färbung der Blätter. Bittergeschmack (besonders Strunk). Zubereitung frisch als Salat oder gegart als Gemüse.
Eichblattsalat	Weiche, eichenblattähnliche rote, rotgrüne oder grüne Blätter. Milder bis herzhafter nussartiger Geschmack.
Endivie	Zichorienart mit kräftigen, leicht bitteren Blättern; Strunk bitter, Außenblätter hart. Zum Ausbleichen der inneren Blätter meist in den letzten 3 Wochen vor der Ernte zusammengebunden: ▸ **Winterendivie:** winterhart, lockerer Kopf mit krausen Blättern; ▸ **Frisée:** krausblättrig; ▸ **Escarol/Eskariol** (Sommerendivie): glatte Blattränder.
Feldsalat (Rapunzel)	Kleine dunkelgrüne, eine Rosette bildende und durch Schnitt am Wurzelansatz geerntete Blätter. Schwach bitter, nussig.
Glacial	Lange, schmale Blätter (bei Trockenheit Bildung von Salzkristallen auf den Blättern – daher auch „Eiskraut"). Spinatähnlich, würzig-bitter. Bestandteil gemischter Salate. Zubereitung frisch als Salat oder gedünstet.
Lollo bionda/ Lollo rossa	Dicke, an den Rändern stark gekrauste Blätter. „Bionda" mit gelbgrünen, „rossa" mit grünen, rotbraun geränderten Blättern. Leicht nussig, kaum bitter.
Löwenzahn	Kulturlöwenzahn oft gebleicht, mild, wild wachsende Arten leicht bitter. Bestandteil gemischter Salate. Zubereitung frisch als Salat oder gedünstet.
Mangold	Spinatähnlicher, würziger, leicht erdiger Geschmack: ▸ **Blattmangold:** gelb- bis dunkelgrüne Blätter, kleinwüchsig; ▸ **Stielmangold:** großblättrig, mit rein weißen, blutroten oder orangefarbenen Blattstielen, die sich in die dunkelgrünen Blattspreiten erstrecken. Zubereitung der Blätter wie Spinat, der Stiele wie Spargel.
Melde	Spinatähnliches Gewächs. Kräftig aromatisch ohne strengen Beigeschmack. Zubereitung (nur Blätter) wie Spinat.
Portulak	Sprossen einer dickblättrigen Pflanze. Würzig-scharf. Zubereitung frisch als Salat oder wie Spinat.

Blattgemüse/Salat *(Fortsetzung)*	
Art	**Merkmale und Besonderheiten**
Rucola (Rauke)	Würz- und Salatpflanze, kultiviert oder wild wachsend. Ausdrucksvoller, scharfer, der Kresse ähnlicher Geschmack.
Sauerampfer	Gestielte, pfeilförmige, bei einigen Sorten fleischige Blätter. Ausdrucksvoller, säuerlicher Geschmack. Wilde oder verwilderte Sorten kräftig, Kultursorten milder. Zubereitung frisch als Salat oder als Suppe.
Spinat	In Frühjahr, Sommer, Herbst feinblättriger, im Winter gröberer Schnittsalat. Je nach Ernteverfahren: ▸ **Blattspinat** (für den Frischverkauf) oder ▸ **Wurzelspinat** (meist industriell weiterverarbeitet). Als Folge einer Fehleinschätzung galt Spinat früher als ungewöhnlich eisenhaltig und somit als besonders wertvoll für die Ernährung speziell von Kindern. Tatsächlich hat frischer Spinat einen eher unauffälligen Eisengehalt von 3,5–4 mg je 100 g (zum Vergleich: Blutwurst 6,8 mg, Sojabohnen 8,6 mg, Kürbiskerne 12,5 mg, Schweineleber 22,1 mg je 100 g). Besonders hoher Nitratgehalt; zubereiteten Spinat deshalb rasch verbrauchen, nicht ohne Kühlung und nicht für längere Zeit stehen lassen (Gefahr der Bildung von →Nitrit). Zubereitung frisch als Salat oder gedünstet.
Weinblatt	Blatt der Weinrebe, im Sommer frisch erhältlich. Fein-säuerlich; zum Umwickeln von Füllungen *(Dolmades, Dolmas, Käse)* und als Garnierung verwendet.

Kohlgemüse

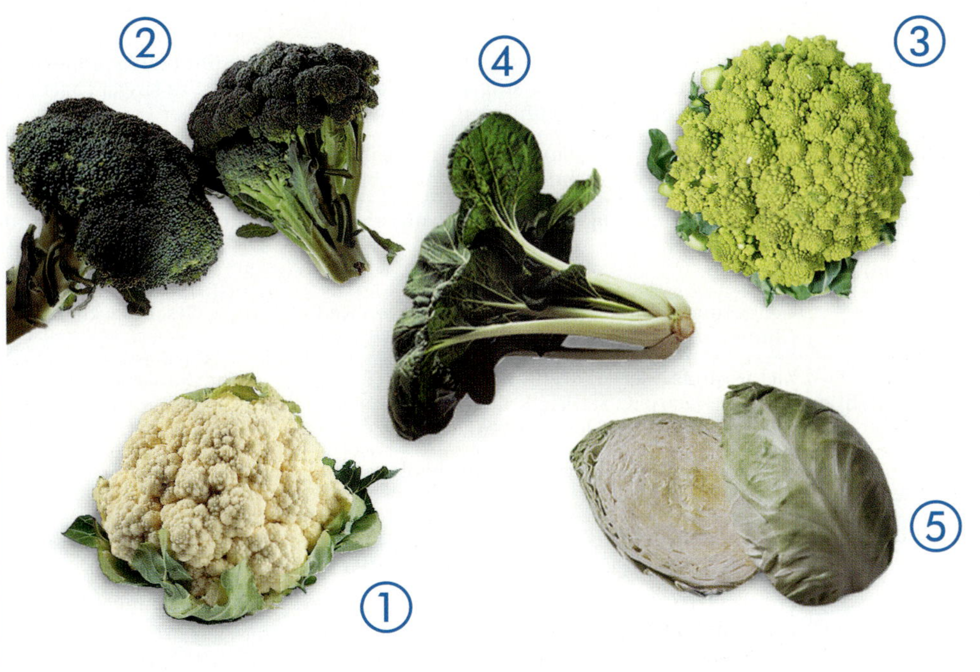

Kohlarten:
① Blumenkohl, ② Broccoli, ③ Romanesco, ④ Paksoi, ⑤ Spitzkohl

„Kohl“ ist die Sammelbezeichnung für die aus dem Wildkohl durch Züchtung abgeleiteten Blattkulturkohlarten und hat in Deutschland Tradition, sowohl was den Anbau (fast 60 % der Gemüseernte) als auch was die Verwendung anbelangt. Er ist preiswert, vielseitig und kalorienarm.

Die im Kohl, besonders in Wirsing und Chinakohl, enthaltenen schwefelhaltigen Verbindungen (→sekundäre Pflanzenstoffe) wirken gesundheitsfördernd. Die blähende Wirkung einiger Kohlsorten kann durch Zugabe von Kümmel oder durch kurzes Blanchieren und Einfrieren gemildert werden. Lange Lagerfähigkeit und Importe aus südeuropäischen Ländern führen dazu, dass Kohl nicht nur zur hiesigen Erntezeit (Herbst/Winter), sondern das ganze Jahr über angeboten wird. Wichtiges Qualitätsmerkmal ist ein kompakter Kopf von frischem Aussehen.

Kohlgemüse wird zu Rohkostsalaten (aus *Weiß-, Rot-, Chinakohl)* verarbeitet, dient als Suppengemüse oder als gedünstete Beilage *(Bayerisch Kraut)* zu unterschiedlichen Fleisch- und Fischgerichten und ist oft wichtiger Bestandteil regionaltypischer Hauptgerichte *(Wirsingroulade, Grünkohl mit Pinkel)*. Außerdem ist Kohl Bestandteil von Sauerkonserven *(→Sauerkraut)*, Kohlsaft von Gemüsesäften.

Kohlgemüse	
Art	**Merkmale und Besonderheiten**
Blumenkohl (Karfiol)	Blütenweißer Kopf, da äußere Hüllblätter Kopf lichtundurchlässig umschließen; „Blume“ in „Röschen“ zerlegbar. Milder, wenig ausgeprägter Kohlgeschmack. Farbige Varianten durch Züchtung und Lichteinwirkung: ▸ gelbgrünlich (Romanesco): Einzelröschen zu Spitzkegeln geformt; milder Kohlgeschmack; ▸ grün, violett: intensiverer Kohlgeschmack.
Broccoli	Form ähnlich Blumenkohl, jedoch längere Stiele; dunkelgrüne bis blaugrüne Blütenknospen. Milder, wenig ausgeprägter Kohlgeschmack. Bei zu langer Lagerung gelbliche Verfärbung, „blühender“ Kopf, leicht bitter.
Chinakohl	Lockerer, ovaler Kopf; längliche hellgrüne Blätter mit breiten Blattrippen. Wenig ausgeprägter Kohlgeschmack; wirkt nicht blähend.
Grünkohl (Braun-, Kraus-, Winterkohl)	Krause, hell- bis dunkelgrüne Blätter; meist nach dem ersten Frost geerntet, dann leicht-süßlich.
Paksoi	Große runde, dunkelgrüne Blätter an langen weißen Stielen. Geschmacklich dem Chinakohl ähnlich, jedoch saftiger und würziger.
Rosenkohl (Brüsseler Kohl)	Kleine runde oder ovale grüne Kohlköpfe („Röschen“), die am Strunk in den Blattachseln wachsen. Starker Kohlgeschmack, leicht bitter; nach Frosteinwirkung geerntet milder und leichter verdaulich.
Rotkohl (Blaukraut)	Fest geschlossener Kopf; rote, dunkelviolette bis blaue Blätter. Milder Geschmack.
Spitzkohl	Feine Variante des Weißkohls. Lockerer, spitzer Kopf, zarte Blätter. Dezenter Kohlgeschmack.
Weißkohl (Kappes, Weißkraut)	Kugeliger, fester, geschlossener Kopf, hellgrüne, bei späten Sorten dunkel- bis blaugrüne Blätter. Milder, aber deutlicher Geschmack.
Wirsingkohl	Lockerer offener Kopf, hellgelb bis dunkelgrün, stark gerippte und gewellte zarte Blätter. Kräftig, geringes Kohlaroma.

Fruchtgemüse

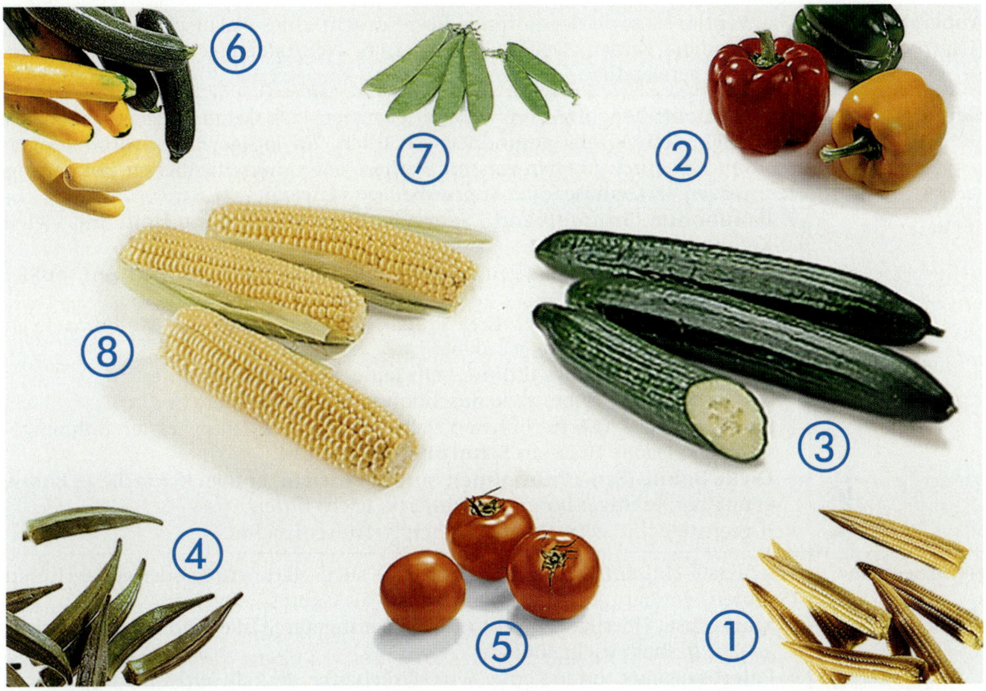

Fruchtgemüse: ① Fingermais, ② Gemüsepaprika, ③ Gurken, ④ Okra, ⑤ Tomaten, ⑥ Zucchini, ⑦ Zuckererbsen, ⑧ Zuckermais

Zum Fruchtgemüse gehören die Früchte einjähriger Arten wie *Tomaten, Paprika, Gurken, Kürbisse* und die wie Obst verwendeten →*Melonen*. So unterschiedlich die Gemüsearten dieser Gruppe sind, so vielseitig ist auch ihre Verwendung. Ein Großteil kann roh gegessen werden, andere werden gedünstet, gegrillt, gebraten oder überbacken.

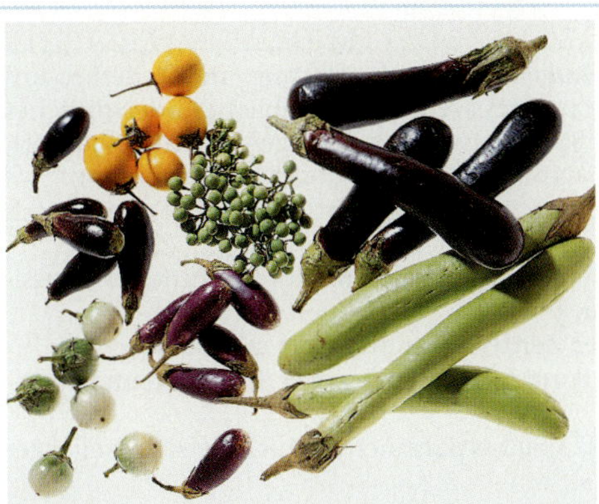

Auberginen

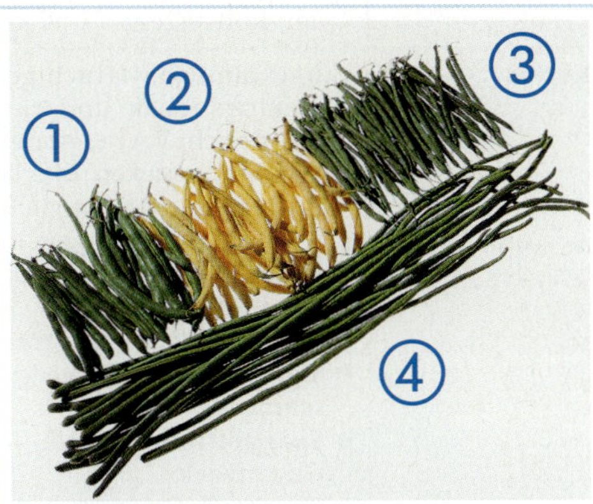

Bohnen: ① Brechbohnen, ② Wachsbohnen, ③ Delikatessbohnen, ④ Bandbohnen

Fruchtgemüse	
Art	**Merkmale und Besonderheiten**
Aubergine (Eierfrucht)	Glänzende, ei- bis walzenförmige Beerenfrucht eines Nachtschattengewächses; verschiedene Farben, weißes Fruchtfleisch. Neutraler Eigengeschmack, daher vielseitig verwendbar.
Gemüsebohne	Hülsenfrucht; fleischiger Teil – unreif geerntet – als Gemüse verzehrt. Sehr eiweißreich. Rohverzehr gesundheitsschädlich, da giftige Eiweißverbindungen *(Phasin)* nur durch Kochen zerstört werden. Die unterschiedlichen Bohnensorten werden als Gemüse- oder Suppenbeilage verwendet. ▸ **Bandbohne (Strumpfband-, Spargelbohne):** lange, grüne Hülse mit vielen Kernen. Süßlich; ▸ **Buschbohne:** fadenfreie gelbe oder grüne Hülse; jung geerntet: zart, milder Bohnengeschmack; – **Brechbohne:** ältere, größere Frucht: härter, kräftiger im Geschmack; in mundgerechte Stücke gebrochen; – **Prinzess-(Delikatess-)Bohne:** sehr feine, kleine Buschbohne; – **Wachsbohne:** gelbe, zarte Buschbohne mit festem Fleisch; ▸ **Stangenbohne (Kletterbohne):** gelbe oder grüne Hülse; zarter Bohnengeschmack. Flache Hülse als **Schnittbohne** bekannt; ▸ **Dicke Bohne (Sau-, Puffbohne):** nur die unreifen, grünen Kerne dieser Bohne genießbar; kräftiger Bohnengeschmack, leicht bitter. Reif geerntete und getrocknete Bohnen: →Hülsenfrüchte.
Gemüseerbse	Wichtigste Hülsenfrucht; Samen und z. T. auch glatte grüne oder gelbe Hülsen (Schoten) vor dem Ausreifen geerntet und als Gemüse verzehrt. ▸ **Markerbse:** Oberfläche leicht runzlig. Geringerer Stärke- und höherer Zuckergehalt, deshalb leicht süßlich; ▸ **Palerbse:** glatte runde Kerne. Sehr stärkehaltig, deshalb leicht mehlig; ▸ **Zuckerschote:** grüne, glänzende, zarte kleine Schote mit kleinen Erbsen (im Ganzen verzehrt). Feines, süßes Aroma. Reif geerntete und getrocknete Palerbse: →Hülsenfrüchte.
Gurke	Grünschaliges Fruchtgemüse, meist unreif geerntet; ganzjährig im Gemüsesortiment. Durch hohen Wassergehalt kalorienarm und erfrischend. Großteil der Nährstoffe direkt unter der Schale, daher Verzehr mit Schale empfohlen. ▸ **Gemüse- oder Schmorgurke:** gedrungene Früchte mit hellgrüner, gerippter Schale. Intensiver Geschmack; meist gegart verzehrt; ▸ **Salat- oder Schlangengurke:** lange, schlanke Früchte mit dunkelgrüner Schale und kleinen Samenkernen. Überreife Früchte gelblich, weich, mitunter bitter; Rohverzehr.
Kürbis	Gurkenähnliches Fruchtgemüse, kugelig bis walzenförmig; meist derbe, ungenießbare Schale und zartes bis faseriges weißliches, gelbliches oder rötliches Fruchtfleisch. Verwendung: einige Sorten als Gemüsebeilage/-gericht geschmort, gedünstet, gebacken, überbacken; als Suppe, Kompott oder Kuchenfüllung. ▸ **Butternut:** gelb, länglich. Butterweiches, angenehm duftendes Fruchtfleisch mit dezentem Nussgeschmack; ▸ **Hokkaido:** kugelrund, ziegelrote Schale, orangefarbenes Fruchtfleisch; nussiger, hummerähnlicher Geschmack ▸ **Pumpkin (Gartenkürbis, Gelber Zentner):** kräftig gelb; aromatisch; ▸ **Squash (Patisson):** gedrungene Form („UFO") mit zarter Schale. Neutraler Geschmack; ▸ **Spaghettikürbis:** gelb, faseriges, spaghettiähnliches Fruchtfleisch. Neutraler Geschmack; ▸ **Zucchini (Courgette):** schlanker, gelber oder grünweiß gesprenkelter Gemüsekürbis. Jung mit zarter Schale. Weniger saftig als Gurken und ohne ausgeprägten Eigengeschmack.

Fruchtgemüse *(Fortsetzung)*	
Art	**Merkmale und Besonderheiten**
Okra (essbarer Eibisch)	Fingerlange, leicht gebogene, cremefarbene, grüne oder rote sechskantige Kapsel. Weiches Fruchtfleisch, zahlreiche kleine essbare Samen; leicht säuerlich. Wie Bohnen zubereitet. Erhitzte Kapsel sondert Schleimstoffe ab.
Paprika (Gemüse-paprika)	Faustgroße, runde, vierkantige oder spitz zulaufende, glattschalige Beerenfrucht des milden Paprikas, z. T. vor der Vollreife geerntet: ▸ reife Früchte rot, orange, gelb, braun oder weiß; ▸ unreife Früchte grün, violett oder schwarz. Rohverzehr, gedünstet, geschmort (gefüllt).
Tomate	Essbare rote, seltener gelbe Beerenfrucht eines Nachtschattengewächses. Runde, gekerbte und längliche Formen. Grüne Pflanzenteile und unreife Früchte enthalten giftiges →Tomatin. Zwei Sorten von besonderer Bedeutung: ▸ **Rundtomaten:** gleichmäßig rund bis flaschenförmig, sattrot; Rohverzehr, gekocht, gedünstet, gegrillt; ▸ **Fleischtomaten:** hell- bis dunkelrote größere Früchte, leicht gefurchte Oberfläche, kernarm, etwas mehlig; gedünstet, gegrillt, zum Füllen gut geeignet; außerdem immer mehr neue oder wiederentdeckte alte Sorten. „**Cocktail-**“ und „**Kirschtomaten**“ häufig nur Größensortierungen von demselben Strauch oder aber kleinwüchsige, besonders aromatische Sorten; „**Strauchtomaten**“ mit Stielansatz oder als Rispe geerntet. Treibhaustomaten eher geschmacksneutral, Freilandtomaten meist aromatischer. Vor der Vollreife geerntete Früchte reifen nach.
Zuckermais (Gemüsemais)	Unreif geerntete, daher noch süße Maiskolben. Gelbe Körner mit süßem milchigem Saft. Rohverzehr, gekocht, gegrillt, gedünstet. Varietät: der weiße, besonders kleine, zarte und zuckersüße **Fingermais.**

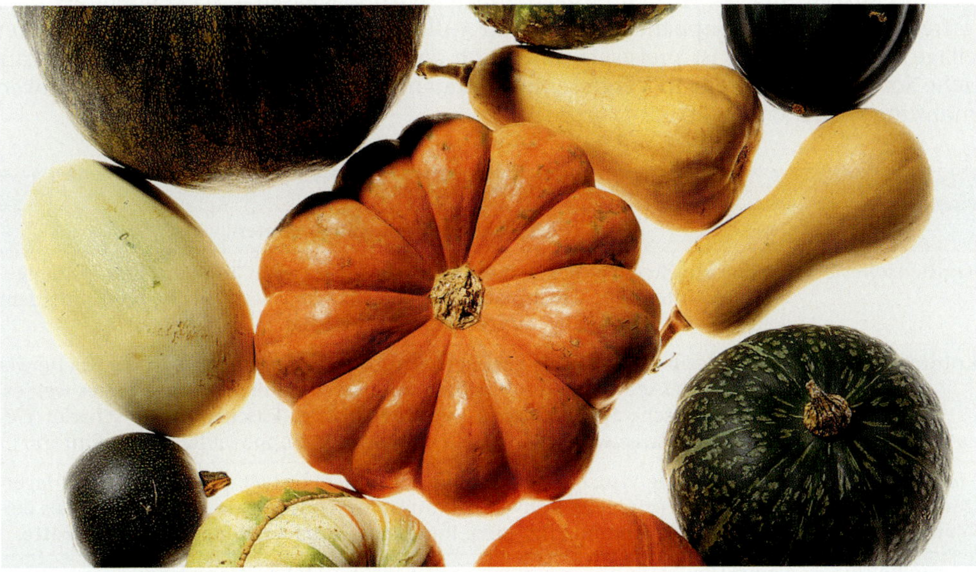

Kürbisse

Wurzel- und Knollengemüse

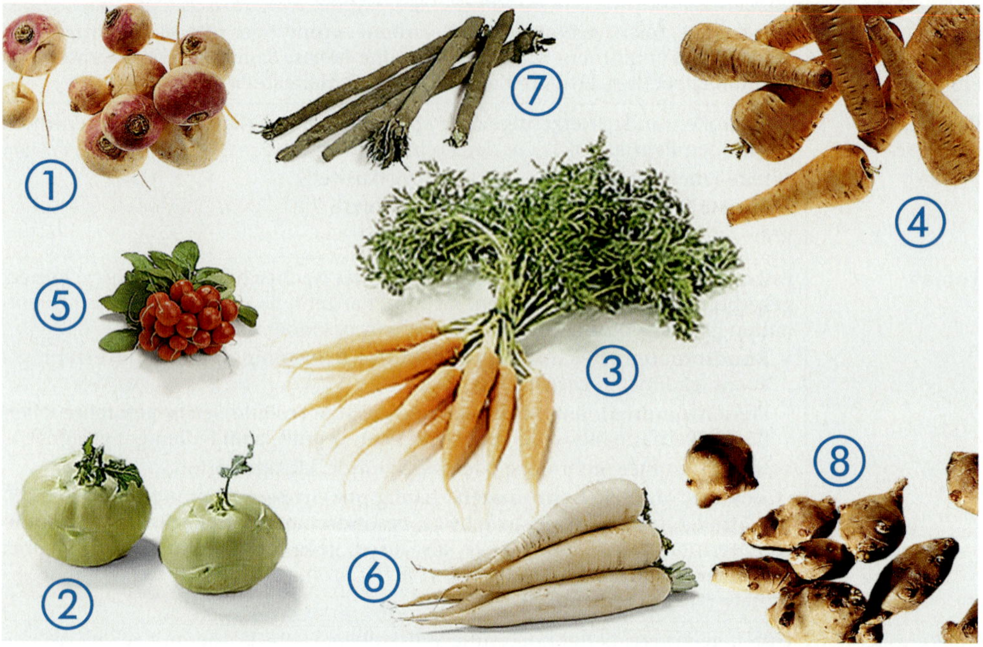

Wurzel-/Knollengemüse: ① Teltower Rübchen, ② Kohlrabi, ③ Möhren, ④ Pastinaken, ⑤ Radieschen, ⑥ Rettiche, ⑦ Schwarzwurzeln, ⑧ Topinambur

Möhren, Rüben, Knollensellerie, →Kartoffeln und andere Vertreter dieser unter der Erde wachsenden Gattung lassen sich einfach zubereiten und vielseitig verwenden: als nährstoffreiche Rohkost, als Suppeneinlage oder in Aufläufen oder als gekochte oder gedünstete Beilage. Dieses Gemüse ist preiswert und frisch aus heimischem Anbau erhältlich. Zahlreiche Sorten waren bereits in Vergessenheit geraten, wurden aber z. B. für die →Vollwert-Ernährung wieder entdeckt.

Wurzel- und Knollengemüse	
Art	**Merkmale und Besonderheiten**
Knollensellerie	Braune kugelige, verdickte, hellfleischige Wurzel eines aromatischen Doldengewächses. Intensiver Geschmack. Rohverzehr (geraspelt), gegart (evtl. mit dem Selleriegrün) als Gemüse, Suppeneinlage oder Salat.
Kohlrabi	Verdickter plattrunder bis kugeliger Strunk einer Kohlpflanze, in der Küche wie Knollengemüse verwendet. Weißlichgrüne oder bläuliche Schale. Festes weißes, saftiges Fleisch, ältere Knollen eventuell holzig. Frischer, etwas scharfer Geschmack. Rohverzehr, gegart als Gemüsebeilage, Suppeneinlage oder Eintopf.
Möhre (Mohrrübe, Wurzel)	Orangefarbene Wurzelrübe, süß und mit hohem Gehalt an →Carotin. Gut lagerfähig (Laub entfernen). Rohverzehr (im Ganzen oder geraspelt) oder gegart als Beilage, in Aufläufen und Eintöpfen. Rundliche, kurze, gedrungene Form: **Karotte.**
Pastinake	Lange, hellbraune Wurzelrübe, größer als die Möhre. Nährstoffreiches Wintergemüse; würzig. Rohverzehr, gegart als Beilage oder Eintopf.

Wurzel- und Knollengemüse *(Fortsetzung)*	
Art	**Merkmale und Besonderheiten**
Rettich/ Radieschen	Keilförmige bis runde, gelbe, weiße, rosa, rote, violette bis schwarze Rüben. Scharfer Geruch und Geschmack durch Senföle. Rohverzehr (Radies ganz; Rettich dünn aufgeschnitten oder geraffelt, oft mit Salz), selten gegart.
Rübe	Wurzelgemüse. Rohverzehr oder wie Möhren zubereitet; ▸ **Rote Bete** (Rote Rübe): intensiv rote Farbe des Fruchtfleisches; leicht erdiger Geschmack; meist zu Sauergemüse verarbeitet; ▸ **Speiserübe (Mairübe, Weiße Rübe, Navet):** klein, zart, hellfleischig; frischer, an Rettich erinnernder, aber zarter Geschmack. Stiele wie Stiele von Blattgemüse (Stielmus, Rübstiel, Rübenkraut) zubereitet; ▸ **Steckrübe/Kohlrübe:** dicke Wurzel, über 1 kg schwer. Festes, gelbes Fruchtfleisch; herbsüß; ▸ **Teltower Rübchen:** Spielart der Speiserübe. Weißes oder goldgelbes Fruchtfleisch. Besonders zart; würzig.
Schwarzwurzel	Zylindrische oder pfahlförmige Wurzel; schwarze, erdige Rinde, weißes Fleisch („Winterspargel"). Roh, gegart (wie Spargel), als Beilage, Auflauf oder überbacken.
Topinambur	Kartoffelgroße braune oder braunviolette Knolle einer Sonnenblumenart. Geschmack des rohen Gemüses ähnlich Kohlrabi, in gekochtem Zustand leicht süßlich. Enthält Inulin, einen auch in →probiotischen und prebiotischen Lebensmitteln eingesetzten, aus →Fruktose aufgebauten unverdaulichen →Vielfachzucker. Verwendung wie Kartoffeln.

Stängel- und Sprossengemüse

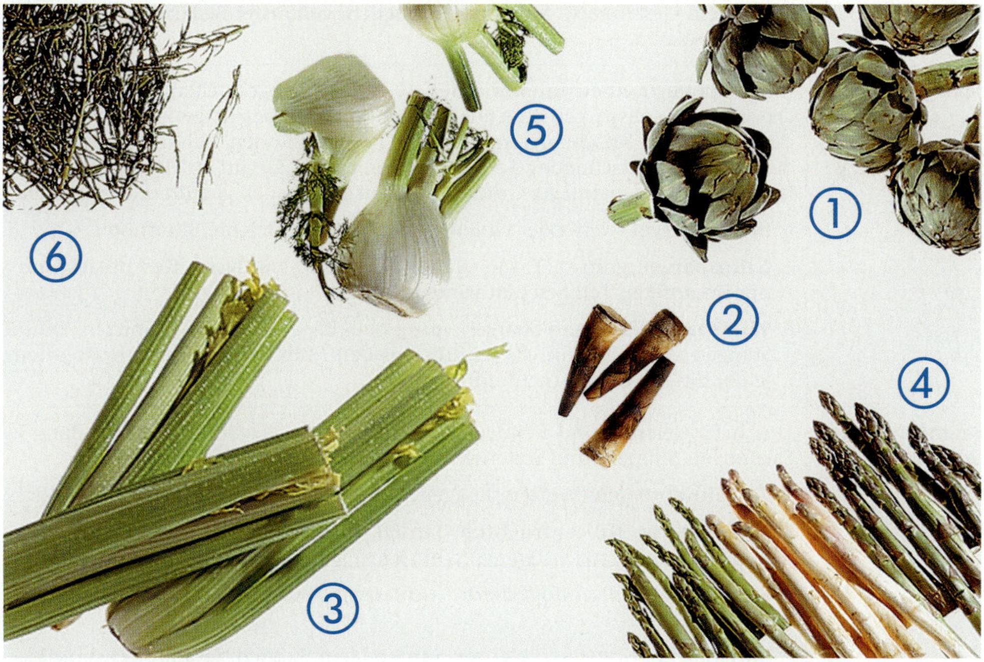

Stängel-/Sprossengemüse: ① Artischocken, ② Bambussprossen, ③ Bleichsellerie, ④ Wild-, Bleich- und Grünspargel, ⑤ Fenchel, ⑥ Salicornia/Queller

Zur Gruppe der Stängel- und Sprossengemüse gehört eine Vielzahl nach Herkunft und Verwendung unterschiedlicher Arten:

Stängel- und Sprossengemüse	
Art	**Merkmale und Besonderheiten**
Artischocke	Faustgroßer, grünlicher bis violetter Blütenkopf einer distelartigen Staude. Junge, frische Blütenstände mit eng anliegenden Blättern. Nur Blattspitzen und Blütenboden und nur gegart essbar; dezenter, feinherber Geschmack. Vorspeise oder Salatbeilage.
Bambus-sprossen	Kegelstumpfförmige, dunkelbraune Schösslinge verschiedener Bambusarten. Hellgelbes Fleisch; milder, leicht süßlicher Geschmack. Roh giftig (→Blausäure), beim Garen Kochtopf geöffnet halten. Bestandteil fernöstlicher Geflügel- und Reisgerichte.
Bleichsellerie (Staudensellerie)	Durch lichtarmen Aufwuchs gelbe oder hellgrüne Blattstiele. Verwandt mit →Knollensellerie, aber milderer, frischerer Geschmack. Rohverzehr; gegart in Suppen oder als Beilage.
(Gemüse-) Fenchel	Faustgroße, weißgrüne Knolle mit grünen gefiederten Blättern. Intensiver, leicht süßlicher Geschmack nach Anis. Zubereitung ohne Stängel als Rohkostsalat, gegart als Gemüsebeilage oder Suppeneinlage.
[Rhabarber]	→Wie Obst verwendetes Gemüse
Salicornia (Salzkraut, Queller)	Kaktusähnliche, blattlose, stark verzweigte rotgrüne Stengel einer Salz liebenden Pflanze von den Küsten Nordwesteuropas. Junge Pflanzen mit salzigem, fischähnlichem Geschmack. Rohverzehr möglich, gedünstet Beilage zu Fischgerichten und -salaten.
Spargel	Junge Sprossen eines unterirdischen Wurzelstocks, gestochen aus gehäufelten Dämmen (Bleichspargel) oder auf flachen Beeten (Grünspargel); 15–30 cm lange dünne Stangen. Frischemerkmale: keine holzigen Enden, bei Aneinanderreiben der Stangen quietschendes Geräusch, zerbrechlich. Gegart als Hauptgericht, Beilage, Salat, Suppeneinlage; Grün- und Wildspargel auch gegrillt oder gebraten. ▸ **Bleichspargel** (weiß oder violett): mild, mitunter leichte Bitternote; ▸ **Grünspargel:** grün, z. T. mit violetten Spitzen, kräftigerer Geschmack, muss nur im unteren Teil geschält werden; ▸ **Wildspargel** (Triguero-Spargel): grün, hell- bis dunkelviolette Spitzen. Dünne Stangen von 6–10 mm Ø. Einfuhr aus den Mittelmeerländern. Kräftig-herb, leicht bitter. Schälen nicht erforderlich.
Keimlinge und Sprossen	Durch Einweichen und Keimenlassen von Samen gewonnen. Verwendung zu Salaten, als Suppen- und Soßeneinlagen, für Eintopf und Füllungen: ▸ **Getreidesprossen** (Weizen, Roggen, Gerste, Hafer, Reis, Hirse): mild, süßlich; ▸ **Sprossen von Hülsenfrüchten** (Linsen, Erbsen, Kichererbsen, Mungo-, Sojabohnen): süßer, nussartiger Geschmack; ▸ **Sprossen** von **„Pseudogetreide“** (Amaranth, Buchweizen, Quinoa): würziger Geschmack; ▸ **Sprossen** von sonstigen **kleinen Samen** (Senf, Rettich, Sesam, Bockshornklee, Kresse): herzhaft-würziger Geschmack; ▸ **Sprossen** von Roter Bete: erdiger Geschmack, sehr dekorativ.

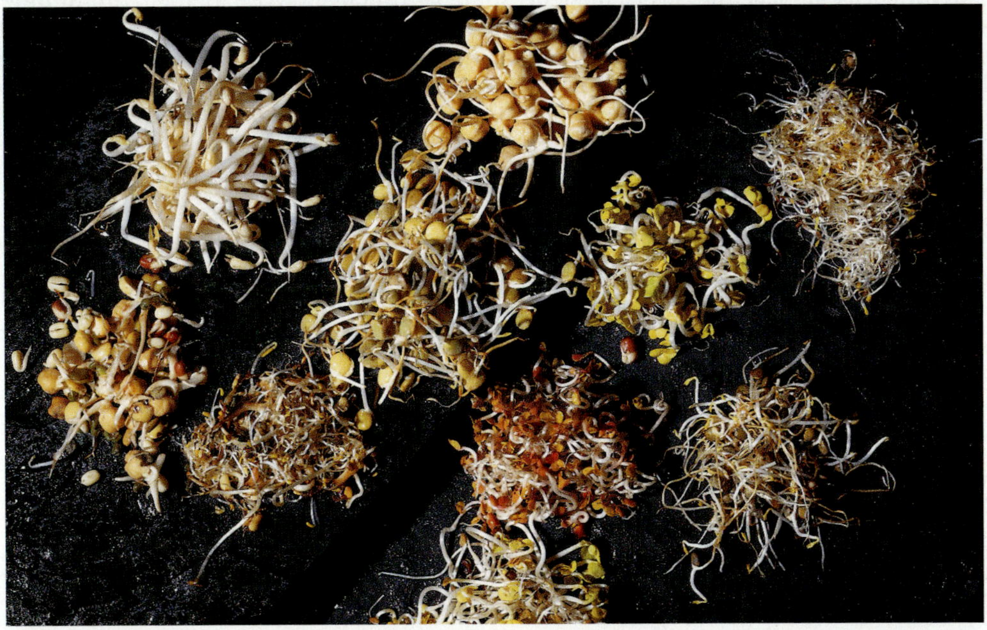

Keimlinge und Sprossen

Zwiebelgemüse

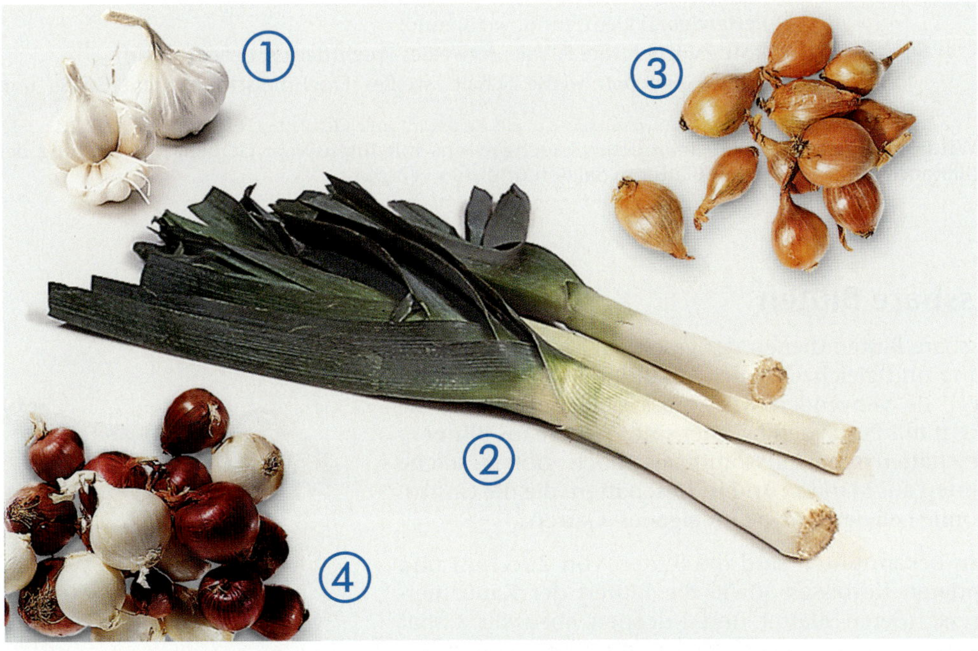

Zwiebelgemüse: ① Knoblauch, ② Porree, ③ Schalotten, ④ Zwiebeln

Zum Zwiebelgemüse gehören verschiedene Arten der Lauchgewächse. Gemeinsam ist ihnen ein mehr oder weniger ausgeprägter scharfer Geruch und Geschmack. Hierfür sind Senföle verantwortlich, die auch die Augenreizung beim Zwiebelschälen verursachen. Verzehrt werden die als Laub bezeichneten frischen, röhrenförmigen oder flachen Blätter und/oder die als Zwiebeln bezeichneten teilweise unterirdisch wachsenden Speicherorgane.

Zwiebelgemüse	
Art	**Merkmale und Besonderheiten**
Knoblauch	Weiße oder rosafarbene glatte Zwiebeln mit mehreren Zehen, Zwischenhäute rosa. Qualitätsmerkmal: prall gefüllte Zehen unter trockener Außenhaut. Intensiver, würzig-kräftiger Lauchgeruch. Gemüse oder →Würzmittel: ganz, geschnitten, gehackt, zerdrückt, gepresst; roh, gekocht, gedünstet oder gebraten.
Porree (Lauch)	Weißgrüne Stangen, aus Freilandanbau dicker und dunkler als aus dem Gewächshaus. Scharfer Geschmack, vor allem der grünen Blattteile. Roh zu Salaten, gegart in Suppen oder als Gemüsebeilage.
Schalotte	Zarte rötliche oder ledrige silberne Schale; spindel- oder eiförmig, 5 bis 15 cm lang, aus zwei Teilzwiebeln bestehend. Würzig-pikanter, sehr feiner Geschmack. Vor allem als Würzzwiebel verwendet.
[Schnittlauch]	→Küchenkräuter.
Speisezwiebeln	Größere milde Gemüsezwiebeln oder kleinere scharfe Gewürzzwiebeln. Roh im Salat oder als Beilage, Garnierung, gegart in Suppen, Soßen oder als Gemüse (gefüllt, überbacken, sauer eingelegt): ▸ **Frühlingszwiebel:** klein, weiß, mit grünem Lauch (Laub, Schlotten, „Babylauch"). Mild, mit Lauch als Gewürz oder Gemüse zubereitet. ▸ **Gemüsezwiebel:** groß, helle Schale. Mild, leicht süßlich; ▸ **Küchenzwiebel:** am meisten verwendet; kleine bis mittlere Größen, rund, mattgelbe Schale; knackig, scharfer Geschmack; ▸ **Perlzwiebel:** klein, rund, weiß; mild; ▸ **Rote Zwiebel:** rote Schale, rotweißes Fruchtfleisch; dezent scharf; ▸ **Weiße Zwiebel:** weiße Schale, weißes Fruchtfleisch; mittlere Größe und Schärfe.
Wildknoblauch (Bärlauch)	Knoblauchähnliches Lauchgewächs mit intensivem Geruch. Verwendung der frischen Blätter in Salaten und zum Würzen.

Essbare Blüten

Essbare Blüten dienen der geschmacklichen Verfeinerung und gleichzeitig der Dekoration von Gerichten. Wer sie verwenden will, muss sicher sein, dass sie nicht mit Pestiziden belastet sind. Blüten aus Blumengeschäften scheiden somit aus, doch gibt es solche Blüten auf Märkten und in Geschäften, die die Gastronomie beliefern, sowie im eigenen Garten.

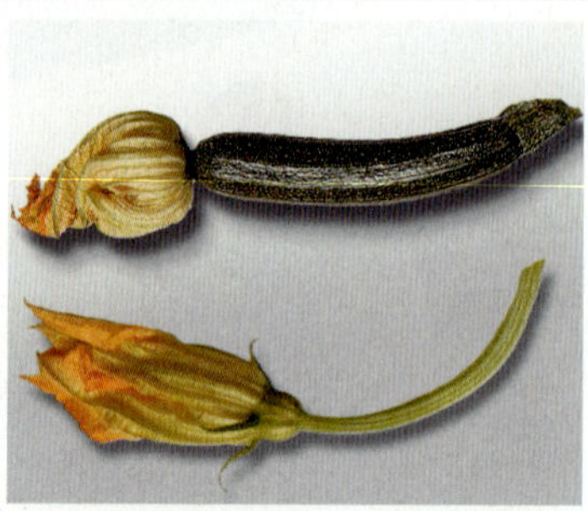
Zucchini mit Blüten

Am bekanntesten sind die Blüten von Zucchini und anderen Kürbissen sowie die Blüten der Kapuzinerkresse (deren Blätter und Knospen ebenfalls essbar sind). Weitere essbare Blüten stammen von *Apfel, Borretsch, Chrysantheme, Geranie, Holunder, Jasmin,*

Lavendel, Ringelblume, Zitronenbäumchen. Manche der essbaren Blüten werden roh verzehrt *(Kapuzinerkresse, Veilchen, Rosenblätter)*, andere frittiert oder in Teig ausgebacken *(Holunder, Zucchini)*, auch die Verarbeitung zu →Konfitüre kommt vor *(Rosenblätter)*.

Exotische Gemüse

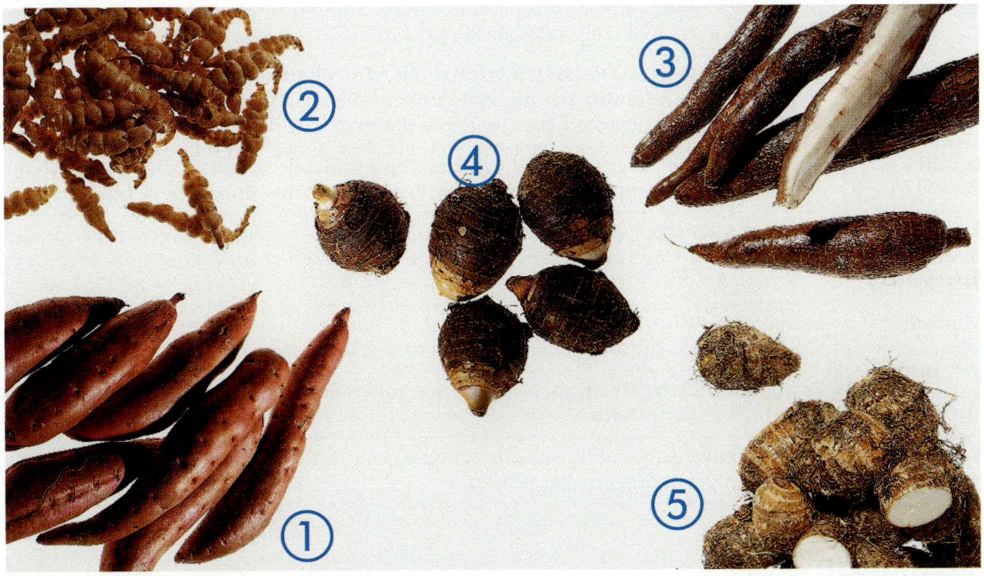

Exotische Gemüse I: ① Batate, ② Crosnes, ③ Maniok, ④ Taro, ⑤ Yam

Ähnlich wie beim Obst finden sich auch beim Gemüse Arten in den Regalen des Handels, die in den Tropen für die Ernährung bedeutend, in Europa aber bisher kaum bekannt sind. Sie ergänzen das Angebot, erweitern die Geschmackspalette und bieten durch ihr oft fremdartiges Aussehen Abwechslung. Eher zurückhaltend zu beurteilen sind sie sowohl unter den Gesichtspunkten der Ökologie (Transportaufwand) als auch der Ernährung (Allergien).

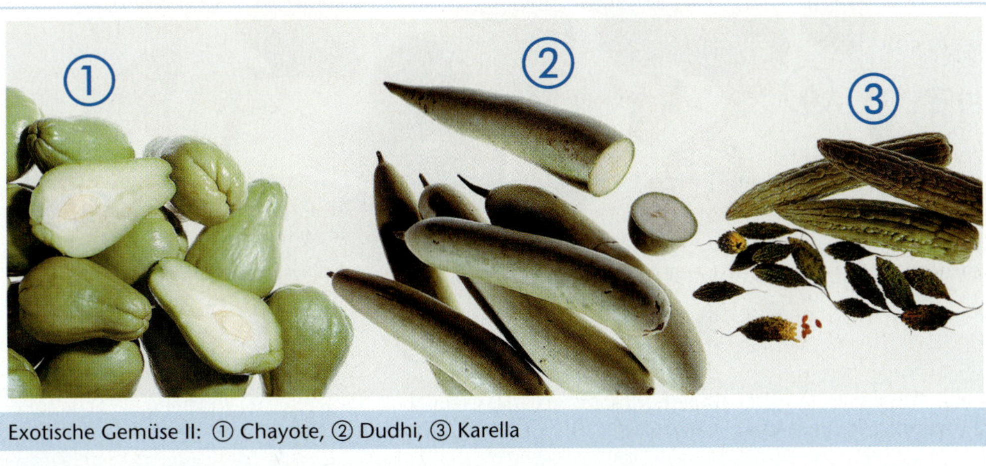

Exotische Gemüse II: ① Chayote, ② Dudhi, ③ Karella

Exotische Gemüse	
Art	**Merkmale und Besonderheiten**
Batate	Spindel- oder walzenförmige stärkereiche (sub)tropische Wurzelknolle. Dünne hellgelbe bis rotbraune Rinde, hellgelbes bis orangefarbenes Fleisch. Mehlig, süßlich, etwas schleimig. Zubereitung wie Kartoffel (aber nicht verwandt).
Chayote	Hellgrüne Frucht eines mittel- und südamerikanischen Kürbisgewächses. Elfenbeinfarbenes bis dunkelgrünes Fruchtfleisch. Süßlich-neutral zwischen Gurke und Zucchini. Roh, gedünstet oder als Suppeneinlage.
Crosnes (Chinesische Artischocke)	Asiatisches, auch in Frankreich angebautes Wurzelgemüse, vorwiegend im Winter angeboten. Geschmack erinnert an Artischocken, Schwarzwurzeln und Blumenkohl. Blanchiert, gebraten, als Gemüsebeilage oder Auflauf.
Dudhi	Flaschenförmige, bis zu 1 m lange tropische Kürbispflanze. Bis 5 mm dicke Schale. Weißes, festes Fruchtfleisch (erinnert an Zucchini). Zubereitung wie Schmorgurken.
Karella (Balsambirne, Bittergurke)	Gelbe, gurkenförmige, stachelwarzige Frucht. Rotes, faseriges, bitter schmeckendes Fruchtfleisch. Geschmort, sauer eingelegt; Bestandteil chinesischer Gerichte.
Maniok	Stärkereiche Wurzelknolle einer tropischen Staude. Ausgeprägter Eigengeschmack. Geschält wie Kartoffeln gekocht oder geröstet. Roh giftig (→Blausäure)
Taro	Braune, weißfleischige Knolle der Tropen und Subtropen. Gekocht, gebacken oder geröstet wie Kartoffeln.
Yam (Brotwurzel)	Braune, teilweise behaarte, weißfleischige Knolle. Mild, angenehm süß. Geschält wie Kartoffeln gekocht, geröstet, püriert.

Pilzgemüse

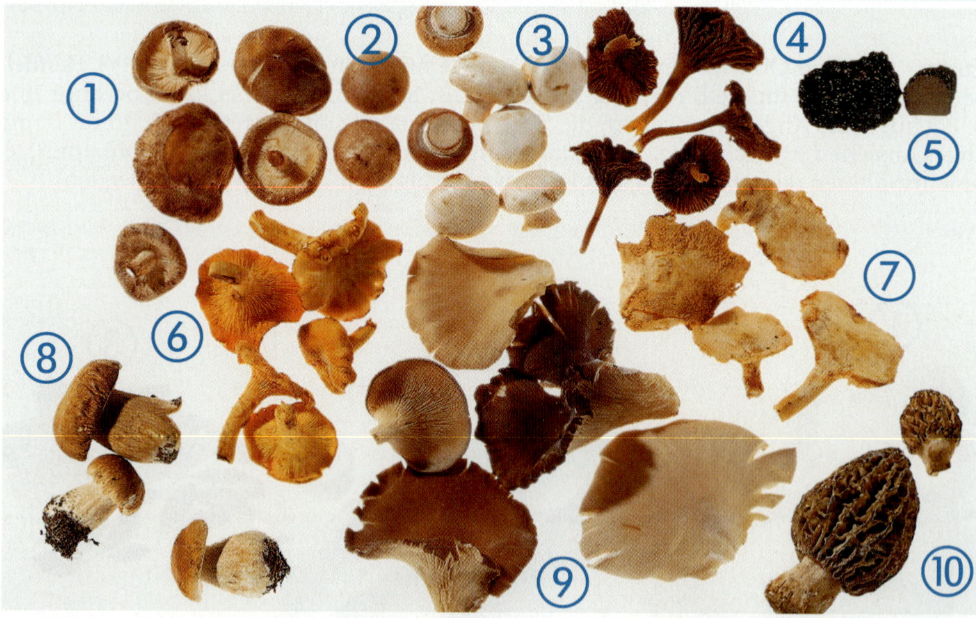

Pilze: ① Shiitake, ②/③ Champignon, rosé, weiß, ④ Chantarelle, ⑤ Trüffel, ⑥ Pfifferling, ⑦ Schafspilz, ⑧ Steinpilz, ⑨ Austernpilz, ⑩ Morchel

In Europa gibt es über 1000 Arten essbarer **Pilze.** Unterschieden werden hierbei **Zuchtpilze,** die in Kulturen ganzjährig angebaut werden, und **Wildpilze,** die gesammelt und wegen des ausgeprägteren Geschmacks geschätzt werden. Wildpilze sind teurer als Zuchtpilze und nur je nach Saison verfügbar. Überdies sind sie stärker als Kulturpilze mit →Schadstoffen belastet; deshalb wird empfohlen, Wildpilze nicht zu häufig zu verzehren.

Pilze zählen botanisch nicht zu den Pflanzen, werden jedoch wie Gemüse verwendet. Sie sind wegen ihres Geschmacks, ihrer vielseitigen Zubereitungsmöglichkeiten *(roh; gedünstet, gegrillt oder frittiert als Gemüsebeilage; Zusatz zu Suppen, Salaten, Soßen),* ihres hohen Gehalts an →Vitamin D sowie ihres geringen →Brennwertes beliebt. Bei der Zubereitung frischer Pilze sollten nur unbeschädigte Exemplare verwendet werden, die weder trocken noch fleckig oder schmierig sind. Pilze sind druckempfindlich und leicht verderblich. Nach dem Einkauf sollte man sie bald aus der Plastikverpackung nehmen und möglichst sofort verwenden. Bei längerer Lagerung zersetzt sich das in ihnen enthaltene Eiweiß und ruft sogenannte „unechte Pilzvergiftungen" hervor.

Pilzgemüse	
Art	**Merkmale und Besonderheiten**
Zuchtpilze	
Austernpilz (Austernseitling)	Sammelbegriff für mehrere verwandte Arten. Hutfarbe in Abhängigkeit von Art und Kultivierungsbedingungen weiß, grau, gelb bis braun; Hutgröße: 4 bis 20 cm Durchmesser. Festes Fleisch; roh etwas strenger, gegart mild-aromatischer Geschmack. Kann wie Fleisch zubereitet werden. Ähnlich der kleinere **Kräuterseitling**.
Champignon (Egerling)	Am meisten konsumierter Pilz. Hutfarbe je nach Sorte weiß, rosé, hellbraun oder dunkelbraun; Hutgröße 2 bis 8 cm; bei längerer Lagerung Verfärbung der Lamellen von hellrosa zu dunkelbraun/dunkelviolett. Festes weißes, dichtes Fleisch; angenehmer Geruch; roh nussartiger, milder Geschmack, braune Sorten kräftiger.
Shiitake	Hellbrauner oder dunkelbrauner Hut; Hutgröße: 3 bis 12 cm Durchmesser; weiße Lamellen. Äußerst aromatischer Pilz (Würzpilz).
Stockschwämmchen	Kleiner Pilz mit bräunlich-gelbem, dünnfleischigem Hut. Angenehm würziger Geschmack; häufig für getrocknete oder nasse Pilzmischungen verwendet.
Wildpilze	
Chantarelle	Verwandter des Pfifferlings. Brauner, lappiger, nach oben stehender Hut, dünner Stiel. Leicht erdiger Geruch; aromatischer, pfeffriger Geschmack.
Morchel	Kegelförmiger, brauner Hut von schwammähnlicher Struktur; kurzer, dicker Stiel. Zartes Fleisch; unverwechselbarer aromatisch-würziger, intensiver Pilzgeschmack (Würzpilz).
Pfifferling (Eierschwamm)	Gelber, trichterförmiger Hut; bis zu 14 cm Durchmesser; fester Stiel. Duftet leicht nach Pfirsich; sehr schmackhaft, Geschmack dezent, leicht pfeffrig.
Schafspilz	Gelber, flacher Hut mit stumpfer Oberfläche. Weißgelbes poriges Fleisch; an Haferflocken erinnernder Geschmack.
Steinpilz	Hellbrauner, bei älteren Pilzen dunkelbrauner, nach unten gerichteter Hut; weißer, dicker Stiel. Weißes, festes Fleisch; feiner, leicht nussartiger Geschmack.
Trüffel	Weißgraue bis braune oder schwarze Knolle, taubenei- bis faustgroß, von vielen Adern durchzogen. Im Wurzelbereich von Laubbäumen unterirdisch wachsend und von geschulten Hunden oder Schweinen aufgespürt. Sommertrüffeln vereinzelt in Deutschland; begehrter sind Wintertrüffeln aus Süd- und Südwestfrankreich und Italien; Kulturen in Spanien und Australien (Tasmanien). Sehr gefragt und extrem teuer. Intensivster Pilzgeschmack (Würzpilz). Fein geschnitten Zutat zu Omeletts, Nudel- und Fleischgerichten, Soßen, Pasteten, Leberwurst.

Verarbeitetes Gemüse

Gemüsekonserven

Im Vergleich zu frischem Gemüse spart man bei der Verwendung von Gemüsekonserven nicht nur Geld, sondern auch Arbeit und Zeit. Im engeren Sinne wird unter Konservengemüse solches in Dosen oder Gläsern verstanden, welches durch Hitze (Sterilisieren, Pasteurisieren) haltbar gemacht wurde. Für die industrielle Hitzekonservierung von Gemüse in luftdicht verschlossenen sterilisierbaren Dosen oder Gläsern gelten sinngemäß die für →Obst gemachten Angaben. Wird eher weichgekochtes Gemüse bevorzugt, muss die Wahl von Gemüse aus der Konserve kein Nachteil sein.

Gemüsekonserven (hitzekonserviert)	
Warengruppe	**Art, Angebotsformen und Besonderheiten**
Blattgemüse	Weinblätter (in Salzlake konserviert).
Fruchtgemüse	Bohnen: Stangen- und Buschbohnen, grün und gelb: Brechbohnen, Schnittbohnen, junge Bohnen, Delikatessbohnen, Prinzessbohnen.
	Erbsen (Mark- und Palerbsen): Gemüseerbsen (groß), mittelfeine, feine, sehr feine, extra feine Sortierung.
	Mais: Körner (meist in Aufguss), ganze Kolben (vakuumverpackt oder in Dosen).
	Tomaten: geschält und ungeschält, ganz, in Stücken oder passiert; Tomatenmark.
Wurzelgemüse	Möhren/Karotten: geschnitten, gewürfelt; junge, ganze Karotten: mittelgroß, klein, extra klein.
	Schwarzwurzeln: geschält, geschnitten. Säurezusatz zur Verhinderung des Braunwerdens.
Kohlgemüse	Grün-, Wirsingkohl: zerkleinert, in Salzlake.
	Rotkohl: geraspelt, häufig schon zubereitet *(Apfelrotkohl)*.
Pilzgemüse	Champignons: ganze Köpfe oder geschnitten.
	Steinpilze, Pfifferlinge, kleine Austernpilze: ganz.
	Mischpilze (Waldpilze): ganz.
Stängel-, Sprossengemüse	Artischocken, Bambussprossen, Fenchel, Palmito (Palmenherzen): Böden bzw. Stücke in Aufguss.
	Spargel: Brech-, Stangenspargel mit Köpfen/ohne Köpfe; Spargelspitzen.
Gemüsemischungen	Leipziger Allerlei: Karotten, Erbsen, Spargel u. a. Mexikanische Mischung: Mais, Erbsen, Paprika.

Außer durch Sterilisieren und Pasteurisieren lässt sich Gemüse noch durch weitere Verfahren haltbar(er) machen, wobei das verarbeitete Produkt einen höheren →Convenience-Grad annehmen kann. Solche Verfahren sind

- →Tiefgefrieren,
- Entsaften (und evtl. Konzentrieren) zur Herstellung von →Gemüsesaft,
- Trocknen,
- Säuern/Marinieren.

Trockengemüse

Trockengemüse ist Gemüse, das entweder unter indirekter Hitzeeinwirkung auf 4 bis 18 % Restfeuchte getrocknet oder durch das schonendere, aber teurere Verfahren der Gefriertrocknung haltbar gemacht wurde. Gefriergetrocknetes Gemüse darf höchstens 4 % Restfeuchte haben. Es behält Form, Farbe und Inhaltsstoffe weitgehend, muss aber feuchtigkeitsdicht verpackt und aufbewahrt werden. Zum Gefriertrocknen gut geeignet sind z. B. Möhren, Blumenkohl, Erbsen und Petersilie. Verglichen mit dem industriellen Einsatz in Instantsuppen, Fertiggerichten und anderen →Convenience-Produkten ist die Verwendung von Trockengemüsen im Haushalt kaum üblich und in der Praxis auf wenige Gemüse, vor allem Pilze, beschränkt.

Eine Ausnahme von dieser Regel stellen die **Hülsenfrüchte** dar.

Hülsenfrüchte sind die nach Zubereitung essbaren reifen, trockenen Samen bestimmter Pflanzen (Schmetterlingsblütler). Ihre Bedeutung nimmt insbesondere in der vegetarischen Küche zu (→Vegetarismus). Die wichtigsten Hülsenfrüchte sind Bohnen, Erbsen und Linsen. Die unreifen, ungetrockneten Samen dieser Pflanzen – mit oder ohne Hülse – zählen zum →Fruchtgemüse.

Hülsenfrüchte enthalten viel Eiweiß von hoher →biologischer Wertigkeit, Kohlenhydrate in Form von Stärke und Ballaststoffen sowie lebensnotwendige Mineralstoffe und Vitamine. Außer bei der Sojabohne ist der Fettgehalt gering. Hülsenfrüchte sind schwer verdaulich und können Blähungen verursachen.

Für die Verwendung als Hülsenfrüchte werden Sorten bevorzugt, die beim Kochen zerfallen und somit zu Püree oder Eintöpfen verarbeitet werden können. Palerbsen werden meist geschält, um sie leichter verdaulich zu machen, und wegen der Ansehnlichkeit und Haltbarkeit geschliffen und poliert.

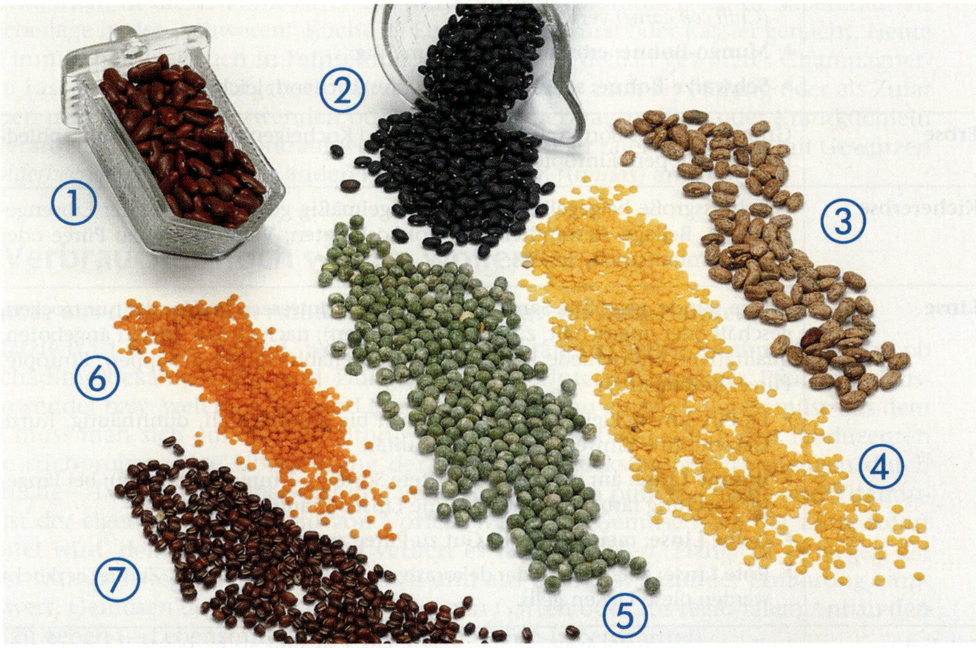

Hülsenfrüchte: ① Rote Kidney-Bohnen, ② Schwarze Bohnen, ③ Borlotti-Bohnen, ④ Gelbe Linsen, ⑤ Grüne Erbsen, ⑥ Rote Linsen, ⑦ Adzukibohnen

eine stark befahrene Straße oder einen nahe gelegenen Industriebetrieb, sehr hoch ist, so ist auch das Gemüse – im eigenen Garten wie in der Landwirtschaft – stark belastet.

Bei der Zubereitung müssen äußere Blätter entfernt und das Gemüse gründlich gewaschen werden. Allerdings nehmen die Pflanzen die Schadstoffe nicht nur an ihrer Oberfläche aus der Luft auf, sondern auch über ihre Wurzeln aus der Erde. Auch im eigenen Garten nimmt Gemüse →Schwermetalle oder →Nitrat aus dem Boden auf, allerdings lässt sich der Nitratgehalt – wie in der Landwirtschaft – über die Düngung steuern.

Warum kommt Pflücksalat so selten in den Handel?

Pflücksalat ist ein besonders empfindlicher Salat. Bereits wenige Stunden nach dem Pflücken fangen die Blätter an zu welken und sind daher als Handelsware wenig geeignet. Gelegentlich wird Pflücksalat mit Wurzel im Topf angeboten, aus dem er jeweils frisch entnommen werden kann.

Kann man Wildkräuter essen?

Es gibt eine Vielzahl essbaren Wildgemüses, das aus der freien Natur stammt und als Salat oder wie Spinat zubereitet werden kann. Auch hier ist wieder der Standort entscheidend: Am besten sind von Menschen und Tieren unbeeinflusste Stellen, die hygienisch einwandfrei sind. Der Nährwert von Wildgemüse liegt meist über dem von Kulturgemüse: Es enthält weniger Wasser, mehr Aromastoffe, Vitamine und Mineralstoffe.

Wiesenschaumkraut ist im Frühjahr auf feuchten Wiesen zu Tausenden zu finden. Bei Entnahme der Grundrosetten bis kurz vor dem Blühen lassen sich alle Teile für Rohkostsalat verwenden. Auch die **Weiße Taubnessel** zählt zu den essbaren Wildgewächsen. Die **Brennnessel** wächst an Gebüschen, Wegrändern, Zäunen, Hecken und Ufern und kann – wenn sie früh genug geerntet wird, also noch nicht „brennt" – verzehrt werden. Junge Blätter oder das ganze Kraut vor der Blüte eignen sich als Mischgemüse mit anderen Kräutern; auch ist die Zubereitung wie Spinat möglich.

Beim Sammeln muss beachtet werden, dass nur solche Mengen gepflückt werden, die es der Natur ermöglichen, für den Weiterbestand der Art zu sorgen. Das Sammelgut wird in luftige Körbe gelegt und möglichst sofort ausgelesen und verarbeitet.

Ist der Verzehr von Blüten grundsätzlich unbedenklich?

Keineswegs, denn nicht alle Blüten sind ungiftig. Nicht auf den Teller gehören u. a. die Blüten von Christrose, Christstern, Datura (Engelstrompete), Goldregen, Hahnenfuß (Butterblume), Maiglöckchen und Oleander.

Warum soll man gegarten Spinat und Pilzgerichte nicht wieder aufwärmen?

Problematisch ist nicht das Aufwärmen selbst, sondern die zwischenzeitliche Lagerung. Insbesondere bei zu warmer Lagerung (Zimmertemperatur) können sich Bakterien im Spinat bzw. im Pilzgericht vermehren. Diese wandeln im Spinat enthaltenes Nitrat in gefährliches →Nitrit um, das sich beim Erhitzen oder im Verdauungstrakt mit anderen Stoffen zu Krebs erzeugenden Nitrosaminen verbinden kann. Gegarter Spinat ist daher – wenn überhaupt – rasch herunterzukühlen und nur kurzfristig im Kühlschrank zwischenzulagern bzw. tiefzugefrieren. Ähnliches gilt für Pilzgerichte. In diesen zersetzen Bakterien das Eiweiß. Dabei entstehen Abbauprodukte, die beim Menschen zu schwerwiegenden Unverträglichkeitserscheinungen („unechte Pilzvergiftung") führen können.

Was ist Suppengrün?

Ein Verbundangebot kleiner Mengen von Möhren, Lauch, Sellerie und evtl. Kohlrabi zur Würzung einer Suppe, Brühe oder Soße.

?!

Rohkost: nicht nur gesund!

Über die zahlreichen Vorteile von frischem Salat und Gemüse gibt es bereits mehr als genug zu lesen. Doch rohe Pflanzenkost hat auch ihre Schattenseiten, insbesondere rohes Getreide und Gemüse: Die Palette der Symptome, die ein übermäßiger (!) Verzehr roher Pflanzenkost verursachen kann, reicht von Blähungen bis hin zu Darmschäden, vom Ausbleiben der Monatsregel bis zu Zahnerosionen, Gelenkschäden und rheumatischen Beschwerden. Auch antibiotikaresistente Bakterien gelangen in erster Linie mit roher Pflanzenkost in unseren Körper.

„Lasst unsere Nahrung so natürlich wie möglich", die Maxime der Vollwertkost, klingt plausibel. Rohes verspricht noch alle wertgebenden Inhaltsstoffe der Nahrung – auch die bislang unentdeckten – zu enthalten. Kein Vitamin wird zerkocht, kein Mineralstoff ausgelaugt, kein sekundärer Pflanzenstoff verändert. Was bei der Euphorie für's Natürliche und Rohe allzu leicht vergessen wird, ist Folgendes: Pflanzen sind äußerst wehrhafte Kreaturen, die nicht nur vollwertige Vitamine und Mineralstoffe enthalten, sondern auch eine ganze Batterie an weniger erfreulichen Abwehrstoffen. Und die können ganz schön schwer „im Magen liegen", denn mit ihnen bekämpfen die Pflanzen naschhafte Mäuler – egal, ob Milben, Mäuse oder Menschen.

Alle Pflanzen haben im Laufe der Evolution zahllose Abwehrstrategien gegen hungrige Mitbewohner entwickelt. Ihre Strategie heißt: Mache dich unbekömmlich! Bereite deinen Feinden Bauchschmerzen! Dann lassen sie alsbald von dir ab. Jeder Pflanzenteil verfügt über ein Arsenal von Schutzstoffen. Im Getreidekorn wäre beispielsweise das Phytin zu nennen, mit dem die Verwertung von Mineralstoffen, Spurenelementen und von Vitamin B_1 im menschlichen Körper gebremst wird. Daneben hindern Enzyminhibitoren unsere Verdauungssäfte an der Arbeit. Folglich können wir die vielen wertvollen Substanzen aus dem rohen Korn gar nicht alle verwerten.

Die nur teilweise verdaute Nahrung gelangt in die unteren Darmabschnitte, wo sich Myriaden von Bakterien über sie hermachen und Zucker daraus herstellen. So entpuppt sich auch das ach so gesunde Weizenvollkornmüsli als idealer Nährboden, z. B. für Candida-Pilze. Durch die bakterielle Zersetzung der schwer bekömmlichen Rohkost entstehen im Darm auch giftige Gärungs- und Fäulnisprodukte, Fuselöle und Fuselalkohole, stinkende Verbindungen wie Skatol und natürlich Ammoniak. Ist die Reparaturfähigkeit der Schleimhaut eines Tages erschöpft, kommt es zur Schädigung der Darmwand, und auch das Immunsystem kann Schaden nehmen.

Wie weltfremd mutet da die Forderung der Rohkostlobby an: „Willst du gesund sein, vergiss den Kochtopf!" Menschen, die sich daran halten, laufen nicht nur Gefahr, zu wenig Nährstoffe wie Eiweiß, Vitamin B_{12}, Calcium und Eisen abzubekommen. Eine von Prof. Claus Leitzmann durchgeführte Rohkost-Studie zeigt auch, dass die Kalorienzufuhr bei dieser Ernährungsform nicht ausreicht: 30 Prozent der in Gießen untersuchten Rohköstler waren zu mager. Außerdem hatte rund ein Drittel der Frauen keine Regelblutung mehr, ein klares Zeichen von Mangelernährung. Man stelle sich nur einmal vor, das gleiche Resultat wäre bei einer Studie mit Besuchern von Hamburger-Restaurants herausgekommen…

Es geht nicht darum, rohes Gemüse oder Salate prinzipiell vom Speiseplan zu verbannen. Jedoch: Übertreibungen, vor allem, wenn sie den Appetit und den gesunden Menschenverstand ignorieren, können der Gesundheit schaden. Von rohem Getreide (geschrotetem Weizenmüsli) ist daher abzuraten. Es reicht eben nicht, möglichst vieles roh zu essen, nur weil darin schon alles enthalten sein soll, was der Körper braucht. Das Kochen und Backen, die Lebensmittelverarbeitung haben einen biologischen Sinn. So gelang es dem Menschen, giftige und unbekömmliche Stoffe aus seiner Nahrung zu eliminieren, sie abzubauen und unschädlich zu machen. Wem die anfängliche Lust auf allzu üppige Rohkostplatten oder auf Frischkornbrei alsbald vergeht, der sollte auf seinen Körper hören. Weniger ist manchmal mehr.

Quelle: Gonder, Ulrike, gekürzt und verändert aus: natur & kosmos 9/1999, S. 16–20

Warum wird man an der Obst- und Gemüsetheke nicht mehr persönlich bedient?

Obst- und Gemüseabteilungen sind meist in kundenaktiver Selbstbedienung organisiert, d. h., die Kunden suchen sich ihre Ware aus, wiegen sie und bezahlen an der Kasse. Die Inventurdifferenzen sind jedoch hoch, denn Schäden durch das Befingern und Drücken der Ware oder durch betrügerisches Verwiegen sind schwer zu verhindern.

Obst und Gemüse werden nicht etwa in Selbstbedienung angeboten, weil sich dadurch Personal sparen ließe. Im Gegenteil: Da die Kunden Zugang zur Ware haben, wird in vielen Fällen (und nicht nur bei empfindlicheren Sorten) personalintensive Warenpflege durch Arbeitskräfte nötig, die sich um das regelmäßige Ordnen der dargebotenen Ware, um das Auffüllen und Reinigen der Warenträger, eventuell auch um Beratung, vor allem bei exotischen Sorten, kümmern.

Wenn sich Selbstbedienung für den Händler dennoch lohnt, dann vor allem deshalb, weil die Kunden sich durch das attraktive offene Warenangebot anregen lassen, anders („8 Äpfel“ und nicht „ein Kilo Äpfel“) einzukaufen. Dies führt nachweislich zu deutlich höheren Umsätzen als bei Bedienung.

Dass manche Kunden Obst und Gemüse gern in kundenaktiver Selbstbedienung einkaufen, mag auch daran liegen, dass die üblichen Formen der Selbstbedienung den Kunden zum „Entnehmer“ bereits verpackter Waren degradieren. Bei freiem Zugang zur Ware dagegen kann der Kunde noch Kompetenz zeigen (daher auch das oft sehr intensive Befingern der Ware): Er war es doch, der den frischesten Salatkopf ausgewählt, die einzige reife Melone gefunden und den zerdrückten Pfirsich liegen gelassen hat. So bietet die Selbstbedienungsabteilung „Obst und Gemüse“ einen Raum selbst bestimmten Handelns in einer sonst weitgehend vorbestimmten und konfektionierten Warenwelt.

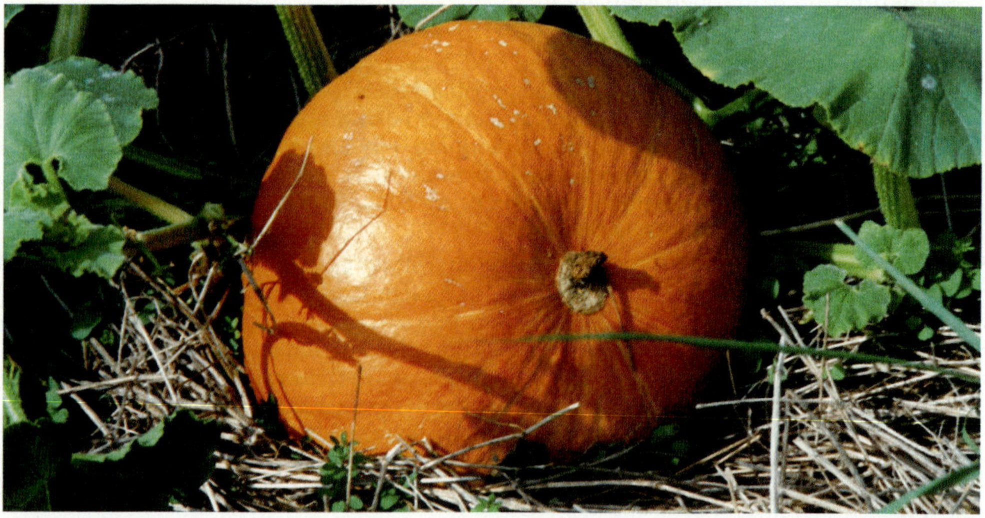

Kürbis (Citrouille)

Wenn Sie weiterlesen wollen

Dreyer, Eva-Maria, Essbare Wildpflanzen Europas. Stuttgart 2010;

Kapitel „Gemüse“, „Speisepilze“ und „Hülsenfrüchte“ in: Willan, Anne: Die große Schule des Kochens. München 2009[14];

Auswertungs- und Informationsdienst für Ernährung, Landwirtschaft und Forsten (aid) e.V. (Hrsg.), Gemüse. Nr. 1024. Bonn 2007[19].

9 Kartoffeln

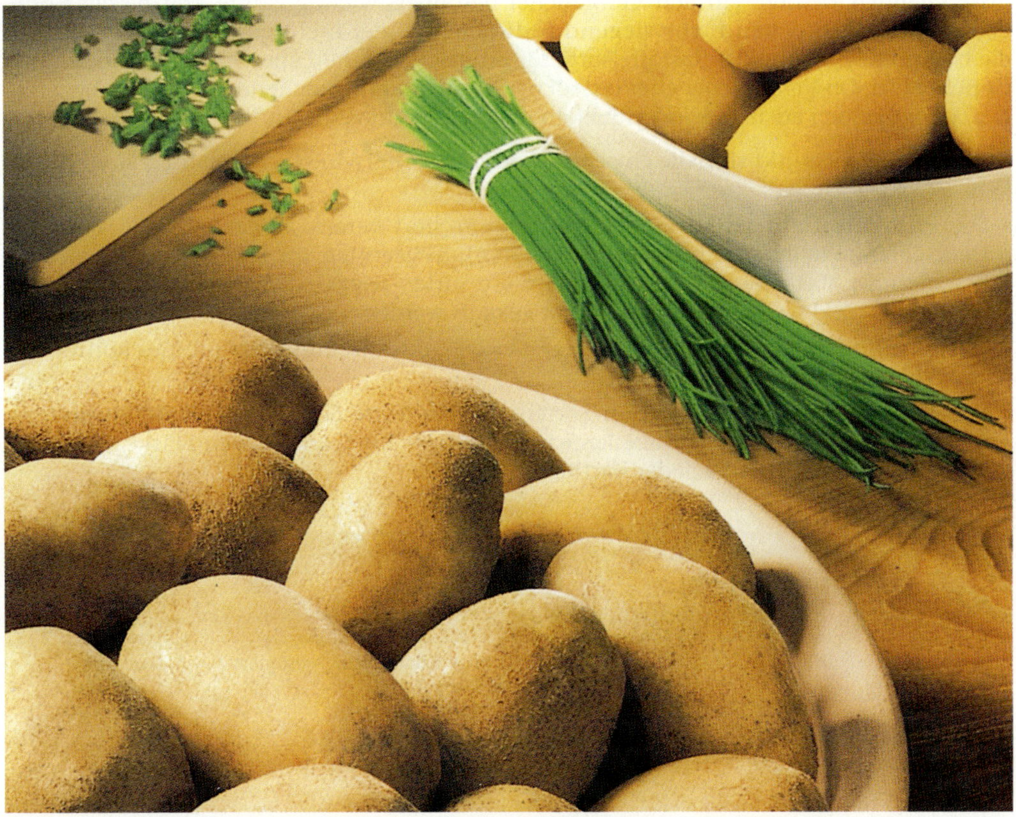

Weltweit ist die Kartoffel nach Mais, Weizen und Reis das wichtigste Nahrungsmittel, und schon die Kosenamen einiger europäischer Nachbarn für die Deutschen („Kartoffelesser“) weisen darauf hin, welchen Stellenwert die Knolle im hiesigen Speiseplan einnimmt. Der Erfolg der Kartoffel als Nahrungsmittel hat verschiedene Gründe:

- Das Nachtschattengewächs gedeiht auch unter erschwerten Klima- und Bodenbedingungen.
- Aufgrund des Gehaltes an Stärke und Ballaststoffen tritt eine schnelle Sättigung ein.
- In ihrer Zusammensetzung ähnelt die Kartoffel dem Gemüse, sie enthält mit 75 % jedoch etwas weniger Wasser.
- Sie ist insbesondere durch die hohe →biologische Wertigkeit ihres Eiweißes ernährungsphysiologisch wertvoll. In Kombination mit Milch oder Ei wird eine vollwertige Eiweißversorgung erreicht.
- Darüber hinaus trägt die Kartoffel zur Vitamin-C-Versorgung bei.

Die Kartoffel ist ein relativ preiswertes Nahrungsmittel. Ursprünglich ein „Arme-Leute-Essen“, ist sie heute aufgrund ihrer Zusammensetzung, ihres niedrigen Energiegehaltes, ihrer vielfältigen Zubereitungsmöglichkeiten und einer großen Auswahl an Veredelungsprodukten ein „modernes“ Nahrungsmittel.

Sorten und ihre Merkmale

Heute gibt es in der Europäischen Union durch Züchtungen über 300 Sorten, die vor allem als Speisekartoffeln bzw. als „Veredelungskartoffeln“ zur Herstellung von Kartoffelerzeugnissen genutzt werden. Für den Verbraucher besonders wichtig ist die Angabe der **Kocheigenschaft: festkochend, vorwiegend festkochend** oder **mehligkochend.** Sie weist auf die besondere Eignung der Kartoffelsorte für unterschiedliche Zubereitungsmethoden und Gerichte hin. Ob Verbraucher eher festkochende oder mehligkochende Kartoffeln bevorzugen, hängt jedoch auch von individuellen und z. T. regional beeinflussten Vorlieben ab.

Je nach **Reifezeitpunkt** sind die einzelnen Sorten zu unterschiedlichen Jahreszeiten erhältlich:

- Die **Frühkartoffeln** aus dem Mittelmeerraum sind bereits ab Januar im Handel, in Deutschland werden die frühesten Sorten ab Juni geerntet. Ihr Stärkegehalt ist wesentlich geringer als der späterer Sorten. Da diese Sorten relativ wässrig sind, sind sie leicht verderblich und sollten nicht auf Vorrat gekauft werden.
- **Mittelfrühe** Sorten (August/September) dienen dem Anschlussangebot und können bis zum Herbst gelagert werden.
- Die **mittelspäten** bis **sehr späten** Sorten sind ab Mitte September erhältlich und zur Einkellerung geeignet. Die lange Reifezeit (130–160 Tage) erhöht den Stärkegehalt und intensiviert den Geschmack der Kartoffel.

Kartoffelsorten und ihre Merkmale				
Kocheigenschaften	**Reifezeit**	**Sorten**	**Besonderheiten**	**Hauptsächlich verwendet für …**
Festkochend: relativ feucht, feinkörnig; platzen beim Kochen nicht auf	früh	Cilena	Birnenförmige Knolle, beliebteste festkochende Sorte	Salat, Grill-, Bratkartoffeln, Suppen, Aufläufe
		Sieglinde	Älteste deutsche Sorte	
	mittelfrüh	Hansa	Wegen guter Lagerfähigkeit Verkauf bis Juni des Folgejahres	
		Linda	Im ökologischen Anbau weit verbreitet	
		Selma	Ansprechendes Äußeres: langovale Knolle, helle Schale	
Vorwiegend festkochend: platzen beim Kochen etwas auf	sehr früh	Berber	Hauptanbau in Süddeutschland	Pommes frites, Brat-, Grillkartoffeln, Eintöpfe
		Rosara	Rotschalig, gelbe Fleischfarbe	
		Gloria	Später gepflanzt auch im August geerntet	
	früh	Karat	Bis zu 6 Monaten einkellerbar, Hauptanbau in Ostdeutschland, unempfindlich	
	mittelfrüh	Agria	Wichtigste Sorte für Verarbeitung zu Pommes frites	
		Quarta	Beliebteste mittelfrühe Sorte, lange Keimruhe	
Mehligkochend: platzen beim Kochen auf; locker, trocken, grobkörnig	früh	Karlena	Rundovale Knolle, flache Augen	Eintöpfe, Suppen, Püree, Klöße
	mittelfrüh	Adretta	Kochdunkelung möglich	
		Bintje	Holländische Sorte mit hoher Verbreitung	
	spät	Aula	Beliebteste unter den mehligkochenden Kartoffeln	

Der Trend geht heute zur geschmacksintensiven Sorte mit gelblichem Fleisch. Da einige Sorten auch über längere Zeit gelagert werden können und sehr frühe Sorten aus Südspanien und Nordafrika kommen, sind Kartoffeln das ganze Jahr lang in haushaltsüblichen Mengen (meist 2,5-kg-Packung) im Handel erhältlich. Bei entsprechenden Lagerbedingungen ist es zwar immer noch günstiger, Kartoffeln einzukellern, die Verbrauchergewohnheiten haben sich jedoch nicht zuletzt wegen der baulichen Bedingungen (nicht vorhandene, zu kleine oder zu warme Keller) und der bequemeren Handhabung von der Einkellerung weg entwickelt.

Den Ruf des „Gewöhnlichen" verliert die Kartoffel z. B. durch die aus Frankreich stammende Gourmetkartoffel **Vitelotte.** Diese lila-fleischige, feste Kartoffel mit violetter Schale hat einen nussigen Geschmack. Aufgrund ihrer Seltenheit ist die langovale Knolle relativ teuer. Ebenso werden in Gourmetlokalen die **Linzer Blaue** und die **Französische Trüffelkartoffel** (blauschwarze, mehligkochende Knollen) zu sehenswerten Speisen wie blauen Pommes frites oder blauem Kartoffelpüree verarbeitet. Für den Verbraucher lohnt es sich, auf Märkten im In- und Ausland nach unbekannten Kartoffelsorten zu fahnden und sie zu probieren. Die sehr stärkereiche Süß„kartoffel" aus Südamerika (→Batate) zählt botanisch ebenso wenig zu den Kartoffeln wie die Erdartischocke (→Topinambur).

Durch Züchtung oder künftig auch durch Anwendung der →Gentechnik entstehen immer neue Kartoffelsorten, wobei neben dem Geschmack auch die Widerstandskraft der Pflanze gegen Krankheiten und Schädlinge verbessert werden soll.

Güteklassen und Kennzeichnung

Die Vielzahl der Sorten und der Stellenwert der Kartoffel in der Ernährung machen entsprechende Qualitätsstandards erforderlich. Die nur in Deutschland gültige „Verordnung über gesetzliche Handelsklassen für Speisekartoffeln" legt für alle, die Kartoffeln gewerbsmäßig anbauen, abpacken oder handeln, Mindesteigenschaften, Qualitätsmerkmale und Kennzeichnungsvorschriften der Kartoffeln verbindlich fest. Lediglich Kartoffeln, die „ab Hof" verkauft werden, fallen nicht unter diese Verordnung.

Die wichtigsten Punkte der Handelsklassenverordnung:

- Nur sortenreine, gesunde, ganze, feste und praktisch saubere Speisekartoffeln dürfen in den Handel.
- Nur im Einzelhandel und auf Wochenmärkten dürfen Kartoffeln unverpackt angeboten werden.
- Kartoffeln sind nach Größen sortiert. Kleinere Kartoffeln können unter der Bezeichnung „Drillinge" angeboten werden.
- Es gibt die gesetzlichen Handelsklassen „Extra" und „I".

Handelsklassen für Kartoffeln		
Kriterien	**Klasse Extra**	**Klasse I**
Maximaler Anteil nicht qualitätsgerechter Kartoffeln (faul, fremder Geruch, Keime über 2 mm Länge)	5 %	8 %
Maximaler Anteil fremder Bestandteile (lose Keime, Erde); bei Packungen unter 5 kg nicht zulässig	1 %	2 %

Kartoffelerzeugnisse

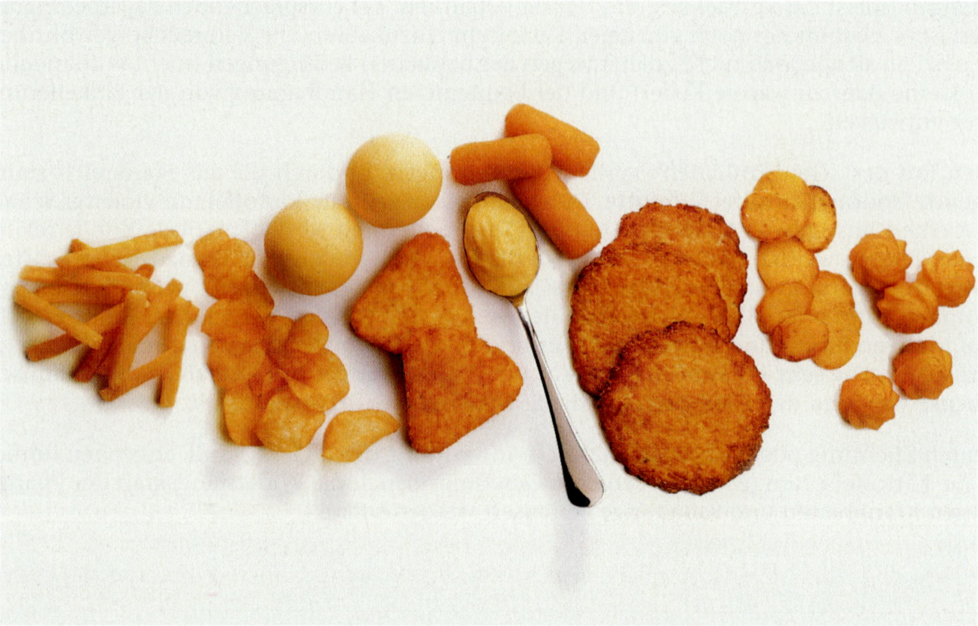

Kartoffelerzeugnisse

Der Pro-Kopf-Verbrauch von Kartoffeln ist in den letzten 50 Jahren von etwa 150 kg auf etwa 60 kg pro Jahr zurückgegangen. Dabei lassen sich zwei Trends feststellen:

- Speisekartoffeln werden weniger als Sättigungsbeilage und mehr als Gemüse eingesetzt;
- der Verbrauch verlagert sich von der Frischware zu den Veredelungsprodukten.

Heute sind es vor allem die **Fertig- und Halbfertigerzeugnisse** (→Convenience-Produkte), die die Kartoffel in den unterschiedlichsten Formen auf den Tisch bringen. Geschmackliche Vielseitigkeit, einfache Lagerung und problemlose Zubereitung sorgen für den Erfolg und die steigenden Umsatzzahlen der kartoffelverarbeitenden Industrie. Es ist hauptsächlich die Zeitersparnis bei der Zubereitung, die dazu führt, dass in der modernen Küche Kartoffelgerichte und -beilagen nicht mehr von „Großmutter selbst gemacht" werden, sondern nur noch so schmecken (sollen). Ebenso erfreuen sich →**Knabberartikel** wie *Chips* oder *Sticks* großer und wachsender Beliebtheit. **Kartoffelstärke** wird im Haushalt hauptsächlich zum Andicken von Soßen oder Süßspeisen *(Rote Grütze)* und zur Bereitung selbst gemachter Klöße verwendet.

Fertigerzeugnisse, die lediglich zum Verzehr erhitzt werden müssen, und Halbfertigerzeugnisse, die z. T. unter Hinzufügung weiterer Zutaten meist mit Wasser oder Milch angerührt und gegart werden, sind in haushaltsüblichen Mengen (0,5–2,5 kg) im Handel erhältlich. Tiefgekühlt, getrocknet oder sterilisiert sind sie bei entsprechender Lagerung über mehrere Monate haltbar, gekühlt einige Tage bis wenige Wochen. Bei der Zubereitung in der Fritteuse oder in der Pfanne muss man je 100 g der Ware mit 4 bis 5 g mehr Fettaufnahme rechnen als bei der Zubereitung in der Mikrowelle, im Kochtopf, im Backofen oder auf dem Grill. Kartoffel(halb)fertigerzeugnisse werden als Beilage zu Fleisch-, Gemüse- oder Fischgerichten, als Hauptgericht oder als Dessert verwendet.

Kartoffel-Fertigerzeugnisse					
Ware	**Produktbeschreibung**	**Angebotsform**	**Zubereitung**	**Verwendung**	**Sonstige Merkmale**
Pommes frites	aus stärkereichen, wasserarmen Kartoffeln *(Agria, Bintje)* geschnittene Stäbchen, glatt oder mit Welle, vorfrittiert	tiefgekühlt	Backofen, Fritteuse	Beilage, Hauptgericht	bei Zubereitung in der Fritteuse: Öl in ausreichender Menge und Temperatur (180° C) verhindert Überschreiten des üblichen Fettanteils von 12–15 %
Kroketten	Teig aus gekochten, passierten Kartoffeln, grob geraspelten Kartoffeln, aus Püreeflocken oder -granulat, paniert	tiefgekühlt	Backofen, Fritteuse, Pfanne, Grill, Mikrowelle	Beilage	Variation: *Kartoffelbällchen* oder *-zapfen*
Rösti	Taler oder Ecke aus geraspelten oder geriebenen Kartoffeln	tiefgekühlt	Backofen, Pfanne	Beilage, Hauptgericht	ursprünglich aus der Schweiz: mit Zwiebeln und Ei; regional sehr unterschiedliche Rezepte
Kartoffelpuffer (Reibekuchen)	rundes Plätzchen aus geriebenen Kartoffeln	tiefgekühlt	Backofen, Pfanne	Beilage, Hauptgericht	herzhaft oder süß mit Zucker und Apfelmus

Klöße (Knödel)	vorgeformte Knödel:
	roh: aus rohen Kartoffel(reibsel)n;
	halb und halb:
	aus blanchierten Kartoffel(schnitzel)n;
	gekocht: aus pürierten, gekochten Kartoffeln
		tiefgekühlt, getrocknet: im Kochbeutel	Kochtopf	Beilage, Hauptgericht, Dessert	teilweise mit weiteren Zutaten *(Speck, Kräutern)*; herzhaft oder süß *(mit Früchten)* zubereitet

Bratkartoffeln	frische, in Scheiben geschnittene und dann vorgebackene Kartoffeln	pasteurisiert, tiefgekühlt	Fritteuse, Pfanne	Beilage	häufig mit weiteren Zutaten *(Speck, Zwiebeln)*
Herzoginkartoffeln	gekochte, pürierte Kartoffeln, mit einer Spritztülle zu Rosetten geformt	tiefgekühlt	Backofen, Fritteuse, Pfanne	Beilage	Variation: *Kartoffel-ABC* und *Kartoffel-Waffeln*
Kartoffelsuppe	in Flüssigkeit pürierte oder geschnittene Kartoffeln	tiefgekühlt	Kochtopf	Vorspeise, Hauptger.	häufig mit Gemüse, Fleisch und Kräutern angereichert
Kartoffelgratin/ -auflauf	in Scheiben oder Stücke geschnittene Kartoffeln in heller Soße, mit Käse überbacken	pasteurisiert, tiefgekühlt, gekühlt	Backofen, Mikrowelle	Beilage, Hauptgericht	unterschiedliche weitere Zutaten *(Gemüse)*
Kartoffel-/ Schupfnudeln	aus rohem Kartoffelteig geformte, dicke „Nudeln" (Gnocchi)	tiefgekühlt, gekühlt	Pfanne, Kochtopf	Beilage, Hauptgericht	als schwäbische oder badische Spezialität zu Sauerkraut
Folienkartoffeln	vorgegarte, große Kartoffeln	tiefgekühlt	Backofen, Mikrowelle	Beilage, Hauptgericht	auch mit Dressing angeboten
Geschälte Kartoffeln	festkochende, geschälte, durch Hitzebehandlung haltbar gemachte Kartoffeln	sterilisiert, pasteurisiert	Kochtopf	Beilage	nur noch auf 65° C erhitzen
Kartoffelsalat	gekochte, klein geschnittene Kartoffeln, unterschiedlich „angemacht"	gekühlt	–	Beilage, Hauptgericht	viele Varianten mit unterschiedlichen Zutaten, häufig Mayonnaise

Kartoffel-Halbfertigerzeugnisse					
Ware	**Produktbeschreibung**	**Angebotsform**	**Zubereitung**	**Verwendung**	**Sonstige Merkmale**
Kartoffelpüree, Stampfkartoffeln	aus mehligkochenden Kartoffeln als Pulver, Granulat oder Flocken	getrocknet	in Flüssigkeit einrühren	Beilage	durch Quellen soll Konsistenz erreicht werden wie bei Püree aus frischen Kartoffeln; Püree wird klebrig, wenn die stärkehaltigen Zellen der Kartoffel zerstört werden, deshalb nicht zu stark umrühren
Kloßmehl	(s. Klöße)	getrocknet	in Flüssigkeit einrühren, formen, gar ziehen	(s. Klöße)	
Kloßteig/ Pufferteig	(s. Klöße, Kartoffelpuffer)	gekühlt	formen, gar ziehen, braten	(s. Klöße)	Teig leicht geschwefelt zur Verbesserung der Haltbarkeit
Trockenspeisekartoffeln	blanchierte, getrocknete Kartoffelscheiben	getrocknet	Kochtopf, Pfanne	Beilage Kartoffelsalat, Bratkartoffeln und als Suppeneinlage	Einsatz vor allem im Großküchenbereich; immer häufiger mit weiteren Zutaten *(Gemüse, Soße)* für den privaten Haushalt
Kroketten-/ Pufferpulver	aus Püreepulver, z. T. angereichert mit getrockneten Kartoffelreibseln	getrocknet	in Flüssigkeit einrühren, formen, frittieren	Beilage, Hauptgericht	

Was Verbraucher noch wissen wollen

Kann man gekeimte oder ergrünte Kartoffeln noch verwenden?

Keime können problemlos kurz vor dem Kochen entfernt werden. Ist die Keimung schon zu weit fortgeschritten, macht sich das an der geringeren Festigkeit der Knolle bemerkbar. Aus geschmacklichen Gründen empfiehlt sich der Verzehr solcher Kartoffeln nicht.

Ergrünte Kartoffeln sind jedoch nicht mehr zum Verzehr geeignet, denn sie enthalten in erhöhter Menge das giftige →Solanin, das die Kartoffel als Abwehrstoff u.a. gegen Insektenbefall produziert. Grundsätzlich enthalten heute gezüchtete Sorten nur noch sehr wenig von dieser Substanz, eine Menge, die für den Menschen keine Gefahr darstellt. Die höchsten Anteile sind in der Schale und in den „Augen“ enthalten, die man bei der Zubereitung wegschneiden sollte. Unter Lichteinwirkung kann sich die Konzentration jedoch erhöhen, erkennbar an einer Grünfärbung der Knolle sowie am leicht bitteren Geschmack. Verdauungsprobleme (Durchfall, Erbrechen) und andere Vergiftungserscheinungen können die Folge sein. Solanin wird nicht durch Kochen zerstört, sondern geht in das Kochwasser über (zumindest bei Pellkartoffeln immer wegschütten!). Auch bei unsachgemäßer Verarbeitung kann die Kartoffel erhebliche Solaninmengen ansammeln. Wenn geschälte Kartoffeln längere Zeit liegen, schützen sie sich so gegen Fäulniserreger, was zu relativ hohen Solaningehalten z. B. in Kartoffelchips führen kann.

Sollte man Kartoffeln mit Schale zubereiten? Kann man die Schale mitessen?

Die Schale der Kartoffeln enthält nicht mehr Nährstoffe als das Innere der Knolle. Die meisten Mineralstoffe und Spurenelemente befinden sich jedoch direkt unter der äußeren Randschicht, sodass bei zu großzügigem Schälen der Verlust recht hoch ist. Andererseits befinden sich auf der Schale Verunreinigungen und möglicherweise Rückstände von →Pflanzenschutzmitteln. Außerdem enthält die Schale das giftige →Solanin. Aus ernährungsphysiologischer Sicht ist es am sinnvollsten, die Kartoffeln mit Schale in einem Schnellkochtopf mit wenig Wasser zu dämpfen und ohne Schale zu essen. Auch wenn die Schale der Frühkartoffeln nur sehr dünn ist, empfiehlt es sich nicht, die Kartoffeln mit ihrer Schale zu verzehren. Bei späteren Sorten ist auch aufgrund geschmacklicher Beeinträchtigung von einem Verzehr der Kartoffel mit Schale abzuraten.

Kartoffeln sollte man geschält nicht im Wasser liegen lassen, da sonst zu viele Nährstoffe wie Stärke, Vitamine, Mineralstoffe ins Wasser über- und damit verloren gehen. Langes Warmhalten führt zu Vitaminverlusten. Deshalb die Kartoffeln besser abkühlen lassen und bei Bedarf wieder erwärmen.

Was ist bei der Lagerung von Kartoffeln zu beachten?

Die Kartoffel ist gut lagerfähig, wenn bei der Lagerung bzw. Einkellerung bestimmte Regeln befolgt werden:

- Möglichst nur gesunde, unbeschädigte, sortenreine, nicht ergrünte, trockene und saubere Knollen einlagern.
- Kartoffeln nur bis zu 40 cm Höhe behutsam aufschütten. Stöße vermeiden.
- Kartoffeln aus Folienpackungen herausnehmen.
- Für einen dunklen, kühlen (nicht unter 4 °C), trockenen, gut durchlüfteten Lagerraum sorgen! Licht lässt die Knolle ergrünen und ungenießbar werden (→Solanin), Wärme fördert den natürlichen →Schwund.
- Kartoffeln möglichst wenig bewegen und keinesfalls zusammen mit Äpfeln lagern, denn beides fördert die Keimbildung.

Warum schmecken Kartoffeln manchmal süßlich?

Werden Kartoffeln zu kalt gelagert, kann der Zucker, der sich während der Lagerung aus der Stärke bildet, nicht weiter abgebaut werden. Er reichert sich in der Knolle an. Folge ist ein leicht süßlicher Geschmack. Durch Lagerung bei höheren Temperaturen kann man diesen wieder beseitigen.

Wie viele Kartoffelsorten sollte man im Haus haben?

Im Haushalt sollten je eine wohlschmeckende Sorte des festkochenden und des mehligkochenden Typs bevorratet werden, um die Kartoffel entsprechend ihrer Eignung optimal verarbeiten zu können. Wem das zu umständlich ist, der behilft sich mit der vorwiegend festkochenden Sorte und bezahlt dafür gegebenenfalls mit Abstrichen an der Qualität der fertigen Speise.

Sind Pommes frites für die Gesundheit so schlecht wie ihr Ruf?

?!

„Über Pommes sollte es kaum Geheimnisse geben. Das Prinzip ist bekannt: Kartoffeln schälen, stifteln und in Fett ausbacken. Das bedeutet viel Arbeit für Frittenbuden und Haushalte. Werden die Pommes aber vorgefertigt, bedarf es einiger Tricks, bis sie wie ‚selbst gemacht' schmecken. ... Nach dem Schneiden wird mehrfach blanchiert. Die Hitze zerstört Enzyme, verbessert das Kaugefühl und verringert die spätere Fettaufnahme. Das Blanchierwasser spült die Kartoffelstärke ab. Sonst wird das Fett in der Fritteuse zu schnell verbraucht.

Im Blanchierwasser stecken die meisten Geheimnisse: zum Beispiel Sulfit (E 224) und Phosphat (E 450a). Diese Mixtur verhindert wirksam die Bildung unansehnlicher dunkler Stellen, verleiht den Kartoffeln eine goldgelbe Farbe und verlängert deutlich deren Haltbarkeit durch ihre keimhemmenden Eigenschaften. Stickstoff beim Abpacken verzögert den Fettverderb. (...)

Und trotz allem schmecken sie. Oder sollten wir nicht besser unserer Lebensmittelwirtschaft bestätigen: eben deshalb schmecken sie! Denn ohne angewandte Chemie und Physik für vorgefertigte Produkte gäb's nicht so viele knusprige Kartoffelgerichte, die an Großmutters Küche erinnern sollen. (...)

Pommes gelten allseits als ungesundes ‚Junk Food'. Ernährungsexperten kritisieren die ‚versteckten' Fette und die Erhitzung. Merkwürdig: Dann müssten sie auch Butterstullen ablehnen, denn auch sie basieren auf Gebackenem und einer Portion Fett. Außerdem weiß jedes Kind, dass man von Fritten fettige Finger kriegt. (...) Auch der Zusatzstoffgehalt sticht nicht: In den meisten Bäckerbroten ist mehr ‚Chemie' enthalten als in Kartoffel-Fertig-Produkten."

Pollmer, Udo; Schmelzer-Sandtner, Brigitte, Wohl bekomm's!, 2. Aufl. Köln 1998, S. 143–145

Es ist weniger die industrielle Vorfertigung der „Pommes", die Anlass zur Sorge gibt, als vielmehr die Bildung von Krebs erzeugendem →Acrylamid, welches beim Ausbacken als Nebenprodukt der Bräunung entsteht und zwar unabhängig davon, ob die Zubereitung im Haushalt, in der Imbissbude oder wo auch immer erfolgt und ob sie in der Fritteuse, im Backofen oder in der Pfanne stattfindet. Der Acrylamidgehalt nimmt mit der Temperatur und der Ausbackzeit zu. Je kleiner und je dunkler die Pommes Frites sind, desto größer ist ihr Acrylamidgehalt. „Vergolden statt Verkohlen" heißt daher die Devise. Dasselbe gilt auch für Kartoffelpuffer, Rösti, Bratkartoffeln und dergleichen. Außerdem sollten auch keine ausgekeimten Kartoffeln für die Herstellung derartiger Produkte verwendet werden.

Risiken durch gesundheitsschädliche →trans-Fettsäuren oder →Fettoxidationsprodukte kann das zur Herstellung bzw. Zubereitung verwendete Fett bergen, sofern ungeeignete oder alte Fette zum Einsatz kommen.

Wenn Sie weiterlesen wollen

Kapitel „Kartoffeln" in: Willan, Anne, Die große Schule des Kochens. München 2009[14];

Auswertungs- und Informationsdienst für Ernährung, Landwirtschaft und Forsten (aid) e. V. (Hrsg.), Kartoffeln und Kartoffelerzeugnisse. Nr. 1003. Bonn 2008[17].

10 Getreideerzeugnisse

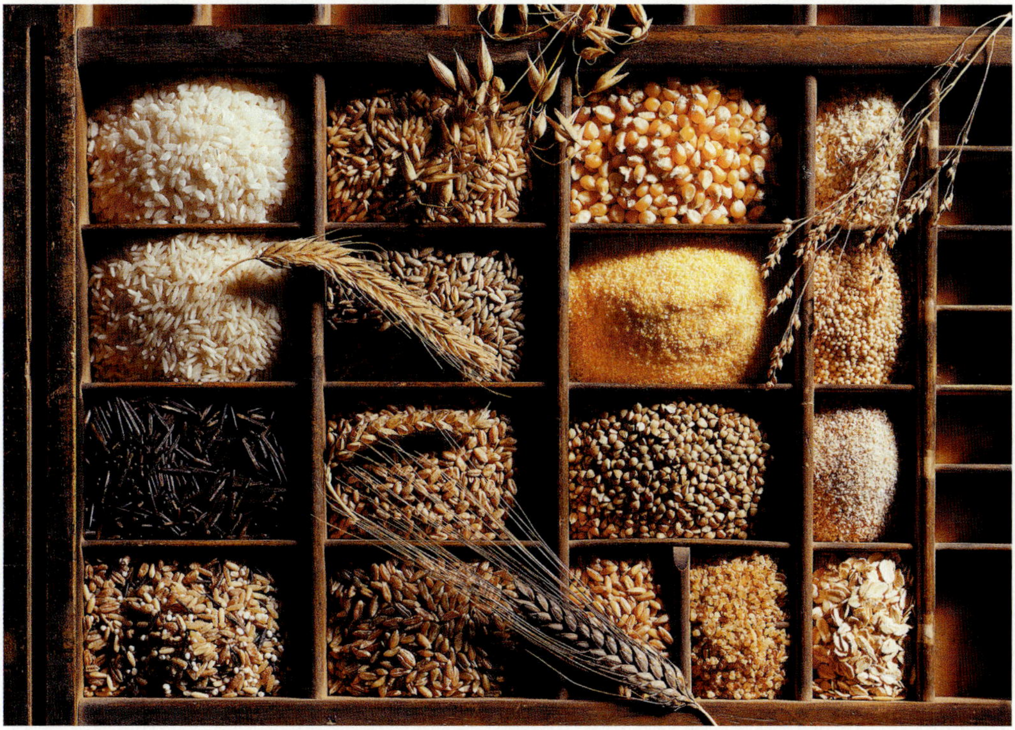

Getreideerzeugnisse sind Erzeugnisse aus gereinigtem und weiterverarbeitetem Getreide und stellen einen wichtigen Sortimentsbereich im Lebensmittelhandel dar. Sie werden auch als **Nährmittel** bezeichnet. Zu ihnen zählt man üblicherweise: Erzeugnisse und Verarbeitungsprodukte der Getreidemühlen, Reis, Teigwaren sowie Stärke und Stärkeerzeugnisse. Neben den Kartoffeln sind Getreide und Getreideerzeugnisse die Hauptlieferanten für →Kohlenhydrate. Für die Ernährung von Bedeutung ist auch ihr Gehalt an →Eiweiß, →Mineralstoffen, →Vitaminen der B-Gruppe und →Ballaststoffen.

Rohstoffe für Getreideerzeugnisse

Alle Getreidekörner haben einen gleichartigen Aufbau; sie bestehen aus einer Schale ①, dem Mehlkörper ② und dem Keimling ③. Einige Getreidekörner *(Hafer, Hirse, Gerste)* sind von einer zusätzlichen harten Schale (= Spelze) umgeben. In sogenannten **Schälmühlen** werden sie von den Spelzen befreit und zu Grütze, Graupen und Flocken verarbeitet. Auch Reis wird in solchen Mühlen verarbeitet.

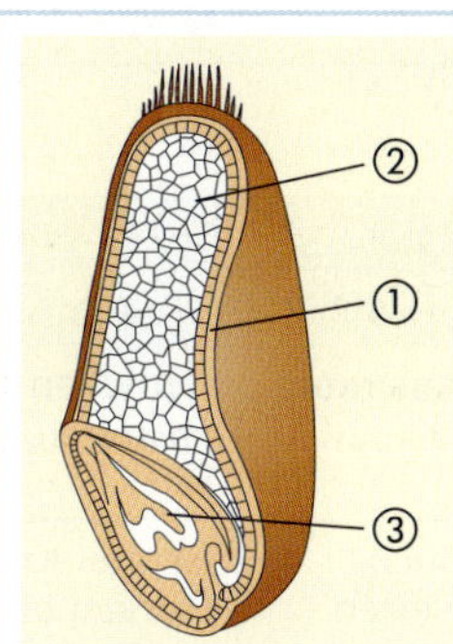

Getreidekorn

Aus spelzenfreien Körnern *(Weizen, Roggen, Mais)* gewinnt man in den **Mahlmühlen** Mehl, Grieß und Schrot. Helles Mehl wird hauptsächlich aus dem Mehlkörper gewonnen. Der Keim ist reich an Eiweiß, Fett mit einem hohen Anteil an mehrfach ungesättigten →Fettsäuren und Vitaminen. Das Fett im Keim kann schnell ranzig werden. Daher wird er bei Brotgetreide meist vor dem Vermahlen abgetrennt, wodurch das Mehl an Haltbarkeit gewinnt. Im Vollkornmehl dagegen bleibt der Keim erhalten.

Im Zusammenhang mit dem Verbrauchertrend zur →Vollwert-Ernährung finden bei der Brot- und Brötchenherstellung neben Weizen und Roggen zunehmend auch andere Getreidearten *(Gerste, Hafer, Dinkel)* Verwendung. Aber nicht alle Getreidearten eignen sich zur Brotherstellung, da ihnen aus Mangel an sogenanntem Klebereiweiß die Fähigkeit zur Ausbildung einer stabilen, lockeren Krumenstruktur fehlt. Weizen enthält das meiste Klebereiweiß und ist deshalb das wichtigste Brotgetreide.

Getreide		
Art	**Merkmale**	**Verwendung**
Dinkel	Urweizenform. Wird zu Graupen, Grütze und Mehl verarbeitet.	*Backgetreide, Brei*
Grünkern	Unreif geernteter Dinkel. Sehr würziger und kräftiger Geschmack.	*Bratlinge, Klöße, „Risotto", Suppen*
Gerste	Ähnelt dem Weizen, es fehlt ihr aber an Klebereiweiß, daher keine ausschließliche Verwendung als Brotmehl.	*Aufläufe, Brei, Rohstoff für Bier, Zutat bei Brot und Brötchen*
Hafer	Hat von allen Getreidesorten den höchsten Gehalt an Fett, Eiweiß und Mineralstoffen.	*Bratlinge, Krankenkost (Haferschleim), Flocken und Müsli, Zutat bei Brot und Brötchen*
Hirse	Ist kleinkörnig und muss geschält werden. Im Handel meist als ganzes Korn angeboten, höherer Anteil an Fett, leicht verdaulich.	*Aufläufe, Beilage, Brei, Flocken, Klöße, Fladenbrot*
Mais	Enthält wie Hirse mehr Fett als andere Getreide, außerdem mehr Vitamin E. Aus den Keimen wird →Maiskeimöl hergestellt.	*Brei (ital. Polenta), Cornflakes, Fladenbrot, Gemüse (frische Maiskörner), Stärkemehl, alkoholische Getränke (Whiskey, Bier)*
Reis	Besitzt den niedrigsten Eiweißgehalt aller Getreidesorten.	*Hauptgericht oder Beilage, Diät- und Krankenkost, Süßspeisen*
Roggen	Zweitwichtigstes Brotgetreide. Im Geschmack kräftiger als Weizen; Roggenbrot bleibt länger frisch als Weizenbrot.	*Brot, Brötchen*
Weizen	Wichtigstes Brotgetreide weltweit. Weizen hat eine besonders gute Backfähigkeit durch den hohen Anteil an Klebereiweiß. Aus den Keimen wird →Weizenkeimöl hergestellt.	*Brot, Brötchen, Feine Backwaren, Herstellung von Teigwaren*

Getreideähnliche Körner		
Art	**Merkmale**	**Verwendung**
Amaranth	Hat einen besonders hohen Anteil an Mineralstoffen, Eiweiß von hoher Qualität sowie Fett.	*Frischkornbrei, Müsli, Pfannkuchen, Soßen, Sprossen als Zugabe zu Salaten*
Buchweizen	Ist ein Knöterichgewächs. Wird zu Mehl, Flocken und Grütze verarbeitet.	*Bratlinge, Müsli, Pfannkuchen, Suppenklöße, Beilage*
Quinoa	Ist wie Amaranth eine Pflanze der Andenländer und hat ähnliche Eigenschaften.	*Aufläufe, Beilage, Müsli, Suppen*

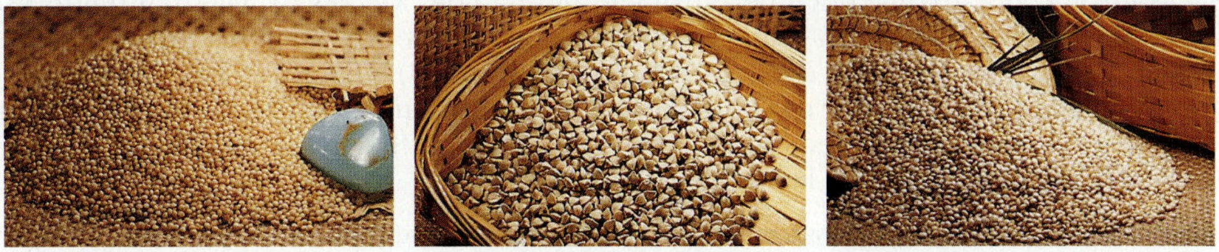

Getreideähnliche Körner: Amaranth, Buchweizen, Quinoa

Zunehmende Verwendung finden in Deutschland auch getreideähnliche Körner *(Amaranth, Buchweizen, Quinoa),* die in anderen Ländern schon seit langem Bestandteil der traditionellen Küche sind und auch unter dem Gesichtspunkt einer gesunden Ernährung eine Bereicherung des Speisezettels darstellen.

Mühlenprodukte

Rohe, ganze ungekeimte Körner kann der Mensch nicht verdauen, und so werden die Getreidekörner meist zerkleinert, damit sie verdaulich und so für den Organismus verwertbar werden. Dies ist die Aufgabe der Müllerei. Mengenmäßig ist **Mehl** das wichtigste Mühlenprodukt.

Produkte der Mahlmühlen

Neben der Verwendung des ganzen Korns *(Vollkornmehl)* sind folgende Mahlmühlenprodukte von Bedeutung:

Produkt / ganzes Korn	**Beispiel: Weizen (Unterteilung nach dem Feinheitsgrad)**
Schrot	Besteht aus groben Bruchstücken der Körner. Enthält alle Teile des ganzen Korns, mit Keim *(Vollkornschrot)* oder ohne Keim *(Backschrot, Type 1700).* Zwischenprodukt auf dem Weg zur Mehlherstellung oder Endprodukt. Verwendung z. B. für Schrot- und Vollkornbrote.
Grieß	Körniges, aus dem Mehlkörper gewonnenes Mahlprodukt, feiner als Schrot. Zwischenprodukt oder Endprodukt. Verwendung u. a. für Süßspeisen (Weichweizengrieß) und als Rohstoff für Teigwaren (vor allem Hartweizengrieß).
Dunst	Besonders feiner Grieß. Zwischenprodukt oder Endprodukt. Rohstoff für Teigwaren und feine Hefegebäcke.
Mehl	Das am feinsten vermahlene Endprodukt des Mahlprozesses. Aus 100 Tonnen Weizen können je nach →Ausmahlungsgrad 50 t *(weißes Mehl)* bis 90 t *(dunkles Mehl)* Mehl gewonnen werden. Die sich im Ausmahlungsgrad unterscheidenden Sorten kommen unter ihren Typenbezeichnungen in den Handel (→Mehltypen).

Die **Mehltype** gibt an, wie hoch der Ausmahlungsgrad des Mehles ist. Dies hat nichts mit dem Feinheitsgrad zu tun, die Typenzahl sagt vielmehr aus, wie hoch der Mineralstoffgehalt im Mehl ist. Weizenmehl der Type 405 (→Auszugsmehl) hat auf 100 kg einen Mineralstoffanteil von 405 g. Je höher der Mineralstoffgehalt und damit die Typenzahl, desto mehr Schalenteile wurden mit vermahlen. Vollkornprodukte enthalten sämtliche Bestandteile des Getreidekorns und tragen keine Typenbezeichnung.

Beispiele für Mehltypen	
niedrige Type *(Weizen 405)*	**höhere Type** *(Roggen 1150)*
↓ helle Mehle durch hohen Mehlkörperanteil (Weißmehl)	↓ dunklere Mehle durch hohen Schalenanteil
↓ weniger Mineralstoffe, Vitamine und Ballaststoffe	↓ mehr Mineralstoffe, Vitamine und Ballaststoffe
↓ häufige Typen und ihre Verwendung:	↓ häufige Typen und ihre Verwendung:
W 405 ▸ Feine Backwaren, Spätzle	W 1600 ▸ dunkles Weizenbrot
W 550 ▸ helle Brötchen	R 1370 ▸ Kommissbrot
R 815 ▸ helle Roggenbrötchen	R 1740 ▸ dunkles Roggenbrot
= niedriger Ausmahlungsgrad	**= hoher Ausmahlungsgrad**

Instantmehl ist ein vorbehandeltes Weißmehl, das sich in Wasser oder Milch ohne Klumpenbildung anrühren lässt. Es wird daher gern zum Binden von Soßen verwendet. **Fertigmehle** (Backmischungen) sollen das Backen im Haushalt erleichtern. Die Mischungen enthalten neben dem Mehl auch alle anderen erforderlichen Zutaten *(Triebmittel, Gewürze, Früchte, Zucker)*, außer Fett und Eiern. Mischungen werden in vielen Variationen zur Herstellung von Kuchen, Kleingebäck oder Pizza angeboten und gehören zu den →Convenience-Erzeugnissen.

Produkte der Schälmühlen

Bei diesem Verfahren werden Getreidekörner zuerst geschält und enthülst, anschließend wird durch Dämpfen und Darren (Trocknen unter Hitze) ihre Lagerfähigkeit verbessert.

Reis ist für über die Hälfte der Weltbevölkerung das wichtigste Getreide. Vor allem in Süd- und Ostasien ist er die Grundlage der täglichen Ernährung. In der Bundesrepublik hat sich der Reisverbrauch in den letzten 50 Jahren zwar verdoppelt, aber er beträgt nur bescheidene 3,4 kg pro Kopf und Jahr (Österreich 5 kg, Schweiz 6 kg). Die im Reis enthaltene Stärke ist leicht verdaulich, daher ist Reis auch gut für die Ernährung von Kindern sowie von Magen- und Darmkranken geeignet.

Der Rohreis (Paddy) wird noch im Erzeugerland entspelzt und dann als Braunreis (Cargo-Reis) exportiert. In den Reismühlen erfolgt die Weiterverarbeitung durch weiteres Schälen und Schleifen der Körner. Die angebotenen Produkte kann man nach Bearbeitung, Form und Körnung unterscheiden:

- **Naturreis (Vollreis)** ist gereinigter und ausgelesener Braunreis, der noch Keim und Silberhäutchen enthält und damit auch reich an Vitaminen und Mineralstoffen ist. Wegen des Fettgehaltes des Keimes ist er jedoch nur begrenzt haltbar.
- **Weißreis** ist ein vollständig geschliffener Braunreis. Keim und Silberhäutchen wurden entfernt. Bei trockener Lagerung ist dieser Reis jahrelang haltbar.

- **Schnellkochreis** ist ein nach speziellen Verfahren vorgegarter und danach wieder getrockneter Weißreis. Die Restgarzeit beträgt nur wenige Minuten.
- **Parboiled-Reis** ist ein Rohreis, der so behandelt wird, dass unter Druck und Dampf die Vitamine und Mineralstoffe aus den äußeren Schichten in das Innere des Reiskorns verlagert werden. Beim anschließenden Schleifen bleiben daher wertvolle Inhaltsstoffe erhalten. Parboiled Reis bleibt auch nach dem Wiederaufwärmen körnig.
- **Langkornreis (Patnareis)** hat eine längliche Form (6 bis 8 mm lang). Der Kern ist hart und hat ein glasiges Aussehen. Beim Kochen bleibt er trocken und körnig, da er einen hohen Anteil an Klebereiweiß hat, welches den Körnern Stabilität gibt. Die besten Sorten kommen aus dem Süden der USA und Ostasien. Er wird als Hauptgericht, Beilage und als Suppeneinlage verwendet.
- **Rundkornreis** erkennt man an den 4 bis 5 mm langen rundlichen Körnern. Er wird wegen seines geringen Klebergehalts beim Kochen ziemlich weich und gibt Stärke ab. Daher eignet er sich gut zur Zubereitung von Risotto und Süßspeisen. Rundkornreis wird u. a. in Kalifornien, Japan, Italien (Arborioreis) und Spanien angebaut.

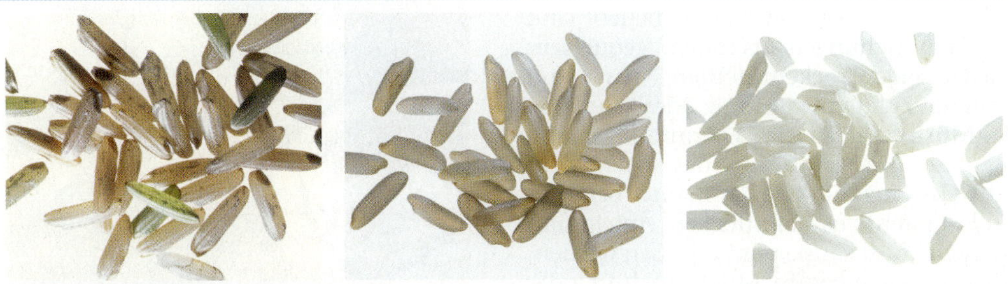

Reissorten (v. l.): Naturreis, Parboiled-Reis, Langkornreis

Flocken erhalten ihre typische Form durch Zerquetschen zwischen heißen Walzen, nachdem sie zuvor geschält und gedämpft wurden. Durch diese Bearbeitung werden die Inhaltsstoffe der Getreidekörner für den Menschen leicht verdaulich.

- **Haferflocken** zählen zu den Vollkornerzeugnissen, da bei der Verarbeitung zu Flocken Keim und Randschichten des Haferkorns erhalten bleiben.

  Es gibt drei handelsübliche Größensortierungen aus demselben Ausgangsmaterial:
  - kernige Flocken bestehen aus ganzen Haferkernen,
  - zarte Flocken sind aus Grütze und besonders fein,
  - Instant-Flocken (Schmelzflocken) – aus fein gemahlenen Haferkörnern – lösen sich beim Einrühren in warmer oder kalter Flüssigkeit sofort auf.

  Haferflocken schmecken leicht nussig und enthalten besonders viele Nährstoffe. Sie sind leicht verdaulich und eignen sich daher auch gut als Kinder- und Krankennahrung. Instantflocken finden Verwendung als →Flaschennahrung für Säuglinge und als Zusatz zu Fruchtsaft- und Milchmischgetränken.

- **Cornflakes** sind geröstete knusprige Maisflocken. Beim klassischen Kochverfahren wird zuerst die Schale entfernt, die so vorbehandelten Maiskörner (Grits) werden anschließend gekocht und gezuckert bzw. gewürzt. Unter hohem Druck werden die Grits zur typischen Flockenform ausgewalzt und dann unter Heißluft geröstet. Technisch aufwendiger, aber kostengünstiger ist das Extruderverfahren: ein Gemisch aus Maisgrieß und Wasser, auf bis zu 140 Grad erhitzt, wird unter hohem Druck zu einem plastischen Teig, der durch Düsen gepresst wird. Die Masse schäumt dabei zunächst auf, erstarrt anschließend und kann zu Flocken weiterverarbeitet werden. Manchen Sorten werden Vitamine zugesetzt, oder sie werden zusätzlich mit Zucker, Honig oder Schokolade überzogen.

Grützen sind geschälte und grob vermahlene Körner von Hafer, Gerste oder Buchweizen. Grütze eignet sich u. a. für Brei, Auflauf, Müsli und Klöße. In Nord- und Ostdeutschland wird Grütze auch bei der Wurstherstellung (Grützwurst) verwendet.

Graupen sind geschälte, durch Schleifen und Polieren abgerundete Getreidekörner. Besonders feine Graupen heißen Perlgraupen. Graupen werden z. B. für Brei und als Suppeneinlage verwendet.

Frühstücksprodukte (Cerealien und Müslimischungen)

Mit oder ohne Zutaten sind solche Getreideprodukte und -mischungen bei vielen Verbrauchern ein wichtiger Bestandteil des Frühstücks. Neben **Haferflocken** und **Maisflocken** finden sich auch Weizen-, Gersten- und Dinkelflocken. Besonders beliebt sind Trockenmischungen aus rohem, gequetschtem Getreide, Trockenfrüchten, Nüssen und weiteren Zutaten wie Honig oder Schokolade **(Müsli)**. Die älteste bekannte Mischung ist das „Bircher-Müsli“, das nach dem Schweizer Arzt Dr. Bircher-Benner benannt ist. Es besteht aus Haferflocken, Äpfeln und Nüssen. Müsli kann „pur“ gegessen werden, wird jedoch meist in Milch, Joghurt oder Quark angerührt und ist ein wichtiger Bestandteil der →Vollwert-Ernährung. Handelsüblich sind Fertigmischungen, daneben kann der Verbraucher in Naturkostläden oder den entsprechenden Abteilungen im Lebensmitteleinzelhandel auch aus lose angebotenen Zutaten sein ganz persönliches Müsli zusammenstellen. Außer als Flocken werden Getreideprodukte auch „gepoppt“ angeboten *(Popcorn, Puffreis)*. Dabei werden Getreidekörner *(Mais, Weizen, Reis)* unter Druck mit Dampf behandelt. Beim Ablassen des Dampfes blähen sie sich auf und vergrößern dabei ihr Volumen um ein Vielfaches. Anschließend werden diese Produkte meist mit Honig, Zucker, Salz oder anderen Zutaten überzogen.

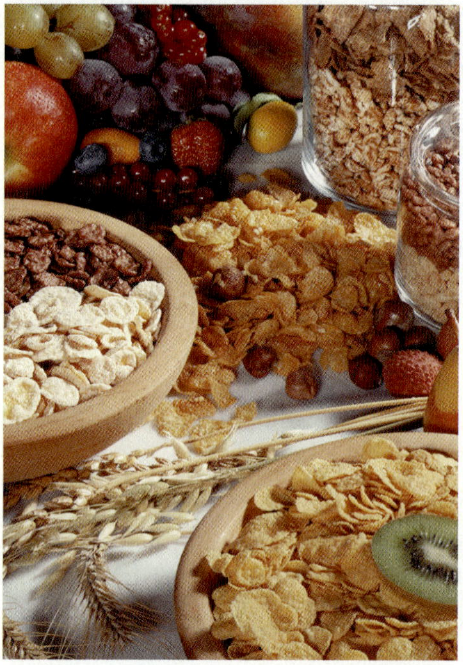

Frühstückscerealien

Kinder und Jugendliche stellen eine besonders wichtige Zielgruppe der Cerealienhersteller dar. Nach dem Grundsatz „das Auge isst mit“ werden speziell für diese Verbrauchergruppe immer wieder neue Formen *(Ringe, Kügelchen)* geschaffen. Neben synthetischen Vitaminen wird eine Vielzahl von Geschmacks- und Farbstoffen zugesetzt. Die Herstellungsart sagt im Übrigen nichts über die Qualität der Produkte aus. So werden z. B. auch Cornflakes aus kontrolliert-biologischem Maisanbau – häufig unter Einsatz des →Extruderverfahrens – hergestellt. Frühstückscerealien gehören zu den Lebensmitteln, bei denen hohe Gehalte an Krebs erzeugendem →Acrylamid auftreten können. Anstrengungen der Hersteller führten inzwischen teilweise zu einer Senkung der Acrylamid-Belastung. Dennoch sind sie insbesondere für Kinder und Jugendliche nach wie vor nur eingeschränkt zu empfehlen.

Teigwaren

Teigwaren („Nudeln") sind kochfertige Getreideerzeugnisse aus Weizengrieß oder -mehl, mit oder ohne Verwendung von Ei und Salz, sowie Wasser. Sie sind ein wichtiges Grundnahrungsmittel, gut lagerfähig, preiswert und finden als Beilage oder Hauptmahlzeit Verwendung. Die Teigwarenhersteller bieten über 100 verschiedene Nudelvarianten an. In Deutschland beträgt der jährliche Pro-Kopf-Verbrauch über sieben kg, wobei in Süddeutschland mehr Nudeln als im Norden der Republik gegessen werden. Familien bevorzugen deutsche Teigwaren mit Eianteil, während die italienischen überwiegend von jüngeren, „Lifestyle-orientierten" Verbrauchern gekauft werden.

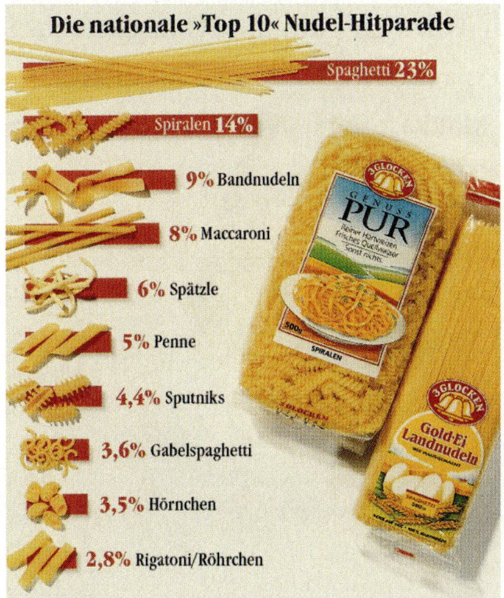
Die nationale »Top 10« Nudel-Hitparade
Spaghetti 23%
Spiralen 14%
9% Bandnudeln
8% Maccaroni
6% Spätzle
5% Penne
4,4% Sputniks
3,6% Gabelspaghetti
3,5% Hörnchen
2,8% Rigatoni/Röhrchen
PUR
Gold-Ei Landnudeln

Teigwarenverbrauch (nach Formaten)

Herstellung

Zur Teigwarenherstellung kann Hartweizengrieß (Durumweizen) und/oder Weichweizen verwendet werden. Durch seinen hohen Klebereiweißgehalt lassen sich aus Hartweizen besonders koch- und bissfeste Teigwaren herstellen. Reine Weichweizenprodukte werden beim Kochen weich und klebrig, daher wird Weichweizen mit Hartweizen gemischt. Der Zusatz von **Eiern** bei Weichweizenprodukten verbessert die Teigeigenschaften, verfeinert den Geschmack und sorgt für eine goldgelbe Färbung der Nudeln. **Salz** verbessert die Kocheigenschaften (kleberstabilisierend) und beeinflusst den Geschmack. **Gemüsepüree** *(Spinat, Tomaten)* und **Kräuterpulver** können zur Geschmacksbildung und Färbung mit eingearbeitet werden. Industriell hergestellte Teigwaren werden fast ausschließlich mit Teigwarenextrudern hergestellt. Dabei wird die Teigmasse unter hohem Druck durch Matrizen gepresst, die die Form der Teigwaren bestimmen.

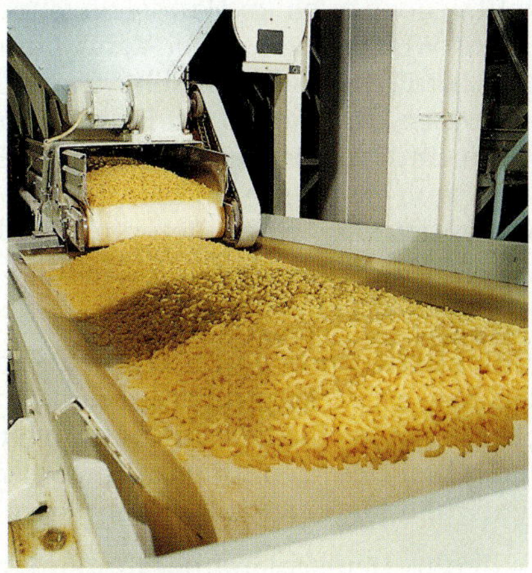

Industrielle Teigwarenherstellung

Nach der Teigwarenverordnung werden unterschieden:

- **Eifreie Teigwaren** *(Pasta)* enthalten nur Hartweizengrieß und Wasser oder weniger als die für Eiernudeln vorgeschriebene Mindestmenge an Eiern pro kg Weizenrohstoff.
- **Eiernudeln** enthalten pro Kilogramm Grieß mindestens 2 ¼ Eidotter[1].
- **Eiernudeln mit hohem Eigehalt** enthalten pro Kilogramm Grieß mindestens 4 Eidotter[1].
- **Eiernudeln mit besonders hohem Eigehalt** enthalten pro Kilogramm Grieß mindestens 6 Eidotter[1].

Die Bezeichnung „Frischei-Nudeln" darf nur dann verwendet werden, wenn bei der Produktion die Eier frisch aufgeschlagen und innerhalb von 24 Stunden verarbeitet werden.

---

1 oder anstelle von Frischei die entsprechende Menge →Eiprodukte (Flüssigei oder Trockeneimasse)

Teigwarenformate (Formen)

Die Formenvielfalt der Nudeln sorgt einmal für optische Akzente, zum anderen beeinflusst die Form die Aufnahmefähigkeit für Soßen. Es gibt folgende **Grundformate:**

- Spaghetti
- Makkaroni
- Spätzle
- Suppennudeln
- Band- und Schnittnudeln
- gedrehte oder gelochte Formen

Nudeln eignen sich gut

für Suppen:

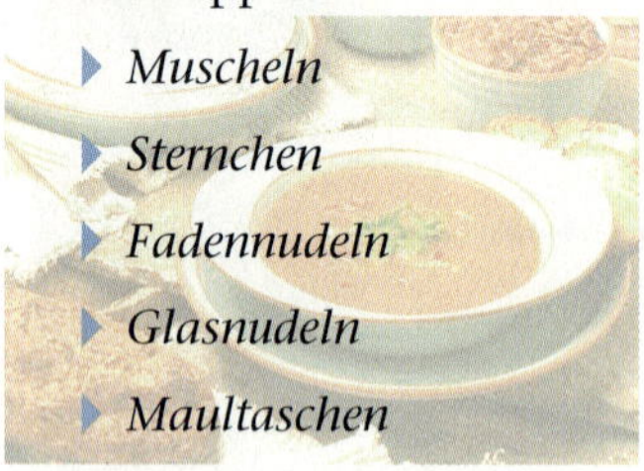

- *Muscheln*
- *Sternchen*
- *Fadennudeln*
- *Glasnudeln*
- *Maultaschen*

für Salate:

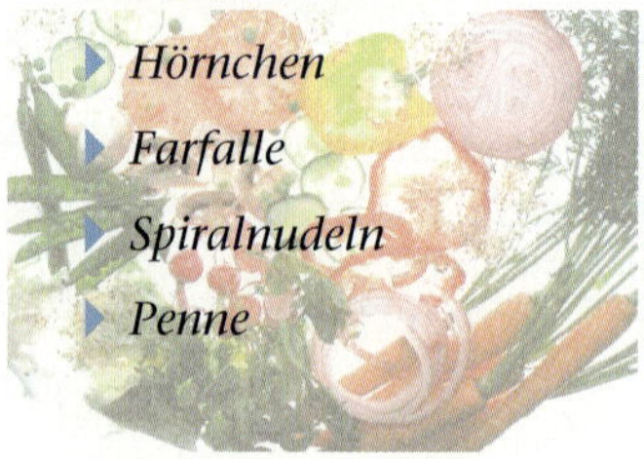

- *Hörnchen*
- *Farfalle*
- *Spiralnudeln*
- *Penne*

als Beilage und Hauptgericht:

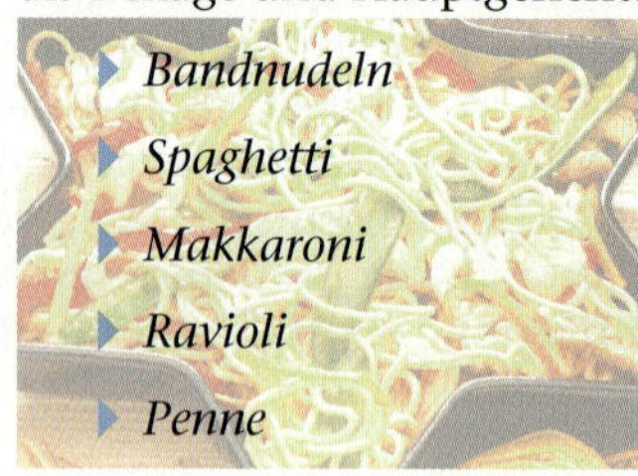

- *Bandnudeln*
- *Spaghetti*
- *Makkaroni*
- *Ravioli*
- *Penne*

Teigwarenspezialitäten

Süddeutsche Spezialitäten sind z. B. **Spätzle.** Sie werden meist im Haushalt selbst hergestellt, jedoch auch im Handel angeboten. Spätzle sollen zart und weich sein, daher werden sie aus Weichweizen unter Verwendung eines hohen Eianteils hergestellt (1 Ei pro 100 g). Aus Kartoffelteig werden **Schupfnudeln** hergestellt. Daher sind sie im engeren Sinne keine Teigwaren. Im Handel findet man sie bei den →Frischteigwaren im Kühlregal. **Maultaschen** sind Teigtaschen mit einer Füllung aus Spinat und Brät (Mischung aus Hackfleisch, Speck und Zwiebeln) und ähneln den italienischen Ravioli bzw. den russischen Pelmeni. Neben der klassischen Rezeptur werden Maultaschen auch mit anderen Füllungen hergestellt *(Gemüse, Lachsfarce)*. Maultaschen werden ebenfalls im Kühlregal oder auch frisch beim Metzger angeboten.

Italienische Pasta gewinnt einen zunehmenden Anteil am deutschen Inlandsmarkt. Italien hat mit 26 kg pro Person und Jahr den weitaus höchsten Nudelverbrauch in Europa. Über 100 verschiedene Ausformungen der Pasta sind bekannt. Echte Pasta darf nach italienischen Gesetzen nur aus Hartweizengrieß und Wasser bestehen, es gibt jedoch für den deutschen Markt auch Pasta mit Eiern.

Zu den in Deutschland bekannten Formaten gehören: **Spaghetti,** dies sind dünne, bis zu 80 cm lange Drahtnudeln. Zu den Rohrnudeln zählen **Makkaroni, Penne** und **Rigatoni,** die sich in Länge und Stärke unterscheiden. Bei den flachen Teigwaren sind **Fettuccine** (breite Bandnudeln) und **Tagliatelle** (Bandnudeln) bekannt. **Farfalle** (Schleifchenform) und **Fusilli** (Spiralen) sind besonders geformte Nudeln. **Lasagne** (rechteckige Nudelplatten) werden mit Fleisch und Gemüse geschichtet und im Ofen als Auflauf mit Käse überbacken. **Tortellini** (ringförmig gebogen) und **Ravioli** (rechteckig) sind Teigtäschchen mit einer Fleisch- oder Gemüsefüllung. Sie eignen sich als Einlage für Fleischbrühe bzw. werden mit schmackhaften Soßen kombiniert *(Tortellini in Käse-Sahne-Soße)*.

Gnocchi sind kleine Klößchen aus Kartoffelteig und daher im strengen Sinn keine Teigwaren (allerdings wird auch ein Nudelformat als „Gnocchi" bezeichnet). Zu den **asiatischen Spezialitäten** zählen **Glas-** und **Reisnudeln.** Sie werden als lange feine Stränge hergestellt, weisen eine glasige Beschaffenheit auf und brechen leicht. Rohstoffe sind bei Glasnudeln aus Hülsenfrüchten *(Sojabohnen, Mungobohnen)* gewonnene Stärke und bei Reisnudeln Reismehl. Man verwendet sie wie Teigwaren.

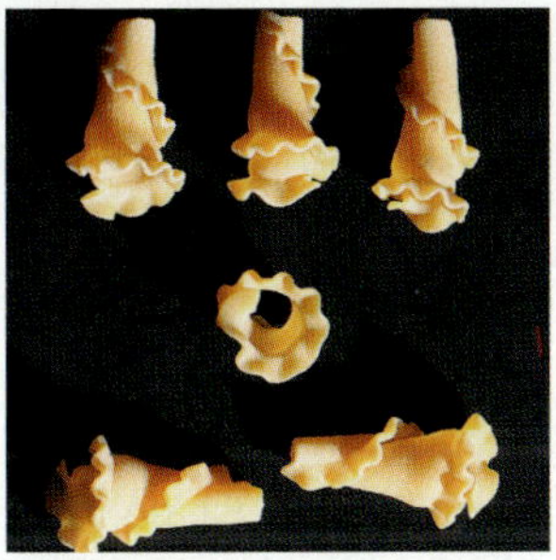
Campanei

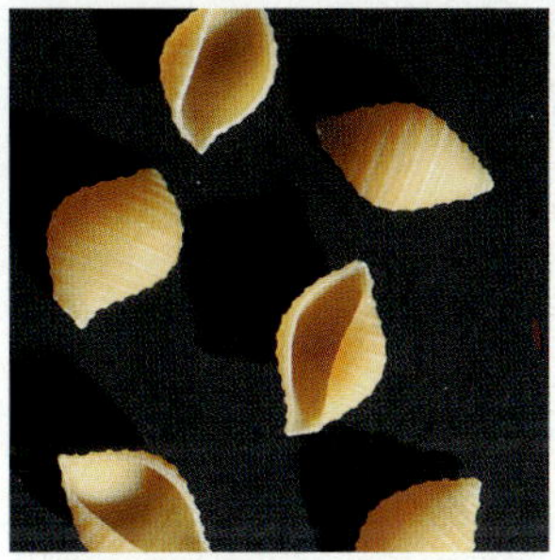
Conchigli

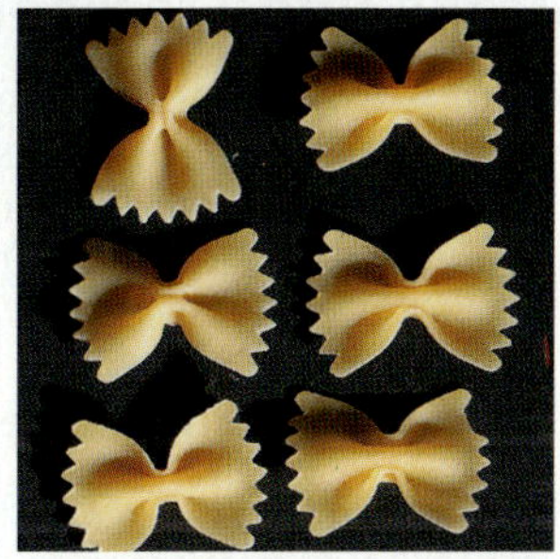
Farfalle

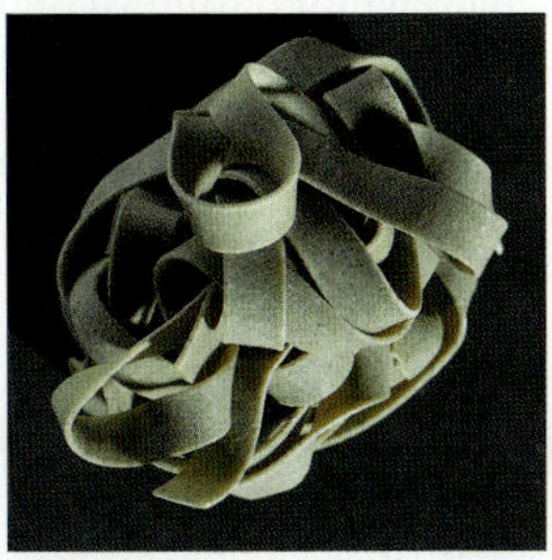
Fettuccine

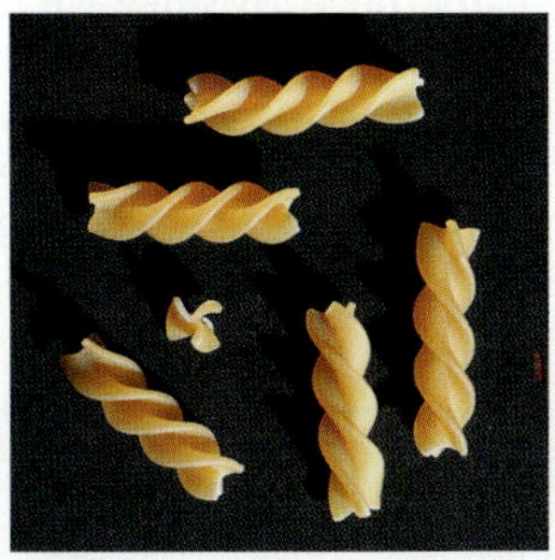
Fusilli

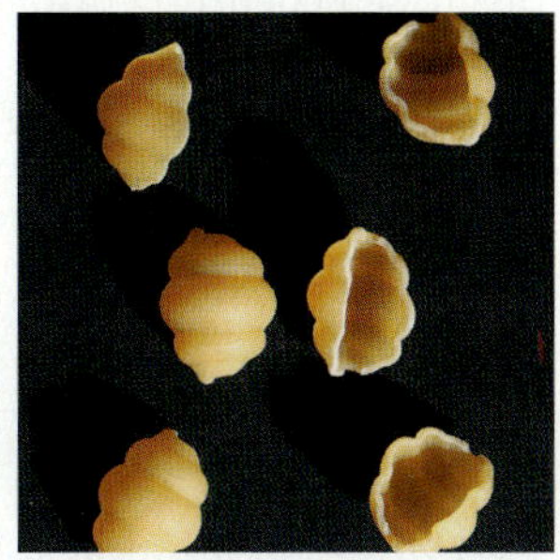
Gnocchi

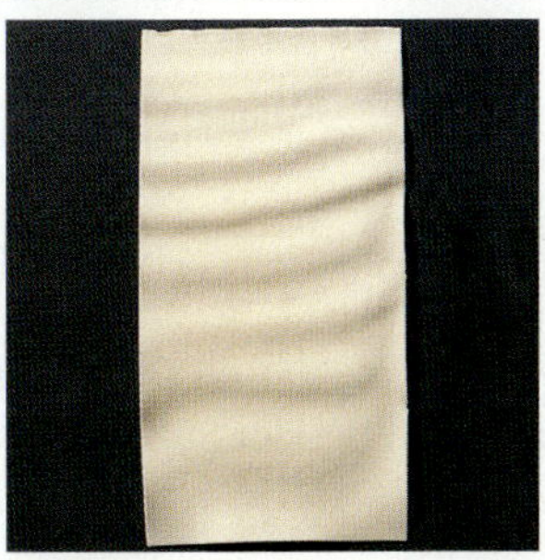
Lasagne

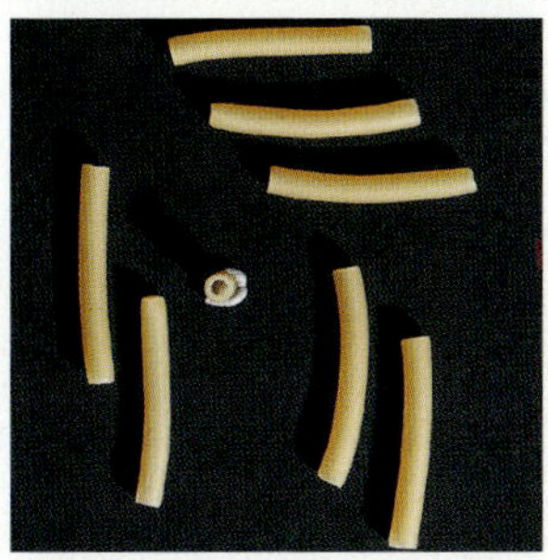
Maccheroni

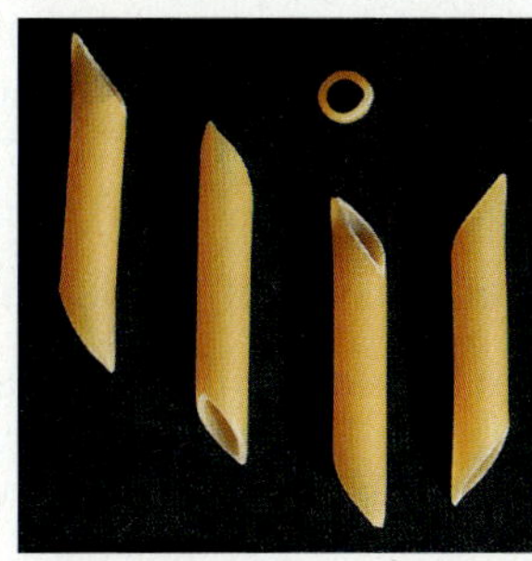
Penne

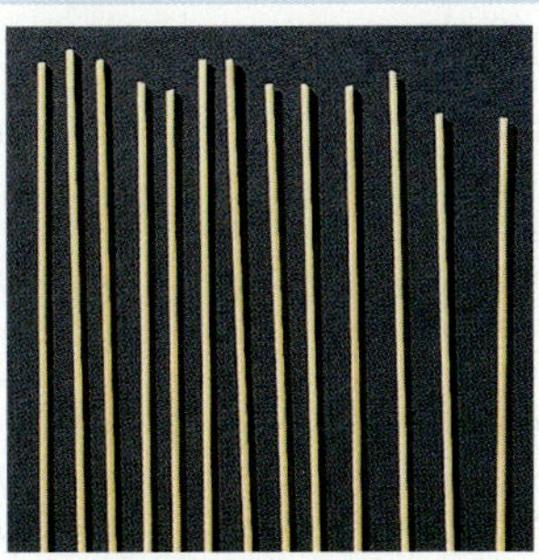
Spaghetti

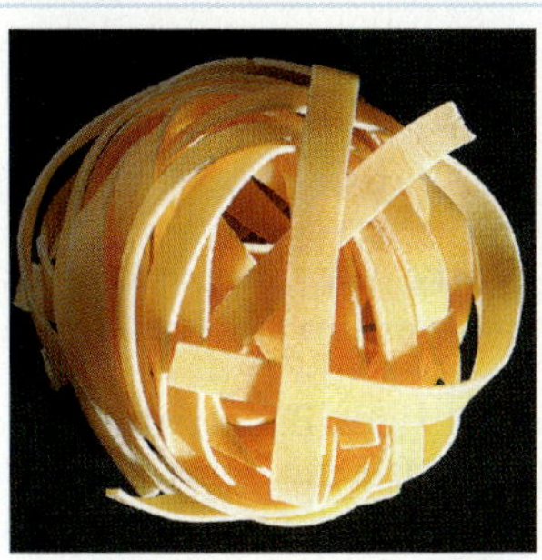
Tagliatelle

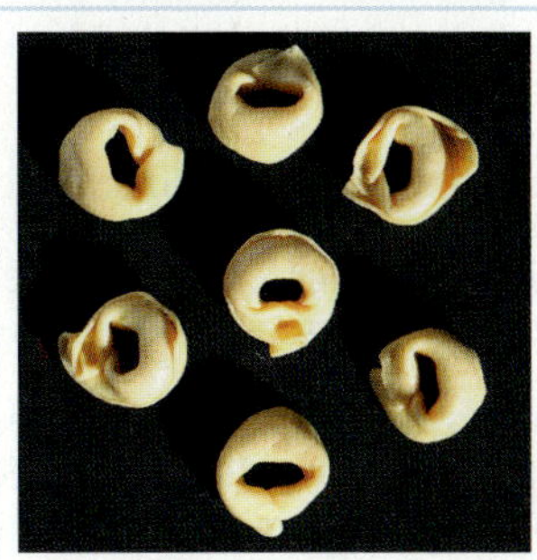
Tortellini

Stärke und Stärkeerzeugnisse

Stärke bzw. Zutaten, die aus Stärke gewonnen werden, sind in den unterschiedlichsten Produkten enthalten. Industriell wird Stärke hauptsächlich aus Kartoffeln, Mais, Weizen und Reis gewonnen. In Deutschland werden jährlich weit mehr als eine Million Tonnen produziert, wobei ca 60 % im Lebensmittelbereich verwendet werden.

Eigenschaften und küchentechnische Verwendung der Stärke

Stärke ist ein weißes, geruch- und geschmackloses Pulver. In kaltem Wasser ist sie unlöslich. In heißem Wasser oder anderen Flüssigkeiten quillt sie auf und bildet eine breiige, klebrige Masse. Im Haushalt wird Stärke aufgrund ihrer Eigenschaften hauptsächlich zum Binden von Suppen und Soßen genutzt. Aber auch für die Lebensmittelindustrie hat Stärke eine große Bedeutung. Aufgrund ihrer die Konsistenz verändernden Eigenschaften ist Stärke ebenso wie modifizierte Stärke (→Zusatzstoffe) eine wichtige Zutat für die Herstellung von Suppen, Soßen, Fertiggerichten, Puddings, Feinen Backwaren, Tortenfüllungen und Salatmayonnaisen. Ein erheblicher Teil der produzierten Stärke wird zu Glucose abgebaut und als →Glucosesirup unter anderem bei der Herstellung von Konfitüren, Marmeladen, Bonbons, Gummisüßwaren und Schokoladenprodukten sowie bei der Likörherstellung verwendet.

Küchentechnische Verwendung von Stärke	
Stärkeart	**bevorzugte Verwendung bei Herstellung von**
Weizenstärke	Backwaren
Kartoffelstärke	Backwaren, kalten Desserts
Maisstärke	Soßen, Suppen, Pudding
Reisstärke	Säuglings- und Krankenkost

Erzeugnisse auf Stärkebasis

Sago ist ein körniges Stärkeerzeugnis. Die Körner haben ein glasiges Aussehen, das auch nach dem Erhitzen erhalten bleibt, und werden als Suppeneinlage und bei der Süßspeisenherstellung *(rote Grütze)* verwendet.

Puddingpulver ist eine Mischung aus Stärke, Zucker und weiteren Zutaten wie Kakao, Vanille sowie →Aromastoffen und →Zusatzstoffen. Mit Wasser oder Milch angerührt, erhält man warme oder kalte Süßspeisen. Bei Kochpudding muss das Pulver mit der Flüssigkeit aufgekocht werden, bei Instant-Produkten wird es kalt angerührt.

Soßenpulver, dessen Grundstoff ebenfalls Stärke ist, dient zur raschen Zubereitung einfacher Soßen auf Milch- oder Wasserbasis.

Soßenbinder enthalten neben Stärke als Grundstoff u. a. pflanzliches Öl, Milchzucker und, wenn dunkle Soßen zubereitet werden sollen, →Zuckerkulör.

Backpulver ist neben Hefe ein wichtiges Backtriebmittel. Die im Backpulver enthaltene Stärke hat allerdings keine Bedeutung für die beim Backen erwünschte Teiglockerung, sondern dient nur als Trennmittel für die anderen Bestandteile *(kohlensäurehaltige und Kohlensäure austreibende Bestandteile)*, damit diese nicht vorzeitig wirksam werden. Außerdem bindet die Stärke eventuell in die Packung eindringende Feuchtigkeit.

Was Verbraucher noch wissen wollen

Was versteht man unter „Auszugsmehl"?

Darunter versteht man hellste Weizenmehle mit einem Ausmahlungsgrad unter 50 % (Type 405). Diese Mehle bestehen zum überwiegenden Teil aus Stärke. Sie können mit Vitaminen angereichert werden und tragen dann die Bezeichnung „Weizenmehl extra".

Wie sind Vollkornmehle gegenüber Auszugsmehlen zu bewerten?

Vollkornmehl hat im Vergleich zu Auszugsmehl:

- mehr Eiweiß, das auch biologisch hochwertiger ist, und mehr Fett,
- mehr Mineralstoffe, Vitamine und Ballaststoffe,
- eine bessere Sättigungswirkung,
- eine geringere Haltbarkeit aufgrund des höheren Fettgehalts und insbesondere der mehrfach ungesättigten Fettsäuren.

Der Energiegehalt ist in etwa gleich.

Was ist Wildreis?

„Wildreis" nennt man die Samen einer in den USA wild wachsenden Wassergrasart, die mit dem Reis botanisch nicht verwandt ist. Dieser Wildreis erinnert im Aussehen an braune Tannennadeln und schmeckt nussartig. Er ist teuer und wird meist mit Reis gemischt angeboten.

Was versteht man unter Duftreis?

Entgegen der Vermutung, es handele sich um aromatisierten Reis, gibt es tatsächlich zwei von Natur aus duftende Reissorten: **Jasminreis**, eine im Norden von Thailand angebaute Reissorte mit blumigem Duft, und **Basmatireis**, der in Indien, Pakistan und Burma angebaut wird und ein ausgeprägtes nussartiges Aroma entwickelt.

Machen Nudeln dick?

Nicht ein einzelnes Lebens- oder Genussmittel macht dick, sondern die jeweils zugeführte Nahrungsenergie. Nudeln werden wohl selten „trocken" gegessen: Die Energie steckt vor allem in den Soßen, die zu den Nudeln verzehrt werden.

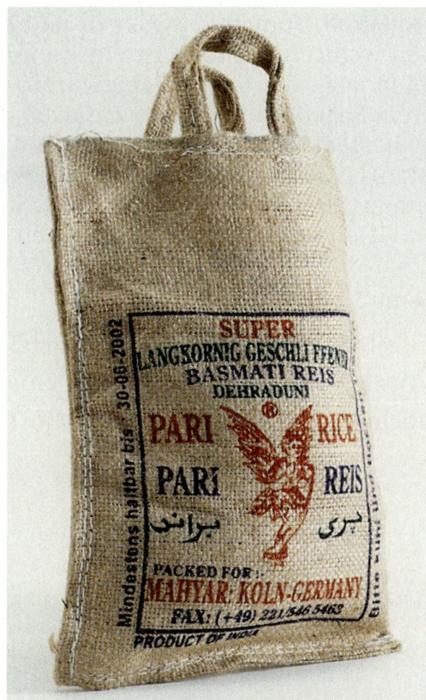

Verkaufsverpackung für Basmatireis

Warum wird Leistungssportlern empfohlen, reichlich Nudeln zu essen?

Die in den Nudeln enthaltenen Kohlenhydrate werden im Muskelgewebe und in der Leber gespeichert und stehen bei Belastung sofort als Energielieferanten zur Verfügung

Welche Besonderheiten weisen Vollkornnudeln auf?

Sie werden aus Grieß oder Mehl des vollen Korns hergestellt. Äußerlich kann man sie an der bräunlichen Farbe erkennen. Sie sind wegen der Bestandteile des vollen Korns (Fett im Keim) nicht so lange lagerfähig. Ihre Garzeit ist etwas länger, und sie werden leicht pappig, was auch bei kürzerer Garzeit nicht vermieden werden kann.

Was versteht man unter „Frischteigwaren"?

Sie unterscheiden sich von den Trockenprodukten durch einen erheblichen Anteil an Restfeuchte. Im Angebot sind vor allem gefüllte Teigwaren, welche zumeist vorgegart sind. Aufgrund ihres hohen Feuchtegehalts sind sie nur begrenzt haltbar und müssen zwischen +2 °C und +6 °C gelagert werden.

Zur Haltbarkeitsverlängerung dienen verschiedene Methoden, die z.T. auch kombiniert angewendet werden. Eine ist das →Pasteurisieren der fertig verpackten Ware, andere sind die Vakuumverpackung oder die Verpackung unter Schutzatmosphäre *(Stickstoff,* CO_2*)*. Bei den Verpackungsvarianten soll der verderbsfördernde Einfluss von Sauerstoff auf den Packungsinhalt verhindert werden. Ein Vorteil der Schutzgasverpackung ist, dass nach dem Öffnen der Packungen die Nudeln einzeln fallen und nicht zu einem Block verkleben.

Welche Convenience-Produkte werden „rund um die Nudel" angeboten?

Wegen der kurzen Garzeit von wenigen Minuten haben Nudeln auch als Hauptgericht in der „schnellen Küche" stetig an Bedeutung gewonnen. Neben den führenden Teigwarenherstellern bieten fast alle großen Lebensmittelproduzenten **Fertigsoßen** an. Ob mit Rindfleisch, Tomaten, Zwiebeln und Kräutern oder als Sahnesoße mit Käse, Schinken und Ei, in wenigen Minuten ist ein Komplettgericht fertig. Zu den →Convenience-Produkten zählen auch die **Instant-Teigwaren.** Dies sind vorgegarte Produkte, bestehend aus Teigwaren, Soßen und anderen Zusätzen *(Fleisch, Gemüse),* denen Flüssigkeit entzogen wurde. Mit heißem Wasser übergossen, sind sie nach 3 bis 5 Minuten fertig zum Verzehr. Weil Instant- Nudeln dünn und porös sein müssen, damit sie schnell viel Wasser aufnehmen können, fehlt es ihnen an Stabilität. Sie zerfallen daher leicht, und es mangelt ihnen an der von vielen Verbrauchern geschätzten Bissfestigkeit.

Wenn Sie weiterlesen wollen

Dr. Oetker – Nudeln von A–Z. Bielefeld 2009;

La Pasta Nudeln. Von Tagliatelle, Gnocchi und anderen Teigwaren. München 2007;

Nudeln, Pasta & Co., Die Tricks und Tipps der Köche. Würzburg 2006.

11 Brot und Feine Backwaren

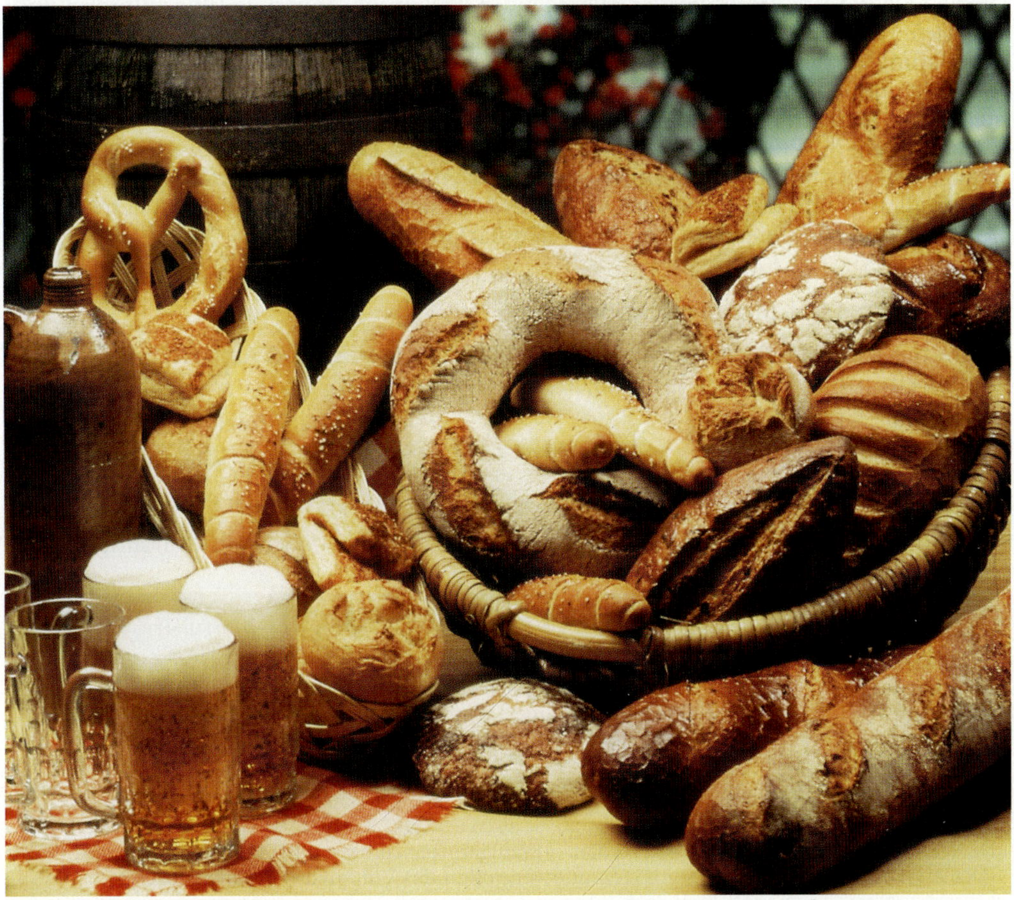

Brot

In Deutschland werden etwa 300 verschiedene Brotsorten hergestellt, hauptsächlich aus Weizen- und Roggenmehl. Seit über 2000 Jahren sind die Grundzutaten gleich geblieben; allerdings wurde die Technologie seither gravierend verändert.

Ob beim handwerklich arbeitenden Bäcker oder in der Brotfabrik, die Herstellung vollzieht sich in beiden Fällen nach den gleichen Grundprozessen, wobei in vielen kleinen Bäckereien auch Technologien aus den Großbackbetrieben Einzug gehalten haben. In der Hand des erfahrenen Bäckermeisters erleichtern sie diesem nicht nur die Arbeit, sondern können auch für gute Qualität sorgen.

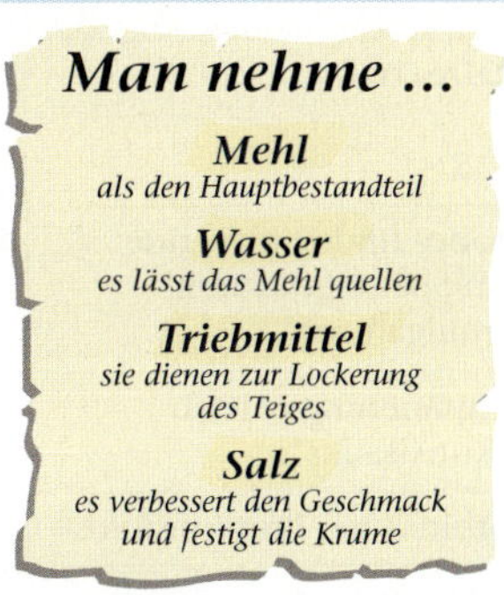
Man nehme …
Mehl
als den Hauptbestandteil
Wasser
es lässt das Mehl quellen
Triebmittel
sie dienen zur Lockerung des Teiges
Salz
es verbessert den Geschmack und festigt die Krume

„Man nehme …"

Brotherstellung

Den verschiedenen Rezepturen entsprechend, werden alle Zutaten ausgewogen, gemischt und in der Teigknetmaschine vermengt. Knetzeit, Teigtemperatur und Teigfestigkeit sind für die Qualität des Brotes von entscheidender Bedeutung. Sauerteig (Roggenbrote) und/ oder Hefe (Weizenbrote und Mischbrote) sind traditionelle Triebmittel. Durch Säuerungs- und Gärungsprozesse sorgen sie für das Aufgehen und die Lockerung des Teiges. Anstelle des herkömmlichen Natursauerteigs werden bei Roggenbroten heute überwiegend industriell hergestellte Teiglockerungsmittel verwendet, die aus zahlreichen chemischen Substanzen bestehen. Dieser „Kunstsauer" imitiert zwar den Geschmack eines Sauerteigbrotes, erzeugt aber nicht die gesundheitlichen Wirkungen eines echten Sauerteigbrotes, das sehr bekömmlich ist und die Aufnahme wertvoller Mineralstoffe in den menschlichen Organismus ermöglicht. „Kunstsauer" gehört zu den Backmitteln.

Backmittel bei der Brotproduktion

Backmittel sollen die Backeigenschaften der Mehle verbessern und Arbeitszeit bei der Herstellung einsparen. Folgende Wirkungen werden angestrebt:

- verkürzte Mehlreifung
- schnellere Teiglockerung
- verbesserte Maschinengängigkeit
- gleichmäßige Bräunung des Laibes
- verbesserte Schneidbarkeit des Brotes
- Verbesserung des Geschmacks
- Verlängerung des Frischezustands
- Schutz vor Schimmelbildung.

Übersicht über einige gängige Backmittel	
Bezeichnung	**Bedeutung**
Ascorbinsäure (Vitamin C)	verkürzt Reifezeit des Teiges, wirkt aufhellend: Brot und Gebäck sehen weißer aus.
Cystein	verbessert die maschinelle Verarbeitung von Hefeteigen; wurde früher aus Haaren und Hornsubstanzen gewonnen, heute meist synthetisch hergestellt.
DAWE (Diacetylweinsäureester)	zählt zu den →Emulgatoren; verbessert die Beschaffenheit von Weizenteigen und vergrößert das Volumen von Kleingebäcken.
Enzyme	unterstützen die Teigverarbeitung, verbessern die Bräunung und vergrößern das Volumen; können Allergien (Bäckerasthma) auslösen.
Karamellzuckersirup	dient zur Verbesserung von Geschmack und Farbe des Brotes; wird aus erhitztem Zucker durch Auflösen in Wasser hergestellt.
Malzextrakt	verbessert Teiglockerung, Farbe von Krume und Kruste sowie Geschmack; wird aus gekeimtem und anschließend geröstetem Getreide gewonnen.
Mono- und Diglyceride von Speisefettsäuren (Emulgatoren)	erleichtern die Teigverarbeitung, verbessern die Tiefkühleignung und verzögern das Altbackenwerden von Brot und Brötchen.
Teigsäuerungsmittel („Kunstsauer")	bewirken eine problemlose Teiglockerung und haben in vielen Fällen den Natursauerteig abgelöst.
Sorbinsäure, Propionsäure	verhindern Schimmelbildung (nur bei Schnittbrot zugelassen).
Zitronensäure	Bestandteil des Kunstsauers; dient vor allem in roggenhaltigen Teigen als Säuerungsmittel.

Backverfahren und Aussehen des Brotes

Das Äußere des Brotes (Form, Oberfläche und Farbe) wird entscheidend durch das jeweilige Backverfahren bestimmt.

Freigeschobene Brote werden zu runden oder länglichen Laiben geformt und so in den Ofen geschoben, dass sie sich nicht berühren. Dadurch kann eine geschlossene und feste Kruste entstehen *(Berliner Landbrot, Schwäbisches Bauernbrot, Frankenlaib)*. **Angeschobene Brote** sind an den Seiten krustenlos, da sie sich im Backofen seitlich berühren *(St. Gallener, Kommissbrot, Paderborner)*. **Kastenbrote** werden in Kästen gebacken. Daher erhält nur die Oberfläche eine feste Kruste *(Kastenweißbrot, Toastbrot, Grahambrot)*.

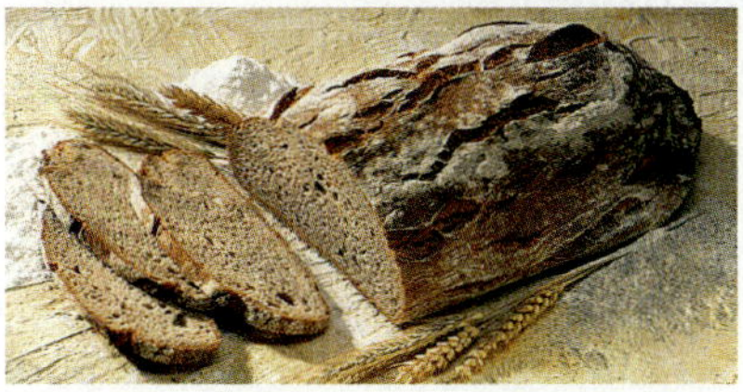
freigeschobenes Brot

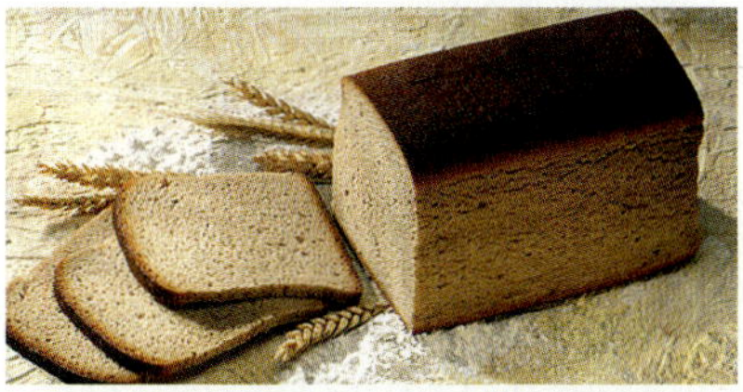
angeschobenes Brot

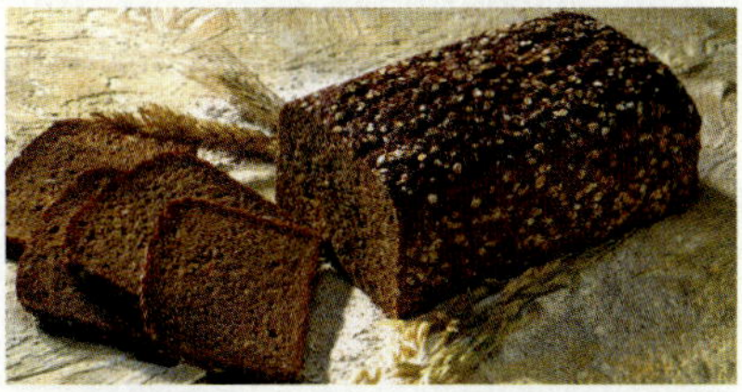
Kastenbrot

Brotsorten

Die große Zahl an Brotsorten ergibt sich zum einen aus der Verwendung und Kombination der verschiedenen Mehlarten, Mehltypen, Mehlmischungen und weiteren Zutaten, zum anderen sehr oft aus geographischen Bezeichnungen, die auf die „Brotheimat“ hindeuten.

Brotgrundsorten

Gemäß allgemein anerkannter →Verkehrsauffassung werden die Grundsorten Weizenbrot, Weizenmischbrot, Roggenmischbrot und Roggenbrot unterschieden. Die geographischen Bezeichnungen sind nicht geschützt, d. h., solche Brote dürfen auch außerhalb der entsprechenden Region hergestellt werden, sofern sie die für diese Brotsorte typischen Merkmale aufweisen.

Brotgrundsorten			
Bezeichnung	**Bestandteile**	**Charakteristik**	**Beispiele**
Weizenbrot	mindestens 90 % Weizenmehl	Krume hell, Kruste goldbraun; Geschmack mild und aromatisch	▸ *Weißbrot* ▸ *Toastbrot* ▸ *Baguette*
Roggenbrot	mindestens 90 % Roggenmehl	dunkle Krume mit feinen Poren; Geschmack ausgeprägt kräftig und säuerlich	▸ *Schwarzbrot* ▸ *Kommissbrot* ▸ *Pumpernickel*
Mischbrote: Roggenmischbrot (RM), Weizenmischbrot (WM)	mehr als 50 % der namengebenden Mehlsorte	Geschmack mild-aromatisch (WM) bis herzhaft-säuerlich (RM)	▸ *Schwarzwälder (WM)* ▸ *Schweizer Art (WM)* ▸ *Oberländer (RM)* ▸ *Berliner Landbrot (RM)*
Vollkornbrot: Weizenvollkornbrot (WV), Roggenvollkornbrot (RV) und Vollkornmischbrote	aus →Vollkornmehl (Weizen und/oder Roggen)	Geschmack mild bis nussartig (WV) bzw. kräftig, säuerlich (RV)	▸ *Rheinisches Vollkornbrot* ▸ *Hallesches Vollkornbrot* ▸ *Grahambrot*

Spezialbrote

Ein Brot darf als Spezialbrot bezeichnet werden, wenn **eine** der folgenden Bedingungen erfüllt ist:

- **Verwendung weiterer Getreideerzeugnisse:** z. B. in Mehrkornbroten, die aus mindestens einer Brotgetreideart sowie mindestens einer Nicht-Brotgetreideart hergestellt werden. Insgesamt muss ein Mehrkornbrot drei oder mehr verschiedene Getreidearten enthalten, jede Getreideart muss mit mindestens 5 % vertreten sein.
- **Verwendung anderer Zutaten pflanzlichen Ursprungs** *(Leinsamen, Sonnenblumenkerne, Sesam, Zwiebeln, Rosinen, Trockenfrüchte).*
- **Verwendung von Zutaten tierischen Ursprungs** *(Milch, Butter, Quark, Joghurt, Speck).*

Nach speziellen Verfahren hergestellte Brote

Pumpernickel ist ein sehr dunkles, saftiges und krustenarmes Roggenbrot aus mindestens 90 % Roggenbackschrot und/oder Roggenvollkornschrot. Bei mäßiger Hitze wird es mindestens sechzehn Stunden in dicht verschließbaren Backröhren (Dampfkammerverfahren) gebacken. Dabei bilden sich Röst- und Aromastoffe, die einmal für die dunkelbraune Farbe und zum anderen für den säuerlich-süßen Geschmack verantwortlich sind.

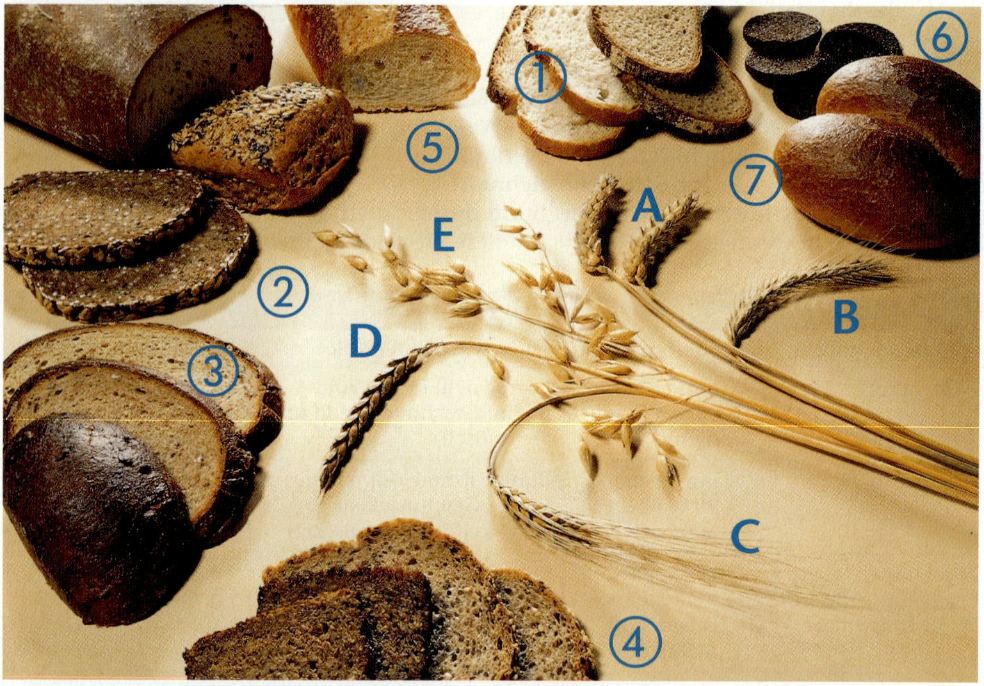

Getreidearten und Brotsorten
A: Weizen; **B:** Roggen; **C:** Gerste; **D:** Dinkel; **E:** Hafer
① Weizen- und Roggenmischbrot; ② Brot und Brötchen mit Haferflocken; ③ Dinkelbrot; ④ Mehrkornbrote; ⑤ Weißbrot; ⑥ Pumpernickel; ⑦ Roggenbrötchen

Knäckebrot ist ein sehr wasserarmes und daher extrem lange haltbares Brot. Es wird sowohl aus Weizen als auch aus Roggen oder Mehlmischungen hergestellt. Der Teig wird in Form von dünnen Fladen auf Blechen gebacken. Knäckebrot wird fast ausschließlich industriell nach dem →Extruderverfahren hergestellt. Die Bandbreite des Geschmacks reicht von neutral bis würzig. Eine besondere Note wird durch Zutaten wie Kümmel oder Sesam erzielt. Knäckebrot kann herstellungsbedingt besonders große Mengen an →Acrylamid enthalten.

Nährwertveränderte Brote

Diese Brote haben einen veränderten Nährstoffgehalt und/oder →Brennwert *(eiweißangereichertes, kohlenhydratvermindertes, ballaststoffangereichertes, brennwertvermindertes, kochsalzreduziertes Brot).*

Trends am Brotregal und an der Brottheke

Aus Marketinggründen finden zunehmend Namen Verwendung, die keine eindeutigen Rückschlüsse auf die Brotsorte zulassen. Typische Beispiele dafür sind: „Joggingbrot", „AOK-Brot" oder „Rustikal". Die Backmittelindustrie bietet den Bäckern zur Arbeitserleichterung Backmischungen an, die meist solche wohlklingenden Namen tragen. Brote mit einer Plakette oder Banderole werden häufig aus Fertigmischungen hergestellt. Eine Kennzeichnungspflicht gegenüber dem Verbraucher bezüglich der Inhaltsstoffe dieser Mischungen besteht nicht, es sei denn, diese Mischungen enthalten kennzeichnungspflichtige →Zusatzstoffe.

Die Zeiten sind längst vorbei, als man Pumpernickel nur in Westfalen kannte und es Brezeln ausschließlich in Süddeutschland gab. Regionale Spezialitäten sind heute fast überall erhältlich. Dies trifft vermehrt auch auf europäischer Ebene zu. Einmal führt die Reiselust der Bundesbürger dazu, dass sie im Ausland andere Brot- und Brötchensorten kennen und schätzen lernen, und zum anderen haben die Backspezialitäten der in Deutschland lebenden Ausländer den „Brotkorb" vielfältiger gemacht. Türkisches Fladenbrot, französisches Baguette und italienisches Weißbrot *(Ciabatta)* gehören heute fest zum Brotsortiment. Auch Brotspezialitäten aus Amerika *(Sandwich-Brot, Hamburger-Brötchen, Bagel)* liegen im Trend.

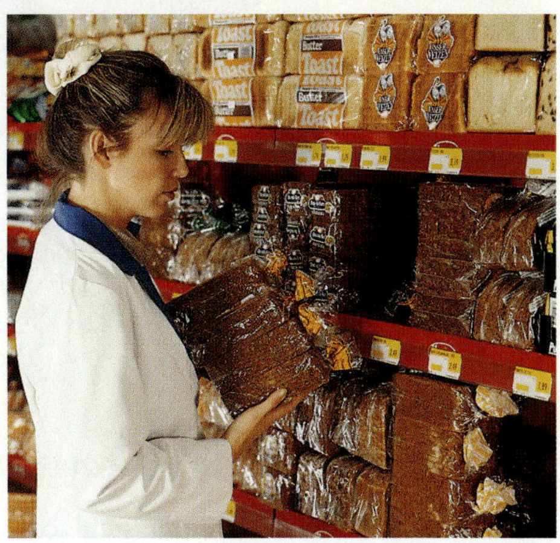
Verpacktes Brot im Regal

In den Brot- und Backwarenabteilungen des Lebensmittelhandels bieten Backshops neben den aus Tiefkühlteiglingen hergestellten Brötchen, Brezeln und Baguettes auch Brote aus vorgebackenem Teig an. Großbäckereien liefern neben verpacktem SB-Brot auch frische unverpackte Ware, die von den Kunden aus Spezialregalen entnommen und selbst verpackt wird. Halbbackwaren und Tiefkühl-Backwaren *(Brötchen, Croissants, Baguettes)*, die zu Hause fertig gebacken werden, sprechen besonders Verbraucher an, die →Convenience-Erzeugnisse schätzen. Auch vor Bäckereien und den Brot- und Backwarenabteilungen im Lebensmittelhandel hat der Fastfood-Trend nicht Halt gemacht. Neben dem Backwarenverkauf finden sich dort immer mehr Fastfood-Angebote, angefangen vom belegten Brötchen über Quiche Lorraine und herzhaft gefüllte Blätterteigtaschen bis zur Pizza.

Kleingebäck

Kleingebäck unterscheidet sich von Brot durch seine Form, das Gewicht und die Größe. Es wird zum überwiegenden Teil aus hellen Weizenmehlen hergestellt, aber auch aus Mischungen von Roggen- und Weizenmehlen oder -schroten. Häufig werden weitere Zutaten *(Körner, Mohn, Speck, Käse, Milch)* beigegeben. Bei allen Unterschieden sind für die meisten Sorten ein hoher Krustenanteil sowie die knusprige und lockere Beschaffenheit der Gebäcke typisch. Die regionale Sortenvielfalt ist bei Kleingebäck noch erheblich größer als bei Brot: Über 1000 verschiedene Sorten werden in Deutschland angeboten, wobei es unterschiedliche regionale Bezeichnungen gibt. Brötchen gibt es mit glatter *(Rundstück, Milchweck)* oder eingeschnittener Oberfläche *(Schrippe, Tafelbrötchen)* sowie mit speziellen Zutaten *(Rosinen-, Kümmelbrötchen)*. Ob gewickelt *(Hörnchen)*, geschlungen *(Brezel)* oder geflochten *(Flechtsemmel)*, die Formenvielfalt ist groß.

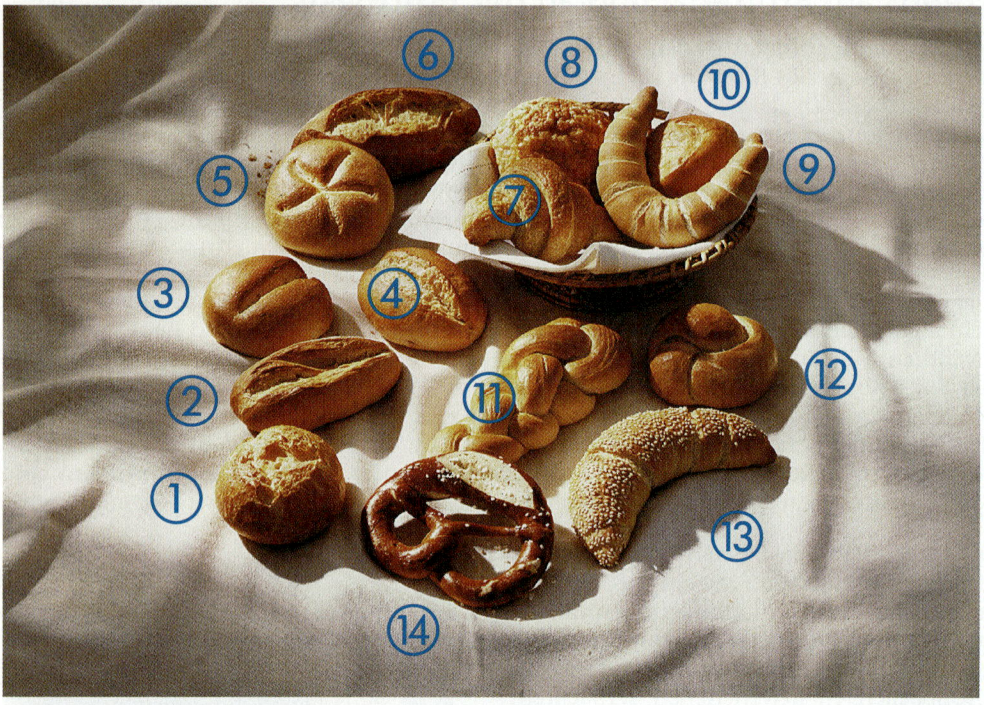

Kleingebäcksorten
① Bauernbrötchen; ② Berliner Schrippe; ③ Druckbrötchen; ④ Normalbrötchen; ⑤ Kaisersemmel; ⑥ Baguettebrötchen; ⑦ Croissant; ⑧ Käsebrötchen; ⑨ Hörnchen; ⑩ Milchweck; ⑪ Flechtsemmel; ⑫ Zopfbrötchen; ⑬ Sesamhörnchen; ⑭ Laugenbrezel
Quelle: CMA

Feine Backwaren – Dauerbackwaren

Feine Backwaren unterscheiden sich von Brot und Kleingebäck vor allem durch ihren höheren Anteil an Fett und/oder Zucker. Der Begriff „Feine Backwaren“ schließt die Gebäckkategorie Dauerbackwaren ein. Feine Backwaren werden meist industriell hergestellt und sind unterschiedlich lange haltbar. Neben Teig, Fett und Zucker finden sich unter den Zutaten z. B. Obst, Nüsse, Mandeln, Mohn oder Marzipan. Das Angebot des Bäckereihandwerks und der Backwarenindustrie an **Kuchen** und **Torten** ist außerordentlich groß: es reicht vom klassischen Marmorkuchen über Blätterteiggebäck und Christstollen bis zu Sahnetorten, die zunehmend auch als Tiefkühlprodukte angeboten werden.

Süße und salzige **Dauerbackwaren** sind Gebäcke, deren Genießbarkeit durch eine längere Lagerung nicht beeinträchtigt wird sofern diese sachgemäß erfolgt:

Hartkekse werden aus einem festen, relativ fettarmen Teig ausgestanzt *(Butterkekse).*

Mürbekekse bestehen aus einem fettreicheren Teig und werden vor dem Backen oft noch mit Zucker bestreut oder mit Mandeln, Kakao, Nüssen oder Marmelade versehen. Eine Umhüllung mit Schokoladen- →Kuvertüre oder -Fettglasur nach dem Backen kommt ebenfalls sehr häufig vor.

Bei **Biskuit** und **Eiergebäck** besteht der Teig aus Ei, Mehl und Zucker; Fett wird nicht zugesetzt. Eiergebäck hat einen niedrigeren Eianteil als Biskuit. Beide werden häufig mit Fruchtfüllung und Schokoladenüberzug angeboten.

Bei **Waffeln** besteht die flüssige Teigmasse aus Mehl, Ei, Milch und Zucker. Viele Sorten sind mit Schokolade überzogen und/oder zusätzlich mit Mandel- oder Nusssplittern verziert. Die Füllungen bestehen meist aus Fett- oder Zuckercreme.

Lebkuchen sind gesüßte und gewürzte Gebäcke, meist ohne Fettzusatz, mit oder ohne Oblaten (sehr dünnes, blattartiges Gebäck) als Unterlage. Lebkuchen können überzogen, bestreut, verziert oder gefüllt sein. Braune Lebkuchen werden oft mit Mandeln, Nüssen oder kandierten Früchten veredelt und mit Schokolade überzogen. Eine Vielzahl von Gewürzen *(Zimt, Koriander, Ingwer, Muskat, Kardamom)* gibt den Lebkuchen ihre besondere Geschmacksnote.

Viele Hersteller bieten verstärkt **internationale Dauerbackwaren-Spezialitäten** an, die die reiselustigen Deutschen bisher nur aus den jeweiligen Heimatländern dieser Produkte kannten. Dazu gehören insbesondere Muffins und Cookies aus England und den USA Madeleines (Miniaturkuchen) aus Frankreich, Amarettini und Cantuccini aus Italien.

Kräcker sind knusprige Salzgebäcke. Die typische blättrige Struktur erhalten sie durch Walzen und Falten des Teigs. Es gibt sie unterschiedlich gewürzt; manchmal wird auch Käse im Teig mit verarbeitet.

Laugendauergebäck *(Salzstangen, -brezeln)* wird vor dem Backen in Natronlauge getaucht. Beim Backen entstehen dadurch die charakteristische glänzend braune Außenschicht und der typische Geschmack.

Für **Chips** werden hauchdünne rohe Kartoffelscheiben oder dünne, kleine Kartoffelstäbchen frittiert, gesalzen und unterschiedlich gewürzt. Bei den sogenannten Stapelchips – nach ihrer stapelartigen Abpackweise benannt – werden die Chips aus einem ausgerollten Kartoffelpüreeteig ausgestanzt und anschließend frittiert.

Extruderprodukte *(Erdnussflips, Bacon-Snacks)* sind würzige Knabberartikel, die aus einer Rohmasse nach dem →Extruderverfahren hergestellt werden. Unterschiedliche Formen und die Verwendung von Gewürzmischungen und Zusätzen wie Käse oder Schinken sorgen für Vielfalt.

Zwieback ist ein knuspriges Gebäck, das seinen Namen vom Herstellungsverfahren (zwie = zwei) erhalten hat. Zuerst wird der Teig am Stück gebacken (Einback). Danach wird er in Scheiben geschnitten, die dann auf beiden Seiten geröstet werden. Beim klassischen Zwiebackteig handelt es sich um einen hellen feinen Hefeteig. Vollkorn- und Müslizwieback sprechen besonders die Wünsche gesundheitsbewusster Verbraucher an. Schoko- und Kokoszwieback eignen sich gut als Beigabe zu Tee und Kaffee.

Was Verbraucher noch wissen wollen

Ist dunkles Brot immer Vollkornbrot?

Nein, denn es ist erlaubt, Vollkorn- wie Weißmehlteigen dunkelfärbende Stoffe *(Malz, Rübenkraut, Zuckerkulör)* zuzusetzen oder die Backzeit zum Nachdunkeln zu verlängern.

Welche Konservierungsstoffe sind bei Brot erlaubt?

Sorbin- und Propionsäure sind als Schimmel hemmende →Zusatzstoffe bei Schnittbrot erlaubt. Eine Schutzmaßnahme gegen Schimmelbefall bei geschnittenem Brot ist auch das →Pasteurisieren; so behandelte Brote tragen den Vermerk „ohne Konservierungsstoffe".

Enthalten Backwaren Acrylamid?

Backwaren gehören ebenso wie Frühstückscerealien und frittierte bzw. gebackene Kartoffelerzeugnisse (darunter auch Chips) zu den Lebensmitteln, die hohe Gehalte an Krebs auslösendem Acrylamid aufweisen können. Dieses entsteht im Zusammenhang mit hitzebedingten Bräunungsprozessen *(Backen, Braten, Frittieren, Rösten)*, bei denen in Lebensmittel enthaltene oder aus Stärke abgespaltene Zucker mit Eiweißabbauprodukten reagieren. Maßgeblichen Anteil an der Bildung von Acrylamid scheint die Aminosäure Asparagin zu haben, die im Eiweiß von Getreide und noch mehr in dem von Kartoffeln in größerer Menge vorkommt. Gefördert wird die Bildung von Acrylamid durch hohe Temperaturen und lange Erhitzungszeiten. Diese sollen daher möglichst vermieden werden. Grundsätzlich ist der Acrylamidgehalt um so höher, je dunkler die Oberfläche ist. Kleine Backwaren *(Plätzchen, Lebkuchen)* enthalten pro Gewichtsanteil größere Mengen als große Backwaren *(Brot)*, da sich bei letzteren der Gehalt in der gebräunten Oberfläche *(Brotkruste)* auf eine größere Menge unbelasteter Teile des Lebensmittels *(Brotkrume)* „verteilt". Industrielle Hersteller von Backwaren, Kartoffelerzeugnissen und dergleichen arbeiten an Konzepten zur Minimierung der Acrylamidbildung. Auch im Haushalt sollte darauf geachtet werden, die fraglichen Lebensmittel nicht zu stark zu bräunen („Vergolden statt Verkohlen") und gegebenenfalls etwas Zurückhaltung beim Verzehr der genannten Produktgruppen zu üben.

Wie wird die Qualität des Brotes geprüft?

Anhand von sechs Prüfmerkmalen (Form, Kruste, Krume, Geschmack, Geruch und Säuregrad) wird die Qualität eines Brotes bestimmt; der Wert für die menschliche Ernährung spielt dabei keine Rolle. Sachverständige führen auf Antrag des Bäckers im Auftrag der →DLG oder der Innungen diese Prüfungen durch. Als besonders gut beurteilte Brote werden mit Preisen und Urkunden ausgezeichnet.

Wie sollte Brot gelagert werden?

Da Brot für Schimmelbildung anfällig ist, sollte es stets trocken, kühl (jedoch nicht im Kühlschrank!) und luftig gelagert werden. Im Verkaufsregal sollte es nicht zu dicht gepackt werden. Zu Hause wird Brot am besten in einem abgedeckten, jedoch nicht völlig luftdichten Behälter aufbewahrt. Eine gute Möglichkeit, Brot lange aufzubewahren, ist das Einfrieren. Im Kühlschrank sollte es nicht gelagert werden, da sich die im Brot enthaltene Stärke bei Kühlschranktemperatur verändert und das Brot dadurch schneller altbacken wird.

Wenn Sie weiterlesen wollen

Auswertungs- und Informationsdienst für Ernährung, Landwirtschaft und Forsten (aid) e. V. (Hrsg.), Brot und Kleingebäck. Nr. 1004. Bonn 2008[14];

Grimm, Hans-Ulrich, Back und Dax, Neues aus der Aktienbäckerei. In: Klink, Vincent (Hrsg.), Cotta's kulinarischer Almanach 2000 / 2001. Stuttgart 1999, S. 9–19.

12 Zucker, Süßwaren, Speiseeis, süße Brotaufstriche

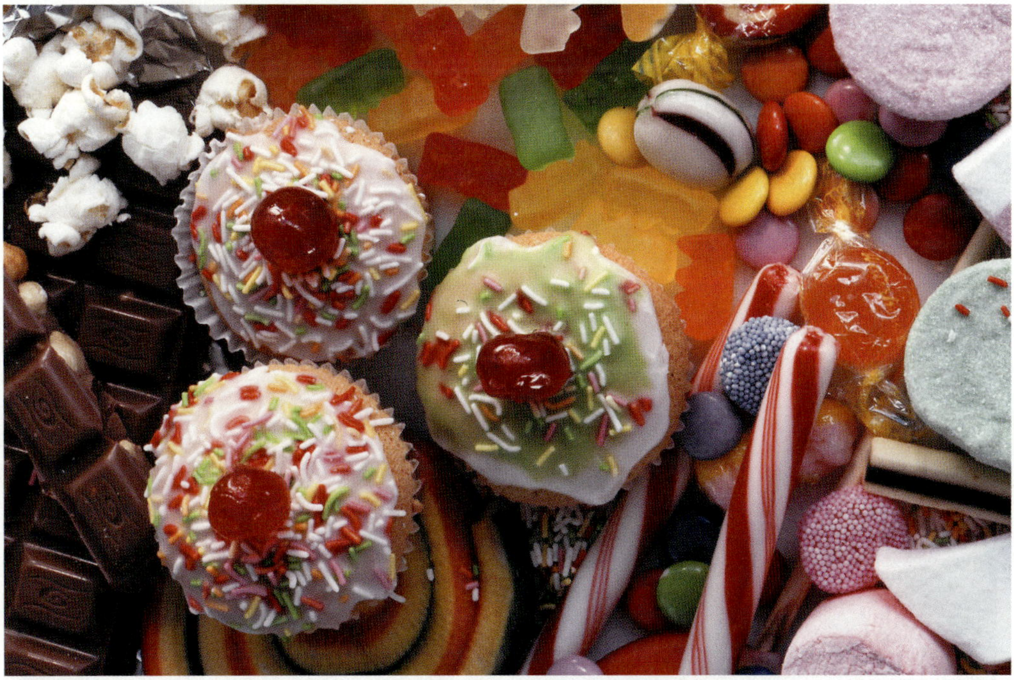

Zucker – ein umstrittenes Lebensmittel

Als Zucker wird landläufig das leicht verdauliche Kohlenhydrat Saccharose bezeichnet. Kaum ein anderes Nahrungsmittel wird so unterschiedlich bewertet wie Zucker. Für die einen ist Zucker „Sonne zum Essen", für andere ein „Vitaminräuber", der aus „leeren Kalorien" besteht und ein Hauptverursacher vieler Zivilisationskrankheiten ist.

Den weitaus größten Teil des Zuckers nimmt der Verbraucher als **Verarbeitungszucker** zu sich, der als „versteckter Zucker" in vielen Lebens- und Genussmitteln enthalten ist. Der Rest kommt als **Haushaltszucker** in den Handel. Jeder Deutsche verbraucht pro Jahr ca. 35 kg Zucker, das entspricht – in Würfelzucker umgerechnet – einem Tagesverbrauch von etwa 30 Stück. In Europa wird Zucker vor allem aus Zuckerrüben ge-

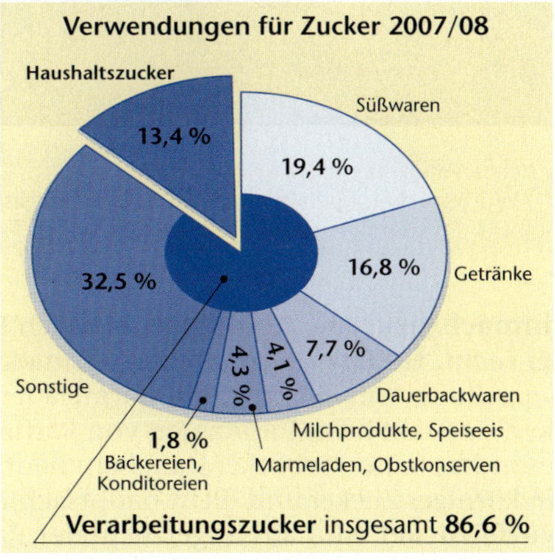

Quelle: Wi.-Vereinigung Zucker e. V., Bonn 2008

wonnen, in tropischen Regionen aus Zuckerrohr. Mit heißem Wasser wird der Zucker herausgelöst, der dabei entstehende Saft wird gereinigt und in weiteren Produktionsschritten so weit konzentriert, bis sich Zuckerkristalle bilden (Kristallzucker). Rohr- und Rübenzucker sind in ihren chemischen Eigenschaften gleich.

Haushaltszucker ist in zwei Sorten im Handel, als gröberer Weißzucker und als feinere Raffinade. Haushaltszucker wird hauptsächlich zum Süßen von Getränken und Speisen verwendet. Er dient auch zum Würzen von Salaten und Soßen und verhindert in hoher Konzentration die Schimmelbildung beim Einkochen und Einmachen (→Konservierungsverfahren).

Handelssorten und Verwendung von Haushaltszucker

Neben Haushaltszucker gibt es noch eine Vielzahl von Zuckersorten, die sich durch unterschiedliche Herstellung in Form, Farbe und Geschmack unterscheiden.

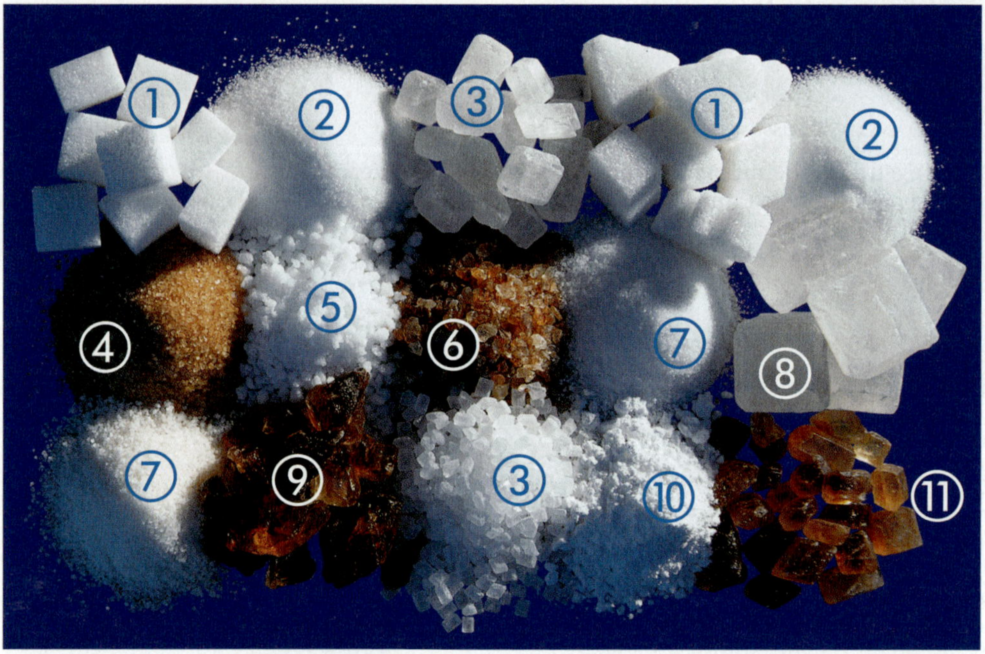

Zuckervielfalt
① Würfelzucker; ② Raffinade; ③ Weißer Kandis; ④ Brauner Zucker; ⑤ Hagelzucker; ⑥ Grümmel Kandis; ⑦ Einmachzucker; ⑧ Kluntje Kandis; ⑨ Krusten Kandis; ⑩ Puderzucker; ⑪ Brauner Kandis

Einmachzucker ist grobkörnig, löst sich beim Erhitzen nur langsam auf und schäumt daher nicht. **Gelierzucker** ist eine Raffinade, enthält Geliermittel und ist besonders gut zur Herstellung von Konfitüren, Marmeladen und Gelees geeignet. **Puderzucker (Staubzucker)** entsteht beim Vermahlen von Raffinade und ist der geeignete Zucker zur Herstellung besonders feiner Gebäcke. Daneben dient er zum Bestäuben von Gebäck. **Hagelzucker** ist ein körniger Zucker und dient hauptsächlich zum Dekorieren von Gebäck und Süßspeisen. **Würfelzucker** wird aus angefeuchteter Raffinade hergestellt, die in Formen gepresst und anschließend getrocknet wird. Es gibt ihn auch in anderen Formen *(„Glückszucker" in Herz- und Kleeblattform)*. **Zuckerhut** ist die Bezeichnung für kegelförmig gepresste Raffinade. Er wird zur Zubereitung der Feuerzangenbowle verwendet. **Brauner Zucker** ist ein feinkörniger Spezialzucker. Er ist entweder nicht so stark gereinigt wie Weißzucker (die Farbe stammt von gelblich-braunen Sirupeinschlüssen), oder Weißzucker wurde mit Zuckerkulör gefärbt. Neben der Verwendung im Haushalt wird er in der Backwarenindustrie verarbeitet.

Weißer Kandis wird aus einer besonders reinen Zuckerlösung hergestellt und bildet klare Kristalle. Besonders große Kristalle sind als **Kluntje-Kandis** im Handel und besonders in Ostfriesland beliebt. Weißer Kandis dient hauptsächlich zum Süßen von Tee. **Brauner Kandis** ist grob kristallisierter Zucker, der aus einer hoch konzentrierten erhitzten Zuckerlösung gewonnen wird. Das Erhitzen bewirkt durch Karamellisierung die braune Färbung und den aromatischen Geschmack. Verwendet wird brauner Kandis als Süßungsmittel, besonders für Tee und Punschgetränke. **Grümmel Kandis** ist ein klein gebrochener, sehr aromatischer brauner Kandis mit einem starken Karamellgeschmack. Er ist zum Backen und Aromatisieren von Desserts und Früchten geeignet. **Krusten Kandis** wird durch Zerkleinern von dicken braunen Kandiskrusten gewonnen.

Verarbeitungszucker

Verarbeitungszucker spielt in der Lebensmittelindustrie eine große Rolle. Der inländische Zuckerabsatz an die Verarbeitungsindustrie beträgt pro Jahr mehr als zwei Millionen Tonnen. Dieser Zucker wird nicht nur in kristalliner Form, sondern auch in großem Maße als Zuckerlösung („Flüssigzucker") verarbeitet.

Bei einigen Verarbeitungszuckerarten ist es für den Laien anhand des Namens schwer zu erkennen, dass es sich um Zucker handelt. →**Glucose** ist als Traubenzucker bzw. Dextrose bekannt und in fast allen süßen Früchten enthalten. Industriell wird dieser Zucker aber nicht aus Trauben, sondern aus Stärke gewonnen. Glucose wird im Handel in Pulver- und Tablettenform angeboten.

Glucosesirup wird ebenfalls aus Stärke gewonnen. Er findet bei der Süßwarenherstellung Verwendung und wird auch an Stelle von Saccharose zum Süßen vieler Lebensmittel *(Konfitüren, Getränke, Ketchup, Fruchtgummis, Lakritz)* verwendet. Glucosesirup ist billiger herzustellen als Rübenzucker und hat diesen – wo immer möglich – ersetzt.

Milchzucker (Lactose) ist in der Milch der Säugetiere enthalten und damit auch in allen Lebensmitteln, die Milch oder Milchpulver als Zutat enthalten *(Milchschokolade, Milchdesserts)*. Er wirkt leicht abführend und trägt als Zusatz zu Säuglingsnahrung zum Aufbau einer gesunden Darmflora bei. Vielen Lebensmitteln wird er wegen seiner wasserbindenden Eigenschaft zugesetzt, um die Konsistenz zu verbessern *(Joghurt, Wurstwaren)*. In Backwaren unterstützt er die Bräunung. Er wird auch als Trägerstoff für Aromen, Geschmacksverstärker u.a. eingesetzt.

Malzextrakt ist eine sirupähnliche, zuckerhaltige Flüssigkeit, die aus →Malz gewonnen wird. Sie findet Verwendung bei der Herstellung von Malzgetränken, Malzbonbons und →Backmitteln.

Zuckeranteil in ausgewählten Lebensmitteln			
Produkt	**Zuckeranteil in %**	**Produkt**	**Zuckeranteil in %**
Hartkaramellen	97	Nuss-Nougat-Cremes	50–60
Instant-Kakaogetränke	70–80	Tomatenketchup	30
Kaugummi	78	Colagetränke	12
Gummibärchen	77	Salatsoßen	10
Konfitüre	60	Champagner, süß	5
Vollmilchschokolade	55–60	Kalbsleberwurst	0,1

Zuckeraustauschstoffe und Süßstoffe (Süßungsmittel)

Zu den **Zuckeraustauschstoffen** gehören die Zuckeralkohole Sorbit (E 420), Mannit (E 421), Isomalt (E 953), Maltit (E 965), Maltitol-Sirup (E 965), Lactit (E 966), Xylit (E 967), Erythrit (E 968) sowie Fructose. Fructose (Fruchtzucker) kommt natürlicher Weise in Früchten, Beeren und Honig vor. Industriell wird Fructose durch enzymatische Umsetzung aus Glucosesirup gewonnen. Wie alle vergärbaren Kohlehydrate ist Fructose schädlich für die Zähne. Die Zuckeralkohole wirken dagegen nicht kariesfördernd und finden daher auch Anwendung in Zahnpasten und Mundwässern. Zuckeralkohole liefern weniger Energie als Haushaltszucker und haben wie auch Fructose nur einen geringen Einfluss auf den Blutzuckerspiegel. Die Süßkraft ist ebenfalls geringer als die von Saccharose. Bei größerer Verzehrsmenge wirken Zuckeralkohole abführend und können Blähungen verursachen.

Süßstoffe sind synthetische oder natürliche Stoffe. Sie haben keinen →Brennwert und werden besonders von kalorienbewussten Verbrauchern und Diabetikern verwendet. Saccharin (E 954) ist schon seit fast 100 Jahren in Gebrauch. Sein bitterer und metallischer Nachgeschmack kann durch die Zugabe von Cyclamat gemindert werden. Cyclamat (E 952) ist hitze- und kälteunempfindlich und wird meist mit Saccharin gemischt angeboten. Sucralose (E 955) wird ebenfalls als Tafelsüße in Pulver- oder Tablettenform gehandelt. Aspartam (NutraSweet – E 951) ist nicht hitzestabil und kommt daher nur für bestimmte Anwendungen *(alkoholfreie Getränke, Milcherzeugnisse)* in Betracht. Acesulfam-K (E 950) wird in der Lebensmittelherstellung viel verwendet, da es koch- und backbeständig ist. Aspartam-Acesulfam-Salz (E 962) findet vor allem in Kaugummis und als Tafelsüße Verwendung. Die Süßkraft von Süßstoffen übertrifft die des Haushaltszuckers erheblich. So ist Cyclamat 30 bis 50-mal, Thaumatin sogar bis zu dreitausend Mal süßer als Saccharose.

Isomaltulose ist seit 2005 als neuartige Lebensmittelzutat (→Novel-Food) zugelassen. Wie Saccharose ist Isomaltulose ein Zweifachzucker aus Glucose und Fructose. Die beiden Moleküle sind jedoch anders verbunden, sodass Isomaltulose langsamer abgebaut wird. Der Blutzuckerspiegel bleibt so wesentlich stabiler als bei Verzehr von Saccharose.

Steviosid (Stevia) ist ein natürlicher, nahezu kalorienfreier Süßstoff. Die Süßkraft dieses aus den Blättern einer südamerikanischen Pflanze gewonnenen Zuckerersatzstoffes ist 70 bis 450-mal höher als Haushaltszucker. Stevia unterliegt der →Novel-Food-Verordnung und darf daher erst dann als Lebensmittel vertrieben werden, wenn erwiesen ist, dass es keine negativen Auswirkungen auf die Gesundheit des Verbrauchers hat. Das Zulassungsverfahren läuft.

Da sich die einzelnen Zuckerersatzstoffe in Süßkraft und Süßungsnote unterscheiden, werden in Lebensmittelrezepturen häufig Mischungen verschiedener Süßungsmittel oder auch Mischungen von Süßungsmittel(n) mit einer oder mehreren Zuckerart(en) eingesetzt, um eine gut dosierbare Süßkraft und einen möglichst zuckerähnlichen Geschmackseindruck zu erhalten.

Süßwaren

Süßwaren sind Lebensmittel, bei denen zumeist Zucker bzw. Zuckerersatzstoffe den Geschmack wesentlich bestimmen und in vielen Fällen auch für den Herstellungsprozess unerlässlich sind. Auch Knabberartikel und salzige Snacks (Erdnüsse, Chips, Salzgebäck) zählen – obwohl nicht süß – statistisch zu den Süßwaren.

Zuckerwaren

Als Hauptbestandteil enthalten Zuckerwaren Zucker in Form von Rübenzucker oder Glucosesirup. Ihre typischen Eigenschaften erhalten sie durch Zutaten verschiedener Art, wie

Früchte, Fett, Honig, Mandeln, Nüsse, Milch- und Kakaoerzeugnisse, Geliermittel, Spirituosen, Aromen oder Farbstoffe, und durch die jeweiligen Herstellungsverfahren. Ebenfalls zu den Zuckerwaren zählen zuckerfreie Zuckerwaren, wie z. B. zuckerfreie →Bonbons und →Kaugummis. Bei ihnen wird der süße Geschmack durch Süßungsmittel bewirkt.

Bonbons (Karamellen) werden hart oder weich, massiv oder gefüllt angeboten. Sie werden aus einer Bonbongrundmasse hergestellt, die Glucosesirup sowie geschmacks- und farbgebende Stoffe enthält. Hartkaramellen sind meist klar und zergehen langsam im Mund *(Fruchtbonbons, Drops, Husten- und Halsbonbons).* Bei Weichkaramellen ist der Anteil an Glucosesirup größer, und es werden zusätzlich Fett, bei einigen Sorten auch Milchbestandteile, Geliermittel und Emulgatoren der Bonbonmasse beigegeben. Sie haben daher eine weichere Konsistenz und zergehen schneller im Mund *(Sahnebonbons, Schokoladen- und Nussbonbons, Kaubonbons).* Den englischen Toffees wird bei der Herstellung Puderzucker beigemischt, dadurch erhalten sie ihre typische „bröckelige“ Konsistenz.

Fondant-Erzeugnisse bestehen aus einer weichen und feinkristallinen Zuckermasse, die leicht im Mund schmilzt und dabei eine kühlende Wirkung erzeugt. Fondant wird als Füllung in Pralinen, Kremschokoladen und Kremhütchen verwendet. Bekanntestes Beispiel sind schokoladenüberzogene hauchdünne Pfefferminztäfelchen. Fondantmasse wird auch gefärbt, aromatisiert, geformt und – gegebenenfalls mit Schokolade überzogen – als Baumbehang oder Osterartikel angeboten.

Dragees haben stets einen Kern, der flüssig, weich oder hart sein kann. Der Kern ist mit einer Schokoladen- oder einer meist gefärbten Zuckerschicht (Decke) überzogen. Als Einlagen dienen häufig Nüsse, Mandeln, Schokolade oder Fondant. Bekannt sind Zuckerdragees mit bunter Decke in Kugel- und Linsenform, Schokoladendragees mit Nusskern und Schokoladendecke oder Schokoladenkern und Zuckerdecke *(Schokolinsen).* Zu den Dragees zählen auch „Liebesperlen“ sowie bunte Zuckerstreusel und Schokoladenstreusel, die hauptsächlich zum Verzieren von Backwaren und Schokoladenerzeugnissen dienen.

Komprimate sind kalt gepresste tablettenförmige Süßigkeiten. Am bekanntesten sind Pfefferminzbonbons und -pastillen. Anstelle von Zucker werden häufig →Zuckeraustauschstoffe verwendet.

Gummibonbons und Gelee-Erzeugnisse bestehen zum größten Teil aus Glucosesirup. Zusätzlich sorgen Geliermittel für die typischen Eigenschaften dieser Produkte. Außer Aromen, Farbstoffen oder färbenden Lebensmittelextrakten ist häufig Zitronensäure enthalten; diese sorgt für einen leicht säuerlichen Geschmack. Zu den Gummibonbons zählen auch Gummipastillen, Fruchtgummi und vor allem Gummibärchen. Gelee-Erzeugnisse werden in vielerlei Formen angeboten *(Orangenscheiben, Himbeeren, Geleebananen mit Schokoladenüberzug).*

Schaumzuckerwaren entstehen, wenn neben Zucker Schaum bildende und stabilisierende Stoffe verwendet werden. Weiche Schaumzuckerwaren („Schokoküsse“) haben häufig eine Waffelunterlage und einen Schokoladenüberzug. „Harte“ Schaumzuckerwaren sind meist zäh-elastisch. Sie werden in vielen unterschiedlichen Formen produziert *(Schnuller, Tiere, Apfelringe).* Aus den USA stammen die Marshmallows *(„Mäusespeck“),* die aus mehreren gefärbten Schichten bestehen.

Lakritzwaren sind schwarze Zuckerwaren, die als Stangen, Streifen, Schnecken und in vielen anderen Formen sowie als Pastillen angeboten werden. Sie verdanken die dunkle Färbung dem beigemischten Extrakt aus Süßholzwurzeln und Zuckerkulör. Weitere Bestandteile sind Zucker, Glucosesirup, Mehl, Aromen und Geliermittel. Auch Salmiaksalz (Ammoniumchlorid) kann zur Aromatisierung zugesetzt werden. In den Pastillen ist sein Anteil höher und soll schleimlösend wirken. Wenn Lakritz mit gefärbten Fondantmassen sandwichartig geschichtet wird, erhält man Lakritzkonfekt. Echte Lakritze ist reiner Süßholzextrakt und ein altes Hausmittel gegen Hals- und Magenbeschwerden.

Kaugummi ist eine Zuckerware nordamerikanischer Herkunft. Bis zu 80 % bestehen aus Zucker und Glukosesirup, den Rest bildet neben den geschmacksgebenden Zutaten *(Pfefferminz, Fruchtaromen, Zimt)* die nicht zum Verzehr bestimmte Kaumasse (Kaubase). Zur Herstellung dieser Kaumasse werden sowohl natürliche als auch künstliche gummiartige Stoffe verwendet. Kaugummi gibt es in Form von Streifen, Kugeln oder Kissen. Zuckerfreier Kaugummi enthält →Zuckeraustauschstoffe. Das gilt auch für „kosmetischen Kaugummi", der durch Speichelstimulation den Säureangriff auf die Zähne verringern soll. Ein apothekenpflichtiges Arzneimittel sind Kaugummis mit Nikotin als Inhaltsstoff, die helfen sollen, sich das Rauchen abzugewöhnen.

Kandierte Früchte werden in einem langwierigen und aufwendigen Herstellungsprozess gewonnen. Früchte und Pflanzenteile *(→Ingwer)* werden durch Entzug von Zellwasser und Einlagerung von Zucker haltbar gemacht. Oft werden sie mit Schokolade überzogen, gefärbt und glasiert. Während Kirschen *(Cocktailkirschen)* und andere Früchte durchgehend kandiert werden, wird bei Äpfeln nur die äußere Schale kandiert.

Krokant wird aus karamellisiertem Zucker und zerkleinerten Mandel- oder Nusskernen hergestellt. Drei Arten werden unterschieden: Hartkrokant mit der für ihn typischen knackigen Beschaffenheit, Weichkrokant, der durch Zusatz von Glucosesirup und Fett eine pastöse Konsistenz besitzt, sowie Blätterkrokant, bei dessen Herstellung Nougatmasse mitverwendet wird.

Marzipan ist eine Mischung aus Marzipanrohmasse (Gemisch aus geschälten, fein gemahlenen Mandeln und Zucker) und Puderzucker. Zur Geschmacksverfeinerung wird etwas Rosenwasser zugesetzt. Je höher der Anteil der Rohmasse ist, desto besser ist die Qualität. So besteht Edelmarzipan *(Lübecker Marzipan)* zu 70 %, „Lübecker Edelmarzipan" dagegen zu 90 % aus Marzipanrohmasse. Marzipan wird meist figürlich geformt angeboten *(Schweinchen, Früchte, Brote)* oder als Füllung für Schokoladenerzeugnisse *(Marzipan-Schokolade, Mozartkugeln)* oder Gebäck *(Marzipanstollen)* verwendet. Anstelle von Marzipan wird mitunter Persipan – eine Masse aus Zucker und Pfirsich- oder Aprikosenkernen – als Backzutat verwendet.

Nougat-Süßwaren werden aus Nougatmasse hergestellt. Diese weiche bis schnittfeste Masse ist eine Mischung aus bis zu 50 % Zucker, fein zerkleinerten Nuss- oder Mandelkernen und Schokolade. Nougat ist in Scheiben oder Stangen erhältlich, wird aber meistens als Füllung für Schokolade, Pralinen und Kekse verwendet. Weißer Nougat *(Türkischer Honig, Nougat de Montélimar (F), Turrón (E), Torrone (I), Halva (GR))* hat eine klebrige und sehr zähe Beschaffenheit. Neben Zucker und Glucosesirup bilden Eiklar und Gelatine weitere Zutaten. Typisch für weißen Nougat ist, dass Nüsse, Mandeln, kandierte Früchte und Honig mit verarbeitet werden.

Schokoladenwaren

Ein großer Teil der in Deutschland konsumierten Süßwaren sind Schokoladenartikel, von denen ca. 9 kg pro Kopf und Jahr verzehrt werden. An der gesamten Süßwarenproduktion haben Schokolade und Schokoladenwaren einen Anteil von über 35 %. Neben den klassischen Produkten Tafelschokolade und Pralinen haben Riegel und spezielle Kinderartikel erhebliche Anteile am Schokoladenmarkt. Wichtigster Bestandteil der Schokolade ist Kakao.

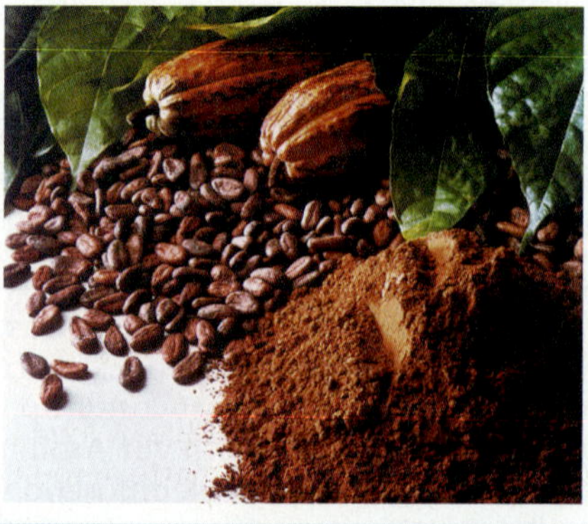
Kakaokerne, Rohkakao

Kakao wird aus dem Samen des Kakaobaumes gewonnen. Damit aus den Samenkernen Rohkakao wird, werden sie mit dem anhaftenden Fruchtfleisch vergoren (Fermentation). So wird der ursprünglich herb-bittere Geschmack gemildert, die typische kakaobraune Farbe entsteht, und in den Bohnen bilden sich Aromastoffe bzw. deren Vorstufen, aus denen sich später beim Rösten das eigentliche Kakaoaroma entwickelt. Wichtige Inhaltsstoffe der getrockneten Kakaobohnen sind Fett (Kakaobutter, 54 %), Eiweiß (11,5 %) und anregend wirkende Genussstoffe (Koffein 0,2 %, Theobromin 1,2 %). Der Rohkakao wird exportiert, geröstet und von den Kakao- und Schokoladenherstellern zuerst zu Kakaomasse und dann zu Kakaopulver oder Schokoladenwaren verarbeitet.

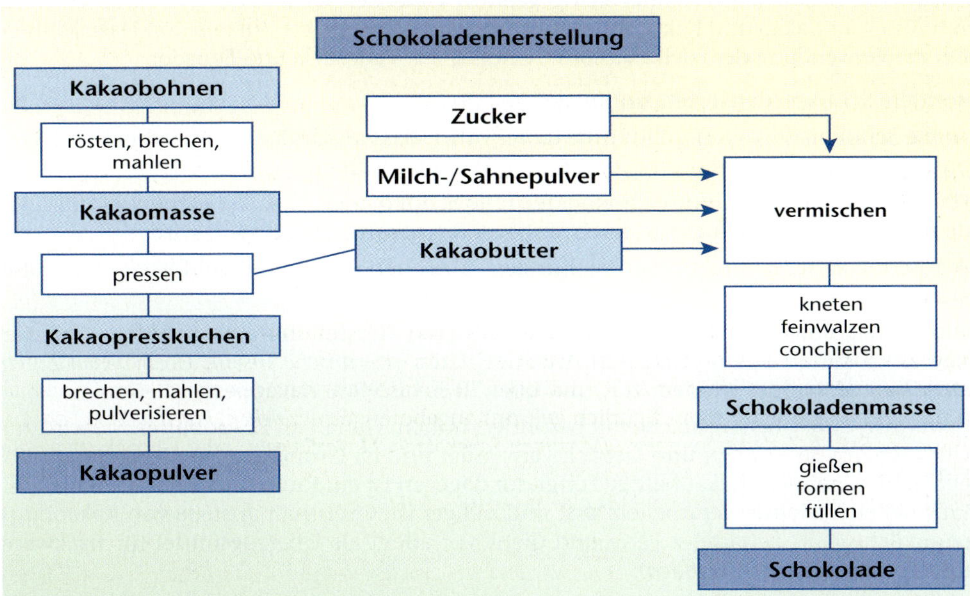

Herstellung von Kakaopulver und Schokolade

Kakaohaltige Erzeugnisse und Schokolade

Die Basis für alle kakaohaltigen Erzeugnisse bildet die Kakaomasse. Diese aufgrund des hohen Fettgehaltes zähflüssige Grundsubstanz entsteht durch Rösten, Brechen und Vermahlen der Kakaobohnen. Für die Herstellung von **Kakaopulver** (schwach oder stark entölt) wird der Kakaomasse durch Pressen ein Teil der Kakaobutter entzogen. Diese wird zur Schokoladenherstellung und in der kosmetischen Industrie genutzt. Der Pressrückstand wird zu Pulver vermahlen und als Backzutat, für Süßspeisen und zur Speiseeisherstellung verwendet. Kakaopulver ist auch die Grundlage zur Bereitung von Kakaogetränken. Einen großen Marktanteil haben die **kakaohaltigen Getränkepulver**, deren Kakaoanteil jedoch nur ca. 20% ausmacht. Zu fast 80% bestehen sie aus Zucker. Diese Mischungen können mit Lecithin als Emulgator versetzt und zusätzlich vitaminisiert sein. **Trinkschokolade** dagegen wird aus Schokolade unter Zusatz von Milch zubereitet. Entsprechende →Convenience-Produkte sind vor allem aus Spanien, Italien, Österreich im Handel.

Um **Schokolade** herzustellen, wird zuerst eine Mischung aus Kakaomasse, zusätzlicher Kakaobutter und anderen Zutaten *(Zucker, Milch, Sahne)* bereitet. Diese Schokoladenmasse wird zwischen Stahlwalzen fein zerrieben und anschließend conchiert. Beim Conchieren handelt es sich um ein mehrstündiges Wenden und Lüften in speziellen Rühranlagen. Dadurch erhält die Schokolade ihre glatte, feine Beschaffenheit, ihren Schmelz und ihr Aroma.

Im Handel sind **Massivtafeln**, **gefüllte Schokolade** *(mit Marzipan, Nougat, Fondant, Früchten, Likören, Weinbrand)* und **Schokoladen-Hohlfiguren.**

Tafelschokolade

In der Kakaoverordnung werden u. a. Mindestkakaogehalte für den Schokoladenanteil der einzelnen Schokoladensorten vorgeschrieben. Je höher der Kakaoanteil einer Schokolade, desto „bitterer" schmeckt sie *(zartbitter, halbbitter, edelbitter, bitter)*. Auf der Packung muss stehen: Kakao ... % mindestens. Der Anteil an Kakaobestandteilen (einschließlich Kakaobutter) reicht von mindestens 25 % bei Milchschokolade bis zu mindestens 60 % bei Bitterschokolade. Aufgrund einer EU-Richtlinie dürfen bis zu 5 % andere Pflanzenfette anstelle von Kakaobutter verwendet werden. Gute Schokolade zeichnet sich gegenüber einfachen Qualitäten u. a. durch einen höheren Anteil an Kakao und Kakaobutter sowie durch hochwertigere Zutaten aus. Dazu zählt vor allem die Verwendung der Edelkakaosorte „Criollo" aus Venezuela und Equador.

Besondere Schokoladensorten sind u. a.:

- weiße Schokolade, deren helle Farbe daher rührt, dass außer der leicht gelblichen Kakaobutter keine weiteren Kakaobestandteile verarbeitet werden;
- Haushaltsschokolade (Blockschokolade), eine Schokolade, die meist nicht conchiert wurde und aus qualitativ nicht so hochwertigen Kakaosorten hergestellt wird;
- Aeroschokolade, die ihr typisches „luftiges" Aussehen durch eingeschlossene Luftblasen erhält;
- sortenreine oder lagenreine Schokolade, zu deren Herstellung ausschließlich hochwertige Kakaosorten aus bestimmten Anbaugebieten *(Karibische Inseln, Hochebenen Lateinamerikas)* verwendet werden, z. T. mit über 70 % bis 99 % Kakaobestandteilen;
- Kuvertüre, eine Überzugsmasse mit besonders hohem Gehalt an Kakaobutter. Sie wird zum Überziehen von Kuchen und Gebäck verwendet und ist Grundlage zur Herstellung selbst gemachter Pralinen. Kakaohaltige Fettglasur dagegen ist ein Kuvertüre- und Schokolade-Ersatz, der sich leichter verarbeiten lässt und billiger ist. Er enthält anstelle von Kakaobutter pflanzliche (z. T. gehärtete) Fette und dient vor allem als Überzugsmittel für Backwaren und Speiseeis *(Stieleis, Eistüten)*.

Sonstige Schokoladenprodukte

Die mit Schokolade überzogenen **Riegel** stammen ursprünglich aus den USA und werden inzwischen in einer fast nicht mehr überschaubaren Sortenvielfalt angeboten. Neben „schweren" Riegeln, die meist mit einer zähen Weichkaramellmasse gefüllt sind, gibt es „leichte" Riegel, für die eine locker geschlagene Zuckermasse bzw. eine Waffel- oder Gebäckfüllung typisch sind. In die Massen werden häufig Hasel- oder Erdnüsse, Kokosraspeln oder Reiscrispies mit eingearbeitet. Kuchen- bzw. Tortenriegel ähneln Kremtorten und sind vollständig mit Schokolade überzogen. Müsliriegel sind Getreidemischungen, die in Zucker und Fett geröstet, zu Riegeln gepresst und teilweise mit Schokolade überzogen wurden. Sie ersetzen aber keineswegs das klassische Frühstücksmüsli, denn auch bei ihnen ist der Zucker- und Fettgehalt sehr hoch.

Pralinen und pralinenähnliche Produkte sind Schokoladenerzeugnisse in Bissengröße. Bei Pralinen muss der Schokoladenanteil mindestens 25 % des Gewichts ausmachen. Füllungen können fest bis halbfest *(Nougat, Marzipan, Krokant)*, weich *(Fondant)* oder flüssig *(Spirituosen, Fruchtsaftextrakte)* sein. Pralinen werden entweder als **Monoprodukt** oder **Mischung** angeboten. Eine Monopackung enthält stets Pralinen gleicher Geschmacksrichtung und einheitlicher Form *(Weinbrandbohnen)*. Im Gegensatz dazu bestehen Mischungen aus Pralinen, die sich durch Geschmack, Füllung und Aussehen unterscheiden. Pralinenmischungen sind ein typischer Geschenkartikel und werden häufig in repräsentativen Verpackungen angeboten. Den weitaus größten Marktanteil haben pralinenähnliche Monoprodukte *(mit Kirsche und Kirschwasser oder mit Nüssen gefüllt)*.

Zu den oft als **Kinderartikel** bezeichneten Süßwaren zählen neben bestimmten Zuckerwaren *(Liebesperlen)* z. B. Schokoladentaler, Katzenzungen und bunte Schokolinsen sowie

Artikel mit einem besonders hohen Anteil an Milchbestandteilen. Bekanntester Kinderartikel ist sicherlich das „Überraschungsei“, in dessen „Plastikdottern“ sich Minispielzeuge verbergen. Aus ernährungsphysiologischer Sicht bedenklich ist bei diesen Artikeln u. a. der hohe Zuckergehalt.

Typische **Saisonartikel** sind vor allem Hohlfiguren, wie Weihnachtsmänner, Osterhasen und Maikäfer. Auch zu anderen Anlässen, wie Valentinstag, Muttertag oder Schulanfang, werden spezielle Schokoladenwaren angeboten.

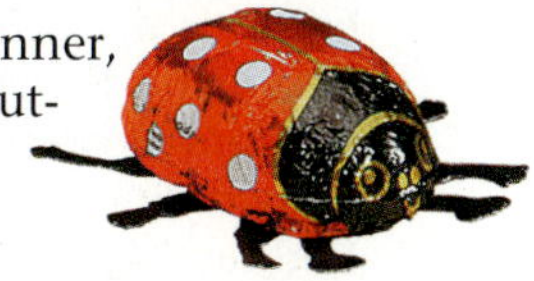

Lagerung von Schokoladenwaren

Schokolade und Schokoladenartikel sollten weder zu warm noch zu feucht gelagert werden. Es können sich sonst →Fettreif, →Zuckerreif sowie Schimmel bilden. Sie sollten vor Fremdgerüchen geschützt werden, da sie diese leicht annehmen und so einen unangenehmen Beigeschmack erhalten. Besonders mandel- und nusshaltige Produkte können bei falscher Lagerung leicht von Insekten *(Motten)* befallen werden.

Gefüllte Schokoladenprodukte können bis zu ca. 9 Monaten, Milchschokolade bis zu 1 Jahr und milchfreie massive Tafelschokoladen bis zu 2 Jahren ohne nennenswerten Qualitätsverlust gelagert werden.

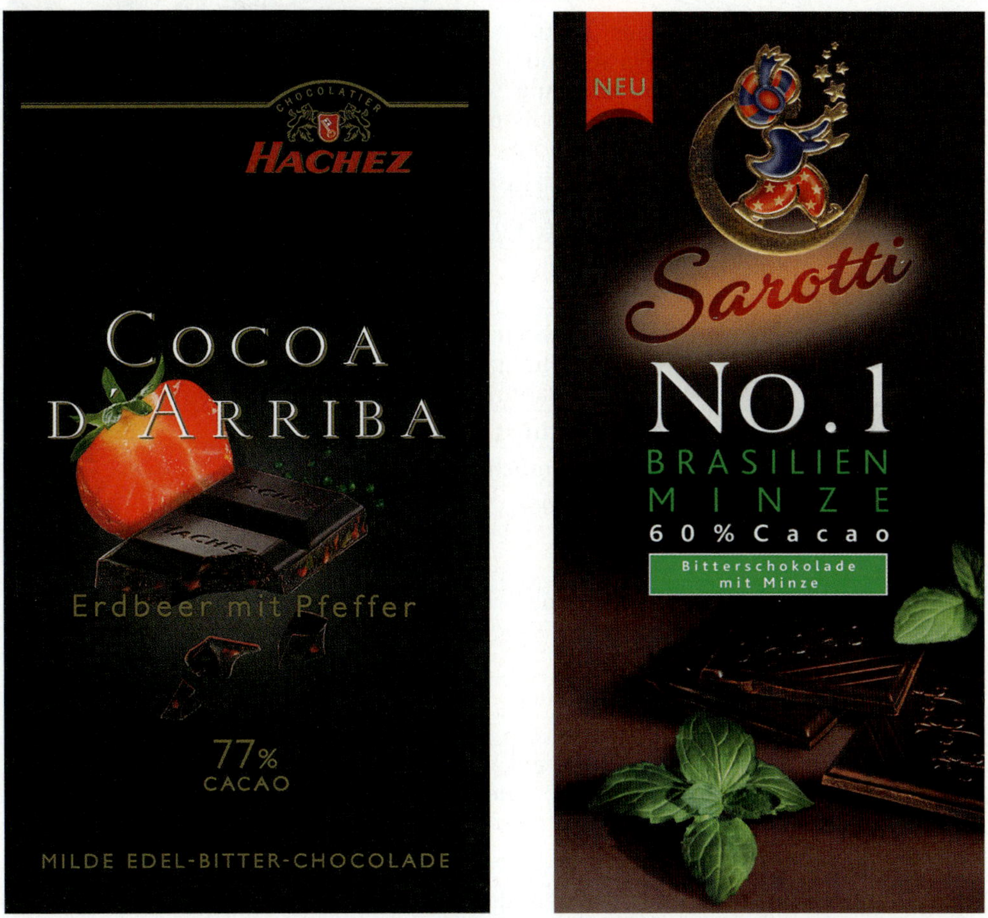

Tafelschokolade mit hohen Kakaoanteilen

Speiseeis

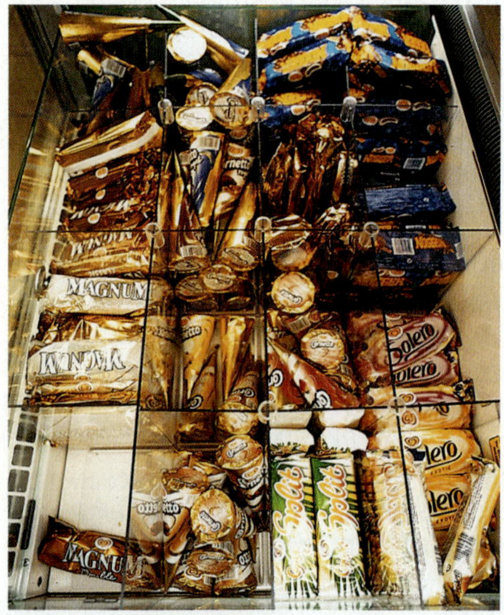

Speiseeisangebot im Handel

Eis zählte früher zu den Saisonartikeln, inzwischen sorgen jedoch spezielle Angebote für die kalte Jahreszeit dafür, dass die „fröhliche Eiszeit“ auf das ganze Jahr ausgedehnt werden kann. Weltspitze im Eisverbrauch sind die USA mit einem Pro-Kopf-Verbrauch von etwa 15 Litern im Jahr. Deutschland belegt einen Mittelplatz mit einem Pro-Kopf-Verbrauch von etwa 8 Litern (Quelle: Eis-Info-Service der deutschen Markeneishersteller, 2009). Von diesem Eis werden 80 % industriell hergestellt. Typische Vertriebswege für Eis sind neben dem Lebensmitteleinzelhandel Kioske und Tankstellen sowie Gefrierkost-Heimdienste.

Eissorten und Herstellung

Eis besteht je nach Rezeptur aus Zucker, Milch bzw. Sahne, Fett, Eiern, Wasser und/oder Fruchtbestandteilen. Diese Mischung wird vor dem Gefrieren pasteurisiert, um Keime abzutöten. Nach den Leitsätzen für Speiseeis und Speiseeishalberzeugnisse werden neun verschiedene Eissorten unterschieden:

Speiseeissorte	Merkmale	
	Milch oder Milchfett	Ei, Frucht
Kremeis	mindestens 50 % Milch	mindestens 270 Gramm Vollei oder 90 Gramm Eigelb je Liter Milch
Rahmeis/ Sahneeis	mindestens 18 % Milchfett aus der bei der Herstellung verwendeten Sahne (Rahm)	z. T. Verwendung von Eigelb (Parfait)
Eiskrem	mindestens 10 % Milchfett	
Milcheis	mindestens 70 % Vollmilch	
Fruchtsorbet (Granita)	enthält keine Milch oder Milchbestandteile	– mindestens 25 % Frucht – bei Zitrusfrüchten und anderen sauren Früchten mindestens 15 % Frucht
Fruchteis	enthält keine Milch oder Milchbestandteile	– mindestens 20 % Frucht – bei Zitrusfrüchten und anderen sauren Früchten mindestens 10 % Frucht
Fruchteis-krem	mindestens 8 % Milchfett	deutlich wahrnehmbarer Fruchtgeschmack
Wassereis	besteht hauptsächlich aus Wasser und Zucker; kann außerdem wenig Fett (meist pflanzlich), Säuerungsmittel sowie Farb- und Aromastoffe enthalten; kann ungefroren transportiert und erst vom Verbraucher gefroren werden.	

Eis ist die Bezeichnung für Zubereitungen, die nicht den Anforderungen an die oben aufgeführten Speiseeissorten entsprechen, weil sie z. B. weniger Milchfett als die Standardsorten oder aber pflanzliche Fette enthalten.

Die Grundzutaten sowie ggf. weitere Zusätze *(Früchte, Vanille, Nüsse)* werden nach dem Mischen auf 80 °C erhitzt, um mögliche Keime abzutöten. An den Wänden der Eismaschine („Freezer") kristallisiert der Eismix bei –4 °C. Rotierende Messer schaben die Eiskremmasse ab. Über die weitere Verarbeitung entscheidet die gewünschte Angebotsform *(Stieleis, Eistüten, Bechereis)*. Nach der Fertigstellung wird das Eis maschinell verpackt, auf bis zu –40 °C hartgefroren und dann in Kühlhäusern bis zum Transport in die Verkaufsstellen bei –28 °C gelagert. Im Handel muss Speiseeis stets bei –18 °C oder kälter gelagert werden.

Softeis ist ein besonders weiches Milchspeiseeis und wird in speziellen Automaten unter Lufteinschlag hergestellt. Es sollte sofort verzehrt werden, da es sehr schnell schmilzt und aufgrund des Herstellungsverfahrens hygienisch besonders risikobehaftet ist.

Speiseeissortiment und Kennzeichnung

Für verpacktes Eis gelten die Kennzeichnungsvorschriften für Fertigpackungen. Beim Verkauf von losem Eis ist die →Verkehrsbezeichnung anzugeben, die sich aus der Speiseeissorte und der Geschmacksrichtung zusammensetzt *(Himbeer-Fruchteis, Eiskrem Vanille)*. Außerdem ist auf die Verwendung von →kakaohaltiger Fettglasur anstelle von Schokolade, von Aroma anstelle von Fruchtanteilen („Mit ...geschmack") sowie auf enthaltene Farbstoffe („Mit Farbstoff") hinzuweisen.

Handelsübliche Sortimentsteile	
Impulseis	Es wird spontan gekauft und sofort verzehrt *(Stieleis, Tüten- und Waffeleis, Becher, Riegel, Eiskonfekt und sonstige Formen)*.
Multipacks	Dies sind mehrere Impulseis-Artikel – sortenrein oder gemischt – in einer Packung, die oft zur Vorratshaltung gekauft werden.
Haushaltspackungen	Sie bilden fast die Hälfte des Gesamtabsatzes an Markeneis. Am beliebtesten ist die 1000-ml-Packung *(Becher, Rollen, Torten)*.
Großverbraucher-sortiment	Dazu gehören u. a. Dosenware und vorportionierte Eisdesserts. Kunden sind z. B. Kinos und Vergnügungsparks.

Bei der Herstellung von Milch- und Sahneeis wird Luft in Form feinster Bläschen eingearbeitet. Diese kann bis zu ca. 60 % des Volumens betragen. Je größer der Luftanteil, desto leichter und cremiger ist das Eis, sodass eine 1000-ml-Packung im Extremfall nur 400 g auf die Waage bringt. Um sich nicht dem Verdacht einer möglichen Verbrauchertäuschung auszusetzen, geben viele Eishersteller den Inhalt ihrer Packungen sowohl in Milliliter als auch in Gramm an.

Lagerung von Speiseeis im Haushalt

Maßgebend für die Haltbarkeitsdauer ist die Kälteleistung des Kühlgeräts. Das auf abgepacktem Eis angegebene Mindesthaltbarkeitsdatum bezieht sich auf die ebenfalls angegebene Temperatur.

Kühlgerät	Höchsttemperatur	Lagerdauer
*-Fach Kühlschrank	–6 °C	einige Stunden
**-Fach Kühlschrank	–12 °C	1 bis 2 Tage
***-Fach Kühlschrank oder Tiefkühlgerät	–18 °C	mehrere Wochen
****-Gefriergeräte	–18 °C und kälter	einige Monate

Süße Brotaufstriche

Während manche Völker Brot „pur“ als Beigabe zu Speisen verzehren, ist es hierzulande üblich, Brotscheiben zu bestreichen und/oder zu belegen. Insbesondere beim Frühstück sind süße Brotaufstriche sehr beliebt. Zu den süßen Aufstrichen zählen hauptsächlich Honig, Fruchtaufstriche und Nuss-Nougat-Creme.

Honig

Honig gehört zu den wenigen Lebensmitteln, die kaum verarbeitet werden. In der Honigverordnung heißt es: „Honig dürfen weder Stoffe zugesetzt noch honigeigene Bestandteile entzogen werden.“ Von einem naturreinen Lebensmittel kann jedoch nicht immer gesprochen werden, z. B. wenn Rückstände von Bienenarzneimitteln oder Pestiziden bei Honiganalysen gefunden werden. Honig besteht zu etwa 80 % aus den Zuckern Glucose und Fructose und hat deshalb einen etwas niedrigeren →Brennwert als Haushaltszucker. Seine →Süßkraft ist etwas schwächer (hängt auch von der jeweiligen Temperatur ab). War Honig früher anstelle des teuren Zuckers ein weit verbreitetes Süßungsmittel, so dient er heute hauptsächlich als **süßer Brotaufstrich.** Der Verbraucher bevorzugt dabei Honige, die gut streichfähig sind. Honig wird aber auch zum **Süßen** *(Milch, Müslis, Desserts),* als **Würzmittel** *(exotische Gerichte)* und zum **Backen** *(Honigkuchen, Bienenstich)* verwendet. Als Zutat beim Mixen von Fruchtsaftgetränken gibt er diesen eine besondere Geschmacksnote.

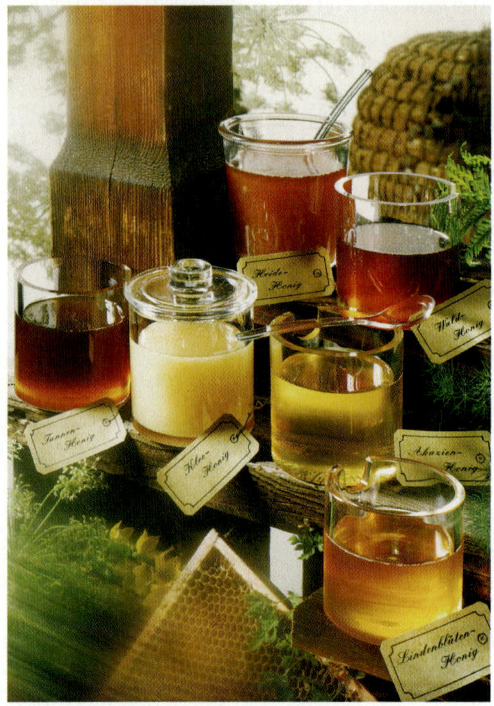

Auswahl verschiedener Honigsorten

Honigsorten und Honigqualitäten

Die wichtigsten **Ausgangsstoffe** des Honigs sind **Blütennektar** (pflanzliches Drüsensekret, das den Bienen als „Lockspeise“ dient) und **Honigtau** (durchscheinender, klebrig-süßer Saft auf Pflanzen; wird von den Pflanzen selbst produziert oder besteht aus Exkrementen von Insekten). Beides sind zuckerhaltige Flüssigkeiten, aus denen die Bienen durch Eindicken den Honig produzieren. Der Imker gewinnt den Honig, indem er ihn aus den Waben ausschleudert **(Schleuderhonig)**, austropfen lässt **(Tropfhonig)** oder auspresst **(Presshonig)**. Tropf- und

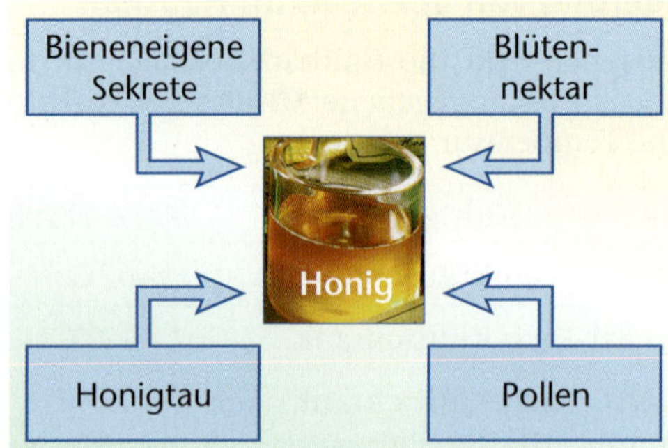

Ausgangsstoffe des Honigs

Presshonig spielen bei der Honigproduktion keine nennenswerte Rolle. Durch Rühren erhält Honig eine kremartige Konsistenz. **Wabenhonig** (Scheibenhonig) ist eine Besonderheit. Er befindet sich noch in verdeckelten, brutfreien Waben. Diese werden in Scheiben geschnitten und so dem Verbraucher angeboten.

Wenn der Honig Aufschriften wie „Auslese", „Auswahl" oder „kalt geschleudert" trägt, ist sichergestellt, dass er besonders sorgfältig gewonnen, gelagert und abgefüllt wurde und überdurchschnittliche Eigenschaften in Farbe, Aussehen und Konsistenz aufweist. Die entsprechenden Vorschriften finden sich in der Honigverordnung. Die Nachfrage in Deutschland kann nur zu 20 % durch inländischen Honig gedeckt werden. Der ausländische Honig wird aus etwa 40 Lieferländern importiert. Für ihn gelten ebenfalls die Vorschriften der Honigverordnung. Es besteht keine Verpflichtung, das Herkunftsland anzugeben. Mexiko, Argentinien, Russland, Ungarn sowie Australien und Kanada zählen zu den Hauptherkunftsländern. Inländischer Bienenhonig des Deutschen Imkerbundes ist am speziellen Einheitsglas und dem Etikett mit Adler und Bienenkorb zu erkennen.

Um ihren Honig zu profilieren (gleich bleibende Konsistenz und Farbe, stets gleicher Geschmack), mischen die großen Hersteller meist mehrere Honigsorten. Daher haben **Mehrblütenhonige** den größten Marktanteil. Immer beliebter werden jedoch die sogenannten „**Trachthonige**". Dies sind Honige, die überwiegend von einer bestimmten Blüten- bzw. Pflanzenart stammen *(Lindenhonig, Tannenhonig)*.

Honigsorten-ABC (MB = Mehrblütenhonig, TR = Trachthonig, HT = Honigtauhonig)			
Sorte	**Farbe**	**Geschmack/Aroma**	**Kandierung (Auszuckern)**
Akazienhonig (TR)	hell, schwach gelblich	süß, mild	langsam
Gebirgsblütenhonig (MB)	hellgelb bis goldbraun	fein, blumig oder auch aromatisch	langsam, je nach Sorte unterschiedlich
Heidehonig (MB)	rötlich bis braun	stark aromatisch	langsam, geliert
Kleehonig (MB)	hellbeige bis weiß	angenehm mild, zart	schnell
Lindenhonig (TR)	zartgelb bis zartgrün	angenehm mild und aromatisch	langsam, wird sehr fest
Rapshonig (TR)	hell, weißlich	süß, aromatisch, ausgeprägter Geruch	sehr schnell
Sommerblüte (MB)	dunkelgelb bis dunkelbraun	mild bis würzig je nach Blütenart	langsam
Tannenhonig (TR, HT)	dunkelgrün, fast schwarz	sehr würzig	langsam
Waldhonig (HT)	rotbraun	malzig-würzig	langsam (Lärche schnell)

Lagerung von Honig

Honig nimmt leicht Fremdgerüche an, hat lichtempfindliche Bestandteile und zieht – aufgrund des hohen Zuckergehaltes – leicht Wasser an. Daher sollte Honig trocken, dunkel und vor Fremdgerüchen geschützt gelagert werden. Die ideale Lagertemperatur liegt zwischen 15 °C und 20 °C. So kann Honig viele Monate ohne Qualitätsverlust gelagert werden.

Brotaufstrich aus Obst

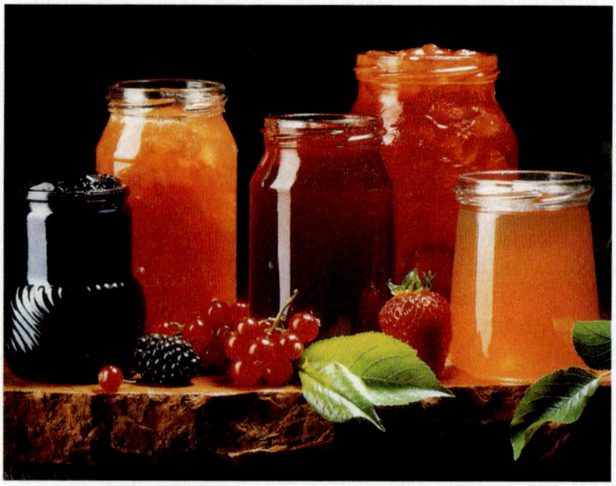

Konfitüren und Gelees

Die Auswahl an süßen Brotaufstrichen aus eingekochten Früchten ist groß; so werden über 40 Sorten Konfitüren, Gelees und Marmeladen angeboten. Zu den verwendeten Früchten gehören neben dem üblichen Gartenobst auch Vogel- und Sanddornbeeren, Hagebutten, Südfrüchte (*Bitterorangen, Zitronen, Limonen, Mandarinen, Kumquats; Feigen, Kiwis,* Exoten), Melonen, Kürbisse, Gurken und grüne Tomaten. Als Zutaten dienen neben Zucker häufig auch Pektin (Geliermittel), Honig, Nüsse, Mandeln, Kräuter, Gewürze, Spirituosen, Wein. Bei brennwertreduzierten Brotaufstrichen wird der Zucker ganz oder teilweise durch →Süßungsmittel ersetzt.

Brotaufstriche aus Früchten müssen einen Mindestgehalt an löslicher Trockenmasse (entspricht ungefähr dem Zuckergehalt) von 55 % haben.

Qualitätsmerkmale für Konfitüre, Marmelade, Gelee und Maronenkrem	
Konfitüre extra	Streichfähige Zubereitung aus einer oder mehreren Fruchtarten. Fruchtanteil muss mindestens 45 g auf 100 g des Erzeugnisses betragen. Gesamtzuckergehalt (Zucker plus Eigenzuckergehalt der Früchte) beträgt mindestens 60 %. Äpfel und Birnen dürfen nicht verwendet werden.
Konfitüre	Streichfähige Zubereitung aus einer oder mehreren Fruchtarten. Es genügt ein Fruchtanteil von 35 g auf 100 g des fertigen Erzeugnisses. Zur Herstellung dürfen alle Obstarten verwendet werden.
Marmelade	Aufstrich, dessen Fruchtanteil aus Zitrusfrüchten besteht. Auf 100 g kommt ein Fruchtanteil von mindestens 20 g, der aus Fruchtfleisch und geschnittenen Schalen besteht *(englische Orangenmarmelade).*
Gelee	Durchscheinende, schnittfeste Masse, die aus dem Saft von Früchten und Zucker hergestellt wird. Wie bei Konfitüre werden die Qualitätsstufen „extra" und „einfach" unterschieden. Bevorzugt werden meist Früchte mit einem etwas säuerlichen Geschmack.
Gelee-Marmelade	Gelee aus dem Saft von Zitrusfrüchten sowie Zucker.
Maronenkrem	Streichfähige Zubereitung aus Wasser, Zucker und dem Mark aus Früchten der Esskastanie.

Spezialitäten sind Pflaumenmus (eingekochtes Pflaumenmark), Apfel- und Birnenkraut, Rübenkraut und Maronenkrem. Obstkraut ist eine dickflüssige Zubereitung, die aus frischen Äpfeln oder Birnen durch Kochen, Abpressen und anschließendes Eindampfen des gewonnenen Auszuges hergestellt wird. Rübenkraut ist der eingedickte Saft gekochter Zuckerrüben.

Brotaufstrich aus Krem-Massen

Die Zutaten für **Nuss-Nougat-Cremes** sind neben dem Hauptbestandteil Zucker (über 50 %), Nüsse, Kakao- und Milchpulver sowie pflanzliches Öl, das für die Geschmeidigkeit der Massen sorgt. Werden andere Nüsse als Haselnüsse verarbeitet, muss dies kenntlich gemacht werden, z. B. „Mandel-Nougat-Creme". **Erdnusskrem** („Erdnussbutter") ist eine Mischung aus gemahlenen gerösteten Erdnusskernen, Erdnussöl und Zucker.

Was Verbraucher noch wissen wollen

Ist Zucker gesundheitsschädlich?

Diese Frage kann in einem Punkt klar mit „ja" beantwortet werden. Zucker, auch Traubenzucker und Fruchtzucker, ist maßgeblich am Entstehen von Karies (Zahnfäule) beteiligt. Darüber, in welchem Maße der Verzehr von Zucker für die Entstehung von Zivilisationskrankheiten *(Arteriosklerose, Herzinfarkt, Diabetes)* verantwortlich gemacht werden kann, urteilen Ernährungswissenschaftler und Mediziner sehr unterschiedlich. Ob ein Lebensmittel gesundheitsschädlich ist oder nicht, hängt vor allem von der Verzehrmenge ab.

Warum ist das Kariesrisiko bei Honig und Zuckerwaren besonders hoch?

Die Reste von Honig und klebrigen Zuckerwaren bleiben relativ lange an den Zähnen haften. Schon nach 15 bis 20 Minuten können in der Mundhöhle enthaltene Bakterien den Zucker in zahnschädigende Säuren umwandeln.

Warum darf Stevia in der EU nicht als Lebensmittel verkauft werden?

Steviosid (Stevia) unterliegt in der EU der Kosmetikverordnung und ist bisher als Lebensmittel nicht zugelassen. Eine Zulassung als Nahrungsergänzungsmittel wird erwartet. Einstweilen wird Stevia in einer rechtlichen Grauzone als „Badezusatz", als „Zahnpflegemittel" oder als „Universell einsetzbar – Auch zum Düngen von Pflanzen geeignet" angeboten – z. B. in Tab-Spendern, die den üblichen Süßstoffspendern ähneln. Eine Zulassung als Lebensmittel stößt auf den Widerstand sowohl der Zuckerindustrie als auch der Hersteller synthetischer Süßstoffe.

Stevia könnte nicht nur für Diabetiker eine gesunde Alternative zu herkömmlichem Zucker darstellen; es besteht aber der begründete Verdacht, dass Stevia – wie andere Süßstoffe – appetitanregende Wirkungen hat.

Macht Schokolade glücklich?

Schokolade hat in der Tat antidepressive Eigenschaften. Bestandteile von Milch und Kakao sowie der Zucker wirken sich positiv auf die Stimmung der Menschen aus. So bewirkt der Zucker in der Schokolade einen raschen Ausstoß von Insulin, welches zur Bildung von Serotonin beiträgt. Dieser Stoff kann im Gehirn „gute Stimmung" auslösen.

Was bedeutet ein weißlicher Oberflächenbelag auf der Schokolade?

Bei zu warmer Lagerung (ca. 25 °C) schmilzt die Kakaobutter in der Schokolade, und es bildet sich nach dem Erkalten ein grauweißer Belag, der als **Fettreif** bezeichnet wird. Bei zu feuchter Lagerung bildet sich **Zuckerreif,** ein ebenfalls grauweißer Belag. Er entsteht dadurch, dass bei hoher Luftfeuchtigkeit Zucker gelöst wird und bei sinkender Luftfeuchtigkeit wieder auskristallisiert. Solche Schokolade ist zwar nicht gesundheitsschädlich, aber im Aussehen und Geschmack beeinträchtigt. Deshalb stellen Fett- und Zuckerreif einen Reklamationsgrund dar.

Wie ist der ernährungsphysiologische Wert von Kinderartikeln mit hohem Milchanteil einzuschätzen?

Diese Kinderartikel erreichen einen hohen Milchanteil durch eine Milchfüllung oder dadurch, dass sie mit einer Milch-Krem-Schicht ausgekleidet sind. Das senkt den Kakaoanteil, der Zuckeranteil jedoch bleibt hoch wie bei üblichen Milchschokoladen. Typisch für Kinderartikel sind: Gesamt-Milchbestandteile im Produkt etwa 20 bis 37 %, Gesamtkakao-Trockenmasse etwa 15 %. Die „Extra-Portion Milch" wäre auch anders zu haben: ein Glas Milch, dazu eine Scheibe Vollkornbrot mit Butter und Honig.

Was ist Invertzuckercreme?

Darunter versteht man ein aus Zucker (Saccharose) hergestelltes →Honigimitat, das in Aussehen, Geruch und Geschmack dem Honig ähnlich ist. Die frühere Bezeichnung „Kunsthonig" ist allerdings nicht mehr zulässig. Invertzuckercreme wird als Brotaufstrich und auch als Backzutat verwendet.

Beeinflusst die Kristallisation des Honigs seine Qualität?

Nein, jeder Honig bildet im Laufe der Zeit Kristalle und wird fest. Bereits ausgezuckerter Honig lässt sich durch vorsichtiges Erwärmen wieder verflüssigen. Die Temperatur sollte jedoch nicht über 40 °C liegen, da sonst das Aroma beeinträchtigt wird.

Gesund durch Honig?

Honig besteht zum größten Teil aus leicht verdaulichen Kohlenhydraten und ist somit ein guter Energielieferant. Die kariesfördernde Wirkung ist größer als bei Zucker, da Honig wegen seiner klebrigen Beschaffenheit besonders gut an den Zähnen haften bleibt. Honig gilt von alters her als Heilmittel bei Erkältungen und zur Wundheilung. Ob er tatsächlich die ihm zugeschriebenen Bakterien tötenden Eigenschaften hat, ist umstritten.

Wie unterscheiden sich Fruchtaufstriche von Konfitüren?

Nach der Konfitürenverordnung werden Marmeladen, Konfitüren und Gelees unter Verwendung von Zuckerarten hergestellt. Fruchtpasten, die statt Zucker Honig oder andere süßende Lebensmittel enthalten, müssen daher anders bezeichnet werden. Die ursprünglich nur von Naturkostherstellern verwendeten Begriffe „Fruchtaufstrich" und „Fruchtmus" werden aber inzwischen auch für Fruchtpasten verwendet, die mit Industriezucker gesüßt werden. Dabei handelt es sich um sogenannte Premiumprodukte mit einem besonders hohen Fruchtanteil (55 % und mehr).

Kann der Verzehr von Lakritze wirklich gesundheitliche Probleme verursachen?

Weil Süßholzextrakt und damit auch die daraus hergestellte Lakritze den Stoff Glyzyrrhizin enthält, kann der Verzehr von Lakritze u. a. zu Kopfschmerzen, Wassereinlagerungen und hohem Blutdruck führen. Lakritze sollte deshalb nicht regelmäßig und nicht in größeren Mengen verzehrt werden, insbesondere nicht von Kindern, Schwangeren, Diabetikern und Personen mit hohem Blutdruck oder Herz-Kreislauferkrankungen. Schon 6 bis 8 Lakritzschnecken pro Tag können Gesundheitsstörungen hervorrufen.

Wenn Sie weiterlesen wollen

o. V., Kakao und Schokolade – Vom Kakaobaum zur Schokolade. Leverkusen 2004;

Morton, Marcia und Frederic, Schokolade. Wien 1995;

Kapitel „Ernährung: Vom süßen Leben – Exkurs über das Orale", in: Friesen, Astrid von, Geld spielt keine Rolle. Erziehung im Konsumrausch. Reinbek bei Hamburg 1994[2], S. 47–61.

13 Alkoholfreie Getränke

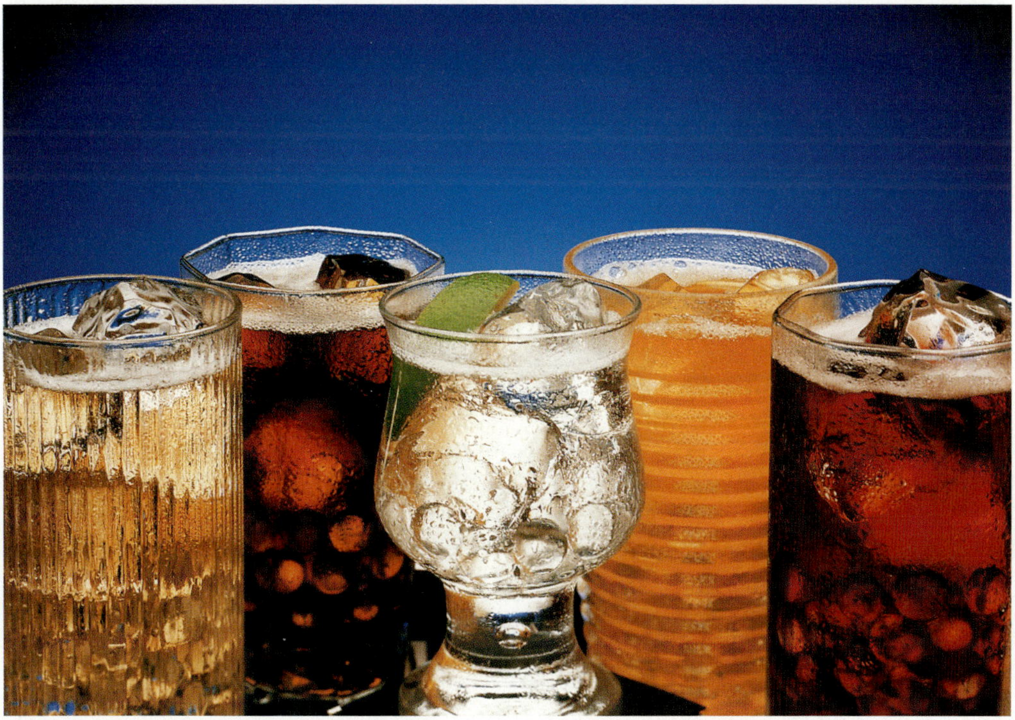

© Stockfood GmbH

Von A wie Apfelsaft bis Z wie Zitronenlimonade, das Angebot an alkoholfreien Getränken ist außerordentlich vielfältig. Wässer, Säfte und Limonaden, für jeden Anlass und Geschmack gibt es das passende Getränk.

Wässer

Die Mineral- und Tafelwasser-Verordnung (MTVO) legt die Anforderungen für **natürliches Mineralwasser, Quell- und Tafelwasser** fest. Diese Wassertypen zählt man zu den Lebensmitteln, nicht aber **Heilwasser,** das zu den frei verkäuflichen →Arzneimitteln gehört und über dessen Qualitätsanforderungen das Arzneimittelgesetz Auskunft gibt.

Mineralwasser

Natürliches Mineralwasser hat seinen Ursprung in unterirdischen, vor Verunreinigungen geschützten Wasservorkommen. Es muss direkt an der Quelle in für Endverbraucher bestimmte Originalverpackungen abgefüllt werden. Dabei kommt häufig die Mehrweg-Glasflasche (Perlenflasche) zum Einsatz. Sie wurde bisher mehr als vier Milliarden Mal produziert, hat ein Fassungsvermögen von 0,7 Litern und eine ungefähre Lebensdauer von 7 Jahren. Während dieser Zeit kann sie bis zu 50-mal wiederbefüllt werden und bringt damit ca. 35 Liter Wasser zum Endverbraucher.

Großabfüller benutzen für Mineralwasser zunehmend Mehrweg-Kunststoffflaschen (PET). Diese Flaschen sind allerdings nicht absolut gasdicht, sodass es im Laufe der Zeit zu einem

Verlust an Kohlensäure kommen kann. Die Mindesthaltbarkeitsfrist wird deshalb mit neun Monaten nach Abfüllung kürzer angegeben als bei glasverpackter Ware (18 Monate). Nachteilig bei PET-Flaschen ist auch, dass im Material enthaltenes Acetaldehyd in das Wasser übergehen und dem Getränk einen süßlich-fruchtigen Geschmack vermitteln kann. Das ist zwar nicht gesundheitsgefährdend, aber wegen der Geschmacksbeeinträchtigung nicht erwünscht und nach den geltenden Vorschriften auch nicht zulässig.

Mineralwasser muss nach der Mineral- und Tafelwasser-Verordnung einen Mindestgehalt an →Mineralstoffen einschließlich →Spurenelementen aufweisen. Auf den Etiketten ist die Zusammensetzung entsprechend den Ergebnissen einer amtlich anerkannten chemischen Wasseranalyse unter Angabe von Art und Menge der mineralischen Bestandteile zu deklarieren.

Verkehrsbezeichnungen für natürliches Mineralwasser

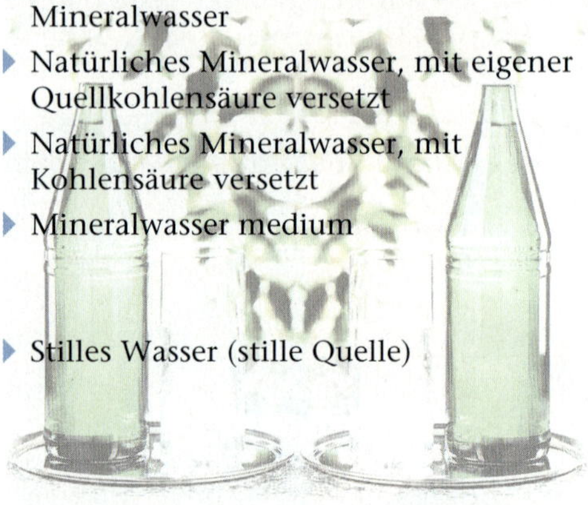

- Natürliches kohlensäurehaltiges Mineralwasser → Abfüllung mit dem natürlichen Gehalt an Quellkohlensäure.
- Natürliches Mineralwasser, mit eigener Quellkohlensäure versetzt → Nachträglicher Zusatz von Kohlensäure aus demselben Quellvorkommen.
- Natürliches Mineralwasser, mit Kohlensäure versetzt → Zusatz von Kohlensäure aus einem fremden Quellvorkommen.
- Mineralwasser medium → Handelsübliche Bezeichnung für leicht sprudelndes Wasser mit „mittlerem“ Kohlensäuregehalt.
- Stilles Wasser (stille Quelle) → Handelsübliche Bezeichnung für nicht sprudelndes Wasser mit geringem Kohlensäuregehalt (bis 5,5 g/l). Nicht mit kohlensäurefreiem Wasser („plattes Wasser“) zu verwechseln.

Nach der MTVO sind Bezeichnungen wie Sprudel, Quelle, Bronn und Brunnen ausschließlich natürlichen Mineralwässern vorbehalten und dürfen nicht zur Kennzeichnung von Quell- oder Tafelwasser benutzt werden. Dies gilt auch für Hinweise auf eine bestimmte geographische Herkunft („*Selters*“).

Übersicht über die gesetzlichen Anforderungen an die verschiedenen Wässer	**nat. Mineralwasser**	**nat. Heilwasser**	**Quellwasser**	**Tafelwasser***
von ursprünglicher Reinheit	●	●		
aus unterirdischen Wasservorkommen	●	●	●	
Nachweis bestimmter ernährungsphysiologischer Wirkungen	●			
Nachweis vorbeugender und therapeutischer Wirkungen		●		
natürlicher Gehalt an Mineralien einschließlich Spurenelementen	●	●	●	
amtlich anerkannt	●			
amtliche Zulassung		●		
am Quellort abgefüllt	●	●	●	

* Zur Herstellung von Tafelwasser sind nach der MTVO bestimmte Zusätze *(Meerwasser, Sole, Mineralstoffe, Kohlensäure)* zugelassen. Die in der Tabelle genannten Anforderungen müssen nicht nachgewiesen werden.

Bestandteile von Heilwässern und ihre Anwendungsmöglichkeiten	
Bestandteil/Konzentration im Heilwasser in mg/l	**Anwendung u. a. bei:**
Magnesium/> 100	*Magnesiummangel, Herz-Kreislauf-Erkrankungen*
Calcium/> 250	*Calciummangel, Osteoporose, Sonnenallergie, chronische Harnwegsinfektionen*
Sulfat (Schwefel)/> 1 200	*Erkrankungen von Galle und Bauchspeicheldrüse, Verstopfung*
Hydrogencarbonat/> 1 300	*nervöser Reizmagen, Gastritis, Herz-Kreislauf-Erkrankungen, Harnsteine, Gicht, Diabetes*

Heilwasser besitzt aufgrund seiner Zusammensetzung vorbeugende, krankheitslindernde bzw. heilende Wirkung. Heilwasser muss vom Bundesinstitut für Arzneimittel und Medizinprodukte zugelassen werden.

Quellwasser stammt ebenfalls aus unterirdischen Wasservorkommen, muss jedoch keine besonderen Wirkungen aufweisen und benötigt keine amtliche Anerkennung. Außer dem Zusatz „natriumarm" sind keine weiteren Hinweise erlaubt. Quellwasser muss ebenso wie Tafelwasser in Bezug auf enthaltene chemische Stoffe den Anforderungen der Trinkwasserverordnung entsprechen.

Tafelwasser

Als einziges Wasser muss es nicht direkt an der Quelle abgefüllt werden. Tafelwasser kann aus normalem Leitungswasser, aufbereitetem Meerwasser, Mineralwasser oder einer Mischung aus allem bestehen. Es ist letztlich ein industriell hergestelltes Mineralwasser-Imitat. Es können Zusätze (Mineralstoffe, Kohlendioxid) beigegeben werden. Tafelwässer dürfen in ihrem Namen nicht den Begriff „natürlich" enthalten.

Mischungen mit Fruchtsaft und -aroma („Wasser plus")

Verbrauchern, denen Limonade zu süß und zu kalorienreich ist, wird von der Brunnenindustrie als Alternative eine Mischung aus natürlichem Mineralwasser oder Tafelwasser und (meist wenig) Kohlensäure sowie Zusätzen von Fruchtaromen oder Fruchtsäften *(Zitronen-, Grapefruit-, Orangensaft)* angeboten. Das Angebot reicht von leicht aromatisierten Wässern bis zu Mischungen mit hohem Fruchtsaftanteil (Schorle). Diese Mischungen sind zugleich →Fruchtsaftgetränke, wenn sie einen gleich hohen Fruchtsaftanteil enthalten, wie er für Fruchtsaftgetränke mindestens festgelegt ist.

Fruchtgetränke

Fruchtsaft und Fruchtnektar

Fruchtsaft besteht zu 100 % aus dem Saft von Obstfrüchten. Ihm dürfen weder Wasser noch →Zusatzstoffe hinzugefügt werden. Sollten die Früchte allerdings witterungsbedingt zu wenig Zucker enthalten, darf – außer bei Birnen- und Traubensaft – der Saft mit bis zu 15 Gramm Zucker pro Liter nachgesüßt werden. Diese „Korrekturzuckerung" muss nicht deklariert werden. Bei Zuckerzusatz zur Erzielung eines süßeren Geschmacks (je nach Obstart bis max. 100–200 g/l) muss der Vermerk „gezuckert" im Zusammenhang mit der →Verkehrsbezeichnung erfolgen. Zusätzlich müssen Art und Menge des Zuckerzusatzes angegeben werden. Der Verbrauchertrend zum Gesunden und Natürlichen ist allerdings Ursache dafür, dass solche Zuckerungen nur in seltenen Fällen vorgenommen werden.

Es gibt klare, naturtrübe und fruchtfleischhaltige Fruchtsäfte.

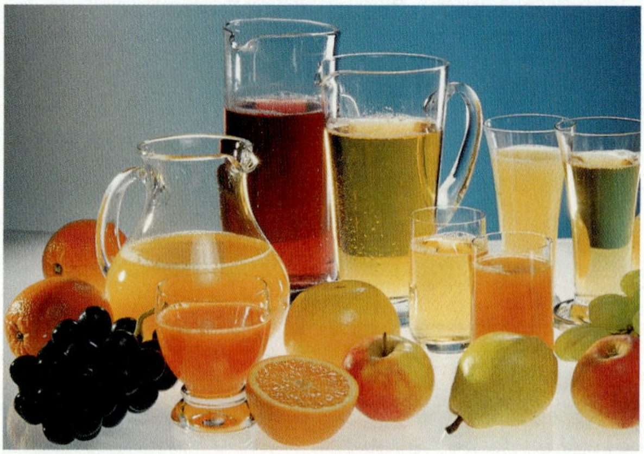

Fruchtsäfte

Bei **Smoothies** (Fruchtshakes, Ganzfruchtgetränke) wird die ganze Frucht bis auf Schale und Kerne verarbeitet. Basis der Smoothies ist somit das Fruchtmark oder Fruchtpüree (häufig von Bananen), das je nach Rezeptur mit Säften gemischt wird, um eine cremige und sämige Konsistenz zu erhalten. Smoothies („Obst aus der Flasche") bieten eine schnelle und unkomplizierte Art des Genusses von Obst (und Gemüse), reichen an dessen →ernährungsphysiologischen Wert jedoch nicht völlig heran.

Wird Saft direkt aus der Frucht gewonnen und dann abgefüllt, wird er als **Direktsaft** bezeichnet. Fruchtsaft darf auch aus **Konzentrat** hergestellt werden. Dazu wird z. B. frisch gewonnenem Orangensaft noch im Ursprungsland zuerst das für ihn typische Aroma und anschließend so viel Wasser entzogen, bis der Saft auf ein Sechstel seines ursprünglichen Volumens verdichtet ist. Die Bestandteile Saftkonzentrat und Aroma werden getrennt voneinander tiefgefroren und in die Abnehmerländer exportiert. Dort wird das Konzentrat unter Zugabe des fruchteigenen Aromas mit Trinkwasser wieder zu Fruchtsaft mit 100 % Fruchtgehalt zurückverdünnt. Gegenüber Direktsaft müssen jedoch Aromaeinbußen in Kauf genommen werden. Eine Kennzeichnung *(„aus Orangensaftkonzentrat")* ist auf dem Etikett vorgeschrieben.

Apfelsaft ist der Spitzenreiter unter den Fruchtsäften, danach folgen **Orangensaft** und mit weitem Abstand **Mehrfruchtsäfte.** Letztere bestehen aus zehn bis zwölf Fruchtsorten. Grundlage sind Orangen- und Apfelsaft. Dazu kommen – je nach Hersteller – Fruchtbestandteile wie Aprikosen- und Pfirsichmark und das Mark von exotischen Früchten *(Maracuja, Mango, Ananas, Papaya).* Werden diese Säfte zusätzlich vitaminisiert, dürfen sie als **Multivitamin-Fruchtsaft** bezeichnet werden. Damit Fruchtsäfte nicht gären, werden sie pasteurisiert. Dies geschieht unter Bedingungen (Temperaturen, Zeit), bei denen einerseits die Zahl der lebenden Keime ausreichend verringert wird und andererseits Aroma und Vitamine so weit wie möglich erhalten bleiben. Liegt der Gehalt an fruchteigenem Vitamin C bei mindestens 200 mg je Liter, ist auf dem Etikett der Hinweis „Vitamin-C-haltig" gestattet. Ab 300 mg je Liter ist der Hinweis „reich an Vitamin C" oder eine ähnliche Angabe erlaubt.

Fruchtnektar ist eine sprachliche Beschönigung für eine Mischung aus Fruchtsaft und/oder Fruchtmark sowie Wasser und Zucker. Bei Nektar aus Früchten mit einem hohen Säuregehalt ist der Anteil an Wasser und Zucker höher als bei Nektar aus säureärmeren Früchten. Der Fruchtanteil muss auf dem Etikett deklariert werden. Mindestfruchtgehalt gängiger Nektare (Angabe in %):

▸ Apfel	50	▸ Aprikose	40
▸ Orange	50	▸ Sauerkirsche	35
▸ Traube	50	▸ Johannisbeere	25

Der Zuckerzusatz darf höchstens 20 % betragen. Anstelle von Zucker kann auch →Glucosesirup zugesetzt werden. Durch seine dickflüssige Konsistenz kann der Eindruck entstehen, dass solche Nektare einen hohen Fruchtmarkanteil besitzen. Fruchtnektaren dürfen weder Konservierungs- noch Farbstoffe zugesetzt werden.

Gemüsesaft und Gemüsenektar

Gemüsesaft besteht entweder aus 100 % Saft oder aus rückverdünntem Konzentrat. Mischungen aus mehreren Säften werden als „Gemüsesaft-Cocktail" bezeichnet.

Gemüsenektar ist eine verdünnte Zubereitung aus Gemüsesaft und/oder Gemüsemark sowie bis zu 60 % Wasser. Im Angebot sind derartige Getränke vor allem aus Tomaten, Karotten und Roten Beten.

Bei der Verarbeitung sind zur Geschmacksverbesserung u. a. folgende Zutaten erlaubt: Salz, Essig, Zucker, Gewürze und Kräuter (bzw. die daraus hergestellten natürlichen Aromen), Genusssäuren und Wasser.

Erfrischungsgetränke

Zu den Erfrischungsgetränken zählen Fruchtsaftgetränke, Limonaden und Brausen. Die Abfüllbetriebe beziehen meist nur den Grundstoff, einen Sirup aus z. B. Fruchtsaft oder Fruchtsaftkonzentrat, Fruchtmark, Zucker, Aromen und Genusssäuren. Dieser Sirup wird dann von den Getränkeabfüllern mit Trink-, Tafel-, Quell- oder Mineralwasser zum gewünschten Erfrischungsgetränk gemischt.

Fruchtsaftgetränke

Der Mindestfruchtanteil beträgt bei Produkten aus Trauben oder Kernobst 30 %, aus Zitrusfrüchten 6 %, aus anderen Früchten oder Fruchtmischungen 10 % und muss deklariert werden. Der Zusatz von Aromaextrakten und/oder natürlichen Aromastoffen erfolgt, um den Fruchtgeschmack zu intensivieren oder abzurunden. Fruchtsaftgetränke enthalten meist keine Kohlensäure, und es dürfen weder Farb- noch Konservierungsstoffe zugesetzt werden. Orangeade ist eine zugelassene Bezeichnung für Fruchtsaftgetränke auf Orangensaftbasis. Vitaminisierte Fruchtsaftgetränke (*„ACE-Getränke"*) gewinnen an Bedeutung (→Functional Drinks).

Limonaden

Bei Limonaden stammt der Fruchtgeschmack hauptsächlich aus Aromaextrakten und/oder natürlichen oder naturidentischen Aromastoffen. Ein Großteil der Limonaden wird unter Verwendung von Fruchtsaft hergestellt. Die bekanntesten Getränke dieser Art sind klare Limonaden mit Zitrusauszügen und trübe Orangenlimonade. Der Fruchtsaftgehalt muss dabei mindestens die Hälfte der Menge ausmachen, die als Mindestmenge für das entsprechende Fruchtsaftgetränk vorgeschrieben ist *(Orangenlimonade: mindestens 3 % Orangensaft)*.

Weltweit am bekanntesten sind die koffeinhaltigen Limonaden (Cola). Sie enthalten Auszüge aus der Colanuss sowie andere Pflanzenauszüge. Der Koffeingehalt beträgt mindestens 65 mg und höchstens 250 mg pro Liter. Cola-Getränke gibt es auch koffeinfrei. Bittergetränke *(Bitter Lemon, Bitter Orange, Tonic-Water)* erhalten ihren charakteristischen Bittergeschmack von Zitrusauszügen und vor allem durch den Zusatz von Chinin.

Auf Koffein und Chinin muss im Zutatenverzeichnis ausdrücklich hingewiesen werden.

Brausen

Bei ihnen dürfen natürliche Bestandteile durch künstliche ersetzt werden, z. B. durch künstliche Aromastoffe *(Himbeer-, Waldmeisteraroma)*, Farbstoffe oder Süßstoffe. „Cola light" ist somit eine Brause. Brausen ohne Kohlensäure heißen „künstliche Kaltgetränke".

Teehaltige Produkte

Trinkfertiger **Eistee** (Wasser mit Tee-Extrakt, Zucker und Geschmackszusätzen) sowie **Mischungen** aus **Fruchtsaft und Tee** („fruit and tea") sind im strengen Sinne keine Erfrischungsgetränke, werden aber von den Verbrauchern als solche angesehen.

Trends bei alkoholfreien Getränken

Alkoholfreie Getränke mit einem (angeblichen) Zusatznutzen sind nicht neu: →isotonische Getränke, →Energy-Drinks und →Light-Getränke werden schon lange angeboten. Hersteller und Handel versprechen sich von einem noch breiteren Angebot an „→Functional Drinks" zusätzliche Absatzerfolge. Die neuen Getränke sollen vor allem den jeweiligen Zeitgeist treffen *(„Fitness", „Wellness", „New Age")*. Im Trend liegen u. a. ballaststoffangereicherte Frucht-Gemüse-Säfte *(Orange-Tomate, Apfel-Paprika)* und Getränke, die mit Zusätzen *(Grüner-Tee-Extrakt, Cranberry-Saft, Omega-3-Fettsäuren, Lezithin, „Zellschutzvitamine" A, C, E)* gemischt werden, welche für ein gesundheitsförderndes Image sorgen sollen.

Was Verbraucher noch wissen wollen

Was bedeutet bei Mineralwasser der Hinweis „enteisent"?

Enteisent heißt, dass dem Wasser aus ästhetischen Gründen Eisen entzogen wurde. Dadurch wird verhindert, dass nach dem Öffnen der Flasche im Wasser gelöstes Eisen oxidiert und unansehnliche bräunlich-rote Flocken (= „Rost") entstehen.

Sind Mineralwässer mit in den Boden eingedrungenen Schadstoffen belastet?

Auf absehbare Zeit ist von keiner Gefahr auszugehen, da natürliches Mineralwasser aus großer Tiefe kommt und aus Niederschlägen stammt, die vor langer Zeit in der Erde versickerten. Verschmutzungen des Oberflächenwassers können dann zu einem Problem werden, wenn die Brunnen nicht ausreichend gesichert werden und Schadstoffe unkontrolliert in die Umwelt gelangen.

Kann man für die Zubereitung von Babynahrung Mineralwasser verwenden?

Eine zu hohe Mineralstoffaufnahme – besonders an Natrium und →Nitrat – kann die Gesundheit des Babys beeinträchtigen. Die Trinkwasserverordnung erlegt den Wasserwerken strenge Kontrollen auf. Trinkwasser kann daher in den meisten Versorgungsgebieten ohne weiteres zur Zubereitung von Säuglingsnahrung verwendet werden. Bei zu hohem Nitratgehalt im Trinkwasser, wie er in landwirtschaftlich genutzten Gebieten bei Einzelwasserversorgung (Brunnen) vorkommen kann, sollte nur handelsübliches Mineral- oder Tafelwasser, das mit dem Hinweis „für die Zubereitung von Babynahrung geeignet" gekennzeichnet ist, verwendet werden.

Was bedeuten Säfte für die Erhaltung der Gesundheit?

Frucht- und Gemüsesäfte werden unter anderem auch wegen ihres Vitamingehalts getrunken. Karottensaft enthält viel →Provitamin A. Größere Mengen Vitamin C finden sich vor allem in Zitrus- sowie Johannisbeersäften und in besonders hohem Maße im Sanddornsaft. Multivitaminsaft enthält gleich einen ganzen Cocktail verschiedener Vitamine.

Neben Vitaminen und Mineralstoffen enthalten Säfte Stoffe, die nach Meinung der Wissenschaft nicht nur die Abwehrkräfte des Körpers stärken, sondern auch die Entstehung zahlreicher Krankheiten *(Krebs, Herz- und Kreislaufkrankheiten)* vermeiden helfen (→sekundäre Pflanzenstoffe). Noch besser sind dafür ganze Früchte geeignet!

Im Saft sind auch die (leicht verdaulichen) Kohlenhydrate der Früchte enthalten, vor allem Frucht- und Traubenzucker. Säfte sind daher keine kalorienarmen Durstlöscher.

Wenn Sie weiterlesen wollen

Jensen, Bernard, Der Fruchtsaft-Doktor. München 2002;

Berges, Ulrike, Energy Drinks – Zusatzstoffe bunt gemixt. In: UGB-Forum 5/2000, S. 276–277;

Arius, Claus, Mineralwasser. Der Guide zu 225 Marken aus aller Welt. München 1998.

14 Bier

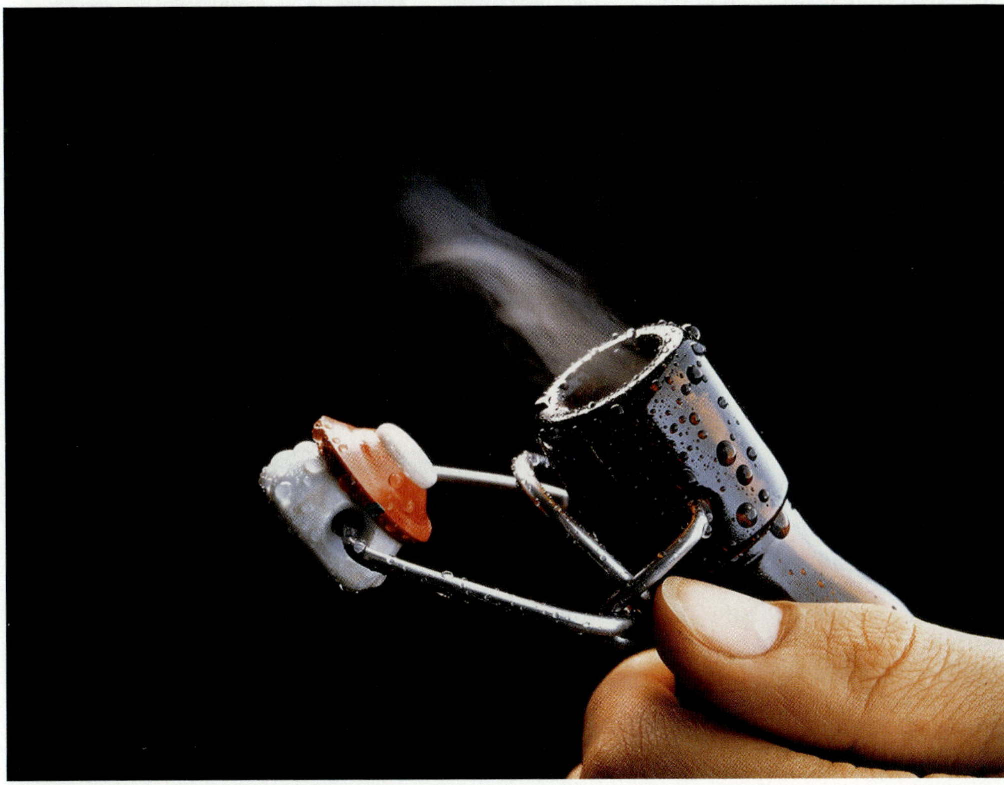

© Stockfood GmbH

„Durst wird durch Bier erst schön", heißt es, und so steht Bier in Deutschland ganz oben auf der Hitliste der Getränke – eine Vorliebe, die die Deutschen u. a. mit den Dänen, den Iren und den Tschechen teilen. Aber auch in vielen anderen Ländern der Welt hat sich Bier als Alltagsgetränk, das man gesellig in der Kneipe, zum Essen oder vor dem Fernseher trinkt, einen festen Platz erobert.

Diese Vorliebe für das Bier hängt wohl nicht zuletzt auch damit zusammen, dass es – im Vergleich zu Wein – in der Regel einen deutlich niedrigeren Alkoholgehalt hat, man also mehr davon trinken kann, und dass es gewöhnlich relativ preiswert zu haben ist.

Reinheitsgebot

Obwohl Bier schon seit mehr als 5000 Jahren gebraut wird, unterschied sich das, was man noch im Mittelalter trank, geschmacklich sehr von unserem heutigen Bier. Das änderte sich, als zunächst in den norddeutschen Hansestädten die entstehenden Zünfte begannen, den Brauvorgang und damit die Qualität der Biere zu reglementieren, und schließlich am 23. April 1516 der bayerische Landstädtetag das „Reinheitsgebot" für alle bayerischen Brauer erließ. Dieses wurde nach und nach auch von den anderen deutschen Ländern übernommen, bis es ab 1906 in allen Gebieten des deutschen Kaiserreichs galt.

Auch heute noch darf von deutschen Brauereien hergestelltes Bier, das für den deutschen Markt bestimmt ist, nur nach dem Reinheitsgebot gebraut werden. Erlaubt sind danach nur die klassischen Zutaten

- **Gerstenmalz**,
- **Hopfen**, auch zerkleinerter Hopfen *(Hopfenpulver)* oder Hopfenauszüge,
- **Wasser** und
- **Hefe.**

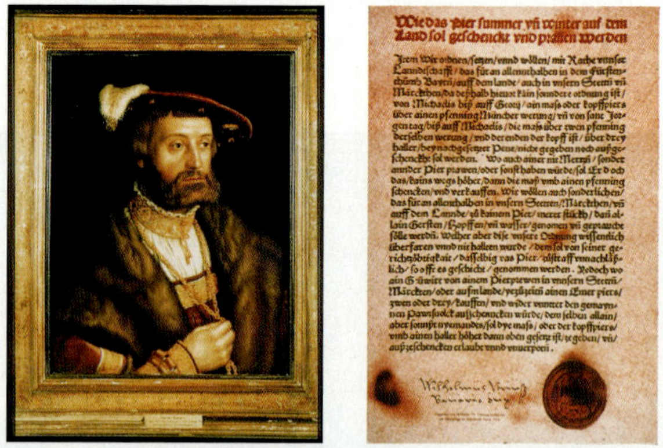

Das Reinheitsgebot von 1516

Außerdem sind auch sogenannte Farbebiere (ebenfalls aus Malz, Hopfen, Hefe und Wasser hergestellt) als Zutat zur Bierbereitung zugelassen. Als Klärmittel (→Bierherstellung) für Bier und →Bierwürze dürfen nur Substanzen eingesetzt werden, die mechanisch oder adsorbierend wirken. Diese müssen anschließend – bis auf technisch unvermeidbare und gesundheitlich unbedenkliche Anteile – wieder aus dem Bier entfernt werden und dürfen das Bier geruchlich und geschmacklich nicht beeinflussen.

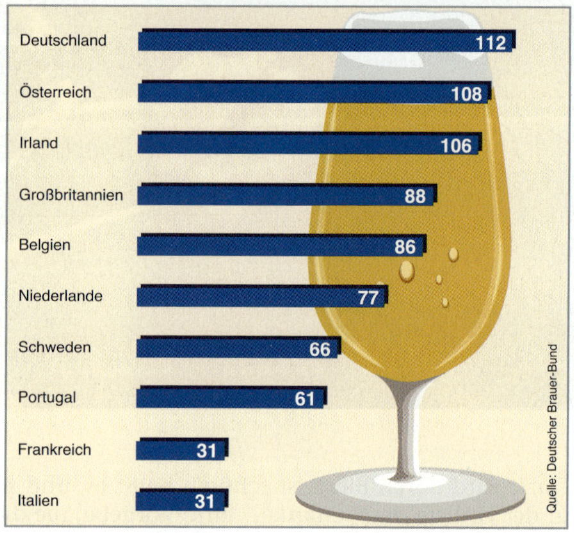

Bierkonsum (Liter) je Einwohner in EU-Ländern (2007)

Streng genommen gilt das Reinheitsgebot so jedoch nur für →untergäriges Bier *(Pilsner, Export)*. Für →obergärige Biere *(Weizenbier, Altbier)* gilt es in etwas abgewandelter Form: Es dürfen auch

- Malz aus anderen Getreidearten *(Weizen, Hafer;* nicht: Reis, Mais),
- verschiedene Zuckerarten und aus diesen hergestellte
- Färbemittel *(→Zuckerkulör)*

verwendet werden.

Auch deutsche Brauereien stellen für den Export Biere her, welche nicht dem Reinheitsgebot entsprechen und dennoch guten Absatz finden. Daran erkennt man, dass es nicht allein Qualitätsgründe sein können, die die deutschen Brauer so beharrlich am Reinheitsgebot festhalten lassen. Schon gar nicht können gesundheitliche Erwägungen Gründe liefern, z. B. den Einsatz von Ascorbinsäure (Vitamin C!) oder Pepsin (Eiweiß abbauendes →Enzym, unterstützt die Eiweißverdauung) im Bier zur

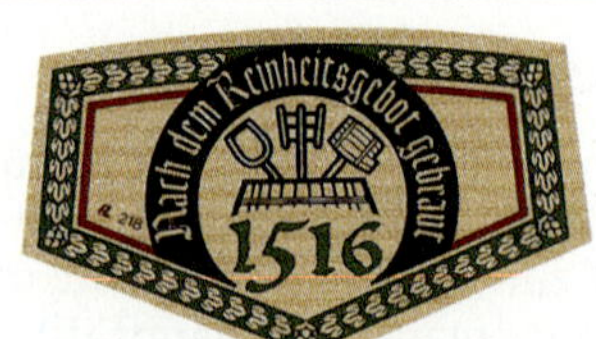

Spanisches (!) Halsetikett mit Hinweis auf das Reinheitsgebot

Verbesserung der Lagerstabilität zu untersagen. Vielmehr geht es wohl um den Vertrauensbonus und den Ruf eines „natürlichen" Produkts, die mit dem Hinweis „Gebraut nach dem deutschen Reinheitsgebot" verknüpft sind und die den deutschen Bieren nicht nur im Inland, sondern weltweit ein hohes Ansehen und guten Absatz bescheren.

Der Versuch, den Vertrieb ausländischer, nicht streng am Reinheitsgebot orientierter Biere auf dem deutschen Markt zu verhindern und sich so lästige Konkurrenz vom Halse zu halten, scheiterte indes: Nach dem →Prinzip der gegenseitigen Anerkennung dürfen Biere aus anderen EU-Ländern, die nach den dort geltenden Rechtsvorschriften hergestellt worden sind, auch in Deutschland vertrieben werden. Der Marktanteil derartiger Biere war jedoch bisher sehr gering, und das liegt nicht daran, dass diese Biere eine geringere Qualität hätten. Zum Teil schmecken sie einfach nur anders, als wir es gewohnt sind. Biertrinker sind konservativ: Auch norddeutsche Biere treffen nicht unbedingt den Geschmack süddeutscher Biertrinker.

Ohne Zweifel hat das Reinheitsgebot dazu beigetragen, die Qualität deutscher Biere zu sichern. Es hat sicherlich auch verhindert, dass heute minderwertigere Rohstoffe oder eine Vielzahl von Zusatzstoffen oder technologischen Hilfsstoffen bei der Bierherstellung Anwendung finden. Das bedeutet umgekehrt jedoch nicht, dass die Biere aus anderen Ländern, in denen vielleicht Malz aus einer anderen Getreideart eingesetzt wird, Früchte mitverwendet werden oder der eine oder andere Zusatz- oder Hilfsstoff aus durchaus nachvollziehbaren Gründen (siehe oben: *Ascorbinsäure, Pepsin)* Anwendung findet, qualitativ schlechter oder gar gesundheitsgefährdend sind. Und schließlich werden auch nach dem Reinheitsgebot Biere in unterschiedlichen Qualitätsstufen (→Premiummarken, Biere im Niedrigpreissegment) hergestellt.

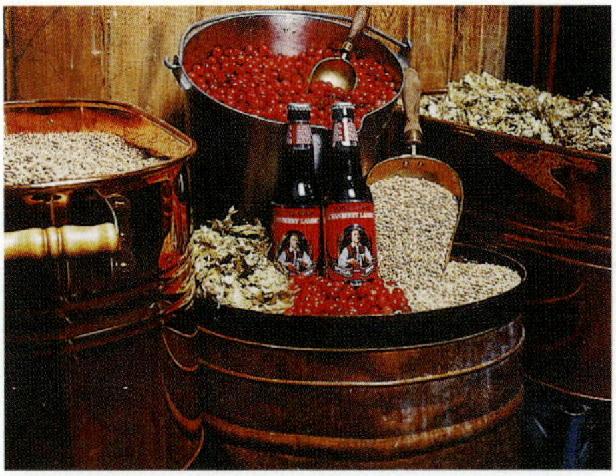

Früchte als Zutat zur Bierherstellung

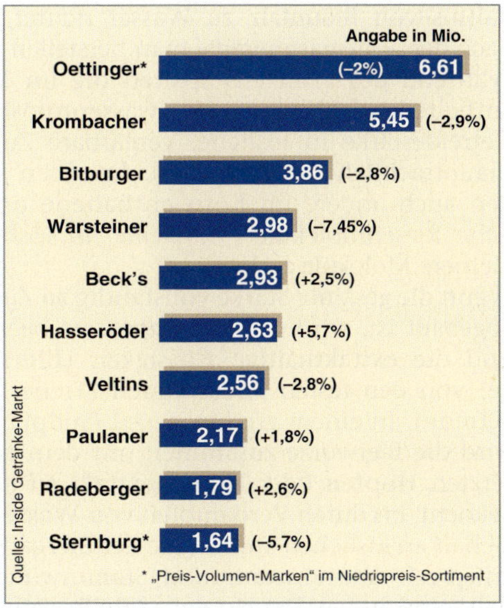

Inlandsabsatz (Mio. Hektoliter) der größten deutschen Biermarken (2008) und Veränderung gegenüber dem Vorjahr

Konzentration im Biermarkt

Während es noch nach dem Zweiten Weltkrieg in Deutschland eine Vielzahl regionaler Brauereien gab, darunter auch viele Kleinbrauereien, die ihr Bier nur „rund um den Kirchturm herum" vertrieben (besonders in Bayern und Thüringen), ist seit den siebziger Jahren eine zunehmende Konzentration der Bierproduktion in den Händen von wenigen Großbrauereien und Banken zu beobachten.

Eine ähnliche Entwicklung vollzieht sich auch in anderen europäischen Ländern und in den USA. Die Folge sind eine verschwindende Originalität und Biere, die im

Geschmack auf den kleinsten gemeinsamen Nenner gebracht wurden, um als Massenprodukt vermarktet werden zu können („Fernsehbiere"). Als Gegentrend entstehen zunehmend wieder kleinere regionale Brauereien oder Gasthausbrauereien, die mit ihrem Gebräu auf Bierkenner und Liebhaber des Besonderen abzielen und zum Getränk oft auch das passende Ambiente dazuliefern.

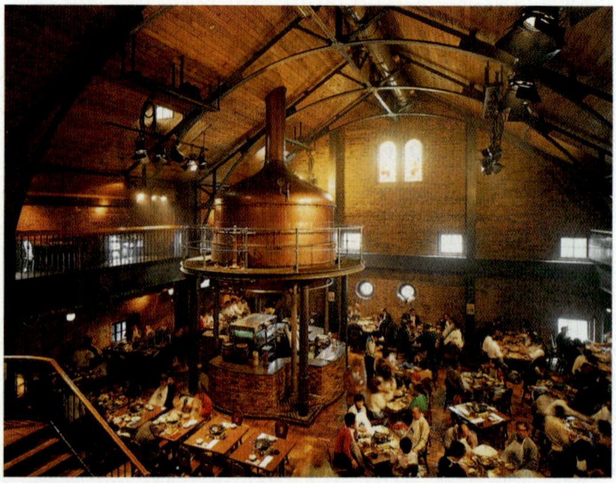

Gasthausbrauerei in Sapporo

Bierherstellung

Mälzen

Wichtigster Rohstoff für die Bierherstellung ist das **Malz.** Das ist Getreide (hauptsächlich Gerste), das man durch vorheriges Einweichen in Wasser zum Keimen gebracht hat. Beim Keimen bilden sich im Getreidekorn →Enzyme. Diese werden später bei der Herstellung der →Bierwürze benötigt. Durch Erhitzen (Darren) wird der Keimprozess in einem bestimmten Stadium abgebrochen. Je nach Temperatur entsteht helles oder dunkleres Malz, welches später Farbe und Aroma des fertigen Bieres mitbestimmt.

Einbrauen

Das Braumalz wird geschrotet, mit Wasser vermengt und nach einem bestimmten Temperatur-Zeit-Schema erhitzt (Maischen). Das Verhältnis von Braumalz zu Wasser richtet sich nach der →Biergattung, die man herstellen will. Während des Erhitzens spalten die im Malz enthaltenen Enzyme die wasserunlösliche Getreidestärke in lösliche, vergärbare Zucker (hauptsächlich →Malzzucker). Daneben werden auch andere im Korn enthaltene unlösliche Riesenmoleküle *(→Proteine)* in lösliche, kleinere Moleküle zerlegt.

Wenn die gesamte Stärke vollständig zu Zucker abgebaut ist, wird der Maischprozess beendet und die extrakthaltige Flüssigkeit **(Bierwürze)** von den festen Rückständen (Treber) abgetrennt. In einem großen Kessel (Sudpfanne) wird die Bierwürze zusammen mit dem zugesetzten **Hopfen** oder Hopfenextrakt so lange gekocht, bis durch Verdampfen von Wasser ihr Gehalt an löslichen Stoffen die der Biergattung entsprechende Konzentration (Stammwürzegehalt) erreicht hat. Der Hopfen verleiht dem Bier nicht nur den bekannten aromatisch-bitteren Geschmack, sondern hat auch einen positiven Einfluss auf Haltbarkeit und Schaum.

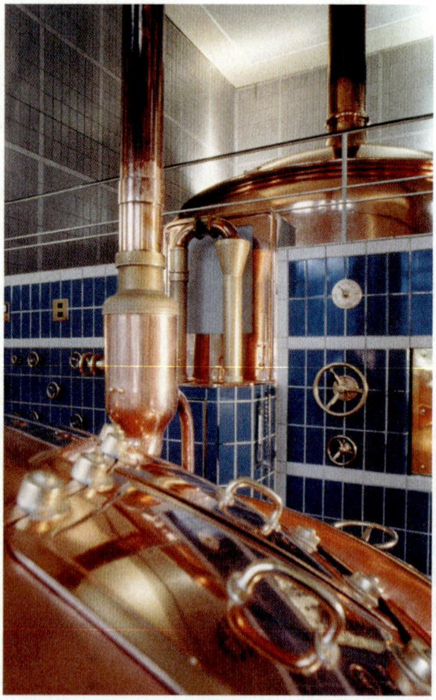

Sudhaus

Gären

In offenen Gärbottichen oder geschlossenen Tanks wird der abgekühlten Würze Hefe zugesetzt. Verschiedene Heferassen wurden gezüchtet, um verschiedene Bierarten und -sorten herstellen zu können. Für **„untergärige"** Biere werden Hefen verwendet, die sich nach dem Gärvorgang am Behälterboden absetzen.
Bei **„obergärigen"** Bieren schwimmt die Hefe nach der Gärung oben. Obergärige Hefen vergären die Würze bei höheren Temperaturen (ca. 15–25 °C) und in einer kürzeren Zeit (ca. 5 Tage). Bei untergärigen Hefen läuft die Gärung bei tieferen Temperaturen ab (ca. 5–10 °C) und dauert demzufolge länger (ca. 8 Tage). Bei der Gärung werden die in der Würze enthaltenen vergärbaren Zucker – bis auf einen kleinen Rest – zu Alkohol abgebaut. Daneben entsteht gasförmiges Kohlendioxid, welches entweicht oder aufgefangen wird, um anderweitig verwendet zu werden.

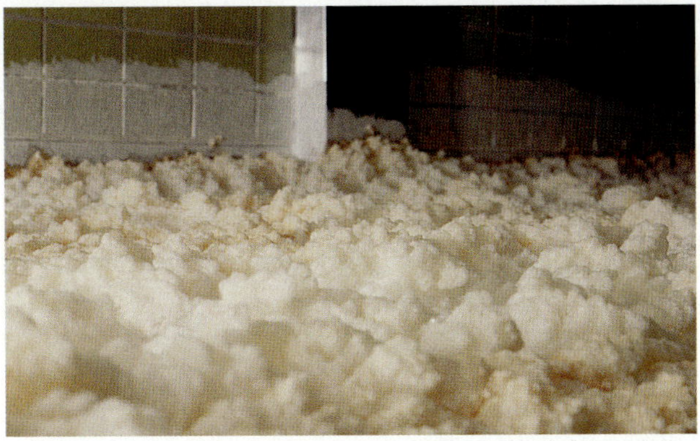
Klassischer offener Gärbottich

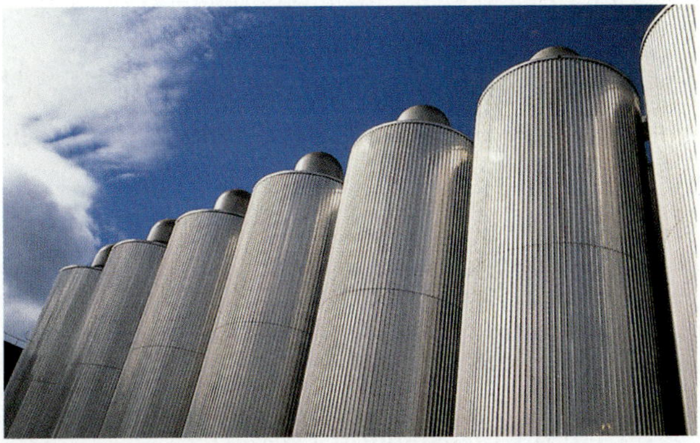
Moderne Edelstahlgärgefäße

Reifen

Während man bei obergärigem Bier häufig auf eine separate Nachreifephase verzichtet, wird untergäriges „Jungbier" nach der Gärung in mit Überdruckventilen versehene geschlossene Behälter überführt. Dort lässt man es – in Abhängigkeit von der Biersorte – bei Temperaturen nahe dem Nullpunkt noch mehrere Wochen bis zu 4 Monate nachreifen („lagern"). Untergärige Biere nennt man deshalb im Ausland „Lager". Die Nachreifung ist sehr wichtig für die Bierqualität. Während der langen Lagerung rundet sich der Geschmack des Bieres. Durch den noch vorhandenen Rest an vergärbaren Zuckern kommt eine zweite Gärung in Gang. Das dabei entstehende Kohlendioxid kann jedoch nicht entweichen, sondern wird im Bier gebunden (Kohlensäure) und ist für den frischen, prickelnden Charakter des Getränks verantwortlich. Außerdem scheidet das Bier während der Lagerung Trubstoffe (Hefe- und Eiweißpartikel) aus, die dann später in der Flasche keine unschönen Trübungen mehr hervorrufen können.

Das fertige Bier wird mit Hilfe von Klärmitteln und durch Filtration von restlichen Trubstoffen befreit und in Flaschen, Dosen oder Fässer abgefüllt. Zur Haltbarkeitsverlängerung wird es gewöhnlich wärmebehandelt (→Pasteurisieren), was auf dem Etikett nicht angegeben werden muss, aber geringfügige geschmackliche Einbußen mit sich bringen kann.

Deutsches Bier: Arten, Sorten und Gattungen

Als **Bierarten** werden →obergäriges und →untergäriges Bier unterschieden. Im englischen Sprachraum werden untergärige Biere als „Lager“, obergärige Biere als „Ale“ bezeichnet. Von beiden Arten sind in Deutschland verschiedene **Biersorten** auf dem Markt, wobei in Bezug auf die hergestellte und umgesetzte Gesamtmenge die untergärigen Biere stark überwiegen.

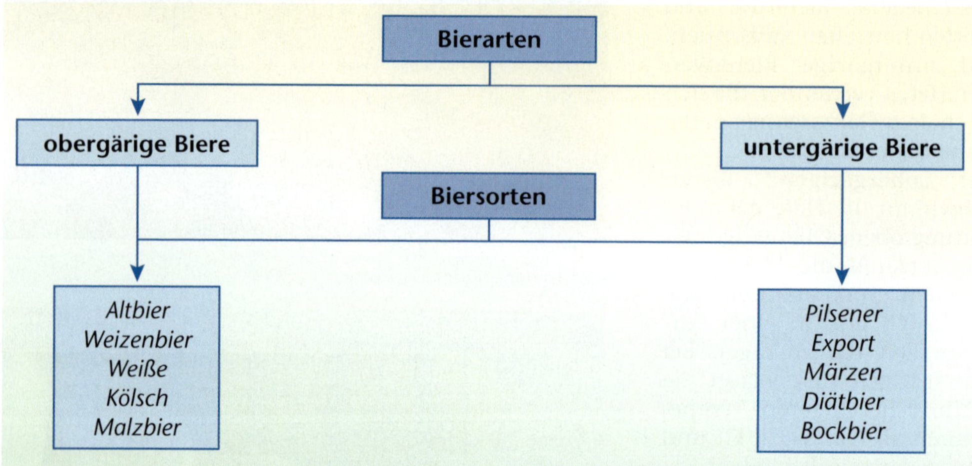

Bierarten und Biersorten

Nach dem →Stammwürzegehalt (Stw.) werden deutsche Biere in **Biergattungen** eingeteilt. Diese Einteilung ist Grundlage für die Bierversteuerung. Aus dem →Stammwürzegehalt (in Gewichtsprozent) ergibt sich in der Regel der spätere Alkoholgehalt, d. h., je höher der Stammwürzegehalt, desto höher ist gewöhnlich auch der Alkoholgehalt. Als Faustregel kann gelten:

$$\frac{\textbf{Stammwürzegehalt (Gew.-\%)} \cdot \textbf{4}}{\textbf{10}} = \textbf{ca. Alkoholgehalt (\% vol)}$$

Eine Ausnahme bilden **alkoholfreies** (max. 0,5 % vol) **und alkoholarmes Bier** (→Leichtbier/Light-Bier), bei denen z. B. durch Stoppen der Gärung weniger Alkohol gebildet wurde oder denen der Alkohol nachträglich entzogen wurde, ebenso Malzbier (Malztrunk), das einen Stammwürzegehalt von 7 % (ungesüßt) bzw. 12–13 % (gesüßt), aber nur einen Alkoholgehalt von ca. 0,5 bis 1,5 % vol besitzt.

Die meisten Vollbiere haben einen Alkoholgehalt um 5 % vol, bei Starkbieren liegt er etwa zwischen 6 und 9 % vol. Der Menge nach werden in Deutschland überwiegend Vollbiere getrunken, davon am meisten Pilsener mit einem Marktanteil von ca. zwei Dritteln.

Deutsche Verbraucher können heute zwischen knapp 6000 einheimischen Biermarken wählen. Bei den Sorten und Geschmacksrichtungen sind die Vorlieben stark regional geprägt. So schätzt man z. B. im Westen Deutschlands Altbier und Kölsch, in Bayern Weizenbier und Starkbiere und im Berliner Raum die Berliner Weiße. Pilsener wird überall getrunken. Im Norden bevorzugt man Biere mit kräftiger Bittere, im Süden mag man sein Bier (auch das Pilsener) eher weniger bitter, dafür kräftiger malzaromatisch.

Auch wenn die **Biersorte** gleich ist (z. B. Pilsener), so hat doch jeder Hersteller sein eigenes Rezept: Durch Variation der verwendeten Hefe, der Technologie *(Maischprozess, Lagerdauer)* und der Zutaten *(Hopfensorte und Art der Hopfenprodukte)* kann er dem Bier „seinen Stempel

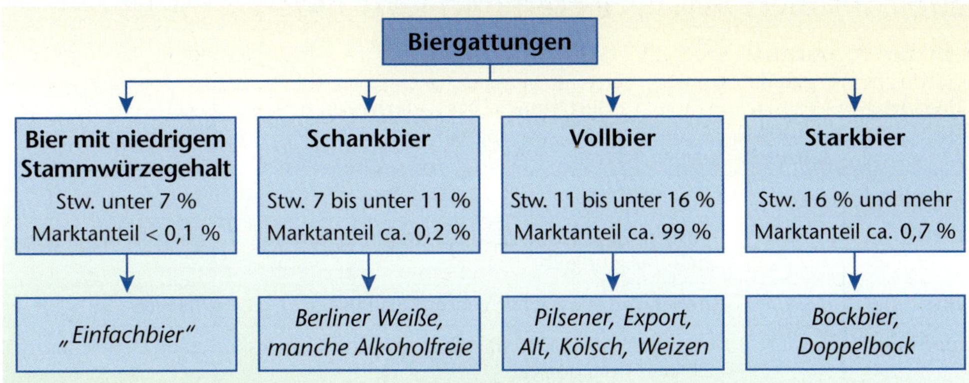

Biergattungen

aufdrücken". Außerdem unterscheidet sich das in den einzelnen Brauereien verwendete Brauwasser in seiner Zusammensetzung und beeinflusst so ebenfalls den Charakter des künftigen Bieres. So wird verständlich, dass nach einer Umfrage (2007) ca. 50 % der deutschen Verbraucher Bier ihrer Heimatregion bevorzugen. Diese Bodenständigkeit macht sich die Werbung zunutze *(„Bier braucht Heimat")*.

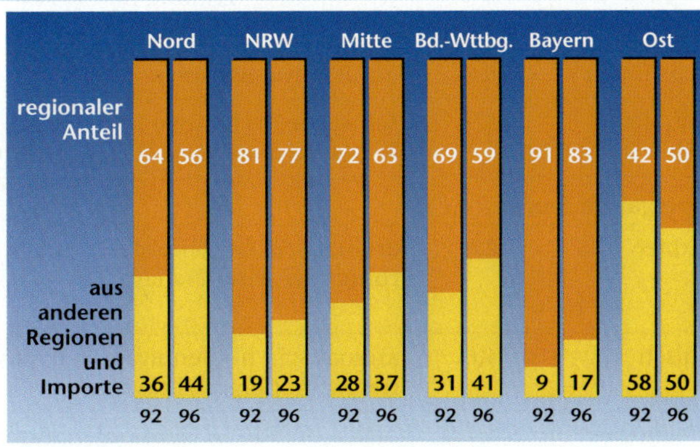

Nationaler Trend – Bierabsatz nach Herkunft, Anteile in Prozent
Quelle: Lebensmittel Praxis 5/97, S. 49

Ausländisches Bier

Bier wird nahezu auf der ganzen Welt getrunken. Herstellungsweise und Zutaten, dadurch auch Aussehen und Geschmack der Biere, variieren jedoch ebenso stark wie die Bezeichnungen für das Getränk. So stellt man Bier und bierähnliche Getränke anderswo beispielsweise aus Mais- und Hirsefladen (Äthiopien), Mehlteig (Sudan), Hirsemalz (Ost- und Südafrika), gekeimten Maiskörnern (Peru), Zuckerrohr (Kongo) oder Agaven (Mexiko) her.

Europäische Biere ähneln den deutschen weitaus mehr und sie finden sich – neben überseeischen Bieren – auch immer häufiger im spezialisierten Handel. Für deutsche Verbraucher ungewohnt, aber für den Bierliebhaber gerade dadurch interessant, sind Biersorten, die ihren besonderen Geschmack solchen „Bier-untypischen" Zutaten wie z. B. Milchzucker *(Milk →Stout)*, Obst *(→Kriek, Framboise)*,

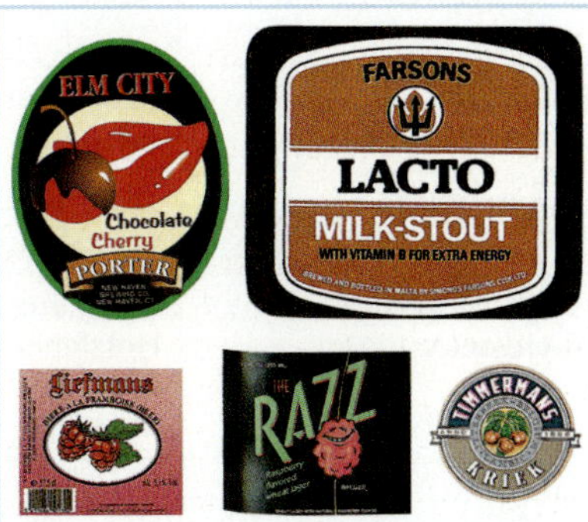

Internationale Bieretiketten

Inländische Biersorten			
Biersorte	Alkoholgehalt (% vol durchschnittl.)	Geschmack/Besonderheiten	Verbreitungsgebiet
Untergärige Biere			
Pilsener, Pilsner, Pils	5,0	ausgeprägtes Hopfenaroma, deutliche Bittere; hell- bis goldgelb	ganz Deutschland
Helles	4,7	heller und schwächer gehopft als Pilsner	Bayern
Exportbier	5,4	weniger bitter, aber stärker malzaromatisch als Pilsner; hell, dunkel	ganz Deutschland
Bockbier	7,0	malzaromatisch, geringe Bittere; goldgelb oder dunkel	ganz Deutschland
Doppelbock	8,4	wie Bockbier; Endung häufig auf „-ator"	hauptsächlich Bayern
Märzenbier	5,5	ähnlich wie Bockbier	Bayern, BW, Thür.
Diätbier/ -pils	4,9	schwache bis kräftige Bittere; hell; verwertbare Kohlenhydrate max. 0,75 g je 100 ml	ganz Deutschland
Obergärige Biere			
Altbier	4,8	aromatisch, hopfenbitter; dunkel; Bezeichnung rührt von „alter Brauart" her	ursprünglich Raum Düsseldorf, jetzt ganz Deutschland
Kölsch	4,6	aromatisch, hopfenbitter; hell; darf nur im Kölner Raum hergestellt werden	Kölner Raum
Weizenbier/ -bock	5,0/7,0	malzaromatisch; viel Kohlensäure; mit Hefe (Hefeweizen) oder ohne Hefe (Kristallweizen) abgefüllt	ursprünglich Bayern, inzwischen ganz Deutschland
Berliner Weiße	2,5	geringe Bittere, säuerlich-erfrischend; viel Kohlensäure; häufig mit „Schuss" (Himbeer-, Waldmeistersirup) getrunken	Berliner Raum; in Flaschen zunehmende Verbreitung
Spezialitäten			
Schwarzbier	4,7	schwarz, röstaromatisch, bitter bis süßlich	Ostdeutschland u. Nordbayern; zunehmende Verbreitung
Rauchbier	5,0	Raucharoma durch einen Anteil an geräuchertem Malz	Raum Bamberg (Franken)
Kräusenbier		naturtrübes voll ausgereiftes Vollbier; prickelnd-würzig, hopfenbetont	punktuell, ganz Deutschland
Steinbier, Steinweizen		Erhitzung der Bierwürze durch heiße Steine (auf Holzfeuer erhitzt); Geschmack durch Holzrauch-Aroma u. Karamellisierung eines Teils der in der Bierwürze enthaltenen Zucker geprägt	Bayern
Eisbock/ Ice Beer	10/5,1	hergestellt durch Ausfrieren von Wasser aus einem Stark- oder Vollbier; mild durch gleichzeitigen Entzug von Gerb- und Bitterstoffen	Bayern; zunehmende Verbreitung

Biere aus anderen Ländern Europas		
Biersorte	**Herkunft/ Ursprung**	**Besonderheiten**
Pilsener, Pilsner, Pils *(Pilsner Urquell)*	CZ	untergärig; hopfenbitter, feines Hopfenaroma; feste, weiße Schaumkrone; hell; Vorbild aller nach Pilsener Brauart gebrauten Biere
Ale Mild Ale India Pale Ale (IPA) Scotch Ale	GB	obergärig; hell bis dunkel; kohlensäurearm wie Ale, aber nur schwach gehopft helles Ale von besonders hoher Qualität, stärker gehopft schottisches Ale; malzbetont; je nach Stärke Light, Heavy, Export, Strong
Bitter	GB	obergärig (Ale); herb, kräftig gehopft; diverse Stärken: Bitter, Best Bitter, Special Bitter, Extra Special Bitter
Stout	IRL, GB	obergärig; sehr stark; sehr dunkel; herb oder süßlich
Porter	GB	obergärig; nicht so stark und dunkel wie Stout; hopfenbitter oder süßlich-mild
Brune	F	untergäriges dunkles aromatisches Starkbier
Bière de Garde	F	meist obergäriges, malziges Starkbier; hell bis dunkel; z. T. Nachgärung in der Flasche; oft in Sektflaschen angeboten
Sahti	FIN, EST	gebraut aus einer Mischung aus vermälzten und unvermälzten Getreidearten (Gerste, Roggen, Hafer); aromatisiert mit Wacholder; kein oder nur geringer Hopfenzusatz; obergärig mit Backhefe hergestellt; weiniger, stark fruchtiger Geschmack
Saison	B	obergärige wallonische Starkbierspezialität, Sommerbier; kräftig gehopft, erfrischend säuerlich-fruchtig; hell bis dunkel bernsteinfarben; oft in der Flasche nachgärend
Lambik Faro	B	säuerlich-herb bis weinig-fruchtig, kupferrot; aus Gerstenmalz mit Anteilen von unvermälztem Weizen und wilden Hefen produziert; mit gealtertem Hopfen haltbar gemacht; in Holzfässern bis 5 Jahre gelagert gesüßte Lambik-Version
Gueuze	B	Verschnitt aus gereiften und noch unfertigen Lambiks; säuerlich, z. T. gesüßt, kohlensäurereich; Nachgärung in der Flasche, daher üblicherweise in Sektflaschen abgefüllt
Kriek (Lambik), Framboise/Frambozen (Lambik)	B	Biere mit ausgeprägtem Fruchtgeschmack durch nochmalige Fermentation – meist von Lambik – mit Früchten (Kriek: Sauerkirschen, Framboise: Himbeeren) oder Fruchtsaft/-sirup
Trappistenbier Abteibiere (Abbey-style, Trappiststyle)	B, NL	gebraut in Trappistenklöstern; obergärig; in der Flasche gereift; traditionell stark bis sehr stark; herb oder (meist) deutlich süß durch Kandiszusatz beim Würzekochen Nachahmungen der echten Trappistenbiere
Biere Wiener Art (Vienna-style, Vienna Lager)	A	international sehr populär, aber in Österreich selbst heute weniger verbreitet; untergärig; bernsteinfarben bis rötlich; süßlich-malzig

Honig *(belgisches Boskeun = Osterhasenbier)*, Kräutern oder Gewürzen wie Ingwer, Koriander, Wacholder *(flämisches und niederländisches Kruidenbier)* oder der Verwendung anderer Getreidearten *(Roggen, Hafer, Reis, Mais)* anstelle von Gerste oder Weizen verdanken.

Solche Kreationen und damit verbunden eine größere Biervielfalt sind nur dadurch möglich, dass sich die Brauer in anderen Ländern nicht an das starre deutsche Reinheitsgebot halten müssen.

Neben den landeseigenen Bierspezialitäten gibt es in jedem Land auch Biere, die sich von den deutschen nur unwesentlich unterscheiden (meist Pilsner Brauart).

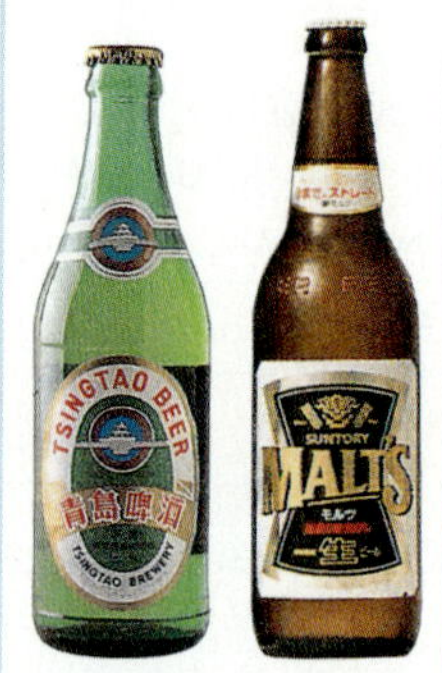

Biere aus Asien

Kolonialmächte und Einwanderer etablierten europäische Brautraditionen auch auf den anderen Kontinenten. Man findet die entsprechenden Biere, dominierend darunter ebenfalls die Pilsner Brauart, heute in nahezu allen Ländern der Welt. Auch in den USA laufen inzwischen vielfältige, den europäischen nachempfundene Bierspezialitäten den Massenprodukten *(Budweiser,* nicht zu verwechseln mit dem echten aus dem tschechischen Budweis) den Rang ab.

Sowohl in Deutschland als auch in anderen Ländern ändern sich die Vorlieben für bestimmte Biere mit der Jahreszeit. Biere mit hohem Stammwürze- und hohem Alkoholgehalt *(Bock, Doppelbock, starkes Scotch Ale, sog. „winter warmers")* werden eher in den Wintermonaten, leichtere Biere mit säuerlich-frischer Note und hohem Kohlensäuregehalt *(Weizenbier, Berliner Weiße, spezielles saures Ale)* eher im Sommer getrunken. Maibock, Oktoberfestbier und besondere Weihnachtsbiere wie „Jule" (N) oder Samichlaus (CH) werden nur saisonal angeboten bzw. ausgeschenkt.

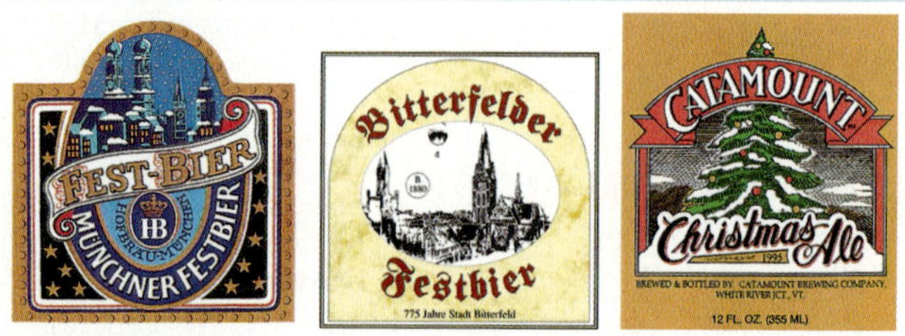

Festbier-Etiketten

Trends im deutschen Biermarkt

Im Zusammenhang mit der zunehmenden Konzentration im Biermarkt und mit Sport *(Fußball, Boxen)* als medienwirksamem Werbeträger ziehen einige wenige „Fernsehmarken" einen immer größeren Marktanteil auf sich. Bei insgesamt sinkendem Bierabsatz werden Wachstumschancen künftig vor allem den imagestarken, hochpreisigen →Premiummarken und den Bieren des Niedrigpreissegments eingeräumt. Im Trend liegen auch Bierspezialitäten wie besonders milde Biere (Mild-/Goldbier, →Eisbock/→Ice Beer), unfiltrierte Biere (Keller-, Kräusen-, Zwickelbiere) oder →Lager. Letzteres soll vor allem an die Absatzerfolge in den angelsächsischen Ländern anknüpfen, was insofern kurios ist, als „Lager" eigentlich ein typisch deutsches Erzeugnis ist (→untergäriges Bier).

Im Trend
- Premiumbiere
- Internationale Marken
- Dunkel-/Schwarzbier
- Weizenbiere
- unfiltrierte Biere
- Mild-, Gold-, Ice Bier
- Lager
- aromatisierte Biere
- Biermischgetränke

Ebenfalls im Trend liegen →Bier-Mischgetränke *(Lemon-Bier)* und aromatisierte Biere *(Tequila-, Ingwergeschmack)*. Mit den Trendgetränken zielt man vor allem auf junge Leute als Konsumenten und deren Wunsch nach Abwechslung.

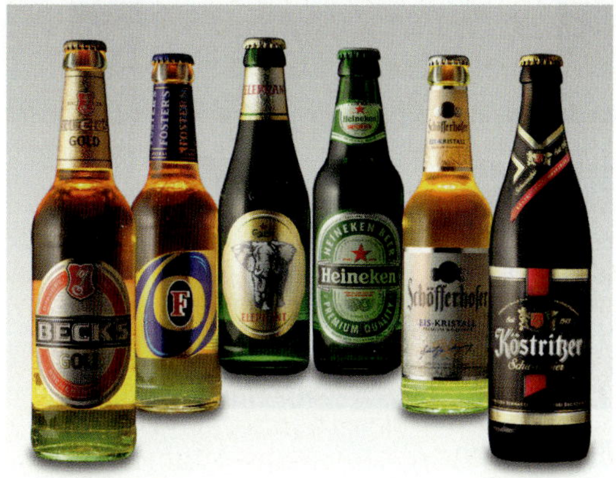

Trendbiere

Bierqualität

Die Qualität und z. T. auch die Eigenart eines (deutschen) Bieres werden herstellungsbedingt durch eine Reihe von Faktoren beeinflusst:

- Qualität der Braugerste (abhängig von den Anbaubedingungen) bzw. des daraus hergestellten Malzes (Einfluss des →Mälzens),
- Qualität des verwendeten Hopfens (abhängig von Anbaubedingungen und Lagerung) und Hopfenauswahl: A(roma)-Hopfen oder B(itter)-Hopfen oder Kombination beider Arten,
- Beschaffenheit des Brauwassers (chemische Zusammensetzung, insbesondere →Wasserhärte),
- verwendeter Hefestamm, frei von bierschädlichen Mikroorganismen,
- Herstellungsbedingungen (technische Voraussetzungen und →Hygiene) und Prozessführung (→Bierherstellung),

Ein gutes Bier muss drei Eigenschaften haben:

Es muss Satz, Aufstieg und Widerwillen machen, das heißt, man muss gern dabei sitzen, es muss zu Kopfe steigen und man muss es wieder wollen.

Aus: Das überschäumende Sprüchefässchen. Jena 1986

Ein gutes Bier erkennt man am

- **Aussehen** (vor allem im Glas und z. T. auch in der Flasche): Das Bier soll blank, d. h. frei von Schwebeteilchen, Trübungen oder Bodensatz sein. Das gilt nicht für unfiltrierte Biere *(Hefeweizen, Kräusen)*. Außerdem sollte die Farbe der Biersorte entsprechen, d. h. nicht zu hell oder zu dunkel sein, wobei allerdings Biere gleicher Sorte regional und bezogen auf den Hersteller in der Farbe etwas variieren.
- **Schaum** (nach dem Eingießen in ein Glas): Er sollte reichlich, sahnig und standfest sein und gut am Glas haften. Bei hellen Bieren sollte der Schaum reinweiß sein.
- **Geruch:** Der Geruch sollte ausgeprägt, d. h. nicht zu schwach, und für die Sorte typisch sein *(hopfen-, malzaromatisch)* und keine unerwünschten Noten *(hefig, butterartig, fruchtig, brotig)* enthalten.
- **Geschmack:** Der Geschmack sollte sortentypisch, rein (ohne unerwünschte Noten) und vollmundig sein. Biere mit niedrigem →Stammwürzegehalt und →Schankbiere können wegen des geringeren Rohstoffeinsatzes nicht vollmundig sein, finden aber wegen anderer Vorzüge *(Berliner Weiße: erfrischend)* trotzdem ihre Liebhaber. Die Bittere sollte – je nach Biersorte – mehr oder weniger stark ausgeprägt, jedoch nicht nachhängend und keinesfalls kratzig sein. Außerdem soll ein gutes Bier „rezent“ sein, d. h. beim Genuss im Mund prickeln. Diese Eigenschaft hängt mit dem Kohlensäuregehalt zusammen, bewirkt den erfrischenden Effekt und macht das Bier so zum beliebten Durstlöscher. Ein Bier mit zu wenig Kohlensäure schmeckt schal.

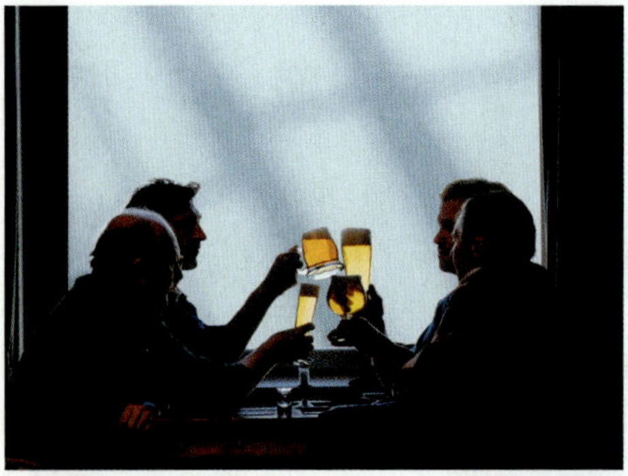

Biergenuss, so …

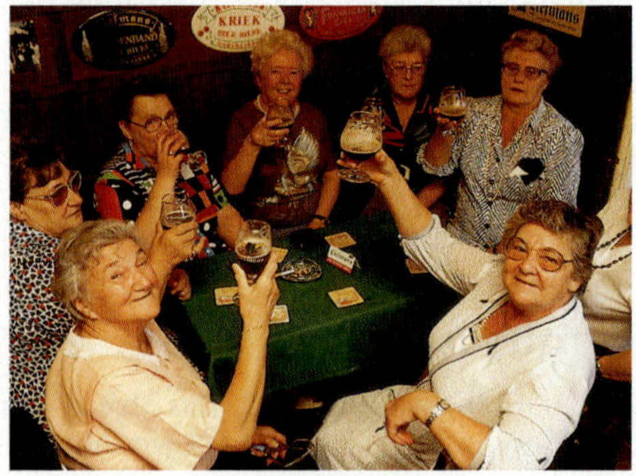

… oder so

Diese Eigenschaften machen den →Genusswert eines Bieres aus. Ein wichtiges Qualitätskriterium ist auch die **Haltbarkeit**, denn es nützt wenig, wenn ein gutes Bier den Herstellerbetrieb verlässt, seine Qualität auf dem Weg zum Verbraucher jedoch rasch einbüßt. Begrenzt wird die Haltbarkeit durch chemische und mikrobiologische Veränderungen im Bier. Sie hängt einmal von der Prozessführung bei der →Bierherstellung und den dabei herrschenden hygienischen Bedingungen, aber auch von den Bedingungen der →Aufbewahrung des fertigen Bieres in Handel und Haushalt ab.

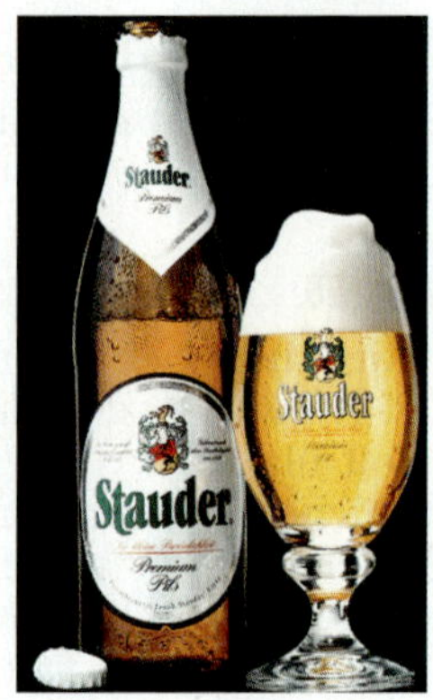

Premium-Bier

Im Gegensatz zu Wein gibt es für Bier keine offiziellen Qualitätsstufen, die durch gesetzlich fixierte Vorgaben untersetzt und somit nachvollziehbar sind. Dennoch finden wir im Handel sogenannte →Premium-Biere, die sich durch eine besonders hohe Qualität auszeichnen sollen. Zwar ist es so, dass manche Hersteller für ihr Premium-Bier z. B. besonders hochwertige Zutaten verwenden und es länger nachreifen lassen als das „normale" Bier. Das schließt jedoch nicht aus, dass andere Hersteller die gleichen Anstrengungen unternehmen, ohne ihre Biere als „Premium" zu kennzeichnen. Der Begriff „Premium" ist nicht gesetzlich geschützt, hat sich jedoch als sehr werbewirksam erwiesen *(„Das Premium vom Lande")* und fördert so die Vermarktung. Die Bierbranche ist eines der Marktsegmente, in denen am meisten mit „Premium" geworben wird.

Regeln für die Lagerung von Bier und für den Biergenuss

Bier wird im Handel überwiegend in Mehrwegflaschen (meist 0,5 l), weiterhin in Einwegflaschen, Dosen und 5-Liter-Partyfässchen sowie in Fässern ab 10 l aufwärts angeboten. Für die Aufbewahrung gilt:

- Bier stets **kühl**, jedoch nicht zu kühl lagern (optimal: 3 bis 8 °C, maximal: 15 °C). Höhere Lagertemperaturen verkürzen die Haltbarkeit und schaden der Qualität. Bei Temperaturen in der Nähe des Gefrierpunktes tritt eine sogenannte Kältetrübung ein, die beim Wiedererwärmen wieder verschwindet. Keinesfalls darf der Gefrierpunkt unterschritten werden (Tiefkühlfach), das schadet dem Aroma und lässt Flaschen platzen – mitunter erst beim In-die-Hand-Nehmen oder beim Versuch, sie aufzutauen (Verletzungsgefahr!).
- Bier in Flaschen muss **dunkel** gelagert werden, denn Licht fördert ebenso wie Wärme den Verderb und verkürzt die Haltbarkeit.

- Insbesondere Bier in den nostalgischen Bügelverschluss-Flaschen sollte **stehend** aufbewahrt werden, damit es nicht am Dichtungsring zur Infektion mit verderbfördernden Mikroorganismen kommt. Bei Flaschen mit Kronenverschluss ist diese Gefahr geringer.
- Da das Bier schon im Handel eine gewisse Zeit lagert und sich mit der Zeit geschmacklich verändert, sollte man **nicht unnötig große Vorräte** halten. Bier darf allerdings bis zum Ablauf des →Mindesthaltbarkeitsdatums keine Qualitätseinbußen aufweisen.
- In angebrochenen Behältnissen wird Bier schnell schal, weil sich die Kohlensäure verflüchtigt. Deshalb: Partyfässchen oder größere Fässer nur anstechen, wenn der Inhalt mit Sicherheit spätestens am nächsten Tag verbraucht wird.

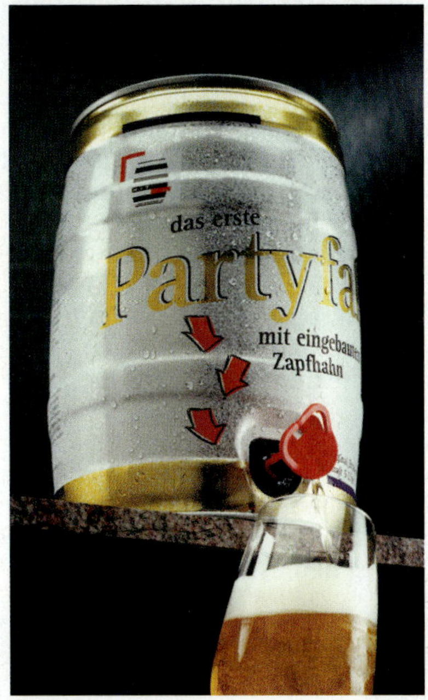

Fassbier für die Party zu Hause

Auch beim **Biergenuss** gibt es einiges zu beachten: Die **optimale Trinktemperatur** liegt etwa bei 7 bis 9 °C, wobei die Vorlieben individuell variieren. Bei höheren Temperaturen entfaltet sich zwar das Aroma stärker, das Bier ist jedoch weniger erfrischend, die Kohlensäure entweicht schneller und Unreinheiten im Geschmack werden eher wahrgenommen. Letzteres ist der Grund, weshalb professionelle Biertester das Bier bei etwa 13 °C verkosten.

Die verwendeten Gläser sollten unbedingt **fettfrei** sein, denn schon Spuren von Fett (z. B. vom Lagern in der Küche oder von Lippenstiftresten) lassen den Schaum zusammenfallen. Auch Spülmittelrückstände schaden dem Schaum, deshalb: Gläser vor Benutzung immer gründlich mit klarem Wasser ausspülen und umgestülpt ablaufen lassen, nicht abtrocknen. Das **Einschenken** aus Flasche, Dose oder Zapfhahn sollte nicht unnötig lange dauern. Bei starkem Schaum daher besser mehrmals absetzen, aber zügig einschenken, sonst verfliegt die Kohlensäure. Aus demselben Grund sollte man das Bier nicht ins Glas klatschen oder plätschern lassen oder beim Einschenken mit dem Glas auf- und niederwedeln. Beim Eingießen von Flaschenbier hält man das Glas anfangs leicht schräg und füllt das Bier zügig mit ruhiger Hand ein. Bei sehr starker Schaumentwicklung *(Weißbier)* sollte man das Glas noch schräger und außerdem den Flaschenhals weit in das Glas hineinhalten und ihn während des Befüllens langsam herausziehen. Zum Schluss setzt man jeweils bei gerade gehaltenem Glas noch eine Schaumkrone auf.

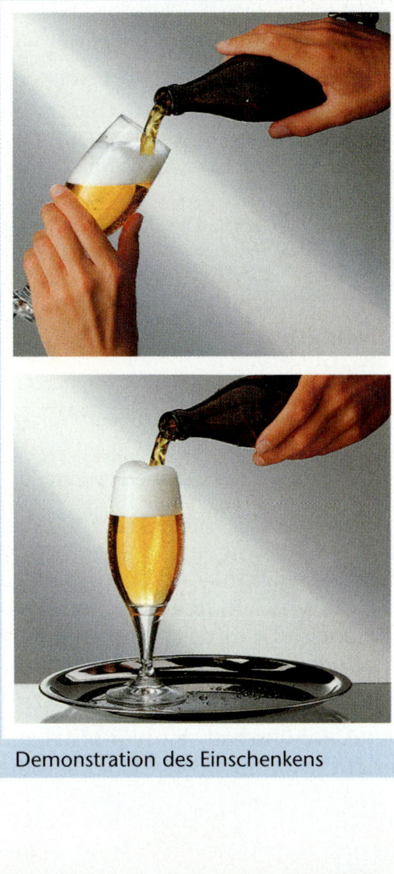
Demonstration des Einschenkens

Alkoholfreies Bier, alkoholarmes Bier, Bier-Mischgetränke

Autofahrer, die nicht auf Bier verzichten möchten, bestellen im Restaurant häufig ein „Alkoholfreies" und unterliegen damit einem Trugschluss, der durch Etikettierung und Werbung gefördert wird. Denn: →**alkoholfreies Bier** gibt es eigentlich nicht, es darf bis zu 0,5 Volumenprozent Alkohol enthalten. Auf dem Etikett angegeben werden muss der Alkoholgehalt nach EU-Recht (→Lebensmittel-Kennzeichnungsverordnung) gar erst ab 1,2 Volumenprozent. Die Verbraucher werden demzufolge über die wahre Zusammensetzung ihres Getränks im Unklaren gelassen. Für Alkoholkranke kann dies den verhängnisvollen Wiedereinstieg in die Sucht bedeuten.

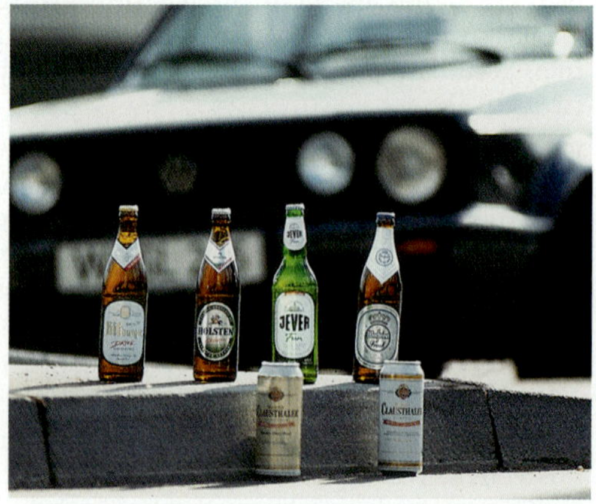

Alkoholfreies Bier – Biergenuss am Steuer?

→**Alkoholarme Biere** werden als →Light-Produkte vermarktet, finden in Deutschland jedoch wenig Anklang. Sie liefern aufgrund des geringeren Alkoholgehalts weniger Energie als ein Vollbier.

Bier-Mischgetränke erfreuen sich wachsender Beliebtheit, besonders bei jüngeren Verbrauchern. Biere unterschiedlicher Sorte werden z. B. mit →Limonaden oder →Brausen und zum Teil weiteren Zusätzen *(Aromastoffe, Farbstoffe, Coffein, Guarana)* gemischt. Das Angebot ist mittlerweile unübersehbar geworden, und ständig kommen neue Varianten hinzu, darunter auch bierhaltige →Functional Drinks, sogenannte New-Age-Radler.

Ausgewählte Bier-Mischgetränke

Radler (Alsterwasser, Potsdamer, Lemon-Bier) bzw. Russ
helles Vollbier bzw. Weizenbier, zumeist 50 % Limonade oder Brause (meist mit Zitronengeschmack)

Cola-Bier (Diesel, Drecksack) bzw. Cola-Weizen
Bier (helles Vollbier bzw. Weizen), bis zu 50 % koffeinhaltige Limonade (Cola) oder Brause

Bananen-, Kirsch-, Grapefruit-, ...-Weizen
Hefeweizen, Fruchtsaft oder -nektar

Shandy (GB)
Bier, Ginger-Ale

Berliner Weiße mit Schuss
Berliner Weiße, Himbeer- oder Waldmeistersirup

Bierpops
wie →Radler, Diesel, aber variierende Mischungsverhältnisse und vielfältige, oft exotische, Geschmacksrichtungen *(Kaktusfeige, Passionsfrucht, Drachenfrucht)*; Alkoholgehalt z. T. höher als bei klassischen Bier-Mischgetränken; z. T. Zusatz von *Coffein* („Bier und Energy"), *Guarana,...*

Derartige Getränke sind nicht neu: Das Radler wurde schon 1922 „erfunden", den Russ gibt es in Bayern seit der russischen Revolution. Diese wie auch andere Bier-Mischgetränke gab es jedoch nur in der Gastronomie, wo sie vor Ort hergestellt wurden. Erst eine Änderung des Verbrauchssteuerrechts 1992 machte es möglich, sie auch in Flaschen oder Dosen in den Handel zu bringen.

Der Alkoholgehalt der Bier-Mischgetränke liegt etwa zwischen 2,3 und 3,2 % vol und entspricht damit in etwa dem von →alkoholarmen Bieren. Bier-Mischgetränke, denen Gärungsalkohol zugesetzt wurde („Bierpops"), erreichen einen Alkoholgehalt von rund 5 % vol.

Weil Bier-Mischgetränke neu auf dem Markt sind, geben ihre Bezeichnungen nicht jedermann ohne weiteres Aufschluss darüber, um was für ein Produkt es sich handelt. Namen wie Radler, Russ oder dergleichen müssen daher auf dem Etikett um eine Beschreibung des Getränks und seiner Zusammensetzung (gilt als eigentliche →Verkehrsbezeichnung) ergänzt werden. Da Getränke mit einem Alkoholgehalt über 1,2 % vol – außer Bier – kein Zutatenverzeichnis auf dem Etikett tragen müssen, ergibt sich bezüglich der Bier-Mischgetränke eine Kennzeichnungslücke. Lediglich auf einen erhöhten Coffeingehalt (> 150 Milligramm pro Liter) muss im Zusammenhang mit der Verkehrsbezeichnung hingewiesen und dieser explizit angegeben werden. Alkohol und Coffein, gleichzeitig genossen, können sich nämlich gegenseitig sowohl in ihren Wirkungen verstärken als auch einander entgegenwirken.

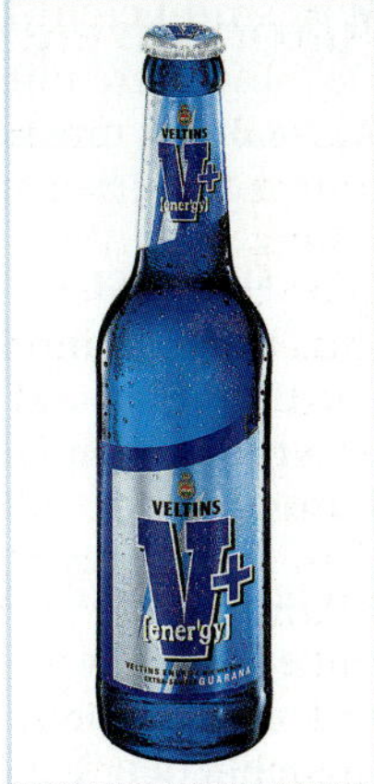

Biermischgetränk

Was Verbraucher noch wissen wollen

Stimmt es, dass Bier gesund ist?

Bier enthält in der Tat eine ganze Reihe ernährungsphysiologisch wertvoller Inhaltsstoffe: Die aus der Hefe stammenden →Vitamine der B-Gruppe wirken sich u. a. positiv auf die Nerventätigkeit, die Bildung der roten Blutkörperchen sowie auf den Stoffwechsel aus. Die im Bier (vor allem in extraktreichen Bieren wie *Malzbier)* enthaltenen Kohlenhydrate werden vom Körper mühelos aufgenommen und restlos verdaut. Das Eiweiß im Bier ist von hoher →biologischer Wertigkeit, denn es enthält fast alle Aminosäuren, aus denen unser Körpereiweiß aufgebaut ist. Inhaltsstoffe aus dem Hopfen, ebenso wie der Alkohol, wirken entspannend und stresslösend, beruhigend und schlaffördernd. Bier fördert darüber hinaus die Durchblutung der Nieren, wirkt harntreibend und gewebeentwässernd. Wie alle alkoholischen Getränke vermindert auch Bier – mäßig, aber regelmäßig genossen – das Risiko von Herz- und Kreislauferkrankungen. Gegen ein oder zwei Gläser Bier am Tag ist also aus gesundheitlicher Sicht nichts einzuwenden, im Gegenteil. Ein hoher Bierkonsum schadet hingegen der Gesundheit (→Alkoholmissbrauch).

Wieso wird Bier auch als „flüssiges Brot" bezeichnet?

Das hat mehrere Gründe. Zum einen wird Bier wie Brot aus Getreide hergestellt. Das erste Bier (oder besser: bierähnliche Getränk) entstand vermutlich eher zufällig, indem ein nasses Stück Brot in Gärung geriet. Zum anderen hat es mit dem Nährwert des Bieres zu tun. Kräftig genug gebraut, stillt Bier nicht nur den Durst, sondern macht auch satt. Das machten sich schon im Mittelalter die Mönche zunutze: Sie überstanden dank ihrer Klosterbrauereien selbst wochenlange Fastenzeiten.

Macht Bier dick?

Eigentlich nicht, denn Bier ist völlig fettfrei und weist auch – verglichen mit anderen Getränken, ausgenommen Mineralwasser und Kaffee bzw. Tee ohne Milch und Zucker – keinen besonders hohen →Energiegehalt auf: Ein Viertelliter liefert etwa zwischen 69 kcal (alkoholfreies Bier) und 165 kcal (Doppelbock) Nahrungsenergie (zum Vergleich: *Orangensaft ca. 120 kcal, Vollmilch 152 kcal, Weißwein ca. 150–180 kcal).* Diese ist natürlich im täglichen Speiseplan zu berücksichtigen. Allerdings regt Bier Appetit und Verdauung an, was für schlechte Esser von Vorteil ist, andere hingegen dazu verleitet, mehr zu essen als beabsichtigt. Es gibt auch Untersuchungen, die den männlichen „Bierbauch" mit Inhaltsstoffen im Bier in Verbindung bringen, die in ihrer Wirkung weiblichen Sexualhormonen (Östrogenen) ähneln.

Was sind Leicht-(→Light-)Biere?

Das sind Biere mit einem niedrigeren Alkohol- und Kaloriengehalt. Der →Brennwert eines Light-Bieres muss mindestens 30 % unter dem eines vergleichbaren „normalen" Bieres derselben Sorte liegen und darf nicht mehr als 20 kcal (84 kJ) je 100 ml betragen.

Hält sich Bier in braunen Flaschen besser als in grünen?

Bier ist lichtempfindlich: unter Lichteinfluss führen chemische Veränderungen an den Inhaltsstoffen zur Verschlechterung von Geruch und Geschmack. Braune wie grüne Flaschen halten nur einen Teil des Lichts zurück. Bier sollte deshalb am besten dunkel gelagert werden.

Welche Bedeutung hat das Brauwasser für die Bierqualität?

Viele Brauereien besitzen eigene Brunnen oder Quellen, aus denen sie ihr Brauwasser entnehmen. Manche mussten jedoch mittlerweile auf Leitungswasser umstellen, da die ursprünglichen Wasservorkommen verschmutzt sind, z. B. durch Reste von Düngemitteln, oder nicht ausreichen.

Wasser ist nicht chemisch rein: Es enthält in gelöster Form eine Reihe von organischen und anorganischen Stoffen. Je nachdem, was für Gesteinsschichten das Wasser durchflossen hat (abhängig vom Ort, an dem es gewonnen wurde), ist deren Gehalt nach Art und Menge unterschiedlich. Sie können durch ihren Geschmack, aber auch durch ihren Einfluss auf verschiedene Vorgänge bei der Bierherstellung das Aroma und die Qualität eines Bieres beeinflussen und seinen regionaltypischen Charakter prägen. Von besonderer Bedeutung sind in diesem Zusammenhang die im Wasser gelösten Salze. Diese sind auch für die sogenannte Wasserhärte verantwortlich. In manchen Gegenden ist das Wasser „hart", in anderen hingegen „weich". Man kann sowohl mit hartem als auch mit weichem Wasser gutes, wenn auch im Charakter unterschiedliches, Bier brauen. Außerdem ist man heute technisch in der Lage, jedes Wasser durch Entziehen oder Hinzufügen von Inhaltsstoffen so aufzubereiten, dass es zum Bierbrauen geeignet ist und den gewünschten Braustil ermöglicht.

Gibt es Qualitätsunterschiede zwischen Flaschenbier, Dosenbier und Fassbier?

Grundsätzlich gibt es derartige Unterschiede nicht. Das Verpackungsmaterial beeinflusst den Geschmack in keinem der drei Fälle – vorausgesetzt, das Behältnis wurde ordnungsgemäß gereinigt (besonders wichtig bei Mehrwegflaschen und bei Fässern) und es sind keine Reinigungsmittelreste zurückgeblieben. Von manchen Verbrauchern wird bei Dosenbier ein leicht metallischer Geschmack bemängelt. Dieser wird für gewöhnlich jedoch nur festgestellt, wenn unmittelbar aus der Dose getrunken wird oder wenn dem Trinkenden bekannt ist, dass es sich um Dosenbier handelt. Bei Flaschen ist grundsätzlich die Gefahr lichtbedingter Veränderungen des Geschmacks gegeben, was durch Lagerung im Dunkeln vermieden werden kann.

Fassbier ist im Restaurant wahrscheinlich vor allem deshalb beliebt, weil es dort unter Zuhilfenahme von zusätzlicher Kohlensäure (Gasflasche) gezapft wird und dadurch – im ersten Moment – besonders erfrischend wirkt. Bei Fässern für den Hausgebrauch ist das nicht der Fall. Hier beruht die Beliebtheit auf Partys wohl eher auf dem rustikalen und etwas nostalgischen Eindruck, den so ein Fass vermittelt.

Wenn Sie weiterlesen wollen

Jackson, Michael, Bier-Lexikon. München 2005;

Rudolf, Michael, 2000 Biere: Der endgültige Atlas für die ganze Bierwelt. Stuttgart 2005;

Delos, Gilbert, Biere aus aller Welt. Erlangen 2002;

Schumann, Uwe-Jens (Hrsg.), Deutschland, deine Biere. München 1997;

Lohberg, Rolf, Das große Lexikon vom Bier. Ostfildern o. J.

15 Wein und Schaumwein

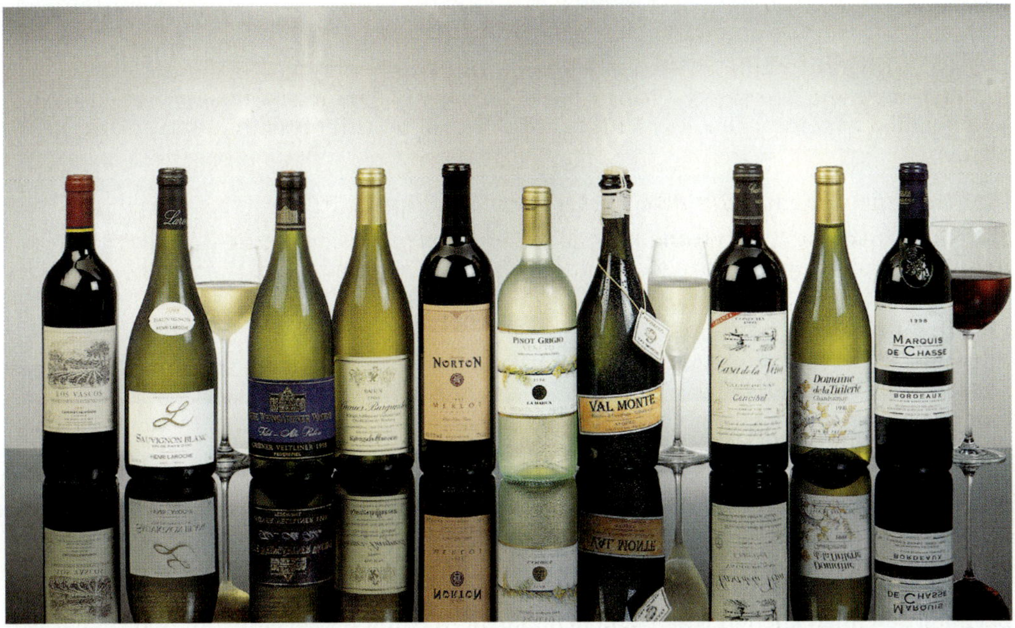

„Wein ist das Erzeugnis, das ausschließlich durch vollständige oder teilweise alkoholische Gärung der frischen, auch eingemaischten Weintrauben oder des Traubenmostes hergestellt wird" – so heißt es im deutschen Weingesetz. Diese nüchterne Festlegung lässt nur wenig von der Vielfalt der Weine der Welt ahnen. Diese Vielfalt kommt vor allem in Geschmack und Farbe zum Ausdruck. Sie zeigt sich aber auch am Verhalten des Weins im Glas: kohlensäurearme Weine sind →stille Weine, stärker kohlensäurehaltige Weine sind →Perlweine und →Schaumweine.

Weintrauben sind die Fruchtstände der Weinrebe. Sie wird in den warm-gemäßigten Zonen der Nord- und Südhalbkugel angebaut. Die europäischen Weinbaugebiete liegen im Wesentlichen zwischen Sizilien und dem 52. Breitengrad, darunter sind Anbaugebiete wie *Bordeaux* und *Burgund, Chablis* und *Champagne, Chianti* und *Rioja, Rheingau, Mosel* und *Franken.*

Weine aus Deutschland, Frankreich, Italien, Spanien und weiteren europäischen Weinländern treten zunehmend in Konkurrenz mit Weinen aus Übersee. Im internationalen Vergleich stellen Weine aus den USA (Kalifornien), Argentinien, Chile, Südafrika, Australien und Neuseeland häufig Spitzenqualität dar; sie erweitern wegen ihres oft günstigen Preis-Leistungs-Verhältnisses rasch ihre Marktanteile. Auch Kanada, Brasilien, Mexiko, Uruguay, Zimbabwe, Indien, China und Korea sind dabei, eine Produktion hochwertiger Weine zu entwickeln. So ist zu erwarten, dass künftig auch Weine aus diesen Ländern das Angebot bereichern werden.

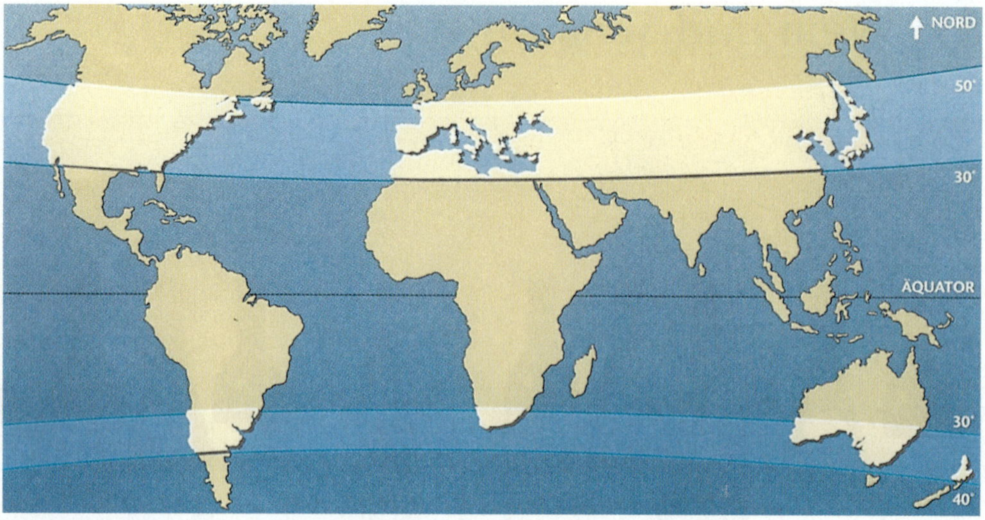

Die Weinbauzonen auf der Nord- und auf der Südhalbkugel

Stiller Wein

Weinbereitung und Weinarten

Bei allen geschmacklichen Unterschieden, die die Weine verschiedener Rebsorten und Anbaugebiete aufweisen und die den Vergleich so reizvoll machen, ist der Prozess der Weinbereitung doch bei allen Weinen ähnlich: Auf den Weinbeeren vorhandene wilde Hefen oder ein Zusatz von Reinzuchthefe bringen in →Most oder →Maische den Gärprozess in Gang, in dessen Verlauf der darin enthaltene Zucker zu Alkohol und flüchtigem Kohlendioxid umgesetzt wird. Die Gärung endet ohne weiteres Zutun,

- wenn sämtlicher Zucker vergoren ist oder
- wenn bei zuckerreichen Mosten der Alkoholgehalt rund 15 % vol erreicht und somit das Wachstum der Hefe hemmt oder
- wenn der Most so viel Zucker enthält, dass dieser zusätzlich konservierend wirkt und zusammen mit dem Alkohol die Gärung schon bei einem Alkoholgehalt von 5,5 oder 6 % vol zum Stillstand bringt (→Beerenauslese, →Trockenbeerenauslese).

Trockene, halbtrockene, liebliche und süße Weine

Ein völlig durchgegorener Wein lässt keine Restsüße erkennen; er schmeckt **trocken.**

Wird jedoch ein **halbtrockener, lieblicher** oder **süßer** Wein gewünscht, gibt es zwei zulässige Verfahren:

- man kann durch Wärme oder Kälte und Filtration die Gärung stoppen, ehe sämtlicher Zucker vergoren ist (traditionelles Verfahren), oder
- man kann den Zucker zunächst vollständig vergären lassen und dann den Geschmack dadurch einstellen, dass dem durchgegorenen Wein süßer unvergorener pasteurisierter Traubensaft (oder Konzentrat) aus gleichartigem Lesegut („Süßreserve") zugegeben wird (heute übliches Verfahren).

Die bei Weinfreunden umstrittene Verwendung von Süßreserve hat u. a. den Vorteil, dass dabei bekömmlichere Weine entstehen, weil weniger →Schwefeldioxid eingesetzt werden muss. Schwefeldioxid wird u. a. benötigt, um ein Wiederaufleben der Gärung zu verhindern, hat aber den Nachteil, unangenehm zu riechen (Streichholzgeruch) und nicht sehr bekömmlich zu sein: empfindliche Personen klagen, auch nach dem Genuss kleiner Weinmengen, über Kopfschmerzen. Auch Unverträglichkeitsreaktionen *(Atemnot, Hautausschlag)* sind möglich. Fast alle Weine, auch viele Bio-Weine, werden geschwefelt. Bei Schwefeldioxid-Konzentrationen von mehr als 10 mg/l ist eine Kennzeichnung verbindlich vorgeschrieben („enthält Sulfite" oder „enthält Schwefeldioxid").

Weine aus sehr süßen Mosten behalten eine natürliche Restsüße, da die Gärung zum Stillstand kommt, bevor sämtlicher Zucker vergoren ist. Sie müssen mit reinem Alkohol *(→Likörweine)* oder mit erheblichen Mengen Schwefeldioxid *(süße →Auslese-Weine)* stabilisiert werden.

Weiß-, Rot- und Roséweine

Weißwein wird nach dem Verfahren der **Mostgärung** aus weißen oder auch roten Trauben gewonnen. Die Trauben werden nach der Ernte zerkleinert, gegebenenfalls von den gerbstoffhaltigen Stielen befreit und in der Mostpresse ausgepresst (gekeltert). Der ablaufende frische Traubensaft (Most) kann erforderlichenfalls aufbereitet und zur begrenzten Erhöhung des späteren Alkoholgehaltes gezuckert werden (→Anreichern). Eine umfangreiche Weingesetzgebung bestimmt, was erlaubt ist und was nicht. Die eigentliche Gärung des Mostes vollzieht sich in Tanks, seltener in Holzfässern.

Das traditionelle Verfahren der Gewinnung von **Rotwein** ist die **Maischegärung.** Im Gegensatz zur Weißweinbereitung wird hier der Most einige Tage oder Wochen lang zusammen mit den Schalen der blauen Weinbeeren als „Maische" vergoren. Der entstehende Alkohol löst Farbstoffe und Gerbstoffe (Tannine) aus den Schalen. Erst später wird der Most von den Stielen und Schalen abgetrennt und weiter vergoren. Durch Maischegärung entstehen Weine, die gerbstoffreich und daher gut lagerfähig sind. Sie benötigen zur Entwicklung von Duft und Geschmack eine Lagerung im Fass und in der Flasche, die wenige Monate, bei manchen Weinen aber auch viele Jahre dauern kann.

Beim heute weit verbreiteten Verfahren der Rotweinbereitung durch **Maische-Erhitzung** wird das Herauslösen des roten Farbstoffs aus den Schalen der Weinbeeren durch Wärmezufuhr beschleunigt. Beim **Kohlensäure-Maischen** werden die ganzen Trauben unzerquetscht in einen geschlossenen, mit Kohlendioxid gefüllten Tank eingebracht. Hier vollzieht sich die Gärung innerhalb der Beeren. Beide Verfahren erlauben es, möglichst viel Farbe bei möglichst wenig Gerbstoffen zu gewinnen, und lassen daher rasch trinkfertige, dunkle, milde, aromatische, aber nicht so lange lagerfähige Weine entstehen.

Roséwein wird ausschließlich aus Rotweintrauben gewonnen. Er bekommt seine helle Farbe dadurch, dass die Schalen der Weinbeeren nur kurze Zeit mitvergoren werden. Sobald die Schalen genügend Farbe abgegeben haben, wird der Most von der Maische getrennt und weitervergoren.

Die Übergänge zwischen Weiß-, Rosé- und Rotwein sind fließend: Es gibt wasserhelle, blassrote, zwiebelschalenfarbene, hellrote und sogar ziegelrote Roséweine. Roséweine der deutschen Anbaugebiete Ahr, Baden, Franken, Rheingau, Rheinhessen, Rheinpfalz und Württemberg werden als „Weißherbst" bezeichnet, wenn es sich um Qualitätsweine handelt, die aus Trauben nur einer Rebsorte hergestellt wurden.

Gemeinsam ist den Roséweinen, dass sie nicht durch →Verschneiden (Mischen) von Rot- mit Weißwein hergestellt werden dürfen (Ausnahme: Seit dem 1. August 2009 ist es zulässig, Weiß- und Rotweine der untersten Güteklasse →Wein ohne geographische Angabe zu verschneiden; ein solcher Verschnitt darf allerdings nicht als Rosé(wein) bezeichnet werden.). In Deutschland ist es traditionell üblich und zulässig, rote mit weißen Trauben oder deren Maischen zu verschneiden. Die daraus durch Gärung entstehenden Weine heißen Rotling und werden im Anbaugebiet Württemberg als „Schillerwein", im Anbaugebiet Sachsen als „Schieler", im Anbaugebiet Baden als „Badisch Rotgold" bezeichnet.

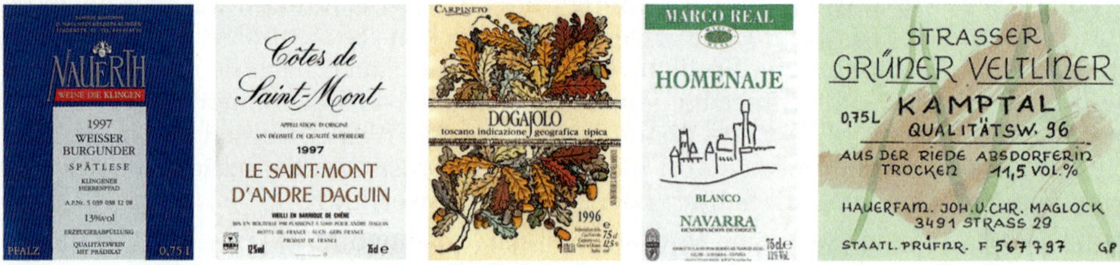

Etiketten europäischer Weine: D, F, I, E, A

Sorten- und Lagenweine, Marken- und Typenweine

Ein Blick auf den gegenwärtigen Weinmarkt zeigt, dass Sortenweine gegenüber Lagenweinen an Boden gewinnen und dass Marken- und Typenweine eine immer wichtigere Rolle spielen.

Sortenweine sind Weine mit Rebsortennamen, die ausschließlich oder vorwiegend aus einer bestimmten Rebsorte gekeltert werden: Bei diesen Weinen geht es darum, die Besonderheiten beliebter Rebsorten zu pflegen. So gibt es *Riesling, Chardonnay, Sauvignon blanc, Cabernet Sauvignon, Pinot noir* nicht nur aus den Stammländern Deutschland bzw. Frankreich, sondern – im Geschmack einander ziemlich ähnlich – auch aus Übersee.

Lagenweine dagegen sind Weine, bei denen die geographische Herkunft im Vordergrund steht. Hier kommt es darauf an, gebietstypische Besonderheiten bei Anbau und Weinbereitung zu betonen: *Weißweine aus Franken oder Baden, Châteauneuf-du-Pape (F), Sherry (E).* In einigen Fällen verbinden sich in der Vorstellung der Weinfreunde die Merkmale einer geschätzten Rebsorte fest mit den Vorzügen einer geographischen Herkunft: *Riesling aus dem Rheingau oder von der Mosel, Sangiovese aus dem Chianti (I), Gamay aus dem Beaujolais (F).*

Markenweine tragen einen frei erfundenen Markennamen (Hersteller- oder Handelsmarken wie *Himmlisches Moseltröpfchen, Blanchet, Mateus Rosé; Rebenschoppen),* **Typenweine** einen Typennamen *(Liebfrauenmilch, →Classic, →Selection, Erstes Gewächs).* Sie werden meist durch →Verschneiden hergestellt,

- um immer gleich schmeckende Weine anbieten zu können, obwohl die Ernteergebnisse von Jahr zu Jahr unterschiedlich sind, oder
- um gebietstypische Weine mit deutlichem Geschmacksprofil unter Bezeichnungen zu vermarkten, die werbewirksam, eingängig und leicht lernbar sind.

Qualitätsfaktoren

Der Geschmack und die übrigen Eigenschaften des Weins haben mehrere Ursachen, die teils natürlich, teils von Menschen beeinflusst oder bestimmt sind: die Rebsorte, der Boden des Weinbergs und die Summe der auf ihn einwirkenden Faktoren *(Klima, Witterung),* Weinbereitung und Ausbau, Reifung und Lagerung des Weins im Kellereibetrieb. Weil diese Faktoren in jedem Weinbaugebiet der Erde auf eigene Weise zusammenwirken und auch dort von Lage zu Lage, von Jahr zu Jahr, von Erzeuger zu Erzeuger variieren, gibt es eine außerordentliche Vielzahl unterschiedlicher Weine – ein Abwechslungsreichtum, der den Weinfreund reizt, aber den Weinunerfahrenen unsicher werden lässt.

Rebsorte

Traubensaft besteht zu rund 85 % aus Wasser. Wie der Traubensaft und schließlich der fertige Wein schmeckt, wird von der Zusammensetzung der übrigen Inhaltsstoffe *(Zucker, Säuren, Aromastoffe, Gerbstoffe)* bestimmt. Diese ist unter anderem davon abhängig, von welcher

Rebsorte der Traubensaft stammt. Die weltweit beliebtesten Rebsorten sind **Cabernet Sauvignon** und **Pinot noir** (rot), **Chardonnay** und **Riesling** (weiß).

Unter den Tausenden von Rebsorten, die es weltweit gibt, sind einige wegen ihrer hohen Qualität über die weinbautreibenden Länder verbreitet worden. Viele andere Rebsorten sind

- entweder Sorten, die nur in bestimmten Weinbaugebieten hohe Qualität bringen *(Gamay-Rebe im Beaujolais und an der Loire, Silvaner in Franken);*
- oder solche, die weniger wegen ihrer besonderen Qualität als vielmehr wegen ihrer verlässlichen Massenerträge angebaut werden *(Müller-Thurgau in nördlichen Weinbaugebieten, Carignan-Rebe in Südfrankreich);*
- oder Neuzüchtungen, deren Wert sich erst noch herausstellen muss.

Während der Riesling seinen Ruf auf nur etwa 27 000 ha Rebfläche in Deutschland, Österreich, Frankreich stützt und außerdem erfolgreich in Australien, Neuseeland und den USA angebaut wird, besetzt die den meisten Weinfreunden kaum bekannte Rebsorte Airén unübersehbare Flächen in Spanien. Sie ist die meistangebaute Rebe der Welt; ihr säuerlicher, wenig ausdrucksvoller Wein wird aber fast ausschließlich zu Verschnittzwecken verwertet oder zu Weinbrand destilliert.

Weltweit verbreitete Rebsorten				
	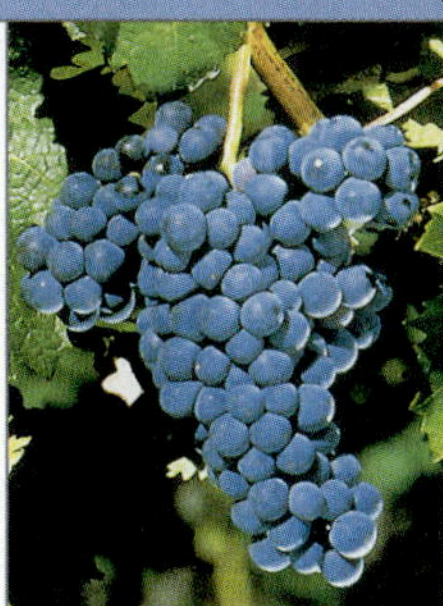	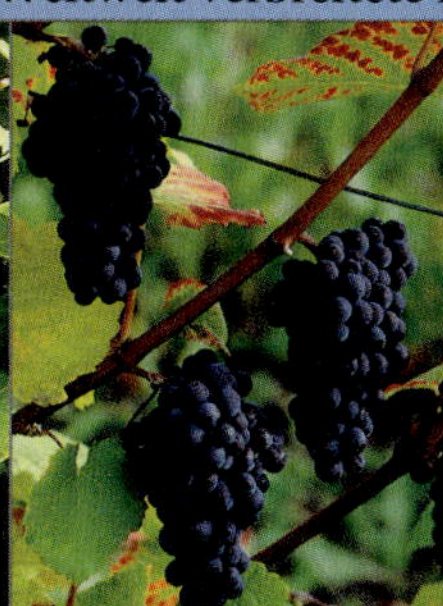	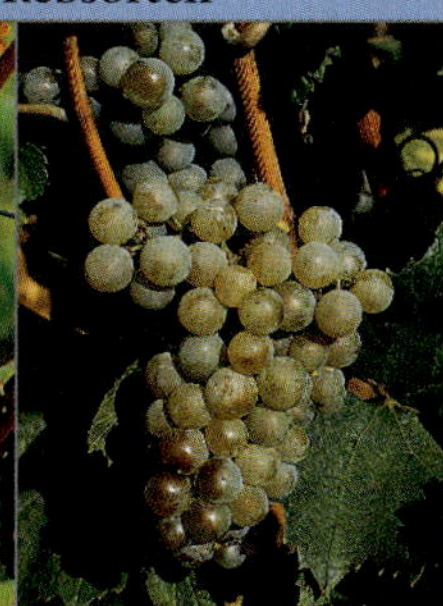	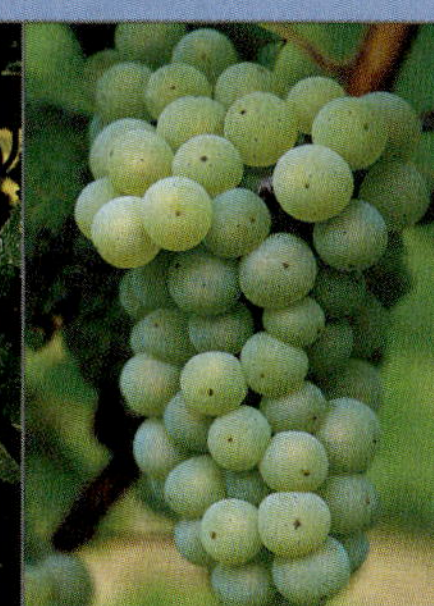
Rebsorte	Cabernet Sauvignon	Pinot Noir*	Chardonnay	Riesling**
Merkmale des Weins	intensiv rote Weine mit erheblichem Farbstoff- und Tanningehalt, gut lagerfähig; mittlerer Alkoholgehalt; Duft nach schwarzen Johannisbeeren	mitteldunkle Rotweine mit hohem Farbstoff- und Tanningehalt, gut lagerfähig; mittlerer Alkoholgehalt; Duft nach Beeren, Kirschen und Veilchen	helle bis goldgelbe, gut lagerfähige Weißweine mit ungewöhnlicher Fülle; alkoholreich; geringe Säure; verhaltener Duft	erfrischend fruchtige, leichte, „rassige" Weißweine; alkoholarm; feine Säure selbst bei süßesten Weinen, deshalb gut lagerfähig; Apfelduft
Verbreitung	*Bordeaux und übriges Südwestfrankreich, Italien (Toskana, Piemont, Sizilien), östliches Mittel- und Südosteuropa; USA, Südafrika, Chile, Argentinien, Australien*	*Frankreich (Champagne, Burgund, Elsass), Deutschland, Italien, Ostschweiz, Österreich, Ungarn, Südosteuropa; USA, Kanada, Chile, Australien, Neuseeland*	*Frankreich (Champagne, Burgund), Österreich, Schweiz, Ungarn, Südosteuropa; USA, Südafrika, Chile, Argentinien, Australien, Neuseeland*	*Deutschland, Frankreich (Elsass), Österreich, Slowenien, Slowakei; USA, Australien, Neuseeland*

* auch unter den Namen: Pinot Nero, Spät-, Blauburgunder, Blauer Spätburgunder
** nicht zu verwechseln mit dem österreichischen Welschriesling

Für deutsche Weißweine (auch für Weißweine aus Luxemburg, dem Elsass, der Nordostschweiz und Teilen Österreichs) gelten folgende Weintypen, die vorwiegend durch die Rebsorte bestimmt werden:

Typ und Charakteristik deutscher Rebsorten		
Weintyp	**Charakteristik**	**wichtige Sorten**
Rieslinggruppe	rassige, fruchtige Weine mit deutlicher Säure	***Riesling***, *Kerner, Grüner Veltliner*
Silvanergruppe	neutrale Weine ohne deutliches Bukett	***Silvaner***, *Weißburgunder, Elbling*
Müller-Thurgau-Gruppe	leichte, blumige Weine mit (noch) dezentem Bukett	***Müller-Thurgau*** *(„Riesling x Silvaner", Rivaner), Rieslaner, Gutedel, Bacchus, Faberrebe*
Traminergruppe	Weine mit feinem Bukett	***Scheurebe***, *Grauburgunder (Ruländer, Pinot Gris), Muskat-Ottonel, Huxelrebe*
Bukettgruppe	Weine mit kräftigem, dickem Bukett	***Morio-Muskat***, *Ortega, Gewürztraminer*

Rebsorten in Deutschland nach Flächenanteilen (2008)	
Rebsorte	**Flächenanteil in %**
Weißwein:	
Riesling	21,9
Müller-Thurgau	13,4
Silvaner	5,1
Grauburgunder (Ruländer)	4,4
Weißburgunder	3,6
Kerner	3,6
Bacchus	2,0
Sonstige weiße Sorten	9,6
Weißwein gesamt	**63,6**
Rotwein:	
Spätburgunder	11,5
Dornfelder	7,9
Portugieser	4,3
Trollinger	2,4
Schwarzriesling	2,3
Sonstige rote Sorten	8,0
Rotwein gesamt	**36,4**
Gesamte Rebfläche: 102 340 ha	**100,0**

Quelle: Deutscher Wein Statistik 2009/2010, S. 8

Der Riesling – Deutschlands große Traube

„Deutschlands beste Weinberge liegen so weit im Norden, wie man überhaupt nur Trauben zur Reife bringen kann ... Alles in allem scheinen sie kaum dazu bestimmt, den besten Weißwein der Welt hervorzubringen. Und dennoch gelingt ihnen das zuweilen, und dann verleihen sie diesem Wein einen Charakter, den kein Wein dieser Welt nachahmen kann.
Sein Geheimnis liegt in der Ausgewogenheit von Süße und Säure. Diese Ausgeglichenheit erlaubt die vollendete Verschmelzung der Extraktstoffe und des Bodengeschmacks, deren Zusammenspiel man gewöhnlich ‚Rasse' nennt. Deutsche Weine weisen dies besonders ausgeprägt auf, weil ihr Alkoholgehalt niedrig ist; sie sind nicht so körperreich, dafür aber auf der Zunge transparenter; daher entfalten sie in ihrer Mehrheit einen großartigen Bukettfächer ...
Der Riesling ist Deutschlands große Traube: Die meisten deutschen Spitzenweine sind Rieslinge, und die besten Lagen an Mosel, Saar, Ruwer, im Rheingau, an der Nahe und in der Pfalz sind fast ausschließlich mit dieser Rebsorte besetzt.
Als Preis für die hohe Qualität muss allerdings ein geringer Ertrag und das Risiko, das mit einer spät reifenden Traube nun einmal verbunden ist, in Kauf genommen werden. Eine ... nicht so risikobehaftete Erzeugung versucht sich der deutsche Winzer mithilfe der Müller-Thurgau-Traube zu sichern ... Weinen aus dieser Traube fehlt es am herrlich reinen ‚Nerv', am Rückgrat aus fruchtiger Säure und am vollen, blumigen Bukett des Rieslings."

Quelle: Johnson, Hugh: Der neue Weinatlas. 27. Auflage. Bern und Stuttgart 1996, S. 142

Boden

Zweiter wichtiger Qualitätsfaktor für den Weinbau ist der **Boden** (terroir). Darunter versteht man zunächst einmal den Anbauboden selbst:

- seine Zusammensetzung und seine Besiedlung mit Kleinstlebewesen,
- seinen Pflegezustand und die angewandten Kultivierungstechniken,
- seine Fähigkeit, Wärme und Wasser zu speichern,

aber auch die Besonderheiten des Standorts:

- seine Lage zur Sonne (Neigung, Himmelsrichtung),
- das Mikroklima *(Wind, Frost, Dunst, Nebel)*,
- das Makroklima (durchschnittliche Werte für *Temperatur, Witterung, Luftfeuchte)*,
- den Witterungsverlauf während der Vegetationsperiode.

Der Boden formt den Charakter des Weins in den Spielräumen, die die Rebsorte vorgibt.

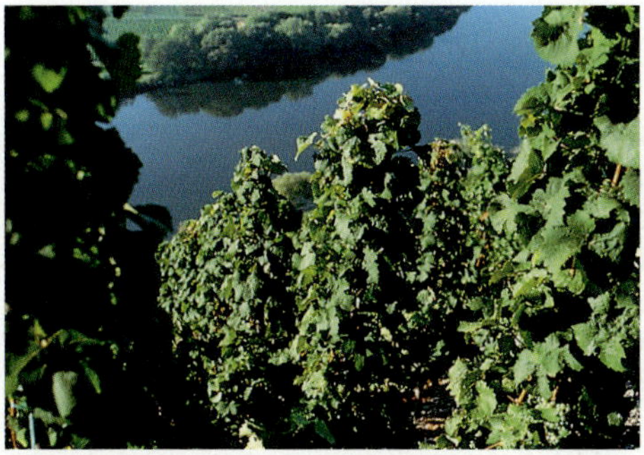

Weinberg (Steillage an der Mosel)

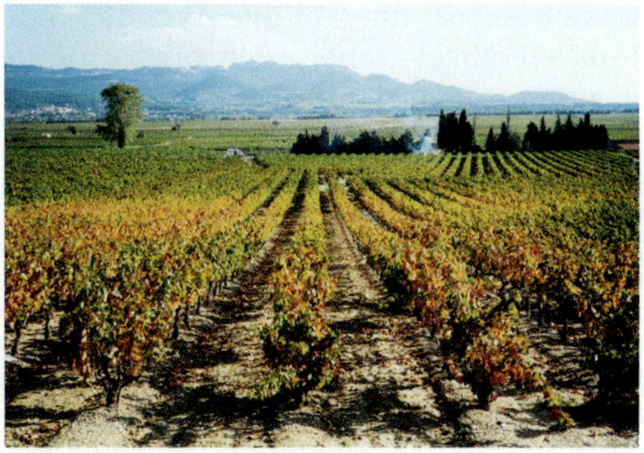

Weinfeld (Côtes-du-Rhône)

Kellerwirtschaft

„Wein wächst im Weinberg" – doch ist die Qualität des fertigen Weins damit noch nicht endgültig festgelegt. So, wie man durch schlechte Kellertechnik die Ergebnisse einer guten Ernte ruinieren kann, kann ein guter Winzer durch die Art der →**Weinbereitung** und durch geschickten **Ausbau** die Ergebnisse optimieren: durch *Aufbereiten* und *Anreichern des Mostes,* durch *Entsäuern* bzw. *Säuern, Klären, Schwefeln* und *Verschneiden des Weins*. Die Kunst des Winzers liegt darin, den entstehenden Wein dabei möglichst wenig zu manipulieren.

Unter **Anreichern** (Chaptalisieren) versteht man die in kühlem Klima übliche „Verbesserung" des Mosts (nicht des fertigen Weins!) mit begrenzten Mengen Zucker (oder mit konzentriertem Traubenmost). Bei der anschließenden Gärung wird der zugefügte Zucker zusammen mit dem in den Beeren enthaltenen Zucker zu Alkohol und Kohlendioxid umgesetzt. Mit diesem Verfahren ist es möglich und zulässig, den späteren Alkoholgehalt um etwa 2 % vol zu steigern, um den Geschmack zu „stützen". Dieses Anreichern ist weltweit verbreitet, erfolgt fast immer beim Beaujolais, oft beim Burgunder und beim Bordeaux und ist auch in Deutschland üblich (jedoch bei Prädikatsweinen unzulässig). In warmen Ländern *(Südeuropa)* erfolgt das „Verbessern" der dort säurearmen Weine durch Zugabe von Weinsäure.

Verschneiden bedeutet das Vermischen verschiedener Moste oder Maischen oder Weine (unterschiedlicher *Rebsorten, Lagen* und/oder *Jahrgänge*), um trotz aller Unterschiede im Witterungsverlauf Qualitäts- und Mengenunterschiede zwischen den einzelnen Jahren auszugleichen oder um einen gewünschten, immer gleichen Geschmack zu erzielen (→*Markenweine*).

Für das Verschneiden gelten zahlreiche weinrechtliche Vorschriften. Vom begehrten *Châteauneuf-du-Pape (F),* der traditionell aus mehreren, bis zu 13 Rebsorten hergestellt wird, über den *Chianti (I),* dem durchweg auch ein Anteil Weißwein zugesetzt wird, bis hin zum anonymen und hinsichtlich seiner Herkunft nichts sagenden „Verschnitt von Weinen aus mehreren Ländern der europäischen Gemeinschaft“ („Euroblend“) gibt es zahllose Verschnittweine unterschiedlichster Qualität. Im Kontrast zu den durch Verschneiden entstandenen Weinen (und Schaumweinen) stehen sortenreine Weine, Lagen- und Jahrgangsweine.

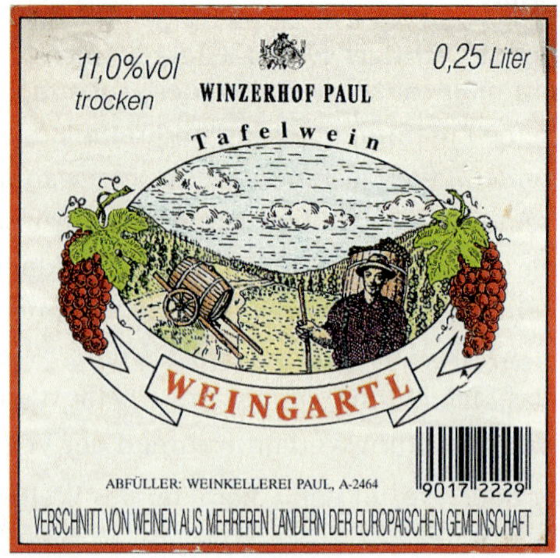

Euroblend-Etikett

Nach einer **Reifung** in Fässern oder Tanks, die sich meist über einige Wochen oder Monate erstreckt, aber auch bis zu mehreren Jahren dauern kann, wird der Wein in Flaschen gefüllt. Die meisten Weine werden so bereitet, dass sie frisch und fruchtig wirken. Sie werden jung getrunken und gewinnen nicht durch **Lagern.** Es gibt jedoch „große“ Weiß- und vor allem Rotweine, die jung wenig Genuss bereiten und erst nach 5 bis 15 Jahren (oder mehr) ihre volle Reife erreichen. In ihnen wirken Gerbstoffe (bei Rotwein) bzw. Säuren (bei Weißwein) als natürliche Konservierungsmittel. Diese werden während der Reifung allmählich abgebaut, wodurch der reife Wein mild und abgerundet wirkt. Rotwein wird dabei heller, entwickelt ein komplexes Aroma und bildet einen Bodensatz (Depot), der zwar kein Qualitätsmerkmal ist, aber zu vorsichtigem Ausschenken veranlasst. Weißwein, bei dem Äpfelsäure zur weniger sauren Milchsäure abgebaut wird, wird dunkler (goldgelb) und ebenfalls nuancenreicher.

Hochwertige, langsam vergorene Rot- und Weißweine entwickeln während der Flaschenlagerung mitunter Weinsteinkristalle. Diese haben keinen Einfluss auf den Geschmack und stellen weder Mangel noch Qualitätsmerkmal dar. Auch hier muss vorsichtig ausgeschenkt werden.

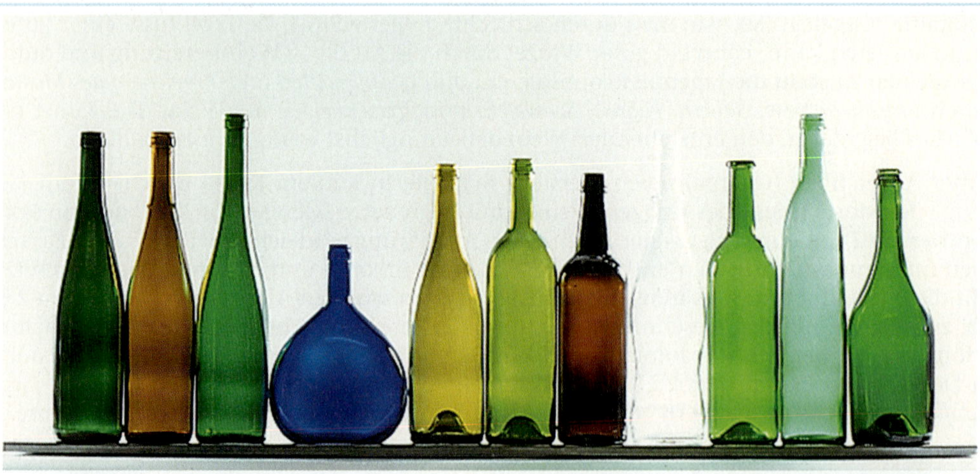

Flaschenformen (von links): Moselwein; Rheingau (Pfandflasche); Elsass; Franken (Bocksbeutel); Burgunder; Bordeaux; Sherry; Provence; Überseeweine; Fantasie; Schaumwein

Abgefüllt werden die Weine in Flaschen unterschiedlicher Farbe und Form. Traditionell sind bestimmte Farben und Formen Weinen bestimmter Herkunft vorbehalten. Allerdings lockern sich diese Festlegungen, und es treten immer mehr Phantasieformen auf.

Ebenfalls aus Traditionsgründen werden viele Flaschen mit einem Naturkorken verschlossen, obwohl unter dem Gesichtspunkt der Qualitätserhaltung für die meisten Weine Kronkorken, mit einem Kunststoffring gedichtete Glasstopfen oder Schraubverschlüsse zweckmäßiger wären. Mit Naturkorken verschlossene Weinflaschen sollten bei Lagerung im Karton liegend oder mit dem Hals nach unten und bei Einzellagerung im Regal liegend aufbewahrt werden. Der Korken muss stets von Wein umspült werden, damit seine Dichtigkeit erhalten bleibt. Er darf nicht austrocknen, denn durch poröse Korken kann Luftsauerstoff in die Flasche gelangen und den Geschmack in unerwünschter Weise verändern (der Wein „kippt").

Qualitätseinstufung und Kennzeichnung

Subjektive Einschätzung

Wer Weine verkosten und in ihrer Vielfalt nach Geschmack und Charakter unterscheiden will, kann zunächst versuchen, die Weine mit den Begriffspaaren süß/trocken und säurebetont/säurearm zu unterscheiden. Dabei ist zu beachten, dass süß und sauer nicht gegensätzliche, sondern gemeinsam auftretende Geschmacksempfindungen sind: ein Wein ist stets mehr oder weniger süß und zugleich mehr oder weniger sauer. Entscheidend ist das ausgewogene Verhältnis beider Geschmacksempfindungen.

Charakterisierung eines Weins mit den Begriffspaaren „süß/trocken" und „säurebetont/säurearm"

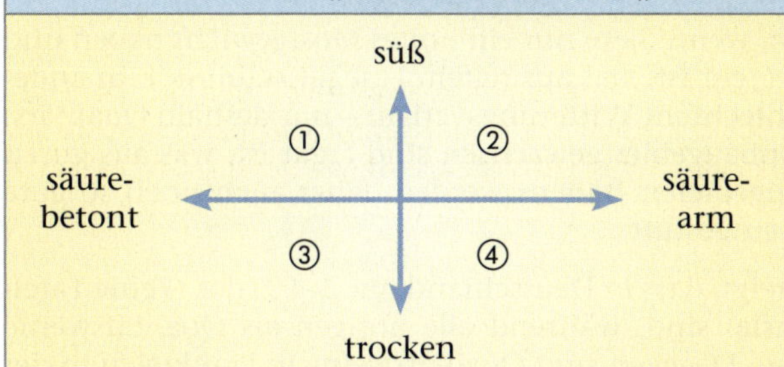

Beispiele
① *Mosel-Riesling, lieblich*
② *Asti Spumante (I)*
③ *Mosel-Riesling, trocken*
④ *trockener Weißwein aus Italien oder Spanien, trockener Silvaner*

Charakterisierung eines Weins mit den Begriffspaaren „dezent/würzig" und „leicht/gehaltvoll"

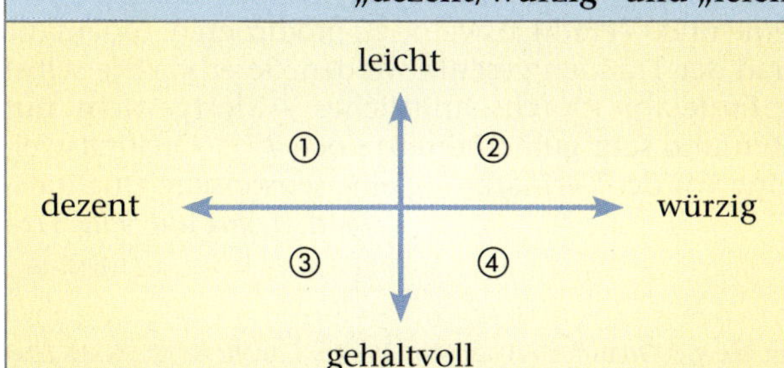

Beispiele
① *Weißherbst, halbtrockener Rheingau-Kabinett (D)*
② *Rosé de Provence (F)*
③ *Rioja (E), reife Rotweine von der Ahr (D)*
④ *Châteuneuf-d-P (F), Port (P), Tokajer (H)*

Über das Verhältnis von Süße und Säure hinaus wird der Charakter eines Weins durch komplexere Geschmacksempfindungen bestimmt – ein Wein ist eher leicht oder eher gehaltvoll, und er ist zugleich eher dezent oder eher würzig. Besonders beliebt sind – je nach dem Anlass für den Weingenuss – einerseits dezent-leichte und andererseits würzig-gehaltvolle Weine.

Wein vermittelt über diese grobe Orientierung hinaus zahlreiche weitere Empfindungen. Weit schwieriger, als den Charakter eines Weines einzuschätzen, ist es jedoch, die durch ihn ausgelösten Sinneseindrücke anderen mitzuteilen. Mit Ausnahme von „süß", „salzig", „sauer" und „bitter" sind z. B. sämtliche Bezeichnungen in der Sprache des Geschmacks von anderen Sinnen entlehnt. Indem sie mit bestimmten Empfindungen verknüpft werden, helfen sie aber, die Geschmackswahrnehmung zu differenzieren. Dabei empfiehlt sich eine möglichst sachliche Sprache. In der Weinfachsprache wird daher oft mit Assoziationen gearbeitet *(blumig, stahlig, erdig)*.

Amtliche Qualitätseinstufung

Neben der Qualitätsbeurteilung, die jeder Weintrinker für sich persönlich vornehmen kann, gibt es in den Weinbau treibenden Ländern eine amtliche Qualitätseinstufung. Jedoch sind die Qualitätseinstufungen wichtiger Weinländer nur bedingt von Land zu Land vergleichbar, da sie bei allem Bemühen um Angleichung nicht nach einheitlichen Verfahren und Kriterien erfolgt. Bei deutschen Weinen ist das Erreichen eines bestimmten Mostgewichts[1] (Maß für den Reifegrad der Trauben, abhängig vom Zucker- und sonstigen Extraktgehalt) Grundvoraussetzung für die Einordnung in eine der Qualitätsstufen. Dagegen erfolgt die Zuordnung in Italien nach der Herkunft, in Frankreich nach der Herkunft und z. T. auch nach der Qualität einzelner Parzellen, in Spanien z. T. nach der Reifungsdauer.

In der EU müssen alle fertigen Weine (außer den einfachen Tafelweinen) eine analytische und sensorische Weinprüfung bestehen. Dennoch sind die Unterschiede bei der Qualitätseinstufung der Weine groß: In Deutschland kann theoretisch jede Rebfläche Weine der höchsten Qualitätsstufe hervorbringen, wenn diese nur ein hohes Mostgewicht haben und den Prüfungsanforderungen genügen („gut ist, was aus reifem Lesegut stammt"). In anderen Ländern sind Weine – auch bei schlechtem Witterungsverlauf – nur deshalb Qualitätsweine, weil sie in einem Qualitätsweinbaugebiet gewachsen sind („gut ist, was aus guten Lagen stammt"). In den Tafelweinbaugebieten Italiens werden daher auch noch so gute Weine bestenfalls als Landwein (IGT) eingestuft.

Die Statistik der einzelnen Erntejahre zeigt, dass in Deutschland nur 2–4 % der Weine Tafelweine (Mindestmostgewicht 44° Öchsle) sind, während alle übrigen als Qualitätsweine oder Prädikatsweine vermarktet werden. Dagegen sind Qualitätsweine in Frankreich in der Minderheit, denn 50 bis 60 % der Weine sind als Tafelweine eingestuft.

Daraus zu folgern, das Qualitätsniveau deutscher Weine liege über dem französischer Weine, wäre jedoch abwegig. Tatsächlich geben diese Zahlenverhältnisse einen Hinweis auf das großzügige deutsche Weinrecht, das es z. B. möglich macht, auch in schlechten Weinjahren in großem Umfang Qualitätsweine und →Prädikatsweine zu produzieren, indem die Mindestanforderungen an den Reifegrad der Trauben gesenkt werden. So erbrachte selbst das ausgesprochen schlechte 1984er Erntejahr (durchschnittliches →Mostgewicht nur 63 °Öchsle gegenüber 75 bis 85° in guten und sehr guten Jahren) noch 87 % Qualitätsweine. Immerhin mussten auch diese Weine vor der Vermarktung eine sensorische Qualitätsprüfung bestehen. *(Fortsetzung auf Seite 318)*

1 in Öchslegraden gemessen; diese zeigen an, um wie viel Gramm ein Liter Most bei 20 °C mehr wiegt als ein Liter Wasser der gleichen Temperatur.

Aus für die Bezeichnung „Tafelwein" – Änderungen im Weinrecht seit 1. August 2009

Mit der Reform der Europäischen Weinmarktordnung werden zahlreiche Bestimmungen, die den Anbau der Reben, die Herstellung von Wein und die Etikettierung der Erzeugnisse betreffen, seit dem 1. August 2009 auf neue Grundlagen gestellt.

In diesem Zusammenhang ändern sich die Gruppeneinteilung in Güteklassen und die damit zusammenhängenden Verkehrsbezeichnungen der Weinerzeugnisse. Sie richten sich in Zukunft im Wesentlichen nach

- der Verordnung (EG) Nr. 1234/2007 des Rates vom 22. Oktober 2007 über eine gemeinsame Organisation der Agrarmärkte und mit Sondervorschriften für bestimmte landwirtschaftliche Erzeugnisse,
- der Verordnung (EG) Nr. 607/2009 der Kommission vom 14. Juli 2009 mit Durchführungsbestimmungen zur Verordnung (EG) Nr. 479/2008 des Rates hinsichtlich der geschützten Ursprungsbezeichnungen und geographischen Angaben, der traditionellen Begriffe sowie der Kennzeichnung und Aufmachung bestimmter Weinerzeugnisse,
- dem Weingesetz und der Weinverordnung

in der jeweils aktuellen Fassung. Da jedoch

- Weine nach „altem" Weinrecht noch jahrelang im Handel (und in den Kellern der Konsumenten) vorrätig sein werden,
- lagernde Bestände einschließlich des Jahrgangs 2008 bis zur Erschöpfung der Bestände (an Wein, aber auch an Etiketten) unter den vor dem 1. August 2009 geltenden Bestimmungen etikettiert und vermarktet werden dürfen, und
- künftig weitere Änderungen der Rechtsvorschriften erfolgen werden,

befindet sich das Kennzeichnungsrecht in einer mehrjährigen **Umbruchphase**.

Neue Gruppeneinteilung in Güteklassen

Bis zum 31. Juli 2009 hat die EU-Weinmarktordnung zwischen den Kategorien Tafelwein (einschließlich Landwein) und Qualitätswein bestimmter Anbaugebiete (Qualitätswein, Prädikatswein) unterschieden.

Seit dem 1. August 2009 wird unterschieden zwischen

- Wein ohne geographische Angabe und
- Wein mit geographischer Angabe.

Regelung seit 1. August 2009	*für deutsche Weine dieser Kategorie lautet die Verkehrsbezeichnung ...*
Weine **ohne** geographische Angabe • Wein aus der Europäischen Gemeinschaft • Wein ohne Rebsorten- und Jahrgangsangabe • Wein mit Rebsorten- oder Jahrgangsangabe	***Deutscher Wein*** *(die Herkunftsbezeichnung gilt nicht als geographische Angabe!)*
Weine **mit** geographischer Angabe • Wein mit →geschützter geographischer Angabe (ggA) • Wein mit →geschützter Ursprungsbezeichnung (gU)	***Landwein*** *(Angabe des Landweingebiets)* ***Qualitätswein*** *und* ***Prädikatswein*** *(Angabe des bestimmten Anbaugebiets, bei Prädikatsweinen ergänzt um eines der Prädikate Kabinett, Spätlese, Auslese, Beeren-, Trockenbeerenauslese, Eiswein).*

Die Begriffe „geschützte geographische Angabe" und „geschützte Ursprungsbezeichnung" dürfen auf Grund nationaler Vorschriften bis zum 31.12.2011 nicht für die Etikettierung deutscher Land-, Qualitäts- und Prädikatsweine verwendet werden.

Quellen: EG-Verordnungen (s. o.); GEWA-Etiketten GmbH (Hrsg.): Kurzinformation Weinrecht, Ausgaben 25 und 26 (Bingen, Juli 2008/Oktober 2009)

Hier zeigen sich historisch gewachsene unterschiedliche Verkehrsauffassungen: eine Einstufung als Tafelwein ruft bei italienischen oder französischen (anders als bei deutschen) Händlern und Verbrauchern keine negativen Vorstellungen hervor. Auch ist ein hoher natürlicher oder durch Anreicherung erzielter Alkoholgehalt, für sich genommen, kein Qualitätsmerkmal.

Einstufung deutscher Weine als „Prädikatswein"		
Prädikat	**Art der Lese**	**Mindestmostgewicht* in °Öchsle**
Kabinett	Lese reifer Trauben (zum Zeitpunkt der allgemeinen Lese)	67–82
Spätlese	Lese vollreifer Trauben (frühestens 7 Tage nach Beginn der allgemeinen Lese)	76–90
Auslese	Lese vollreifer Trauben, wobei kranke und unreife Beeren ausgesondert werden (Zeitpunkt wie Spätlese oder später)	83–100
Beerenauslese	Lese edelfauler oder wenigstens überreifer Beeren	110–128
Trockenbeerenauslese	Lese weitgehend eingeschrumpfter edelfauler, in Ausnahmefällen wenigstens eingeschrumpfter überreifer Beeren	150–154
Eiswein	Aus ausschließlich reifen Trauben, die bei Temperaturen unter –7 °C gelesen und in gefrorenem Zustand gekeltert wurden	110–128
* abhängig vom Anbaugebiet sowie vom Endergebnis eines Jahrgangs		

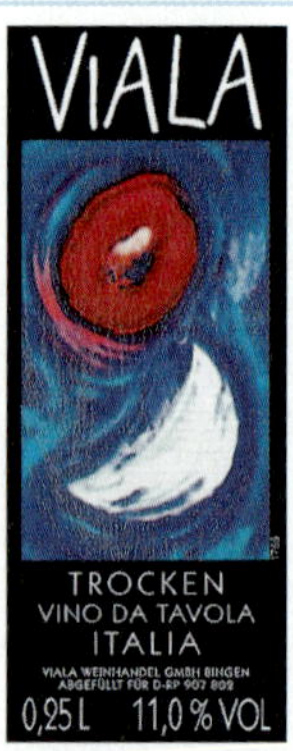

Künstleretikett

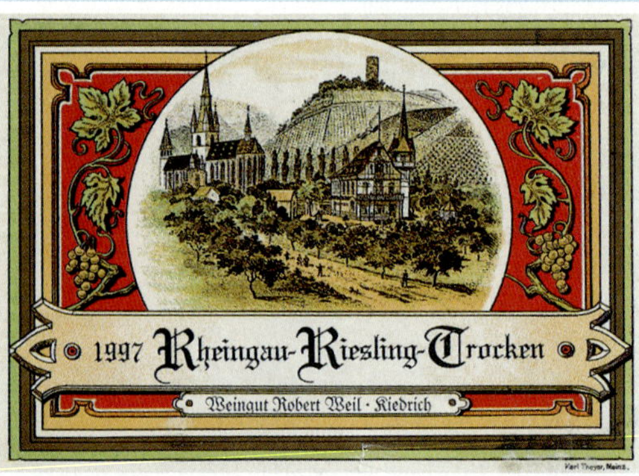

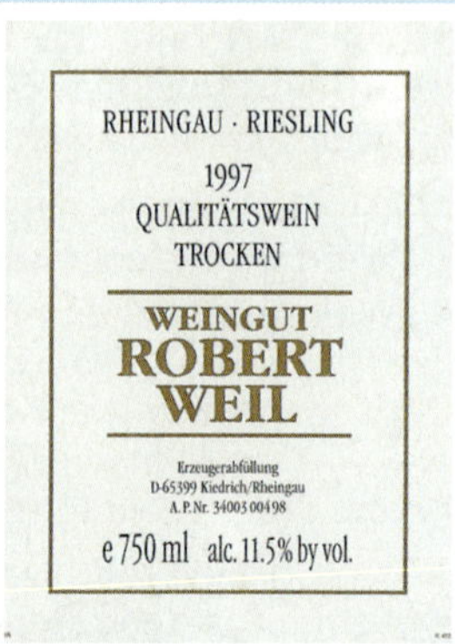

Vorder- und Rückenetikett

Vorgeschriebene und freiwillige Kennzeichnung am Beispiel deutscher Weine

Das Weinetikett soll auch ohne Verkostung möglichst genaue Informationen über einen Wein liefern („Vorher sehen, wie's nachher schmeckt"). Das Grundproblem dabei ist: differenzierte Angaben sind vorteilhaft für mit Wein vertraute Verkäufer und Käufer, bei fehlendem Weinwissen jedoch wirken vielfältige und ausführliche Angaben eher verwirrend. Die Orientierung wird jedenfalls erleichtert, wenn über die gesetzlich vorgeschriebenen Angaben hinaus auch Rebsorte und Geschmacksrichtung angegeben werden.

Vorgeschriebene und freiwillige Angaben auf einem deutschen Weinetikett	
Jahrgang Anbaugebiet **Weinort und Lage** Qualitätsstufe Rebsorte Geschmacksangabe Inhalt (l), Alkoholgehalt (% vol), Restzuckergehalt (g/l), Erzeuger oder Abfüller, amtliche Prüfnummer	Das Etikett zeigt die vorgeschriebenen und – blau – einige freiwillige Angaben für deutschen Qualitätswein. Weitere freiwillige Angaben können sein: Weingut, Erzeugerabfüllung, Gutsabfüllung, Weinhändler, Winzer, Burg, Domäne, Kloster; Empfehlungen für den Verbraucher; Angaben zur Geschichte des Weins; Auszeichnungen, Gütezeichen.

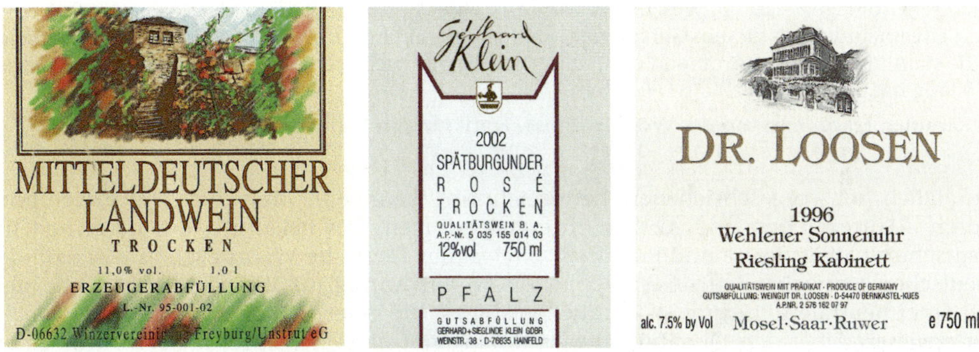

Etiketten für Tafelwein, Qualitätswein und Prädikatswein

Einige Angaben sind verboten – so bisher das Wort *„Wein"* (außer in Wortverbindungen wie *Rotwein, Qualitätswein)* oder früher übliche Begriffe wie *„Natur"*, *„naturrein"*, *„Wachstum"*, *„Originalabfüllung"* oder *„Feine Spätlese"*. Grundsätzlich jedoch gilt das Missbrauchsprinzip: es dürfen alle Angaben gemacht werden, sofern sie wahrheitsgemäß und nicht zur Täuschung geeignet sind.

Zur Angabe seiner Herkunft muss jeder inländische Landwein, Qualitätswein oder Prädikatswein eine geographische Angabe tragen, die durch freiwillige Angaben ergänzt werden kann:

- bei **Qualitätswein und Prädikatswein** den Namen des „bestimmten Anbaugebietes", freiwillig auch Namen von →Bereichen, Gemeinden und Ortsteilen, →Einzellagen oder →Großlagen;
- bei **Landwein** die Bezeichnung als Landwein unter Angabe des Landweingebietes, aus dem die Trauben ausschließlich stammen *(Badischer, Pfälzer, Mecklenburger Landwein)*.

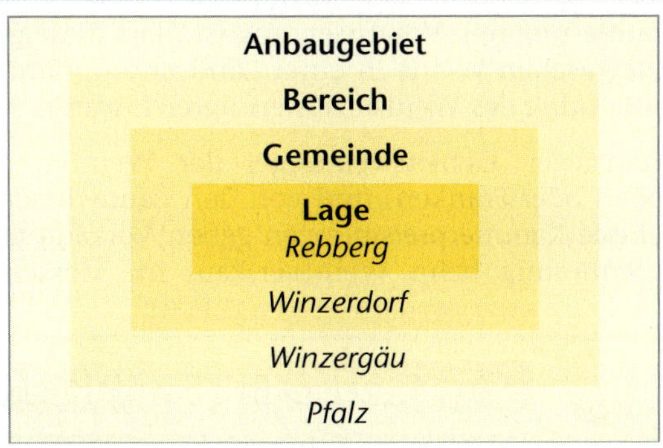

Vom „bestimmten Anbaugebiet" zur „Lage"

Etikettenschwindel?

Wer kennt sie nicht, die berüchtigten Weine mit dem Namen „Niersteiner Gutes Domtal" auf dem Etikett? Tatsächlich haben die allermeisten dieser Weine den hübschen Ort am Rhein nie gesehen ... Denn entgegen der naheliegenden Annahme befindet sich der Weinberg „Gutes Domtal" weder in Nierstein noch sonst irgendwo – er existiert überhaupt nicht!

Die Aufklärung dieses merkwürdigen Sachverhalts bringt der ... Begriff der „Großlage". Darunter versteht man eine Gruppe von benachbarten Einzellagen, laut Gesetz eine Zusammenfassung von Flächen, *„... aus deren Erträgen gleichwertige Weine gleichartiger Geschmacksrichtungen hergestellt zu werden pflegen ..."*. Tatsächlich sind diese Großlagen aber meist so riesig, dass von Gemeinsamkeiten kaum mehr die Rede sein kann. Das „Gute Domtal" beispielsweise umfasst eine Fläche von rund 1600 Hektar und ist damit größer als die Anbaugebiete Ahr, Mittelrhein und Hessische Bergstraße zusammen! Nur ein Bruchteil dieser Fläche liegt tatsächlich auf Niersteiner Gemarkung. Das Perfide an der Sache ist nun, dass jeder Wein, der innerhalb dieser Großlage gewachsen ist – beziehungsweise, wie es häufiger der Fall ist, aus vielen verschiedenen Weinen dieser Großlage zusammengeschüttet wurde –, seiner Bezeichnung laut Gesetz den Namen einer „Leitgemeinde" aus diesem Gebiet voranstellen darf, auch wenn er gar nicht aus dieser Gemeinde stammt. Und da nimmt man dann natürlich clevererweise jenen, der den vermeintlich besten Klang hat, in diesem Fall also Nierstein.

Kämmer, Franz, Lexikon der Wein-Irrtümer. Frankfurt am Main 2009[2], S. 103ff.

Zusätzlich zur vorgeschriebenen Kennzeichnung kann eine freiwillige Kennzeichnung durch →**Gütezeichen** und **Auszeichnungen** erfolgen. Das bekannteste Gütezeichen für deutsche Qualitätsweine und Prädikatsweine ist das Deutsche Weinsiegel. Es wird von der Deutschen Landwirtschafts-Gesellschaft (DLG) auf Antrag für Weine verliehen, die sich bei einer neutralen Prüfung als deutlich besser als die gesetzlich geforderte Mindestqualität erweisen. Über den Qualitätshinweis hinaus gibt das Weinsiegel je nach Farbe einen Geschmackshinweis:

- gelbes Weinsiegel: für trockene Weine (mit höchstens 9 g/l unvergorenem Zucker),
- grünes Weinsiegel für halbtrockene (feinherbe) Weine (mit höchstens 18 g/l unvergorenem Zucker) und
- rotes („allgemeines") Weinsiegel (ohne Geschmackshinweis) – meist für liebliche bzw. süße Weine (über 18 bzw. über 45 g/l Restzucker) verwendet.

Etwa 4 bis 5 % der Qualitätsweine und Prädikatsweine eines Jahrgangs nehmen an der von der DLG veranstalteten Bundesweinprämierung teil. Voraussetzung ist, dass diese gebiets- und rebsortentypischen Weine in einer Landesweinprämierung oder bei der Verleihung des Weinsiegels erfolgreich waren.

Weinsiegel, Gebietsweinsiegel der Weinbauverbände (z. B. für Baden oder Franken) und von den Landwirtschaftskammern verliehene Kammerpreismünzen geben Verkäufern wie Kunden eine Orientierung beim Wein(ver)kauf im Massengeschäft. Manche

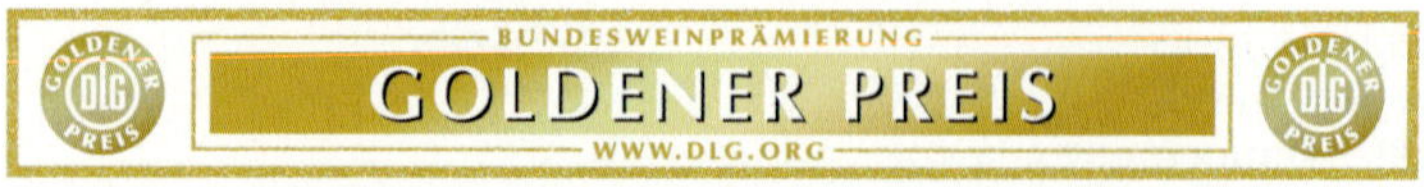

Bundesweinprämierung (Beispieletikett)

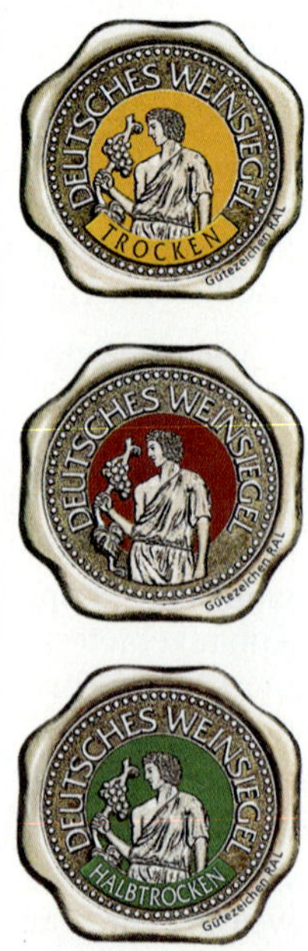

Deutsche Weinsiegel

Weingüter mit Privatkundschaft sehen allerdings von der Teilnahme an Weinprämierungen ab. Sie verlassen sich auf ihren guten Ruf und auf persönliche Beratung. Einige verzichten in schlechten Weinjahren darauf, den Wein unter eigenem Namen zu vermarkten.

Ebenfalls aus Marketinggründen können rote und weiße Qualitätsweine, die nur aus einer einzigen gebietstypischen Rebsorte bereitet wurden, als „Classic" bzw. „Selection" bezeichnet werden:

Classic: „gehobenes Segment"	**Selection:** „Spitzensegment"
▸ Angabe des Anbaugebiets ▸ Jahrgangsangabe ▸ Gesamtalkoholgehalt mindestens 12 % vol (Mosel: 11,5) ▸ Geschmack gehaltvoll/kräftig/aromatisch ▸ „harmonisch trocken": Restzuckergehalt max. 15 g/l (höchstens doppelt so hoch wie der Säuregehalt des Weines) ▸ Qualitätssicherungsmaßnahmen *(Pflanzenschutzmaßnahmen, Produktionstechnik, niedrigere Hektarerträge)*	▸ Angabe einer Einzellage ▸ Jahrgangsangabe ▸ Mindestmostgewicht 90 ° Öchsle (oder Eignung für „Auslese") ▸ „international trocken": Restzuckergehalt max. 9 g/l (Riesling 12 g/l) ▸ Qualitätssicherungsmaßnahmen schon im Weinberg *(ausgewählte Standorte, Hektarertrag max. 60 hl/ha, Handlese, nur eine Rebsorte)* ▸ Vermarktung nicht vor 1. Sept. des auf die Ernte folgenden Jahres

Weine aus Europa und Übersee

Europäische Weine

Europäische Weine sind meist →Lagenweine, in welchen die Besonderheiten einer Lage (→terroir) zum Ausdruck kommen sollen. Zu den Besonderheiten von Lagenweinen mancher Anbaugebiete kann auch die Konzentration auf nur eine Rebsorte gehören *(Riesling-Weine von der Mosel)*. In vielen warmen und sonnigen Gegenden spielt der Jahrgang eines Weines nur eine geringe Rolle, doch gibt es kaum ein Land, in dem er einen so großen Einfluss auf die Weinqualität hat wie in Deutschland mit seinen von der Sonne nicht gerade verwöhnten Anbaugebieten an der Nordgrenze des Weinbaus.

Bedeutende europäische Weinbauländer und Anbaugebiete		
Land	**Wichtige Anbaugebiete**	**Rebflächen in 1000 ha**
Deutschland	Ahr, Hessische Bergstraße, Mittelrhein, Mosel, Nahe, Rheingau, Rheinhessen, Pfalz, Württemberg, Baden, Saale-Unstrut, Sachsen, Franken	102
Spanien	Andalusien *(Jerez)*, Rioja, Navarra, Katalonien *(Priorato)*, Kastilien *(Duero, Rueda, Toro)*	1169
Italien	Piemont *(Asti)*, Nordosten, Mittelitalien *(Chianti, südliche Toscana)*, Süditalien, Sardinien, Sizilien	840
Frankreich	Burgund, Bordeaux, Rhônetal, Provence, Midi, Südwesten, Champagne	867
Portugal	Douro, Madeira	248
Österreich	Wachau, Wien, Burgenland, Südsteiermark	50
Schweiz	Wallis, Waadtland, Ostschweiz	15
Ungarn	Tokaj, Bálaton	75
Bulgarien, Rumänien		305

Quelle: Deutscher Wein Statistik 2009/2010, S. 5

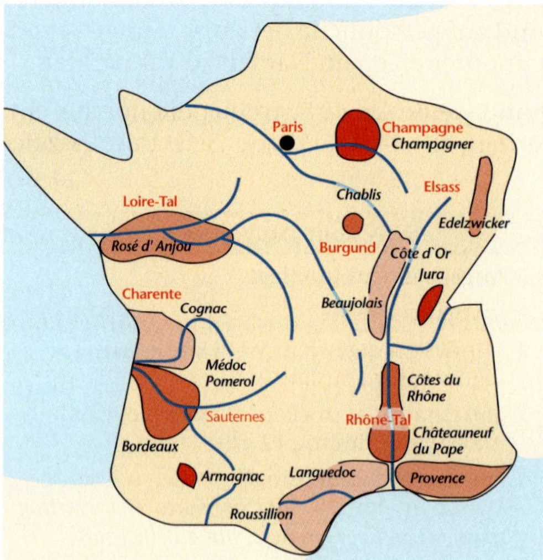

Weinanbaugebiete in Frankreich

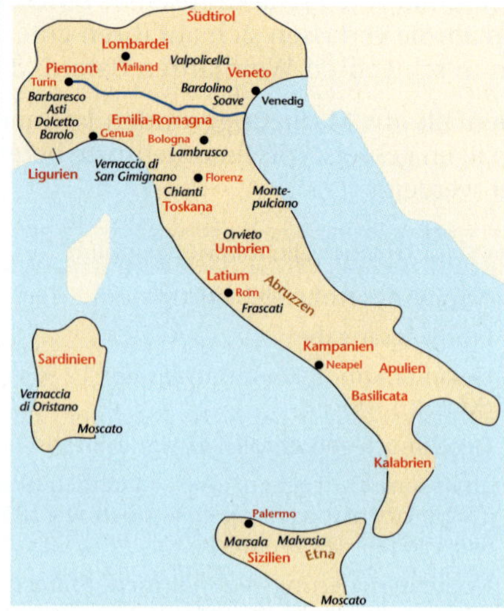

Weinanbaugebiete in Italien

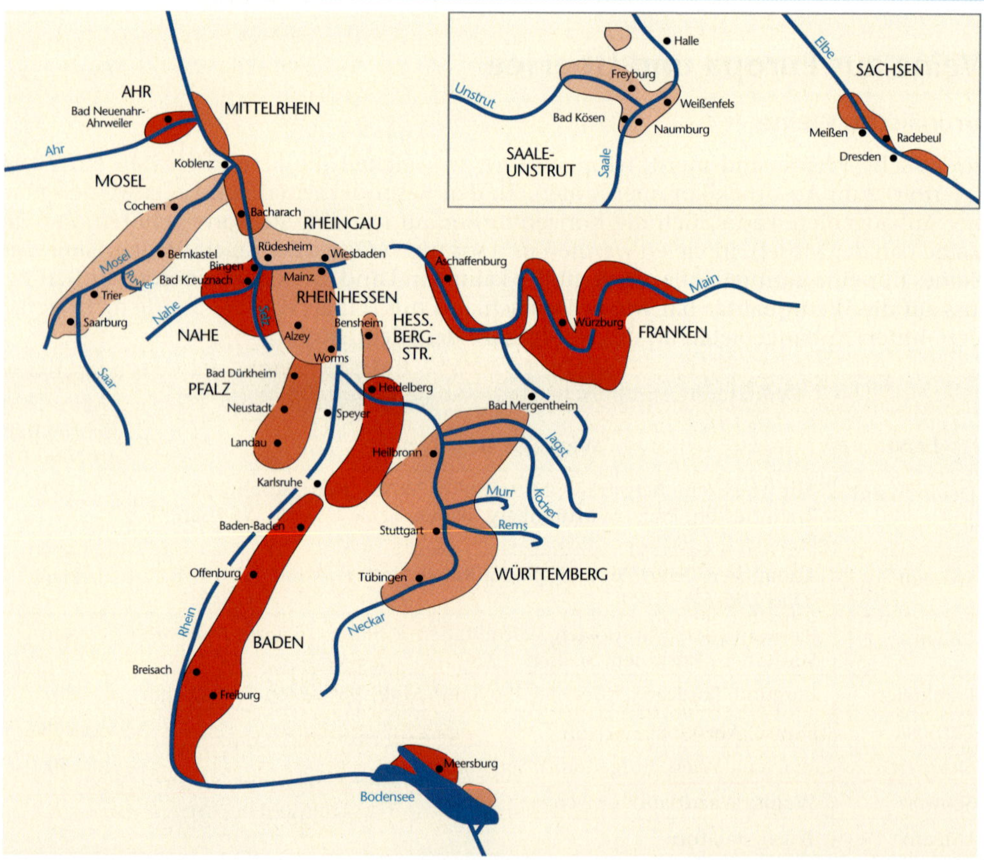

„Bestimmte Anbaugebiete" für Qualitätsweine und Prädikatsweine in Deutschland

Weine aus Übersee

Von ganz anderem Charakter als die europäischen Weine sind die Weine aus Übersee *(Kalifornien, Argentinien, Chile, Südafrika, Australien, Neuseeland).* Es sind fast ausschließlich →Sortenweine. Sie werden meist aus Rebsorten hergestellt, die auch in Europa gut eingeführt sind, doch kommen die Trauben häufig von unterschiedlichen Weinfarmen in verschiedenen Landesteilen. Es ist die Kunst der Kellermeister der großbetrieblich geführten Kellereibetriebe, die Weine verschiedener Herkunft so zu verschneiden, dass das Endprodukt einem bestimmten Stil entspricht. Dadurch können von einem einzelnen Wein große Mengen hergestellt werden. Die in Europa üblichen →Lagenweine sind in Übersee selten.

Die meisten Rotweine aus Übersee sind säurearm, früh trinkfertig und gut lagerfähig. Durch Ausbau im Holzfass oder durch Zugabe von Holzspänen haben sie oft einen deutlich wahrnehmbaren Holzton. Einfache Weißweine sollten binnen zwei, einfache Rotweine binnen fünf Jahren getrunken werden.

„Die Weinwelt ist in Bewegung geraten. Chile, Argentinien, Südafrika, Australien, Neuseeland und Kalifornien tauchen am Ende des 20. Jahrhunderts als wichtige Weinproduzenten auf. Sie liefern nicht nur Weine zu günstigen Preisen. Sie bieten auch Qualitäten, von denen die Europäer bislang glaubten, nur sie könnten sie produzieren. Die Neue Welt, wie wir diese Weinbauländer bezeichnen, fordert die Alte Welt heraus.

Neue Welt? Die ersten Reben wurden in diesen Ländern schon vor 350 Jahren gepflanzt. Doch dann wurde es wieder still um die Gewächse von jenseits des Ozeans. Die Geschichte des modernen Weins hat in der Neuen Welt erst vor 20 oder 30 Jahren, zum Teil auch gerade erst jetzt begonnen. Zuwachsraten von 20, 30, teilweise über 100 Prozent jährlich sind ein Beweis dafür, dass Weintrinker angesichts dramatisch steigender Preise in Bordeaux und anderswo zunehmend nach Alternativen suchen. Wer sie nicht probiert, ist um eine Erfahrung ärmer."

Nach: Priewe, Jens: Wein – Die Neue Welt. München 1998, S. 7

Bedeutende Weinbauländer in Übersee

Land	Wichtige Rebsorten	Jährliche Weinproduktion 2007 in Mio. Hektoliter
Chile	Chardonnay, Sauvignon Blanc, Cabernet Sauvignon, Merlot	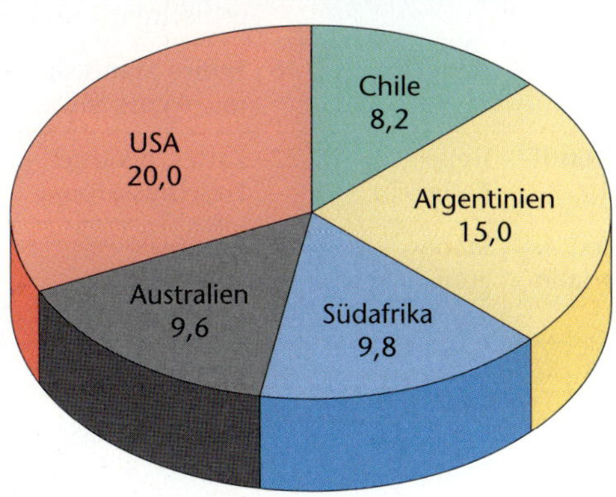
Argentinien	Malbec, Cabernet Sauvignon, Merlot, Chardonnay	
Südafrika	Sauvignon Blanc, Chardonnay, Cabernet Sauvignon, Pinotage, Syrah	
Australien	Chardonnay, Sauvignon Blanc, Shiraz, Cabernet Sauvignon	
USA (Kalifornien, Washington, Oregon)	Chardonnay, Cabernet Sauvignon, Zinfandel	

Quelle: Deutscher Wein Statistik, 2009/2010, S. 9

Likörweine

Likörweine haben einen Alkoholgehalt von mindestens 15 und höchstens 22 % vol. Sie sind meist süß und vollmundig, doch gibt es auch hervorragende trockene Sorten.

Natürliche Likörweine werden aus dem zuckerreichen Most rosinenartig geschrumpfter Beeren hergestellt. Bei **konzentrierten** Likörweinen werden dem angegorenen Most aus angetrockneten Beeren Wein, Most, Trockenbeeren oder angedickter Traubensaft zugegeben. Natürliche und konzentrierte Likörweine enthalten meist viel Restzucker und wenig Alkokol. Viel Alkohol und oft auch viel Restzucker enthalten dagegen **gespritete** Likörweine; bei diesen wird angegorenem Most aus angetrockneten Beeren konzentrierter Alkohol („Sprit") oder gespriteter, angedickter Most zugesetzt.

Süße und (halb)trockene Likörweine	
Arten	**Sorten**
süße Likörweine (Süß-, Südweine)	*Portwein, Madeira (P); Malaga, Golden-, Cream- und Oloroso-Sherry, Montilla-Moriles (E); Marsala, Vino Santo (I); Tokaji Aszú (H); Vins doux naturels (Banyuls und verschiedene Muskatweine – F); Samos, Mavrodaphne (GR)*
(halb)trockene Likörweine	*Weißer Portwein, halbtrockener und trockener Madeira; Manzanilla-, Fino- und Amontillado-Sherry und Montilla-Moriles; trockener Banyuls; trockene Tokajer*

Der aus Südwestspanien stammende **Sherry** wird nach einer einzigartigen und langwierigen Methode hergestellt: Das Solera-Verfahren beruht auf der regelmäßigen Vermischung der Weine in übereinander liegenden Fassreihen. Zuerst wird aus der untersten (ältesten) Fassreihe, der „Solera", eine kleine Menge fertigen Sherrys zur Abfüllung entnommen. Die nun fehlende Menge wird jeweils aus der darüber liegenden (jüngeren) Fassreihe nachgefüllt. Dies geht über mehrere Stufen, bis in der letzten, obersten Fassreihe neuer Wein aufgefüllt werden kann. Während der Lagerung durchläuft der Wein so mehrere Fassreihen von oben nach unten. Eigenschaften und Charakter des vorhandenen Weins werden durch Lufteinwirkung (weil die Fässer jeweils nur zu $^3/_4$ gefüllt sind) sowie durch Ausbildung einer Hefedecke auf der Weinoberfläche oxidativ geprägt und jeweils auf den nachrückenden

Sherry-Geschmacksrichtungen							
Trockene Sherrys				**Süße Sherrys**			
Name	**Farbe**	**% vol**	**Eigenart**	**Name**	**Farbe**	**% vol**	**Eigenart**
Manzanilla	Strohgelb	15–19	Pikant, erfrischende Säure	Medium	Mahagoni	15–22	Halbtrocken, würzig
Fino	Hellgelb	15–18	Feines Mandelaroma, wenig Säure	Golden	Goldbraun	15–22	Mild bis süß, sehr aromareich
Amontillado	Heller Bernstein	16–22	Zartes, pikantes Haselnussaroma	Cream	Dunkelbraun	15,5–22	Samtweich, süß, aromatisch
Palo Cortado	Mahagoni	17–22	Kräftig, körperreich, Haselnussaroma	Pale Cream	Blassgelb	15,5–22	Sanft und süß, reich an Körper und Aroma
Oloroso	Mahagoni	17–22	Kräftig, körperreich, Walnussaroma	Pedro Ximénez	Dunkles Mahagoni	15–22	Sehr süß; meist zum Süßen anderer Sherry-Typen verwendet
ideal als Aperitif, zu Meeresfrüchten; gekühlt servieren.				zu Desserts und zum Kaffee; gekühlt oder bei Zimmertemperatur servieren.			

Wein übertragen. Durch das wiederholte Verschneiden entsteht die für eine Markenware wichtige gleich bleibende Qualität. Je mehr Verschnittstufen (Fassreihen) eingelegt werden, desto nuancenreicher ist der dabei entstehende Sherry. Er kann zu winzigen Bruchteilen Weine enthalten, die vor Jahrzehnten oder einem Jahrhundert erzeugt wurden. Echte Solera-Sherrys sind ungesüßt, kräftig im Geschmack und haben einen natürlichen Alkoholgehalt von ca. 15,5 % vol. Eine Jahrgangsangabe ist bei der Solera-Methode nicht möglich. Die meisten Sherrys im Handel sind mehr oder weniger gesüßte, durch Alkoholzugabe „verstärkte" Mischungen aus mehreren Sorten (über 17 % vol).

Der nach der nordportugiesischen Stadt Porto benannte **Portwein** (bis 25 % vol) wird dadurch hergestellt, dass man nur halb ausgegorenen Rotwein in ein Fass gibt, das zu einem Viertel mit Branntwein gefüllt ist. Der Branntwein unterbricht die Gärung mit der Folge, dass die Mischung stark und süß schmeckt. Die erforderlichen Rotweine werden aus Lesegut hergestellt, das auch heute noch durch Stampfen mit bloßen Füßen durchgemaischt wird, um aus den Schalen der Weinbeeren möglichst viel Farbstoff und Tannin zu gewinnen. Die meisten Portweine werden verschnitten und je nach Dauer der Lagerung im Fass als tiefrote Ruby und bräunliche Tawny produziert, aber es gibt auch helle Portweine. Portweine außergewöhnlich guter Jahrgänge (Vintage-Ports) werden nicht verschnitten. Sie gewinnen ihre ölige Fülle und duftige Delikatesse durch oft jahrzehntelange Flaschenreifung.

Der nordungarische **Tokaji Aszú** wird in einem zweistufigen Verfahren hergestellt. Zunächst wird normales Lesegut zu einem Grundwein gekeltert, anschließend werden zu einer Paste geknetete edelfaule Weinbeeren (Aszú) zugefügt. Diese bleiben bis zu einer Woche im Wein eingemaischt und geben in dieser Zeit Zucker und Geschmacksstoffe ab. Schließlich wird der Wein abgezogen und einer monate- oder auch jahrelangen Nachgärung überlassen. Auf diese Weise entstehen fast unbegrenzt haltbare goldgelbe Weine mit komplexen Geschmacksnuancen. Die Menge der in 140-l-Fässern eingesetzten edelfaulen Weinbeeren wird in Tragbutten (puttonyos) à 20 l bemessen. Je nachdem, wie viele Butten edelfauler Weinbeeren zugesetzt wurden, entspricht der Tokajer hinsichtlich Süße und Extrakt einer deutschen Auslese (3 puttonyos) oder einer Beeren- oder Trockenbeerenauslese (4–6 puttonyos).

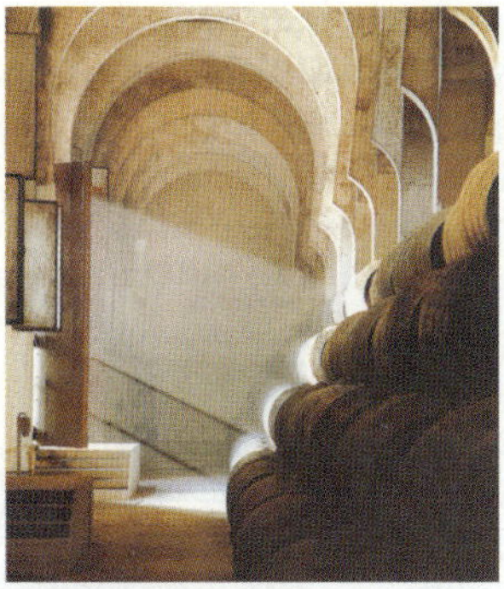

Solera-Lagerung (E)

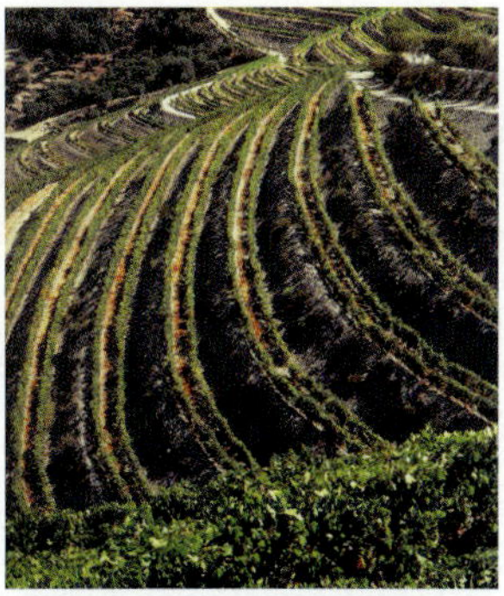

Weinberge am Douro (P)

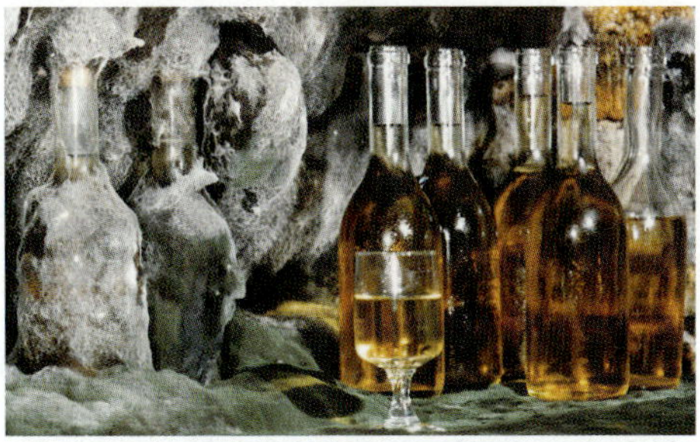

Tokaji Aszú (H) mit Kellerschimmel

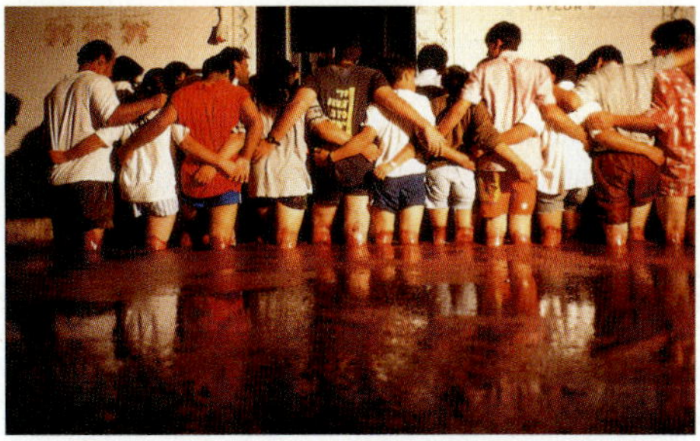

Traubenstampfer am Douro (P)

Weinhaltige und weinähnliche Getränke

Weinhaltige Getränke können mit natürlichen und naturidentischen →Aromastoffen, Gewürzen, Kräutern oder Geschmack gebenden Lebensmitteln aromatisiert, außerdem gesüßt und mit Zuckerkulör gefärbt sein. Für die Herstellung von Pepsinwein wird spanischem Likörwein u. a. das Verdauungsenzym Pepsin zugefügt. Er soll appetitanregend und verdauungsfördernd wirken und gilt nicht als Lebensmittel, sondern als frei verkäufliches →Arzneimittel.

Weinhaltige Getränke		
Getränk	**Weinanteil**	**Alkoholgehalt**
Aromatisierter Wein *(Wermutwein, süße und bittere Aperitifs)*	mind. 75 %	14,5–22,0 % vol
Aromatisierte weinhaltige Getränke *(Glühwein, Kalte Ente, Maibowle, Sangria)*	mind. 50 %	7,0–14,5 % vol
Aromatisierte weinhaltige Cocktails *(Piña Colada)*	mind. 50 %	unter 7,0 % vol
Weinschorle *(Schorle-Morle, Gespritzter)*	mind. 50 %	nicht vorgeschr.

Weinähnliche und schaumweinähnliche Getränke sind Obst- und Frucht(schaum)weine, hergestellt aus dem Saft von frischem Stein-, Kern-, Beerenobst; aus Holunderbeeren, Hagebutten, Schlehen, Löwenzahn, Rhabarberstengeln; aus Malzauszügen, Honig, Reis oder Palmenmark. Von besonderer Bedeutung sind Apfelweine – *Äbbelwoi (D), Apfelmost (A), Cidre (F), Cider (GB), Sidra (E)* –, die trocken (4–6 % vol), halbtrocken oder lieblich (ca. 2 % vol) ausgebaut werden (Entsprechendes gilt für Birnenweine).

Der Most für traditionell hergestellten Cidre wird aus süßen, sauren und bitteren Äpfeln von 10 bis oft 20 Apfelsorten gepresst, angegoren und ungefiltert auf Sektflaschen gefüllt und in der Flasche zu Ende vergoren (→Flaschengärung). Großbetriebe lassen den Most in Tanks vergären, pasteurisieren ihn und füllen ihn unter Zusatz von Kohlensäure auf Flaschen.

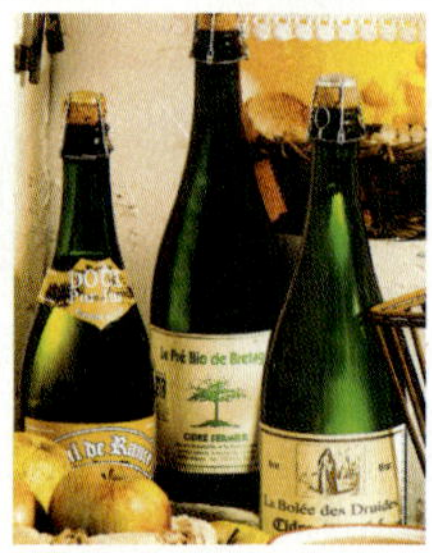

Cidre

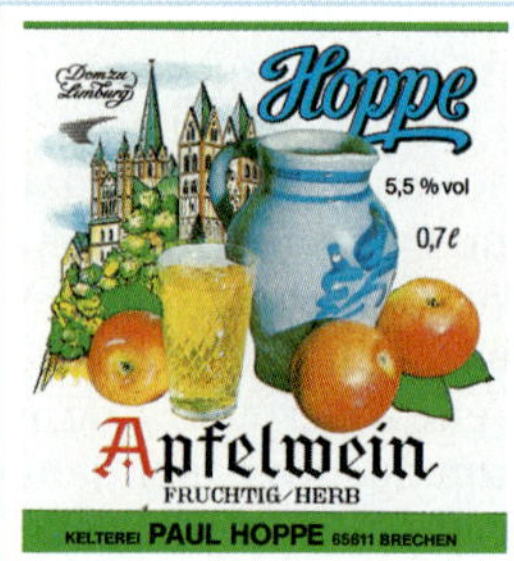

Apfelwein-Etikett

Schaumwein

Wer in geselliger Runde eine Flasche Schaumwein öffnet, erlebt es: spätestens wenn sich der Korken löst, entsteht eine fröhliche, ausgelassene Stimmung. Entsprechend beliebt ist der Schaumwein. Mit einem jährlichen Pro-Kopf-Verbrauch von über 5 Litern sind die Deutschen Weltmeister im Genuss schäumender Weine.

Schaumweinbereitung und Schaumweinarten

Für die Herstellung von Schaumwein kommt es in erster Linie auf die Qualität der verwendeten „stillen" **Grundweine** an. Für Grundweine einfacher Qualität wird z. T. der in nördlichen Anbaugebieten reichlich anfallende Überschuss an nicht voll ausgereiften Trauben verwendet; allerdings müssen am Ende des Herstellungsprozesses zum Ausgleich der Säure erhebliche Mengen Zucker zugefügt werden. Für bessere Qualitäten *(Champagner, Cava, Crémant)* wird das Lesegut von Rebflächen gewonnen, die vorwiegend oder ausschließlich für die Schaumweingewinnung unterhalten werden.

Herstellung

Weiteres Qualitätsmerkmal für Schaumwein ist das **Herstellungsverfahren.** Bei den einstufigen Verfahren füllt man unfertigen Wein auf Flaschen ab, um ihn ohne Zuckerzusatz in einem einzigen Gärungsprozess zu Schaumwein meist einfacher oder mittlerer Qualität reifen zu lassen. Im Handel finden sich derartige Schaumweine unterschiedlicher Geschmacksrichtung aus Frankreich (Blanquette de Limoux, Clairette de Die) und Italien. Beliebt sind die stets süßen, alkoholarmen Asti Spumante und Moscato Spumante, beide aus dem Most der weißen Moscato-Traube.

In den meisten Fällen jedoch wird Schaumwein in einem zweistufigen Verfahren produziert, indem zunächst aus roten oder weißen Trauben ein Stillwein bereitet wird („erste Gärung"). Anschließend werden verschiedene Stillweine gemischt, sodass ein Verschnitt (Cuvée) in der gewünschten, für eine bestimmte Marke typischen Geschmacksrichtung entsteht. Dieser Verschnitt wird mit Hefe und Kristallzucker, gelöst in Wein oder Traubenmost, versehen (Fülldosage) und erneut zum Gären gebracht („zweite Gärung"). Neben weiterem Alkohol entsteht dabei Kohlendioxid, das durch den Druck im Wein gebunden wird.

Die zweite Gärung, bei der aus Wein Schaumwein wird, kann in verkorkten Flaschen oder in Drucktanks erfolgen. Das Verfahren der **traditionellen Flaschengärung** wurde in Südfrankreich und England eher zufällig entdeckt und vor etwa 300 Jahren in Nordostfrankreich zum →Champagnerverfahren weiterentwickelt. Dabei erfolgt die zweite Gärung über einen Zeitraum von mindestens 9 Monaten in derselben Flasche, in der der fertige Schaumwein schließlich verkauft wird. Während eines Zeitraums von 8–12 Wochen muss jede einzelne Flasche mehrmals täglich von Hand gerüttelt und gedreht werden, um einen intensiven Kontakt zwischen Hefe und Wein zu ermöglichen. Zu diesem Zweck liegen die Flaschen mit nach unten geneigtem Hals in Rüttelpulten. Allmählich wird die Lage der Flasche verändert, bis sie auf dem Kopf steht und sich Trübstoffe und Hefereste (Depot) am Flaschenkorken

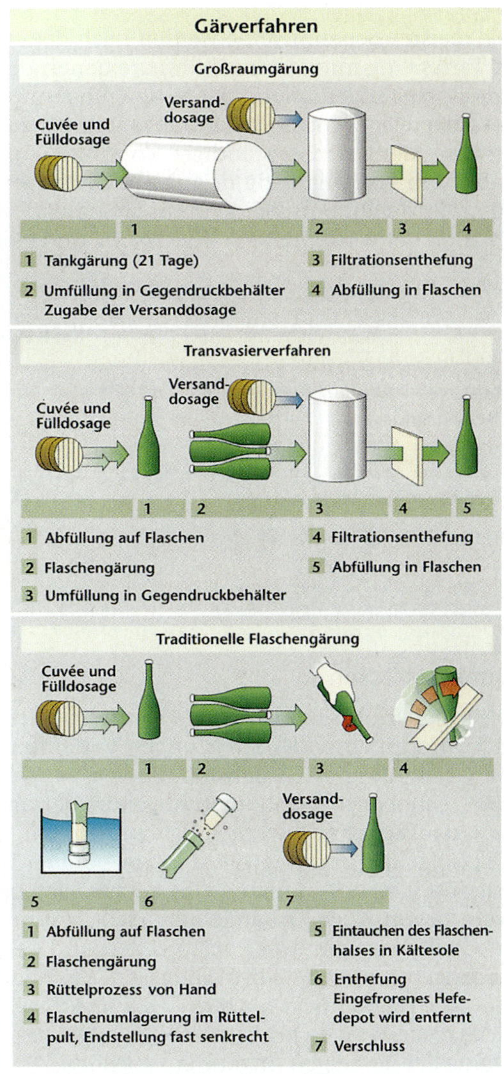

Verfahren der Schaumweinherstellung

gesammelt haben. Am Ende der Reifung wird der Depotpfropfen entfernt, fehlende Flüssigkeit je nach gewünschter Geschmacksrichtung durch eine mehr oder weniger süße Versanddosage (Zuckerlösung, Traubenmost oder Wein) ersetzt und neu verkorkt. Das Verfahren der traditionellen Flaschengärung ist sehr aufwendig, auch wenn das Rütteln der Flaschen in modernen Kellereien inzwischen von Rüttelautomaten besorgt wird.

Die **Flaschengärung nach dem Transvasierverfahren** ist weniger aufwendig. Auch sie findet zunächst in Flaschen statt, doch wird der Schaumwein nach Abschluss der Reifungsphase in große Druckbehälter umgefüllt. Dabei wird er zur Entfernung der Hefe- und Trübteilchen filtriert, durch Zufügen von Versanddosage auf den gewünschten Geschmack eingestellt und schließlich auf Verkaufsflaschen gefüllt. Die nach diesem Verfahren entstehenden Schaumweine genießen nicht das Prestige der nach dem Champagnerverfahren hergestellten, tragen aber den verkaufsfördernden Hinweis „Flaschengärung“ und sind, wenn gute Stillweine verwendet und viel Zeit für die Reifung eingeräumt wurde, bei niedrigerem Preis von hoher, oft ebenbürtiger Qualität.

Die meisten Schaumweine werden nach dem **Großraumverfahren** hergestellt. Dabei findet in Tanks eine mindestens 6 Monate dauernde zweite Gärung statt. Anschließend wird Versanddosage zugefügt und der fertige Schaumwein nach Filtration auf Flaschen gefüllt. Große Sektkellereien benutzen Stahltanks von bis zu 200 000 l Inhalt, sodass es möglich ist, eine größere Menge unter ständiger Kontrolle von Gärtemperatur und Druck herzustellen und dabei sehr kostengünstig und dennoch mit ansprechender, vor allem einheitlicher Qualität zu produzieren. Entscheidend für Geschmack und feinperliges Mousseux sind auch hier die Qualität der verwendeten Grundweine und eine möglichst langsame Gärung und Reifung.

<table>
<tr><th colspan="3">Geschmacksbezeichnungen für Schaumweine (Stand: 1. Oktober 2009)</th></tr>
<tr><th>Bezeichnung</th><th>Restzuckergehalt in g je l</th><td rowspan="7">Die Bezeichnungen des Grundgeschmacks für Schaumwein sind abhängig vom Restzuckergehalt. Zu beachten ist, dass für gleiche oder ähnliche Bezeichnungen bei Wein und Sekt ganz unterschiedliche Werte gelten (trockener Sekt hat deutliche Restsüße!).</td></tr>
<tr><td>extra herb (extra brut, brut zéro)</td><td>0 bis 3</td></tr>
<tr><td>herb (brut)</td><td>unter 12</td></tr>
<tr><td>extra trocken (extra dry)</td><td>12 bis 17</td></tr>
<tr><td>trocken (dry, sec, secco, seco)</td><td>17 bis 32</td></tr>
<tr><td>halbtrocken (medium dry, demi-sec, semi-seco, meio-seco)</td><td>32 bis 50</td></tr>
<tr><td>mild (sweet, doux, dolce, doce)</td><td>über 50</td></tr>
</table>

Qualitätsstufen

Die lediglich als **Schaumwein**[1] (Mindestalkoholgehalt 9,5 % vol) bezeichnete einfachste Qualität wird im ein- oder zweistufigen Verfahren aus Grundstoffen hergestellt, die mindestens zur Gewinnung von Tafelwein (künftig →„Wein ohne geografische Angabe“) geeignet sind. Einer gehobenen Qualitätsstufe gehört der ausschließlich durch zweite Gärung entstandene **Qualitätsschaumwein** (Sekt) an. Für ihn sind u. a. eine amtliche Prüfung, ein höherer Alkoholgehalt (mind. 10 % vol), ein höherer Überdruck (3,5 statt 3 bar) und eine Reifungszeit von 6 bzw. 9 Monaten (Tank- bzw. Flaschengärung) vorgeschrieben. **Qualitätsschaumwein bestimmter Anbaugebiete** (Sekt bestimmter Anbaugebiete) muss den Anforderungen an Qualitätsschaumwein entsprechen und darüber hinaus aus Qualitätsweinen bestimmter Anbaugebiete hergestellt worden sein. Bei Nennung von Jahrgang („Jahrgangssekt“), Rebsorte („sortenreiner Sekt“), Lage („Lagensekt“), Bereich und Ort auf dem Etikett müssen vom Gesetzgeber vorgeschriebene hohe Anteile (je nach Angabe 75 bis 100 %) der verwendeten Weine der jeweiligen Angabe entsprechen.

1 „Schaumwein“ ist zugleich Oberbegriff und – wie hier – die Bezeichnung für die niedrigste Qualitätsstufe!

Als **Champagner** dürfen nur Qualitätsschaumweine bestimmter Anbaugebiete aus der nordostfranzösischen Landschaft Champagne bezeichnet werden. Sie müssen dort aus Grundweinen des Anbaugebietes nach der traditionellen Methode *(méthode champenoise)* hergestellt sein. Es gibt weiße, rote und roséfarbene Champagner. Auch die weißen werden meist aus Grundweinen hergestellt, für die sehr rasch gekelterte blaue Trauben verwendet wurden (Ausnahme: →Blanc des blancs). Jedes Champagnerhaus ist bemüht, möglichst unterschiedliche Grundweine so zu verschneiden, dass ein optimaler Geschmackseindruck erzielt wird und trotz veränderlicher Ausgangsmaterialien keine merklichen Unterschiede von Jahr zu Jahr auftreten.

Zahlreiche weitere hochwertige Qualitätsschaumweine b. A. werden ebenfalls nach der traditionellen Methode hergestellt, dürfen aber nicht als Champagner bezeichnet werden. Die bekanntesten sind

- der *Crémant* (meist aus französischen Anbaugebieten an der Loire, in Burgund oder im Elsass; in Deutschland z. B. aus Baden);
- der spanische *Cava* (zumeist aus Katalonien);
- der ukrainische (meist rote) Krimsekt *Krimskoje,* überwiegend hergestellt in der ausgeprägt süßen Geschmacksrichtung (Restzucker 80 g/l!);
- der deutsche *Winzersekt* – ein sortenreiner Jahrgangssekt, dessen Grundweine sämtlich im eigenen Betrieb aus eigenem Lesegut erzeugt wurden.

Perlwein *(Frizzante – I)* ist lebensmittel- und steuerrechtlich kein Schaumwein, sondern ein Wein, der zugesetztes (seltener eigenes) Kohlendioxid enthält und einen Überdruck entwickelt, der nur 1 bis höchstens 2,5 bar beträgt und damit niedriger ist als bei Schaumwein. Auf Perlwein wird keine →Schaumweinsteuer erhoben.

Was Verbraucher noch wissen wollen

Was bedeutet „Riesling-Hochgewächs", und was ist ein Steillagenwein?

Ein Riesling-Hochgewächs ist ein gehobener Qualitätswein (vor allem Mosel und Mittelrhein), der ausschließlich aus Rieslingtrauben hergestellt wird; er unterscheidet sich von „normalen" Qualitätsweinen durch einen höheren Mindestalkoholgehalt und strengere Anforderungen bei der sensorischen Prüfung. Ein Steillagenwein stammt aus einem Weinbergsgelände mit mehr als 30 % Steigung, das nur unter erschwerten Bedingungen zu bearbeiten ist. Der Hinweis auf Steillagenanbau wird angebracht, um einen höheren Preis zu rechtfertigen.

Was versteht man unter einem „Blanc des blancs"?

Wenn in einem Weinbaugebiet weißer (Schaum-)Wein üblicherweise ganz oder vorwiegend aus blauen Trauben hergestellt wird *(Champagne),* ist ein Wein, der abweichend davon ausschließlich aus weißen (franz.: blanc) Trauben produziert wurde, ein weißer (Schaum-) Wein aus weißen Trauben.

„Prosecco" heißt nun „Glera"?

Als „Prosecco" wurde bisher eine Rebsorte bezeichnet, aus der in Norditalien (z. T. auch im Ausland) sowohl Perlwein (Frizzante) als auch Schaumwein (Spumante) hergestellt wurden. Wegen des Qualitätsverfalls der Frizzante-Sorten gilt nunmehr eine Neuregelung: Die Rebsorte „Prosecco" wurde offiziell in „Glera" umbenannt, und „Prosecco" ist nunmehr eine geschützte →Herkunftsbezeichnung für eines von fünf benachbarten Erzeugungsgebieten in Nordostitalien. Schaumweine unter dieser Herkunftsbezeichnung müssen zu mindestens 85 % aus der Rebsorte „Glera" stammen und müssen in Glasflaschen (nicht in Dosen, nicht in blauem Glas und nicht mit Kronkorkenverschluss) in den Handel kommen. Die bisherigen (eher bescheidenen) Perlwein-Qualitäten dürften künftig als „Frizzantino" oder „Glera Frizzante" ihren Markt suchen.

Was ist entalkoholisierter Wein?

Entalkoholisierter Wein enthält weniger als 0,5 % vol, teilentalkoholisierter Wein mindestens 0,5 und weniger als 4 % vol Alkohol. Der Geschmack solcher Weine wird durchweg als unbefriedigend empfunden.

Was versteht man unter einem „leichten“ Wein?

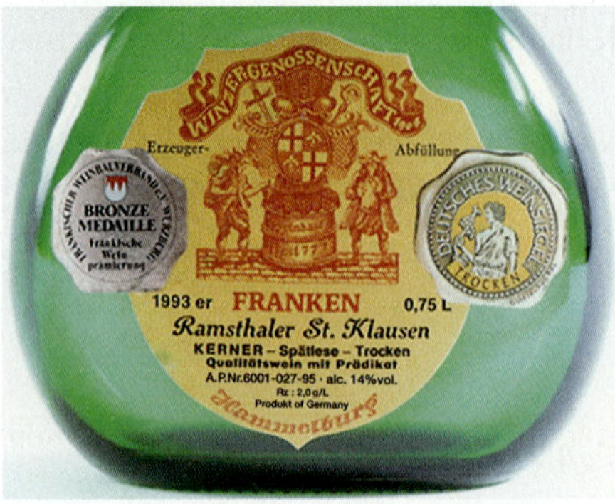

Alkoholreicher trockener Wein (14 % vol)

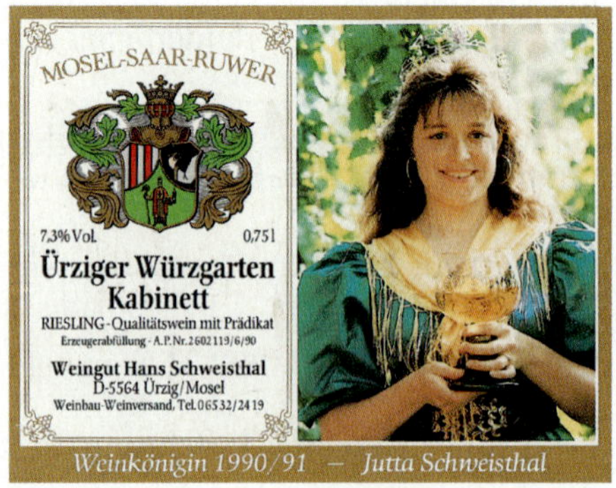

Alkoholarmer lieblicher Wein (7,3 % vol)

Als „leicht“ bezeichnet man Weine mit wenig „Körper“, d. h., sie enthalten wenig Extrakt und Alkohol. Sie schmecken weniger rund und vollmundig als „schwere“ Weine mit kräftigem Körper. Manche Weintrinker empfinden trockene Weine als „leicht“. Hier liegt allerdings ein Missverständnis vor, das folgenschwer sein kann: Trockene Weine sind immer alkoholreicher als aus demselben Most hergestellte halbtrockene oder liebliche Weine, denn bei ihnen ist der meiste Zucker in Alkohol umgewandelt worden.

Dürfen auch Diabetiker Wein trinken?

Ein Wein gilt als für Diabetiker geeignet, wenn er in einem Liter bei maximal 20 Gramm vergärbarem Restzucker höchstens 4 Gramm Glucose, höchstens 150 Milligramm gesamte schweflige Säure sowie höchstens 12 % vol Alkohol enthält (ähnlich bei Schaumwein). Das erlaubt es, Diabetikern nicht nur trockene, sondern auch halbtrockene und liebliche Weine anzubieten. Auf dem Etikett auch solcher Weine dürfen Analysewerte angegeben werden. Gesundheitsbezogene Angaben wie z. B. *„Für Diabetiker geeignet – nur nach Befragen des Arztes“* sind jedoch nicht zulässig.

Welcher Wein ist von höherer Qualität – ein Eiswein oder eine (Trocken-)Beerenauslese?

Eiswein wird aus reifen, gesunden (nicht ausgelesenen) Trauben gewonnen, die bei Temperaturen unter –7 °C gelesen und in gefrorenem Zustand gekeltert wurden. Das Mostgewicht des Leseguts muss mindestens dem für Beerenauslesen festgelegten Wert entsprechen. Während für eine Beeren- oder eine Trockenbeerenauslese Trauben reifen, deren Beeren in günstigen Fällen durch Edelfäule (Botrytis) an Süße zunehmen und im Verein mit wahrnehmbarer Säure unverwechselbare Geschmacksnuancen herausbilden, fehlt den für Eiswein bestimmten Trauben diese Eigenschaft gewöhnlich. Eisweine sind eine modische, überschätzte und überteuerte Kuriosität nördlich gelegener Weinbaugebiete (Deutschland, Österreich; größter Erzeuger: Kanada). Für die Weinbaubetriebe sind sie – trotz der Mühen bei der Lese – von großem Interesse, denn auf starke Fröste im späten Herbst und frühen Winter ist eher Verlass als auf die morgendunstigen und im weiteren Verlauf sonnigen Spätherbsttage, die die begehrte Edelfäule begünstigen.

Welcher Wein passt zu welchem Essen?

Sinnvoll ist es, eine Abstimmung zwischen Qualität, Art, Geschmack und Herkunft eines Weins und den Umständen anzustreben, unter denen er getrunken werden soll – am helllichten Tag oder bei einem zwanglosen Beisammensein am Abend, zwischen den Mahlzeiten, als Aperitif vor oder als Digestif nach dem Essen, zu einem ausgedehnten, womöglich festlichen Essen ... Als Antwort auf die Frage „Welcher Wein zu welchem Essen?“ hört man häufig die traditionelle Empfehlung: weißer Wein zu hellem Fleisch (auch Fisch), roter Wein zu dunklem Fleisch (auch Wild). Tatsächlich kommt es bei der Abstimmung von Wein auf Speisen nicht auf die Farbe des Weins an, sondern

- auf den Körper (Extraktgehalt in Verbindung mit dem Alkoholgehalt),
- auf den Gerbstoffgehalt (bei Rotwein),
- auf die Restsüße und
- auf den Säureanteil (vor allem bei Weißwein).

Wichtig ist es, sich über den Charakter des Weins klar zu werden. Je nachdem, ob er leicht oder gehaltvoll, dezent oder würzig ist, passt er auch zu ebensolchen Speisen. Wer diese Regel beachtet, kann bei der Auswahl des Weins nicht viel falsch machen. Ein paar Spielregeln gibt es dennoch:

- Das Essen sollte nicht süßer sein als der Wein.
- Zu Schokolade, Rahmsoßen, Gänseleber und vielen kräftigen Käsesorten *(Blauschimmelkäse)* passen liebliche und süße Weine.
- Essig und die „spitze“ Säure von Zitrusfrüchten stören den Weingenuss.
- Gepfefferte Speisen lassen leichte, junge Weine voller erscheinen.

Was versteht man unter Kochwein, was unter Bowlenwein?

Es gibt keine speziellen Koch- und Bowlenweine. Hinter der Bezeichnung „Kochwein“ steckt die Vorstellung, es komme auf den Wein nicht so genau an, wenn man ihn „nur“ zum Marinieren oder zum Schmoren oder zur Herstellung einer Soße verwendet. Tatsächlich weisen professionelle Köche darauf hin, dass sich Substanzen, die Fehlnoten verursachen, beim Erhitzen verflüchtigen können (wie leider auch die wertvollen Aromen). Um sicher zu gehen, wird man aber doch Speisen mit dem Wein zubereiten, den man auch zum Essen trinken will. Bowlen sollte man nur mit solchen Weinen ansetzen, die man auch pur genießen würde.

Was ist ein Federweißer?

Federweißer (auch: *Rauscher, Sauser, Bremser, Bitzler, Neuer Süßer, Sturm)* ist milchigtrüber, gärender Traubenmost, der zu Beginn der Gärung süß und mit dem Zeitablauf immer trockener schmeckt, da der Zucker allmählich zu Alkohol und Kohlendioxid umgesetzt wird. Nach Beendigung der alkoholischen Gärung ist Jungwein entstanden. Jeweils im Herbst kommt Federweißer in Flaschen in den Handel, die wegen der Entwicklung von Kohlendioxid nur lose verschlossen werden können und deshalb aufrecht stehend transportiert und gelagert werden müssen.

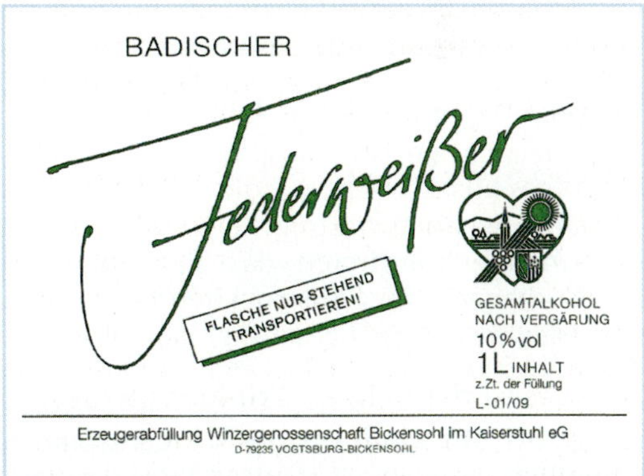

Federweißer-Etikett

Was ist ein Primeur?

Primeur ist die französische Bezeichnung für den rasch hergestellten fruchtigen, leicht gekühlt zu trinkenden und bald zu verbrauchenden Wein eines neuen Jahrgangs (auch Nouveau – F, Novello – I). Der Primeur aus dem Beaujolais (bessere Sorten mit dem Zusatz Villages) darf erst ab dem dritten Donnerstag im November verkauft werden. Die ersten südfranzösischen Primeur-Weine erreichen uns schon Mitte Oktober. Für besonders Ungeduldige: die ersten Weine eines Jahrgangs überhaupt stammen von der Südhalbkugel und sind schon im April/Mai eines Jahres im Fachhandel verfügbar.

Was ist von Wein im Weinschlauch, in Dosen oder im Tetra Brik zu halten?

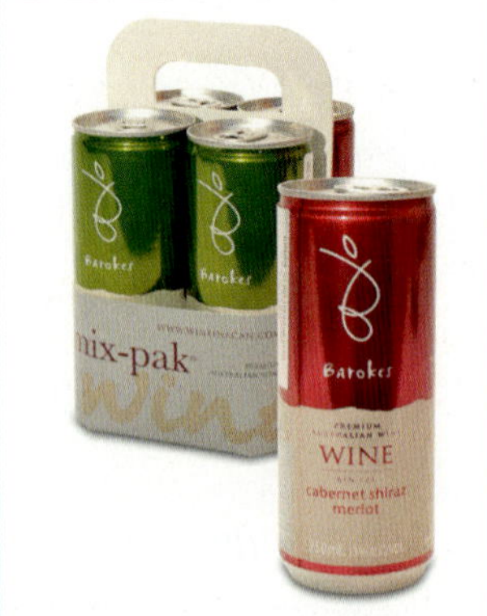

Weindosen

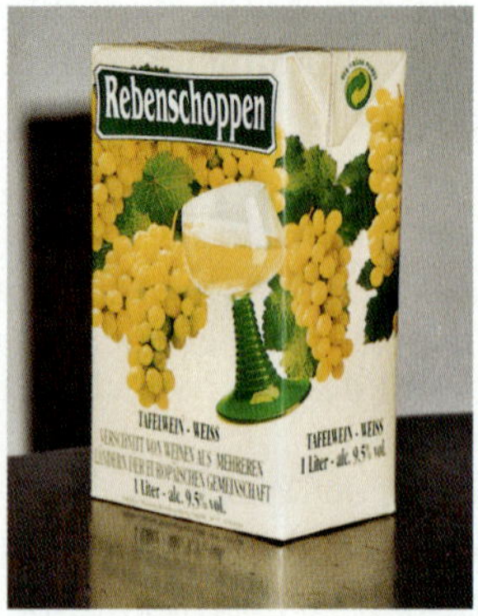

Brikpackung

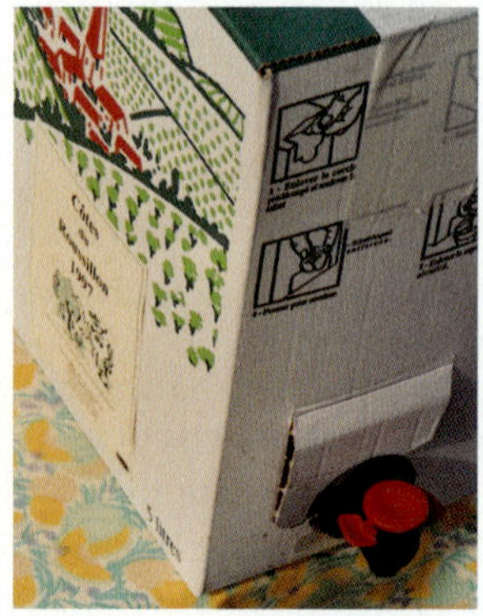
Weincontainer

Es ist üblich geworden, Weine einfacher (und zunehmend auch mittlerer) Qualität in Mengen von 3, 5 oder 10 l in Kartonboxen abzufüllen, die inwendig mit einem Weinschlauch (aus einer Kunststoff-Aluminium-Verbundfolie) ausgekleidet sind. Der Wein wird über ein Ventil (Zapfhahn) ohne Luftzutritt entnommen, sodass es möglich wird, Anbruchmengen 1–2 Monate ohne Qualitätseinbuße aufzubewahren. Ein weiterer Vorteil besteht in einem leichteren Gewicht im Vergleich zu einer entsprechenden Menge von Einzelflaschen. Die durch Abfüllung in Weinschläuche zu erzielende Kosteneinsparung kommt z. T. den Weinfreunden zugute: immerhin kostet 1 l Wein im Weinschlauch weniger als ein vergleichbarer Wein in der 0,75-l-Flasche. Ob es sich lohnt, Wein im Weinschlauch zu kaufen, hängt letztlich davon ab, ob der im Weinschlauch abgefüllte Wein gefällt. Damit sich der Wein im Schlauch nicht als „Katze im Sack“ herausstellt, sollte man eine Verkostung verlangen.

Im Verbundkarton (Brikpackung) und in Dosen werden bisher nur einfache Weine angeboten. Ist die Packung erst einmal geöffnet, muss der Inhalt rasch verbraucht werden.

Welches ist die geeignete Lagertemperatur für Wein?

Was die richtige Lagerung von Flaschenwein im Handel oder im Haushalt angeht, so kommt es nicht so sehr auf die absolute Temperatur an (allerdings reift und altert ein Wein schneller, wenn er warm gelagert wird). Wichtiger ist, dass keine erheblichen Temperaturschwankungen auftreten, dass liegende Lagerung und eine ausreichende Luftfeuchtigkeit den Korken vor dem Austrocknen bewahren und dass der Wein vor Licht, Fremdgerüchen und Erschütterungen geschützt ist.

Welches ist die richtige Trinktemperatur für Wein?

Derselbe Wein, einmal mit 8 °C, das andere Mal mit 18 °C serviert, schmeckt völlig unterschiedlich. Eine einzig richtige Trinktemperatur eines Weins gibt es nicht – dafür spielen persönliche Vorlieben, Umgebungstemperatur und das Essen, zu dem er serviert wird, eine zu gewichtige Rolle. Dennoch gibt es allgemein beachtete Empfehlungen für die Trinktemperatur eines Weins:

Kein Wein verträgt Trinktemperaturen von 20 °C und mehr. Je wärmer ein Wein ist, desto eher können flüchtige Aromen, Schwefeldioxid und Alkohol verdunsten. Zu kühl servierter Wein kann sein volles Geschmacksspektrum nicht entfalten. Allerdings wird so mancher Wein absichtlich zu kühl angeboten, um Aromafehler zu verdecken.

Empfohlene Trinktemperaturen für Weiß-, Rot- und Roséweine	
Empfohlene Trinktemperatur (in °C)	**Weine**
16–18	tanninreiche Rotweine *(Bordeaux, Burgunder, Chianti Riserva)*, rote Jahrgangsportweine
14–16	tanninarme Rotweine *(Beaujolais, Côtes-du-Rhône, Württemberger)*
10–12	körperreiche, aromatische Weißweine *(Beerenauslesen)*; fruchtige Rosés; Likörweine *(weißer Portwein, Sherry, Tokaji Aszú)*
5–10	leichte, säurebetonte Weißweine *(Mosel, Rheingau, Chablis)*; trockene Rosés
6–8	Schaumweine

Wie kann man Wein auf die richtige Trinktemperatur bringen?

Angenommen, Rotwein mit einer Kellertemperatur von 10 °C soll auf 16–18 °C erwärmt werden. Da bieten sich verschiedene Möglichkeiten: langsame Erwärmung in einem Raum mit 16–18 °C (dauert ½ Tag); Erwärmung bei Zimmertemperatur (dauert 1 ½ Stunden); Erwärmung im Wasserbad von 20 °C (benötigt nur ¼ h). Das letzte Verfahren ist schonend und dennoch schnell; allerdings kann sich dabei das Etikett ablösen. Nicht empfehlenswert, weil der Wein dabei ungleichmäßig erwärmt und auch überhitzt werden kann, sind folgende Verfahren: Flasche in heißes Wasser, in den warmen Backofen, auf eine Heizung oder vor ein Kamin- oder Lagerfeuer stellen.

Weniger schwierig ist es, zu warm gelagerte (Schaum-)Weine auf eine niedrigere Temperatur zu bringen. Untersuchungen haben ergeben, dass beim Kühlen im Weinkühler (mit Eiswürfeln und Salz), im Kühlschrank oder Gefrierschrank gleich gute Ergebnisse erzielt werden.

Um die Temperatur eines Weins bei Tisch zu halten, empfiehlt sich z. B. ein Weinkühler aus unglasiertem Ton, der vor Gebrauch kurz in Wasser getränkt wird und dann mit der Verdunstungskälte den Wein auf dem einmal erreichten Temperaturniveau hält.

Soll man Wein dekantieren?

Eine Reihe besserer Rotweine bildet im Laufe des Reifungsprozesses auf der Flasche einen Bodensatz aus Gerb- und Farbstoffen (Depot), der nicht ins Glas gelangen sollte. Deshalb wird der Wein, ohne das Depot aufzuschütteln, vorsichtig aus der Flasche in eine Karaffe umgefüllt (dekantiert). Manche Weinfreunde füllen auch Rotwein ohne Depot, Rosé- oder Weißwein in eine Karaffe um und lassen diese noch eine Weile stehen, damit der Wein Sauerstoff aufnehmen und sich entfalten kann. Eingehende Untersuchungen haben gezeigt, dass diese Erwartung – außer bei einigen fehlerhaften Weinen – sich nicht bestätigt.

Der verbreitete Brauch, Weinflaschen einige Stunden mit geöffnetem Korken stehen zu lassen, „damit der Wein Luft holen kann", ist ohne Grundlage, denn eine Einwirkung des in der Umgebungsluft vorhandenen Sauerstoffs auf den Wein ist kaum möglich, weil der Flaschenhals einen nur geringen Querschnitt hat. Vorzeitig den Korken zu ziehen nützt nichts, schadet aber auch nicht.

Lohnt es sich, Schaumwein zu lagern?

Schaumwein ist, wenn er auf Flaschen gefüllt wird, in einem optimalen Reifezustand. Weitere Lagerung (bei Naturkorken liegend!) kann da nichts besser machen, wohl aber zu Druckverlust und Schäden durch Lichteinwirkung führen.

Kann ein „Billigsekt" von hoher Qualität sein?

Beispielkalkulation für Sekt der unteren Preisklasse	
Kalkulationsbestandteil	**€**
Verkaufspreis einschl. MwSt	2,19
·/. MwSt	0,35
Verkaufspreis netto	1,84
·/. Deckungsbeitrag	0,00
Einstandspreis des Händlers	1,84
·/. Verpackung, Transport	0,10*
Fabrikabgabepreis mit Schaumweinsteuer	1,74
·/. Schaumweinsteuer	1,02
Fabrikabgabepreis ohne Schaumweinsteuer	0,72
·/. ▸ Gewinn des Herstellers ▸ Verwaltungs- und Vertriebsgemeinkosten des Herstellers ▸ Fertigungsgemeinkosten ▸ Fertigungslöhne ▸ Materialgemeinkosten ▸ 30 g Zucker („Versanddosage") ▸ Flasche, Korken, Ausstattung ▸ sonstige Materialkosten	0,41*
Grundwein inkl. Provisionen und Transport	0,31

* lt. freundl. Auskunft der Forschungsanstalt Geisenheim

Im Kalkulationsbeispiel wird unterstellt, dass der Händler den Schaumwein als Aktionsware (z. B. innerhalb eines Sonderangebots) zum Einstandspreis weiterverkauft und somit keinen Deckungsbeitrag erzielt. Diese Annahme ist realistisch: Schaumwein der unteren Preisklasse wird häufig zu Aktionen eingesetzt.

Die Schaumweinsteuer ist eine Mengensteuer und beträgt 1,02 € für die 0,75-l-Flasche. Diese Schaumweinsteuer und die (auch auf diese erhobene) Mehrwertsteuer machen allein schon 1,37 € aus, sodass nach Abzug aller weiteren Kalkulationsbestandteile für den Grundwein (an dem ja wiederum Winzer, Weinhändler und Transporteure verdienen wollen) tatsächlich nur noch einige Cent aufgewendet werden können.

Da die Schaumweinsteuer als Mengensteuer vom Verkaufspreis unabhängig ist, bleibt bei teureren Schaumweinsorten mehr Spielraum für aufwendigere Produktionsverfahren (Flaschengärung) und bessere Grundweine.

Wenn Sie weiterlesen wollen

Auswertungs- und Informationsdienst für Ernährung, Landwirtschaft und Forsten (aid) e.V. (Hrsg.), Das Weinrecht 2009, Nr. 1116. Bonn 2009;

Kämmer, Frank, Lexikon der Wein-Irrtümer. München 2009[2];

Heymann-Löwenstein, Reinhard, Terroir: Weinkultur und Weingenuss in einer globalen Welt. Stuttgart 2009;

Junglas, Wolfgang, und Knoll, Rudolf, Das große Buch vom Sekt. Frankfurt a. M. 2008;

Johnson, Hugh, und Robinson, Jancis, Der Weinatlas. München 2008[6];

Worm, Nicolai, Täglich Wein. Gesünder leben mit Wein und mediterraner Ernährung. Bern und Stuttgart 2002[8];

Priewe, Jens, Wein – Die Neue Welt. München 1998;

Gotta, Frank, Aus einem goldenen Apfel. Der Apfelwein – un was es driwwer zu saache gibt. Frankfurt a. M. 1996.

16 Spirituosen

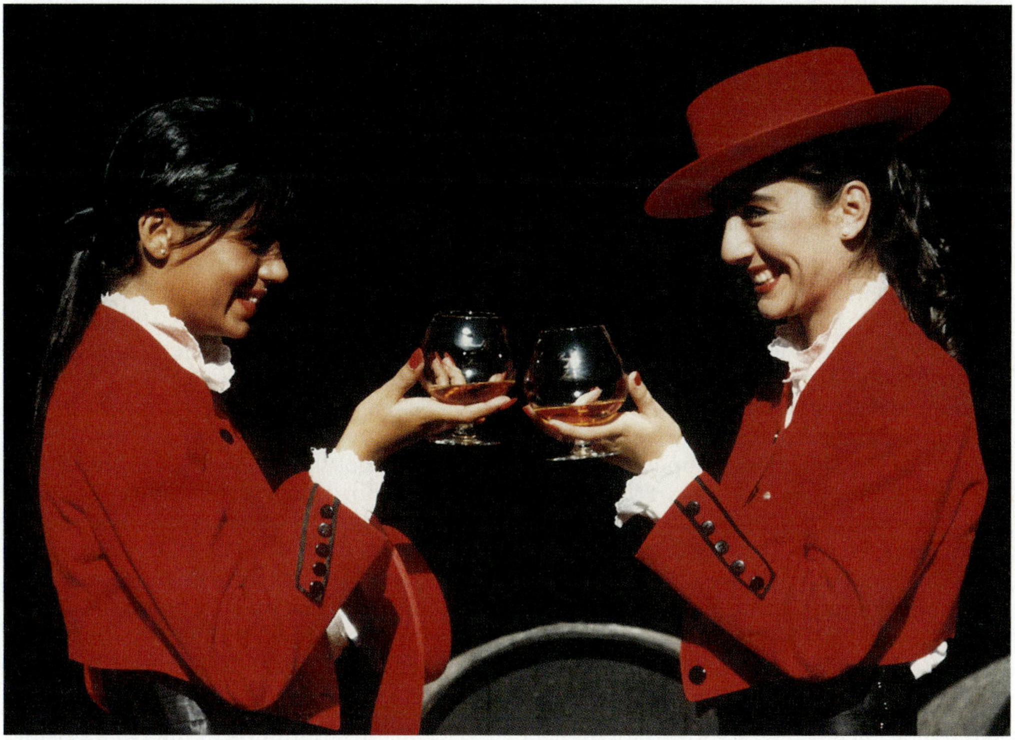

Die Herstellung von Spirituosen ist nicht an klimatische und kulturelle Bedingungen gebunden. „Die Destillation gehört nicht zur bodenständigen Landwirtschaft, sondern ist ein Industriezweig. Wo immer Wasser fließt und ein Lastwagen hingelangen kann, da kann man auch Whisky, Weinbrand, Gin, Rum oder jede beliebige andere Spirituose herstellen. Gelegentlich aber führt eine Reihe natürlicher Voraussetzungen zu einem Getränk, dessen Charakter und Qualität sich zwar nachahmen, niemals aber reproduzieren lassen. Es sind dies jene Spirituosen, die ihre geographische Herkunft wie ein Wappen tragen und deren Herstellung – wie die Weinbereitung – teils eine Wissenschaft, zumeist harte Arbeit, teils aber auch eine Kunst ist.

Spirituosen lassen sich aus jedem Material destillieren, das vergoren werden kann. Mit großer Findigkeit hat die Menschheit die unwahrscheinlichsten vergär- und destillierbaren Ausgangsstoffe – vom Wein bis zum Kaktus – aufgespürt."[1]

Spirituosen sind Genussmittel. Sie unterscheiden sich von anderen alkoholischen Getränken vor allem durch ihren gewöhnlich höheren Alkoholgehalt. Die Gefahr, durch →Alkoholmissbrauch Gesundheitsschäden zu erleiden, ist beim Genuss „harter" Getränke (→Brände) besonders groß.

---

1 Johnson, Hugh, Der große Weinatlas. Die Weine und Spirituosen der Welt. Bern und Stuttgart 1972, S. 238

Herstellung

Spirituosen werden hauptsächlich durch Destillieren („Brennen") oder durch Mischen einer Spirituose mit anderen Getränken hergestellt. Beim Destillieren nutzt man die Tatsache, dass

- Wasser bei 100 °C,
- höhere Alkohole (Fuselöle) ab ca. 80 °C,
- Aromastoffe ab ca. 78,5 °C,
- Ethanol = Ethylalkohol (genießbarer Alkohol) bei 78,3 °C und
- Methanol (stark giftiger Alkohol) bei 65 °C

sieden und verdampfen, sodass sich die für Genusszwecke erwünschten von den unerwünschten oder schädlichen Bestandteilen trennen lassen.

Für die Herstellung der meisten Spirituosen ist ein Destillationsverfahren üblich, das sich in zwei Arbeitsgängen vollzieht. In einem ersten Brennvorgang wird die zu destillierende alkoholhaltige Flüssigkeit bzw. Maische auf etwa 80 °C erhitzt. Dabei gehen Alkohole, Aromastoffe und die unbekömmlichen, teils gesundheitsschädlichen Fuselöle in den gasförmigen Zustand über. Sie werden in einem Kühler abgekühlt, dabei wieder verflüssigt und als Raubrand gesammelt. Der Raubrand wird in einem weiteren Arbeitsgang nochmals erhitzt: bei Temperaturen um 68 °C wird zunächst das giftige Methanol abgetrennt („Vorlauf"). Bei über 78,3 °C steigenden Temperaturen wird schließlich der „Mittellauf" (Feinbrand) mit den erwünschten Substanzen (Ethanol, Aromastoffe) vom höher siedenden „Nachlauf" (u. a. Fuselöle) abgeschieden. Die Schwierigkeit liegt darin, die Temperatur während des Brennvorgangs so genau zu führen, dass der Mittellauf neben dem Ethanol zwar Aromastoffe, aber kaum Fuselöle enthält. Der Feinbrand ist wasserklar. Die bei einigen Spirituosen übliche hellbraune Farbe entsteht durch Lagerung im Eichenholzfass (oft in gebrauchten Sherryfässern). Während der Lagerung werden mitunter auch färbende oder geschmacksgebende Zutaten wie Zuckerkulör, Eichenholzspäne oder Auszüge aus Holz, Mandelschalen, grünen Walnüssen, Pflaumen oder Feigen zugegeben.

Feinbrände haben einen so hohen Alkoholgehalt, dass sie unverdünnt nicht mit Genuss trinkbar sind. Sie werden durch Hinzufügen von reinem Wasser auf Trinkstärke herabgesetzt.

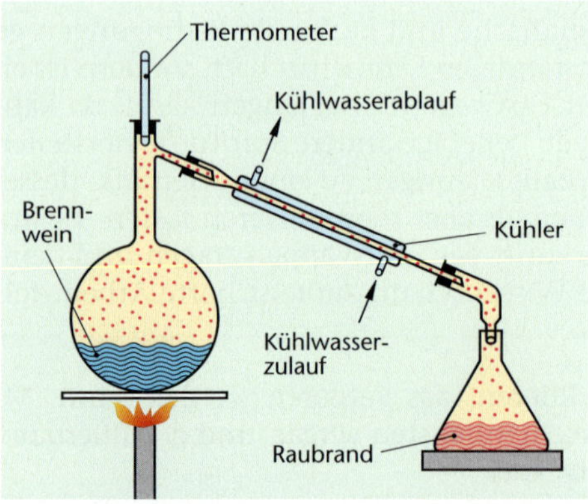

Destillation (Schema)

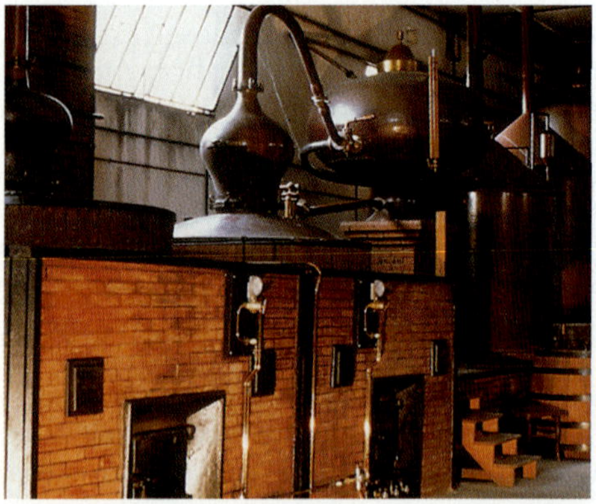
Brennereieinrichtung

Allein durch Destillation lassen sich lediglich solche Spirituosen herstellen, deren Grundstoffe *(Wein, Obstwein)* bereits Alkohol enthalten (einstufiges Verfahren). In mehrstufigen Verfahren ist es möglich, auch auf der Basis zucker- und stärkehaltiger Grundstoffe Spirituosen zu erzeugen.

Verfahren zur Erzeugung von Spirituosen					
Verfahren	**Grundstoffe** ***Beispiel***	**Spaltung in vergärbare Zucker**	**Gärung**	**Destillation**	**Endprodukt** ***Beispiel***
Einstufig	Alkoholhaltige Grundstoffe *Wein*			● →	● Spirituose *Weinbrand*
Zweistufig	Zuckerhaltige Grundstoffe *Äpfel*		● →	● →	● Spirituose *Calvados*
Dreistufig	Stärkehaltige Grundstoffe *Getreide*	● →	● →	● →	● Spirituose *Korn*

Der Alkoholgehalt von Spirituosen wird wie der aller alkoholhaltigen Getränke in Volumenprozent (% vol) angegeben. Dieser Wert zeigt, wie viel Milliliter (ml) reinen Alkohols in 100 ml des Getränks enthalten sind. Spirituosen (ausgenommen Eierlikör) haben einen Mindestalkoholgehalt von 15 % vol – also 15 ml reiner Alkohol in 100 ml Getränk – und lassen sich einteilen in **Brände** sowie in extraktarme und extraktreiche **aromatisierte Spirituosen**, wobei die Übergänge fließend sind. Für die Herstellung bestimmter Spirituosen wird „Ethylalkohol landwirtschaftlichen Ursprungs" ohne eigene Geschmacks- und Duftstoffe („Neutralalkohol", „Primasprit") verwendet. Er wird aus der vergorenen Maische von Kartoffeln, Getreide oder Buchweizen gewonnen und enthält nach mehrfacher Destillation ca. 96 % vol Alkohol.

Beispiele für **Gesetzliche Mindestalkoholgehalte von Spirituosen** lt. Verordnung (EG) 110/2008 des Europäischen Parlamentes und des Rates vom 15. Januar 2008			
Mindestalkoholgehalt in % vol	**Spirituosen**		
40	Whisky/Whiskey	Cognac, Armagnac	Pastis
38	Hefebrand	Bierbrand	
37,5	Deutscher Weinbrand Branntwein[1] Rum Rumverschnitt Tresterbrand Aquavit	Obstbrand ... brand; ... geist Brände aus Apfelwein Brände aus Birnenwein Kornbrand	Wodka Grappa Ouzo Enzian Gin
36	Weinbrand/Brandy		
35	Getreidebrand	Anis	
32	Korn		
30	Kümmel	Wacholder	
25	Obstspirituosen		
15	Spirituose mit Anis	Bitter	Liköre
14	Eierlikör/Advocaat		

1 Der Begriff **Branntwein** bezeichnet traditionell alle durch Brennen (Destillation) hergestellten alkoholhaltigen Flüssigkeiten und deren Mischungen, bedeutet jedoch im Sprachgebrauch der EG-Verordnungen ausschließlich Branntwein aus Wein bzw. Weinbrand/Brandy.

Brände

Brände werden im ein-, zwei- oder dreistufigen Verfahren aus einem oder mehreren (oft namengebenden) Rohstoffen *(Wein, Obst, Zuckerrohr, Getreide, Kartoffeln)* erzeugt. Sie sind extraktarm und enthalten keine oder nur wenige Geschmackszutaten.

Branntwein/Weinbrand/Brandy

Diese Spirituosen werden ausschließlich durch Destillation von Wein oder von Brennwein (einer Mischung aus Wein und Weindestillat mit einem Alkoholgehalt von 24 bis 28 % vol) oder durch erneutes Destillieren von Weindestillat gewonnen. Die bekanntesten Weinbrände sind Cognac und Armagnac.

Cognac ist die Herkunftsbezeichnung für französischen Qualitätsbranntwein, dessen gesamte Herstellung sich in einem weiten gesetzlich abgegrenzten Gebiet um die gleichnamige südwestfranzösische Stadt vollzieht. Verwendet werden ausschließlich Weine aus sechs Anbaugebieten dieser Region, von denen allerdings nur zwei – Petite und Grande Champagne – Weine für Spitzendestillate liefern, sodass es bei Cognacs eine große Bandbreite in der Qualität gibt.

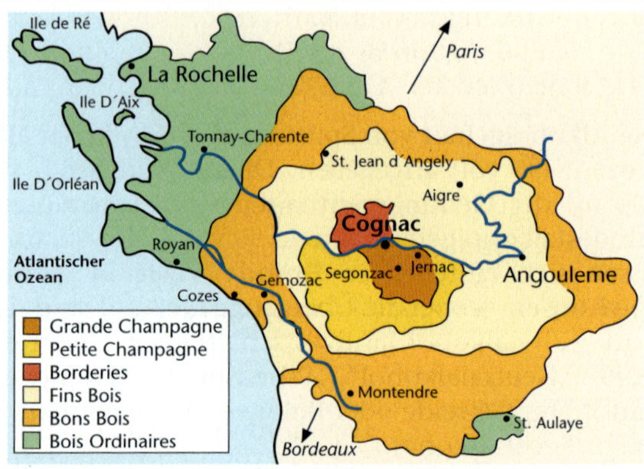

Die Herkunftsbezeichnung „Cognac"

Allen Cognacs gemeinsam sind: eine zweimalige Destillation (Raubrand – Feinbrand), bei der der Wein mit der Hefe in die Brennblase gefüllt wird, ein Mindestalkoholgehalt von 40 % vol und eine Lagerung im Eichenholzfass. Dabei nimmt der Cognac Farb-, Geschmacks- und Aromastoffe aus dem Holz auf und entwickelt ein harmonisches Bukett. Gleichzeitig verdunsten erhebliche Anteile des Alkohols. Bei den Cognacs der großen weltbekannten Erzeuger werden Brände unterschiedlicher Lagen und verschiedenen Alters verschnitten, um immer wieder aufs Neue den jeweils charakteristischen Geschmacksstil des Hauses zu treffen.

Qualitätsstufen von Cognac

nach der Herkunft der Ausgangsweine		nach der Mindestlagerdauer des jüngsten zum Verschneiden mitverwendeten Destillats: Bezeichnung		Mindestlagerdauer[1]	Durchschnittliche Lagerdauer
Ohne besondere Kennzeichnung	Ausgangsweine aus dem gesamten geographischen Bereich	V. S. ***	Very special	2 ½ Jahre	5 bis 9 Jahre
Fine Champagne	Mindestens 50 % der Ausgangsweine aus der Grande, der Rest aus der Petite Champagne	V. S. O. P.	Very superior old pale	4 ½ Jahre	12 bis 20 Jahre
Grande Champagne	Alle Ausgangsweine aus der Grande Champagne	X. O., Extra, Grande Réserve, Napoléon	Extra old	6 ½ Jahre	über 20 Jahre
		Hors d'Age		Älter als X. O.	

1 Quelle: SOPEXA, Weine und Spirituosen aus Frankreich; Centre d'Information du Cognac

Ebenfalls aus Südwestfrankreich, nämlich aus Teilen der Landschaft Gascogne, stammt der Qualitätsbranntwein **Armagnac.** Bei allen Übereinstimmungen mit dem Cognac hinsichtlich Mindestalkoholgehalt und Altersstufen ergeben andere Anbauböden, Brennweine und das kontinuierliche Destillationsverfahren einen unverwechselbaren Geschmack. Junge Armagnacs sind sehr rau und gewinnen noch mehr als Cognacs durch Verschneiden, Zusatz von Auszügen aus Pflaumen, Nüssen und Kräutern und jahrelange Reifung.

Weinbrand (Brandy) muss mindestens ein Jahr (bei Lagerung in Fässern mit weniger als 1000 l Volumen sechs Monate) in Eichenholzfässern reifen, wird nach der Fassreifung in Tanks gelagert und schließlich zum Ausgleich natürlicher Qualitätsschwankungen verschnitten. Der Mindestalkoholgehalt beträgt 36 % vol. Weinbrände (Brandys) unterschiedlichster Qualität stammen u. a. aus Spanien, Portugal, Griechenland, Italien, Frankreich und Deutschland.

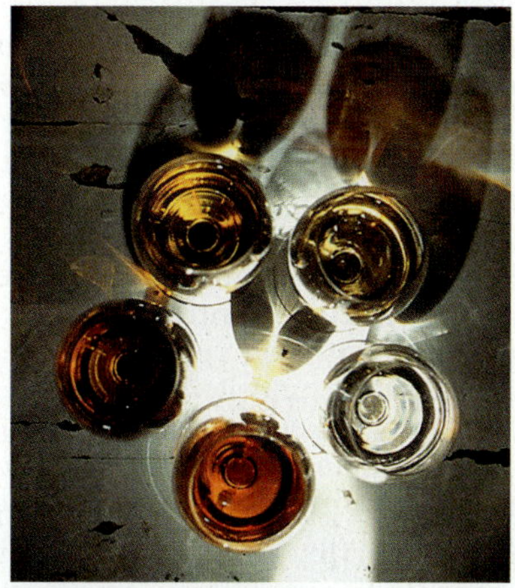

Vom klaren Destillat zum jahrelang fassgereiften Brandy

In Deutschland wird Weinbrand fast ausschließlich aus importierten Rohstoffen hergestellt, und zwar aus italienischen, französischen und spanischen Brennweinen oder aus importiertem Destillat. **Deutscher Weinbrand** unterliegt u. a. den folgenden Bestimmungen:

- Die Herstellung, ausgenommen die Destillation und die ihr vorgelagerten Schritte, ist in Deutschland erfolgt.
- Die zur Herstellung verwendeten Weintrauben stammen ausschließlich von empfohlenen oder zugelassenen Rebsorten.
- Das Erzeugnis wurde zu weniger als 86 % vol destilliert, enthält also einen hohen Anteil geschmacks- und geruchsgebender Substanzen.
- Das gesamte verwendete Weindestillat wurde mindestens zwölf Monate in Eichenholzfässern von höchstens 1000 Litern Fassungsvermögen gereift.
- Der Alkoholgehalt beträgt mindestens 38 % vol.

Deutscher Weinbrand unterliegt einer amtlichen Prüfung, bei der u. a. festgestellt wird, ob der Weinbrand eine goldgelbe bis goldbraune Farbe hat, die typischen Merkmale der verwendeten Ausgangserzeugnisse aufweist, in Aussehen, Geruch und Geschmack frei von Fehlern ist und die geforderten analytischen Werte erfüllt. Hat das Erzeugnis die Prüfung bestanden, trägt jede Verkaufsflasche eine **amtliche Prüfnummer.** Deutscher Weinbrand ist in seinen Spitzenprodukten französischem Cognac ebenbürtig; allerdings spricht er mit seinem abgerundeten, betont weichen Geschmack besonders die deutschen Geschmacksvorlieben an.

Spanischer Brandy wird aus Weinen Zentralspaniens gebrannt und dann in die Region der →Sherry-Produktion gebracht. Dort wird er in gebrauchten Fässern gelagert, die sich zuvor mit farb- und aromaintensivem Sherry vollgesogen haben. Wie dieser reift auch Brandy nach dem →Solera-Verfahren. **Brandy de Jerez** ist wie Cognac und Armagnac eine Weinspirituose mit geschützter →Ursprungsbezeichnung.

Unter Brandy wird meist auch der griechische Metaxa eingeordnet. Er ist allerdings kein reiner Weinbrand, sondern wird aus Weinbrand, Neutralalkohol, Naturaromen und destilliertem Wasser hergestellt und gilt damit als „Weinbrand-Spirituose“.

Tresterbrand

Trester (D, A), Grappa (I) und *Marc (F)* werden nicht aus Wein, sondern aus den Trester genannten Traubenrückständen gebrannt, die bei der →Weinbereitung nach dem Pressen zurückbleiben. Diese Rückstände sind entweder schon vergoren (die meisten Rotweintrester) oder müssen noch vier bis fünf Wochen gären (Weißweintrester). Je besser das Lesegut, desto feiner kann das Destillat sein. Besonders milde und reintönige Tresterbrände gewinnt man, wenn man die Traubenreste von Stielen, Strünken und Kernen befreit.

Je nachdem, ob die verwendeten Trester von mehr oder weniger aromatischen Rebsorten stammen, ergibt sich auch ein unterschiedlich duftender und schmeckender Brand. Besonders beliebt sind sortenreine Tresterbrände, z. B. von Riesling-, Gewürztraminer- oder Muskatellertrestern. Auch bei Tresterbränden beeinflusst das Destillationsverfahren das Ergebnis. Einfachere Qualitäten sind üblicherweise kontinuierlich gebrannt, Edeltrester dagegen werden zweimal destilliert. Von vergleichsweise geringerer Bedeutung sind Alterung und Reifung, da Tresterbrände ihr bemerkenswertes Bukett und ihre geschmackliche Eigenart schon einige Monate nach dem Destillieren entfalten. Lagerung in Eichenholzfässern ergibt bernsteinfarbene, in Fässern aus Eschenholz wasserklare Tresterbrände.

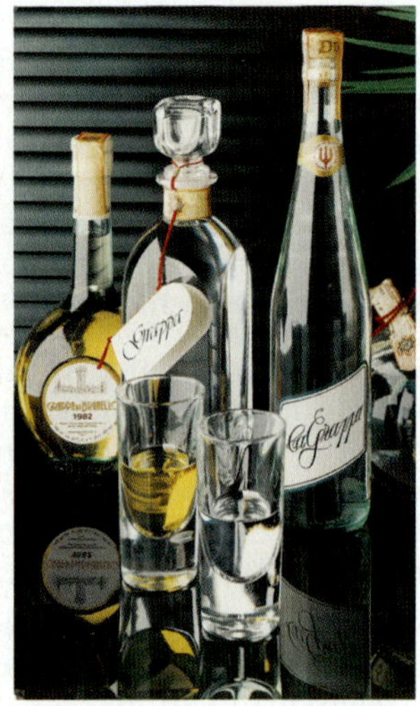

Grappa

Der beliebteste Tresterbrand ist der italienische **Grappa.** Er kommt sortenrein und aus bestimmten Herkunftsgebieten, aber auch als Verschnitt verschiedener Sorten und Gebiete, in einer großen Spanne von Qualitäten und Preislagen in den Handel. Einige Grappe sind mit Aromen von Minze, Beifuß, Enzian, Kümmel, Himbeere, Heidelbeere, Orange, Mandel, Honig oder Kaffee aromatisiert.

Obstbrand

Obstbrände werden nach drei Verfahren hergestellt:

- **Apfelbrand** *(Calvados)* und **Birnenbrand**, hergestellt durch Destillation von Obstwein;
- **Obstwasser** *(Kirschwasser, Slibowitz),* hergestellt durch Destillieren vergorener zuckerreicher Früchte (der Alkohol stammt vom namengebenden Rohstoff);
- **Obstgeist** *(Himbeer-, Schlehen-, Vogelbeergeist),* dadurch hergestellt, dass mit Alkohol die Aromastoffe der ganzen unvergorenen Früchte ausgezogen werden. Der so mit Geschmacks- und Aromastoffen gesättigte Alkohol wird anschließend nochmals gebrannt.

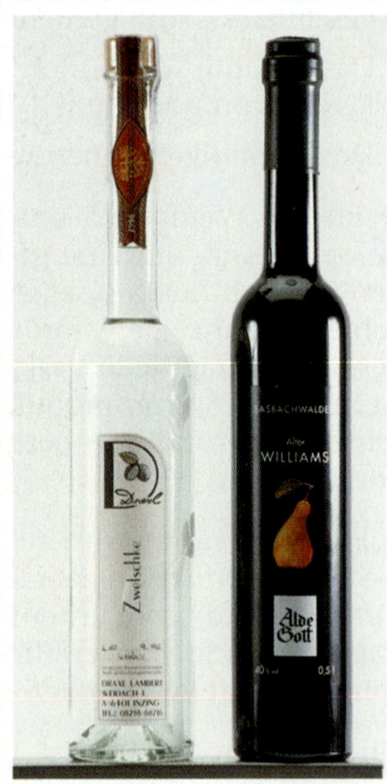

Obstbrände

Die meisten Obstbrände besitzen jung ein besonders intensives Aroma, doch lagern sie zur Harmonisierung einige Monate im Glasballon *(Kirschwasser, Marillenbrand – A, Barack pálinka – H).* Einige Obstbrände *(Calvados – F, Slibowitz)* gewinnen durch Holzfasslagerung.

Steinobstbrände haben mitunter ein deutliches Bittermandelaroma, das aus der Blausäure in den Steinen der verwendeten Früchte herrührt. Obstwässer können beträchtliche

Mengen Methanol und außerdem höhere Anteile an Fuselölen enthalten als andere Spirituosen. Zur Vermeidung gesundheitlicher Belastungen sollte man Obstbrände daher besonders maßvoll konsumieren.

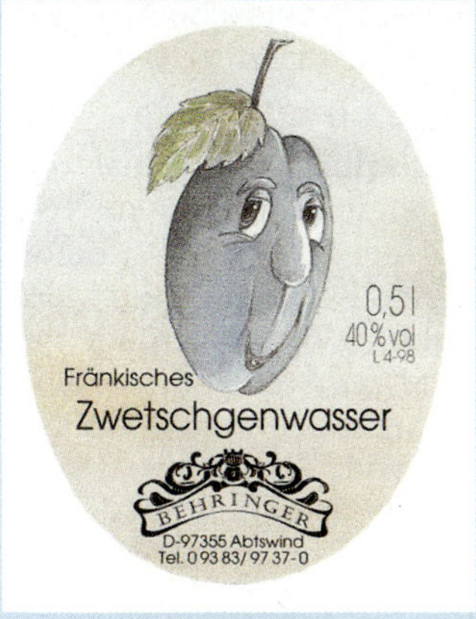

Obstwasser

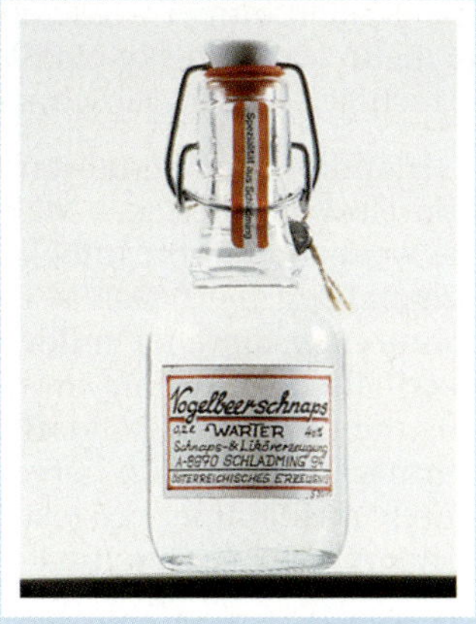

Obstgeist

Brände aus Apfel- oder Birnenwein genießen zunehmende Beliebtheit. Bekannt ist der nordwestfranzösische **Calvados**, der aus Apfelwein (Cidre) bestimmter Anbaugebiete der Normandie destilliert wird. Beste Qualität ist Calvados mit der geschützten Ursprungsbezeichnung „Pays d'Auge"; für ihn gelten ähnliche Destillationsverfahren und Altersbezeichnungen wie für →Cognac.

Obst und andere Früchte, aus denen Spirituosen hergestellt werden (Auswahl)					
Apfel Aprikose (Marille) Birne Brombeere	Eberesche Erdbeere Feige Hagebutte Heidelbeere	Himbeere Holunder Kirsche Mango Maulbeere	Mirabelle Mispel Pflaume Quitte Reineclaude	Schlehe Stechpalmenfrucht Vogelbeere Wacholder	Weintraube Wildpflaume (Zibarte) Williamsbirne Zwetschge

Getreidebrand

Getreidespirituosen werden aus Getreide *(Roggen, Weizen, Hafer, Gerste)* oder aus Buchweizen im dreistufigen Verfahren, d. h. durch Verzuckerung, Vergärung und anschließende Destillation hergestellt. Der verwendete Rohstoff bestimmt den Geschmack. In deutschsprachigen Gebieten der europäischen Gemeinschaft traditionell hergestellte Getreidespirituosen dürfen als **Korn** (mindestens 32 % vol) oder **Kornbrand** (mindestens 37,5 % vol) und, wenn nur eine Getreideart verwendet wurde, als „Weizenkorn" („Roggenkorn", ...) bezeichnet werden. Getreidespirituosen mit 38 % vol können zusätzlich zur Verkehrsbezeichnung „Kornbrand" als **Doppelkorn** bezeichnet werden.

Whisky ist ein Getreidebrand, z. T. mit rauchigem Geschmack (Scotch). Er wird aus Getreidemalz (→Mälzen), gegebenenfalls unter Verwendung von unvermälztem Getreide, hergestellt. Die Mindestlagerzeit beträgt, bezogen auf das jüngste verwendete Destillat, drei Jahre; acht-, zehn- und zwölfjährige Sorten sind üblich. Die Schreibweise für diese Spirituose ist vom Erzeugerland abhängig. Als „Whiskey" werden der Irish Whiskey und der Bourbon Whiskey bezeichnet, alle übrigen heißen *(schottischer, kanadischer, deutscher, indischer, pakistanischer, thailändischer ...)* „Whisky".

Am weitesten verbreitet ist **schottischer Whisky** („Scotch"). Zwei Sorten sind im Handel von Bedeutung: **Malt Whisky** wird aus in Torfrauch getrocknetem Gerstenmalz hergestellt. Single Malt stammt aus verschiedenen Jahrgängen jeweils einer einzigen Destillerie und fällt vor allem bei kleineren Betrieben nicht immer gleich aus. **Blended Whisky** dagegen wird industriell hergestellt, und zwar als Mischung von Malt Whiskys und Grain Whiskys. Letztere werden aus überwiegend unvermälztem Getreide unter Zusatz von Gerstenmalz hergestellt. Das Blenden (Verschneiden) erlaubt es, aus wechselnden Ausgangsmaterialien immer wieder aufs Neue das typische Aroma eines Markenwhiskys zu erzielen. Je mehr Malt Whisky ein Blended Whisky enthält, desto markanter und charakteristischer (rauchiger) ist sein Geschmack.

In Irland, wo das Verfahren zur Herstellung von Whisk(e)y erfunden wurde, werden – meist von Großdestillerien – Malt und Grain Whiskeys aus Gerste und Roggen hergestellt. Um sie weitgehend von unbekömmlichen Fuselölen zu befreien, werden die **Irish Whiskeys** dreimal destilliert. Da das Trocknen des verwendeten Malzes nicht im Torfrauch geschieht, schmecken die eher milden irischen Whiskeys nicht nach Rauch. **Canadian Whisky** – ebenfalls mild, wenig aromatisch – entsteht aus Mais und Roggen, **Bourbon Whiskey** aus mindestens 51 % Mais sowie aus Roggen und Gerstenmalz, wobei der Maisanteil geschmacklich deutlich hervortritt. Bourbon Whiskey wird in Fässern gelagert, deren Inneres durch Ausflämmen angekohlt wurde. Dadurch entsteht sein leicht parfümierter und besonders weicher Geschmack.

Deutscher Whisky ist eine den Geschmacksvorlieben deutscher Konsumenten angepasste besonders milde Mischung aus schottischem Malt Whisky und deutschen Kornfeindestillaten.

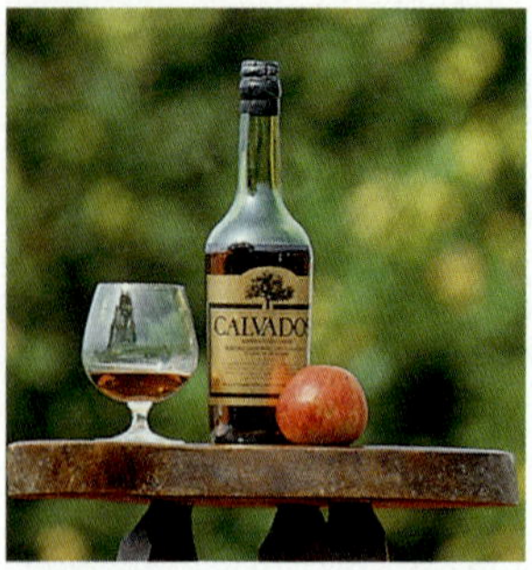

Calvados

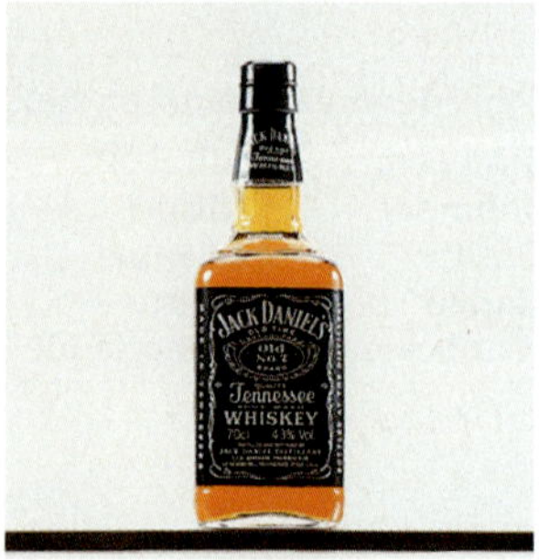

Whiskey

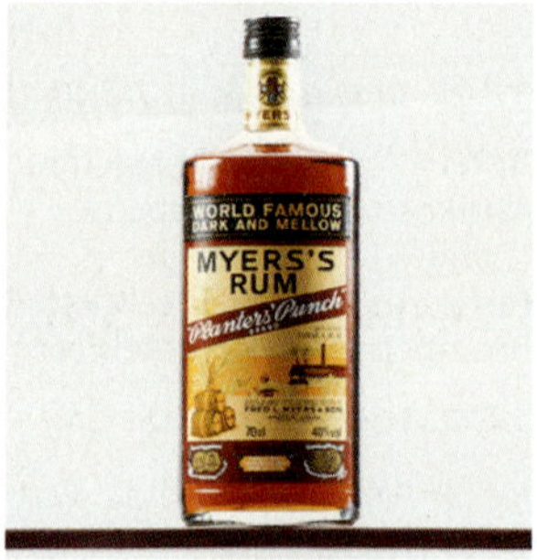

Rum

Brände aus sonstigen Rohstoffen

Wodka (PL, RUS, FIN, D) wird aus „Ethylalkohol landwirtschaftlichen Ursprungs" durch wiederholte, reinigende Destillation (Rektifikation) und anschließende Filtration über Aktivkohle gewonnen und in Stein- oder Glasbehältern gelagert. Im Gegensatz zu anderen klaren Spirituosen soll Wodka („Wässerchen") völlig neutral schmecken und riechen.

Durch Vermischen von Ethylalkohol landwirtschaftlichen Ursprungs mit Trinkwasser entsteht ein Getränk, das zusätzlich zur Verkehrsbezeichnung „Spirituose" oder „alkoholisches Getränk" als **Klarer** bezeichnet werden kann. Ein Mindestalkoholgehalt ist nicht festgelegt; üblich sind mindestens 30 % vol.

Auch aus dem Saft von Agaven *(Tequila, Mezcal* – Mexiko) sowie aus süßlichen oder Bitterstoffe enthaltenden Pflanzenwurzeln und -knollen *(gelber Gebirgsenzian, Bärwurz, Topinambur)* werden wasserklare Brände hergestellt.

Rum ist ein Erzeugnis der Karibik. Er wird durch Vergären und Destillieren von Zwischen- und Nebenprodukten der Rohrzuckergewinnung *(Rohrzuckermelasse, -sirup, -saft)* hergestellt. Aufgrund der unterschiedlichen Ausgangsmaterialien und Destillationsverfahren gibt es auf den einzelnen Inseln der Karibik sehr unterschiedliche Arten von Rum. Das erzielte Destillat ist jedoch immer wasserklar und gewinnt die bei einigen Sorten übliche bräunliche Färbung durch Holzfasslagerung (sechs Monate, allenfalls wenige Jahre), Pflanzenauszüge und/oder →Zuckerkulör. Originalrum hat 75 bis 80 % vol Alkoholgehalt und wird in den Verbraucherländern auf Trinkstärke von mindestens 38 %, handelsüblich 40 oder 54 % vol, herabgesetzt („Echter Übersee-Rum").

Zwei Typen von Rum sind in Deutschland besonders beliebt: Heller **(weißer** oder goldfarbener) **Rum** wird in Stahltanks gelagert, ist trocken, leicht, elegant, wenig aromatisch und besonders für Mixgetränke geeignet. Ursprünglich stammt er aus Kuba, heute kommen die größten Mengen aus Puerto Rico. **Jamaica-Rum** ist durch Lagerung im Eichenholzfass dunkel, intensiv und etwas streng im Geschmack, stark aromatisch und wird besonders zur Aromatisierung von Speisen und Heißgetränken und zum Einlegen von Früchten verwendet. Rum dieses Typs kommt auch aus Haiti, Martinique, Barbados und Guyana.

Weil Überseerum mitunter derart schwer und intensiv in Geruch und Geschmack ist, kann es sinnvoll sein, ihn mit Neutralalkohol zu verschneiden, wobei mindestens 5 % des Gesamtethanolgehaltes aus dem Originalrum stammen müssen. Dieser **Rumverschnitt** ist bei guten Sorten geschmacklich ansprechender (und preisgünstiger) als echter Überseerum.

Arrak ist eine unverschnittene Spirituose aus Reis, Melasse, zuckerhaltigen Pflanzensäften (Ostasien) oder Datteln (Nordafrika), ähnelt in Geruch und Geschmack entfernt dem Rum und wird bei uns auch zu ähnlichen Zwecken verwendet. Der wasserklare Originalarrak hat 60 % vol Alkohol und wird auf Trinkstärke von 40 % vol („Echter Arrak") herabgesetzt. Bei **Arrakverschnitt** müssen mindestens 10 % des Gesamtethanolgehaltes aus dem Originalarrak stammen.

Aromatisierte Spirituosen

Extraktarme aromatisierte Spirituosen

Durch Aromatisierung von Korn oder Neutralalkohol mit anderen Stoffen entstehen:

- **Wacholderspirituosen** *(Gin, Genever, Steinhäger),*
- **Kümmelspirituosen** *(Aquavit),*
- **Bitterspirituosen** *(Boonekamp, Schwedenbitter, Becherovka, Absinth),* hergestellt unter Verwendung von Wermut, Engelwurz, Ingwer, Vogelbeeren, Schafgarbe, Rosmarin, Nelken u. a.,
- **aromatisierter Wodka**, hergestellt unter Verwendung von Ingwer, Zitronenschale oder Cayennepfeffer; als Hinweis auf eine Aromatisierung mit Büffelgras enthält jede Flasche des grünlichgelben Wodka *Zubrowka (PL)* einen Grashalm.

Extraktreiche aromatisierte Spirituosen (Liköre)

Liköre sind aromatisierte Spirituosen mit hohem Zuckeranteil (mindestens 100 g/l), denen je nach Art geschmacksgebende Erzeugnisse landwirtschaftlichen Ursprungs *(Rahm, Milch, andere Milcherzeugnisse, Obst, Wein, aromatisierter Wein)* beigegeben werden können. Die Bezeichnung „…crème" ist Likören mit einem Mindestzuckergehalt von 250 g/l vorbehalten, doch liegt deren Zuckergehalt oft deutlich höher *(Crème de Cassis 520 g/l).* Manche Liköre werden nicht (nur) pur getrunken, sondern dienen zum Mixen *(Kir)* oder zum Würzen von Speisen *(Cointreau, Grand Marnier).* Die Vielzahl der auf dem deutschen Markt befindlichen in- und ausländischen Liköre ist kaum übersehbar. Grundstoff des Likörs kann Ethylalkohol landwirtschaftlichen Ursprungs, bei Edellikören Rum, Obstwasser, Korn, Weinbrand, Cognac oder Armagnac sein.

Emulsionsliköre bestehen aus Zutaten, die Fett enthalten *(Eier, Schokolade, Milch, Sahne)* und mit dem Grundlikör zu einer dickflüssigen Mischung verbunden sind. Eierlikör (Advokat, Advokaat, Avocat) ist eine Spirituose, die Eiklar, mindestens 150 g Zucker oder Honig sowie mindestens 140 g Eigelb pro Liter enthält. Abweichend vom Mindestalkoholgehalt der übrigen Spirituosen beträgt der Mindestalkoholgehalt von Eierlikör nur 14 % vol.

Emulsionsliköre bekommen bei zu langer Lagerung einen unangenehmen Altgeschmack.

Aromatisierung von Likören	
Grundlage/Zutat	**Beispiele**
Kräuter, Gewürze, Bitterstoffe	*Kräuter- und Klosterlikör, Boonekamp, Halb und Halb, Pfefferminzlikör, Vanillelikör, Allasch, Angostura; Amaretto, Sambuca (I); Anisette, Pastis (F); Hierbas (E), Ouzo (GR); Raki (TY)*
Fruchtsaft und Obstbranntwein	*Fruchtbrandys (Apricot Brandy, Cherry Brandy, Peach Brandy)*
Fruchtaromen, Pflanzenauszüge	*Aufgesetzter, Orangenlikör, Kakao mit Nuss, Curaçao, Triple Sec; Maraschino (HR)*
Fruchtsäfte	*Brombeerlikör, Kirschlikör, Kirsch mit Rum; Crème de Cassis (F)*

Was Verbraucher noch wissen wollen

Wie viel Alkohol darf man trinken?

Es kommt darauf an – „trockene“ Alkoholiker dürfen keinen Tropfen Alkohol zu sich nehmen, Verkehrsteilnehmer und Maschinenführer müssen aus Sicherheitsgründen auf Alkohol verzichten. Die Wirkung des Alkohols ist von Person zu Person verschieden und überdies bei ein und derselben Person nicht immer gleich. Manche Menschen vertragen auch regelmäßigen, andere nicht einmal gelegentlichen Alkoholgenuss. Was in einem Fall problemloser Gebrauch ist, stellt in einem anderen Fall bereits Alkoholmissbrauch dar. Schon deshalb ist es schwer, Höchstmengen anzugeben, die „noch vertretbar“ sind.

Alkohol übt sowohl günstige als auch schädliche Wirkungen auf den menschlichen Körper aus. Einerseits sinkt im Vergleich mit Personen, die keinerlei Alkohol zu sich nehmen, bei mäßigem Alkoholkonsum das Risiko, an Herzinfarkt und seinen Vorstufen zu erkranken, sowie die Gesamtsterblichkeit. Andererseits aber gibt es für manche Krankheiten *(Leberleiden, Brust- und Darmkrebs, Entzündungen der Bauchspeicheldrüse)*, die durch Alkohol (mit)ausgelöst werden, keinen Schwellenwert. Das bedeutet, dass keine Alkoholmenge benannt werden kann, unterhalb der man ein erhöhtes Risiko für diese Krankheiten ausschließen kann. Mit diesen Einschränkungen gilt ein täglicher Konsum reinen Alkohols von 20 g (ca. 25 ml) bei Frauen und 60 g (ca. 75 ml) bei Männern als allenfalls noch tolerierbare Menge – die „risikoarme maximale Trinkmenge“ allerdings liegt deutlich darunter.

Da es in unserer Gesellschaft zum guten Ton gehört, bei vielen Gelegenheiten Alkohol anzubieten und zu trinken, ist es wichtig zu wissen, wie viel Alkohol die verschiedenen Getränke enthalten.

Alkoholanteile und -mengen in verschiedenen Getränken		
Je 10 ml (8 g) reiner Alkohol sind enthalten in ...		**Alkoholanteil in % vol**
1 Glas Cognac (25 ml)	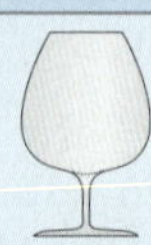	40
1 Glas Wein (100 ml)	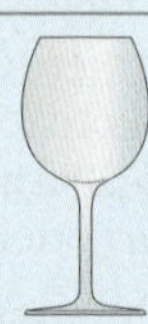	10
1 Glas Bier (200 ml)	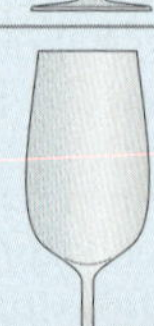	5

Größere Risiken als Bier und Wein bieten wegen des hohen Alkoholgehaltes und der damit größeren Gefahr der „Überdosierung" Liköre und Brände. Unter diesem Gesichtspunkt ist es erfreulich, dass, ausgelöst durch Richtlinien der EU, der Alkoholgehalt vieler in Deutschland angebotener Spirituosen erkennbar gesunken ist. Insbesondere Liköre, die früher mit 25 % vol hergestellt wurden, kommen jetzt häufig mit 15 % vol auf den Markt.

Welche Folgen hat Alkoholmissbrauch?

Der Missbrauch von Alkohol hat schwer zu beherrschende Sofortwirkungen und schädigt auf Dauer die körperliche und seelische Gesundheit.

Akute Wirkungen von Alkohol	
Promille Alkohol im Blut	**Wirkungen**
0,20–0,99	Beeinträchtigte Wahrnehmung, unkoordinierte Bewegungen, Veränderung der Stimmung und des Verhaltens, Beeinträchtigung geistiger Aktivität
1,00–1,99	Torkelnder Gang, deutliche Beeinträchtigung im Intelligenztest und bei der Fahrfähigkeit, verlängerte Reaktionszeit
2,00–2,99	Übelkeit und Erbrechen, Doppeltsehen, Störung der Muskelkoordination, extreme Schwerfälligkeit
3,00–3,99	Verminderte Körperwärme, kalte, feuchte Haut, Verlust des Sprechvermögens, Gedächtnisschwund, Empfindungslosigkeit, Kurzatmigkeit
ab 4,00	Tödliche Konzentration
Nach: Elmadfa/Leitzmann, Ernährung des Menschen.	

Folgen anhaltenden Alkoholmissbrauchs	
Alkohol kann den Körper schädigen	**Alkohol kann süchtig machen**
Alkoholmissbrauch ▸ zerstört Nerven- und Gehirnzellen, ▸ verursacht Entzündungen von Speiseröhre, Magenschleimhaut und Bauchspeicheldrüse, ▸ schädigt Leber, Nieren und Blutgefäße, ▸ beeinträchtigt die Fruchtbarkeit bei Männern und Frauen, ▸ begünstigt die Entstehung zahlreicher Krebsarten wie Mund-, Kehlkopf-, Brust-, Magen-, Darm-, Leber-, Speiseröhren- und Bauchspeicheldrüsenkrebs	Alkoholismus ist eine unheilbare Suchtkrankheit und zeigt sich in verschiedenen Ausprägungen. Typisch ist ein dreiphasiger Krankheitsverlauf: ▸ **Entlastungstrinken**, um Probleme besser „in den Griff" zu bekommen; ▸ **heimliches Trinken**, Schuldgefühle, ständiges Denken an Alkohol, Anlegen und Verstecken von Vorräten; ▸ **zwanghaftes Trinken**, Gefahr des sozialen Abstiegs, auch für Außenstehende wahrnehmbare Veränderung der Persönlichkeit.

Welche gesetzlichen Regelungen gelten für den Verkauf von Spirituosen an Minderjährige?

Das Jugendschutzgesetz verbietet nicht nur den Verkauf, sondern jegliche Abgabe von Spirituosen an Kinder und Jugendliche. Minderjährige dürfen also auch nicht als Boten auftreten, um für Erwachsene Spirituosen einzukaufen. Gleiches gilt für die Abgabe von branntweinhaltigen Getränken (*Portwein, Sherry, Vermouth,* auch von fertigen Mischgetränken wie etwa *Cola-Rum* oder *Wodka-Lemon* und von sogenannten Alkopops) sowie von sonstigen branntweinhaltigen Lebensmitteln (*Grog, Weinbrandbohnen, Likörpralinen, Likör-Eisbecher*).

Getränke, die Gärungsalkohol enthalten *(Bier, Wein, Schaumwein, Obstsekt, Obst- und Beerenwein, Bier- und Weinmischgetränke)*

- *dürfen an Jugendliche über 16 Jahren abgegeben werden, sofern die Abgabe nicht aus öffentlich zugänglichen Automaten erfolgt;*
- *dürfen an Jugendliche zwischen 14 und 16 Jahren abgegeben werden, wenn sich diese in Begleitung einer „personensorgeberechtigten" Person befindet.*

Diese Bestimmungen müssen durch Aushängen des Gesetzestextes in den Verkaufs- und Schankräumen bekannt gemacht werden.

Was versteht man unter Alcopops?

Unter diesem Begriff – auch: Partydrink, Premix, RTD (= Ready To Drink) – werden Mischgetränke verstanden, die Limonaden, Fruchtsäfte, Farbstoffe und/oder Pflanzenextrakte sowie Spirituosen enthalten.

Bei diesen Getränken wird der Alkoholgeschmack durch starke Aromen und Süßungsmittel überdeckt („maskiert"). Tatsächlich haben diese Partydrinks einen Alkoholgehalt von 5 bis 5,5 % vol. Eine Flasche (übliche Füllmenge 275 ml) enthält etwa 13–15 % Spirituosen, z. B. Rum oder Wodka, und damit eine Alkoholmenge, die ziemlich genau der in zwei knapp eingeschenkten Schnäpsen entspricht – da kann in einer Disconacht so einiges zusammenkommen.

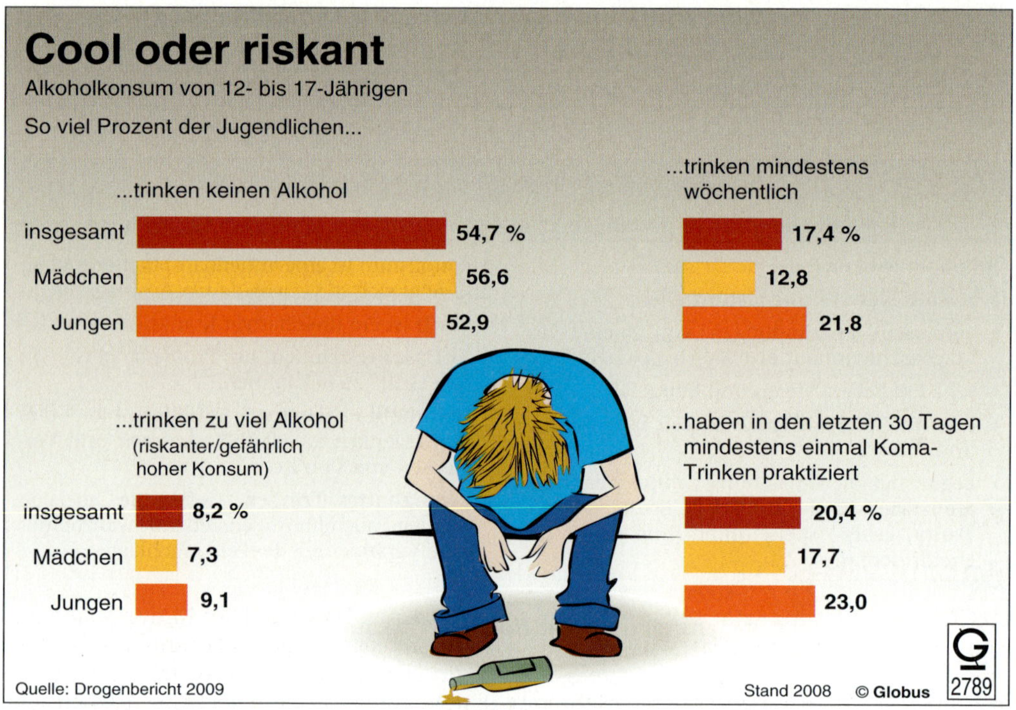

Wenn Sie weiterlesen wollen

Höschen, Ulrich, Das große Buch der feinen Spirituosen. Köln 2002;

Hofmann, Lioba, Moderater Alkoholkonsum – Nutzen oder Risiko für die Gesundheit? In: aid-Verbraucherdienst 3 / 2000, S. 392 – 397.

17 Kaffee und Tee

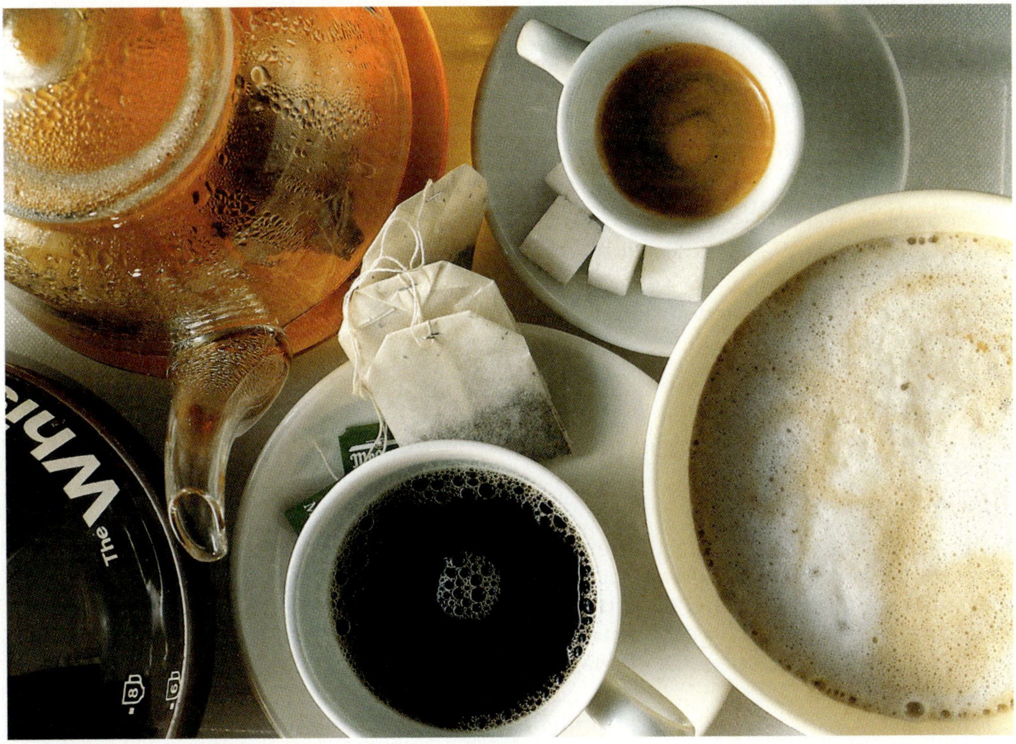

„Kaffee oder Tee?“

In Deutschland entscheiden sich 90 % der Erwachsenen für eine Tasse Kaffee zum Frühstück, im Büro oder beim Kaffeekränzchen, das macht insgesamt 320 Millionen Tassen täglich.

Der Verbrauch von Tee ist wesentlich geringer, nimmt aber zu. In manchen Regionen *(Friesland)* hat auch Tee eine große Bedeutung.

Kaffee

Anbau und Ernte

Als Kaffee werden die Samen des Kaffeebaumes bezeichnet. Dieser gedeiht in tropischen und subtropischen Regionen. Fast die Hälfte des jährlich erzeugten Kaffees kommt aus Brasilien und Kolumbien. Andere wichtige Erzeugerländer sind Guatemala, Mexiko, Äthiopien, Elfenbeinküste, Indonesien und Vietnam. In etwa 50 Ländern wird Kaffee in wirtschaftlich nennenswerten Größenordnungen produziert. Die Weltproduktion von Kaffee beträgt jährlich über 100 Millionen Sack zu 60 kg. Um einen solchen Sack Rohkaffee zu füllen, müssen rund 100 Kaffeebäume abgeerntet werden, denn mehr als ein halbes bis ein Kilogramm Rohkaffee pro Jahr liefert der einzelne Kaffeebaum nicht. Nur zwei Arten *(Arabica, Robusta)* unter den etwa 80 verschiedenen Kaffeepflanzenarten haben wirtschaftliche Bedeutung, wobei Robusta-Sorten im deutschen Kaffee-Verbrauch kaum eine Rolle spielen.

Arten	Besonderheiten
Arabica ▶ ca. 10 Mrd. Pflanzen ▶ ca. 66 % der Weltkaffeeerzeugung ▶ vorwiegende Anbauhöhe: 600 bis 1500 m (Hochlandkaffee) ▶ empfindlicher, weniger ertragreich	▶ ausgeprägtes Aroma ▶ je nach Herkunft säurearm oder mit einer feinen Säure ▶ Koffeingehalt 0,6 bis 1,5 % ▶ in weiten Teilen Mittel- und Nordeuropas und in den USA bevorzugt
Robusta ▶ ca. 4 Mrd. Pflanzen ▶ ca. 34 % der Weltkaffeeerzeugung ▶ vorwiegende Anbauhöhe: 300 bis 800 m (Tieflandkaffee) ▶ ertragreicher und widerstandsfähiger gegen Schädlinge	▶ kräftiger und etwas rauer Geschmack ▶ Koffeingehalt 2 bis 3 % ▶ in den Mittelmeerländern bevorzugt

Gewinnung und Erzeugung

Gewinnung von Rohkaffee

So wie die Kaffeekirsche – wegen ihrer roten Farbe so bezeichnet – nach der Ernte vorliegt, kann sie weder genossen noch gelagert oder transportiert werden. Zur Herstellung eines marktfähigen Kaffees müssen die Fruchtbestandteile der Kaffeekirsche und große Teile der in den Samen („Bohnen") enthaltenen Feuchtigkeit entfernt werden. Bei dieser Aufbereitung zu Rohkaffee kommen zwei Verfahren zur Anwendung:

Trockene Aufbereitung („ungewaschener Kaffee")	Die Früchte werden, ausgebreitet auf großen Flächen, so lange durch Sonne und Wind getrocknet, bis sich die Bohnen ohne anhaftende Rückstände maschinell herauslösen lassen. Dieses Verfahren findet vor allem in Ländern mit großen Ernten und geringen Wasservorräten Anwendung *(Brasilien)*.
Nasse Aufbereitung („gewaschener Kaffee")	Durch Waschen, Quellen, Gären (Fermentation) und nochmaliges Waschen werden die Kaffeebohnen von allen sie umgebenden Fruchtbestandteilen befreit und anschließend getrocknet. So behandelter Kaffee zeichnet sich durch ein milderes Aroma als trocken aufbereiteter Kaffee aus („milds"). Das recht aufwendige Verfahren – man benötigt bis zu 150 l Wasser für 1 kg fertigen Rohkaffee – wird meist bei hochwertigen Arabica-Rohkaffees angewendet.
Die getrockneten Kaffeebohnen werden gereinigt und nach Größe und Qualität sortiert. Liegt der Kaffee in den verschiedenen Qualitätsabstufungen vor, wird er in Säcke abgefüllt oder kommt als Schüttgut in Container und wird verschifft.	

Herstellung von Röstkaffee

Zur Herstellung von Röstkaffee werden die getrockneten rohen Kaffeebohnen geröstet, d. h. ohne Zusatz von Wasser erhitzt. Dabei blähen sie sich auf etwa das Doppelte ihres ursprünglichen Volumens auf und ändern ihre Farbe vom erdnussartigen Gelbbraun zu einem kräftigen, dunklen Braun.

Röstkaffee wird in mehreren Arbeitsgängen hergestellt:

<table>
<tr><td>Mischen</td><td>Die im Handel angebotenen Kaffeesorten sind meist Mischungen (Blends) aus bis zu acht und mehr verschiedenen Provenienzen (= Herkunftsgebiete). Einerseits soll so eine gleichbleibende Qualität gesichert werden, andererseits entsteht durch das Mischen ein von den Verbrauchern erwarteter markentypischer Geschmack. Es ist aber auch „sortenreiner" Kaffee (pure origin coffee) im Angebot, meist Premium-Qualitäten bestimmter Provenienzen (reiner Hochlandkaffee aus Kolumbien und Kenia). Dieses Angebot zielt auch auf Kunden, die gerne →Ethno-Food kaufen. Schon beim Mischen wird über die gewünschte Geschmacksrichtung entschieden (aromatisch, kräftig, „naturmild"). Je nach Verfahren wird vor oder nach dem Rösten gemischt. Für Spitzenkaffees allerdings werden die Bohnen eines jeden Anbaugebietes getrennt voneinander geröstet. So kann sich die Eigenart jeder Sorte voll entwickeln. Das Mischen erfolgt erst anschließend.</td></tr>
<tr><td>Rösten</td><td>Die Rohkaffeebohnen werden wenige Minuten in 400 bis 600 °C heißer Luft erhitzt. Sie verlieren den größten Teil ihrer Feuchtigkeit, erhalten ihre typische braune Farbe und bilden die von den Verbrauchern geschätzten Geruchs- und Geschmacksstoffe. Das Röstkaffee-Aroma setzt sich aus bis zu 1000 – zum Teil noch unbekannten – Inhaltsstoffen zusammen. Robusta-Kaffees werden häufig stärker geröstet als Arabica-Sorten. Besonders in Süd- und Südwesteuropa schätzt man stärker gerösteten Kaffee.</td></tr>
<tr><td>Prüfen</td><td>Damit der von den Verbrauchern erwartete Geruch und Geschmack der Mischung erreicht wird, sind →sensorische Prüfungen unerlässlich. Kaffeetester übernehmen diese schwierige Aufgabe.</td></tr>
<tr><td colspan="2">Der geröstete Kaffee wird ganz oder fertig gemahlen verpackt. Die Verpackung muss so beschaffen sein, dass der Kaffee seine zugesicherte Qualität behält. Mit 70 % Marktanteil dominiert die Folien-Vakuumverpackung, insbesondere bei gemahlenem Kaffee. Es folgt mit 28 % die mit Wachs beschichtete Papierverpackung der Kaffeefilialisten. Nur noch 2 % des Kaffees werden in Dosen angeboten.</td></tr>
</table>

Inhaltsstoffe

Beim Röstvorgang kommt es nicht nur zu den sichtbaren äußeren Veränderungen der Bohne (Zunahme des Volumens, Bräunung), sondern auch zu Veränderungen an den Inhaltsstoffen.

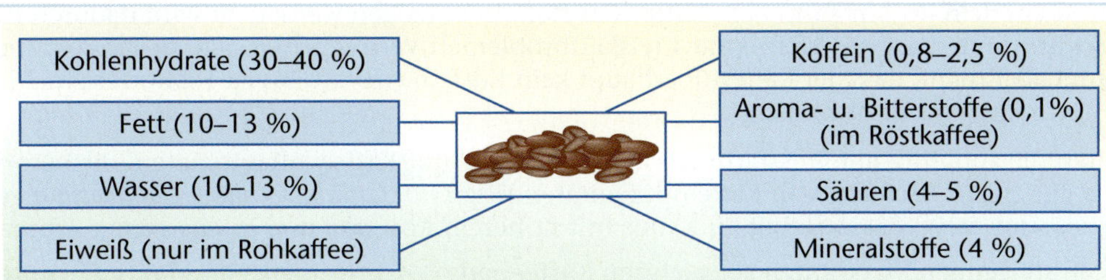

Die wichtigsten Bestandteile einer Kaffeebohne (Rohkaffee)

Es sind hauptsächlich die folgenden Inhaltsstoffe, die Kaffee zu einem geschätzten Genussmittel machen:

Das **Koffein** wirkt anregend auf das zentrale Nervensystem, ebenso auf Herztätigkeit, Stoffwechsel und Atmung. Außerdem werden die Blutgefäße im Gehirn erweitert. Dadurch kommt es kurzfristig zu einer Steigerung der geistigen Leistungsfähigkeit. Koffein ist auch am bitteren Geschmack des Kaffeegetränks beteiligt. Fast 90 % des in Deutschland getrunkenen Kaffees sind koffeinhaltig.

Für den als angenehm empfundenen Duft des frisch gerösteten bzw. aufgebrühten Kaffees wie auch für dessen Geschmack sind vor allem die leicht flüchtigen **Aromastoffe** (ätherische Öle*)* verantwortlich. Außerdem prägen **Röstbitterstoffe** und **Säuren** den Geschmack.

Angebotsformen

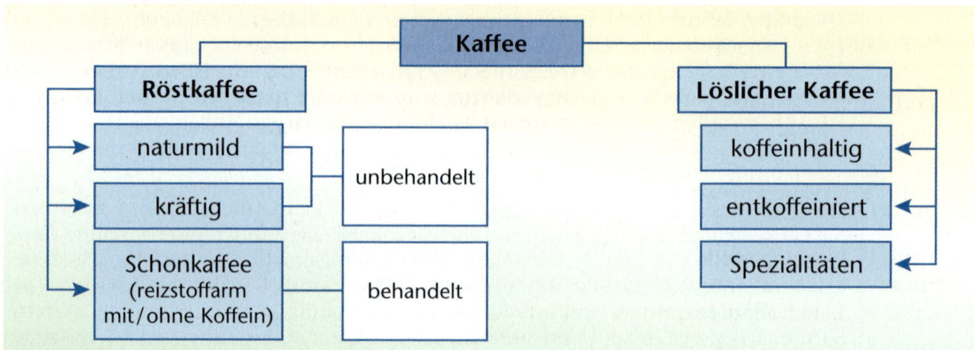

Röstkaffee und löslicher Kaffee

Röstkaffee

Etwa 70 % des in Deutschland vertriebenen Kaffees ist unbehandelter Röstkaffee. Im Angebot sind zum einen aromatische und/oder kräftige Sorten (52 %), zum anderen naturmilde Sorten (21 %), die sich nach der Röstung durch einen milderen Geschmack auszeichnen. Dieser rührt nicht von einer Bearbeitung oder Reizstoffverminderung her, sondern kommt durch die Verwendung von Bohnen spezieller Rohkaffeeprovenienzen in der Mischung, sodass sich ein geringerer Anteil an schmeckbaren Säuren ergibt. Neben diesen unbehandelten Sorten wird für bestimmte Verbraucherwünsche behandelter Röstkaffee angeboten. Dem sogenannten „Schonkaffee" wurden Reizstoffe *(Wachse)* entzogen, die bei Personen mit empfindlichem Verdauungssystem zu Beschwerden führen können. Schonkaffee wird sowohl mit Koffein als auch entkoffeiniert angeboten.

Schon vor dem Rösten kann dem Kaffee das Koffein entzogen werden. Er wird dadurch für viele Konsumenten mit Herz- und Kreislaufproblemen verträglicher. „Entkoffeiniert" bedeutet aber nicht, dass der Kaffee überhaupt kein Koffein enthält. Bis zu 1 g Koffein in 1 kg Kaffeetrockenmasse ist zulässig.

Durch die zunehmende Ausstattung vieler Haushalte mit Kaffeevollautomaten, die besonders gut zur Herstellung von Kaffeespezialitäten *(Espresso, Latte Macchiato, Cappuccino)* geeignet sind, steigt das Angebot an Kaffee mit höherem Röstgrad und intensiverem Aroma.

Einen steigenden Marktanteil verzeichnen **Kaffeepads** (→Convenience-Produkt). Darunter versteht man eine einzeln verpackte Menge von Kaffeepulver in einem Filterbeutel, die für eine Tasse Kaffee ausreicht. Wer Kaffeepads benutzt, benötigt zum Brühen speziell dafür hergestellte Maschinen.

Löslicher Kaffee

Er besteht zu 100 % aus Röstkaffee. Dieser wird gemahlen und mit wenig Wasser aufgebrüht. Nach Abtrennen der wasserunlöslichen Bestandteile (Kaffeesatz) wird aus dem flüssigen Kaffee-Extrakt ein trockenes Konzentrat gewonnen. Dazu gibt es zwei wichtige Methoden:

Bei der **Sprühtrocknung** wird der Kaffee-Extrakt in Heißluft gesprüht, wobei die Feuchtigkeit verdampft. Es entstehen winzige Kügelchen aus reinem Kaffee. Bei der besonders aromaschonenden **Gefriertrocknung** wird der Extrakt bei minus 40 bis 50 °C schockgefroren und dann zerkleinert (granuliert). Im Hochvakuum und unter allmählicher Erwärmung geht das enthaltene Eis aus dem festen unmittelbar in den dampfförmigen Zustand über. Übrig bleiben kleine goldbraune Kaffeesplitter.

Lösliche Kaffeespezialitäten

Auch bei Kaffee gilt: andere Länder, andere Sitten. Da in vielen Fällen die Herstellung **landestypischer Kaffeespezialitäten** aufwendig ist *(spezielle Maschinen, spezielle Kaffeesorten)*, bevorzugen viele Verbraucher – ebenso wie ein Großteil der Gastronomie – lösliche →Convenienceprodukte, die als →Imitate allerdings geschmacklich und in der Zusammensetzung nicht immer an das jeweilige Original heranreichen. Dazu zählen:

- **Espresso**, eigentlich eine südeuropäische Spezialität, stark geröstet und mit kräftigem Aroma. Er wird schwarz und süß aus speziellen kleinen Tassen getrunken. Typisch für Espresso ist der kremige Schaum. Espresso ist magenfreundlicher als Röstkaffee. Wird der Espresso in ein Glas aufgeschäumter Milch hineingegeben, erhält man Latte Macchiato.
- **Cappuccino** ist im Original ein Espresso mit aufgeschäumter Milch. Löslichem Cappuccino wird ein Kaffeeweißer sowie häufig auch Zucker beigegeben. Die Schaumhaube (Crema) entsteht beim löslichen Cappuccino durch den Austritt von Luft, die in den Kaffeeweißerpartikeln eingeschlossen war.
- **Café au Lait** besteht zu gleichen Teilen aus Kaffee und Milch und ist ein traditionelles Frühstücksgetränk in Frankreich. In der löslichen Form setzt er sich aus wenig Kaffee und viel Magermilchpulver zusammen.
- **Kaffeekakao** besteht zu gleichen Teilen aus löslichem Kaffee und Kakaopulver, ist verzehrfertig mit viel Zucker gesüßt und wird wahlweise in kalte oder warme Milch eingerührt.
- **Eiskaffee** gibt es als Getränkepulver, das mit eiskalter Milch verrührt und gegebenenfalls mit Eiskrem verfeinert wird. Ein stundenlanges Herunterkühlen, wie es bei Verwendung von Röstkaffee nötig ist, entfällt.

Besonders bei jüngeren Konsumenten hat der Kaffeeverbrauch in den letzten Jahren nachgelassen. Um diese Konsumenten für Kaffeeprodukte zu gewinnen, wird **aromatisiertes Getränkepulver mit löslichem Bohnenkaffee** angeboten. Der Kaffeeanteil beträgt allerdings je nach Rezeptur nur zwischen 7 und 18 %; Hauptbestandteile sind Milchpulver und Zucker. Die angestrebte Geschmacksrichtung entsteht durch Zufügen von Aromen *(Haselnuss-, Vanille-, Amaretto-, Zimt-, Irish-Cream-Geschmack)*.

Zutatenliste für eine „Wiener Melange“: Zucker, Magermilchpulver, gehärtetes Pflanzenfett, Glukosesirup, Milchzucker, **löslicher Bohnenkaffee (7 %)**, Sahnepulver, Kakao stark entölt, Stabilisator E 339, Salz, Aroma.

Kaffee-Ersatz

Kaffee-Ersatz (→Lebensmittel-Imitate) wird aus gerösteten und gemahlenen Pflanzen und Pflanzenteilen hergestellt. Der Aufguss aus diesen Erzeugnissen ergibt ein kaffeeähnliches Getränk, dem jedoch die anregende Wirkung des Koffeins fehlt.

Im Handel werden unter anderem angeboten: Getreidekaffee (aus *Gerste, Weizen, Roggen, Zichorie)*, Malzkaffee (aus angekeimtem Getreide) und Mischungen aus verschiedenen Ersatzstoffen. Kaffee-Ersatz wird auch in löslicher Form oder mit Bohnenkaffee vermischt angeboten. Die Bedeutung der Kaffee-Ersatzprodukte ist stark zurückgegangen. Früher wurden sie getrunken, wenn in Notzeiten oder aufgrund von Importverboten Bohnenkaffee knapp war. Heute werden diese Produkte hauptsächlich unter dem Gesichtspunkt „gesund-natürlich“ vermarktet (*„korngesunder Landkaffee“*).

Tee

Anbau und Ernte

„Two leaves and the bud" – die oberste Blattknospe und die zwei darauf folgenden jüngsten Blätter des immergrünen Teestrauchs – ergeben nach den in den Ursprungsländern üblichen Herstellungsverfahren schwarzen Tee. Die heute in fast allen Teekulturen verwendete „Assam-Hybride" ist eine Kreuzung aus dem Assam- und Chinateestrauch, den beiden Ur-Teepflanzen. Je nach Höhenlage sind jährlich 15 bis 30 Pflückungen möglich. Für die Qualität (und damit auch den Preis) des Tees sind hauptsächlich die Faktoren Anbaugebiet (Bodenbeschaffenheit, Klima), Pflückzeit, das einzelne Blatt und seine Aufbereitung in der Teefabrik maßgebend. Besonders zarte, duftige und feine Tees kommen aus Höhenlagen über 1500 Meter, wo der Tee langsamer reift und deshalb ein feineres Aroma entwickelt. Diese Sorten sind jedoch teuer, da der Ernteertrag mit der Höhe abnimmt.

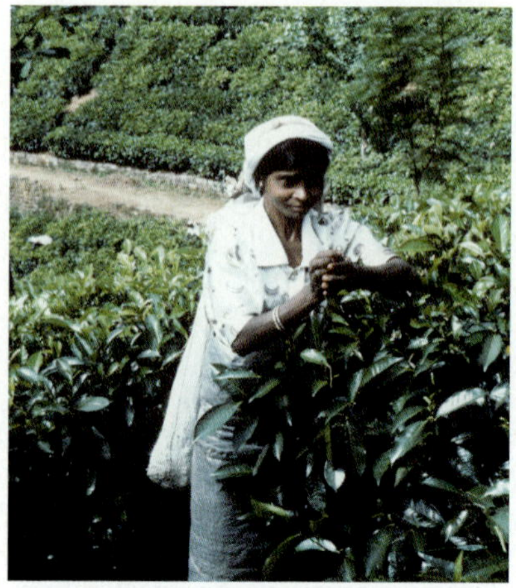

Teeanbau in Sri Lanka

Anteil wichtiger Teeländer an der Welteeproduktion in Prozent		
1	Volksrepublik China	27,0
2	Indien (Assam, Darjeeling)	24,0
3	Afrika (Kenia, Malawi)	9,0
4	Sri Lanka (früher Ceylon)	9,0
5	Türkei	6,0
6	Indonesien (Java, Sumatra)	5,0
7	Vietnam	3,0
Quelle: FAO, Roma 2005		

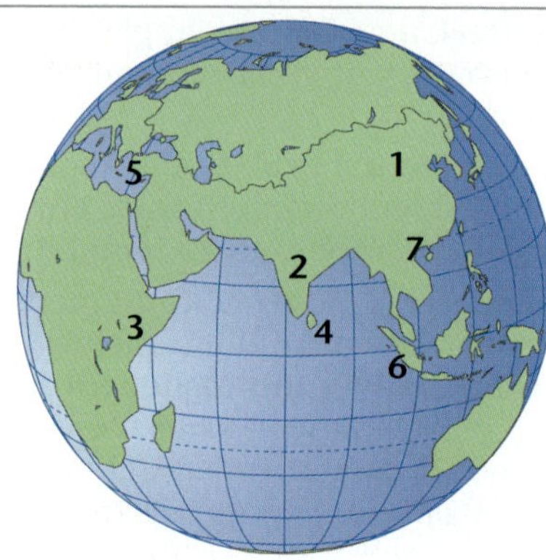

Von den 3,7 Millionen Tonnen der Welt-Teeproduktion werden ca. 40 % exportiert. In Deutschland werden kräftige und aromatische Tees bevorzugt. China, Indien und Sri Lanka liefern zusammen ca. 50 % der importierten Teemenge (Deutscher Teeverband, Hamburg 2008).

Erläuterungen der Teebezeichnungen bei indischen Tees		
Bezeichnung des Tees	**Erntezeit**	**Besonderheiten**
„first flush"	Erste Ernte, Frühlingsbeginn	heller Aufguss, duftiges und zartes Aroma
„second flush"	Zweite Ernte, Mai bis Juli	dunkler Aufguss mit würzigem Aroma, ergiebiger als first flush
„bread and butter tea" (Regentees)	August bis Oktober	mittlere Farbe und durchschnittliches bis schwaches Aroma

Teeproduktion

Tee wird im Gegensatz zu Kaffee verbrauchsfertig exportiert. Es werden zwei Herstellungsverfahren angewendet:

Herkömmliche (orthodoxe) Produktionsweise

Zuerst werden die grünen Blätter zum **Welken** gebracht, d. h., es wird ihnen etwa 30 % der Feuchtigkeit entzogen. Dadurch werden sie weich und biegsam und zerbrechen beim weiteren Verarbeitungsprozess nicht. Durch maschinelles **Rollen** platzen die Blattzellen, wodurch Sauerstoff Zutritt erhält und die **Fermentation** einleitet. Dabei entwickelt sich das Aroma, der Gerbstoffgehalt sinkt und das Koffein wird aktiviert. Der Tee nimmt eine kupferrote Farbe an. Beim anschließenden **Trocknen** kommt es zur charakteristischen Schwarzfärbung des Tees. Aus 4 kg frischen grünen Teeblättern kann 1 kg schwarzer Tee gewonnen werden. Zum Schluss wird er über verschieden große Siebe in die handelsüblichen Blatt- und Brokengrade sortiert.

CTC-Produktion

Die Teeblätter werden nach dem Welken in einem Arbeitsgang zerbrochen (Crushing), zerrissen (Tearing) und gerollt (Curling). Diese Methode verkürzt die Fermentation, und es können relativ schnell große Mengen Tee produziert werden. Auf diese Weise wird hauptsächlich Tee für Teebeutel hergestellt.

Schwarzer Tee

Die verschiedenen Sorten schwarzen Tees (hier als Beispiel „**Darjeeling, TGFOP**“) lassen sich an zwei wesentlichen Merkmalen unterscheiden:

1. Anbaugebiet bzw. Ursprungsland	**Darjeeling**	Nordindischer Hochlandtee
2. Blattgröße bzw. Aussehen des Blattes	**TGFOP**	TG = Tippy Golden (hoher Anteil goldbrauner Blattspitzen) FOP = Flowery Orange Pekoe (zarte, junge Teeblätter)

Grundsätzlich unterscheidet man **Blatt-Tees**, das sind ganzblättrige und ungebrochene Sortierungen (1–2 % der Weltproduktion), und **Broken-Tees**, deren Blätter während des Herstellungsverfahrens geschnitten (gebrochen) werden bzw. beim Aussieben von Blatt-Tee anfallen. Zusammen mit den CTC-Tees machen letztere 98 % der Gesamtproduktion aus. In der Qualität unterscheiden sich Blatt-Tees und Broken-Tees grundsätzlich nicht. Die verschiedenen **Blattgrade** *(FOP, OP)* geben Auskunft über das Aussehen, die Größe der Blätter und ihre Reihenfolge am Trieb (Alter) und somit in gewisser Weise auch über die Qualität.

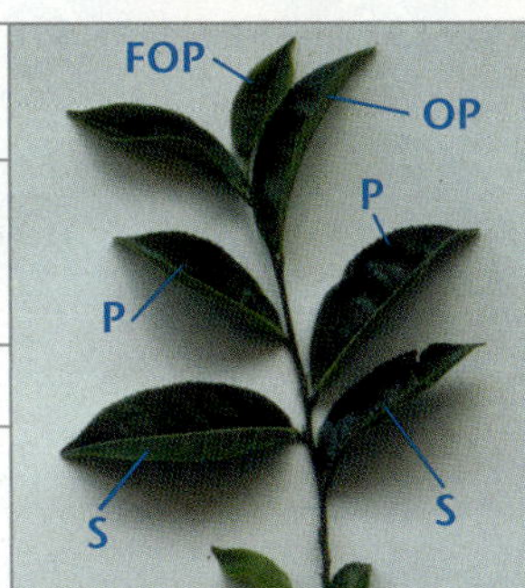

FOP	Flowery Orange Pekoe	Aufguss von heller Farbe, feinem Duft und mild im Geschmack
OP	Orange Pekoe	Aufguss etwas dunkler, in Duft und Geschmack nicht so fein und mild wie FOP
P	Pekoe	Aufguss kräftig in Farbe und Geschmack
S	Souchong	dunkler Aufguss, wenig ausgeprägtes Aroma, wird für Mischungen verwendet

Sortierungen aus gebrochenen Blättern (Broken-Grade) werden jeweils durch ein zusätzliches „B“ gekennzeichnet *(BOP = Broken Orange Pekoe)*. Im Übrigen gelten die gleichen Bezeichnungen wie bei Blatt-Tees. Broken-Tees sind ergiebiger als Blatt-Tees und müssen weniger lange „ziehen“. Als „**Fannings**“ bezeichnet man die beim Sieben anfallenden kleinen Teilchen des Teeblattes. Mit der zunehmenden Produktion von Tee-Aufgussbeuteln haben die Fannings an Bedeutung gewonnen. Sie färben sehr schnell und dunkel, weil sie dem Wasser eine große Oberfläche bieten. Bei der Sortierungsbezeichnung „**Dust**“ (= Staub) handelt es sich um die kleinste und letzte Aussiebung, die ebenfalls bei der Teebeutelherstellung Verwendung findet. Sie ergibt kräftige und meist stark färbende Tees.

Teemischungen

In Deutschland wird Tee meist als Mischung angeboten. Dafür gibt es drei wichtige Gründe:

▸ Tee als Markenartikel	➧ Die Konsumenten erwarten, dass „ihr“ Tee stets gleich schmeckt.
▸ Preiskonstanz	➧ Preisschwankungen auf dem internationalen Teemarkt lassen sich durch entsprechende Mischungen besser ausgleichen.
▸ fehlende Warenkenntnis	➧ Vielen Teetrinkern fehlt es an fundiertem Wissen über die Vielfalt an Teesorten und deren unterschiedliche Eigenschaften. Sie vertrauen auf „bewährte“ Mischungen.

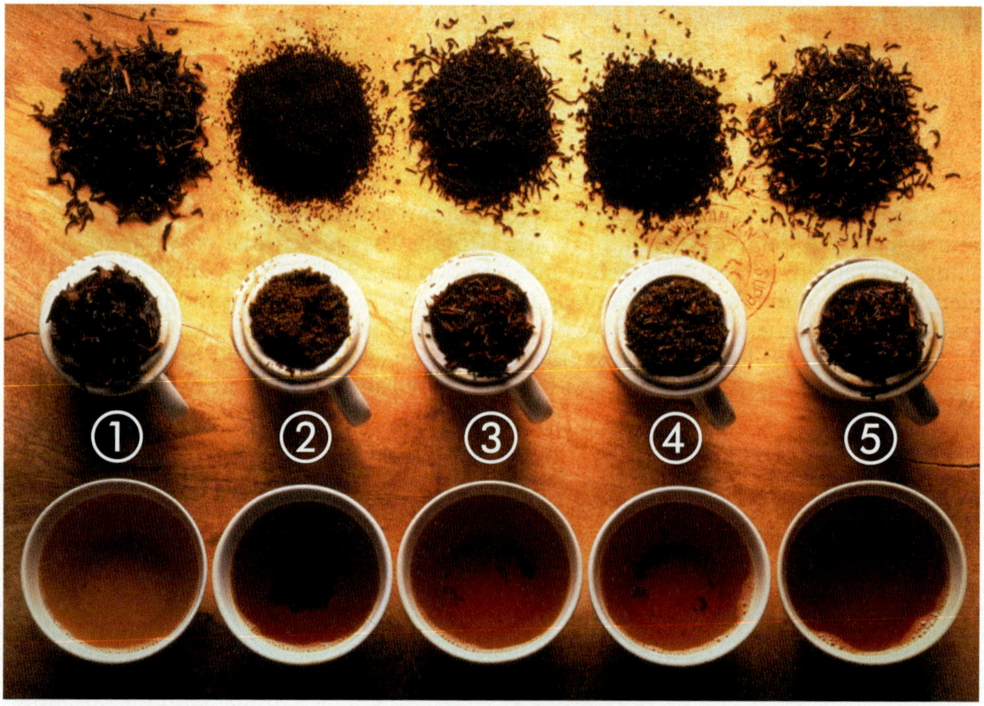

Teesorten: ① Darjeeling, ② Assam, ③ Südindien (Nilgiri), ④ Ceylon/Sri Lanka, ⑤ Kenia

Über die Zusammenstellung und Qualität der Mischungen gibt es keine rechtlichen Vorschriften. Im Handel werden angeboten:

- Mischungen, die Tees verschiedener Herkünfte enthalten und die auf die Geschmacksvorstellungen einer bestimmten Verbrauchergruppe abgestimmt sind *(Ostfriesische Mischung)*.
- Mischungen mit Angabe der Herkunftsländer *(Ceylon-Mischung)*, die mindestens 50 % Tee aus dem angegebenen Herkunftsland enthalten müssen.
- Tee ohne die Bezeichnung „Mischung" *(Assam-Herrentee, Darjeeling-Hochland-Tee)*. Auch hier handelt es sich meist um Mischungen aus verschiedenen Teeplantagen, doch es dürfen nur Tees verwendet werden, die zu 100 % aus dem genannten Anbaugebiet stammen.
- Lagenreine Tees aus einer Plantage werden in der Regel im Erzeugerland abgefüllt und unterliegen im Gegensatz zu Markentees saisonbedingten Qualitätsschwankungen. Sie werden als „Lagentee" oder „Gartentee" bezeichnet.

Handelsübliche Teesorten und -mischungen	
Bezeichnung	**Merkmale**
Assam-Tee	Kräftiger und würziger Tee aus Indiens größtem Anbaugebiet (Tiefland), dunkler Aufguss, für hartes Wasser geeignet.
Ceylon-Tee	Feinherb-aromatischer Geschmack, goldgelber Aufguss.
Darjeeling-Tee	Hochlandtee aus Nordindien. Für hartes Wasser ungeeignet.
Chinesischer Tee	Keine eigenständige Sorte, sondern Sammelbegriff für Tee aus China. Neben schwarzem Tee, der meist zart und mild im Geschmack ist, kommen aus China auch →grüner Tee und →Oolong-Tee.
Englische Mischung	Eine Mischung, die es nur in Deutschland gibt und die hauptsächlich aus kräftigen Ceylon-Tees und indischen Tees besteht. Für hartes Wasser geeignet.
Ostfriesische Mischung	Sie entspricht der Geschmacksvorliebe der Ostfriesen, deren Teekonsum über 10-mal so hoch ist wie im übrigen Bundesgebiet. Enthält kräftige Assam- und Sumatratees. Für hartes Wasser geeignet.
Russische Mischung	Dies ist kein Tee aus russischem Anbau, sondern eine Mischung aus chinesischen und indischen Tees (früher kam der chinesische Tee über Russland nach Mitteleuropa).
Oolong-Tee	Er ist halbfermentiert und liegt in Farbe und Geschmack zwischen grünem und schwarzem Tee.

Grüner Tee

In China und Japan wird fast nur grüner Tee getrunken. Dieser stammt von derselben Pflanze wie der schwarze Tee. Er wird nicht fermentiert und behält so seine olivgrüne Farbe. Als Getränk hat er oft eine sehr helle Farbe und zeichnet sich durch einen herben Geschmack aus, der durch den höheren Anteil an Gerbstoffen verursacht wird. In den letzten Jahren nahm der Verbrauch von Grüntees in Deutschland stetig zu. Dies liegt wohl nicht am Geschmack, der gewöhnungsbedürftig ist, sondern an den ihm zugeschriebenen gesundheitserhaltenden und -fördernden Eigenschaften *(Vorbeugung gegenüber Krebserkrankungen, Arteriosklerose, Karies, Verlangsamung des Alterungsprozesses)*. Der Konsum von Grüntee hat sich in Deutschland in den letzten Jahren verzehnfacht. Dennoch ist der Absatz von grünem Tee in Deutschland, gemessen an den Mengen an Schwarztee, nur gering.

Anbauländer und Sorten von grünem Tee	
Herkunft/Sorten	**Merkmale**
China:	
▸ Gunpowder	Typisch sind die fest gerollten, kugelförmigen Blätter. Der Aufguss ist gelbgrünlich, etwas bitter, deshalb den ersten Sud abgießen. In Nordafrika Basis für den mit Minze aromatisierten Grüntee.
▸ Lung Ching	Er gibt einen smaragdgrünen Aufguss, hat ein frisches Aroma und einen weichen, leicht süßlichen Geschmack.
Japan:	
▸ Sencha	Der populärste Tee in Japan, der sich durch einen Hauch bitterer Süße und seine hellgrüne Farbe auszeichnet.
▸ Bancha	Ein großblättriger Tee mit herb-grasigem Geschmack.

Tee-Erzeugnisse

Aromatisierte Teemischungen erhalten ihren spezifischen Duft und Geschmack durch die Zugabe von Pflanzenteilen, z. B. Blüten, Gewürzen und Fruchtstücken *(Jasmintee, Orangenblütentee, Zimttee),* oder durch ätherische Öle *(„Earl Grey“).* Im Handel sind über hundert aromatisierte Tees, die besonders bei jungen Konsumenten beliebt sind.

Tee-Aufgussbeutel ermöglichen eine leichte Zubereitung. Für Teebeutel werden meist →Fannings und →Dust verwendet. Die erheblichen Preisunterschiede ergeben sich vor allem durch die Qualität der verwendeten Sorten und Beutelsysteme *(heiß geklebter Beutel, Einkammer- und Doppelkammerbeutel ohne Klebstoff).*

Tee kann auch als **schnell löslicher Trockenextrakt** produziert werden. Er ist dann Bestandteil von teehaltigen Instant-Getränken *(Zitronentee),* die in granulierter Form angeboten werden und auch in kaltem Wasser löslich sind.

Von geringer Bedeutung ist **entkoffeinierter Tee.** Das ist Tee, dem das Koffein bis auf einen Rest von 0,1 % entzogen wurde.

Kräuter- und Früchtetees

Kräuter- und Früchtetees bestehen aus getrockneten Pflanzen und/oder Pflanzenteilen, die mit Wasser aufgegossen als Getränk konsumiert werden. Zu den gängigen Sorten zählen Pfefferminztee, Kamillentee, Malven- und Hagebuttentee. Eine südamerikanische Spezialität ist der Matetee. Er wird aus einer Stechpalmenart gewonnen, enthält Koffein und hat eine belebende Wirkung. Fantasievoll wie manche Mischungen sind auch deren Namen: „sanfter Traum“, „Harmonie für Körper und Seele“, „Gesunde Abwehr“, „Nach dem Essen“ und „Klarer Kopf“.

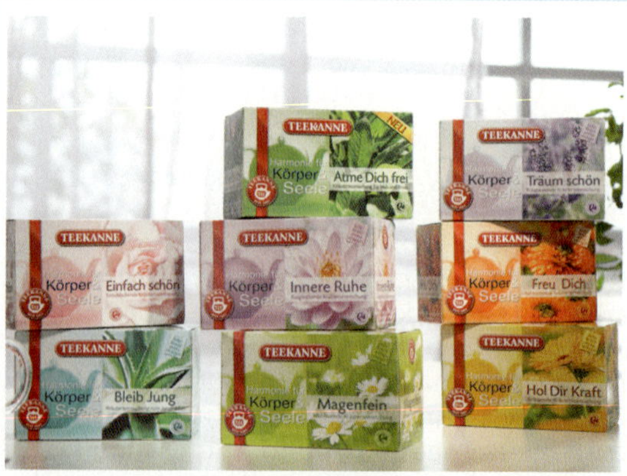

Kräutertees im Aufgussbeutel
Quelle: Teekanne GmbH u. Co. KG, Düsseldorf

Kräutertees, die wegen ihrer geschmacksbestimmenden Bestandteile getrunken werden, zählen zu den Lebensmitteln. Eine Reihe von Kräutertees enthält Bestandteile, die seit vielen Jahrhunderten als bewährte Heilmittel gelten *(Fenchel, Baldrianwurzel, Melissenblätter, Weißdornblätter)*. Diese Tees zählen zu den frei verkäuflichen →Arzneimitteln, d. h., sie dürfen auch außerhalb von Apotheken angeboten werden *(Husten-, Blasen-, Magen-, Nerventee)*. Als Durststiller sind **Früchtetees** beliebt. Dies sind Mischungen z. B. aus den Schalen von Äpfeln, Zitronen und Orangen. Dazu kommen oft Hagebutten und Holunderbeeren. Zusätzlich können Früchtetees auch aromatisiert werden, z. B. mit Erdbeer- oder Himbeergeschmack.

Was Verbraucher noch wissen wollen

Kaffee, ein Getränk für jeden?

Bei gesunden Menschen hat der Genuss von mehreren (4–5) Tassen Kaffee am Tag keine nachteiligen Wirkungen. Wer unter Depressionen und/oder krankhaften Angstzuständen leidet, sollte beachten, dass zu viel Kaffee durch die anregende Wirkung Angst und Nervosität steigern kann. Auch bei starker innerer Anspannung oder Stress kann die anregende Wirkung des Koffeins sich ungünstig auswirken.

Die Behauptung, Kaffeegenuss erhöhe den Blutdruck und das Risiko für einen Herzinfarkt, ist wissenschaftlich umstritten. Es muss dabei bedacht werden, dass starke Kaffeetrinker häufig auch sonst Lebens- und Ernährungsgewohnheiten pflegen, die die Entstehung von Herz- und Kreislaufkrankheiten begünstigen. Auch dürfen Gichtkranke – entgegen früheren Empfehlungen – Kaffee trinken, da herausgefunden wurde, dass bei der Verstoffwechselung des Koffeins keine Harnsäure entsteht.

Kaffee, ein „Stimmungsmacher"?

Der positive Einfluss des Kaffees auf die Stimmungslage hängt mit dem körpereigenen Hormon Serotonin zusammen. Dieses Hormon beeinflusst in starkem Maße das Wohlbefinden. Fehlendes Tageslicht begünstigt den Abbau von Serotonin. Deswegen ist der Serotoninspiegel morgens am niedrigsten. Koffein regt die Neubildung von Serotonin an. Die Tasse Kaffee am Morgen dient so nicht nur dazu, die Müdigkeit zu vertreiben, sondern wirkt auch als Stimmungsmacher. (Diese Eigenschaft des Koffeins ist wahrscheinlich auch ein Grund für das Nord-Süd-Gefälle beim Kaffeeverbrauch. In Ländern mit langen und dunklen Wintern ist der Kaffeeverbrauch erheblich höher als im Süden Europas.)

Warum sind Espresso und Cappuccino für viele Kaffeekonsumenten besser bekömmlich als Filterkaffee?

Dies liegt nicht nur an der Verwendung meist säurearmer Kaffeesorten und der längeren Röstdauer, sondern vor allem an der Zubereitungsart. Der Kontakt von Wasser und Kaffeemehl ist beim Espressoverfahren – Wasserdampf wird mit hohem Druck durch das Kaffeemehl gepresst – nicht so lange und intensiv wie beim Filteraufguss. Dadurch werden weniger Reizstoffe herausgelöst.

Wie sollte Kaffee gelagert werden?

Ungemahlener Röstkaffee bleibt in handelsüblichen Verpackungen etwa sechs Monate frisch. Gemahlener Kaffee verliert sehr schnell an Aroma, und die im Kaffeemehl enthaltenen ätherischen Öle können leicht ranzig werden und somit den Geschmack des Kaffees negativ beeinflussen. Es empfiehlt sich, einmal geöffnete Verpackungen kühl (Kühlschrank) und trocken und nicht länger als zwei Wochen aufzubewahren. Vor allem gemahlener Kaffee nimmt schnell Fremdgerüche an und sollte daher nicht in der Nähe geruchsintensiver Materialien gelagert werden. Gemahlener Kaffee, der vakuumverpackt angeboten wird, kann verschlossen über ein Jahr aufbewahrt werden.

Was versteht man unter Crema?

Als Crema wird der dichte, goldbraune Schaum, der sich auf richtig zubereitetem Espresso bildet, bezeichnet. Die Crema besteht aus Ölen, Proteinen, verschiedenen Zuckerarten sowie Kohlenstoffdioxid. In der Crema ist ein großer Teil des Espresso-Aromas gebunden. Nicht nur die Zubereitung, sondern auch die richtige Kaffeesorte ist für die Cremabildung entscheidend. So werden Arabica-Kaffeesorten ca. 10 % Robusta-Kaffeesorten beigemischt, da es sonst zu keiner befriedigenden Cremabildung kommt.

Von der echten Crema ist die künstlich hergestellte zu unterscheiden. Bei den meisten Kaffeevollautomaten wird über ein Ventil eine Crema simuliert. Dabei handelt es sich allerdings schlicht um mit Luft aufgeschäumten Kaffee.

Wie kommt es zu den starken Preisschwankungen bei Kaffee?

Grundlegende Faktoren für die Bildung des Weltrohkaffeepreises sind nicht nur das Verhältnis von Angebot und Nachfrage, sondern auch die Höhe vorhandener Lagerbestände, spekulatives Engagement am Kaffeeterminmarkt sowie saisonale Schwankungen beim Kaffeeverbrauch. Auch der Lebensmittel-Einzelhandel übt starken Einfluss auf die Preisgestaltung aus.

Preisentwicklung für Roh- und Röstkaffee im Vergleich

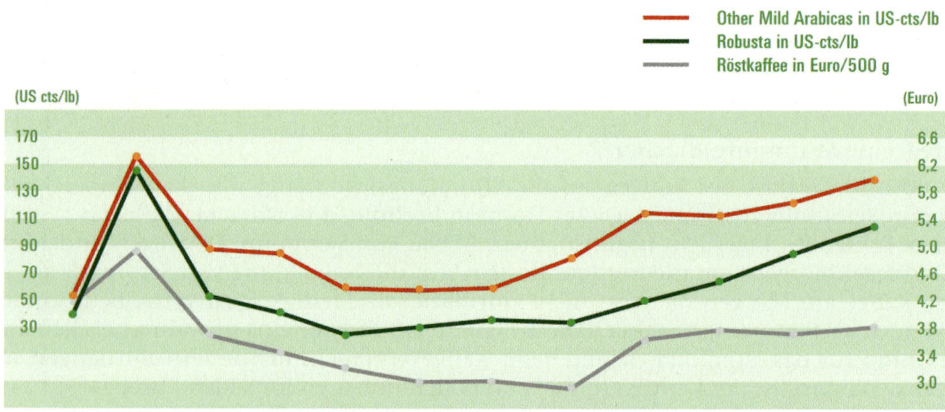

	1970	1980	1990	2000	2001	2002	2003	2004	2005	2006	2007	2008
Other Mild Arabicas in US-cts/lb	52,01	154,20	89,46	87,07	62,28	61,54	64,20	80,47	114,86	114,40	123,55	139,78
Robusta in US-cts/lb	41,44	147,15	53,60	41,41	27,54	30,02	36,95	35,99	50,55	67,55	86,60	105,28
Röstkaffee in Euro/500 g	4,24	4,94	3,70	3,43	3,27	3,06	3,00	2,91	3,61	3,79	3,76	3,84

Quellen: ICO, Deutscher Kaffeeverband

Warum wirkt das Koffein bei Kaffee und Tee unterschiedlich?

Bei Tee hält die anregende Wirkung des Koffeins länger an als bei Kaffee. Ursache ist dafür die Bindung des Koffeins an die Gerbstoffe der Teeblätter. Aus diesen Bindungen wird das Koffein im Organismus nicht schlagartig, sondern langsam, aber stetig freigesetzt.

Wie wirken die Inhaltsstoffe des Tees?

Hauptwirkstoffe im zubereiteten Tee sind Koffein und Gerbstoffe. Das Koffein sorgt für die belebende Wirkung, die Gerbstoffe üben eine stabilisierende Wirkung auf den Verdauungstrakt aus. Wird eine anregende Wirkung gewünscht, dann sollte man etwas mehr Tee nehmen und ihn zwei bis höchstens drei Minuten ziehen lassen, da dann das Koffe-

Wie hoch ist der Koffeinanteil in Kaffee, Tee und anderen Erzeugnissen?

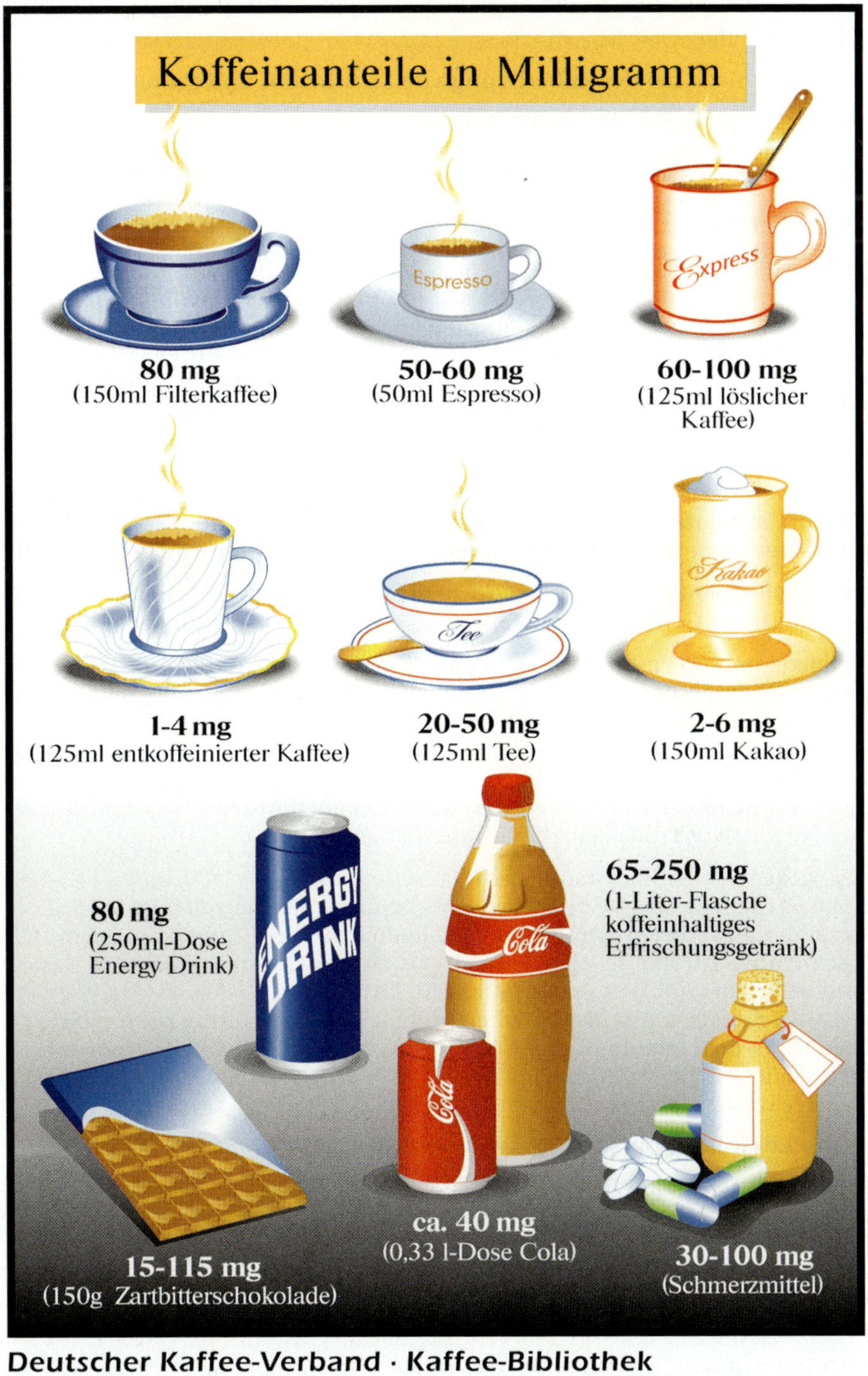
Koffeinanteile in Milligramm
Espresso
Express
80 mg
(150ml Filterkaffee)
50-60 mg
(50ml Espresso)
60-100 mg
(125ml löslicher Kaffee)
Tee
Kakao
1-4 mg
(125ml entkoffeinierter Kaffee)
20-50 mg
(125ml Tee)
2-6 mg
(150ml Kakao)
ENERGY DRINK
Cola
80 mg
(250ml-Dose Energy Drink)
65-250 mg
(1-Liter-Flasche koffeinhaltiges Erfrischungsgetränk)
15-115 mg
(150g Zartbitterschokolade)
ca. 40 mg
(0,33 l-Dose Cola)
30-100 mg
(Schmerzmittel)
Deutscher Kaffee-Verband · Kaffee-Bibliothek

Koffeinanteile in Lebensmitteln

in bereits fast vollständig herausgelöst wurde, die Gerbstoffe jedoch noch nicht. Um den Magen-Darm-Trakt zu beruhigen (z. B. bei Durchfall), verlängert man die Ziehdauer (mind. 5 Min.), was etwas auf Kosten des Geschmacks gehen kann, da die Gerbstoffe deutlich hervortreten.

Gibt es Unterschiede bei der Zubereitung von schwarzem und grünem Tee?

Schwarzer Tee ist stets mit sprudelndem Wasser zu übergießen. Für den Aufguss von grünem Tee verwendet man auf ca. 70 °C abgekühltes Wasser und (wegen des hohen Gerbstoffgehalts) auf die gleiche Menge Wasser eine geringere Menge an Teeblättern.

?!

Pu-Erh-Tee – exotischer Tee mit Wunderwirkung?

„Kaum einem Getränk werden so viele heilsame Wirkungen nachgesagt wie dem **Pu-Erh-Tee.** Von Fettabbau und Entschlackung über Leberstärkung und schnelleren Alkoholabbau bis zum natürlichen Fitmacher reichen die Werbeversprechen der Anbieter. Gewonnen wird der Tee aus den großen Blättern des Qingmao-Teebaums, der in der chinesischen Provinz Yunnan rund um den Bezirk Pu-Erh wächst. Nach dem Pflücken werden die grünen Blätter gepresst, wodurch die Zellen aufbrechen und die Fermentation beginnt. Für diesen enzymatischen Umbau setzen einige Produzenten spezielle Mikroorganismen zu, die für die charakteristische rote Färbung sorgen. Im Gegensatz zu grünem und schwarzem Tee soll der ebenfalls koffeinhaltige Pu-Erh möglichst lange fermentieren. Je älter der Tee, desto teurer wird er gehandelt.

Der rote, teilfermentierte Tee schmeckt herb-erdig bis muffig. Viele trinken Pu-Erh-Tee daher weniger aus Genuss, sondern aufgrund der erhofften Wirkungen.

Die Anbieter preisen Pu-Erh-Tee vor allem als wirksamen Fettkiller an. Die viel zitierten Studien aus Yunnan bzw. Paris, wo Teilnehmer in 4 Wochen 11 Kilogramm abnahmen, wurden jedoch nie bestätigt, und die Originalarbeiten werden unter Verschluss gehalten. Experten vermuten, dass für den Gewichtsverlust vor allem eine gleichzeitige Fastenkur verantwortlich war. Auch die beworbene antimikrobielle Wirkung bleibt weit hinter der von schwarzem und grünem Tee zurück. Auf einen überhöhten Cholesterinspiegel zeigte Pu-Erh-Tee im Tierversuch keinen Einfluss.

Immer wieder werden Rückstände des Pflanzenschutzmittels DDT im Pu-Erh-Tee gefunden, obwohl der Einsatz in China ebenso verboten ist wie hierzulande. DDT, das im Verdacht steht, Krebs erregend zu sein, geht kaum in den Aufguss über. Trotzdem sollte man nur rückstandskontrollierte Ware kaufen. Aus diesem Grund ist auch von Bestellungen via Internet abzuraten. Wer sichergehen will, lässt sich im Laden die Analyse der betreffenden Charge zeigen. Aus ökologischem Anbau ist der Tee bisher noch nicht zu haben, doch einige Firmen bemühen sich um ein Angebot in Bio-Qualität. Wer keine Wunder erwartet, kann 1–2 Tassen Pu-Erh am Tag ohne Bedenken trinken: pro Tasse einen gestrichenen Teelöffel Tee mit kochendem Wasser aufgießen."

Quelle: Berges, Ulrike, Exotische Tees mit Wunderwirkung? In: UGB-Forum 2 / 2000, S. 81

Wenn Sie weiterlesen wollen

Kaffee und Tee, in: Slow Food – Genießen mit Verstand, Heft 05-2009;

Dahlen, Pia; Freiburg, Gaby, Das große Buch vom Tee. Teesorten, Anbaugebiete, Mischungen, Herstellung, Heilkräfte. Rastatt 2000;

Berges, Ulrike, Getränke mit heilender Kraft? In: UGB-Forum 3/1994, S. 155–158.

18 Gewürze, Würzkräuter, Würzmittel, Aromen

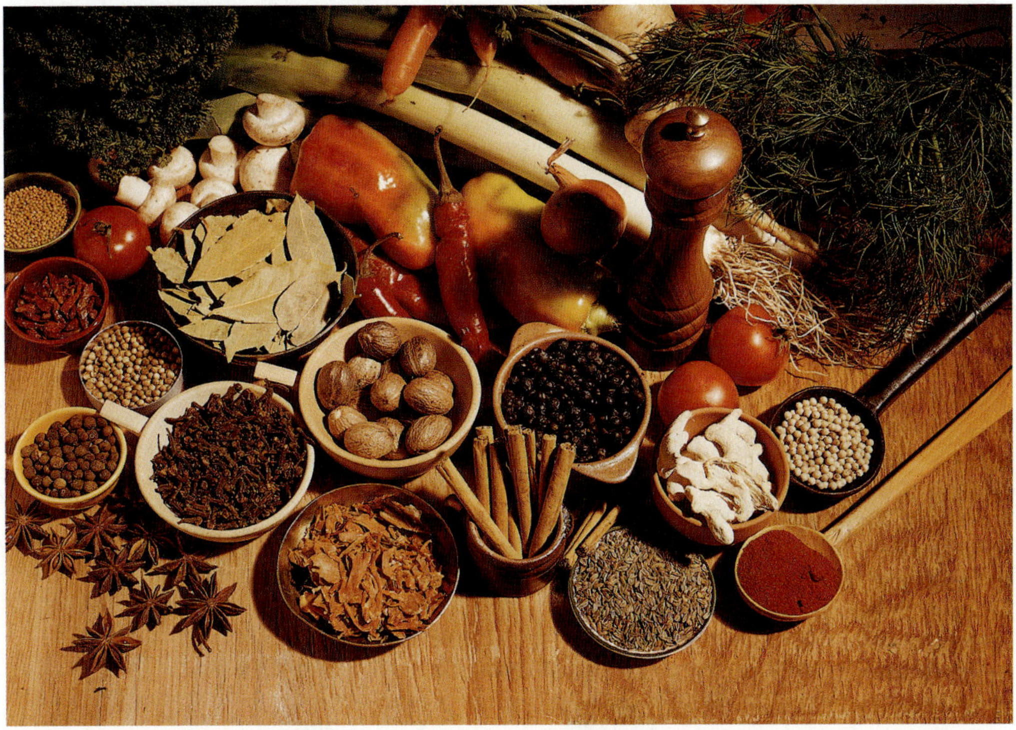

Beim Essen werden alle Sinne angesprochen. In den Speisen enthaltene →Geschmacks- und Aromastoffe tragen entscheidend dazu bei, dass Essen und Trinken als Genuss erlebt werden (→Genusswert). Insbesondere durch die Beigabe von Gewürzen, Kräutern und anderen Würzstoffen *(Aromen, Essig, Senf, Salz)* werden Geruch und Geschmack der Lebensmittel verstärkt, abgerundet, verbessert und der Appetit angeregt. Eine verstärkte Absonderung von Speichel und Magensaft beeinflusst die Verdauung positiv. Gewürze und Würzkräuter enthalten →sekundäre Pflanzenstoffe, die positive, aber zum Teil auch negative Auswirkungen auf die Gesundheit haben können.

Gewürze und Würzkräuter

Dies sind Pflanzenteile mit aromatisch, bitter oder scharf schmeckenden Inhaltsstoffen, die Lebensmitteln frisch, getrocknet oder tiefgefroren zugegeben werden können. Gewürze und Würzkräuter werden nach den Pflanzenteilen, aus denen sie gewonnen bzw. die verwendet werden, eingeteilt.

Gewürze werden ganz *(Frucht, Samen, Blatt)*, gerebelt (zerkleinerte und von Stielen befreite Blätter von Gewürzkräutern), geschnitten, granuliert oder gemahlen angeboten. Beim Zerkleinern und Mahlen muss trotz schonender Verfahren (Kaltvermahlung) ein Verlust an ätherischen Ölen in Kauf genommen werden. Blatt- und Krautgewürze zählen getrocknet zu den Gewürzen; in frischem Zustand werden sie als Würzkräuter oder Küchenkräuter bezeichnet. Eine klare Abgrenzung zu Gewürzen oder Gemüsen ist nicht immer möglich. Die Verwendung von frischen Kräutern in der Küche hat in den letzten Jahren zugenommen. Dominierte früher im Handel bei frischen Kräutern Schnittware, die nur sehr begrenzt haltbar ist, so findet der Verbraucher heute in den Obst- und Gemüseabteilungen ganzjährig vor allem Topfware, die nicht nur länger haltbar ist, sondern auch auf dem Balkon, der Terrasse oder im Garten kultiviert werden kann.

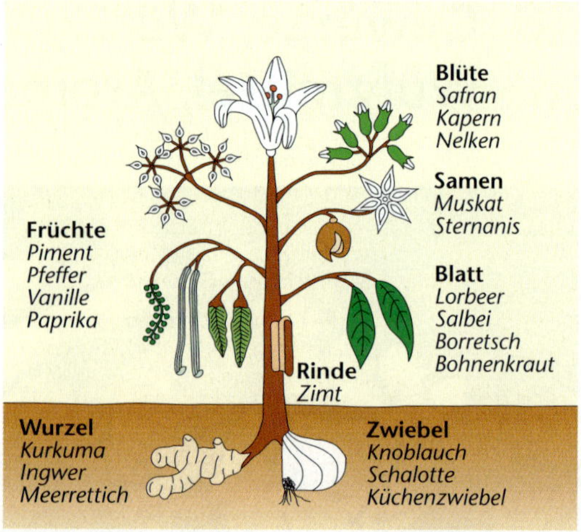

Als Gewürze verwendete Pflanzenteile

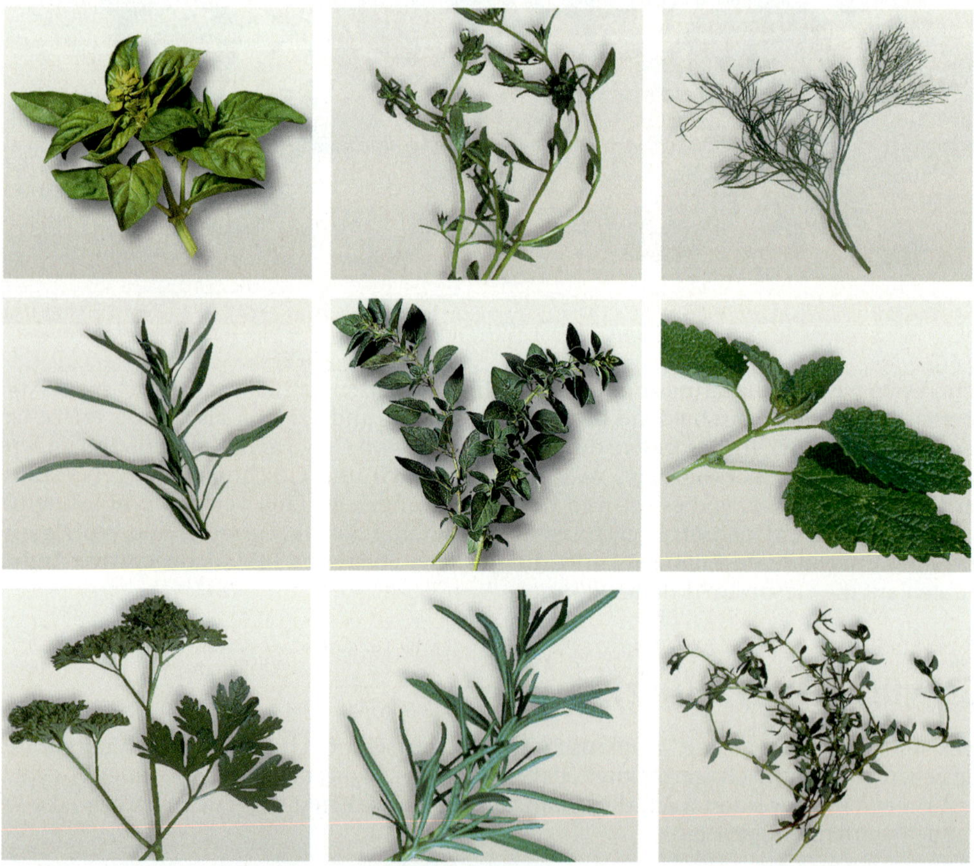

Küchenkräuter: (oben v. l.) Basilikum, Bohnenkraut, Dill; (mitte v. l.) Estragon, Majoran, Melisse; (unten v. l.) Petersilie, Rosmarin, Thymian

Gebräuchliche Gewürze und Kräuter

Name	mögliche Verwendung und Besonderheiten	Handelsform
Anis	*Süßspeisen, Weihnachtsbäckerei, Suppen, Eintöpfe, Anisspirituosen (Pernod);* süßlicher Geruch, würzig-frischer Geschmack	Samen; ganz oder gemahlen
Bärlauch	*roh für Brotaufstrich, Würzsauce (ähnlich Pesto), Suppeneinlage;* knoblauchähnliches Aroma, aber schwächer und an Schnittlauch erinnernd	junge Blätter und Zwiebeln; frisch
Basilikum	*Pesto, Gemüse (Tomaten, Auberginen, Paprika), fette Fleischarten, Pizza, Pasta;* stark duftend (Minze), pfeffrig-würziger Geschmack	Blätter, frisch oder getrocknet
Bohnenkraut	*Bohnengerichte, alle Kohlarten, Salate, Einmachen von Gurken;* Geruch nach grünen Bohnen, pfeffriger Geschmack	Blätter; frisch, aber vorwiegend getrocknet
Chili, Chilly, Cayenne-Pfeffer	*feurig-scharfe Fleischgerichte, würzige Soßen, als ganze Schoten in Mixed-Pickles, Bestandteil vieler asiatischer und ungarischer Gerichte;* brennend scharf (reizt die Nase)	Frucht; ganz, frisch oder getrocknet (Chili); getrocknet und gemahlen (Cayenne-Pfeffer)
Dill	*Suppen, Soßen, Gemüse, Salate, Eier, Quark, Fischgerichte;* frisches, etwas herbes Aroma, süßlich, leicht scharfer Geschmack	Blätter; frisch, tiefgefroren oder getrocknet
Estragon	*Suppen, Soßen, Gemüse, Salate, Fleischgerichte, Essig;* leicht pfeffrig	Blätter; frisch oder getrocknet, gerebelt oder gemahlen
Ingwer	*asiatische Gerichte, Chutneys, Weihnachtsbäckerei;* brennend-scharf	Wurzel; ganz, frisch oder kandiert oder getrocknet; getrocknet und gemahlen
Kapern	*Fleisch- und Fischgerichte, Eierspeisen, Garnierung kalter Platten;* bitter und leicht scharf	Blütenknospen; in Salzwasser, Essig oder Öl eingelegt
Kardamom	*Fleisch- und Wurstgerichte, Süßspeisen, Weihnachtsbäckerei;* süßer Duft, würzig, leicht brennend	Kapsel oder Samen; ganz oder gemahlen
Knoblauch	*Fleischgerichte, Pizza, Pasta, Suppen, Soßen, Salate, Kräuterbutter, Käse, Wurst;* sehr intensiver Geruch, scharfer, brennender Geschmack	Zwiebeln; frisch oder eingelegt; getrocknet und gemahlen oder granuliert; geröstet; Paste; Saft
Koriander	*Soßen, Kohlgerichte, Weihnachtsbäckerei, Wurst;* würzig	Blätter; frisch, getrocknet; Samen ganz oder gemahlen
Kümmel	*Brot und Backwaren, Fleischgerichte, Gemüse, Kohlgerichte, Käse, Quark, Spirituosen (Aquavit);* leicht süßlicher Geruch, herb-beißend im Geschmack	Samen; ganz oder gemahlen
Kreuzkümmel	*Reisgerichte, Chutneys, Würzsoßen;* scharfer Geschmack, erinnert an Kümmel	Samen; ganz oder gemahlen
Lorbeer	*Fleisch-, Wild- und Fischgerichte, Marinaden, Sauerkraut;* leicht bitter	Blätter; getrocknet, ganz, geschnitten oder gemahlen
Majoran	*Wurst, Fleischgerichte, Suppen, Gemüse, Remoulade;* etwas süßlicher Geruch, herb und leicht brennend im Geschmack	Blätter; frisch oder getrocknet und gerebelt oder gemahlen
Meerrettich	*Fleisch- und Fischgerichte, Soßen, Mayonnaise;* brennend scharf	Wurzeln; ganz oder gerieben (in Gläsern und Tuben)

Gebräuchliche Gewürze und Kräuter *(Fortsetzung)*		
Name	**mögliche Verwendung und Besonderheiten**	**Handelsform**
Muskat	*Wurst, Fleischgerichte, Gemüse, Suppen, Soßen, Gebäck;* feurig-würzig, leicht bitter (Vorsicht, bereits Verzehr von zwei Nüssen kann für ein Kind tödlich sein!)	Samen („Nüsse"); ganz oder gemahlen
Nelken	*Fleischgerichte, Kohlgerichte, Süßspeisen, Backwaren, Kompott;* feurig-würzig	Knospen; ganz oder gemahlen
Oregano	*mediterrane Gerichte (Pizza), Tomatengerichte, Fleischgerichte, Fisch, Suppen;* ähnelt dem Majoran, scharfer und leicht bitterer Geschmack	Blätter; frisch, tiefgefroren, getrocknet, ganz oder gerebelt
Paprika (Gewürzpaprika)	*Fleischgerichte (Gulasch), Geflügelgerichte, Soßen, Fisch- und Gemüsegerichte, Suppen, Knabbergebäck;* mild (Delikatesspaprika) bis scharf (Rosenpaprika)	Früchte; frisch, ganz; getrocknet und gemahlen
Petersilie	*Fisch- und Geflügelgerichte, Eiergerichte, Salate, helle Soßen (grüne Soße);* süßliches Aroma, würzig und leicht scharf im Geschmack	Blätter; frisch, ganz; tiefgefroren, gehackt; getrocknet und gerebelt
Pfeffer	Universalgewürz für nahezu alle Speisen; Grundregel: weißer Pfeffer zu hellen, schwarzer Pfeffer zu dunklen Gerichten; grüner Pfeffer zu *hellen Soßen, Marinaden und als Zutat zu Käse;* weißer Pfeffer: würziger Geruch, scharf; schwarzer Pfeffer: brennend scharf; grüner Pfeffer: aromatisch, milde Schärfe	grüner Pfeffer: unreife Beeren, in Lake eingelegt oder gefriergetrocknet; weißer (reif) und schwarzer Pfeffer (unreif): getrocknete Beeren, ganz, zerstoßen oder gemahlen
Piment („Nelkenpfeffer")	*Weihnachtsbäckerei, Kompotte, Fleischgerichte (Leber), wichtiges Wurstgewürz;* erinnert an Nelken und Pfeffer, scharf-würzig	getrocknete Beeren; ganz oder gemahlen
Rosmarin	*italienische Gerichte, Fleisch- und Wildgerichte, Geflügel, Tomatengerichte;* leicht bitter	Blätter; frisch, ganz; getrocknet, ganz oder zerkleinert
Safran	*Fleisch- und Fischgerichte (Bouillabaisse),* Färbemittel für *Reis und Backwaren;* teuerstes Gewürz der Welt, 1 kg über 500 € im Einkauf; aromatisch bitter, leicht scharf, sehr ergiebig	Blütennarben einer Krokusart; getrocknet, ganz oder gemahlen
Schnittlauch	*Suppen, Soßen, Salate, Eiergerichte, Quark, Kartoffeln, Brotbelag;* zwiebelartiger Geruch und Geschmack	Blätter; frisch oder getrocknet
Thymian	*Fleisch- und Fischgerichte, Suppen, Soßen, Salate;* herbwürzig	Blätter; frisch, ganz; getrocknet, ganz oder gerebelt
Vanille	*Süßspeisen, Gebäck, Eis, Schokolade;* süßlich-würzig	ganze Fruchtschoten; Vanillezucker; Flüssigextrakt
Zimt	*Süßspeisen, Gebäck, Eis, exotische Gerichte, Glühwein;* würziger Geruch, herb-süßer Geschmack	getrocknete Rinde; in Stangen o. fein gemahlen
Zitronenmelisse	*Salate, Soßen, Süßspeisen, Sorbets;* zitronenähnlicher Geruch und Geschmack	Blätter; frisch oder getrocknet
Zwiebel	*für alle salzigen, herzhaften Gerichte, wichtiges Würzmittel bei Fertiggerichten;* leicht süßlich, scharf	frisch, ganz; granuliert und getrocknet; zerkleinert und getrocknet oder geröstet

Gewürz- und Kräutermischungen

Fertige Mischungen erleichtern die Zubereitung von Speisen, die sich durch eine unverwechselbare Geschmacksnote auszeichnen. Gewürzmischungen bestehen aus getrockneten, ganzen oder zerkleinerten Gewürzen. Um den Geschmack zu verstärken oder zu verbessern (aber auch aus Kostengründen), kommen oft noch Speisesalz und Geschmacksverstärker (→*Glutamat)* hinzu. Als →Antioxidationsmittel wird Zitronensäure verwendet.

Wenn der Salzanteil 40 % oder mehr beträgt, werden die Mischungen als Gewürzsalz bezeichnet. Fertige Kräutermischungen werden getrocknet oder tiefgefroren angeboten. Die Kräuter sind fein gehackt bzw. gerebelt und streufähig und damit leicht dosierbar.

Übersicht zu gebräuchlichen Gewürz- und Kräutermischungen (Auswahl)		
Bezeichnung	**Zusammensetzung**	**mögliche Verwendung**
Currypulver	In Europa übliche Mischungen enthalten bis zu 15 verschiedene Gewürze. Immer dabei ist Kurkuma, das die Gelbfärbung bewirkt. Dazu kommen u. a. Pfeffer, Ingwer, Kardamom, Paprika, Nelken, Muskat, Zimt, Bockshornkleesamen und Cayennepfeffer. Varianten: mild-aromatisch *(golden elephant)* bis würzig-scharf *(red, hot)*	*Reis-, Fleisch-, Geflügel- und Fischgerichte, Soßen und Suppen, Feinkostsalate und -Cocktails, Dips*
Tandoori Mix	u. a. Pfeffer, Ingwer, Kreuzkümmel, Senf, Zimt, Bockshornkleesamen, Knoblauch, Zwiebeln, Roter Pfeffer	*Geflügel-, Fisch- und Krebstiergerichte*
Chinagewürz	ähnlich wie Curry, mit Geschmacksverstärker Glutamat	*Suppen, Soßen, Geflügel, Fisch*
Grill-, Schaschlik-, Steakgewürz	u. a. Paprika, Zwiebel, Ingwer, Knoblauch, Pfeffer, Muskat, Oregano	*Fleischgerichte*
Brathähnchen-Gewürzsalz	u. a. Salz, Glutamat, Paprika, Rosmarin, Thymian, Salbei	*gebratenes Geflügel*
Fischgewürz, -salz	u. a. Lorbeer, Estragon, Nelken, Orangen- und Zitronenschale sowie ggf. Salz	*Koch- und Bratfische*
Salatgewürz	u. a. Zwiebel, Pfeffer, Bohnenkraut, Zitronenmelisse, Petersilie	*Salatsoßen*
Salatkräuter	u. a. Zitronenmelisse, Dill, Kerbel, Estragon	*frische Salate*
Kräuter der Provence	u. a. Rosmarin, Basilikum, Majoran, Thymian	*Fleisch- und Fischgerichte, Eintöpfe, Gemüse, Soßen, Quark, Kräuterbutter*
Fines herbes (feine Kräuter)	klassisch: Petersilie, Kerbel, Estragon, Schnittlauch neue Küche: u. a. noch zusätzlich Basilikum, Oregano, Rosmarin	*Salate, Quark, Eiergerichte, Gemüse, Suppen, Fleisch- und Fischgerichte mit Geschmacks- und Geruchsnoten aus dem Mittelmeerraum*
Café de Paris	u. a. Oregano, Knoblauch, Zwiebeln, Majoran, Gelbwurz, Estragon, Fenchel, Rosmarin, Schnittlauch, Thymian	*Kräuterbutter oder gewürzter Quark (zu Steak-, Fondue-, Grillgerichten)*
Lebkuchengewürz	u. a. Nelken, Piment, Anis, Koriander, Zimt, Muskat	*Weihnachtsbäckerei, Soßen*

Würzmittel

Bei der Lebensmittelzubereitung finden neben Gewürzen, Würzkräutern und Würzmischungen eine Reihe weiterer würzender Zutaten Verwendung.

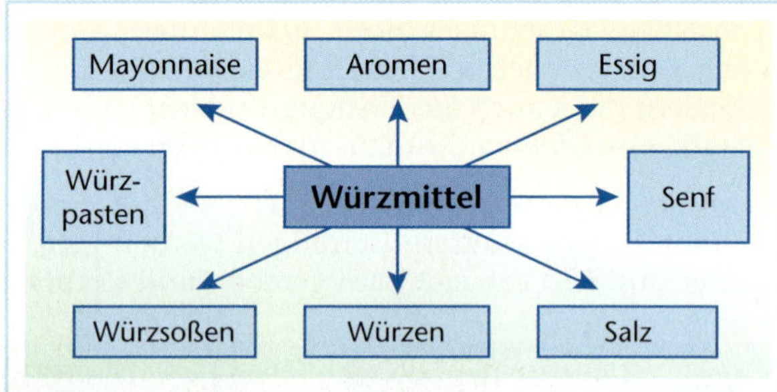

Würzende Zutaten

Salz (Speise-, Kochsalz)

Salz ist das am meisten verwendete Würzmittel bei der Zubereitung von Speisen und bereits in vielen Nahrungsmitteln enthalten. Im Handel werden angeboten:

- Meersalz (durch Verdunsten von salzhaltigem Meerwasser gewonnen),
- Steinsalz (in Salzbergwerken abgebaut) und
- Siedesalz (gewonnen durch Eindampfen von Sole).

Um Jodmangel vorzubeugen, wird Salz häufig mit Jod versetzt angeboten. Zusätzlich wird Jodsalz oft noch mit Fluorid zur Kariesvorbeugung angereichert. Durch Zusatz von Trennmitteln erhält Salz eine beständige Rieselfähigkeit. Von Natur aus enthaltene Mineralien gehen bei der Verarbeitung zu handelsüblichem Tafelsalz verloren; so hat z. B. unraffiniertes Steinsalz mitunter eine graue Farbe.

Essig

Essig ist ein sauer schmeckendes flüssiges Würz- und Konservierungsmittel. Dabei handelt es sich um eine mit Wasser verdünnte Lösung von Essigsäure, die durch Essigsäuregärung aus alkoholhaltigen Flüssigkeiten (Gärungsessig) oder durch Verdünnen synthetischer Essigsäure (Essigessenz) gewonnen wird. Gärungsessig enthält mindestens 5 g und höchstens 15,5 g Säure pro 100 ml. Essigessenz enthält zwischen 15,5 und 25 g Säure in 100 ml. Nach Salz ist Essig das am meisten verwendete Würzmittel.

Grundsorten (Gärungsessig)	
Branntweinessig (Tafelessig)	Er wird hauptsächlich aus vergorener Melasse (sirupartiger Rückstand der Zuckerproduktion) hergestellt. Er hat eine helle Farbe und einen frischen, aber wenig ausgeprägten Geschmack.
Weinessig	Zur Herstellung werden kräftige alkohol- und aromareiche südländische Weiß- und Rotweine verwendet. Je nach Wein ist er goldgelb bis rotbraun. Er zeichnet sich durch ein intensives Weinaroma aus. Weinessig, der besonders lange in Holzfässern gelagert wurde, wird als Balsamessig (ital. „Aceto Balsamico") bezeichnet. Er schmeckt weich und hat ein typisch würziges Aroma. Eine Spezialität aus Modena in Italien ist der „Aceto Balsamico di Modena", ein Weinessig, der mindestens drei Jahre und bis zu mehreren Jahrzehnten in Holzfässern reift. Aroma und Geschmack dieses dunklen und dickflüssigen Essigs sind besonders intensiv.
Wein-Branntwein-Essig	Ein Verschnitt aus Wein- und Branntweinessig, wobei das Mischungsverhältnis angegeben werden muss. Die Farbe reicht von goldgelb bis rötlich. Es ist der am meisten verwendete Essig.
Obstessig	Er wird ausschließlich aus vergorenem Obst *(Äpfel, Zitronen)* hergestellt. Die Farbe ist hell bis rötlich-braun. Die enthaltenen Fruchtsäuren prägen den typisch fruchtigen Geschmack.

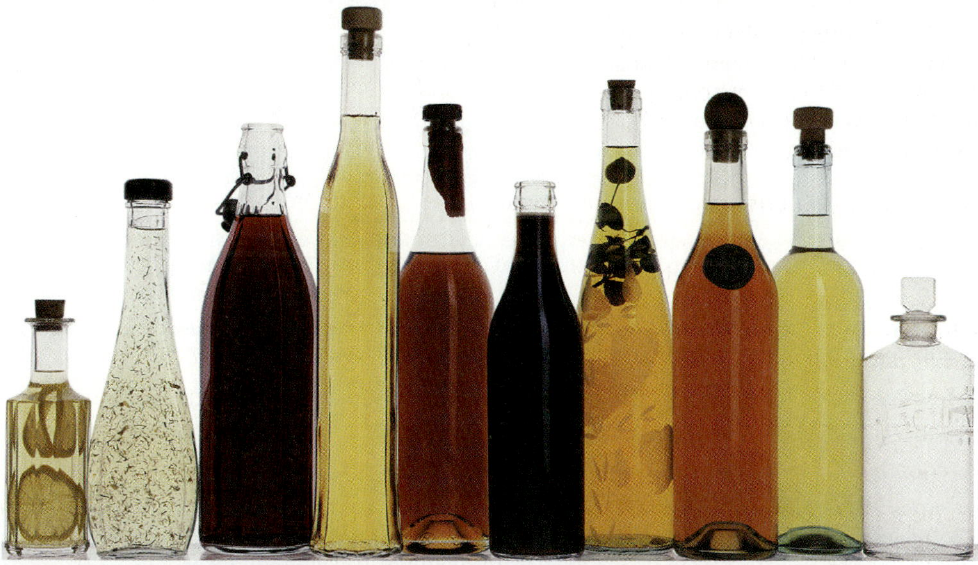

Essigsorten (von links): Branntweinessig mit Zitrone, Gurkenaufguss, Rotweinessig, Wein-Branntwein-Essig, Sherryessig, Balsamessig, Ihr Lieblingsessig, Obstessig, Kräuteressig, Weißweinessig

Neben diesen Grundsorten gibt es eine Fülle von **Essigvarianten.** Dazu zählen:

- **Kräuteressig:** Verschiedene frische Kräuter oder Kräuterextrakte werden in eine der Grundsorten (außer Obstessig) eingelegt. Zu den häufig verwendeten Kräutern zählen Estragon, Salbei, Thymian und Basilikum sowie Kräutermischungen.
- **Fruchtessig:** Er ist nicht mit Obstessig zu verwechseln. Es handelt sich vielmehr um einen Wein- oder Branntweinessig, der unter Verwendung von Fruchtkonzentrat bzw. Früchten *(Himbeeren, Erdbeeren, Holunderbeeren)* hergestellt wird.

Spezialitäten sind Cognacessig und Sherryessig, die aus Cognac bzw. Sherry hergestellt werden. Essig wird zum Teil auch aromatisiert angeboten *(Nuss-, Knoblaucharoma).*

Senf

Senf ist eine gelbbraune Würzpaste und wird aus gemahlenen Senfkörnern (enthalten 30 % Öl), Essig und Salz hergestellt. Die verschiedenen Geschmacksrichtungen ergeben sich durch den Zusatz von Gewürzen und Kräutern *(Estragon, Pfeffer, Nelken, Kurkuma, Kapern)* sowie Zucker. Die Schärfe ist von der verwendeten Senfsaat abhängig. Es gibt die milde gelbe Senfsaat und die schärfere braune bis schwarze Senfsaat.

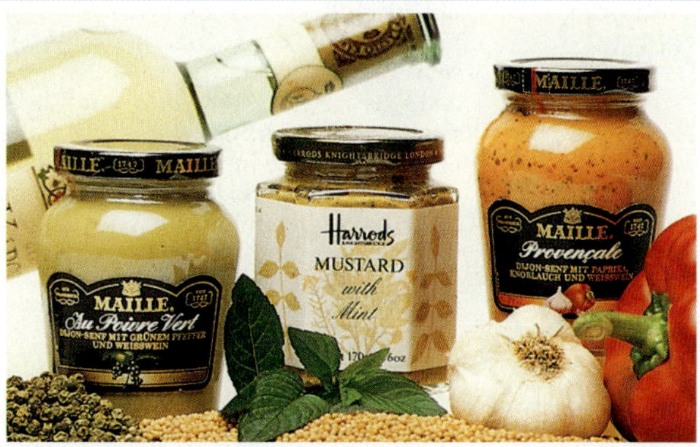

Senfspezialitäten

Grundsorten		
Sorte	Rohstoff und Geschmack	Verwendung
Milder Senf (Delikatess- oder Tafelsenf)	vorwiegend aus gelber Senfsaat, feinwürzig	*warme und kalte Senfsoßen*
Mittelscharfer Senf (Delikatess- oder Tafelsenf)	milder gelber Senfsaat wird braune Senfsaat zugesetzt, um die gewünschte Schärfe zu erzielen, etwas würziger als „milder Senf"	am weitesten verbreitete Sorte, *zu kalten Platten und zu Würstchen*
Scharfer Senf, **Extrascharfer Senf**	überwiegend oder ausschließlich aus brauner Senfsaat, pikant bis feurigscharf	*zu fetten Fleischgerichten (Eisbein), die dadurch bekömmlicher werden, zu Marinaden und kräftigem Käse*
Süßer Senf (Weißwurstsenf)	gelbe und/oder braune Senfsaat wird nur grob gemahlen; Rösten und der Zusatz von Zucker ergeben den karamellartigen, süßlichen Geschmack	*bayerische Spezialität, zu Weißwurst und Leberkäse*

Senfspezialitäten (Auswahl)	
Dijon-Senf	extrascharf, wird nach traditionellem Verfahren aus brauner bzw. schwarzer Senfsaat, häufig unter Verwendung von Weißwein, hergestellt
Düsseldorfer Senf	extrascharf, darf nur im Düsseldorfer Raum hergestellt werden
Rôtisseur-Senf	mittelscharf, enthält noch ganze Senfkörner und verliert daher auch beim Erhitzen nicht sein Aroma, gut für die warme Küche
Grillsenf	mit verschiedenen Gewürzen *(Paprika)* abgeschmeckt, passt zu Pfannen- und Grillgerichten
Kräutersenf	mild oder mittelscharf, Zusatz von Kräutern *(Estragon, Kerbel, Kräuter der Provence)*, passt zu Fleisch- und Geflügelgerichten

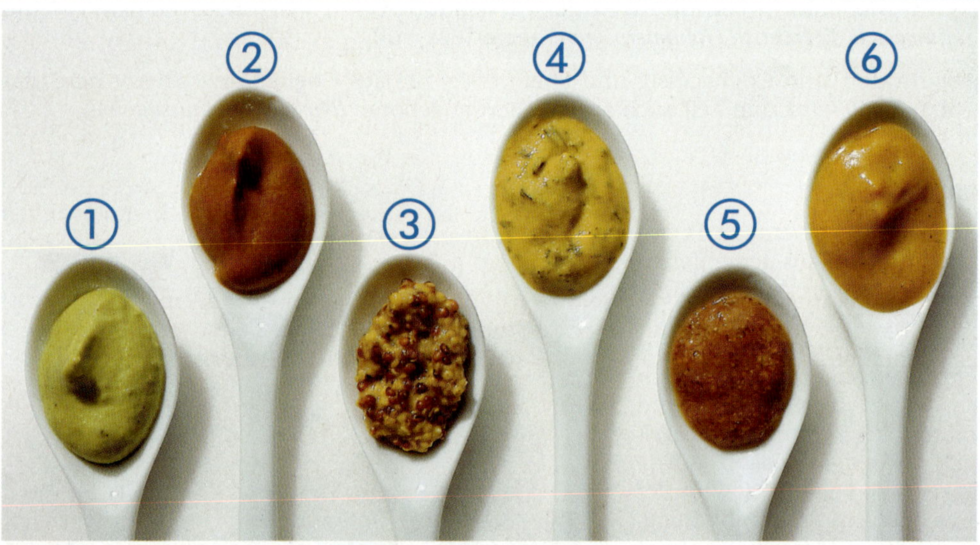

Senfsorten: ① Mittelscharfer Tafelsenf, ② Tomatensenf, ③ Rôtisseur-Senf, ④ Kräutersenf, ⑤ Süßer Senf, ⑥ Grillsenf

Würzen (Speisewürze)

Sie werden flüssig, pastenförmig oder trocken angeboten. Zur Herstellung werden u. a. Weizen-, Mais- und Reiskleber, Sojabohnen sowie Rückstände aus der Fleisch- und Fischverarbeitung verwendet. Es gibt Würzen zum sofortigen Verzehr *(Flüssigwürze, Würzpulver)* und Würzen zur Weiterverarbeitung *(Brühwürfel, gekörnte Brühen)*. Viele Würzen enthalten den →Zusatzstoff Glutamat. Dieser dient als Geschmacksverstärker, d. h., er verstärkt schon in geringer Dosierung den Eigenschmack von Lebensmitteln und lässt deren Würzung deutlicher hervortreten. Glutamat ist auch für den fleischbrüheartigen Geruch und Geschmack der Speisewürze mitverantwortlich.

Würzpasten

Dies sind eingedickte Frucht- oder Gemüseerzeugnisse. Sie sind hauptsächlich Ausgangsstoff zur Soßenherstellung. Die bekannteste Würzpaste ist Tomatenmark. Es wird aus reifen Tomaten hergestellt und enthält weder Schalenanteile noch Kerne. Tomatenmark wird sowohl ohne als auch mit Würzung *(Zwiebeln, Knoblauch, Sellerie, Kräuter)* angeboten. Je nach Grad des Wasserentzugs werden drei Konzentrationsstufen (einfach, doppelt, dreifach) unterschieden. Bestandteil der indischen und indonesischen Küche sind Samballan *(Sambal Oelek)*, sehr scharfe Pasten auf Paprikabasis mit Salz, Pfeffer und Essig zubereitet. Aus Öl, Knoblauch und unterschiedlich zusammengesetztem →Currypulver entstehen grüne, rote, gelbe Currypasten für Asia-Gerichte. Ebenfalls in der asiatischen Küche werden Chutneys verwendet. Dies sind süß-scharfe eingedickte Zubereitungen, z. B. aus unpassiertem Tomatenmark oder Mangofruchtstückchen sowie anderen Zutaten *(Ingwer, Limonen, Rosinen, Pfeffer, Zucker)*.

Würzsoßen

Sie werden entweder Speisen, Salaten und/oder Soßen zugegeben *(Tabasco-, Sojasoße)* oder werden als Fertigsoße benutzt *(Grillsoßen, Ketchup)*, Salatsoßen *(Dips, Salatcremes)*. Würzsoßen enthalten zum überwiegenden Teil pflanzliche Bestandteile in flüssiger, fein zerkleinerter oder stückiger Form.

Die am meisten verwendete Würzsoße ist **Ketchup.** Es wird auf der Grundlage von Tomatenmark produziert. Dazu kommen Gewürze *(Paprika, Nelken, Zimt, Ingwer)*, Zwiebeln, Salz, Essig, Wasser und Glucosesirup (bis zu 30 %!) sowie u. U. Aromastoffe und →Dickungsmittel *(Xanthan)*. Mit Ketchup werden u. a. Fleisch- und Fischgerichte, Nudeln und Pommes frites gewürzt. Aber auch zum Verfeinern von Soßen und Gerichten findet es Verwendung. Ebenfalls auf der Basis von Tomatenmark werden weitere **„rote" Würzsoßen** mit speziellen Gewürzen angeboten *(Schaschlik-, Steak-, Salsasoße)*. **Helle Würzsoßen** *(Knoblauch-, Meerrettich-, Pfeffersoße)* enthalten neben pflanzlichem Öl, Wasser, Essig und Zucker u. a. Stärke, Molken- und Magermilchpulver. Die fast schwarzbraune **Sojasoße** wird aus Sojabohnen gewonnen und ist vor allem Bestandteil der asiatischen Küche. **Tabasco** enthält neben Branntweinessig und Salz Bestandteile roter Pfefferschoten (→Chilis) und erhält dadurch seine besondere Schärfe. **Worcestersoße** wird vor allem zum Würzen von Ragout fin, Soßen und Eintopfgerichten verwendet. Der für Worcestersoße typische leicht säuerliche Geschmack wird durch Tamarindenmus – ein in der asiatischen Küche weit verbreitetes Würzmittel – verursacht.

Mayonnaise

Mayonnaise ist eine würzige kremartige Soße. Sie passt zu Kartoffel-, Gemüse-, Geflügel-, Eier-, Fleisch- oder Fischsalaten. Die Grundbestandteile der Mayonnaise sind Speiseöl, Essig, Eigelb sowie Senf, Salz und verschiedene Gewürze. Neben frischem Eigelb wird auch frisches Vollei oder Trockenei in Form von Eipulver verwendet. Das Hauptproblem der Herstellung besteht darin, dass an sich nicht mischbare Flüssigkeiten wie Öl und Essig eine enge und dauerhafte Verbindung (Emulsion) eingehen sollen. Um dies zu erreichen, ist ein „Emulgator" erforderlich. Es ist das im Eigelb enthaltene Lecithin, das diese dauerhafte Durchmischung ermöglicht und der Mayonnaise ihre cremige Beschaffenheit gibt. Anstelle von Eigelb können bei Mayonnaisen mit geringerem Fettgehalt auch Verdickungsmittel *(Stärke, Magermilchpulver)* eingesetzt werden. Je nach Fettanteil unterscheidet man:

Bezeichnung	Zusammensetzung
Delikatess-Mayonnaise	Fettgehalt mindestens 80 %, Eigelbanteil mind. 7,5 % vom Fettgehalt (d.h. mindestens 6 % absolut), enthält keine Verdickungsmittel.
Mayonnaise	Fettgehalt mindestens 70 %, enthält Verdickungsmittel *(Stärke, Gelatine, Xanthan, Guarkernmehl).*
Salatmayonnaise	Fettgehalt mindestens 50 %, Eigelbanteil nicht vorgeschrieben, bei Ersatz des Eigelbs durch pflanzliches oder tierisches Eiweiß ist Hinweis vorgeschrieben, enthält meist Verdickungsmittel.

Remoulade ist eine Mayonnaise oder Salatmayonnaise, die zusätzlich mit Kräutern *(Petersilie, Schnittlauch, Estragon)* gewürzt wird. Es können auch zerkleinerte Kapern und/oder Gurken eingearbeitet werden. Remoulade wird u. a. zum Füllen von Tomaten, zu gebratenem Fisch, Sülze sowie zu Salaten verwendet.

Alioli (E) bzw. **Aïoli** (F) ist ein Mittelding zwischen Würzpaste und Mayonnaise. Sie wird aus Olivenöl, Knoblauch und je nach Rezept auch Eigelb hergestellt und zum Würzen von Fischsuppen und gegrillten Fisch- und Fleischgerichten verwendet.

Aromen (Essenzen)

Unter Aromen bzw. Essenzen versteht man flüssige, pulver- oder pastenförmige Zubereitungen, die von der Aromaindustrie handwerklichen Betrieben und der Lebensmittelindustrie zur Aromatisierung von Lebensmitteln zur Verfügung gestellt werden. Sie finden besonders bei hochverarbeiteten Lebensmitteln (→Convenience-Produkte, →Light-Produkte, →Ethno-Food) Anwendung, um diese geschmacklich (wieder) aufzuwerten und so für den Verbraucher attraktiv zu machen.

In der Aromenverordnung werden die Aromastoffe (chemisch definierte Stoffe mit aromatisierenden Eigenschaften) klassifiziert und definiert.

Bezeichnungen und Begriffsbestimmungen für Aromastoffe	
Natürliche Aromastoffe und Aromaextrakte	Stoffe mit Aromaeigenschaften, die aus Ausgangsstoffen pflanzlicher oder tierischer Herkunft gewonnen werden. So kann der Aromastoff Vanillin aus Vanilleschoten gewonnen werden, Himbeeraroma aber auch aus Holzspänen.
Naturidentische Aromastoffe[1)]	Sie sind den natürlichen Aromastoffen im chemischen Aufbau gleich, werden jedoch synthetisch hergestellt *(naturidentisches Vanillin).*
Künstliche Aromastoffe[1)]	Sie kommen in der Natur nicht vor und werden chemisch erzeugt *(Ethylvanillin,* dem Vanillin in Geruch und Geschmack ähnlich). Sie dürfen nur bestimmten Lebensmitteln zugesetzt werden *(Kunstspeiseeis, Brausen, Zuckerwaren, Kaugummi).*
Raucharomen	Sie verstärken Geruch und Geschmack von geräucherten Lebensmitteln oder imitieren ihn bei nicht geräucherten Produkten („Flüssigrauch").

1) seit Anfang 2011 wird rechtlich nicht mehr zwischen naturidentischen und künstlichen Aromastoffen unterschieden.

Die Kennzeichnung aromatisierter Lebensmittel ist in Deutschland in der Lebensmittel-Kennzeichnungsverordnung geregelt. Danach ist bei der Verwendung industriell gefertigter Aromen in verpackten Lebensmitteln im Zutatenverzeichnis das Wort „Aroma" oder eine genauere Bezeichnung anzugeben *(Himbeeraroma, Waldfruchtaroma)*. Solche Bezeichnungen sind sowohl für natürliche als auch für naturidentische Aromen gestattet. Als „natürlich" darf ein Aroma nur bezeichnet werden, wenn für die aromatisierenden Bestandteile des Aromas ausschließlich natürliche Aromastoffe und/oder Aromaextrakte verwendet wurden. „Natürliches Himbeeraroma" muss aus Himbeeren gewonnen, „natürliches Aroma" hingegen kann aus beliebigen natürlichen Ausgangsmaterialien, z. B. in Bioreaktoren, hergestellt worden sein. Künstliche Aromastoffe müssen als solche gekennzeichnet werden. Der Endverbraucher bekommt aber keine Kenntnis darüber, welche aromatisierenden oder anderen Bestandteile *(Zusatzstoffe, Lösungsmittel, Trägerstoffe)* im jeweiligen Aroma enthalten sind.

Was Verbraucher noch wissen wollen

Welche gesundheitsfördernden Wirkungen haben Kräuter und Gewürze?

Je nach Inhaltsstoffen (→sekundäre Pflanzenstoffe) können Gewürze und Kräuter z. B. beruhigend, anregend, verdauungsfördernd oder keimhemmend wirken.

So regen zum Beispiel Paprika, Senf, Pfeffer und Ingwer die Speichel- und Magensaftproduktion und damit auch den Appetit an, fördern den Gallenfluss und damit die Verdauung. Anis, Fenchel, Kümmel, Pfefferminze, Thymian und Salbei zählen zu altbekannten Hausmitteln bei Erkältungen und Magen-/Darmproblemen. Knoblauch wird zur Linderung bronchialer Leiden und zur Verbesserung der Fließeigenschaften des Blutes verwendet.

Im Übermaß genossen können die Inhaltsstoffe von Kräutern und Gewürzen auch schädliche Wirkungen haben. So enthalten Estragon, Basilikum, Fenchel, Piment und zahlreiche andere Gewürze die Aromastoffe Estragol und Methyleugenol, welche sich im Tierversuch als krebserregend erwiesen haben. Während die Verwendung der Kräuter und Gewürze als Würzmittel in den üblichen Mengen als unbedenklich gilt, dürfen die beiden genannten Stoffe in isolierter Form nicht mehr zur Aromatisierung von Lebensmitteln eingesetzt werden. Auch ein übermäßiger, insbesondere längerfristiger Verzehr von Fencheltee oder Basilikumpesto birgt gesundheitliche Risiken. Muskatnüsse können Halluzinationen hervorrufen und für Kinder sogar tödlich sein.

Wie lange sind Gewürze und Würzkräuter haltbar?

Besonders bei gemahlenen Produkten können Luft- und Lichteinflüsse das Aroma und damit die Würzkraft vermindern. Daher sollten Gewürze nur in Mengen eingekauft werden, die innerhalb weniger Monate aufgebraucht werden können. Unzerkleinerte Gewürze haben die längste Haltbarkeit *(Pfefferkörner, Zimtstangen, Ingwer, Muskatnuss bis zu vier Jahren)*. Kräuter schmecken bis auf wenige Ausnahmen *(Estragon)* frisch intensiver als getrocknet. Getrocknete Kräuter sollten nicht länger als ein Jahr gelagert werden.

Wie sollen Gewürze und Würzkräuter gelagert werden?

Gewürze sollten getrennt voneinander, kühl, trocken und möglichst lichtgeschützt aufbewahrt werden. Es empfiehlt sich, Gewürzdosen oder -gläser mit einem luftdichten Verschluss zu verwenden. Da übermäßige Hitze, Feuchtigkeit und Gerüche den Gewürzen schaden, sollte sich das Gewürzregal nicht unmittelbar in der Nähe der Kochstelle befinden.

Was versteht man unter sogenannten Gourmetsalzen?

Als Gourmetsalz bezeichnet man Speisesalze, die sich durch einen besonders edlen und nachdrücklichen Geschmack und/oder durch eine (allerdings wissenschaftlich nicht bewiesene) bestimmte gesundheitsfördernde Wirkung auszeichnen. Zu den bekanntesten dieser „Spezialsalze“ zählen

- Fleur de Sel (Salzblume): Dies ist ein Meersalz, das sich nur an heißen und windigen Tagen als hauchdünne Schicht an der Wasseroberfläche bildet. Feinschmecker schätzen seinen Geschmack, der durch Calcium- und Magnesium-Sulfat-Anteile bestimmt wird, die im Steinsalz nicht enthalten sind.
- Rauchsalz (auch: Hickorysalz, Smoked Salt): Es ist ein aromatisiertes Speisesalz mit einem würzigen Rauchgeschmack. Hochwertiges Rauchsalz wird hergestellt, indem man Meersalz über Hickoryholz räuchert. Rauchsalz verleiht Gerichten aller Art einen rauchigen, schinkenartigen Geschmack.
- Hawaii Salz: Das rostrote Hawaiisalz stammt von der Insel Molokai. Die typische Farbe entsteht durch die Zugabe von Vulkanerde. Feinschmecker sowie Gourmetköche loben es wegen des würzigen, leicht erdigen Geschmacks.
- Himalaya-Salz: Es stammt keineswegs aus dem Himalaya, sondern es ist ein Steinsalz, das überwiegend in der Provinz Punjab in Pakistan gewonnen wird. Dem Himalaya-Salz werden besondere Heilkräfte nachgesagt, daher kann es bis zu 30 Euro je kg kosten (zum Vergleich: grobes Meersalz kostet in französischen Supermärkten 20 ct je kg)! Weder Stiftung Warentest noch die Deutsche Gesellschaft für Ernährung konnten für Himalaya-Salz die vermeintlichen gesundheitsfördernden Wirkungen nachweisen und warnen sogar vor gesundheitlichen Schäden bei zu hohem Verzehr.

Sind Würzen eine Alternative zu Kochsalz?

Wer bei der Ernährung möglichst wenig Kochsalz verwenden will, sollte auch beim Gebrauch von Würzen vorsichtig sein, denn sie haben zum Teil einen hohen Kochsalzanteil *(Sojasoße)*. Das Salz entsteht bei der Herstellung der Würzen (Kochen der Grundstoffe mit Salzsäure und anschließendes Neutralisieren mit Natronlauge). Kochsalzarm ist Hefe-Extrakt, ein Würzmittel, das hauptsächlich in Reformhäusern angeboten wird.

Warum macht Senf den Verzehr von fetten Speisen bekömmlicher?

Die im Senf enthaltenen ätherischen Öle fördern den Gallenfluss und damit die Fettverdauung und sorgen somit für eine bessere Bekömmlichkeit schwer verdaulicher Gerichte *(Eisbein, fetter Schweinebraten)*.

Wie sollen Senf und Mayonnaise aufbewahrt werden?

Senf sollte immer in fest verschlossenen Tuben oder Gläsern und am besten im Kühlschrank aufbewahrt werden. So bleiben Aroma, Geschmack und vor allem die Schärfe mindestens zwei Monate voll erhalten (Senföl ist leicht flüchtig).

Mayonnaise sollte nicht in Gefrierpunktnähe, aber auch nicht zu warm gelagert werden, da sich sonst die Öl-Essig-Emulsion wieder entmischen könnte. Dies lässt sich auch durch späteres Erhöhen bzw. Senken der Temperatur nicht wieder rückgängig machen. Mayonnaise wird auch ungenießbar, wenn das Öl ranzig wird (Oxidation). Temperaturen über 15 °C sowie Licht- und Sauerstoffzutritt sind deshalb zu vermeiden. Angebrochene Gläser können im Kühlschrank zwei bis drei Wochen aufbewahrt werden, Tuben mindestens doppelt so lange.

Wenn Sie weiterlesen wollen

Holland, Ingo, Salz. Wiesbaden 2009;

Sabersky, Annette, Salz mit Jod und Fluor? In: Slow Food – Genießen mit Verstand, Heft 04-2009;

Morris, Sallie, u. a., Das Handbuch der Gewürze. München 2008[4].

Lebensmittel: Trends

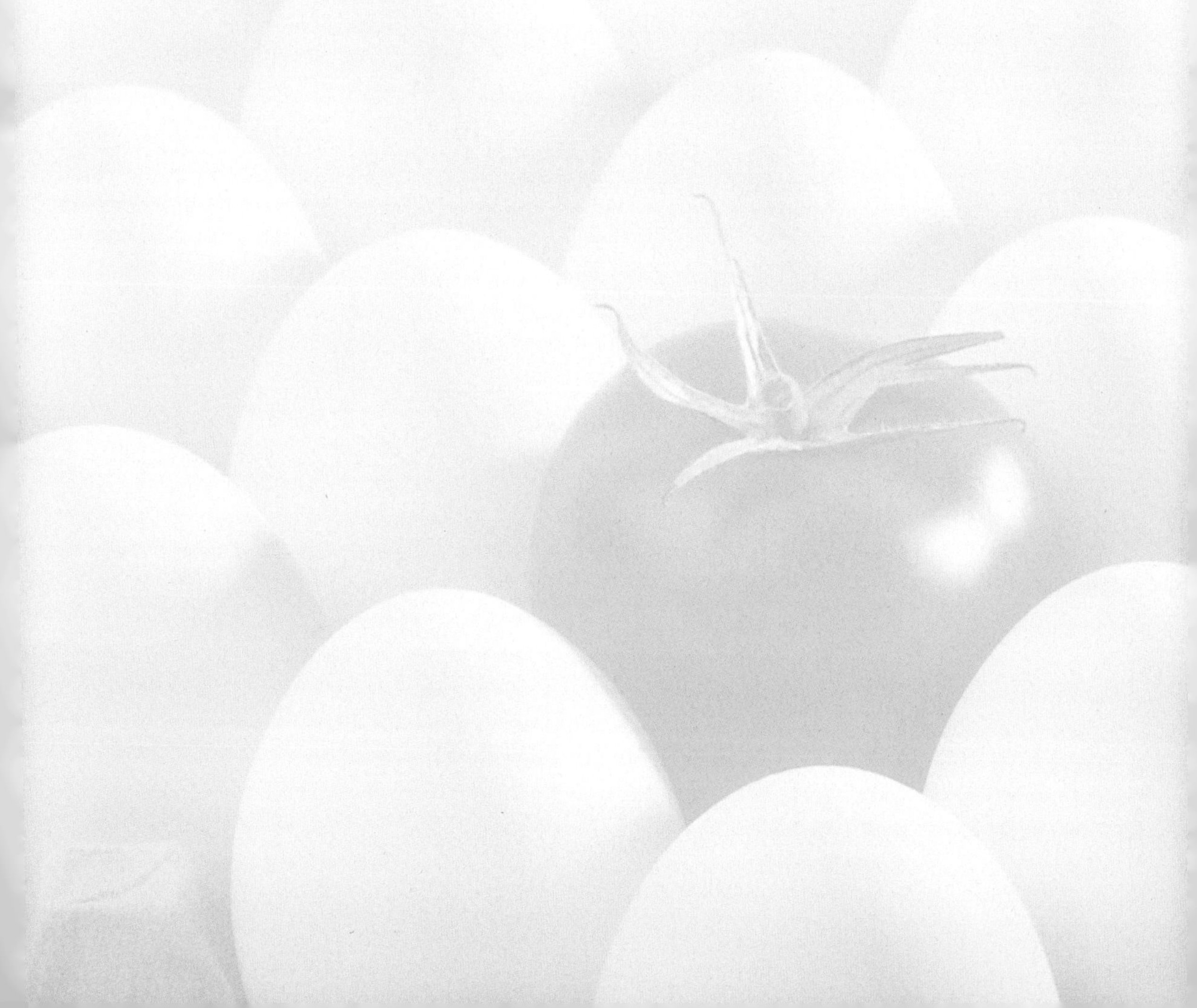

Viele Verbrauchererwartungen werden vom „normalen" Lebensmittelsortiment nicht erfüllt. Mancher ist auf eine spezielle Zusammensetzung von Lebensmitteln angewiesen *(Zöliakie-Kranke, Säuglinge)*. Für diese Personengruppen gibt es diätetische Lebensmittel auch im Einzelhandel. Andere legen Wert auf eine möglichst schnelle und bequeme Zubereitung von Speisen. Wieder andere erwarten von einem Lebensmittel nicht nur Sättigung und Genuss, sondern erhoffen sich gleichzeitig einen gesundheitlichen Zusatznutzen. Der Fitness- und Wellnesstrend ist daher auch am Lebensmittelsortiment nicht vorbeigegangen.

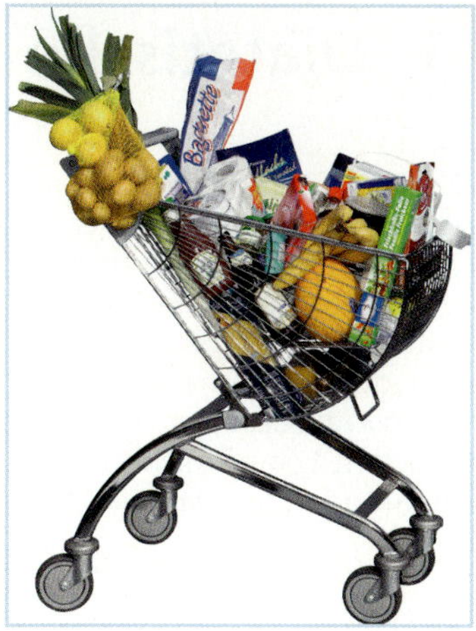

Die Art, wie wir leben, drückt sich in unserem Lebensstil aus. Sie wird von vielen verschiedenen Faktoren bestimmt, z. B. von kulturellen Gepflogenheiten, von persönlichen Beweggründen, Gefühlen und Wertvorstellungen, vom Einkommen und vom sozialen Status, von Erfahrungen und nicht zuletzt auch von den Marketingaktivitäten der Industrie und des Handels (Produktentwicklung und Werbung). Der Lebensstil beeinflusst die Kaufentscheidungen der Verbraucher und ihr Konsumverhalten. Zudem lässt sich mit den gekauften Waren und Dienstleistungen dem Umfeld die persönliche Lebensart demonstrieren, individueller „lifestyle" zeigen: Während der eine Hummer und Champagner kauft, um Wohlstand oder feine Lebensart kundzutun oder vorzutäuschen, drückt ein anderer z. B. seine Umwelt- und Naturverbundenheit mit dem Einkauf ökologisch erzeugter Lebensmittel aus. Manche bringt ihr soziales Gewissen dazu, Kaffee aus fairem Handel zu kaufen, und wieder andere zeigen ihre Weltoffenheit durch den Verzehr von Gerichten, die den Küchen fremder Länder abgeschaut wurden. Die Konsumgewohnheiten bekunden einerseits Zugehörigkeiten *(zu einer bestimmten Einkommensschicht oder zur Gruppe der umweltbewussten und „kritischen" Verbraucher)*, andererseits auch Abgrenzung von Andersdenkenden *(Vegetarier von Fleischessern)*.

Darüber hinaus erweitert sich das Sortiment im Lebensmitteleinzelhandel immer mehr durch neuartige Lebensmittel. Manche wurden in unseren Breiten wegen ihrer fernen Herkunft noch nicht oder nicht in nennenswertem Umfang verzehrt *(bisher unbekannte Früchte oder Pflanzen, Öle aus exotischen Ölfrüchten oder -saaten)*, andere werden neuartigen Behandlungsverfahren *(Pasteurisation mit hohem Druck anstelle von Hitze)* unterzogen oder aus bisher nicht genutzten Rohstoffen *(Lupine)* hergestellt.

In Ländern außerhalb der EU *(USA, Argentinien)* hält die Gentechnik immer mehr Einzug in die Landwirtschaft, sodass zunehmend Lebensmittel, die z. B. aus gentechnisch veränderten Pflanzen hergestellt wurden *(Popkorn und Maismehl aus schädlingsresistentem Mais, Öle aus herbizidresistenten Ölpflanzen)* im dortigen Lebensmittelhandel erhältlich sind. Aber auch in der EU spielt die Gentechnik im Lebensmittelbereich eine Rolle. So werden Tiere mit gentechnisch veränderten Futterpflanzen gemästet oder Lebensmittel mithilfe gentechnisch erzeugter Enzyme hergestellt.

So halten immer wieder neue Trends, entstanden z. B. aus sozialen, ökologischen oder politischen Gründen oder gezielt initiiert durch die Lebensmittelindustrie, den Lebensmittelmarkt in Bewegung. Was heute „in" ist, kann morgen schon „out" sein. Ebenso kann sich ein Trend auch zum „Dauerbrenner" entwickeln.

In diesem Abschnitt des Buches werden nicht einzelne Lebensmittel behandelt, vielmehr geht es darum, wie bestimmte Gruppen von Lebensmitteln *(diätetische, Sportler-, Öko-Lebensmittel)* beschaffen sind, um ganz bestimmte Verbrauchererwartungen erfüllen zu können.

1 Diätetische Lebensmittel

Der Begriff „Diät" stammt aus dem Griechischen und bedeutete ursprünglich gesunde Lebensführung im weitesten Sinne. Heute wird unter „Diät" die spezielle Ernährung von kranken oder auch gesunden Personen mit besonderen Ernährungsbedürfnissen verstanden. Diätetische Lebensmittel werden z. B. von Personen nachgefragt, deren Stoffwechsel gestört ist *(Diabetiker)* oder die Störungen der Nahrungsaufnahme *(nach Operationen)* haben oder die bestimmte Nahrungsbestandteile stark einschränken oder ganz meiden müssen *(Bluthochdruckpatienten, Nierenkranke, Zöliakiekranke)*. Darüber hinaus zählen zu den diätetischen Lebensmitteln auch bedarfsangepasste Lebensmittel für gesunde Säuglinge und Kleinkinder, Schwangere, Stillende, Leistungssportler, Senioren und Übergewichtige.

Durch diätetische Lebensmittel wird die Zufuhr bestimmter Nährstoffe vermindert oder gesteigert oder deren Aufnahme durch den Darm verhindert. Solche für besondere Ernährungszwecke hergestellte Lebensmittel müssen sich entweder aufgrund ihrer Zusammensetzung oder durch das Herstellungsverfahren deutlich von vergleichbaren Lebensmitteln des normalen Sortiments unterscheiden. Darüber hinaus schreibt die Diät-Verordnung strenge Regeln für diätetische Lebensmittel vor: Nur bestimmte Zusatzstoffe sind erlaubt, Antioxidantien und künstliche Farbstoffe dürfen überhaupt nicht eingesetzt werden, als →Konservierungsstoff darf nur Sorbinsäure verwendet werden. Die meisten diätetischen Lebensmittel dürfen nur verpackt in den Handel gelangen und müssen umfassend gekennzeichnet werden.

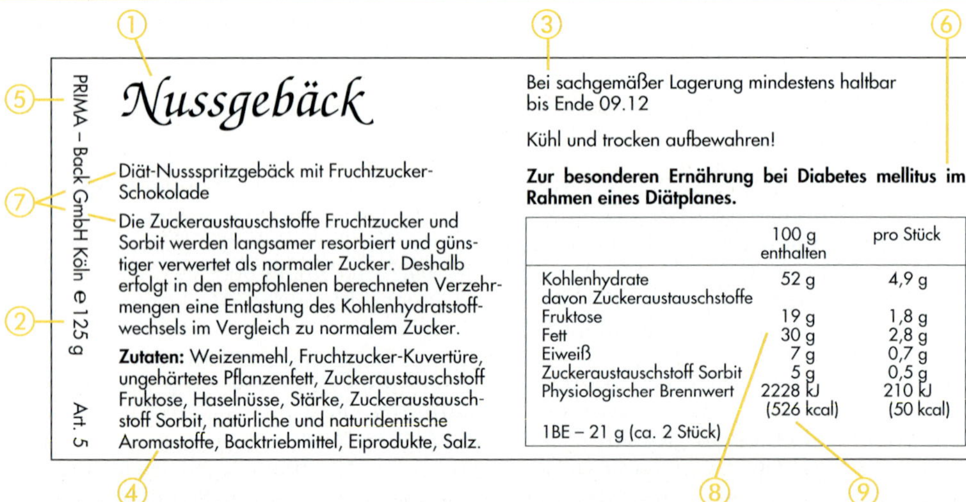

①
③
⑥
⑤
⑦
②
④
⑧
⑨
PRIMA – Back GmbH Köln ℮ 125 g Art. 5
Nussgebäck
Diät-Nussspritzgebäck mit Fruchtzucker-Schokolade
Die Zuckeraustauschstoffe Fruchtzucker und Sorbit werden langsamer resorbiert und günstiger verwertet als normaler Zucker. Deshalb erfolgt in den empfohlenen berechneten Verzehrmengen eine Entlastung des Kohlenhydratstoffwechsels im Vergleich zu normalem Zucker.
Zutaten: Weizenmehl, Fruchtzucker-Kuvertüre, ungehärtetes Pflanzenfett, Zuckeraustauschstoff Fruktose, Haselnüsse, Stärke, Zuckeraustauschstoff Sorbit, natürliche und naturidentische Aromastoffe, Backtriebmittel, Eiprodukte, Salz.
Bei sachgemäßer Lagerung mindestens haltbar bis Ende 09.12
Kühl und trocken aufbewahren!
Zur besonderen Ernährung bei Diabetes mellitus im Rahmen eines Diätplanes.
100 g enthalten
pro Stück
Kohlenhydrate 52 g 4,9 g
davon Zuckeraustauschstoffe
Fruktose 19 g 1,8 g
Fett 30 g 2,8 g
Eiweiß 7 g 0,7 g
Zuckeraustauschstoff Sorbit 5 g 0,5 g
Physiologischer Brennwert 2228 kJ (526 kcal) 210 kJ (50 kcal)
1BE – 21 g (ca. 2 Stück)

① Verkehrsbezeichnung
② Mengenangabe
③ Mindesthaltbarkeitsdatum
④ Zutatenverzeichnis
⑤ Name oder Firma und Anschrift des Herstellers, Verpackers oder Verkäufers
⑥ die zu der Bezeichnung gehörenden besonderen ernährungsbezogenen Eigenschaften oder der Ernährungswert
⑦ die Besonderheiten in der qualitativen und quantitativen Zusammensetzung oder der spezielle Herstellungsprozess, durch die das Erzeugnis seine besonderen ernährungsbezogenen Eigenschaften erhält
⑧ der durchschnittliche Gehalt an verwertbaren Kohlenhydraten, Fetten und Eiweiß (in Gramm bezogen auf 100 Gramm oder 100 Milliliter bzw. in Prozentangaben)
⑨ der durchschnittliche physiologische Brennwert in Kilojoule (kJ) und Kilokalorien (kcal) in 100 Gramm bzw. 100 Millilitern

Kennzeichnung diätetischer Lebensmittel

Nach aid-Verbraucherdienst

Lebensmittel für Säuglinge und Kleinkinder

Alle Säuglingsnahrungen unterliegen strengsten Bestimmungen. Die Herstellung wird – von der Rohstofferzeugung bis zum fertigen Produkt – kontrolliert. Die hohen Reinheitsanforderungen in Bezug auf Umweltschadstoffe und Rückstände veranlassen die Hersteller von Säuglingsnahrung bei der Auswahl ihrer Rohstoffe zu besonderen Vorsorge- und Kontrollmaßnahmen. Die Produktion der Zutaten übernehmen Vertragsbauern unter festgelegten und kontrollierten Bedingungen. Der Einsatz von Pflanzenschutz- und Düngemitteln ist nur eingeschränkt erlaubt. Die Milch stammt von ausgewählten und kontrollierten Rinderbeständen. Manche Hersteller beziehen die Rohstoffe aus →ökologischer Landwirtschaft.

Den Säuglings- und Kleinkindernahrungen dürfen nur die ernährungsphysiologisch unentbehrlichen Mineralstoffe und Spurenelemente sowie Vitamine und bestimmte Aminosäuren zugesetzt werden.

Säuglingsanfangs- und Folgenahrungen

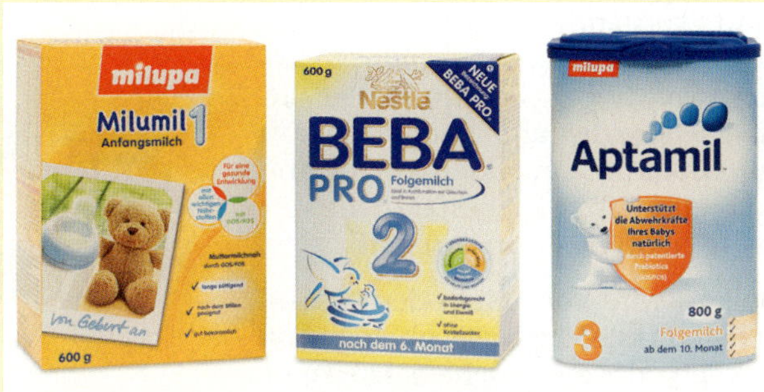

Säuglingsanfangs-/Folgenahrungen

Muttermilch ist in den ersten Lebensmonaten das beste Lebensmittel für den Säugling. Die Nährstoffe der Muttermilch sind ideal an die Bedürfnisse des Säuglings angepasst. Muttermilch schont auch das noch nicht voll funktionsfähige Verdauungssystem und fördert die natürliche Keimbesiedlung des Darms. Sie enthält außerdem mütterliche Abwehrstoffe, die dem unreifen Immunsystem des Babys helfen, Krankheitserreger und körperfremde Substanzen zu bekämpfen. So schützt Muttermilch den Säugling vor Magen-Darm-Infektionen und, da kein artfremdes Eiweiß an die Magen- und Darmschleimhaut gelangt, vor Allergien. Die Belastung der Muttermilch mit Schadstoffen *(polychlorierte Biphenyle, Dioxine)* ist in den letzten Jahren deutlich zurückgegangen.

Für nicht oder nicht lange genug gestillte Säuglinge gelten die industriell hergestellten Säuglingsanfangsnahrungen heute als die beste Alternative zur Muttermilch. Nachteilig ist, dass der Säugling bei falscher Dosierung industriell hergestellter Flaschennahrung wie auch mit selbst zubereiteter Kost überfüttert werden kann. Die Dosierungsangaben auf der Packung müssen deshalb genauestens eingehalten werden, um Übergewicht und Fehlernährung zu vermeiden. Vorteile gegenüber selbst zubereiteter Flaschenmilch sind die konstante Zusammensetzung, die – nach aktuellem Kenntnisstand – angemessenen Vitamin- und Mineralstoffzusätze, die garantierte Keimarmut, die schonenden Herstellungsverfahren und die zeitsparende Zubereitung im Haushalt.

Säuglingsanfangs- und Folgenahrungen werden in Europa meist aus Kuhmilch hergestellt. Besteht der Proteinanteil ausschließlich aus Kuhmilcheiweiß, so dürfen diese auch als **Säuglingsmilchnahrung** bzw. **Folgemilch** bezeichnet werden. Da sich die Kuhmilch in ihrer Zusammensetzung ganz erheblich von der Frauenmilch unterscheidet, werden verschiedene Veränderungen *(Senkung des Eiweißgehaltes, Zusatz von Milchzucker)* vorgenommen. Je nach Grad der Anpassung an die Muttermilch erhält man **adaptierte** oder **teiladaptierte** Säuglingsmilch- oder Folgemilchnahrung. In der Diätverordnung ist die Zusammensetzung von Säuglingsanfangs- und Folgenahrung festgelegt; sie darf nur in engen Grenzen variieren.

Säuglingsanfangs- und Folgenahrungen müssen so beschaffen sein, dass sie entweder sofort verzehrt werden können oder nur noch Wasser hinzugefügt werden muss. Auf der Packung müssen eine Anleitung zur richtigen Zubereitung und eine Warnung vor den gesundheitsschädlichen Auswirkungen einer unangemessenen Zubereitung angebracht sein. Außerdem muss der als „wichtig" hervorgehobene Hinweis auf die Überlegenheit des Stillens in Verbindung mit der Empfehlung, das Erzeugnis nur auf Rat unabhängiger Fachleute hin zu verwenden, gut lesbar auf der Packung angebracht werden.

Werbung für Säuglingsanfangs- und Folgenahrung ist bis auf wenige Ausnahmen (in wissenschaftlichen sowie der Säuglingspflege gewidmeten Publikationen) verboten.

Kleinkindernahrungen

Unter **Beikost** werden alle Arten von Säuglingsnahrungen, die nicht Muttermilch oder Flaschennahrungen sind, verstanden *(Saft, Getreidebrei, Milchbrei, Fruchtmus, Gemüseprodukte, Menüs)*. Die Richtlinie der EG über Getreide- und andere Beikost für Säuglinge und Kleinkinder enthält eine Liste der Bestandteile, die diese Nahrung enthalten darf.

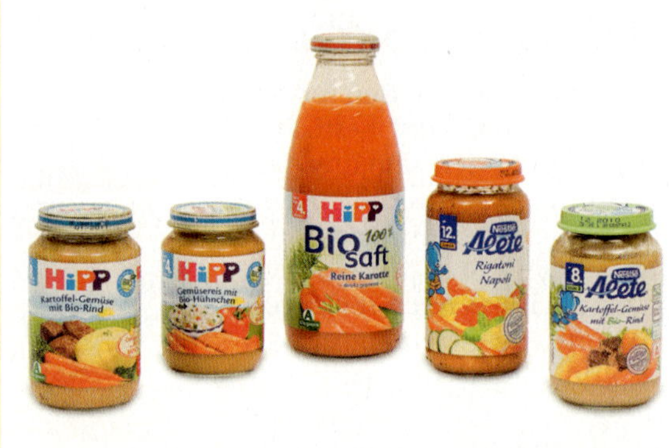

Beikost: Brei und Säfte

Beikost wird von Seiten der Wissenschaft für alle Säuglinge, ob sie gestillt werden oder die Flasche bekommen, erst ab dem 5. bis 6. Lebensmonat empfohlen, weil in den ersten fünf Lebensmonaten mit einer erhöhten Allergiebereitschaft zu rechnen ist. Babykosthersteller empfehlen beispielsweise ihre Obstsäfte für alle Säuglinge ab der sechsten Woche.

Ergänzt wird das Sortiment durch spezielle Tees für Säuglinge und Kleinkinder.

Wichtiger Hinweis:

- Dieser Fencheltee enthält Kohlenhydrate, die insbesondere bei häufigem und längerem Gebrauch Karies und daraus resultierende Folgeschäden verursachen können.
- Halten Sie die Trinkflasche deshalb selbst.
- Verwenden Sie nur Glasflaschen und überlassen Sie diese Ihrem Kind nicht als Schnullerersatz.
- Lassen Sie Ihr Kind spätestens nach dem ersten Lebensjahr Tee nur noch aus der Tasse trinken.
- Geben Sie keinen Tee vor dem Einschlafen.

Warnhinweis

Werden Kleinkindern Säfte oder Tees per Nuckelflasche zur freien Verfügung überlassen, können durch das ständige Umspülen der Zähne mit der zuckerhaltigen Flüssigkeit Zahn- und Kieferschäden (Karies und Folgeerkrankungen) entstehen. Dieses sogenannte Nursing-Bottle-Syndrom hat in der Vergangenheit zu zahlreichen Schadensersatzklagen gegen Hersteller gesüßter Kindertees geführt und dazu, dass auf den Packungen solcher Produkte ein Warnhinweis stehen muss. Tees, die auf Eiweißbasis ohne Zusatz von Zucker hergestellt wurden, können als „zahnschonend" bezeichnet werden. Diese Tees eignen sich aber ebenfalls nicht zum Dauernuckeln, da die Kariesgefahr unabhängig vom Zuckergehalt der Tees auch durch ständiges Wegspülen des Speichels steigt. Darüber hinaus bergen die Tees auf Eiweißbasis ein Allergierisiko.

Spezialnahrungen für Säuglinge und Kleinkinder

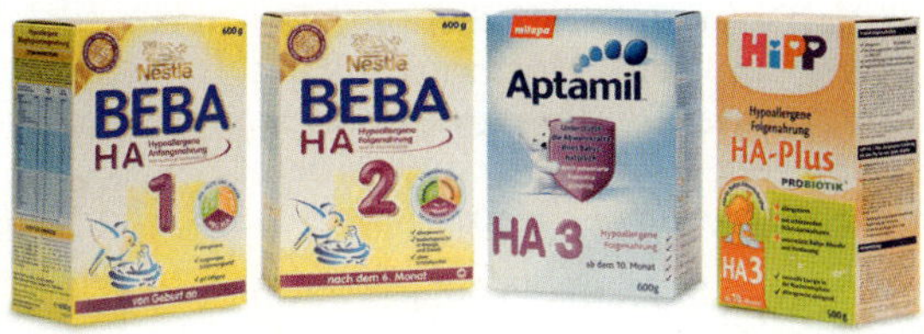

Hypoallergene Säuglingsnahrung

Für besonders Allergie gefährdete Säuglinge, also insbesondere die, deren Eltern schon unter Allergien leiden, gibt es **hypoallergene Säuglingsanfangs- und Folgenahrung.** Hypoallergene Säuglingsnahrung erkennt man auch an dem Zusatz „H.A." auf dem Etikett. Eiweißanteile der Kuhmilch, die Allergien auslösen können, sind durch Zugabe Eiweiß spaltender Enzyme abgebaut worden, wodurch die Allergie auslösenden Eigenschaften wegfallen. So behandelte Nahrung soll bei Allergie gefährdeten Säuglingen die Ausbildung einer Kuhmilchallergie verhindern. Für Säuglinge mit bereits vorhandener Kuhmilchunverträglichkeit sind diese Produkte allerdings nicht geeignet. Für sie und für Säuglinge, die keinen Milchzucker vertragen, gibt es **Soja-Flaschennahrungen**, die keine Kuhmilchbestandteile enthalten. Die niedrigere →biologische Wertigkeit von Sojaeiweiß wird durch Zugabe von z. B. Weizeneiweiß oder der →Aminosäure Methionin ausgeglichen.

Spätestens zu Beginn des 7. Monats brauchen auch Allergie gefährdete Babys Beikost. Mittlerweile gibt es ein Sortiment an **spezieller Beikost** für Allergie gefährdete Babys. Sie sind beispielsweise mit einem großen „A" und dem Zusatz „Allergiebewusste Ernährung" gekennzeichnet. Prinzip dieser Produktlinien ist es, dem Säugling immer nur ein einzelnes neues Nahrungsmittel anzubieten. Wird dieses vertragen, kommen langsam immer mehr dazu. So können Allergie auslösende Nahrungsmittel schnell erkannt und gezielt vermieden werden. Diese Vorgehensweise ist nicht an diese Produktlinien gebunden, sondern kann auch mit Produkten anderer Hersteller oder in der eigenen Küche verwirklicht werden.

Für an Zöliakie leidende Kinder gibt es glutenfreie Beikost (→glutenfreie Lebensmittel). Außerdem gibt es im Lebensmitteleinzelhandel Säuglingsnahrung zur Behandlung von Durchfallerkrankungen. Diese darf, wenn sie zur Heilung geeignet ist, auch als **Heilnahrung** bezeichnet werden.

Kinder-Lebensmittel

Das Sortiment an speziellen Kinder-Lebensmitteln wird immer umfangreicher. So finden sich spezielle Milchprodukte, Kekse, Puddings und Götterspeisen, Kinder-Müslis, Müsli-Riegel für Kinder, Limonaden und Marmeladen bis hin zu Fertiggerichten und Kindertorten, -pizzas und -Schokolade im Lebensmitteleinzelhandel. Über 70 % aller Eltern kaufen solche Produkte regelmäßig – weniger, weil sie der Überzeugung sind, diese Lebensmittel seien besonders gut für Kinder, sondern viel eher, weil ihre Jüngsten darauf drängen. Mit knallbunter Aufmachung der Packungen und Figuren aus der Märchen- und Comicwelt sind sie für Kinder interessant. Im Lebensmitteleinzelhandel sind diese Lebensmittel daher oft in Augenhöhe der Kinder platziert. Aus ernährungswissenschaftlicher Sicht sind spezielle Kinderprodukte nicht notwendig; in der Zusammensetzung der Zutaten und Nährstoffe haben sie keine Vorteile gegenüber „normalen" Lebensmitteln. Oft enthalten sie viel zu viel Zucker, Fett und Zusatzstoffe. Was als „kindgerecht" angesehen wird, ist allein den Herstellern überlassen, die Diätverordnung gilt für Lebensmittel, die für Kinder ab drei Jahren gedacht sind, nicht mehr. Diese gehören daher nicht zu den diätetischen Lebensmitteln.

Diabetiker-Lebensmittel

Diabetiker leiden an einer Störung des Kohlenhydratstoffwechsels. Ein Mangel an dem Hormon Insulin führt zu einer Erhöhung des Blutzuckerspiegels, verbunden mit einem Zuckermangel im Gewebe.

Bei entsprechender Lebens- und Ernährungsweise können Diabetiker heute ein annähernd normales Leben führen. Bei optimaler „Einstellung" des Blutzuckerspiegels entspricht ihre Kost einer für jeden Menschen empfehlenswerten vollwertigen Ernährung.

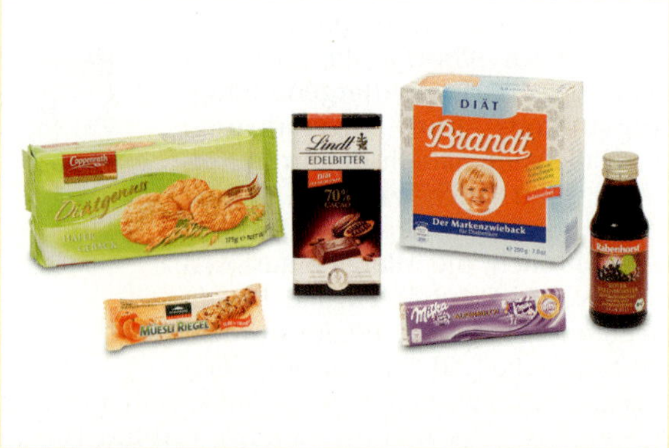

Diabetiker-Lebensmittel

Die aktuellen Diätempfehlungen für Diabetiker unterscheiden sich nicht mehr grundsätzlich von den Ernährungsempfehlungen für die Allgemeinbevölkerung. Expertengremien sehen daher keine Notwendigkeit mehr für spezielle Diabetiker-Produkte, sondern fordern eine umfassendere und genaue Nährwertkennzeichnung, um Diabetikern die Nahrungsauswahl zu erleichtern. Die Nachfrage nach speziellen Diabetiker-Lebensmitteln ist dennoch hoch. Das Sortiment an Süßwaren, die für Diabetiker geeignet sind, wird praktisch ohne Zuckerarten, die den Blutzuckerspiegel erhöhen, hergestellt. Dabei werden die Zuckerarten durch →Zuckeraustauschstoffe und/oder →Süßstoffe ersetzt. Diätetische Lebensmittel für Diabetiker dürfen nicht mehr Fett und Alkohol als die entsprechenden „normalen" Lebensmittel enthalten. Neben den hauptsächlich in Fertigpackungen angebotenen Diabetiker-Lebensmitteln dürfen Diabetiker-Back- und -Konditoreiwaren sowie -Speiseeis als lose Ware verkauft werden. Ebenfalls lose dürfen Diätkost und Diät-Getränke in Gaststätten und in der Gemeinschaftsverpflegung zum sofortigen Verzehr vor Ort angeboten werden.

Den diätetischen Lebensmitteln für Diabetiker dürfen die →Zuckeraustauschstoffe Fructose, Mannit, Sorbit und Xylit sowie Süßstoffe zugesetzt werden. Um Lösungen der künstlichen Süßstoffe haltbar zu machen sowie bei brennwertverminderten Broten und Konfitüren ist der Zusatz des →Konservierungsstoffs Sorbinsäure erlaubt. Im Unterschied zu Säuglings- und Kleinkindernahrung sind auch einige technologisch notwendige Zusatzstoffe zulässig *(Backtriebmittel, Verdickungsmittel, Emulgatoren).*

Kennzeichnung

Da die meisten süßstoffhaltigen Diabetiker-Lebensmittel brennwertvermindert sind, müssen sie nach der Nährwert-Kennzeichnungsverordnung eine Nährwerttabelle auf der Verpackung tragen, der nähere Informationen entnommen werden können. Süßstoffhaltige diätetische Lebensmittel, die außerdem Glukose, Invertzucker, Disaccharide, Maltodextrine und Glukosesirup als Zutat oder Trägerstoff enthalten, müssen den Warnhinweis „Für Diabetiker nicht geeignet" tragen. Bei Produkten, die mehr als 2 % zugesetzte, schnell resorbierbare Kohlenhydrate enthalten, darf auf der Verpackung die Anzahl der Broteinheiten ausgewiesen werden. Eine Angabe der Broteinheiten ist daher ein sicherer Hinweis darauf, dass das Lebensmittel für Diabetiker geeignet ist.

Für Diabetiker geeignetes Bier ist mit dem Hinweis „nur nach Befragen des Arztes" in Verbindung mit der Angabe des Alkoholgehaltes zu versehen.

Die Broteinheit (BE)

Die Broteinheit oder Brennwerteinheit ist für Diabetiker eine Kennzahl zur praktischen täglichen Berechnung der Kohlenhydratzufuhr. Eine BE soll im Diabetiker-Stoffwechsel der Wirkung von 12 g Zucker (Trauben-, Haushalts-, Malz-, Milchzucker) sowie anderen verdaulichen Kohlenhydraten (Maltodextrine) entsprechen und ist z. B. enthalten in

30 g Roggenvollkornbrot oder

25 g Roggen- oder Weizenmischbrot oder Brötchen oder

20 g Knäckebrot.

Die international übliche Kohlenhydrat-Einheit (KHE) entspricht der Wirkung von 10 g Zucker. In Deutschland konnte sich die KHE gegenüber der BE bisher nicht durchsetzen.

Diabetiker können sich an Kohlenhydrat-Austauschtabellen orientieren. Diesen kann entnommen werden, wie viel Gramm eines Lebensmittels 1 BE bzw. 1 KHE entsprechen. In Kenntnis der für den einzelnen Diabetiker „erlaubten" Anzahl von Broteinheiten oder Kohlenhydrat-Einheiten lässt sich ein individueller Speiseplan zusammenstellen.

Im Vergleich zu den tabellarischen Durchschnittswerten können die mit den Lebensmitteln tatsächlich verzehrten Kohlenhydratmengen allerdings um 20–30 % schwanken. Tabellen liefern daher nur Schätzwerte, deren Nutzen jeder Diabetiker für sich herausfinden muss.

Natriumarme/kochsalzarme bzw. -verminderte Lebensmittel

Kochsalz besteht aus den Mineralstoffen Natrium und Chlor. Bei Bluthochdruck und bei Wasseransammlung im Gewebe (Ödeme), bei Nieren-, Herz- oder Leberschäden wird eine kochsalzarme Ernährung empfohlen. Zu diesem Zweck werden kochsalzarme (natriumarme) diätetische Lebensmittel hergestellt. Allerdings tritt der gewünschte Effekt beim Verzehr solcher Lebensmittel nicht immer ein. So reagiert nur ein Teil des Personenkreises mit Bluthochdruck überhaupt auf Natriumionen; bei manchen steigt sogar der Blutdruck, wenn die Natriumaufnahme eingeschränkt wird. Auch Schwangeren mit Wasseransammlung in den Beinen wird eine kochsalzarme Kost nicht mehr empfohlen.

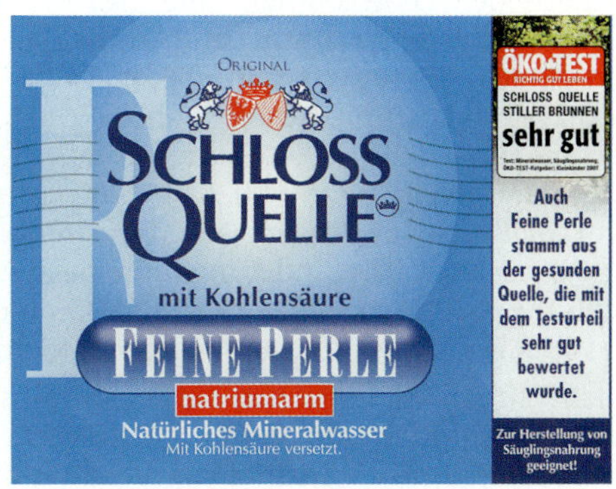

Natriumarmes Mineralwasser

Als „natriumarm" oder „kochsalzarm" dürfen gekennzeichnet werden:

- Lebensmittel, die in der verzehrfertigen Form höchstens 120 mg Natrium pro 100 g bzw. 100 ml enthalten;
- Getränke (außer natürliche Mineralwässer), die höchstens 2 mg Natrium pro 100 ml enthalten.

Den Hinweis „sehr natriumarm" dürfen nur Produkte tragen, die höchstens 40 mg Natrium pro 100 g bzw. 100 ml enthalten. Für natürliche Mineralwässer und andere Wässer darf diese Angabe nicht verwendet werden.

Als „natriumfrei“ oder „kochsalzfrei“ dürfen Lebensmittel gekennzeichnet werden, die nicht mehr als 5 mg Natrium pro 100 g enthalten.

Bei Verwendung kaliumhaltiger Salze muss der Kaliumgehalt angegeben werden und der Warnhinweis „bei Störungen des Kaliumhaushaltes, insbesondere bei Niereninsuffizienz, nur nach ärztlicher Beratung verwenden“ aufgedruckt sein. Kochsalzersatz darf natriumfreie →Geschmacksverstärker enthalten.

Als „Diätsalz-Produkte“ dürfen auch mit Meersalz gewürzte Waren verkauft werden, wenn sie – da sie ja Natrium enthalten – mit „Kein Kochsalzersatz“ gekennzeichnet sind. Meersalz enthält neben Natriumchlorid noch geringe Mengen an Magnesium-, Calcium- und Kaliumsalzen sowie Spuren nahezu aller Elemente des Periodensystems. Diese Gehalte sind jedoch so gering, dass Meersalz keinen ernährungsphysiologischen Vorteil gegenüber →Stein- oder →Siedesalz aufweist.

Lebensmittel für Übergewichtige

In Deutschland wie in vergleichbaren Industrieländern sind viele junge Menschen übergewichtig. Mit zunehmendem Alter bis 65 Jahre steigt der Anteil noch deutlich an. Diese Situation sowie die auch bei Normalgewichtigen vorhandene Unzufriedenheit mit der „Figur“ eröffnet der Ernährungswirtschaft mit immer neuen Produkten *(→Light-Produkte)* breite Absatzchancen.

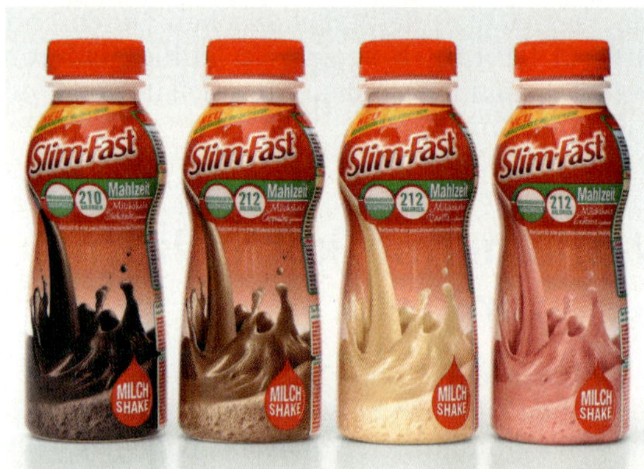

Lebensmittel für Übergewichtige

Quelle: Allpharm GmbH

Diätetische Lebensmittel, die für Übergewichtige bestimmt sind, dürfen einen →Brennwert von maximal 420 kJ (100 kcal) pro 100 g, Mahlzeiten maximal 1675 kJ (400 kcal) und Tagesrationen insgesamt 5025 kJ (1200 kcal) aufweisen. Darüber hinaus gelten Mindestgehalte an Eiweiß, essenziellen Fettsäuren, verwertbaren Kohlenhydraten, Vitaminen und Mineralstoffen. Die Nährstoffveränderung muss nach Art und Menge kenntlich gemacht werden. Diätetische Tagesrationen zur Gewichtsreduktion müssen mit einem Warnhinweis versehen werden, dass das Erzeugnis ohne ärztlichen Rat nicht länger als drei Wochen verwendet werden darf.

Nicht zu den diätetischen Lebensmitteln gehören die kalorienarmen (brennwertarmen) und die kalorienreduzierten (brennwertverminderten) Lebensmittel. Bestimmungen für diese Lebensmittel enthält die Verordnung (EG) Nr. 1924/2006 über nährwert- und gesundheitsbezogene Angaben über Lebensmittel (Health-Claims-Verordnung).

Als „energiearm“ dürfen

- Getränke, Suppen, Brühen mit maximal 80 kJ (20 kcal)/100 ml,
- sonstige Lebensmittel mit maximal 170 kJ (40 kcal)/100 g

bezeichnet werden.

Als „energiereduziert“ dürfen solche Lebensmittel bezeichnet werden, die mindestens 30% weniger Energie liefern als vergleichbare „normale“ Lebensmittel. Dies betrifft auch die →Light-Produkte, sofern sich „light“ oder „leicht“ auf den Brennwert des Lebensmittels bezieht.

Mit dem Hinweis „energiefrei“ dürfen Lebensmittel gekennzeichnet werden, die nicht mehr als 1,7 kJ (4 kcal) pro 100 ml enthalten.

Glutenfreie Lebensmittel

Unter Gluten wird das →Klebereiweiß von Roggen, Weizen, Dinkel/Grünkern, Gerste und Hafer verstanden. Die durch Gluten verursachte Erkrankung heißt bei Kindern Zöliakie, bei Erwachsenen (einheimische) Sprue. Betroffene leiden lebenslang an einer Unverträglichkeit gegenüber diesen Eiweißbestandteilen und müssen sie daher konsequent meiden. Ansonsten kommt es zu einer Schädigung der Dünndarmschleimhaut mit der Folge einer Beeinträchtigung der Nährstoffaufnahme durch den Darm. In schweren Fällen kommt eine Milchzuckerunverträglichkeit hinzu.

Wahrscheinlich löst ein sehr früher Kontakt mit Gluten die Krankheit aus. Da die Diagnose in den ersten 4–6 Lebensmonaten schwierig ist und den Säugling stark belastet, sind industriell hergestellte Säuglingsnahrungen für diesen Lebensabschnitt vorsorglich glutenfrei (→Säuglingsanfangs- und Folgenahrung).

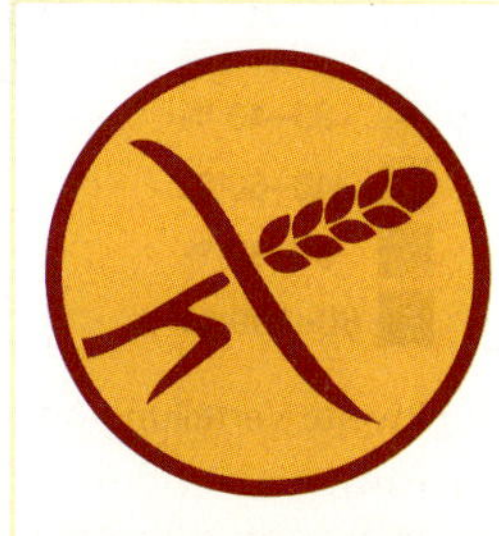

Kennzeichnung glutenfreier Lebensmittel: Zeichen „durchkreuzte Ähre“ der Deutschen Zöliakie-Gesellschaft

Für Verbraucher, die an Zöliakie bzw. Sprue leiden, gibt es im Sortiment Produkte aus glutenfreien Getreidesorten (Hirse, Mais, Reis), aus reiner Weizen- oder Kartoffelstärke, aus Buchweizen, Soja- oder Kastanienmehl. Glutenfreie Lebensmittel gibt es im Lebensmitteleinzelhandel, in Apotheken, Drogerien und Reformhäusern. Sie können auch über einen speziellen Versandhandel bezogen werden. Hersteller, die ihre glutenfreien diätetischen Lebensmittel mit der durchkreuzten Ähre kennzeichnen wollen, müssen einen Lizenzvertrag mit der Deutschen Zöliakie-Gesellschaft abschließen. Lebensmittel des allgemeinen Verzehrs, die von Natur aus kein Gluten enthalten, dürfen diese Kennzeichnung nicht tragen.

Weizengluten wird wegen seiner günstigen technologischen Eigenschaften vielen Lebensmitteln zugesetzt und muss in der Zutatenliste nicht immer genannt werden. Dies erschwert den Einkauf glutenfreier Lebensmittel erheblich. Eine Positivliste garantiert glutenfreier Produkte gibt die Deutsche Zöliakie-Gesellschaft e.V., Stuttgart, jährlich neu heraus. Hier sind auch die glutenfreien Säuglings- und Kleinkindernahrungen aufgelistet.

Ab dem 1. Januar 2012 gilt EU-weit eine verbindliche Kennzeichnungsvorschrift für glutenarme und -freie Lebensmittel. Unter dem Begriff Gluten werden dabei die Klebereiweiße von Weizen, Roggen, Gerste und Hafer sowie von ihren Kreuzungen und Derivaten zusammengefasst. Die Angabe „sehr geringer Glutengehalt“ darf nur verwendet werden, wenn der Glutengehalt des Lebensmittels maximal 100 Milligramm pro Kilogramm beträgt. Enthält das Erzeugnis weniger als 20 Milligramm pro Kilogramm Gluten, darf es den Hinweis „glutenfrei“ tragen.

Exkurs: Laktosefreie Lebensmittel

Bei Dreiviertel aller Menschen geht die Fähigkeit, Milchzucker (Laktose) zu spalten, nach dem Abstillen kontinuierlich zurück. So ist die Laktoseintoleranz (Milchzuckerunverträglichkeit, Laktosemalabsorption) beim Erwachsenen – weltweit gesehen – der Normalzustand.

In Deutschland sind etwa 15 bis 20 Millionen Menschen betroffen. Das Milchzucker spaltende Enzym Laktase wird nicht mehr oder nicht mehr ausreichend produziert.

Gelangt ungespaltene Laktose in den Dickdarm, wird sie von Darmbakterien verstoffwechselt. Blähungen, Übelkeit und Erbrechen, Darmkrämpfe und Durchfall sind mögliche Folgen.

Sich völlig laktosefrei zu ernähren ist hierzulande schwierig, da der Milchzucker auch anderen Lebensmitteln zugesetzt wird.

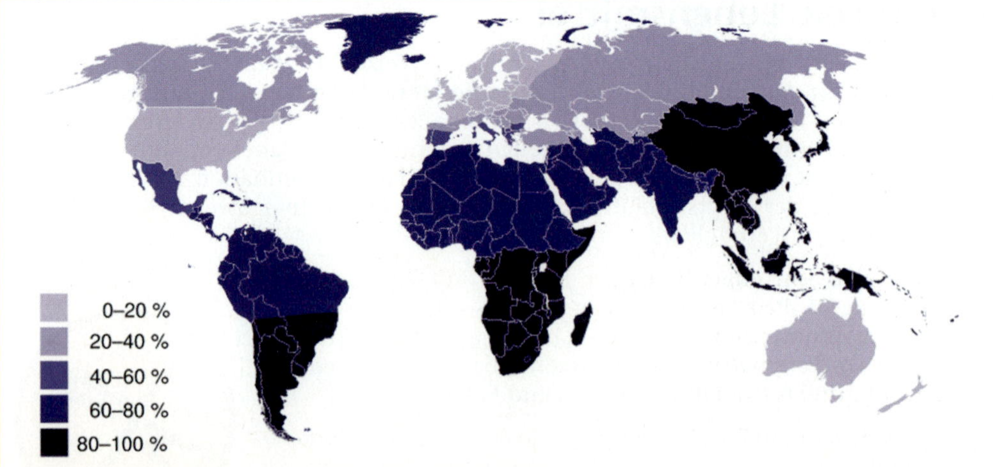

Weltweite Verteilung der Laktoseintoleranz Quelle: Verein für Laktoseintoleranz/Die Zeit

Für die von Laktoseintoleranz betroffene Personengruppe gibt es laktosefreie Milchprodukte auf dem Markt. Diesen wird im Produktionsprozess das Enzym Laktase zugesetzt, das den Milchzucker in die Bestandteile Glucose und Galaktose spaltet. Die nun frei vorliegende Glucose ist für den leicht süßlichen Geschmack dieser Produkte verantwortlich. Laktosefreie Milchprodukte unterliegen nicht der Diätverordnung. Darüber hinaus gibt es Laktase in Pulverform zum Einrühren in Lebensmittel sowie Laktasekapseln und -kautabletten.

Nahrungsmittel, die immer oder häufig Laktose enthalten

- Milch und Milchprodukte
- Abgepackte Wurstwaren
- Tütensuppen, Cremesuppen, Rahmgemüse
- Fertigsoßen, Soßenbinder, helle Soßen
- Salatdressing
- Paniermehl, Panaden (z. B. Backfisch)
- Klöße, Kroketten, Kartoffelpüree
- Pfannkuchen, Omelettes, Aufläufe
- Fast-Food-Produkte, Formfleisch
- Ketchup, Senf und Mayonnaise
- Geschmacksverstärker, Gewürzmischungen
- Streuwürze, Bouillon
- „Zuckerstoffe“ in abgepackten Lebensmitteln
- Kondensmilch und Kaffeeweißer
- Backwaren, Torten und Kuchen
- Schoko- und Keksriegel
- Schokolade (bis auf einige Halb- und Zartbittersorten)
- Kakaofertigmischungen
- Nuss-Nougat-Creme
- Speiseeis
- Zahlreiche Süßigkeiten (z. B. Bonbons)
- Nahrungsmittelergänzungen, Diätpulver (zur Gewichtsregulierung, für Bodybuilder)
- Süßstofftabletten
- Medikamente.

Nach: Schleip, Thilo: Laktose-Intoleranz, Stuttgart 2005

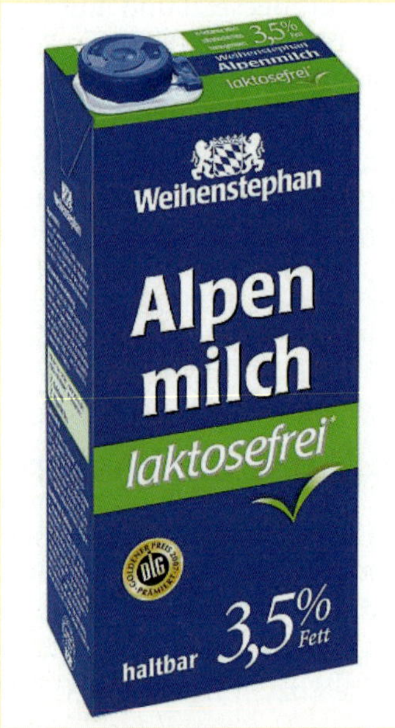

Laktosefreie Vollmilch

Sportlernahrung

Richtiges Essen und Trinken ist auch für Sportler eine Voraussetzung für Fitness, Gesundheit und körperliches Wohlbefinden.

Ernährungsfehler können Ausdauer und Konzentration mindern, zu Muskelkrämpfen oder Schwächeanfällen und zu Leistungseinbrüchen führen. Während Freizeitsportler bei ausgewogener Ernährung gut mit allen Nährstoffen versorgt sind, haben Leistungssportler höhere Anforderungen an die Zusammensetzung der Nahrung. Lange Jahre galt eine kohlenhydratreiche, fettarme Kost als ideal. In jüngster Zeit gewinnt das Fett als Energieträger wieder an Bedeutung.

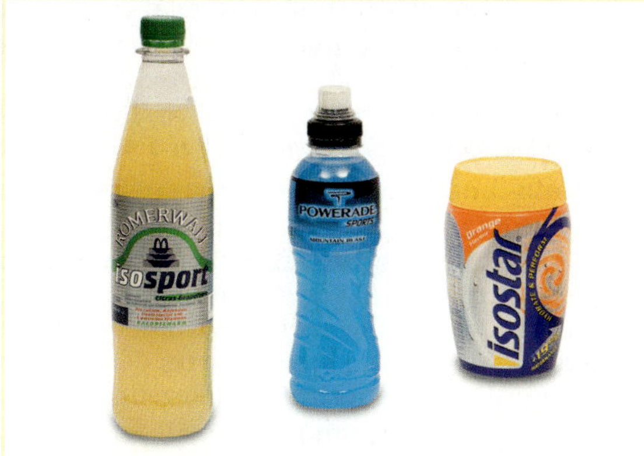

Sportlernahrung

In der Diätverordnung werden Lebensmittel für Sportler den diätetischen Lebensmitteln zugeordnet. Wie die Sportlernahrung zusammengesetzt sein muss, wird in der Verordnung jedoch nicht näher beschrieben. Das ehemalige Bundesinstitut für gesundheitlichen Verbraucherschutz und Veterinärmedizin (BgVV) hat in Zusammenarbeit mit Experten aus Wissenschaft, Industrie und Verwaltung konkrete Anforderungen formuliert, die im Sinne der Diätverordnung an Sportlernahrung zu stellen sind. Diese können den Anbietern als Orientierungshilfe dienen, sie haben allerdings keinen rechtsverbindlichen Charakter. Die Verbraucher können dem Etikett nicht entnehmen, ob ein bestimmtes Produkt die BgVV-Anforderungen erfüllt.

Das reichhaltige Warensortiment lässt sich einteilen in

- **Produkte zur Energiebereitstellung**
  Sie enthalten Einfach-, Zweifach- und Mehrfachzucker oder komplexe Kohlenhydrate (Stärke, Maltodextrine). Energieriegel und insbesondere die Energie-Eiweißriegel enthalten darüber hinaus Eiweiß und etwas Fett.

- **Erzeugnisse zur Ergänzung der Eiweißzufuhr**
  Hierzu gehören Eiweißkonzentrate mit über 80 % Eiweiß und 5–10 % Kohlenhydraten sowie Erzeugnisse aus Eiweißabbauprodukten, angereichert mit Vitaminen und Mineralstoffen.

- **Erzeugnisse für spezielle physiologische Zwecke**
  Auf dem Markt sind Konzentrate einzelner Aminosäuren *(Arginin/Ornithin)*, die den Abbau von Körpereiweiß verhindern sollen.

- **Durstlöschende isotonische Getränke**
  Bei diesen handelt es sich um wässrige Lösungen, die Mineralstoffe, lösliche Kohlenhydrate und Vitamine enthalten und „blutisoton“ sind: Isoton bzw. blutisoton bedeutet, dass eine Flüssigkeit oder ein Getränk die gleiche Anzahl an gelösten Teilchen wie Blut enthält. Der Begriff sagt aber nichts darüber aus, welche Stoffe *(Mineralsalze, Glucose)* in welcher Konzentration vorliegen. So sind beispielsweise eine 0,9 %ige Kochsalzlösung und eine 5 %ige Glucoselösung gleichermaßen isoton.

  Isotonische Getränke gleichen Flüssigkeitsverluste schneller aus als Getränke, die weniger *(Wasser)* oder mehr *(Fruchtsaft, Colagetränke)* gelöste Stoffe enthalten. Dieser Geschwindigkeitsunterschied ist allerdings nur bei Sportarten, die mit extremem Flüssigkeits- und Mineralienverlust einhergehen *(Marathon, Tour de France)*, von Bedeutung. Annähernd blutisoton sind beispielsweise auch mit Wasser im Verhältnis 1 : 3 bis 1 : 4 verdünnte Fruchtsäfte *(Apfelsaftschorle)*. Sie sind eine schmackhafte und billigere Alternative zu den isotonischen Sportlergetränken.

In Deutschland existieren keine Vorschriften über die Gehalte an bestimmten Zutaten für die als „isotonisch" bezeichneten Produkte. Die Zusammensetzung isotonischer Getränke ist daher sehr unterschiedlich. Diese Sportgetränke sind oft mehr nach werbewirksamen Vorstellungen der Hersteller als nach echtem Bedarf zusammengesetzt.

Vitamin- und Mineralstoffpräparate für Sportler

Sportliche Leistungen lassen sich nicht durch eine erhöhte Vitaminzufuhr steigern. Zu höheren Tagesbedarfsmengen kommt es nur bei sehr hohem Energieverbrauch. Wissenschaftler warnen vor sinnlosen Überdosierungen und empfehlen als Obergrenze das Dreifache der allgemein empfohlenen Tagesbedarfsmengen. Trotzdem gibt es hohe Überdosierungen – insbesondere bei den Vitaminen E und B_6 – in Sportlernahrungen, da hierfür bisher keine rechtlichen Regelungen existieren und die Nachfrage groß ist.

Vorsicht ist bei den zahlreichen, als Sportlernahrung angepriesenen Mineralstoffpräparaten geboten: Von Seiten der Wissenschaft wird vor ihrer unkontrollierten Einnahme gewarnt, weil hohe Dosierungen einzelner Elemente den Mineralstoffhaushalt durcheinander bringen und die Aufnahme anderer Mineralstoffe hemmen können.

?!

Fitness mit speziellen Lebensmitteln – was sagt der Sport?

... Jede sportliche Aktivität benötigt Energie. Sporttreiben bedeutet also in erster Linie Energieverlust. Die verlorene Energie muss wieder zugeführt werden, um Gewichtsverlust zu vermeiden. Alle übrigen Verluste, insbesondere solche über den Schweiß, sind in Relation zu der aufgewendeten Energie zu sehen. Wenn es möglich ist, durch normale Ernährung zusammen mit der aufgewendeten Energie den verlorenen essenziellen Nährstoff mindestens in ausreichender Menge wieder zuzuführen, sind Nahrungsergänzungsprodukte überflüssig. Der Beweis, dass das nicht nur möglich, sondern die Regel ist, soll im Folgenden erbracht werden an den Beispielen Magnesium, Ascorbinsäure und Aminosäuren.

Die DGE empfiehlt für Männer, die älter sind als 18 Jahre, 350 mg Magnesium pro Tag. Bezogen auf die tägliche Energiemenge ohne Sport von 2600 kcal, beträgt die erforderliche Nährstoffdichte 135 mg Magnesium auf 1000 kcal Nahrungsenergie. Im Schweiß trainierter männlicher Ausdauersportler sind im ersten Liter weniger als 3 mg, in allen folgenden Litern nicht mehr als 1 mg enthalten. Wir wollen nur den ersten Liter betrachten. Die Produktion eines Liters Schweiß kostet mindestens 600 kcal. Werden diese mit einer ausgewogenen, vielseitigen Lebensmittelzusammenstellung nach den Empfehlungen der DGE ausgeglichen, sind darin mindestens 81 mg Magnesium enthalten. Der sporttreibende Mann hat daher eine positive Magnesiumbilanz von 78 mg. Für alle folgenden Liter sieht das Verhältnis noch günstiger aus.

Ähnlich verhält es sich mit Proteinen. Marathonläufer verbrennen nicht nur Kohlenhydrate und Fett, sondern auch Eiweiß. Im Urin ist die ausgeschiedene Menge an zusätzlichem Harnstoff weniger als 30 g Aminosäuren äquivalent. Ein Marathonlauf kostet aber mindestens 2500 kcal. Bei einem Eiweißanteil von 15 Energieprozent werden mehr als 94 g Aminosäuren wieder zugeführt, wovon bei einer Verfügbarkeit von mindestens 70 % mehr als 65 g resorbiert werden. Es wird also mehr als das Doppelte wieder zugeführt. Fazit: Es gibt keinen Nährstoff, dessen Verbrauch bzw. Verlust durch körperliche Arbeit überproportional ist. D.h., je größer der Energieverbrauch, desto leichter ist es, mit der erforderlichen Energie die notwendigen Mengen an essenziellen Nährstoffen zuzuführen. Demnach sind Nahrungsergänzungen für Sportler überflüssig. Ausnahmen: Ausdauersportler mit sehr großen Energieverbräuchen, z.B. Radfahrer während eines Wettkampfs (Tour de France), die mit normaler Ernährung nicht mehr zu ersetzen sind, oder beispielsweise Kunstturnerinnen, die die erforderlichen Mengen an essenziellen Nährstoffen nicht in ihrer kalorienarmen Nahrung unterbringen.

Nach: Dr. Klaus-Jürgen Moch, Institut für Ernährungswissenschaft, Justus-Liebig-Universität Gießen.
Gekürzter Beitrag aus: AgV Verbraucher-Rundschau 1–2 / 97, S. 31–33

Exkurs: Kennzeichnung von Allergenen in Lebensmitteln

Allergene sind Stoffe, die bei Allergikern Symptome wie Hautrötung, Juckreiz, Ekzeme, Schwellung der Rachenschleimhaut (bis zur massiven Atemnot), Asthma oder auch Bauchschmerzen auslösen können. Im schlimmsten Fall kommt es zum lebensbedrohlichen allergischen (anaphylaktischen) Schock. Da es keine speziellen Lebensmittel für Allergiker gibt, müssen betroffene Personen die Stoffe meiden, die sie nicht vertragen. Die Allergene können aber auch in Produkten stecken, in denen sie nicht vermutet werden.

Etwa 90% aller Lebensmittelallergien werden durch 14 Lebensmittel verursacht. Diese Lebensmittel müssen laut →Lebensmittel-Kennzeichnungsverordnung immer auf dem Etikett eines Produktes gekennzeichnet sein, auch wenn nur kleinste Mengen davon als Zutat verwendet wurden. Das heißt, nicht nur der allergene Rohstoff selbst, sondern auch alles, was daraus hergestellt wurde, muss gekennzeichnet werden *(Milcheiweiß in Wurst, Haselnüsse in der Schokolade)*. Auch allergene Einzelbestandteile von zusammengesetzten Zutaten sind aufzulisten *(Sellerie im zugesetzten Gewürzextrakt, Nüsse in der Schokocreme für Kekse)*.

Lebensmittel mit hohem allergenem Potenzial

1. Glutenhaltiges Getreide *(Weizen, Roggen, Gerste, Hafer, Dinkel)* sowie daraus hergestellte Erzeugnisse
2. Krebstiere und Krebstiererzeugnisse
3. Eier und Eierzeugnisse
4. Fisch und Fischerzeugnisse
5. Erdnüsse und Erdnusserzeugnisse
6. Soja und Sojaerzeugnisse
7. Milch und Milcherzeugnisse (einschließlich Laktose und Molkenprotein)
8. Schalenfrüchte *(Mandel, Hasel-, Wal-, Kaschu-, Macadamia-, Queensland-, Pecan-, Paranuss, Pistazie)* sowie daraus hergestellte Erzeugnisse
9. Sellerie und Sellerieerzeugnisse
10. Senf und Senferzeugnisse
11. Sesamsamen und Sesamsamenerzeugnisse
12. Schwefeldioxid (SO_2) und Sulfite (>10 mg/kg oder 10 mg/l)
13. Lupine (auch Wolfsbohne) und Lupineerzeugnisse
14. Weichtiere (Schnecken, Muscheln) und Erzeugnisse daraus

Beispiel für die Kennzeichnung von Allergenen

Zutaten:

jodiertes Salz, Maltodextrin, pflanzliches Fett, Stärke, Weizenmehl, Reismehl, Hefeextrakt, Milchzucker, Volleipulver, Verdickungsmittel (Xanthan, Guarkernmehl), Stabilisator, Diphosphate, Zwiebeln, Milcheiweiß, Zucker, Aromen, Knoblauch, Würze (mit Soja), Karamellzuckersirup, Gewürze (enthalten Sellerie).

Kann Spuren von Senf enthalten.

Kritiker weisen darauf hin, dass Allergiker beim Kauf loser Ware auf sich gestellt sind. Hier bestehe Schulungsbedarf für die Verkäufer, die oft genug selbst nicht wüssten, was in ihren Produkten steckt.

2 Nahrungsergänzungsmittel

Bei ausgewogener Ernährung sind Nahrungsergänzungsmittel nicht nötig. Lediglich für Personen, die aufgrund bestimmter Gewohnheiten, Tätigkeiten, infolge hohen Bedarfs oder altersbedingt hinsichtlich einzelner notwendiger Stoffe unterversorgt sind, können Nahrungsergänzungsmittel sinnvoll sein.

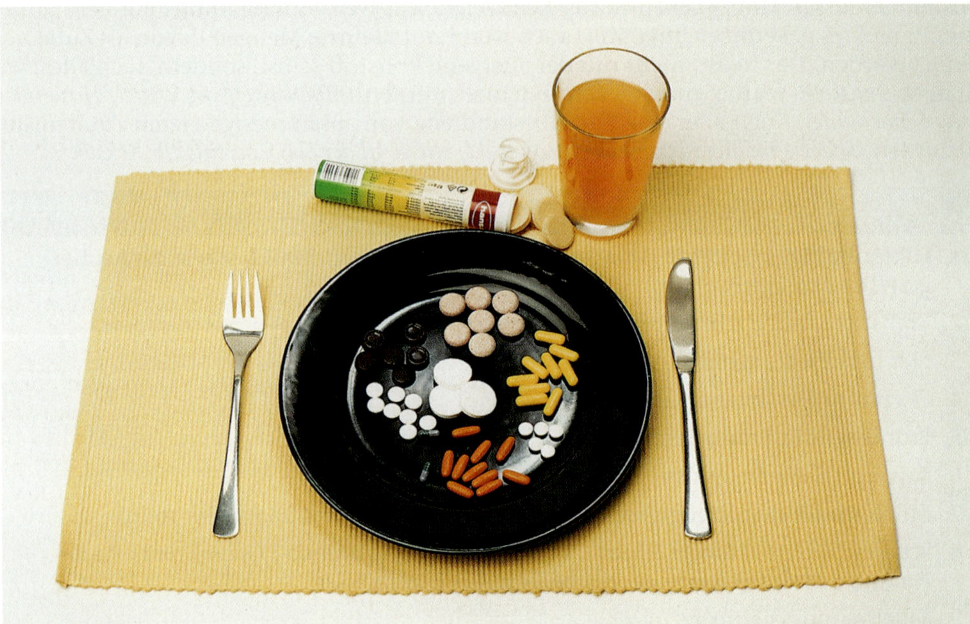

Pharma-Food

Obwohl in den allermeisten Fällen überflüssig, lässt sich der Deutsche seine Mittelchen so einiges kosten. So wurden beispielsweise von Oktober 2006 bis September 2007 in Apotheken, Drogerien und Lebensmitteleinzelhandel Nahrungsergänzungsmittel im Wert von 1,3 Milliarden Euro umgesetzt. Dazu kommen noch die kaum abzuschätzenden Umsätze über das Internet und den Direktvertrieb.

Viele der bisher frei verkäuflichen Nahrungsergänzungsmittel dürfen nach den Bestimmungen der Nahrungsergänzungsmittelverordnung (NemV) seit dem 31. Dezember 2009 nicht mehr in Verkehr gebracht werden. Nahrungsergänzungsmittel dürfen nach diesem Datum nur noch die in den Anlagen der NemV aufgeführten Wirkstoffe enthalten.

Laut NemV ist ein Nahrungsergänzungsmittel ein Lebensmittel,

1. das dazu bestimmt ist, die allgemeine Ernährung zu ergänzen,
2. das ein Konzentrat von Nährstoffen oder sonstigen Stoffen mit ernährungsspezifischer oder physiologischer Wirkung darstellt und

3. das in dosierter oder dosierfähiger Form (Kapseln, Pastillen, Tabletten, Pillen, Pulverbeutel, Flüssigampullen, Flaschen mit Tropfeinsätzen) zur Aufnahme von abgemessenen kleinen Mengen in den Verkehr gebracht wird.

Kennzeichnung von Nahrungsergänzungsmitteln

Nahrungsergänzungsmittel müssen zusätzlich zu den durch die Lebensmittel-Kennzeichnungsverordnung vorgeschriebenen Angaben wie folgt gekennzeichnet werden:

- mit der Verkehrsbezeichnung „Nahrungsergänzungsmittel“, sowie mit der Angabe der Kategorie von Nährstoffen *(Vitamine, Mineralstoffe, Fettsäuren)*,
- mit der empfohlenen täglichen Verzehrmenge in Portionen des Erzeugnisses,
- mit dem Warnhinweis „Die angegebene empfohlene tägliche Verzehrmenge darf nicht überschritten werden“ oder ähnlich lautendem Warnhinweis,
- mit Aussagen, die nahelegen, dass Nahrungsergänzungsmittel nicht als Ersatz für eine ausgewogene und abwechslungsreiche Ernährung verwendet werden sollten,
- mit einem Hinweis darauf, dass die Produkte außerhalb der Reichweite von kleinen Kindern zu lagern sind.

Verboten sind Aussagen, die suggerieren, dass die Zufuhr angemessener Nährstoffmengen im Rahmen einer abwechslungsreichen und ausgewogenen Ernährung nicht möglich sei.

Nahrungsergänzungsmittel gehören zu den Lebensmitteln, unterliegen also auch den Regelungen des →Lebensmittel-, Bedarfsgegenstände- und Futtermittelgesetzbuches (LFGB).

Werbeaussagen über Nahrungsergänzungsmittel werden seit dem 1. Juli 2007 durch die →EG-Health-Claims-Verordnung geregelt. Sie enthält eine Liste erlaubter Aussagen (Positivliste). Nicht auf dieser Liste aufgeführte Aussagen sind verboten.

Bringt ein Hersteller ein Präparat auf den Markt, muss er dies der zuständigen Bundesbehörde anzeigen.

Die Abgrenzung zwischen Nahrungsergänzungsmittel und Arzneimittel ist nicht immer einfach. Deshalb müssen immer wieder die Gerichte entscheiden, ob es sich bei einer Zubereitung um ein rechtlich zu den Lebensmitteln gehörendes Nahrungsergänzungsmittel oder um ein Arzneimittel handelt. So ist es möglich, dass ein Präparat in einem Mitgliedstaat der EU als Nahrungsergänzungsmittel und in einem anderen als Arzneimittel auf dem Markt ist.

Exkurs: Frei verkäufliche Arzneimittel

Der Markt für frei verkäufliche Arzneimittel boomt, vor allem, weil Patienten bei Arzneimitteln auf Rezept immer höhere Zuzahlungen leisten müssen. Zusätzlich gefördert durch eine intensive Arzneimittelwerbung nimmt die Selbstmedikation zu. Hauptsächlich verkauft werden frei verkäufliche Arzneimittel in Apotheken und Drogeriemärkten, aber auch der Lebensmitteleinzelhandel bietet zunehmend solche Mittel an.

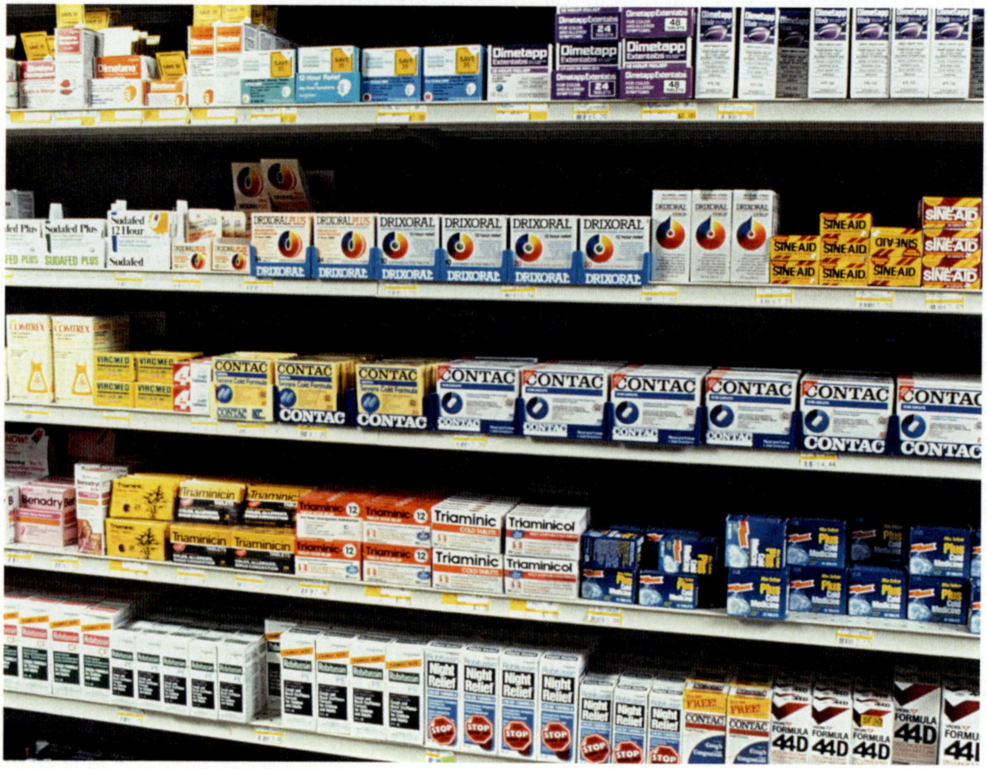

Frei verkäufliche Arzneimittel

Grundsätzlich erlaubt das Arzneimittelgesetz den Verkauf von Arzneimitteln nur über die Apotheken. Da es aber wünschenswert ist, die Gesundheit zu erhalten und Krankheiten vorzubeugen, wurden einzelne Arzneimittelgruppen von der Apothekenpflicht ausgenommen. Es handelt sich dabei in erster Linie um Arzneimittel, die „ausschließlich zu anderen Zwecken bestimmt sind als zur Beseitigung von Krankheiten, Leiden, Körperschäden oder krankhaften Beschwerden“. Diese sogenannten „Nicht-Heilmittel“ dienen der Vorbeugung von Krankheiten und zur allgemeinen Stärkung.

Frei verkäufliche Arzneimittel werden auch OTC-Produkte („over the counter“) genannt. Ein Hinweis auf die Freiverkäuflichkeit eines Arzneimittels ist das Fehlen des Vermerks „apothekenpflichtig“ oder gar „verschreibungspflichtig“ auf der Packung.

Zu den frei verkäuflichen Arzneimitteln gehören u. a. Mittel zur

- allgemeinen Erhaltung der körperlichen Leistungsfähigkeit,
- Unterstützung und Wiederherstellung der Gesundheit,
- Vorbeugung von Mangelerscheinungen *(Vitamine, Mineralstoffe und Spurenelemente),*
- Förderung der Durchblutung von Haut und Muskulatur,
- Stärkung von Herz und Kreislauf,
- Beruhigung der Nerven, Förderung eines entspannenden Schlafs,
- Förderung der Verdauungsfunktionen,

- Unterstützung der Funktionen von Blase und Nieren,
- Linderung von Erkältungskrankheiten,
- Linderung vorübergehender Magen- und Darmbeschwerden,
- Beseitigung von Hühneraugen und Hornhaut.

Die Herstellung und das Inverkehrbringen von Arzneimitteln sind im Arzneimittelgesetz geregelt. Welche Arzneimittel außerhalb der Apotheke frei verkäuflich sind, ergibt sich aus § 44 Arzneimittelgesetz und aus der Verordnung über apothekenpflichtige und frei verkäufliche Arzneimittel mit den entsprechenden Anlagen (Positiv- und Negativlisten). Wer frei verkäufliche Arzneimittel in das Sortiment aufnehmen will, muss dies vorher der zuständigen Behörde anzeigen.

Der Einzelhändler oder eine beauftragte Person muss die entsprechende **Sachkenntnis** nachweisen und muss während der Öffnungszeiten im Laden anwesend sein. Die Sachkenntnis kann durch einen Kurs mit abschließender Prüfung bei der zuständigen Industrie- und Handelskammer erworben werden. Der sachkundige Einzelhändler darf Arzneimittel nur umfüllen, abpacken und kennzeichnen, nicht aber gewinnen, anfertigen, zubereiten, be- und verarbeiten.

Einige wenige frei verkäufliche Arzneimittel dürfen auch ohne Nachweis der Sachkenntnis im Einzelhandel angeboten werden *(Baldrian, Kamillenblüten, Heil- und Meerwässer)*.

Die Werbung für frei verkäufliche Arzneimittel ist im Heilmittelwerbegesetz geregelt. Damit soll verhindert werden, dass derjenige, der Arzneimittel kaufen und anwenden will, durch eine unwahre oder unsachliche Werbung in seiner Entscheidung beeinflusst wird. Der Hinweis „zu Risiken und Nebenwirkungen beachten Sie die Packungsbeilage“ darf nicht fehlen.

3 Öko- und Reformhaus-Lebensmittel

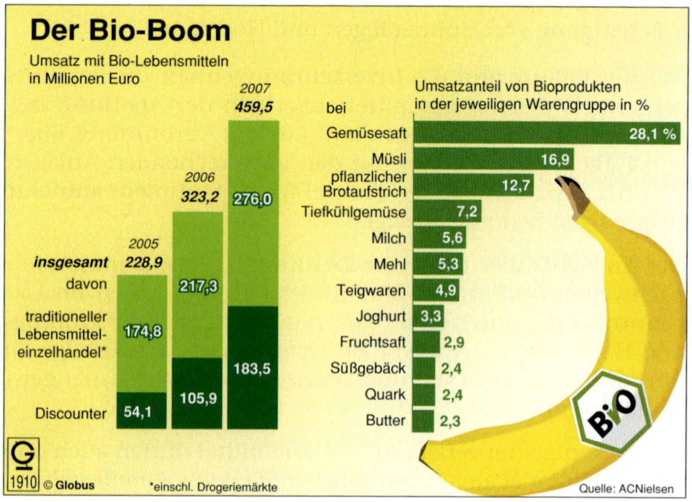

Ökologie ist die Lehre von den Beziehungen der Lebewesen untereinander und zu ihrer Umwelt. Hauptziel einer ökologischen Landwirtschaft ist die Erhaltung des ökologischen Gleichgewichts, also des Zusammenspiels zwischen Boden, Pflanze, Tier und Mensch. Eine Reihe von →alternativen Ernährungsformen *(Vollwert-Ernährung, anthroposophische Ernährung, Makrobiotik, Ernährung nach Bircher-Benner, Schnitzer und Waerland)* empfiehlt Lebensmittel aus ökologischem Landbau. Mit dem gestiegenen Gesundheits- und Umweltbewusstsein ist bei vielen Verbrauchern auch der Wunsch nach ökologisch erzeugten Lebensmitteln immer stärker geworden. Im Laufe der Jahre stellten daher zahlreiche landwirtschaftliche Betriebe auf eine ökologische Wirtschaftsweise um.

Ein ökologisch arbeitender landwirtschaftlicher Betrieb setzt keine mineralischen →Düngemittel und keine chemisch-synthetischen →Pflanzenschutzmittel (Pestizide) ein, da diese das ökologische Gleichgewicht stören können. Durch den Verzicht auf die genannten Stoffe soll auch eine Anreicherung von Nitrat oder Pestizid-Rückständen in der Pflanze vermieden und eine Gefährdung des Verbrauchers sowie des Grundwassers verhindert werden. Bei der Verarbeitung von Öko-Produkten wird weitgehend auf →Zusatzstoffe und →technische Hilfsstoffe verzichtet.

Die ökologische/biologische Produktion verfolgt folgende allgemeine Ziele:

a) Errichtung eines nachhaltigen Bewirtschaftungssystems für die Landwirtschaft, das
   - die Systeme und Kreisläufe der Natur respektiert und die Gesundheit von Boden, Wasser, Pflanzen und Tieren sowie das Gleichgewicht zwischen ihnen erhält und fördert,
   - zu einem hohen Niveau der biologischen Vielfalt beiträgt,
   - die Energie und die natürlichen Ressourcen wie Wasser, Boden, organische Substanz und Luft verantwortungsvoll nutzt,
   - hohe Tierschutzstandards beachtet und insbesondere tierartspezifischen verhaltensbedingten Bedürfnissen nachkommt;

b) Produktion qualitativ hochwertiger Erzeugnisse;

c) Herstellung einer reichen Vielfalt an Lebensmitteln und anderen landwirtschaftlichen Erzeugnissen, die der Nachfrage der Verbraucher nach Erzeugnissen entsprechen, die durch Verfahren hergestellt wurden, die der Umwelt, der menschlichen Gesundheit, der Pflanzengesundheit, sowie der Gesundheit und dem Wohlbefinden der Tiere nicht abträglich sind.

Artikel 3 der Verordnung (EG) Nr. 834/2007, Amtsblatt der Europäischen Union L 189 vom 20. Juli 2007

Bio-Waren sind nicht frei von →**Schadstoffen.** Es gibt heutzutage keine schadstofffreien Lebensmittel mehr. Schadstoffe der allgemeinen Umweltverschmutzung und von konventionell wirtschaftenden Nachbarbetrieben können auch in Bio-Produkte gelangen. Bei →Schwermetallen und →chlorierten Kohlenwasserstoffen *(PCB)* gibt es keine Unterschiede zwischen konventionell und ökologisch angebauten Produkten. Bio-Obst und Bio-Gemüse enthalten allerdings sehr viel weniger oder gar keine Rückstände an Pflanzenschutzmitteln im Vergleich mit konventioneller Ware. Auch die Nitratbelastung von Öko-Gemüse ist in der Regel niedriger. In Erdnussbutter aus Bio-Erdnüssen wurden allerdings höhere Gehalte an →Schimmelpilzgiften gefunden, in Bio-Milch dagegen niedrigere als in konventioneller Milch.

Der **Nährstoffgehalt** einer Pflanze wird vor allem von der Sorte, dem Standort und den Wachstumsbedingungen bestimmt. Die Art der Düngung und die Anbauweise spielen eine untergeordnete Rolle, sodass Bio-Produkte meist keine höheren Nährstoffgehalte aufweisen.

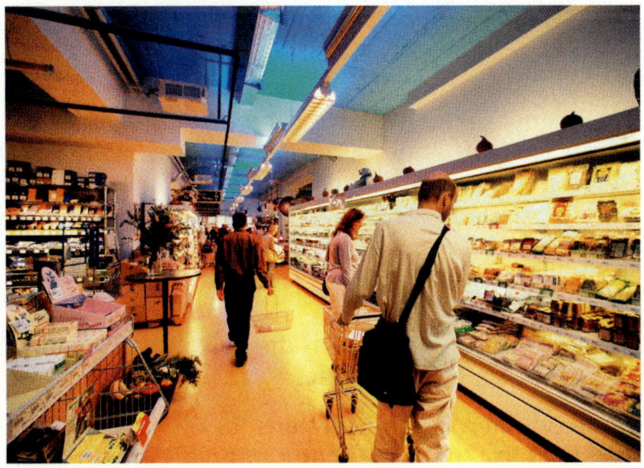

Bio-Supermarkt

Der Markt für Bio-Produkte hat sich in den letzten Jahren rasant entwickelt. Zunächst waren sie lediglich in Naturkostläden (Bioläden), direkt vom Erzeuger („ab Hof"), im Abonnement frei Haus („Bio-Kiste"), im Versand oder auf Wochenmärkten erhältlich. Inzwischen sind Bio-Produkte auch aus dem Lebensmitteleinzelhandel nicht mehr wegzudenken. Alle großen Discounter haben inzwischen ihre eigenen Biomarken. Mittlerweile gibt es sogar Supermärkte, die ausschließlich auf Bio-Produkte setzen.

Die EG-Öko-Basisverordnung

EU-Gemeinschaftslogo für Öko-Produkte

Mit der wachsenden Beliebtheit ökologisch erzeugter Produkte und aufgrund der meist höheren Preise dieser Waren stieg auch die Zahl unseriöser Anbieter, die auf der „Biowelle" mitschwammen. Um den lauteren Wettbewerb zwischen den Herstellern von Bio-Produkten sicherzustellen, wurde die „Verordnung über den ökologischen Landbau und die entsprechende Kennzeichnung der landwirtschaftlichen Erzeugnisse und Lebensmittel" (EG-Bio-Verordnung) erlassen. Diese wurde später durch die Verordnung (EG) Nr. 834/2007 (EG-Öko-Basisverordnung) in Verbindung mit der Verordnung (EG) Nr. 889/2008 mit Durchführungsvorschriften zur Öko-Basisverordnung ersetzt. Somit existieren EU-weit einheitliche Mindestanforderungen dafür, wann ein Lebensmittel als „ökologisch" vermarktet werden darf. Nur Produkte, die gemäß dieser Verordnung angebaut und verarbeitet wurden, dürfen als „ökologisch", „biologisch", „organisch", „alternativ", „naturnah" oder ähnlich bezeichnet werden. Die EG-Öko-Basisverordnung stellt klar, dass →Gentechnik in Bio-Produkten nichts zu suchen hat: „Genetisch veränderte Organismen und deren Derivate sind mit der ökologischen Wirtschaftsweise unvereinbar."

Das heißt jedoch nicht, dass es seit Inkrafttreten der EG-Bio-Verordnung keine sogenannten Pseudo-Bio-Produkte mehr gibt. Nicht unbedingt auf Bioprodukte schließen lassen Formulierungen wie „auf Gründünger gewachsen“, „biologische Schädlingsbekämpfung“, „naturgedüngt“, „gewachsen ohne Chemie“, „nicht chemisch behandelt“, „aus umweltschonendem Anbau“, „ohne Kunstdünger“, „unbehandelt“ oder „aus extensiver Landwirtschaft“. Darüber hinaus gibt es Marken, die das Wort „bio“ enthalten *(Bioghurt)*, die lange vor Inkrafttreten der EG-Bio-Verordnung geschützt wurden. Mit ökologischer Landwirtschaft haben diese jedoch nichts zu tun.

Das seit dem Jahr 2000 existierende EU-Ökosiegel, mit dem Produkte in EU-Ökoqualität freiwillig gekennzeichnet werden konnten, wurde 2010 durch ein entsprechendes Gemeinschaftslogo als Pflichtkennzeichen ersetzt. Bei vorverpackten Bioprodukten aus der EU ist es in Verbindung mit einem geografischen Herkunftshinweis sowie der Codenummer der Kontrollstelle verpflichtend zu verwenden. Wurden zur Erzeugung nur Produkte aus der EU verwendet, lautet dieser Hinweis „EU-Landwirtschaft“. Enthält ein Ökoprodukt auch Zutaten aus Drittländern, muss es heißen „EU-/Nicht-EU-Landwirtschaft“. Sind ausschließlich Zutaten aus Drittländern enthalten, entsprechend „Nicht-EU-Landwirtschaft“. Stammen alle Ausgangsstoffe eines Produkts aus einem einzelnen Land, kann dieser Hinweis durch die Angabe des Landes ersetzt werden.

Darüber hinaus ist die Verwendung eines Markenzeichens möglich.

Bei Verarbeitungsprodukten, die sowohl ökologisch als auch konventionell erzeugte Anteile enthalten, gilt Folgendes:

- Bei Produkten mit mindestens 95 % Öko-Anteil darf der Hinweis auf den ökologischen Landbau im Zusammenhang mit der Verkehrsbezeichnung erfolgen *(„Bio-Müsli“)*. Diese Produkte dürfen mit dem Gemeinschaftslogo in Verbindung mit Kontrollstellennummer und Herkunftshinweis auf den Markt gebracht werden.
- Bei Produkten mit weniger als 95 % Öko-Anteil darf die Kennzeichnung nur über die →Zutatenliste erfolgen. Das heißt, es kann darin ausgewiesen werden, welche Zutaten aus dem Öko-Landbau stammen. Zusätzlich muss dann der Gesamtanteil der Öko-Zutaten in der Zutatenliste angegeben werden. Die Verwendung des EU-Ökosiegels ist nicht erlaubt.

Regeln für die **Erzeugung pflanzlicher Öko-Lebensmittel**:

- Verwendung von ökologisch erzeugtem Saat- und Pflanzgut, auch von Umstellungsflächen. Konventionelles Saat- und Pflanzgut darf nur mit Ausnahmegenehmigung eingesetzt werden.
- Erhaltung der Bodenfruchtbarkeit durch schonende Bearbeitung, geeignete Fruchtfolgen und Einsatz von Wirtschaftsdüngern und Komposten ökologischer Herkunft.
- Als ergänzende Düngemittel, Bodenverbesserer und Pflanzenschutzmittel dürfen nur bestimmte Produkte verwendet werden, die in den Durchführungsvorschriften zur Öko-Basis-Verordnung aufgeführt sind. Mineralische Stickstoffdünger sind nicht erlaubt.
- Für die Gesunderhaltung der Kulturen stehen vorbeugende und kulturtechnische Maßnahmen im Vordergrund. Krankheiten, Schädlinge und Unkräuter sollen ganzheitlich reguliert werden. Dazu gehören die Auswahl widerstandsfähiger Sorten, die geeignete mehrjährige Fruchtfolge, der Nützlingsschutz und geeignete mechanische Maßnahmen. Für den Ausnahmefall stehen durch die EG-Öko-Basis-Verordnung eigens zugelassene Pflanzenschutzmittel zur Verfügung. Über Notwendigkeit und Einsatz dieser Mittel muss Buch geführt werden.

Regeln für die **Erzeugung tierischer Öko-Lebensmittel**:

- Bei der Wahl der Nutztiere werden widerstandsfähige, an regionale Umwelteinflüsse angepasste Rassen bevorzugt. Die Tiere müssen von ökologisch arbeitenden Betrieben stammen. Wenn nicht genug Tiere aus ökologisch arbeitenden Betrieben zur Verfügung stehen, dürfen ausnahmsweise auch Tiere, die von konventionell arbeitenden Höfen stammen, als Zuchttiere verwendet werden.
- Bei der Fütterung der Tiere ist auf deren jeweiligen ernährungsphysiologischen Bedarf zu achten. Die Tiere müssen mit ökologischen Futtermitteln, die soweit wie möglich vom eigenen Betrieb stammen, gefüttert werden. Der Zukauf von Futtermitteln aus anderen ökologisch arbeitenden Höfen und Umstellungsbetrieben ist in begrenztem Umfang erlaubt. Kälber müssen mindestens drei Monate natürliche Milch erhalten, Kleinwiederkäuer mindestens 45 Tage und Ferkel 40 Tage. Pflanzenfressern (Rinder, Schafe und Ziegen) soll so oft wie möglich Weidegang ermöglicht werden.
- Der vorbeugende Einsatz von Arzneimitteln *(Antibiotika)* ist verboten, ebenso der Einsatz von Hormonen zur Kontrolle der Fortpflanzung. Sollte ein Tier trotz vorbeugender Maßnahmen erkranken, ist unverzüglich ein Tierarzt hinzuzuziehen. Bei der Behandlung sind pflanzliche und homöopathische Mittel zu bevorzugen. Der Einsatz von Tierarzneimitteln muss umfangreich dokumentiert werden. Die Wartezeit zwischen der letzten Verabreichung eines chemisch-synthetischen Arzneimittels und der Schlachtung ist doppelt so lange wie gesetzlich vorgeschrieben.
- Die artgerechte Unterbringung ist in Ökobetrieben Pflicht. Hierzu gibt es strenge Anforderungen an Stallgebäude und Außenflächen.

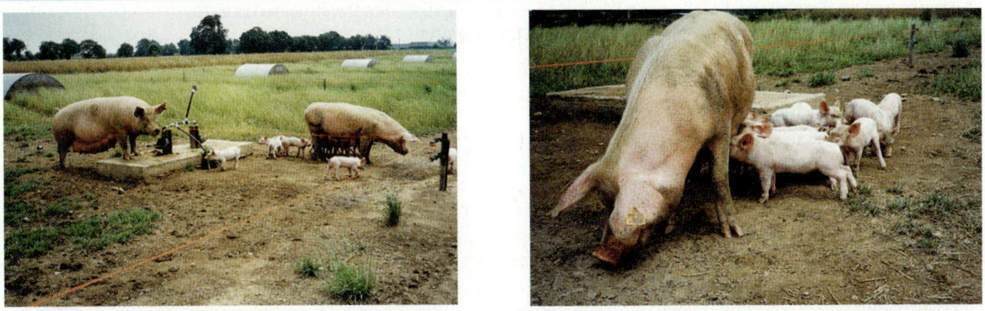

Artgerechte Schweinehaltung

Regeln für die **Verarbeitung von Öko-Lebensmitteln**:

- Verarbeitete Öko-Erzeugnisse werden mit Verarbeitungsmethoden hergestellt, die die Qualitätsmerkmale des ökologischen Lebensmittels auf allen Produktionsstufen erhalten.
- Derartige Erzeugnisse werden ausschließlich aus ökologischen landwirtschaftlichen Zutaten hergestellt, außer wenn eine Zutat auf dem Markt nicht als ökologisches Erzeugnis erhältlich ist.
- Die Verwendung von Lebensmittelzusatzstoffen sowie Verarbeitungshilfsstoffen ist begrenzt.
- Stoffe und Herstellungsverfahren, die in Bezug auf die tatsächliche Beschaffenheit des Erzeugnisses irreführend sein könnten, sind ausgeschlossen.
- Lebensmittel werden sorgfältig verarbeitet, vorzugsweise unter Anwendung biologischer, mechanischer und physikalischer Methoden.

Darüber hinaus müssen Unternehmen, die Ökoerzeugnisse produzieren, Maßnahmen treffen, die eine Verunreinigung mit unzulässigen Stoffen und konventionellen Lebensmitteln verhindern. Diese müssen umfangreich dokumentiert werden.

Die zugelassenen Zusatzstoffe und Verarbeitungshilfsstoffe sind im Anhang der Durchführungsverordnung (EG) Nr. 889/2008 aufgeführt.

Alle Öko-Lebensmittel erzeugenden, verarbeitenden, handelnden und Futtermittel herstellenden Unternehmen werden mindestens einmal jährlich kontrolliert. Außerdem werden zusätzlich unangekündigte Kontrollen durchgeführt.

Ökologische Lebensmittelwirtschaft in Deutschland

Bio ist nicht gleich Bio

Staatliches Bio-Siegel — EU-Ökosiegel

Seit 1993 dürfen nur Produkte, die nach den Richtlinien **der EG-Öko-Verordnung** erzeugt, verarbeitet und kontrolliert werden, mit **„Bio"** oder **„Öko"** gekennzeichnet werden. Das **staatliche Bio-Siegel** und das **EU-Ökosiegel** garantieren die Einhaltung der EG-Öko-Verordnung. Die **ökologischen Anbauverbände** garantieren die Einhaltung **strengerer Richtlinien**:

BIO nach EG-Öko-Verordnung

Die wichtigsten Unterschiede bei der Erzeugung

Bio- und EU-Siegel	Verbands-Siegel
Teilumstellung der Bauernhöfe **auf „Bio"** erlaubt	**Umstellung** des gesamten **Betriebs** ist Pflicht
Konventionelles Futter anteilmäßig bis Ende 2011 erlaubt	Nur wenige eiweißreiche **konventionelle Futterzutaten** erlaubt
Je Hektar landwirtschaftlicher Fläche bis zu 14 **Mastschweine** oder 580 **Masthühner** oder 230 **Legehennen** erlaubt	Je Hektar bis zu 10 **Mastschweine** oder 280 **Masthühner** oder 140 **Legehennen** erlaubt
Einsatz **konventioneller Gülle und Geflügelmist** unter bestimmten Bedingungen erlaubt	Einsatz verboten
Maximale **Düngermenge**: 170 kg Stickstoff je Hektar und Jahr	112 kg Stickstoff je Hektar und Jahr
Für Pflanzenfresser müssen mind. 50 % des **Futters vom eigenen Betrieb** stammen	Für alle Tiere müssen mind. 50 % des **Futters vom eigenen Betrieb** stammen
Ganzjährige Fütterung mit **Silage** (konserviertes Grünfutter) ist möglich	Ganzjährige ausschließliche **Silagefütterung** ist verboten
Künftig mit einer allgemein gehaltenen **Herkunftsangabe** (EU-/Nicht-EU Landwirtschaft)	Alle oder zumindest der Großteil der Zutaten kommt von Verbandsmitgliedern; diese sind meistens in **Deutschland** zu Hause

Bei der Verarbeitung

Produkt	Bio- und EU-Siegel	Verbands-Siegel
Fruchtsaft	Herstellung aus **Konzentrat** erlaubt	Nur reine **Press-Säfte**
Milch	**Ultrahocherhitzen** (H-Milch) und **Sterilisieren** (Kondensmilch) erlaubt	**Ultrahocherhitzen** bei Demeter verboten, **Sterilisieren** bei allen Verbänden verboten
Brot und Backwaren	**Enzyme** wie Amylase sowie **Ascorbinsäure** im Mehl erlaubt	Verboten
Fleisch und Wurst	**Nitritpökelsalz** erlaubt, geringere Menge als konventionell	Verboten bzw. nur in geringen Mengen zugelassen für Produkte, die nicht gebraten werden

Die neun ökologischen Anbauverbände

Bio Kreis, Bioland Ökologischer Landbau, demeter, Naturland, BIOPARK® Ökologischer Landbau, ECOLAND®, Gäa e.V. Ökologischer Landbau, Verbund Ökohöfe®, ECOVIN

Quelle: www.aid.de — G 3698 — © Globus

Hinweis: Das EU-Ökosiegel wurde am 1. Juli 2010 durch das →EU-Gemeinschaftslogo ersetzt.

Ein großer Teil der ökologisch wirtschaftenden Betriebe in Deutschland ist in Verbänden organisiert (der älteste Verband, Demeter, wurde bereits 1924 gegründet). Diese Verbände garantieren mindestens die Einhaltung von Richtlinien, die auf den Basisrichtlinien der →IFOAM (International Federation of Organic Agriculture Movements) beruhen. Darüber hinaus haben die einzelnen Verbände zum Teil noch deutlich strengere Vorschriften, an die sich die angeschlossenen Betriebe halten müssen. Die Einhaltung dieser Standards wird verbandsintern zusätzlich kontrolliert.

Viele dieser Erzeugerverbände sind zusammen mit Verbänden der Verarbeitungsstufe und des Handels wiederum Mitglieder im „Bund Ökologische Lebensmittelwirtschaft (BÖLW)“.

Das staatliche →Bio-Siegel ist in Deutschland weit verbreitet. Es darf, ebenso wie das Gemeinschaftslogo, nur verwendet werden, wenn die Vorgaben der EU-Öko-Basis-Verordnung sowie die der Durchführungsverordnung erfüllt sind.

Integrierter Landbau

Der „Integrierte Landbau“ stellt eine Art Bindeglied zwischen konventioneller und ökologischer Landwirtschaft dar. Die Hauptziele der integrierten Produktion (IP) sind:

- Integrierung natürlicher Ressourcen und Regulierungsmechanismen zwecks Verminderung äußerer Einflüsse aller Art *(Dünger, Wasser, Energie)*.
- Sicherung einer verträglichen Produktion von Nahrungsmitteln und anderen Erzeugnissen – vorzugsweise durch Verwendung von Technologien und Produkten, die schonend mit der Umwelt umgehen und die Kontaminierung vermindern.
- Aufrechterhaltung der vielfältigen Funktionsabläufe in der Landwirtschaft und Wirtschaftlichkeit der landwirtschaftlichen Erträge.

Diese Produktionsweise ist insbesondere in den großen Obstanbaugebieten Altes Land, Rheinland-Pfalz und Baden-Württemberg sowie in der Schweiz weit verbreitet.

Das IP-Label (IP = umweltschonende Produktion) wird vom Schweizerischen Obstverband (SOV) vergeben und bietet Gewähr für:

- eine umweltschonende, naturnahe Produktionsweise,
- einen sparsamen Einsatz von Hilfsstoffen,
- eine hohe innere Fruchtqualität,
- regelmäßige Kontrollen.

Schweizer IP-Label

Während der kontrolliert-ökologische Landbau in den entsprechenden Verordnungen und Rahmenrichtlinien definiert ist, liegen für den Einsatz an chemisch-synthetischen Dünge- und Pflanzenschutzmitteln im integrierten Landbau keine Vorschriften vor. Jeder Landwirt setzt nach eigenem Ermessen und Bedarf Mineraldünger und Schädlingsbekämpfungsmittel ein. Da der Einsatz von Pflanzenschutzmitteln hohe Kosten verursacht und die Verbraucher nach rückstandsarmen bzw. -freien Lebensmitteln verlangen, weshalb auch die Handelsketten z. T. strenge Vorgaben machen, gehen immer mehr „konventionelle“ Landwirte dazu über, nur noch so viel „Chemie“ wie nötig einzusetzen.

Der Naturschutzbund Deutschland e. V. (NABU) weist darauf hin, dass die Integrierte Produktion z. B. beim Obstbau nicht wirklich zu einem verträglichen Umgang mit der Umwelt geführt hat. Trotz inflationärer Verbreitung der integrierten Produktion sei der Aufwand für Pflanzenschutzmittel in vielen Obstanbaugebieten weiter gestiegen. Begriffe wie „umweltschonend“, „nützlingsschonend“ oder „im Einklang mit der Natur“, mit denen Produkte aus integriertem Landbau ausgelobt werden, seien daher irreführend.

Reformhaus-Lebensmittel

Reformhäuser gibt es seit rund 100 Jahren. Sie entstanden im Zuge der „Lebensreform“-Bewegung, die soziale und ethische Ideen mit wissenschaftlichen Erkenntnissen verknüpfte. Wie die →Vollwert-Ernährung beruht die Reformkost auf den Erkenntnissen der Ärzte und Ernährungsforscher Bircher-Benner und Kollath. In Deutschland gibt es über 2000 Reformhäuser, die in der neuform-Genossenschaft organisiert sind. Neuform-Produkte stammen nicht grundsätzlich aus ökologischem Anbau, der Anteil an Produkten in EG-Öko-Qualität steigt aber stetig an. Erkennen kann man die neuform-Öko-Produkte am „Bio-Blatt“. Alle neuform-Vertragshersteller haben sich verpflichtet, keine gentechnisch hergestellten Rohstoffe zu verwenden. Im Unterschied zum Bioladen erhält man im Reformhaus auch →freiverkäufliche Arzneimittel, →diätetische Lebensmittel sowie →Nahrungsergänzungsmittel, die auch Süßstoffe und synthetisch hergestellte Vitamine enthalten können.

neuform-Zeichen

Reformhaus-Bioblatt

Wenn Sie weiterlesen wollen

Auswertungs- und Informationsdienst für Ernährung, Landwirtschaft und Forsten (aid) e. V. (Hrsg.), Die neue EG-Verordnung Ökologischer Landbau. Heft 1434, Bonn 2009;

Dominé, André (Hrsg.), Culinaria Naturkost. 2 Bände, Köln 1996.

4 Lebensmittel für „alternative" Ernährungsformen

Die Gründe, warum sich jemand für die eine oder andere alternative Ernährungsform entscheidet, sind vielfältig: Gesundheitliche Gründe, aber auch religiöse, ethische, ökologische oder soziale Aspekte spielen eine Rolle. Bei den verschiedenen Kostformen handelt es sich um auf Dauer angelegte Ernährungskonzepte – im Gegensatz zu der Unmenge an oft einseitigen Diäten, die zum Abnehmen gedacht sind.

Vegetarismus

Der Vegetarismus ist die älteste „alternative" Ernährungsform. Er hat seinen Ursprung in der Antike und ist oft Teil einer Weltanschauung. Ursprüngliches Prinzip dieser Ernährungsform ist es, Produkte getöteter Tiere (Fleisch und Fleischprodukte, Fisch, Schlachtfette) zu meiden. Heute können drei Grundformen des Vegetarismus unterschieden werden:

- **Ovo-Lakto-Vegetarier** verzehren neben pflanzlichen Nahrungsmitteln auch Milch und Milchprodukte sowie Eier;
- **Laktovegetarier** verzehren außer pflanzlicher Nahrung nur Milch und Milchprodukte;
- **Veganer** sind strenge Vegetarier, die sich ausschließlich von pflanzlichen Lebensmitteln ernähren. Viele lehnen auch Honig ab und verzichten auf sonstige tierische Produkte *(Lederschuhe, Wollpullover)*.

Nicht alle Waren, die vegetarisch aussehen, sind wirklich rein pflanzlich, häufig versteckt sich Tierisches im Kleingedruckten *(Gelatine in Süßigkeiten, Hühnerfett in Gemüsesuppen, Schweineschmalz in Gemüsepizza)*. Klarheit schafft hier das V-Zeichen der europäischen Vegetarier-Union. Mit diesem Zeichen dürfen nur Produkte gekennzeichnet werden, die keine Zutaten oder Substanzen von getöteten Tieren enthalten. Wenn das V-Zeichen für Produkte verwendet wird, die keinerlei tierische Stoffe enthalten, darf das Wort „vegan" beigefügt werden.

V-Zeichen der europäischen Vegetarier-Union

Veganer müssen über umfangreiches Ernährungswissen verfügen, um Mangelerscheinungen zu vermeiden. Problematisch kann die Versorgung mit den Nährstoffen werden, die reichlich in tierischen Lebensmitteln enthalten sind *(Calcium, Eisen, Jod, Eiweiß, Vitamin B_{12})*. Veganer müssen beispielsweise verschiedene pflanzliche Eiweißträger kombinieren *(Getreide mit Hülsenfrüchten, Mais mit Bohnen)*, um einem Proteinmangel vorzubeugen. Für Kinder und Jugendliche ist diese strenge Form nicht geeignet, da sie sich noch im Wachstum befinden.

Studien mit Vegetariern zeigen, dass Lakto- und Ovo-Lakto-Vegetarier gesünder sind als die Durchschnittsbevölkerung und dass sie ein geringeres Risiko tragen, z. B. an Herz-Kreislauf-Störungen oder Krebs zu erkranken. Die positiven Ergebnisse können jedoch nicht allein auf die vegetarische Ernährung zurückgeführt werden, denn Vegetarier essen nicht nur anders, sie leben in der Regel insgesamt gesundheitsbewusster, d. h., sie verzichten auf Alkohol und Nikotin, entspannen sich öfter und bewegen sich mehr als „Normalköstler". Daher wundert es nicht, dass Menschen mit einer ähnlichen Lebensweise, die jedoch gelegentlich auch Fleisch essen, ähnlich gesund leben wie die Vegetarier.

Vollwert-Ernährung

Die **Vollwert-Ernährung** ist neben dem Vegetarismus die in Deutschland bekannteste alternative Ernährungsweise. Ausgangspunkt für die Vollwert-Ernährung sind die Schriften des Arztes Werner Kollath, der forderte: „Lasst unsere Nahrung so natürlich wie möglich."

In den Zielen der Vollwert-Ernährung spiegelt sich die ganzheitliche Betrachtungsweise der Nahrung: Ein Lebensmittel wird nicht nur nach seiner Zusammensetzung beurteilt, sondern auch nach seiner Herkunft, Lagerung, Verarbeitung und Zubereitung, d. h., neben ernährungsphysiologischen Gesichtspunkten spielen ökologische und soziale Aspekte eine bedeutsame Rolle. Als Hilfestellung für die Lebensmittelauswahl dient eine Einteilung der Lebensmittel in verschiedene Wertstufen, die sich in erster Linie am Verarbeitungsgrad des Lebensmittels orientiert. Je geringer der Verarbeitungsgrad, desto höher wird die Wertigkeit eines Lebensmittels angesetzt.

Orientierungstabelle für die Vollwert-Ernährung – Empfehlungen für die Lebensmittelauswahl gesunder Erwachsener

Wertstufen	**sehr empfehlenswert**		**weniger empfehlenswert**	**nicht empfehlenswert**
	1	2	3	4
Verarbeitungsgrad	Nicht/gering verarbeitete Lebensmittel (unerhitzt)	Mäßig verarbeitete Lebensmittel (vor allem erhitzt)	Stark verarbeitete Lebensmittel (vor allem konserviert)	Übertrieben verarbeitete Lebensmittel und Isolate/Präparate
Mengenempfehlung	Etwa die Hälfte der Nahrungsmenge	Etwa die Hälfte der Nahrungsmenge	Nur selten verzehren	Möglichst meiden
Gemüse/Obst	Frischgemüse Milchsaures Gemüse (z. B. Frischkost-Sauerkraut) Frischobst	Erhitztes Gemüse, (auch milchsaures) Erhitztes Obst Tiefkühlgemüse*, -obst*	Gemüsekonserven (z. B. Tomaten in Dosen) Obstkonserven (z. B. Kirschen in Gläsern)	Nahrungsergänzungsmittel (z. B. Vitamin-, Mineralstoff-, Ballaststoffpräparate) Tiefkühlfertiggerichte
Getreide	Gekeimtes Getreide Vollkornschrot (z. B. Frischkornmüsli) Frisch gequetschte Flocken	Vollkornprodukte (z. B. Vollkornbrot, -nudeln, -flocken, -feinbackwaren) Vollkorngerichte	Nicht-Vollkornprodukte (z. B. Weiß-, Graubrot, weiße Nudeln, Cornflakes, Auszugsmehl-Feinbackwaren) Geschälter (weißer) Reis	Getreidestärke (z. B. Maisstärke)
Kartoffeln		Gegarte Kartoffeln (mögl. Pellkartoffeln)	Fertigprodukte (z. B. Püree-, Knödelmischung, Chips) Pommes Frites	Kartoffelstärke
Hülsenfrüchte		Gekeimte, blanchierte Hülsenfrüchte Erhitzte Hülsenfrüchte	„Sojamilch", Tofu, Fertigprodukte (z. B. Bratlingsmischung)	„Sojafleisch" Sojaprotein, Sojalezithin
Nüsse/ Fette/ Öle	Nüsse*, Mandeln* Ölsamen* (z. B. Sonnenblumenkerne, Sesam) Ölfrüchte* (z. B. Oliven)	Geröstete Nüsse*, Nussmuse* Native, kaltgepresste Öle* Ungehärtete Pflanzenmargarine – mit hohem Anteil an nativen, kaltgepressten Ölen* Butter*	Gesalzene Nüsse Extrahierte, raffinierte Fette und Öle Ungehärtete Pflanzenmargarinen Kokosfett, Butterschmalz	Nuss(-Nougat)-Creme Gehärtete Fette (z. B. die meisten Margarinen, Frittierfette) Fett-Ersatzstoffe

Wertstufen	sehr empfehlenswert		weniger empfehlenswert	nicht empfehlenswert
	1	2	3	4
Fleisch/Fisch/ Eier		Fleisch* (bis 2 x/Woche) Fisch* (bis 1 x/Woche) Eier* (bis 2 St./Woche)	Fleischwaren, -konserven Wurstwaren, -konserven Fischwaren, -konserven	Innereien Ei-Pulver, Flüssig-Ei
Getränke	Ungechlortes Trinkwasser Kontrolliertes Quellwasser Natürliches Mineralwasser	Kräuter-, Früchtetees Verdünnte Fruchtsäfte Verdünnte Gemüsesäfte Getreidekaffee*	Tafelwasser Fruchtnektare Kakao Bohnenkaffee, Schwarzer Tee Bier, Wein	Limonaden, Cola-Getränke Fruchtsaftgetränke Instantgetränke (z. B. Tee, Kakao) Sportlergetränke, Energy-Drinks Spirituosen
Gewürze/ Kräuter/Salz	Ganze oder frisch gemahlene Gewürze Frische Kräuter	Gemahlene Gewürze Getrocknete Kräuter Jodiertes Meer-, Kochsalz*	Kräutersalz Meersalz, Kochsalz	Aromastoffe (natürliche, naturidentische, künstliche) Geschmacksverstärker (z. B. Glutamat)
Süßungsmittel	Frisches, süßes Obst	Honig* (nicht wärmegeschädigt, verdünnt) Trockenobst* (ungeschwefelt, eingeweicht)	Honig (wärmegeschädigt) Trockenobst (geschwefelt) Dicksäfte (z. B. aus Äpfeln, Agaven) Sirup (z. B. aus Ahorn, Zuckerrüben) Vollrüben-, Vollrohrzucker	Süßwaren, Süßigkeiten Isolierte Zucker (z. B. Haushalts-, und brauner Zucker) Zuckeraustauschstoffe (z.B. Sorbit) Süßstoffe
	* mäßig zu verwenden	* mäßig zu verwenden		

Einteilungskriterien für die Lebensmittel in dieser Tabelle sind gesundheitliche/ernährungsphysiologische sowie ökologische und soziale Aspekte. Von besonderer Bedeutung sind Art und Ausmaß der Lebensmittelverarbeitung, da mit zunehmender Verarbeitung in der Regel die Nährstoffdichte sinkt und die ökologischen Nachteile zunehmen. Die Übergänge zwischen den Spalten sind teilweise fließend.

Die Nahrung sollte etwa je zur Hälfte aus der ersten und zweiten Spalte ausgewählt werden. Lebensmittel aus Spalte drei sollten nur selten verzehrt, aus Spalte vier möglichst gemieden werden. Ein Stern (*) bedeutet, dass diese Lebensmittel mäßig verwendet werden sollten; diese mengenmäßige Einschränkung ist in den Spalten drei und vier durch die Überschrift gegeben und darum nicht nochmals vermerkt. Weiter oben aufgeführte, d. h. pflanzliche Lebensmittel sollten gegenüber tierischen Lebensmitteln bevorzugt werden.

Es sollten möglichst ausschließlich Erzeugnisse aus anerkannt ökologischer Landwirtschaft verwendet werden; diese sind günstiger einzustufen als konventionell erzeugte Lebensmittel. Außerdem sollten Erzeugnisse regionaler Herkunft und der Jahreszeit entsprechend bevorzugt werden.

Lebensmittel, die besonders schadstoffbelastet sind, sollten gemieden werden; ebenso Nahrungsmittel, die Zusatzstoffe enthalten oder mit isolierten Nährstoffen (außer Jod) angereichert sind; des Weiteren Produkte, die unter Anwendung von Gentechnik hergestellt sind, sowie unnötig verpackte Lebensmittel.

Quelle: Männle, Thomas, u. a., Orientierungstabelle für die Vollwert-Ernährung (in Anlehnung an Kollath 1960), Gießen 2004[4]; mit freundlicher Genehmigung der UGB-Beratungs- und Verlags-GmbH, Gießen

Die Vorschläge der Vollwert-Ernährung decken sich weitgehend mit den Empfehlungen der Deutschen Gesellschaft für Ernährung (DGE) für eine vollwertige Ernährung. Abweichende Auffassungen bestehen hinsichtlich der Auswahlkriterien für Lebensmittel. Die Vollwert-Ernährung stuft z. B. Vollkornbrot, Vollkornreis und Kartoffeln weniger gut ein als nicht erhitzte Lebensmittel. Für die DGE ist dies nicht befriedigend, da eine Verarbeitung nicht grundsätzlich eine Minderung der Qualität bedeutet. Begrüßt werden zwar die Bemühungen, die zur Schonung der Umwelt und der Energieressourcen sowie zur Lösung der Welthungerproblematik beitragen. Diese Aspekte lassen sich aber nicht ohne weiteres in ein Wertstufenschema übertragen, das gleichzeitig einer Beurteilung der Lebensmittel nach ernährungsphysiologischen Gesichtspunkten entsprechen soll. Beispielsweise wird Tiefkühlgemüse zwar als „sehr empfehlenswert", aber nur mäßig zu verwenden eingestuft, obwohl die Tiefkühlung aus ernährungsphysiologischer Sicht eine günstige Konservierungsmethode darstellt. Grund für diese Einstufung ist der hohe Energieeinsatz bei der Herstellung der Ware und bei der Aufrechterhaltung der Tiefkühlkette während Lagerung und Transport. Von Seiten der DGE zu begrüßen ist die Empfehlung, mehr Vollkornprodukte, Gemüse und Obst zu essen und den Fleisch- und Fettkonsum einzuschränken.

Grundsätze der Vollwert-Ernährung

1. Genussvolle und bekömmliche Speisen
2. Bevorzugung pflanzlicher Lebensmittel (überwiegend lakto-vegetabile Kost)
3. Bevorzugung gering verarbeiteter Lebensmittel – reichlich Frischkost
4. Ökologisch erzeugte Lebensmittel
5. Regionale und saisonale Erzeugnisse
6. Umweltverträglich verpackte Lebensmittel
7. Fair gehandelte Lebensmittel

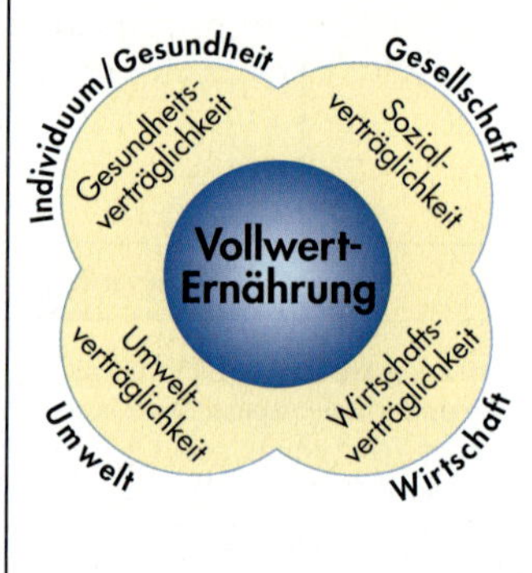

Quelle: von Koerber/Männle/Leitzmann, Vollwert-Ernährung, 10. Sonderauflage, Stuttgart 2006, S. 4, 110

Die **Vollwertkost** geht auf den Arzt Max Otto Bruker zurück. Sie beruft sich ebenfalls auf die Lehren Kollaths. Bruker unterscheidet zwischen „Lebensmitteln", die noch alle „Vitalstoffe" enthalten, und den „Nahrungsmitteln", die durch jedwede Bearbeitung ihre „Vitalstoffe" verloren haben. Mit „Vitalstoffen" sind Vitamine, Spurenelemente, Mineralstoffe, Enzyme, mehrfach ungesättigte Fettsäuren, Ballaststoffe, Aromastoffe, sekundäre Pflanzenstoffe und alle die Substanzen in einem Lebensmittel gemeint, deren gesundheitsfördernde Wirkung man noch nicht kennt. Sämtliche Zivilisationskrankheiten entstehen nach Brukers Meinung durch einen Mangel an „Vitalstoffen" beim Verzehr der sogenannten „Industriekost". Bruker wird vorgeworfen, eine Reihe wissenschaftlich unhaltbarer Aussagen zu verbreiten. Bedenklich ist außerdem die von ihm empfohlene Gabe von Frischkornmilch (mit über Nacht eingeweichtem Getreide) an Säuglinge, die zu gefährlichen Infektionen führen kann und im Verdacht steht, →Zöliakie auszulösen.

Anthroposophische Ernährung

Die Anthroposophie (griech.: anthropos = „Mensch“, sophia = „Weisheit“) ist eine Weltanschauungslehre, die von dem Philosophen und Naturforscher Rudolf Steiner begründet wurde. Sie versucht, den Menschen als seelisch-geistiges Wesen in seinem Zusammenhang mit der Welt und dem Kosmos zu begreifen. Anthroposophen bevorzugen Lebensmittel aus biologisch-dynamischer Landwirtschaft (Demeter, Biodyn), einer speziellen Form des →ökologischen Anbaus. Sie gehen davon aus, dass diese Art des landwirtschaftlichen Anbaus Lebensmittel mit besonders hohem Gehalt an „ätherischen Bildekräften“ hervorbringt.

Die Lebensmittelauswahl entspricht einer überwiegend ovo-lakto-vegetabilen Kost. Die mystischen Vorstellungen der Anthroposophie entziehen sich weitgehend einer naturwissenschaftlichen Beurteilung. Verbote gibt es nicht, vom Genuss einiger Lebensmittel wird allerdings abgeraten. Hierzu gehört Fleisch, das den Menschen in seiner geistigen Reifung behindern soll. Die Kartoffel soll ebenfalls gemieden werden, da sie nach Steiner zum allgemeinen Instinktverlust führe und das nicht erstrebenswerte intellektuelle materialistische Denken fördere.

Makrobiotik

Der Begriff Makrobiotik verspricht, was sich wohl alle wünschen: ein langes Leben (griech.: makros = lang, bios = Leben). Die Makrobiotik orientierte sich ursprünglich am chinesischen Zen-Buddhismus. Nach dieser uralten Philosophie gibt es zwei gegensätzliche Kräfte, denen sich alle Vorgänge im Universum zuordnen lassen. Diese als „Yin“ und „Yang“ bezeichneten Pole ziehen sich gegenseitig an, ergänzen sich und bestimmen alle Lebensvorgänge auf der Erde. Nach der Vorstellung des Zen-Buddhismus kann nur der Mensch ein glückliches, vollkommenes Leben führen, der in allen Dingen nach einem Ausgleich zwischen Yin- und Yang-Einflüssen sucht.

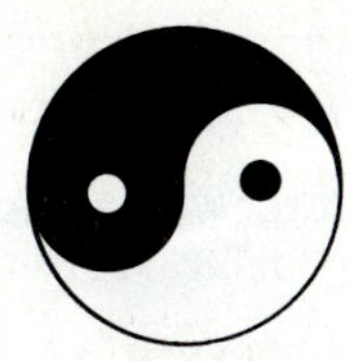
Yin-Yang-Zeichen

Die Makrobiotik teilt auch Lebensmittel und Zubereitungsformen in Yin und Yang ein. Ob ein Lebensmittel mehr Yin oder Yang ist, hängt unter anderem von Umweltfaktoren, seinem Aussehen (Form, Farbe), seiner inneren Struktur, den Inhaltsstoffen und von Wachstumsbedingungen und -geschwindigkeit ab.

Die Makrobiotik sieht die Ursache fast aller Zivilisationskrankheiten in einer übermäßig Yin-betonten Ernährung. Da Vollkornprodukte (insbesondere Reis) ein optimales Verhältnis von Yin und Yang aufweisen sollen, haben sie in der makrobiotischen Ernährungsweise einen großen Stellenwert. Eine „makrobiotische Standardernährung“ soll zu 50–60 % aus Vollkorngetreide, zu 20–25 % aus Gemüse, zu 5–10 % aus Bohnen und Meeresgemüse und zu 5–10 % aus Suppe bestehen.

Typische makrobiotische Lebensmittel sind Algen und vor allem Sojaprodukte wie:

- **Tofu:** ein Sojaquark, der aus Sojamilch durch Zugabe von Salz oder Säure gewonnen und durch Pressen entfeuchtet wird. Tofu wird frisch, gekocht oder in Fett gebacken als Beilage gereicht.
- **Natto:** Sammelbegriff für japanischen Sojakäse mit betonter Ammoniaknote. Es sind würzpastenähnliche Erzeugnisse aus fermentierten Sojabohnen. Zusammensetzung, Farbe, Aroma und Geschmack hängen von der jeweils verwendeten Mikroorganismen-Kultur und von der Fermentationszeit ab. Natto wird wie Sojasoße oder Senf verwendet und vor-

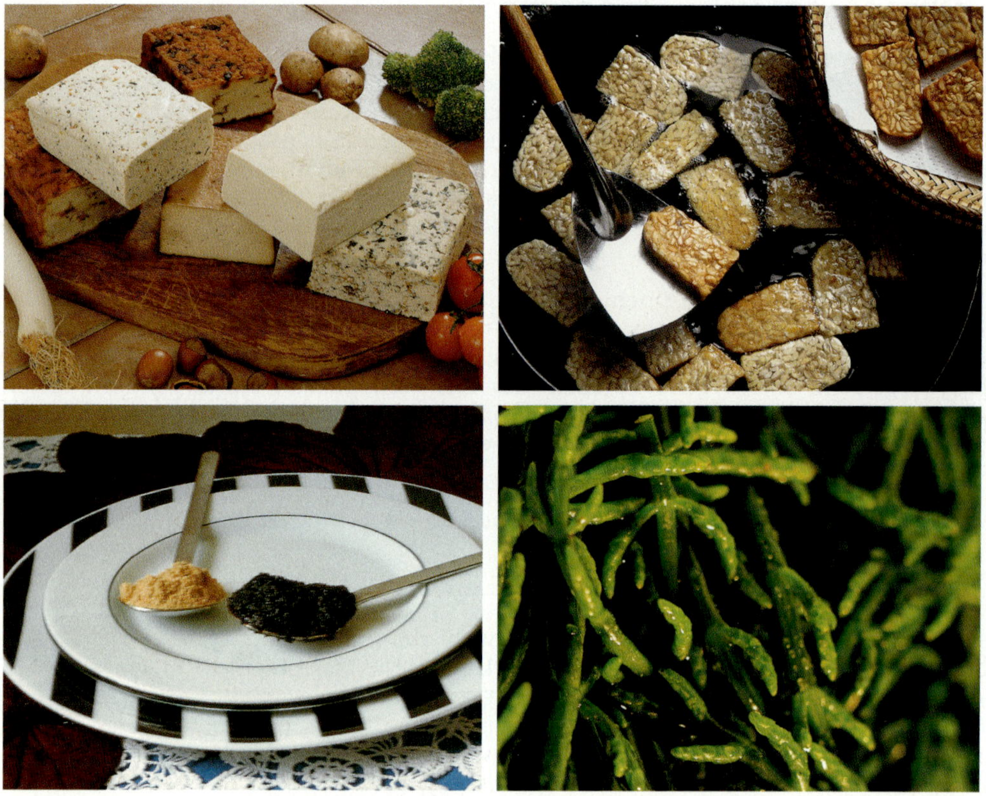

Makrobiotische Lebensmittel: (oben v. l.) Tofu, Tempeh; (unten v. l.) Miso, Algen

wiegend zu gekochtem Reis oder als Würzmittel für Fleisch-, Gemüse-0 oder Algenzubereitungen gereicht. Natto enthält dreimal so viel Vitamin B_1 und fünfmal so viel Vitamin B_{12} wie unfermentierte Sojabohnen.

- **Tempeh:** ein rund 1000 Jahre altes indonesisches Volksnahrungsmittel aus angekeimten und fermentierten Sojabohnen. Das mit Pilzmyzel durchsetzte kuchenartige Endprodukt wird aufgeschnitten und als Beilage zu Suppen oder gebraten verzehrt. Der Vitamin B_{12}-Gehalt ist sehr hoch.
- **Miso:** eine aus fermentierten Sojabohnen bestehende Paste von unterschiedlicher Farbe und süßem bis salzigem Geschmack. Die verschiedenen Miso-Sorten entstehen durch den Einsatz unterschiedlicher Starterkulturen, durch verschiedene Fermentationsbedingungen und durch Mitverwendung von Gerste (Mugi-Miso), poliertem Reis (Kome-Miso, Shiro-Miso), Vollkornreis (Genmai-Miso) oder Buchweizen (Soba-Miso). Miso wird als Würzmittel oder als Suppengrundlage verwendet.

Als Protein- und Vitaminquelle sind diese Sojaprodukte auch bei Vegetariern beliebt.

Einige der Aussagen der makrobiotischen Ernährungslehre sind eindeutig **falsch**, z. B. die, der menschliche Körper könne Vitamin C herstellen. Einige Ernährungsempfehlungen sind bedenklich, z. B. der hohe Salzkonsum verbunden mit einer geringen Flüssigkeitsaufnahme. Durch den hohen Anteil an Algen kann es darüber hinaus zu einer Überversorgung mit Jod kommen, sodass die Funktion der Schilddrüse gestört werden kann.

Religiös begründete Ernährungsformen

Die **jüdischen Speisegesetze** gehen auf den ersten Teil der hebräischen Bibel (Tora) zurück. Erlaubte Lebensmittel werden als „koscher" bezeichnet, verbotene als „nicht-koscher" oder „treife". Insbesondere existieren strenge Vorschriften in Bezug auf die Auswahl von und den Umgang mit tierischen Lebensmitteln. Beispielsweise sind unter den Großtieren nur solche koscher, die zweigespaltene Hufe besitzen und Wiederkäuer sind, also Rind, Schaf und Ziege. Die Milch dieser Tiere gilt ebenfalls als koscher. Schweinefleisch und Produkte daraus sind nicht koscher. Unter den im Wasser lebenden Tieren sind ausschließlich Fische mit Flossen und Schuppen koscher, alle anderen sind es nicht *(Stör und sein Kaviar, Aal, Meeresfrüchte)*.

Ebenfalls laut Tora verboten ist der Verzehr von Blut. Daher muss das (koschere) Tier durch einen Schnitt, der Kehle, Luftröhre und beide Halsschlagadern durchtrennt, getötet (geschächtet) werden, damit das Blut möglichst vollständig herausfließt. Zusätzlich muss das Fleisch vor der Zubereitung gesalzen und gewässert werden, um restliches Blut zu entfernen. Das Schächten ist in Deutschland nicht erlaubt, es existieren jedoch Ausnahmegenehmigungen für einzelne Metzgereien.

Darüber hinaus werden fleischige (basari) und milchige (chalawi) Speisen unterschieden. Diese dürfen weder zusammen verzehrt noch zusammen verarbeitet werden. Zwischen dem Verzehr einer fleischigen und dem einer milchigen Speise muss eine Wartezeit eingehalten werden. Es wird jeweils eigenes Geschirr verwendet und auch bei der Lagerung auf eine Trennung der beiden Speisearten geachtet. Obst-, Gemüse- und Getreidesorten, Eier, Honig und Fisch werden zu den neutralen („parve") Lebensmitteln gezählt, die sowohl zusammen mit fleischigen als auch mit milchigen Speisen verzehrt werden können.

Wer sich als Jude nach den jüdischen Speisegesetzen ernähren will, hat es hierzulande nicht leicht. Die Zutatenliste liefert nicht genug Informationen, um ein Produkt zweifelsfrei als koscher oder nicht-koscher zu erkennen *(nicht-koschere →Zutaten, →Zusatzstoffe, technische →Hilfsstoffe; nicht-koschere Herstellungsverfahren)*. Es gibt zwar deutsche Hersteller, die koschere Produkte anbieten, sie kennzeichnen diese als solche jedoch nur für den Export mit einem diesbezüglichen Siegel („Hechscher"). Derartige Produkte sind über den Versandhandel erhältlich. Einzelne Geschäfte tun durch den Aushang eines entsprechenden Zertifikats kund, dass sie koschere Lebensmittel führen. Diese Läden stehen unter besonderer Aufsicht. Als Einkaufshilfe gibt die Orthodoxe Rabbinerkonferenz Deutschland (ORD) eine umfangreiche Liste („Koscherliste") als koscher eingestufter Produkte samt Hersteller und Bezugsquellen heraus, die auch im Internet einsehbar ist.

Die auf dem Koran basierenden **Speisegesetze des Islam** unterscheiden zwischen erlaubten Lebensmitteln, die als „halal" (türkisch: helal) bezeichnet werden, und verbotenen, die „haram" genannt werden. „Haram" sind insbesondere Schweinefleisch, Blut und Alkohol. Zwischen „halal" und „haram" gibt es eine Grauzone, die „makruh" (verpönt) genannt wird. Diese Grauzone soll von gläubigen Muslimen vorsichtshalber gemieden werden. Wegen des Verbots der Aufnahme von Blut ist im Islam ebenfalls das Schächten von (halal) Tieren vorgesehen. Lebensmittel, die als „halal" zertifiziert sind, können am Halal-Logo erkannt werden. Dieses wird durch nichtstaatliche Institutionen zunehmend am Markt etabliert. Vorsicht ist geboten bei Fleischprodukten mit Halal-Zeichen. Hier ist in der Vergangenheit öfter Missbrauch nachgewiesen worden *(Nachweis von Proben, die Schweine-*

gene enthielten). Auch für Muslime gibt es Einkaufsführer, die eine Hilfestellung bei der Auswahl von Lebensmitteln bieten. Die durch die →Health-Claims-Verordnung vorgeschriebene Angabe von Inhaltsstoffen, gegen die religiöse Vorbehalte bestehen *(„enthält Schweinefleisch", „enthält Alkohol")*, ist ebenfalls nicht ausreichend.

Wenn Sie weiterlesen wollen

Orthodoxe Rabbinerkonferenz Deutschland ORD (Hrsg.), Rabbi, ist das koscher? 2010/5770. Koscherliste Deutschland 2010;

Kühne, Petra, Anthroposophische Ernährung, Arbeitskreis für Ernährungsforschung e. V. Bad Vilbel 2008;

Kushi, Michio, Kushi, Aveline T., Das große Buch der makrobiotischen Ernährung und Lebensweise. Ausgeglichen essen für ein harmonisches Leben. Bad Vilbel 2008;

Leitzmann, Claus, Vegetarismus – Grundlagen, Vorteile, Risiken. München 2007[2];

Leitzmann, Claus, Markus Keller, Alternative Ernährungsformen. Stuttgart 2005[2];

Spiegel, Paul, Was ist koscher? Jüdischer Glaube – jüdisches Leben. Berlin 2005;

Verbraucherzentrale des Landes Bremen e. V. (Hrsg.), Einkaufsführer für Muslime, Bremen 2003.

5 Light-Produkte

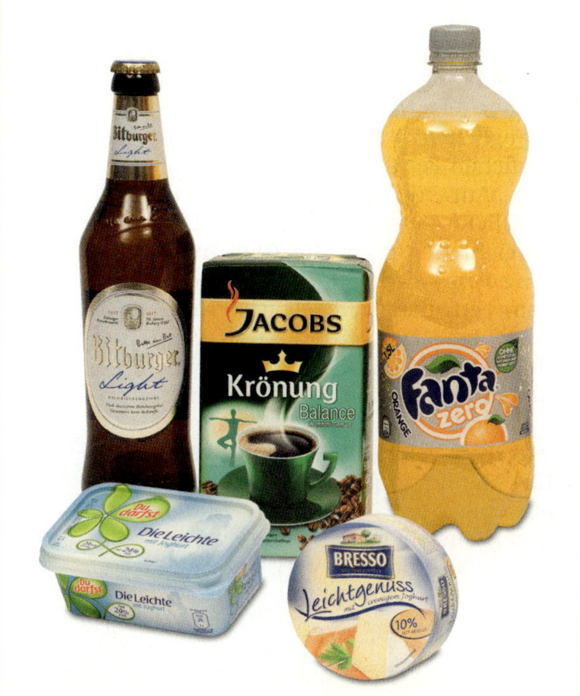

Light-Produkte

Der Begriff „light" kann unterschiedliche Bedeutung haben. So kann ein „leichtes" Mineralwasser weniger Kohlensäure als ein übliches Mineralwasser enthalten oder Kaffee „light" weniger Koffein. Gesetzlich definiert ist „light" oder „leicht" jedoch nur in Bezug auf einen reduzierten Nährstoffgehalt oder Brennwert eines Produktes. Begriffe wie „leicht bekömmlich" oder „leicht verdaulich" erlauben keine Aussagen über den Energie- oder Nährstoffgehalt des Lebensmittels.

Lebensmittel, die als „light" oder „leicht" bezeichnet werden, weil ihr Nährwert oder Brennwert reduziert ist, müssen dieselben Anforderungen erfüllen, wie solche, die als nährwert- oder brennwertreduziert *(fettreduziert, energiereduziert, kalorienreduziert)* bezeichnet werden. Die Aufschrift „light" oder „leicht" dürfen also nur Produkte tragen, die mindestens 30 % weniger Energie oder weniger von einem Nährstoff enthalten als ein entsprechendes herkömmliches Lebensmittel. Der Fettgehalt einer Light-Margarine darf also maximal 70 % des Fettgehaltes einer „normalen" Margarine betragen. Der Nährstoff, dessen Gehalt reduziert ist, muss auf der Packung genannt werden *(Fett, Zucker, Alkohol).*

Light-Produkte sind nicht generell energie- oder fettarm. So kann ein Light-Frischkäse trotzdem noch viel fetter sein als Quark, und auch eine „leichte" Schokolade ist in jedem Fall ein energiereicher Snack.

Bei vielen Light-Produkten kommen mehr →Zusatzstoffe zum Einsatz als bei den herkömmlich hergestellten Lebensmitteln. Wird z. B. Fett durch Wasser ersetzt, müssen die Produkte stärker konserviert werden, da sie aufgrund des hohen Wassergehalts empfindlicher gegenüber Verderbniserregern sind. Gelier- und Verdickungsmittel sowie →Fettersatzstoffe sollen dafür sorgen, dass das Wasser im Lebensmittel gebunden wird und das Produkt in Konsistenz, „Fülle" und Mundgefühl nicht allzu sehr vom Original abweicht.

Ob man mit Light-Produkten abnehmen kann, ist fraglich. Untersuchungen weisen darauf hin, dass die „Leichten" nicht zur Gewichtsabnahme, sondern im Gegenteil dazu führen, dass schlicht mehr gegessen wird. Mit der vermeintlich leichten zweiten Portion wird der Traum vom Abnehmen zunichte gemacht.

Fettersatz

Um den Fettgehalt von Lebensmitteln zu vermindern, wird das Fett entweder gegen Wasser oder →Fettersatzstoffe ausgetauscht. Die Margarine- und Mischfettverordnung des Lebensmittelrechts erlaubt es, verschiedene Mischungen aus Milchfett, anderen genusstauglichen tierischen und pflanzlichen Fetten und Wasser herzustellen. Außerdem gilt eine EU-weit verbindliche Verordnung mit Normen für Streichfette, in der die Zusammensetzung von →Streichfetten mit reduziertem Fettgehalt geregelt ist. Problematisch bei der Fettreduktion sind häufig der Geschmack, da viele Aromastoffe im Fettanteil der Lebensmittel gelöst sind, sowie das sogenannte Mundgefühl. Hier sollen Fettersatzstoffe für Abhilfe sorgen. Sie sind mehr oder weniger gut in der Lage, die geschmacklichen Eigenschaften und vor allem das Mundgefühl von Fett nachzuahmen.

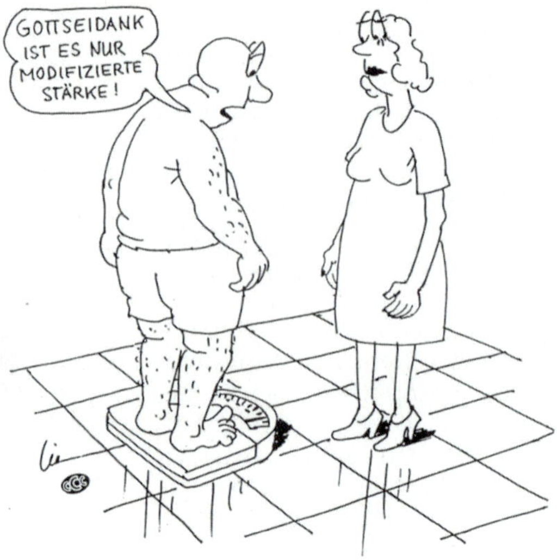

Hauptsache, kein Fett …

Fettersatz *(Beispiele)*	Zusammensetzung	Eigenschaften/ Verwendungshinweise	Zulassung/ Kennzeichnung
Auf Fettbasis: strukturierte Triglyceride *(Salatrim)*	Maßgeschneiderte Fettmoleküle mit kurz- und sehr langkettigen Fettsäuren	Etwa halb so viel Energie (5 kcal/g) wie „normales“ Fett (9 kcal/g). Einsatzgebiete sind Bäckereiprodukte, Salatdressings, Süßwaren und Schokolade.	Zulassung nach der →Novel-Food-Verordnung. Hinweis auf Gehalt an Salatrimen und auf mögliche Verdauungsprobleme bei Aufnahme größerer Mengen (ab 30 g) vorgeschrieben. Zudem muss der Hinweis „für Kinder ungeeignet“ angebracht sein.
Auf Eiweiß-Basis *(Simplesse)*	Aus Hühner- oder Milcheiweiß (Molkenprotein), das zu winzigen Kügelchen verarbeitet wurde (Mikropartikulation).	Etwa halb so viel Energie (4 kcal/g) wie Fett (9 kcal/g). Die Eiweißkügelchen sind so klein, dass sie nicht mehr einzeln wahrgenommen werden können, und erzeugen so im Mund ein Gefühl von Cremigkeit. Nicht hitzebeständig, daher zum Braten und Backen ungeeignet.	Mikropartikuliertes Eiweiß bedarf keiner besonderen Zulassung. Es muss lediglich in der Zutatenliste angegeben werden *(Molkenprotein)*, bei Milchprodukten wie z. B. Käse jedoch nicht (weil Milchbestandteil).

Fettersatz *(Beispiele)*	Zusammen-setzung	Eigenschaften/ Verwendungshinweise	Zulassung/ Kennzeichnung
Auf Kohlen-hydrat-Basis *(Maltrim, Oatrim, Polydextrose, Methylcellulose)*	Physikalisch oder chemisch bearbeitete Spaltprodukte aus Stärke oder Cellulose.	Etwa 1–4 kcal pro g; cremiges, fettähnliches Mundgefühl. Leichtes Erwärmen möglich.	Werden als Stärke oder modifizierte Stärke bzw. Methylcellulose deklariert. Keine Zulassung nötig, da „natürlich".
Auf synthetischer Basis *(Olestra, Olean)*	„Kunstfett" aus Fettsäuren und Kohlenhydraten (Saccharosepolyester).	Olestra schmeckt wie Pflanzenöl, liefert aber keine Energie; wird unverdaut ausgeschieden und kann zu Durchfällen und Bauchkrämpfen führen. Beeinträchtigt die Aufnahme →fettlöslicher Vitamine und belastet die Umwelt. Kann erhitzt werden.	Olestra ist seit Januar 1996 in den USA für Chips und andere Knabberartikel zugelassen. Seine Verwendung ist kennzeichnungspflichtig. „Kunstfette" gehören zu den →Novel Food.

?!

Fettersatz: ein teurer Flop

„Essen, ohne dick zu werden" und „Genuss ohne Reue" – wer würde davon nicht träumen? Pseudofette lassen die Erfüllung dieses Traumes in greifbare Nähe rücken: Sie sorgen für den geschätzten sahnigen Geschmack, liefern dabei aber kaum oder keine Kalorien. Ruhigen Gewissens, so scheint es, können wir nun kalorienarme Eiscreme schlemmen, „leichte", aber vollmundige Desserts und Halbfettkäse mit Geschmack genießen. Doch wer diesen Illusionen traut, muss auf Überraschungen gefasst sein.

Denn Imitate täuschen vielleicht den Gaumen, aber nicht unseren Körper. Der merkt recht schnell, wenn die Energiezufuhr sinkt, und steuert gegen. Studien der Hersteller bestätigen, dass Fettersatzstoffe keineswegs zu einer Gewichtsabnahme führen. Versuchstiere fressen einfach mehr, um ihr Gewicht zu halten. Auch Kinder essen mehr, um die „Kalorienverluste" auszugleichen, wenn man ihnen kalorienarmen Fettersatz ins Essen mischt.

Ein wenig biologisches Verständnis hätte den Herstellern enorme Markteinführungs- und Entwicklungskosten ersparen können. Denn wie alle Lebewesen verfügt auch der Mensch über eine präzise Regulation der Nahrungsaufnahme. Sie sorgt dafür, dass unser Appetit erst dann gestillt ist, wenn wir die Kalorienmenge gegessen haben, die unser Stoffwechsel erwartet. Ohne diesen „Ponderostat" hätte der Mensch Zeiten des Mangels, des Überflusses und sich ändernder Nahrungsquellen kaum überleben können. Auch wenn der Ponderostat im Einzelfall „falsch" eingestellt ist, so ist er doch da und kann nicht einfach durch Fettsparen ausgetrickst werden.

Quelle: Pollmer, Udo, EU.L.EN-Spiegel 3/95, S. 1, gekürzt

Zuckerersatz

Die Vorliebe für Süßes ist dem Menschen angeboren, daher fällt der völlige Verzicht so schwer. Das heißt allerdings nicht, dass es normal oder gesund ist, viel Zucker zu essen. Die konsumierte Menge an Süßigkeiten ist häufig anerzogen, denn Süßes wird gerne zum Trösten, Belohnen und „Erziehen" von Kindern verwendet. Das liegt u. a. daran, dass süße Lebensmittel für psychisches Wohlbefinden sorgen können. Auch die auf Lichtmangel zurückzuführende sogenannte „Winter-Depression" kann durch Süßes kompensiert werden,

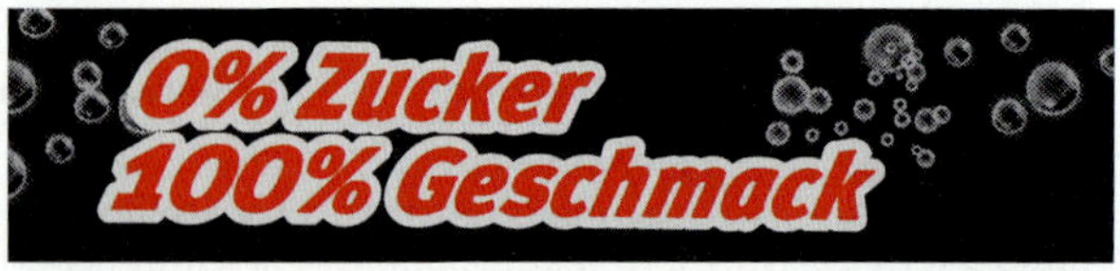

weswegen im Winter, um die Weihnachtszeit, wenn die Tage sehr kurz sind, am meisten genascht wird. Da Zucker mit ca. 400 Kilokalorien pro 100 g zu Buche schlägt und außerdem die Zähne schädigt, werden in zahlreichen Light-Produkten →Süßstoffe eingesetzt. Süßstoffe fanden früher vorwiegend in →Diabetiker-Lebensmitteln Verwendung. Heute sollen Süßstoffe allen Verbrauchern den süßen Geschmack „ohne Reue" gewährleisten.

Ähnlich wie bei den Fettersatzstoffen funktioniert auch diese theoretische Überlegung in der Praxis nicht. Süßstoffe können den Appetit anregen, denn sie führen zu einer Ausschüttung des Hormons Insulin, das Hunger auslöst. Und selbst wenn die Insulinausschüttung unterbleibt, kann der Appetit steigen: Süßstoffe machen die Speisen zwar süß, sie sind jedoch nicht in der Lage, die stimmungsaufhellenden Wirkungen des Zuckers nachzuahmen. Bleibt die Stimmung trotz des süßen Geschmacks gedrückt, steigt der Appetit auf noch mehr Süßes. In der Schweinemast wird der Süßstoff Saccharin als Appetit stimulierendes Mittel eingesetzt.

Gesundheitliche Bewertung von Süßstoffen

Saccharin und Cyclamat stehen im Verdacht, in großen Mengen verabreicht die Gesundheit zu schädigen. Cyclamat ist deshalb in den USA verboten, bei Saccharin wurde ein

Süßstoffe im Vergleich			
Süßstoff	**E-Nr.**	**Gesundheitliche Vorbehalte**	**Süßkraft** (Saccharose = 1)
Acesulfam K	E 950	Gilt als unbedenklich.	130–200
Aspartam	E 951	Enthält die →Aminosäure Phenylalanin und ist daher für Menschen mit der ererbten Stoffwechselkrankheit PKU (Phenylketonurie) schädlich. In Amerika sind zudem mittlerweile Tausende von Fällen bekannt geworden, bei denen Aspartam für gesundheitsschädliche Effekte verantwortlich gemacht wird *(Kopfschmerzen, Stimmungsveränderungen).*	200
Aspartam-Acesulfam-Salz	E 962	wie Aspartam	350
Cyclamat	E 952	In den USA verboten, weil im Tierversuch Krebs fördernd; in 40 anderen Ländern erlaubt.	30–50
Neohesperidin DC	E 959	Derzeit nicht bekannt.	400–600
Thaumatin	E 957	Als in der Natur vorkommendes Protein gilt es als unbedenklich.	2.000–3.000
Saccharin	E 954	Führte in hohen Dosen bei Ratten zu Blasenkrebs.	300–500
Sucralose	E 955	derzeit nicht bekannt Als chlororganische Verbindung in der Natur schlecht abbaubar.	600

Verbot schon mehrfach erwogen. Allerdings sind die Ergebnisse der Tierversuche, die z. B. bei Saccharin auf eine Blasenkrebsgefahr hinweisen, umstritten. Es wurden unrealistisch hohe Mengen der Süßstoffe verfüttert. Außerdem gibt es keine Hinweise darauf, dass Diabetiker, die häufig ein Leben lang mit Süßstoff gesüßte Produkte verzehren, häufiger an Blasenkrebs leiden. Unter diesen Gesichtspunkten stufen viele wissenschaftliche Gremien Süßstoffe als sicher ein. Die Weltgesundheitsorganisation WHO hat →ADI-Werte für Süßstoffe herausgegeben. Allerdings ist es für Verbraucher unmöglich festzustellen, ob sie diese Obergrenzen einhalten, weil die Kennzeichnung der Süßstoffe in der Zutatenliste keine Rückschlüsse auf die verwendete Menge zulässt.

Viel versprechend als natürlicher Süßstoff ist →Stevia aus den Blättern der Staude *Stevia rebaudiana,* die von den Ureinwohnern Südamerikas seit Jahrhunderten als Süßungsmittel genutzt wird. Die Zulassung nach der →Novel-Food-Verordnung ist beantragt.

Wenn Sie weiterlesen wollen

Dossier Diäten, in: natur & kosmos, Heft 2/2000, S. 66–77;

Worm, Nicolai, Diätlos glücklich. Abnehmen macht dick und krank – Genießen ist gesund. Lünen 2003^{4}.

6 Convenience-Produkte

Der aus dem englischen Sprachgebrauch stammende Begriff „Convenience Food“ hat sich auch hierzulande für industriell vorgefertigte Lebensmittel eingebürgert. Convenience bedeutet Annehmlichkeit, Nutzen oder Komfort. Bei Convenience-Produkten übernimmt die Lebensmittelindustrie bestimmte Be- und Verarbeitungsstufen, was die Lebensmittel für die Verbraucher bequemer handhabbar macht. Viele dieser zeit- und arbeitssparenden Lebensmittel bieten darüber hinaus eine Rezeptleistung *(Gerichte aus der mittel- und südeuropäischen, asiatischen oder mexikanischen Küche).* Auch dem Laien wird es durch solche Produkte ermöglicht, ein komplettes Menü auf den Tisch zu bringen. Die vor über hundert Jahren entwickelte „Erbswurst“, aus der sich durch Wasserzugabe eine sättigende Suppe herstellen lässt, gilt als erstes Convenience-Produkt. Heute ist die Angebotspalette an vorgefertigten Lebensmitteln kaum noch zu überschauen.

Je nach Vorfertigungs(Convenience)-Grad können küchen-, gar-, aufguss-, regenerier- und verzehrfertige Lebensmittel unterschieden werden. Diese Einteilung ist willkürlich und sagt auch nichts über den Grad der Verarbeitung aus; zu den einzelnen Convenience-Stufen führen je nach Lebensmittel unterschiedlich viele Verarbeitungsschritte, wobei die Übergänge zwischen den einzelnen Stufen fließend sind. Die folgende Übersicht unterscheidet auch nicht Lebensmittel, die auf derselben Convenience-Stufe unterschiedliche Zubereitungszeiten aufweisen *(Reis, Schnellkochreis).*

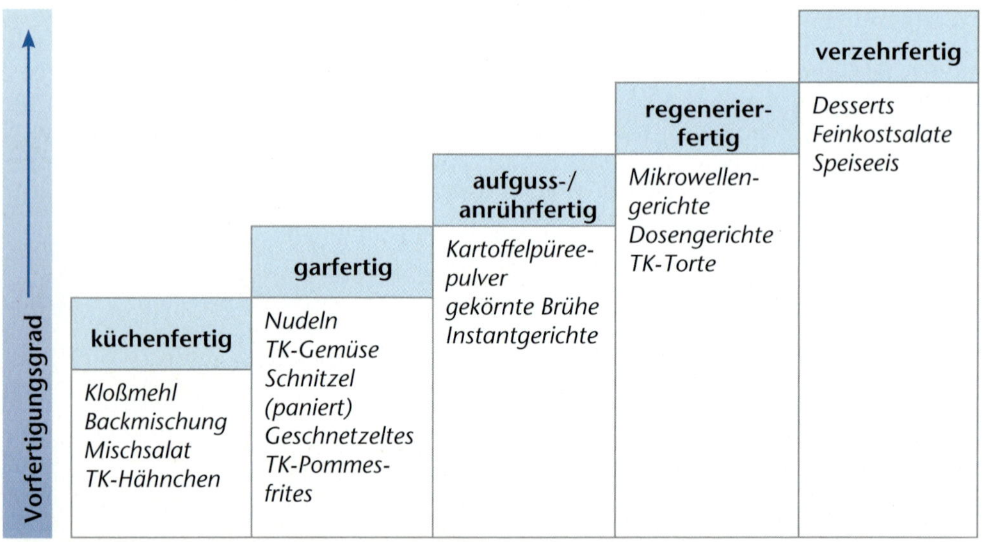

Einteilung von Convenience-Produkten nach Vorfertigungs-Grad *(Beispiele)*

Je nach Herstellungs- bzw. Angebotsform kann zwischen Trockenprodukten, Nasskonserven und Tiefkühlkost unterschieden werden.

Trockenprodukte entstehen durch verschiedene Trocknungsverfahren *(Wärmetrocknung, Gefriertrocknung).* Durch den Wasserentzug (→a_w-Wert) sind diese Produkte lange haltbar. Noch vorhandene Keime können sich in trockenen Produkten nicht vermehren, die Haltbarkeit wird daher hauptsächlich durch Art und Gehalt an Fetten beeinflusst (→oxidativer

Fettverderb). Fettreichen Produkten werden deshalb meist →Antioxidationsmittel (Antioxidantien) zugesetzt. Durch die Trocknung (besonders bei der Wärmetrocknung) werden Vitamine und Aromastoffe der Lebensmittel zu einem großen Teil zerstört. Deshalb werden solchen Produkten nach der Trocknung oft Vitamine und Aromen zugegeben. Zu den Trockenprodukten zählen neben herkömmlichen Trockensuppen und -soßen auch Instantartikel *(löslicher Kaffee, lösliche Suppen, schnelle Tassengerichte)*.

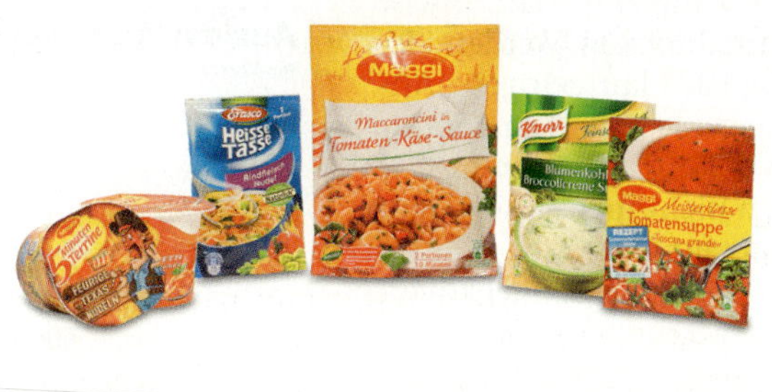

Trockenprodukte

Nasskonserven werden nach dem Abfüllen in Gläser, Dosen oder Plastikschalen durch Erhitzen konserviert. Dabei werden Mikroorganismen abgetötet und die in den Lebensmitteln enthaltenen Enzyme inaktiviert. Wird über 100 °C erhitzt, also sterilisiert, so entsteht eine sogenannte Vollkonserve. In fest verschlossenen Behältern ist sie mindestens ein Jahr haltbar. Weniger lange haltbar sind Halbkonserven (Präserven), bei deren Herstellung die Lebensmittel bei ca. 70–80 °C pasteurisiert werden. Ergänzt wird das Nasskonserven-Sortiment durch frisch verpackte, gekühlt zwischen wenigen Tagen bis ca. 3 Wochen haltbare Produkte *(Eierspätzle, Schupfnudeln, Pizzen und Pasta, Suppen und Eintöpfe, gefüllter Schweinebauch, Schaschlikspieße)*. In den letzten Jahren hat die Marktbedeutung dieser Lebensmittel aus dem Kühlregal („Chilled Food") deutlich zugenommen.

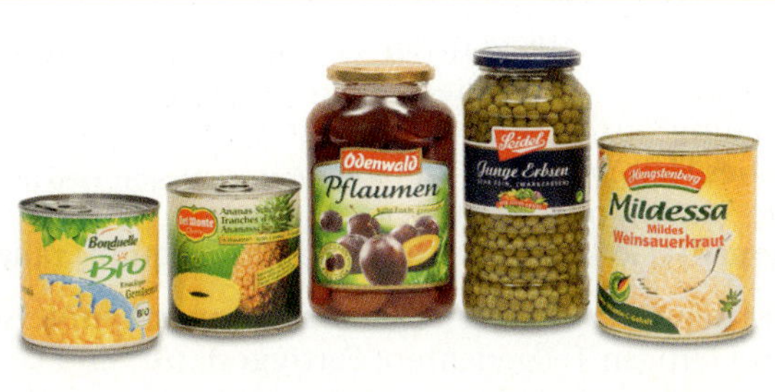

Nasskonserven

Tiefkühlprodukte werden durch rasches Gefrieren frischer Lebensmittel oder fertiger Gerichte hergestellt. Das Gefrieren erfolgt entweder mithilfe von flüssigen Gasen (Luft, Kohlendioxid, Stickstoff) oder durch Kontaktgefrieren zwischen Platten, durch die ein Kältemittel fließt. Dabei werden Mikroorganismen und Parasiten abgetötet oder in ihrem Wachstum gehemmt. Weil Enzyme auch unter Tiefkühlbedingungen noch aktiv sind, wird Gemüse vor dem Gefrieren meist blanchiert. Tiefkühlprodukte haben gegenüber Trocken- und Nasskonserven den Vorteil, dass Vitamine sehr gut erhalten bleiben. Auch im Aussehen ist Tiefkühlkost überlegen. Was den Vitamingehalt betrifft, schneidet Tiefkühlgemüse gegenüber Frischgemüse, das bereits nach kurzer Lagerdauer hohe Vitaminverluste aufweist, häufig besser ab. Allerdings müssen die tiefen Temperaturen (höchstens –18 °C in allen Teilen des Lebensmittels) während Transport und Lagerung aufrecht erhalten werden. Die

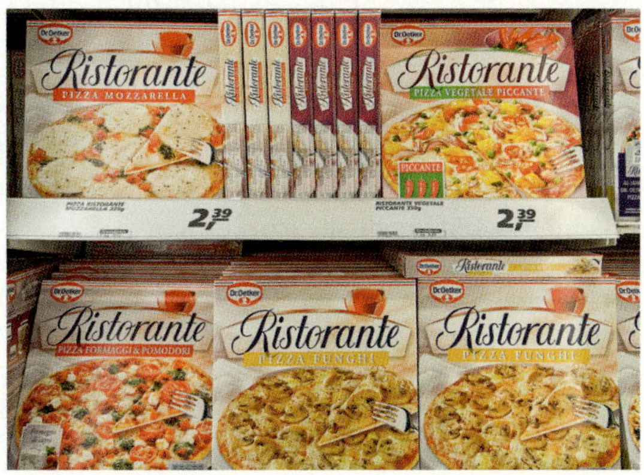

Tiefkühlprodukte

Tiefkühlkette darf nicht unterbrochen werden, lediglich kurzzeitiges Ansteigen der Temperatur *(beim Ausladen, Umstapeln)* um nicht mehr als 3 Grad, also auf –15 °C, ist zulässig und hat keine negativen Auswirkungen. Die markierten Stapelhöhen in den Tiefkühltruhen des Handels dürfen nicht überschritten werden.

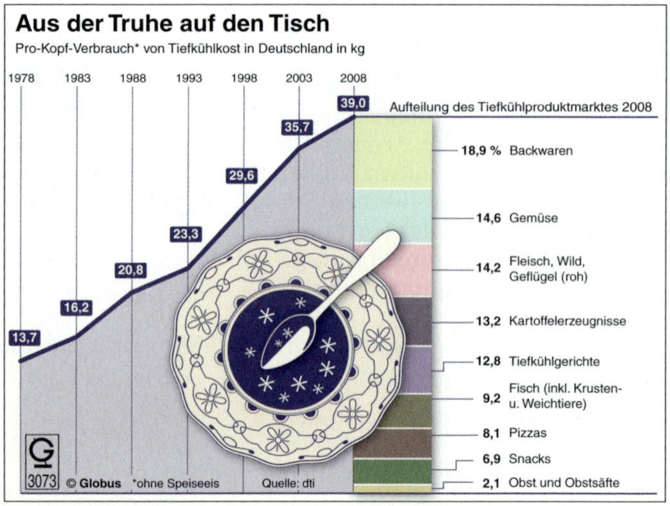

Verbrauch von Tiefkühlkost

Die Haltbarkeit von Tiefkühlwaren ist begrenzt und hängt stark von der chemischen Zusammensetzung ab. So wird z. B. rohes Fleisch je nach Tierart mehr oder weniger schnell (Geflügel > Schwein > Rind > Lamm) ranzig (→oxidativer Fettverderb).

Bei den Convenience-Produkten kann z. B. unterschieden werden zwischen Fertiggerichten und fertigen Teilgerichten: **Fertiggerichte** sind komplette Gerichte mit allen Komponenten. Sie werden als Hauptgericht verzehrt und enthalten in der Regel charaktergebende Bestandteile *(Fleisch, Wild, Geflügel, Fisch, Eier, Käseprodukte)* und Beilagen *(Gemüse, Obst, Pilze, Kartoffeln, Teigwaren, Reis)*. Zu den Fertiggerichten gehören auch Eintopfgerichte, Suppen, vegetarische Hauptgerichte und zubereitete Gerichte auf Teigbasis *(Pizza, Ravioli in Tomatensoße)*. **Fertige Teilgerichte** *(Dosengemüse, Frikadellen, Fischstäbchen)* sind charaktergebende Bestandteile eines Gerichts. Damit eine Hauptmahlzeit komplett wird, müssen sie mit weiteren Lebensmitteln kombiniert werden.

Convenience-Produkte: Vorteile/Nachteile	
Vorteile	**Nachteile**
▸ Zeit- und Arbeitsersparnis bei Einkauf und Zubereitung ▸ Rezeptleistung enthalten ▸ keine Kochkenntnisse erforderlich ▸ keine ausgefallenen Zutaten *(exotische Gewürze)* nötig ▸ Verzehr direkt aus der Verpackung erspart den Abwasch	▸ Vereinheitlichung des Geschmacks ▸ Enthalten oft viele →Zusatzstoffe ▸ Herstellung der Gerichte und spezieller Convenience-Verpackungen ist sehr energieintensiv ▸ Ein-Teller-Gerichte und Gerichte in Mehrkammerschalen erhöhen das Müllaufkommen ▸ Keine Transparenz bezüglich Herkunft, Herstellung und Zusammensetzung der Nahrung

Feinkosterzeugnisse („Delikatessen") sind Lebensmittel, die besonderen Ansprüchen oder verfeinerten Essgewohnheiten genügen sollen. Sie zeichnen sich durch einen meist hohen Convenience-Grad aus und heben sich aufgrund ihres Geschmacks, ihrer Seltenheit oder ihrer äußeren Beschaffenheit von „normalen" Lebensmitteln ab. Zu den Feinkosterzeugnissen gehören:

- Feinkostsalate *(Fleischsalat, Waldorfsalat);*
- Tafelsoßen *(Cumberland-Soße, Worcestersoße, Gewürzketchup);*
- seltene („edle") Lebensmittel *(Hummer, Langusten, Kaviar);*
- Krebstier-, Schalentier-, Fisch-, Wild-, Wurst- und Fleischkonservenspezialitäten, Aspikspeisen und Pasteten *(Aal in Aspik, Ragout fin);*
- Gemüsekonserven, wenn sie einen besonderen Genusswert gegenüber vergleichbaren im Handel befindlichen Waren aufweisen *(Delikatess-Maiskölbchen, -Gürkchen, -Mixed-Pickles).*

Durch das gestiegene Gesundheitsbewusstsein der Verbraucher gewinnen Gemüse- und Rohkostsalate mit „leichten" Dressings und Produkte ohne Konservierungsstoffe oder andere Zusatzstoffe an Bedeutung.

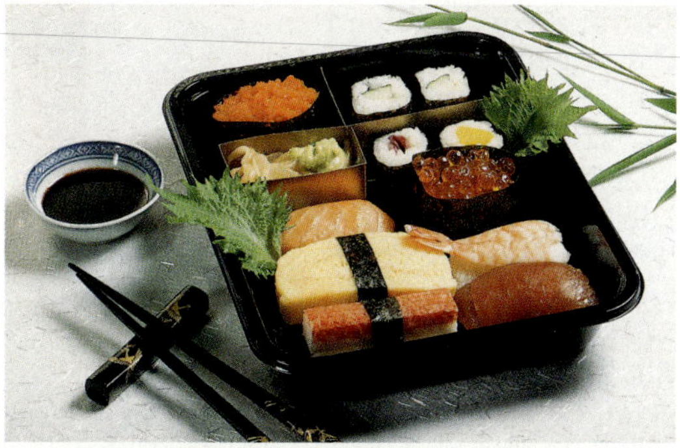

Sushi

Auch im Feinkostsortiment geht der Trend derzeit zu ausländischen Spezialitäten *(Dijon-Senf, Balsamico-Essig)* und vor allem zu Waren, bei denen sich ein hoher Convenience-Grad mit der Rezeptleistung von Gerichten aus fernen Ländern (→Ethno-Food) verbindet, wie dies bei Sushi (der japanischen Küche entlehnte häppchengroße Zubereitungen aus *Reis, Fisch, Meeresfrüchten, Eistich, grünem Meerrettich, eingelegtem Ingwer, geröstetem Seetang, Kaiserschoten, grünem Spargel)* der Fall ist.

Convenience-Vorteile aus Darbietungsform und Verpackung

Convenience-Vorteile ergeben sich nicht nur aus den Lebensmitteln selbst, sondern häufig auch aus Darbietungsform und funktioneller Gestaltung der →Verpackung:

- **haushaltsgerechte Konfektionierung:** *unterschiedliche Abpackgrößen für Großverbraucher, Normal-, Klein- und Single-Haushalte;*
- **haushaltsgerechte Sortierung:** *Mehrsortenpackungen bei Wurst- und Käseaufschnitt;*
- **Verbundangebote:** *bedarfsgerechte Bündelung von Ergänzungswaren in einer Packung, z.B. Miracoli, Lunchables;*
- **Zubereitungshilfen:** *Kochbeutel für Reis oder Klöße;*
- **Dosiererleichterungen und Portionierhilfen:** *Portionierer für Spirituosen, 50-g-Teilung von Butterpäckchen, Einzelportionen-Sammelpackung von Frischkäse (Le Tatare);*
- **Entnahmeerleichterungen:** *Kopfstandtube für Würzsoßen, Spender für Salz und andere Gewürze, Füllstandskontrollen;*
- **Öffnungshilfen:** *Aufreißlaschen, -streifen, -ringe;*
- **Öffnungserschwernisse:** *Sicherheitsverschluss (Kindersicherung) bei Flaschen mit Essigessenz;*
- **Wiederverschließvarianten:** *Schraub- und Bügelverschlüsse, Klebestreifen, erneut haftende Deckfolien.*

Wenn Sie weiterlesen wollen

Bergmann, Karin, Industriell gefertigte Lebensmittel. Hoher Wert und schlechtes Image? Berlin/Heidelberg/New York u. a. 1999;

Grimm, Hans-Ulrich, Feuchte Nudel – Wie tolle Tüftler das Essen neu erfinden. In: Cotta's kulinarischer Almanach auf das Jahr 2001/2002. Stuttgart 2000, S. 14–26.

7 Ethno-Food

Ethno-Food hat sich zum Megatrend entwickelt mit einem Umsatzpotential in zweistelliger Milliardenhöhe. Interessant für den Handel sind vor allem die guten Handelsspannen, denn noch wird Ethno-Food überwiegend von gut verdienenden, jüngeren Verbrauchern gekauft, deren Bereitschaft, auch höhere Preise zu zahlen, groß ist.

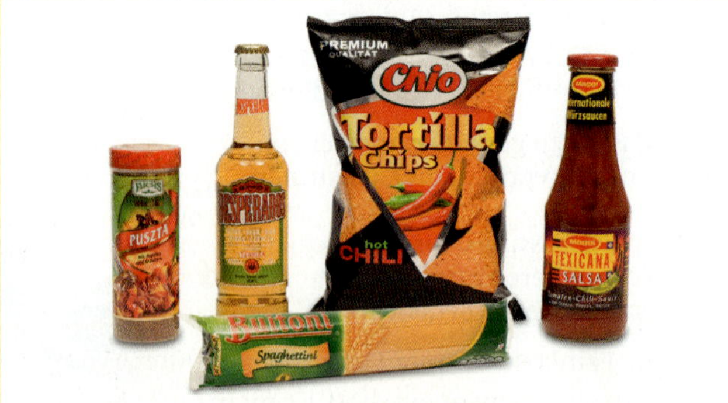
PREMIUM
Chio
Tortilla Chips
hot CHILI
PUSZTA
DESPERADOS
Buitoni
Spaghettini
TEXICANA
SALSA
Beispiele für Ethno-Food

Was verbirgt sich hinter dem geheimnisvollen Begriff Ethno-Food? Es handelt sich dabei um Gerichte, Zutaten, Gewürze, Getränke und Spirituosen aus der Küche fremder Länder: von Italien bis Mexiko, von der Türkei bis China, von Frankreich bis Afrika.

Der Trend zur ausländischen Küche begann in Deutschland in den 50er Jahren, als die ersten italienischen Pizzerien eröffneten. Die gestiegene Reiselust und die Medien fördern das Interesse der Bevölkerung an ausländischen Spezialitäten, sodass Ethno-Food weiterhin im Trend liegt und zunehmend an Bedeutung gewinnt. Dabei bleibt die Gastronomie ein wichtiger Schrittmacher, denn was man im Urlaub kennengelernt hat, probiert man in der Regel zunächst einmal im Restaurant, bevor man es zu Hause selbst zubereitet.

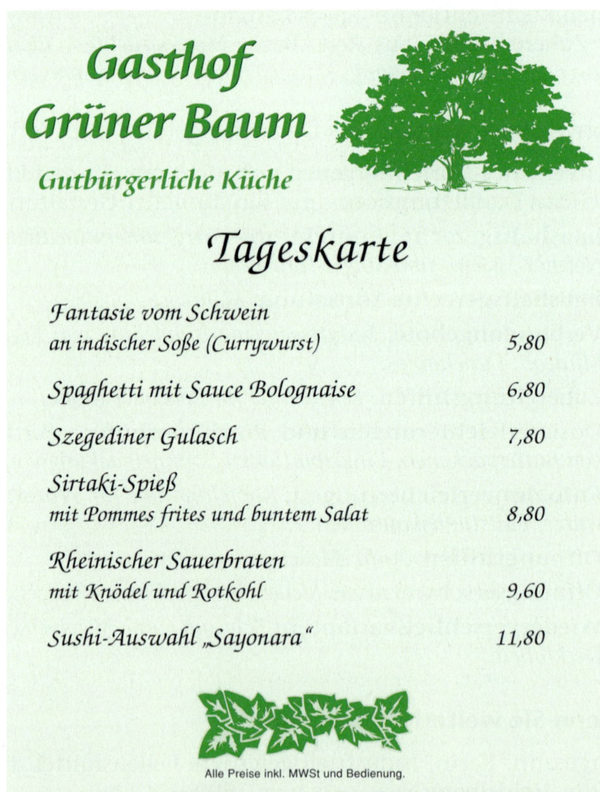
Gasthof
Grüner Baum
Gutbürgerliche Küche
Tageskarte
Fantasie vom Schwein
an indischer Soße (Currywurst) 5,80
Spaghetti mit Sauce Bolognaise 6,80
Szegediner Gulasch 7,80
Sirtaki-Spieß
mit Pommes frites und buntem Salat 8,80
Rheinischer Sauerbraten
mit Knödel und Rotkohl 9,60
Sushi-Auswahl „Sayonara" 11,80
Alle Preise inkl. MWSt und Bedienung.
Ethno-Food – von der bürgerlichen Küche adoptiert?

Da Pizza, Döner, Gulasch und Soljanka längst zum bundesdeutschen Essalltag gehören, würde diese wohl niemand mehr als Ethno-Food bezeichnen, obwohl sie es streng genommen sind. Entscheidend für die Einordnung in diese Kategorie ist das Neue, Exotische, das natürlich umso mehr verloren geht, je bekannter eine Speise bereits ist. Der Markt für Ethno-Food wird demnach ständig in Bewegung sein: Was heute noch neu ist, gehört möglicherweise übermorgen bereits zum Standardsortiment. Ein anderes Kriterium ist die Nähe zum Original, sodass z. B. frische Pasta mit entsprechenden Soßen als ein „Renner" im Ethno-Sortiment gelten, obwohl italienische Nudeln nun wirklich nichts Neues mehr sind.

Bei Ethno-Food handelt es sich aber nicht nur um original mexikanischen Tequila oder um frische französische Croissants, sondern häufig um →Convenience-Produkte. Den Fertigprodukten werden sogar die größten Wachstumschancen im Bereich Ethno-Food eingeräumt, denn die Fertig- und Teilfertigprodukte ermöglichen es, die im Urlaub oder im Restaurant erlebten fremdländischen Genüsse auch zu Hause bequem auf den Tisch zu bringen. So entfällt die Notwendigkeit, teure exotische Gewürze oder schwer zugängliche Zutaten dazukaufen zu müssen und sich neue und zeitaufwendige Zubereitungsverfahren anzueignen.

?!

Lob der Hausmannskost oder: Was die Pizza bei uns heimisch machte

„Hausmannskost ist nichts für Sie? Sie mögen lieber internationale Spezialitäten wie Nasigoreng, Lasagne, Pizza, Gyros, Chopsuey oder Paella? Damit mögen Sie nichts anderes als eben Hausmannskost! Denn all die für uns ‚exotischen' oder fremdländischen Gerichte stammen aus der tradionellen Küche unserer europäischen Nachbarn und fernöstlicher Kulturen. Die Gerichte, die wir in Trattorien, Tavernen und China-Restaurants serviert bekommen, gehören zur Grundausstattung der Herkunftsländer wie bei uns Bratwürstchen mit Rotkohl oder Pellkartoffeln mit Kräuterquark. Ihre Zusammensetzung wurde in vielen Generationen und Tausenden von Mägen erprobt – und für die menschliche Ernährung für tauglich befunden. Und genau das macht den Wert jedweder Hausmannskost aus.

Bei all den Vorschriften über gesunde Ernährung, die uns täglich überfluten, wird allzu leicht etwas Wesentliches vergessen: Normalerweise reguliert der Körper seine Nahrungsaufnahme mithilfe des Appetits. Der Appetit wird in der Kindheit durch den Nährwert der Speisen geprägt. Am besten funktioniert der Appetit mit Hausmannskost, z. B. einem traditionell hergestellten Brot oder einer guten Pizza. Hausmannskost ist für die meisten Menschen gut verdaulich und leicht bekömmlich. Sind die Speisen bekömmlich und nahrhaft, spielt es keine so große Rolle, ob sie aus China, Zaire oder Spanien stammen. Deswegen können sich Cannelloni und Zaziki, Dönerkebab und Suvlaki auch bei uns etablieren. Läge es allein am Reiz des Exotischen, würden wir sicher längst gebratene Vogelspinnen oder getrocknete Raupen vertilgen. Und hätten wir den Trend zu Ethno-Food ausschließlich der gestiegenen Reisetätigkeit und den zahlreichen Gastarbeitern zu verdanken, hätte es nicht schon vor 30 Jahren chinesische Restaurants gegeben.

Hausmannskost im Sinne traditioneller Speisen und Getränke bietet dem Körper die Gewähr, ordentlich verarbeitete Lebensmittel zu bekommen, mit denen die natürliche Appetitregulation am besten funktioniert. Wir dürfen gespannt sein, wie sich der starke Trend zu Convenienceprodukten bei Ethno-Food auswirkt. ‚Stimmt' die Verarbeitung nicht mehr und geht die Nähe zum Original verloren, müsste uns eigentlich nach einer Weile der Appetit darauf vergehen."

Ulrike Gonder, Ernährungswissenschaftlerin, Wallrabenstein/Ts.

8 Neuartige und gentechnisch veränderte Lebensmittel

Durch neue Entwicklungen auf dem Gebiet der Landwirtschaft und der industriellen Lebensmittelherstellung entstehen immer neue Speisen und Getränke, die unter Umständen vom gültigen Lebensmittelrecht nicht oder nicht in ausreichendem Maße erfasst werden. Außerdem führt der zunehmende Import exotischer Nahrungsmittel dazu, dass die Verbraucher Dinge essen und trinken, die sie nicht gewohnt sind, mit denen sie keine Erfahrung haben und über deren Zubereitung, Lagerung und Verarbeitung sie nicht Bescheid wissen. Da Lebensmittel grundsätzlich weder gesundheitsschädlich sein (§ 5 →LFGB) noch den Verbraucher täuschen dürfen (§ 11), muss das Lebensmittelrecht den Verbrauchern auch in dieser Hinsicht Schutz bieten.

Neuartige Lebensmittel (Novel Food)

Lebensmittel bzw. Lebensmittelzutaten gelten nach der Novel-Food-Verordnung EU-weit als neuartig, wenn sie vor dem 15. Mai 1997 in der EU noch nicht in nennenswertem Umfang für den menschlichen Verzehr verwendet worden sind **und** wenn sie zusätzlich zu einer der folgenden Gruppen gehören:

- Lebensmittel und Lebensmittelzutaten, die neue oder veränderte Moleküle enthalten oder daraus bestehen *(die Süßungsmittel Isomaltulose und Trehalose, Designerfette wie →Salatrim);*
- Lebensmittel und Lebensmittelzutaten, die aus Mikroorganismen *(Bakterien),* Pilzen oder Algen bestehen oder daraus isoliert werden *(Algenöl);*
- Lebensmittel und Lebensmittelzutaten, die in der EU bisher noch nicht in nennenswertem Umfang für den menschlichen Verzehr verwendet wurden *(Baobab-Fruchtfleisch, Noni-Saft, Allanblackia-Öl, Chia-Samen);*
- Lebensmittel und Lebensmittelzutaten, die nach einem bisher nicht üblichen Verfahren hergestellt worden sind, welches eine Veränderung im Nährwert, in der Verstoffwechselung oder hinsichtlich der Menge an unerwünschten Inhaltsstoffen bewirkt hat *(mit Hochdruck pasteurisierte Fruchtzubereitung);* hierzu gehören jedoch nicht die →gentechnisch veränderten Lebensmittel;
- Lebensmittel und Lebensmittelzutaten, die Nanomaterialien enthalten oder daraus bestehen;
- Milch, Eier und Fleisch von Tieren oder deren Nachkommen, die durch neue Züchtungsverfahren *(Klonen)* entstanden sind.

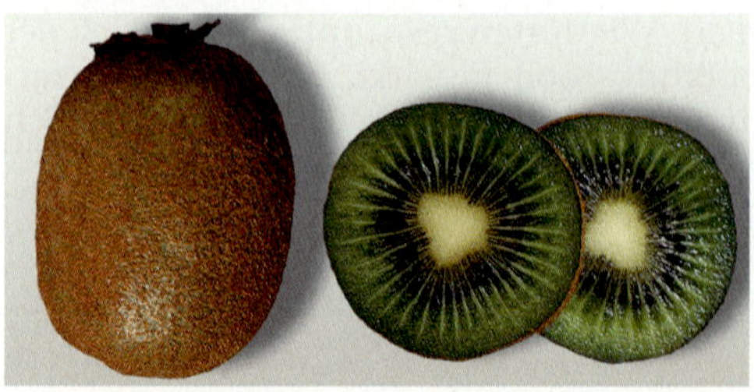

Käme sie erst heute auf den Markt, fiele sie unter die Novel-Food-Verordnung: die Kiwi

Die Bedeutung der Novel-Food-Verordnung wird am besten in einem Rückblick deutlich: Würde z. B. die Mikrowellenerhitzung erst heute in Europa eingeführt, müsste sie vorab auf ihre Gesundheitsverträglichkeit überprüft werden.

Grundsätzlich dürfen neuartige Lebensmittel und Lebensmittelzutaten nur dann in Verkehr gebracht werden, wenn sie

- keine Gefahr für den Verbraucher darstellen,
- keine Irreführung bewirken und
- sich von herkömmlichen Produkten nicht so stark unterscheiden, dass normale Verzehrsmengen zu Mangelernährung führen.

Wer in der Europäischen Union ein neuartiges Lebensmittel auf den Markt bringen will, muss bei der zuständigen nationalen Behörde einen Antrag stellen. In Deutschland ist dies das Bundesamt für Verbraucherschutz und Lebensmittelsicherheit (BVL). Die nationale Behörde prüft den Antrag, leitet ihn über die Europäische Kommission auch den anderen Mitgliedsstaaten zur Prüfung und Stellungnahme zu und entscheidet am Ende darüber. In strittigen Fällen werden EU-Gremien wie der Ständige Ausschuss für die Lebensmittelkette und Tiergesundheit und die Europäische Behörde für Lebensmittelsicherheit (EFSA) in die Entscheidungsfindung einbezogen.

Im Rahmen dieses Zulassungsverfahrens erfolgt eine umfassende →toxikologische und ernährungsmedizinische Bewertung.

In manchen Fällen genügt ein vereinfachtes Genehmigungsverfahren, um ein neuartiges Lebensmittel in den Verkehr zu bringen. Dieses sogenannte Notifizierungsverfahren kommt für neuartige Lebensmittel infrage, die im Wesentlichen gleichwertig zu bereits auf dem Markt befindlichen Lebensmittel sind *(gleiche Zusammensetzung, gleiche Molekülstruktur, kein neues Herstellungsverfahren).* Diese Gleichwertigkeit muss der Antragsteller auf wissenschaftlicher Basis belegen.

Hochdruckpasteurisierung

Mit Hochdruck pasteurisierte Lebensmittel werden haltbarer gemacht, indem sie wasser- und druckdicht verpackt in einen mit Wasser gefüllten Druckbehälter gegeben werden und dort für 6 Minuten bei 20 °C einem Druck von 8 kbar (800 MPa) ausgesetzt werden. Dabei werden Mikroorganismen inaktiviert. Die weniger druckempfindlichen Vitamine und Aromastoffe bleiben dagegen weitgehend erhalten. In der EU sind derzeit lediglich mit diesem Verfahren pasteurisierte Fruchtzubereitungen zugelassen. Die Fruchtzubereitungen und jedes Lebensmittel, in dem diese verwendet werden, müssen mit „hochdruckpasteurisiert" gekennzeichnet werden. Die Erzeugung dieses hohen Drucks verbraucht viel Energie, zusätzlich muss das Wasser gekühlt werden. Daher lohnt sich dieses Verfahren nur bei hochwertigen Ausgangsstoffen.

Im Zeitraum zwischen Inkrafttreten der Novel-Food-Verordnung 1997 und 2009 wurden etwa 35 neuartige Lebensmittel zugelassen und rund 170 Notifizierungsverfahren durchgeführt.

Neuartige Lebensmittel und -zutaten sind nicht ohne weiteres durch ihre **Kennzeichnung** als solche zu erkennen, da sie ja durch die Zulassung den herkömmlichen Lebensmitteln gleichgestellt sind. Existiert ein gleichartiges herkömmliches Lebensmittel, so muss das Etikett eine genaue Beschreibung enthalten, worin sich das neuartige vom herkömmlichen unterscheidet. Sind im neuartigen Lebensmittel Stoffe enthalten, gegen die bestimmte Bevölkerungsgruppen ethische Vorbehalte haben *(religiöse Speisegesetze)*, müssen diese auf dem Etikett aufgeführt sein. In den jeweiligen Genehmigungstexten der EU-Kommission sind gegebenenfalls weitere Kennzeichnungsvorschriften enthalten *(„hochdruckpasteurisiert" bei derart behandelten Fruchtzubereitungen, „enthält eine Glucosequelle" bei Trehalose).*

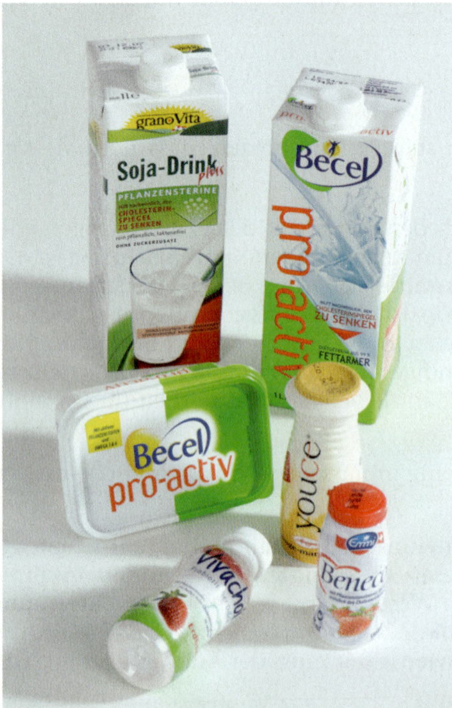

Quelle: aid, Ernährung im fokus 12/07

Cholesterin senkende Lebensmittel

Das aufwendige Genehmigungsverfahren lohnt sich insbesondere für Produkte, die sich nach Genehmigung gut vermarkten lassen. Daher stehen neuartige Lebensmittel mit gesundheitlichem Zusatznutzen im Vordergrund (→Functional Food). Die größte Gruppe unter den neuartigen Lebensmitteln bilden Produkte mit Zusätzen von Cholesterin senkenden Phytosterinen und -stanolen. Diese Produkte sind für Personen mit krankhaft erhöhtem Cholesterinspiegel gedacht. Nicht geeignet sind sie für Kinder, Jugendliche, Schwangere, Stillende und Menschen mit normalem Cholesterinspiegel. Da Phytosterine wahrscheinlich auch die Aufnahme von fettlöslichen Vitaminen hemmen, sollte eine Aufnahmemenge von 3 g am Tag nicht überschritten werden.

Gentechnisch veränderte Lebensmittel

Vorgehen und Ziele der Gentechnik im Lebensmittelbereich

Die Gentechnik gehört zu den modernsten und umstrittensten Technologien. Zu den Einsatzgebieten gehören unter anderem die Medizin (Diagnostik/Behandlung von Erbkrankheiten), die Pharmazie (Herstellung von Medikamenten mithilfe von gentechnisch veränderten Organismen – GVO) sowie die Lebensmittelwirtschaft. Im Folgenden soll es nur um die Gentechnik im Zusammenhang mit Lebensmitteln gehen. Die Gentechnik kann als eine sehr spezielle, weiterentwickelte Form der Züchtung angesehen werden, die sich von der klassischen Kreuzungszüchtung vor allem durch zwei Punkte unterscheidet:

1. Sie mischt nicht das gesamte Erbgut zweier Lebewesen, sondern überträgt nur einzelne Erbinformationen (Gene). Das bedeutet, dass ganz gezielt bestimmte Eigenschaften verändert werden können.
2. Sie ist nicht an Artgrenzen gebunden, d. h., es kann z. B. Erbmaterial von Pflanzen auf Tiere übertragen werden und umgekehrt.

Die Eigenschaften von Lebewesen, seien es Bakterien, Pflanzen, Tiere oder der Mensch, werden von ihren Erbanlagen geprägt. Die Erbinformationen sind in den Genen verschlüsselt, so z. B. die Augenfarbe eines Menschen oder die Veranlagung, dick oder zuckerkrank zu werden. Bei Pflanzen prägen Gene u. a. die Art und Menge der Inhaltsstoffe *(Zucker, Eiweiß, Fett)* und die Fähigkeit, Krankheitserreger oder Fraßfeinde abzuwehren. Seit der Mensch Tiere hält und Pflanzen anbaut, hat er versucht, durch Kreuzung, später ergänzt durch andere züchterische Verfahren *(Veränderung des Erbgutes durch Chemikalien oder radioaktive Bestrahlung)*, die Eigenschaften seiner Nutzpflanzen und -tiere zu verändern. So gelang es der klassischen Züchtung, den Vorfahren unserer heutigen Schweine zwei zusätzliche Paar Rippen „anzuzüchten“, sodass sie vier zusätzliche Koteletts liefern. Kaum jemand, der heute Blumen-, Rosen-, Spitzkohl oder Kohlrabi einkauft, weiß, dass alle diese Pflanzen von einer „Urpflanze“ abstammen, die der Mensch züchterisch verändert hat.

Pflanzen und Tiere, denen man neue Gene übertragen hat, heißen **transgene** Organismen. Das bekannteste Beispiel im Lebensmittelbereich für einen gentechnisch veränderten Organismus ist die „Anti-Matsch-Tomate" (Flav'r-Sav'r-Tomate), die 1994 in den USA auf den Markt kam. Heute ist diese Tomate dort vom Markt verschwunden.

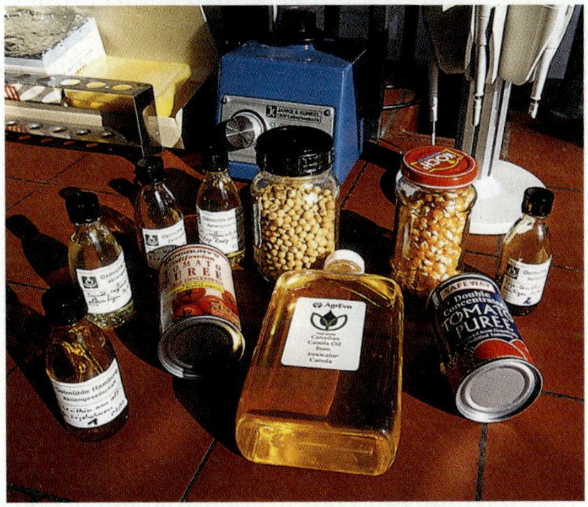
Gentechnisch erzeugte Lebensmittel (Testproben)

Derzeit konzentriert sich die gentechnische Forschung auf folgende Bereiche der Lebensmittelproduktion:

- **Landwirtschaftliche Produktion:** Züchtung von Pflanzen, die widerstandsfähig gegen Unkrautvernichtungsmittel, Viren, Pilze und Insekten sind; von Obst, Gemüse, Getreide, Saaten, die besser lager- und transportfähig sind oder über veränderte Gehalte an Inhaltsstoffen verfügen *(Eiweiß, Stärke oder Vitamine, anderes Fettsäuremuster, weniger natürliche Schadstoffe);* von leistungsfähigeren Tieren; außerdem: Gewinnung von Enzymen für die Lebensmittelverarbeitung und von Hormonen als Leistungsförderer; Erzielung höherer Erträge.
- **Lebensmittelbe- und -verarbeitung:** Gewinnung von hochleistungsfähigen Bakterienkulturen, z. B. für die Joghurt-, Käse-, Wein- oder Bierherstellung sowie für die Herstellung von →Enzymen, →Vitaminen, →Aminosäuren, →Süßstoffen, →Aromen, →Süßungs- und →Verdickungsmitteln.
- **Lebensmittelkontrolle:** Nachweis von gentechnischen Eingriffen, Hygiene- und Qualitätskontrolle.

Die stärkste kommerzielle Nutzung der Gentechnik erfolgt derzeit im Anbau von Nutzpflanzen und in der Gewinnung von Enzymen. 1996 wurden in den USA auf ersten Flächen gentechnisch veränderte Pflanzen angebaut. Im Jahr 2008 waren es weltweit bereits etwa 125 Millionen Hektar Fläche, auf denen solche Pflanzen ausgesät und geerntet wurden (zum Vergleich: Deutschland hat eine Gesamtfläche von 37,5 Millionen Hektar). Die Hauptanbaugebiete sind USA, Argentinien, Brasilien, Indien, China und Kanada. Der Anbau konzentriert sich auf Soja, Mais, Baumwolle, Raps und Zuckerrüben. Der Anteil gentechnisch veränderter Pflanzen an der Welterzeugung reicht dabei von 21 % beim Raps bis hin zu 90 % bei Zuckerrüben. In naher Zukunft werden wahrscheinlich gentechnisch veränderte Kartoffeln und Reis dazu kommen.

Der überwiegende Teil der gentechnisch veränderten Pflanzen besitzt ein neu eingefügtes Gen, das sie unempfindlich gegenüber Unkrautvernichtungsmitteln macht. Die Bekämpfung von Unkräutern wird dadurch einfacher. Anderen Pflanzen *(Mais, Weizen, Baumwolle)* wurde ein Gen hinzugefügt, das sie in die Lage versetzt, sich selbst gegen bestimmte Schadinsekten zu schützen. Dieses aus einem Bodenbakterium isolierte Gen produziert ein Gift, das die Schadinsekten abtötet. Dadurch wird der Einsatz von Insektiziden überflüssig oder kann deutlich reduziert werden. Auch die Ernteverluste durch Schadinsekten gehen zurück.

Mit Ausnahme Spaniens ist Europa eher zögerlich – bisher wurden in den Ländern der EU kaum gentechnisch veränderte Pflanzen kommerziell angebaut.

In Deutschland findet der Anbau gentechnisch veränderter Pflanzen derzeit nur auf Versuchsfeldern statt. Das heißt aber nicht, dass es hierzulande keine Produkte aus gentechnisch veränderten Pflanzen gibt. So führt die EU jährlich etwa 35–40 Millionen Tonnen Rohstoffe auf Sojabasis ein aus Ländern, die fast ausschließlich gentechnisch veränderte Sojabohnen anbauen. Das sind etwa 70% der in der Union benötigten eiweißreichen Futtermittel. Auch Lebensmittel können Zutaten aus gentechnisch verändertem Soja enthalten *(Öl in Margarine, Lecithin in Schokolade, Sojaeiweiß in Fertigprodukten).*

Die USA und Argentinien liefern jährlich etwa 10 Millionen Tonnen Rohstoffe aus gentechnisch verändertem Mais in die EU. Die Maisstärke ist Rohstoff für die Herstellung von Traubenzucker, Glucosesirup, Fructose und Sorbit, die vielen Lebensmitteln ihre Süße verleihen.

Potenzielle Chancen der Gentechnik:

- Landwirtschaft: Beim Anbau von schädlings-, krankheits- oder herbizidresistenten Pflanzen treten weniger Verluste durch Schädlinge oder Krankheiten auf. Pflanzen, die durch Übertragung von Fremdgenen toleranter gegenüber Salz, Trockenheit, Hitze oder Kälte sind, können an bisher ungünstigen Standorten angebaut werden.
- Ernährung: Veränderungen der Nährstoffzusammensetzung könnten Mangelerscheinungen vermindern und zur Erhöhung des ernährungsphysiologischen Werts von Lebensmitteln beitragen *(Reissorten, die Vitamin A bilden und in den Körnern speichern, Öle mit ernährungsphysiologisch günstigerem Fettsäuremuster).*
- Außerdem wird es durch die Gentechnik möglich, giftig oder allergen wirkende Stoffe in Pflanzen zu reduzieren *(solaninarme Kartoffeln, allergenarmer Reis).*

Potenzielle Risiken der Gentechnik:

- Allergiegefahr: Bekannt ist der Fall, bei dem Paranuss-Allergiker auf Sojabohnen reagierten, denen ein Gen der Paranuss eingebaut wurde. Daraufhin ist die Produktion dieser Sojabohnen gestoppt worden.
- Neue Gesundheitsrisiken: Sie könnten auftreten, wenn außer der gewünschten Veränderung im Lebensmittel noch weitere unerkannte, nicht beabsichtigte genetische Veränderungen auftreten und z.B. zur Bildung neuer giftiger Inhaltsstoffe führen.
- Umweltgefahren: Niemand weiß, was passiert, wenn sich →GVO, seien es Bakterien, Pflanzen oder Tiere, in der Umwelt ungehindert vermehren oder sich anders als erwartet verhalten. Die „fremden Gene“ könnten so ganze Ökosysteme und sogar das Klima gefährden.
- Irreführung: Eine noch frisch aussehende Frucht (Anti-Matsch-Tomate) ist möglicherweise schon mehrere Wochen alt und im Nährwert gemindert.

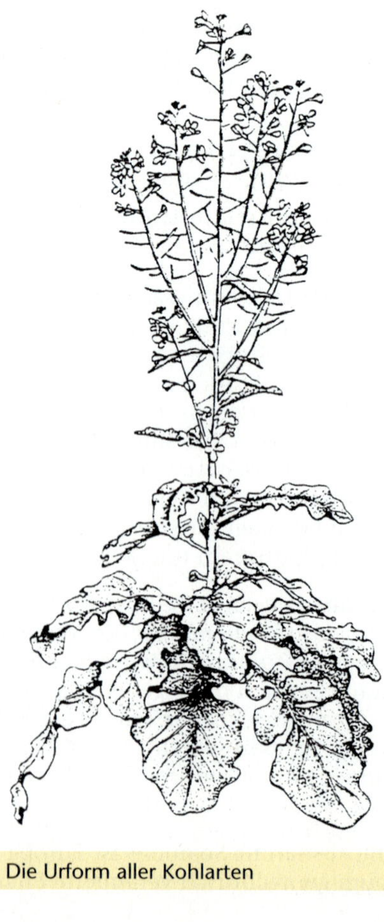

Die Urform aller Kohlarten

- Wirtschaft: Es droht die wirtschaftliche Abhängigkeit der Landwirtschaft von großen Konzernen, denen die Patente für die GVO gehören. So sind gentechnisch veränderte Pflanzen z. B. bewusst nicht vermehrungsfähig „konstruiert" worden oder die Vertragsgestaltung verbietet die Nachzucht.

Terminator: unfruchtbares Saatgut

„Saatguthersteller haben Patentschutz für Pflanzen beantragt, die ihre Samen selbst unbrauchbar machen. Damit können Landwirte ihre Ernte nicht wieder aussäen. Das Unternehmen Delta and Pine Land Co. brachte mit gentechnischen Methoden einen Stoff ins Erbgut ein, der erst aktiv wird, wenn die Samen reifen. Die sogenannte Terminator-Technik hemmt die Bildung von Enzymen, die für eine Keimung erforderlich sind. Mittlerweile wurden dreißig weiteren Saatgutkonzernen ähnliche Patente erteilt."

Quelle: Gemüse 1999, H. 9, S. 522–523

Zulassung

Für genetisch (im Sinne von „gentechnisch") veränderte Lebensmittel gelten eigene Verordnungen. Die Verordnung (EG) 1829/2003 über genetisch veränderte Lebensmittel und Futtermittel enthält Festlegungen bezüglich der Zulassung und Kennzeichnung genetisch veränderter oder aus genetisch veränderten Organismen (GVO) hergestellter Lebensmittel und Lebensmittelzutaten bzw. solcher, die GVO enthalten. Die Rückverfolgbarkeit und Kennzeichnung der Rohstoffe derartiger Lebensmittel sind in einer weiteren EU-Verordnung geregelt. So sollen einerseits der Verbraucherschutz sichergestellt, andererseits Handelshemmnisse und Wettbewerbsverzerrungen innerhalb der Europäischen Union vermieden werden.

Alle in den Geltungsbereich der Verordnungen fallenden Lebensmittel müssen zugelassen werden. Für das Zulassungsverfahren sind in Deutschland das Robert-Koch-Institut und das Bundesinstitut für Risikobewertung (BfR) zuständig. Eine Zulassung gilt für zehn Jahre und muss nach Ablauf dieser Frist erneuert werden.

Als genetisch verändert gelten folgende Lebensmittel:

- Lebensmittel, die selbst GVO sind *(Anti-Matsch-Tomate, gegen Pflanzenschutzmittel resistente Rapspflanzen)* oder GVO enthalten *(Fertigsalat mit genetisch verändertem Chicorée)*;
- Lebensmittel, die genetisch veränderte Mikroorganismen enthalten *(Joghurt oder Salami mit genetisch veränderten Bakterienkulturen)*;
- Lebensmittel, die aus GVO hergestellt werden *(Maismehl und Cornflakes aus genetisch verändertem Mais, Sojamilch aus genetisch veränderten Sojabohnen, Tomatenketchup aus genetisch veränderten Tomaten)*;
- Lebensmittel, die aus GVO hergestellte Zusatzstoffe oder Aromen enthalten *(Lecithin, Mono- und Diglyceride, Vitamin E aus genetisch veränderten Sojabohnen, modifizierte Stärke, Sorbit aus genetisch verändertem Mais)*.

Nicht in den Geltungsbereich der Verordnungen aufgenommen wurden:

- Lebensmittel, die mit (Hilfe von) GVO hergestellte Zusatzstoffe oder Aromen enthalten. Solche Zusatzstoffe und Aromen *(Vitamin C, Riboflavin, Vitamin B12, Glutamat, Aspartam, das Butteraroma Diacetyl)* werden von genetisch veränderten Mikroorganismen produziert. Die Mikroorganismen werden anschließend abgetrennt. Die Verwendung so hergestellter Zusatzstoffe und Aromen ist schon lange gängige Praxis bei der Herstellung vieler Lebensmittel *(Backwaren, Fruchtsäfte, Fertiggerichte)*.

- Lebensmittel, die mithilfe gentechnisch gewonnener Enzyme hergestellt werden *(Käse, der mit gentechnisch erzeugtem Labferment hergestellt wurde, Brot und Backwaren, bei deren Herstellung gentechnisch gewonnene Amylase zum Einsatz kommt).* Heute stammen bereits etwa 80 % der zur Lebensmittelherstellung eingesetzten Enzyme aus der Gentechnik.
- Lebensmittel, die von mit GVO gefütterten Tieren stammen *(Fleisch, Milch, Eier, Wurst und deren Verarbeitungsprodukte).*

Kennzeichnung

Lebensmittel bzw. Lebensmittelzutaten, bei denen die Gentechnik zum Einsatz gekommen ist, müssen gekennzeichnet werden. Es gibt jedoch Ausnahmen von der Kennzeichnungspflicht.

Kennzeichnung von gentechnisch veränderten Lebensmitteln in der EU		
Produkt	**Beispiel**	**Kennzeichnungspflicht**
Gentechnisch verändertes Obst und Gemüse*	Mais, Sojasprossen, Tomaten, Kartoffeln	ja
Verarbeitungserzeugnisse aus gentechnisch veränderten Pflanzen	Maismehl, Raps- und Sojaöle, Glukosesirup aus Maisstärke, Kartoffeln	ja
Lebensmittel, die gentechnisch veränderte Organismen enthalten*	Joghurt mit veränderten Milchsäurebakterien, Bier mit veränderter Hefe	ja
Lebensmittel von Tieren (z. B. Hühner, Kühe), die mit gentechnisch veränderten Futtermitteln gefüttert werden	Fleisch, Eier oder Milch dieser Tiere	nein
Lebensmittel, die mithilfe von gentechnisch produzierten Enzymen hergestellt werden	Käse, der mit gentechnisch produziertem Chymosin hergestellt wird; Brot, das mit gentechnisch produzierter Amylase hergestellt wird	nein
Zusatzstoffe oder Aromen, die aus gentechnisch veränderten Pflanzen gewonnen werden	in Schokolade enthaltenes Lecithin aus veränderten Sojabohnen	ja
Zusatzstoffe oder Aromen, die mithilfe von gentechnisch veränderten Mikroorganismen hergestellt werden	Glutamat als Geschmacksverstärker; Ascorbinsäure (Vitamin C) als Antioxidationsmittel oder Farbstabilisator	nein
Lebensmittel mit geringfügigen, technisch unvermeidbaren Verunreinigungen (bis zu einem Schwellenwert von 0,9 Prozent)	Tacos mit zufälligen Beimischungen von Gentech-Maismehl; Honig, der Pollen aus gentechnisch veränderten Pflanzen enthält	nein

* Solche Lebensmittel waren bis April 2008 in der EU nicht zugelassen, hätten im Fall einer Zulassung aber gekennzeichnet werden müssen. Ausnahme: Gentechnisch veränderter Süßmais (Kolben, Konserven) ist in der EU zugelassen, bisher allerdings nicht im Handel.

Lindner, Martin, Gentechnik im Einkaufskorb, Bonn 2008

Bei vorgefertigten oder verpackten Lebensmitteln mit Zutatenliste wird die betreffende Zutat als „genetisch verändert“ oder „aus genetisch verändertem … hergestellt“ gekennzeichnet. Alternativ kann die Kennzeichnung in einer Fußnote zum Zutatenverzeichnis in der gleichen Schriftgröße erfolgen. Verpackte Lebensmittel, bei denen keine Zutatenliste erforderlich ist *(verpacktes Obst und Gemüse, Zucker)* müssen den Hinweis „genetisch verändert“ oder „aus genetisch verändertem …“ in deutlicher Form auf dem Etikett tragen.

Bei unverpackter loser Ware muss der Hinweis „genetisch verändert“ oder „aus genetisch verändertem …“ an oder im unmittelbaren Zusammenhang mit der Auslage angebracht werden. Gleiches gilt für Lebensmittel in sehr kleinen Packungen. In der Gastronomie sind alle Speisen und Getränke kennzeichnungspflichtig, wenn sie GVO sind, diese enthalten oder daraus hergestellt wurden. In der Gemeinschaftsverpflegung sind die Regeln nicht so streng. Zubereitete oder verarbeitete Lebensmittel *(Tomatensoße aus GV-Tomaten)* sind von der Gentechnik-Kennzeichnung ausgenommen. Nur wenn z.B. gentechnisch veränderte Tomaten als Rohkost angeboten werden, müssen diese auch entsprechend gekennzeichnet werden.

Zutaten:
Zucker, Schokolade (12 %), modifizierte Stärke, Maltodextrin*, Gelatine, pflanzliches Fett gehärtet**, Milchzucker, Emulgator (Mono- und Digylceride von Speisefettsäuren), Milcheiweiß, Geliermittel (Carrageen), Aroma, Kochsalz

* aus genetisch verändertem Mais hergestellt

** enthält aus genetisch veränderten Sojabohnen hergestelltes pflanzliches Fett

Gentechnikfreie Lebensmittel

Lebensmittel, bei denen deutlich gemacht werden soll, dass sie ohne Anwendung gentechnischer Verfahren hergestellt wurden, dürfen mit dem Hinweis „ohne Gentechnik“ in den Verkehr gebracht werden. Der Hinweis „Ohne Gentechnik“ darf nur angebracht werden, wenn

- das Lebensmittel und die verwendeten Lebensmittelzutaten keine gentechnisch veränderten Organismen (GVO) sind und auch nicht aus GVO hergestellt wurden;
- keine Zutaten, Lebensmittelzusatzstoffe oder Verarbeitungshilfsstoffe, Aromen, Vitamine, Aminosäuren oder Enzyme, die mithilfe gentechnisch veränderter Mikroorganismen hergestellt wurden, für Lebensmittel verwendet wurden.

Für Lebensmittel tierischen Ursprungs, die mit dem Label „Ohne Gentechnik“ gekennzeichnet werden sollen, gilt darüber hinaus:

- Für einen festgelegten Zeitraum vor Gewinnung des Lebensmittels dürfen den Tieren keine genetisch veränderten Futtermittel verfüttert worden sein. Futtermittelzusatzstoffe, die mithilfe genetisch veränderter Mikroorganismen unter kontrollierten Bedingungen im geschlossenen System hergestellt wurden, sind aber zugelassen. Auch dürfen im Futter geringfügige zufällige oder unvermeidbare Verunreinigungen mit GV-Futterpflanzen (<0,9 %) enthalten sein

Somit können tierische Lebensmittel, die den Hinweis „Ohne Gentechnik“ tragen, durchaus von Nutztieren stammen, die im Laufe ihres Lebens sehr wohl mit der Gentechnik in Berührung gekommen sind. Für Kritiker stellt dies eine Irreführung des Verbrauchers dar.

Auf dem Markt sind bisher kaum Lebensmittel anzutreffen, die die Kennzeichnung „ohne Gentechnik“ für sich beanspruchen.

Wenn Sie weiterlesen wollen

Greenpeace e.V. (Hrsg.), Essen ohne Gentechnik. Ein Ratgeber für gentechnikfreien Genuss. Hamburg 2009[11];

Bund Ökologische Lebensmittelwirtschaft (Hrsg.), Schadensbericht Gentechnik, Berlin 2009;

Rexroth, Annette, Neue Regelungen zu gentechnisch veränderten Lebensmitteln. In: ernährung im fokus 02/2004, S. 33–39;

Furtmayer-Schuh, Anneliese, Food Design statt Esskultur. Postmoderne Ernährung. München 1996.

9 Imitate und Ersatzprodukte

Lebensmittelimitate sind nicht neu. Klassisches Imitat ist die Margarine. Sie sollte ursprünglich die Butter nachahmen, wurde aus Rindertalg hergestellt und als „Kunstbutter" bezeichnet. Mittlerweile besteht die Margarine aus pflanzlichen, einige Sorten teilweise auch aus tierischen Ölen und Fetten, und hat sich zu einem eigenständigen Lebensmittel entwickelt. Ein weiteres Beispiel sind die →Kaffee-Ersatzprodukte aus Gerste, Roggen oder Zichorie, die sich mittlerweile ebenfalls eine eigene Marktnische erobert haben.

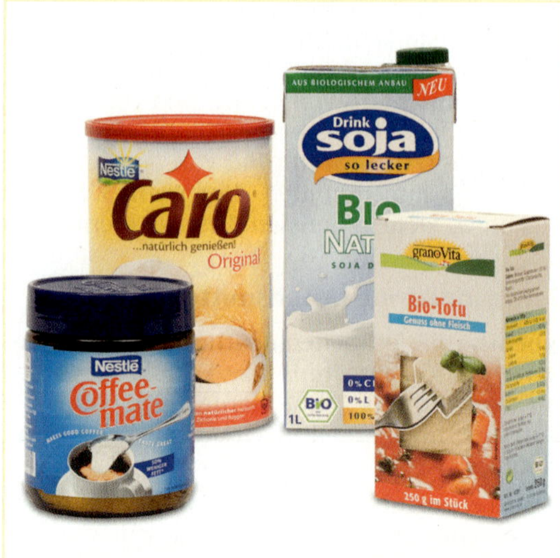

Imitate und Ersatzprodukte

Während bei der Entwicklung von Margarine und Kaffee-Ersatz Mangel an Butter bzw. Kaffee im Vordergrund stand, ist heutige Zielsetzung der Imitation neben der Ausnutzung nicht herkömmlicher Nahrungsquellen auch die Gewinnung von Lebensmitteln mit einer besseren Bekömmlichkeit oder einem größeren gesundheitlichen Wert. Allerdings sollen diese Ziele nach wie vor möglichst mit billigeren Rohstoffen erreicht werden.

Imitiert werden vor allem Milch- und Fleischerzeugnisse.

So gelten als **Milchimitate** Produkte, bei denen Milchfett und/oder Milcheiweiß ganz oder teilweise durch anderes Fett und Eiweiß *(Soja)* ersetzt sind. Die Halbfettbutter (→Light-Produkte) wird daher – im Gegensatz zu den →Mischfetten – nicht zu den Imitaten gezählt. Auch die →mildgesäuerte Butter gehört nach dieser Definition nicht dazu, obwohl sie Geschmack und Eigenschaften der →Sauerrahmbutter nachahmt.

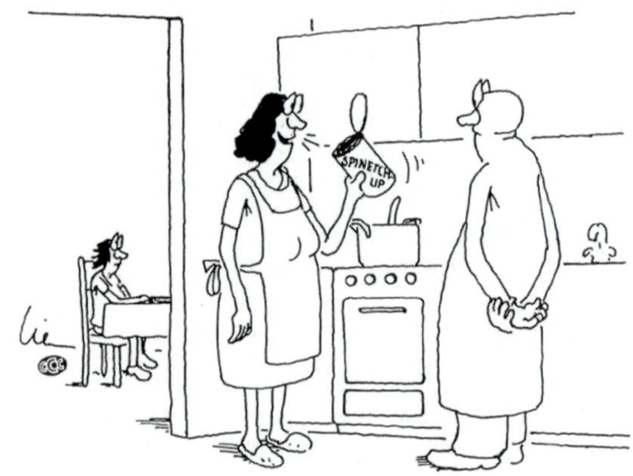

„Ganz was neues für Kinder! Sieht aus wie Ketch up, schmeckt wie Ketch up, ist aber Spinat..."

Während die Imitate oft durch hohen technologischen Aufwand und Zugabe einer ganzen Reihe von Zusatzstoffen dem nachgemachten Lebensmittel in Geschmack und Einsatzgebiet möglichst weitgehend angepasst werden, steht die Nachahmung bei den **Ersatzprodukten** nicht im Vordergrund. Beispielsweise wurden Soja„milch" und andere Sojaprodukte *(Tofu, Miso, Natto)* bereits vor Jahrhunderten in Ländern hergestellt, in denen die Kuhmilch nicht auf dem Speiseplan stand und auch nicht als Vorbild diente. Den Umstand, dass sich die Sojaprodukte zumindest eingeschränkt als Milchersatzprodukte z. B. für Personen mit Milcheiweißallergie oder für Veganer eignen, machte man sich erst viel später zunutze. Nicht immer lässt sich allerdings die Grenze zwischen Imitat und Ersatzprodukt (Substitutionsprodukt, Surrogat) so klar ziehen.

Beispiele für Imitate und Ersatzprodukte		
Imitiertes Lebensmittel	**Imitat**	**Bestandteile**
Butter	Mischfette	pflanzliche Öle und Fette, Milchfett
Käse	käseähnliche schnitt- oder streichfähige Produkte zum Überbacken oder als Brotbelag („Analog-Käse“)	Magermilch bzw. Milch-/Sojaeiweiß, Wasser, pflanzliche Öle und Fette, diverse →Zusatzstoffe
Vollmilchpulver	Milchpulverimitate	Magermilchpulver, pflanzliche Fette
Kondensmich	Kondensmilchimitat, flüssig	kondensierte Magermilch, pflanzliche Öle
	Kaffeeweißer	pflanzliche Fette, Zucker, Milcheiweiß
Sahne	Sahneimitat, flüssig	pflanzliche Fette, Zucker, Milcheiweiß, Milchfett
	Dessertschaum-Pulver	pflanzliche Fette, Zucker, Milcheiweiß
Fleisch (Gulasch, Würstchen etc.)	Soja-Gulasch, Soja-Würstchen etc.	TVP (Textured Vegetable Protein = gesponnenes pflanzliches Eiweiß) aus Sojamehl, Aromen, Würze, Farbstoffen
Fleisch bzw. Fleischerzeugnisse (Kochschinken, Schnitzel, Chicken Nuggets)	Formfleisch	Fleischreste, Wasser bzw. Eis, ggf. Würze, Aromen; gepresst und verfestigt unter Verwendung von z. B. Stärke, Geliermittel, Eiweiß
Meeresfrüchte	Surimi	zerkleinertes Fischfleisch, Farbstoffe, Aroma, Bindemittel
Kaviar	Deutscher Kaviar	Lachs- oder Forellenrogen, Algen
Tomate	„Tomatenschwamm“ (verwendet für Fertiggerichte)	Tomatenmark, Stärke
Ersetztes Lebensmittel	**Ersatz**	**Bestandteile**
Trinkmilch	Sojadrink	Sojabohnen, Wasser, Süßungsmittel, Aromen
Quark/Käse	Tofu, Natto	Soja
Joghurt	Sojaghurt	Wasser, Soja, ggf. Früchte
Ei	Eiersatz	Maisstärke, Kartoffelstärke, gehärtetes Palmöl, Emulgator, Mehl *(Lupinenmehl, Guarkernmehl)*, Verdickungsmittel
Säuglingsanfangs- und Folgemilchnahrung	Säuglingsanfangsnahrung und Folgenahrung auf Sojabasis	Soja

Abzugrenzen von den Imitaten und Ersatzprodukten sind die **Verfälschungen**. Eine Verfälschung liegt dann vor, wenn ein Lebensmittel in betrügerischer Absicht so hergestellt wird, dass diesem der Anschein einer besseren Beschaffenheit gegeben wird. Dabei ist es gleichgültig, ob wertgebende Stoffe entzogen oder minderwertige Stoffe zugesetzt werden *(Verdünnen von Wein, Milch oder Bier mit Wasser)*. Werden z. B. Gewürzsurrogate ohne entsprechende Kennzeichnung produziert, so handelt es sich um eine Verfälschung.

An der Grenze zur Verfälschung steht nach Auffassung kritischer Verbraucherverbände auch der Einsatz von →Farbstoffen zur direkten oder indirekten (über das Futter) Färbung von Lebensmitteln.

?!

Surimi: Preiswertes für den Meeresfrüchte-Salat

„Hummerschwänze und Shrimps sind teuer. Da freut man sich doch über ein Schnäppchen im Supermarkt. Doch unter dem Dressing des Meeresfrüchtesalates verbirgt sich möglicherweise gar kein echtes Meeresgetier. Es könnte auch Surimi sein, ein billiges Imitat aus verpresstem Fischeiweiß-Mus.

Surimi gibt es seit Hunderten von Jahren: Japanische Fischer haben seit jeher die Überschüsse ihres Fanges ausgenommen, die Filets zu Brei gehackt, diesen gründlich ausgewaschen, gepresst, gesalzen und gegart. Sie stellten so aus dem leicht verderblichen Fisch ein haltbares Lebensmittel her. Heute werden in Japan jedes Jahr Hunderttausende von Tonnen Surimi industriell hergestellt. Seit es 1959 gelang, ein geeignetes ‚Frostschutzmittel' zu entwickeln, das die Bindefähigkeit der Fischmasse erhält, kann der Fang gleich an Bord vorverarbeitet und später an Land ‚veredelt' werden. Als Rohstoffe kommen sogenannte ‚Nebenfischarten' zum Einsatz, die bislang noch nicht kommerziell genutzt wurden.

Sie werden geköpft, ausgenommen und gegen eine Trommel mit Lochwänden gepresst. Dabei bleiben die Gräten, Schuppen und Flossen außen hängen, während das breiige Fischfleisch nach innen abläuft. Der Brei wird gewaschen, gepresst, mit allerlei Zusatzstoffen versetzt und tiefgefroren. An Land findet dann die eigentliche Imitation statt: Mit modifizierter Stärke, Sojaproteinen, Aromen und einer Reihe weiterer Prozesshilfsmittel wird die aufgetaute Surimi-Masse strukturiert. In Hohlformen, deren Innenseiten mit ‚naturidentischen' Shrimps-Farbstoffen ausgesprüht sind, erhält sie dann das typische Shrimps- oder Hummerschwanz-Aussehen.

All das wäre wenig ärgerlich, wenn der Kunde eindeutig informiert würde. Doch mit der Kennzeichnung ist das so eine Sache: Bei verpackten Meeresfrüchtesalaten und ähnlichen Delikatessen ist sie zwar vorgeschrieben (z. B. ‚Crabmeat-Imitat'), wird aber schon mal ‚vergessen'. Und so manchem Restaurantbesitzer scheint die fehlende Deklarationspflicht sehr willkommen zu sein."

Gonder, Ulrike; Pollmer, Udo

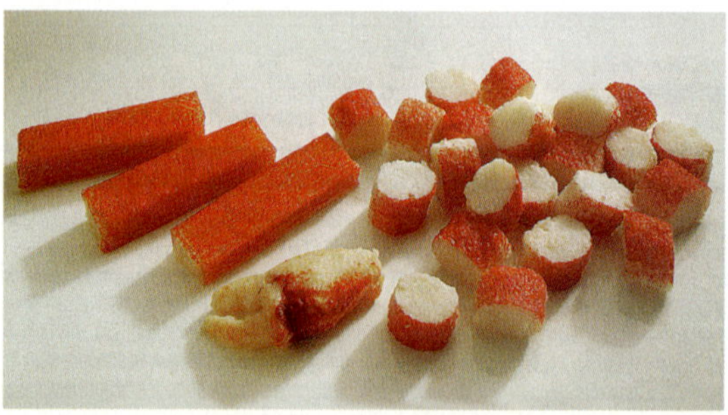

Surimi-Produkte:
Crabsticks, Hummer- und Krebsscherenimitate

Schinken aus dem Meer?

Als Schinken aus dem Meer (Jambon de la Mer) präsentiert sich in französischen Supermärkten eine „aromatisierte Fischfleischzubereitung mit Krabbengeschmack", nach Form und Aussehen Scheiben von gekochtem Schinken ähnlich. Tatsächlich aber – und korrekt deklariert – handelt es sich um „Surimi-Krebsfleischimitat aus Fischmuskeleiweiß".

Wenn Sie weiterlesen wollen

Fegebank, Barbara, Ernährung in Systemzusammenhängen. Ein Lehrbuch zur Multiperspektivität und Mehrdimensionalität der Ernährung. Hohengehren 2001, S. 28 – 31.

10 Functional Food

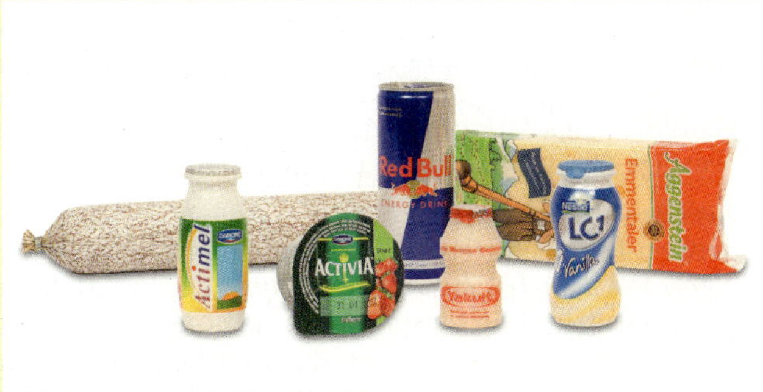

Beispiele für Functional Food

Unter „Functional Food“ oder „funktionellen Lebensmitteln“ versteht man Lebensmittel, die aufgrund bestimmter Inhaltsstoffe einen gesundheitlichen „Zusatznutzen“ versprechen. Gesetzlich definiert ist der Begriff allerdings nicht. „Functional Food“ können traditionelle Lebensmittel sein, die mit bestimmten, meist aus Pflanzen isolierten Stoffen *(Vitamine, Mineralstoffe, Ballaststoffe, Lecithin, Jod)* oder mit Mikroorganismen angereichert wurden, oder Lebensmittel, die ihren besonderen ernährungsphysiologischen Wert Züchtungsmaßnahmen, der →Gentechnik oder einer speziellen Herstellungsweise verdanken. In den letzten Jahren hat sich die Palette an „Functional Food“ durch einige neuartige Lebensmittel (→Novel Food) mit gesundheitlichem Zusatznutzen erweitert. Anders als →Nahrungsergänzungsmittel sind „Functional Food“ keine isolierten Stoffe, sondern werden anstelle „normaler“ Lebensmittel verzehrt.

Der Begriff „Functional Food“ wurde Mitte der 1980er Jahre in Japan geprägt, wo die ersten derartigen Lebensmittel auf den Markt kamen. Darauf aufbauend hat sich in Japan ein ganzes Ernährungssystem entwickelt. Auch in Europa wird immer mehr „Functional Food“ angeboten. Die Marktanteile wachsen, denn Gesundheit ist eines der wichtigsten Kaufmotive bei der Wahl von Lebensmitteln.

Beispiele für „Functional Food“:

- Probiotische Lebensmittel *(Joghurt, Salami),*
- Bonbons mit dem Extrakt roter Weinbeeren (enthält →sekundäre Pflanzenstoffe)
- Margarine mit Zusatz von →Pflanzensterinen, Calcium oder Fischöl,
- Käse, angereichert mit Eiweiß und Calcium *(„Borden Cheese Kiss“),*
- Schweinswürstchen mit Oligosacchariden (→Prebiotika), Calcium und Ballaststoffen,
- Getränke mit verschiedenen funktionellen Zusätzen *(Vitamine, Lecithin, Coffein, Taurin).*

Schon lange auf dem Markt sind funktionelle Lebensmittel oder auch Getränke („functional drinks“), die mit Vitaminen, Antioxidantien, ungesättigten Fettsäuren (Omega-3-Fettsäuren), Ballast- oder Mineralstoffen angereichert wurden *(ACE-Getränke, Multivitamingetränke, Bonbons mit Vitaminen).*

Probiotische Lebensmittel enthalten speziell gezüchtete lebende Milchsäurebakterien. „Probiotisch“ („für das Leben“) soll auf eine die Gesundheit unterstützende Wirkung dieser Bakterien hinweisen. Im Handel sind insbesondere probiotische Joghurts und andere Milchprodukte, aber zunehmend auch probiotische Rohwürste. Die probiotischen Milchsäurebakterien sind normale Bewohner des menschlichen Darms. Deshalb sollen sie angeblich – im Gegensatz zu den gewöhnlich zur Herstellung der Produkte verwendeten Milchsäurebakterien – zum großen Teil lebend den Darm erreichen und sich darüber hinaus dort sogar vermehren können. Im Darm sollen sie u.a. die Zusammensetzung der Darmflora optimieren, das Immunsystem stärken und vor Darmkrebs schützen.

Manchen Lebensmitteln werden zusätzlich sogenannte **Prebiotika** *(Inulin, Oligofructose)* zugesetzt, die für den Menschen meist unverdaulich sind, aber die Aktivität und/oder das Wachstum der probiotischen Bakterien im Darm fördern. Andere funktionelle Lebensmittel enthalten sowohl probiotische Bakterien als auch Prebiotika.

Studien sprechen dafür, dass bestimmte Milchsäurebakterien-Stämme positive Effekte auf die menschliche Darmflora haben. Die Bakterien siedeln sich aber nicht dauerhaft im Darm an, was eine regelmäßige Aufnahme nötig macht. Die Frage bleibt offen, ob überhaupt genügend derartige Mikroorganismen im Lebensmittel vorhanden sind und wie viele davon die Passage durch den Magen unbeschadet überstehen.

Sekundäre Pflanzenstoffe haben – in kleinen Mengen mit den sie natürlicherweise enthaltenden Lebensmitteln aufgenommen – nachweisbare positive Effekte auf die Gesundheit. Ob dies auch bei Zusatz zu anderen Lebensmitteln der Fall ist, ist umstritten. Zugesetzt werden Lebensmitteln beispielsweise antioxidativ wirkende Polyphenole aus Trauben, grünem Tee oder Soja.

Mögliche gesundheitliche Effekte sekundärer Pflanzeninhaltsstoffe (SPS)

	Carotinoide	Glucosinolate	Monoterpene	Phytinsäure	Phytosterine	Phytoestrogene	Polyphenole	Proteasehemmer	Saponine	Sulfide
Antikanzerogen	x	x	x	x	x	x	x		x	x
Antimikrobiell		x					x	x	x	
Antioxidativ	x			x		x	x	x		x
Antithrombotisch							x			
Immunmodulierend	x			x			x		x	x
Entzündungshemmend							x			
Blutdruck beeinflussend							x			
Cholesterin senkend		x		x	x				x	x
Blutglucose beeinflussend				x			x	x		x

Quelle: DGE-Ernährungsbericht 1996

Eine ganze Reihe von funktionellen Lebensmitteln *(Margarine, Joghurtdrinks, Magermilch, Schnittkäse)* enthält zugesetzte **Phytosterine** (pflanzliche Sterine). Diese gehören ebenfalls zu den sekundären Pflanzenstoffen und sind ähnlich aufgebaut wie Cholesterin, ohne dessen schädliche Wirkung zu besitzen. Sie können vielmehr den Cholesterinspiegel senken – hierzu muss allerdings eine relativ große Menge an Phytosterinen aufgenommen werden. Da diese jedoch auch die Aufnahme von fettlöslichen Vitaminen hemmen, soll eine maximale Dosis von drei Gramm täglich nicht überschritten werden. Für Personen mit normalem Cholesterinspiegel sowie für Kinder, Jugendliche, Schwangere und Stillende sind diese Produkte nicht geeignet.

Ob Lebensmittel mit Zusätzen an sekundären Pflanzenstoffen tatsächlich in der Lage sind, einen gesundheitlichen Zusatznutzen zu erzielen, muss im Einzelfall genau geprüft werden. Der (teuer bezahlte) Zusatz kann wirkungslos bleiben, unter Umständen aber auch gesundheitsschädlich sein. Welcher Fall eintritt, hängt unter anderem von der Dosis ab.

Neben solchen mit einem gesundheitlichen Zusatznutzen spielen auch funktionelle Lebensmittel, die mit den Begriffen „Wellness“ oder „Fitness“ beworben werden, auf dem

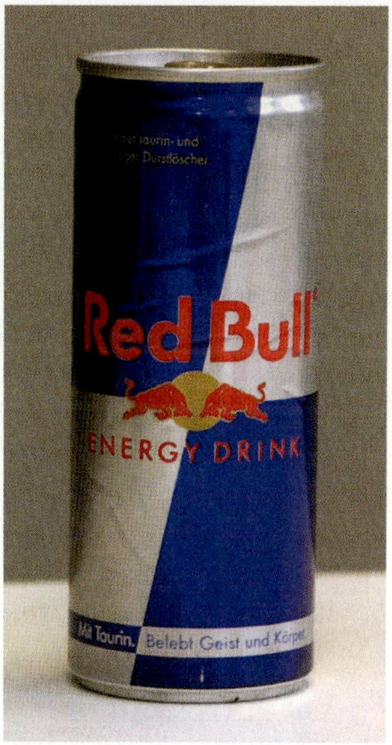

Markt eine Rolle. **„Energy-Drinks"** sind vor allem bei Jugendlichen sehr beliebt. Ähnlich wie Getränke für Sportler sollen sie die Leistungsfähigkeit („Fitness") steigern, darüber hinaus aber auch Wohlbefinden („Wellness") und Glücksgefühle hervorrufen. Laut Werbung sollen sie sogar „Flügel verleihen".

Inhaltsstoffe der „Energy Drinks" sind neben Wasser und Zucker u. a. Pflanzenextrakte, pharmakologisch wirksame Stoffe, Vitamine und körpereigene Stoffwechselprodukte.

- Glucuronolacton: dient in der Leber zur Entgiftung von körperfremden Stoffen und körpereigenen Abbauprodukten. Wie zusätzlich aufgenommenes Glucuronolacton auf den Stoffwechsel wirkt, ist nicht bekannt.
- Coffein: regt das Zentralnervensystem, Herz und Kreislauf an. „Energy Drinks" enthalten mehr Coffein als Colagetränke, mit durchschnittlich 320 mg/l jedoch weniger als normal starker Kaffee. Die Menge Coffein, bei der unerwünschte Symptome auftreten *(Herzflattern, Schlaflosigkeit)* ist individuell verschieden. Bei Erwachsenen dürften dazu normalerweise mehrere, schnell hintereinander getrunkene Dosen eines „Energy Drinks" nötig sein. Bei Kindern und Jugendlichen liegt die Dosis niedriger.
- Taurin: ist ein körpereigener Stoff, der zur Entgiftung in der Leber benötigt wird. Darüber hinaus ist Taurin wichtig für die Entwicklung des Zentralnervensystems, der Herzfunktion und der Netzhaut des Auges im Kindesalter. Taurin wird in der Lebensmittelindustrie als Geschmacksverstärker sowie zur Anreicherung von bilanzierten Diäten und Säuglingsnahrung eingesetzt. Die Behauptung, Taurin sei in Zeiten hoher körperlicher und geistiger Anstrengung eine essenzielle →Aminosäure, ist doppelt falsch: Erstens ist Taurin keine Aminosäure, zweitens wird es im Körper gebildet und ist damit nicht essenziell. Neben dem im Stoffwechsel gebildeten Taurin bekommt der Körper ausreichende Mengen über die Nahrung *(Käse, Fleisch)*.

Wundersame Dinge sind von den „Energy Drinks" also nicht zu erwarten, und die anregende Wirkung ist mit einer Tasse Kaffee kostengünstiger zu haben.

Die **Kennzeichnung** von „Functional Food" unterliegt der Verordnung (EG) Nr. 1924/2006 über nährwert- und gesundheitsbezogene Angaben über Lebensmittel („Health-Claims-Verordnung"). Demnach muss der gesundheitliche Zusatznutzen bewiesen sein und darf nur mit einem bestimmten, festgelegten Wortlaut auf dem Etikett beschrieben werden. Eine sogenannte Positivliste mit zugelassenen Werbeaussagen ist als Anhang der Verordnung in Arbeit.

Befürworter halten „Functional Food" für eine einfache, billige und effiziente Methode, um die Gesundheitssituation zu verbessern. Kritiker befürchten dagegen, durch derartige Lebensmittel würde eine unausgewogene, einseitige Ernährung noch gefördert und es entstehe der Eindruck, natürliche Nahrungsmittel wären der Gesundheit weniger förderlich. Ob der Verzehr derartiger „funktioneller" Nahrungsmittel tatsächlich der Gesundheit förderlich ist oder ob ein Dauergebrauch womöglich schadet oder – außer zusätzlichen Ausgaben – einfach gar nichts bringt, ist noch offen.

Von der Margarine zum Arzneimittel

... So lässt sich denn auch kaum eines der hehren Versprechen der Functional-Food-Hersteller halten. Zu jeder Studie, die einem Lebensmittelzusatzstoff eine Wirkung bescheinigt, gibt es auch eine Gegenstudie. Eine Ausnahme bildet da die gut untersuchte „pro activ"-Margarine. Der Hersteller Unilever hat Millionen aufgewendet – schließlich konnte er beweisen, dass die in der Margarine enthaltenen Phytosterine tatsächlich den Cholesterinspiegel um gut zehn Prozent senken können. Allerdings bleibt offen, ob dadurch auch das Infarktrisiko sinkt. Das will Unilever auch gar nicht so genau wissen. Denn sonst müsste der Konzern seine Margarine als Arzneimittel verkaufen: ein langer und aufwendiger Zulassungsprozess wäre die Folge und „pro activ" gäbe es nur noch in der Apotheke.

Wie bei den meisten Produkten bleibt somit auch bei der Anti-Cholesterin-Margarine offen, worauf sich der Verbraucher einlässt. „Im Grunde wird ein Medikament als Lebensmittel verkauft", kritisiert der Ernährungspsychologe Pudel. „Wenn die Entwicklung so weitergeht, muss man künftig vor der Fahrt zum Supermarkt einen Arzt konsultieren."

Vor allem sei unklar, wie sich der Cholesterinsenker auswirkt, wenn man ihn jahrzehntelang mit Frühstück und Abendbrot zu sich nimmt. „Wir wissen viel zu wenig über die Langzeitwirkung", beklagt Biesalski [Prof. Dr. Hans Konrad Biesalski, Universität Hohenheim]. „Am besten für die Gesundheit ist es, vor dem Frühstück an seinen zu hohen Cholesterinspiegel zu denken, zum Supermarkt zu laufen, um sich die Phytosterin-Magarine zu kaufen, dort zu denken ‚Die ist mir zu teuer' und wieder zurückzulaufen."

Berndt, Christina, Utopia im Kühlregal. Süddeutsche.de, 4.10.2004, 16:03

Wenn Sie weiterlesen wollen

Schwerpunktthema Functional Food. In: Slow Food – Genießen mit Verstand, Heft 01-2009;

Brian, Marcus, O mega-gesund: Wie Functional Food unser Essen verändert. Stuttgart 2007;

Lindschinger, Meinrad, Karalus, Birte, Iss dich schön, klug und sexy mit Functional Eating. München 2007;

Wetzel, Stephanie, Puttkamer, Ileana von, Gesünder essen mit probiotischem Joghurt und Pflanzenzusätzen? Berlin 2005.

11 Lebensmittel aus fairem Handel

Lebensmittel aus fairem Handel sind für alle Verbraucher von Interesse, die ihre besonderen Qualitätsansprüche mit der Forderung nach mehr globaler Verantwortung für die Belange der Entwicklungsländer verbinden.

Ziel des fairen Handels

Ziel des fairen Handels ist es, wirtschaftlich und sozial benachteiligte Handelspartner – überwiegend Kleinbauern, auch Handwerker und Kleingewerbetreibende – in Afrika, Asien und Lateinamerika zu fördern, damit sich diese durch gerechte und verlässliche Handelsbeziehungen aus eigener Kraft einen angemessenen Lebensunterhalt sichern können. Die Partner des fairen Handels sind in der Regel in Selbsthilfegruppen oder in Genossenschaften organisiert. Ziel dieser Produzentenzusammenschlüsse ist es, Einkommensmöglichkeiten zu schaffen, Arbeitsbedingungen zu verbessern, eine gerechte Entlohnung anzustreben sowie die Emanzipations- und Demokratisierungsprozesse im jeweiligen Land zu aktivieren.

Die wichtigsten Kriterien im fairen Handel sind:

- Beratung bei der Produktentwicklung, angepasst an die regionalen Gegebenheiten,
- Förderung der Weiterverarbeitung und Verpackung im Erzeugerland,
- Preise, welche die Produktionskosten decken und darüber hinaus Spielraum für Entwicklungs- und Gemeinschaftsaufgaben lassen,
- langfristige Handelsbeziehungen,
- Förderung ökologischer Anbau- und Verarbeitungsmethoden.

Förderung des fairen Handels durch TransFair

TransFair (Verein zur Förderung des fairen Handels mit der „Dritten Welt“ e. V.) vergibt als unabhängige Institution seit 1993 die Lizenz für das Fairtrade-Siegel. Importeure, weiterverarbeitende Betriebe und Handelsunternehmen, die Waren mit diesem Siegel kennzeichnen wollen, müssen sich an die Kriterien des fairen Handels halten. Sie bezahlen für die Nutzung des Siegels eine zusätzliche Lizenzgebühr, der Erlös der Produzenten wird dadurch nicht geschmälert. Für Produkt- und Preisgestaltung, Vermarktung und Absatz sind die Unternehmen selbst verantwortlich.

Neben TransFair Deutschland gibt es nationale TransFair-Organisationen auch in Österreich, Luxemburg, Italien, USA, Kanada und Japan. Dazu kommt die „European Fair Trade Association (EFTA)“, ein Zusammenschluss einzelner Fair-Handelsgesellschaften in Europa (aus Deutschland die →Gepa und andere). Die nationalen TransFair-Organisationen und die EFTA sind zu TransFair International zusammengeschlossen. Träger von TransFair Deutschland sind etwa 40 Organisationen aus den Bereichen Entwicklungspolitik, Kirche, Sozialarbeit, Verbraucherschutz, Bildung und Umwelt. Die Max-Havelaar-Stiftungen vergeben Siegel des fairen Handels in den Niederlanden, der Schweiz, in Frankreich, Belgien und Dänemark, entsprechend die „Fair Trade Foundation“ in Großbritannien.

Mit dem Fairtrade-Siegel werden den Verbrauchern hohe Qualitätsstandards für Kaffee, Tee, Schokolade, (Instant-)Kakao, Orangen- und Fruchtsaft, Wein, Datteln, Bananen, Bon-

Fairtrade-Siegel

Gepa-Logo

bons, Zucker, Rohzucker, Schokolade, Reis, Quinoa (Pseudogetreide), Gewürze, Kekse, Speiseeis (außerdem *Blumen, Baumwolle*) zugesichert, da gerade Kleinbauernfamilien ihre Pflanzungen und Betriebsmittel aus existenziellen Gründen besonders pflegen und die Waren zu etwa 40 % aus →ökologischem Anbau stammen.

Regelmäßige Kontrollen, die aus Lizenzgebühren, Mitgliedsbeiträgen und projektgebundenen Zuschüssen finanziert werden, garantieren, dass nur solche und so viele Waren unter dem Fairtrade-Siegel verkauft werden, wie auch zu „fairen" Bedingungen eingekauft wurden, und dass die Erlöse tatsächlich bei den Erzeugern in der „Dritten Welt" ankommen. Außerdem bietet TransFair eine intensive Bildungs- und Öffentlichkeitsarbeit. Lebensmittel mit dem Fairtrade-Siegel werden in Deutschland hauptsächlich von der **Gepa** („Gesellschaft zur Förderung der Partnerschaft mit der Dritten Welt" mbH) importiert und vermarktet.

Die **Gepa** (gegründet 1975) ist die erste Fairtrade-Organisation in der Bundesrepublik Deutschland und heute das größte europäische Unternehmen des fairen Handels. Handelspartner der Gepa in Deutschland sind Privathaushalte (Katalogversand), Großverbraucher wie Gaststätten, Hotels, Kantinen *(Bundestagskantine)* sowie Handelszentralen, Warenhäuser, 800 Weltläden und 22 000 Supermärkte.

Die Realisierung des Fairtrade-Konzepts am Beispiel „Kaffee"

Kaffee war 1993 das erste Lebensmittel in Deutschland mit dem Siegel für fairen Handel. Zum Sortiment fair gehandelter Lebensmittel gehören heute etwa 100 verschiedene Sorten Kaffee – *„magenmild", „entkoffeiniert", „Espresso"* –, die zu über 50 % aus ökologischem Anbau stammen (daneben werden u. a. auch etwa 30 Sorten Tee – *Darjeelings, Ceylons, Assams, Grüntees* – angeboten).

Die Kleinbauerngenossenschaften erhalten über den fairen Handel stets höhere Einkommen als über den konventionellen Handel und können außerdem genossenschaftliche Investitionen im Bildungs-, Sozial- und Gesundheitswesen und im Bereich der Ökologie (ökologischer Anbau) vornehmen.

Die TransFair-Richtlinien sehen vor:

- Fair gehandelter Kaffee muss unter Ausschaltung der lokalen Zwischenhändler direkt bei den Kleinbauerngenossenschaften eingekauft werden.
- Bei niedrigen Weltmarktpreisen erhalten die Genossenschaften einen Mindestpreis.
- Bei Anstieg der Börsenkurse über diesen Wert, unabhängig von der Höhe des Kursanstiegs, wird ein fester Entwicklungsaufschlag gezahlt.
- Die im Kaffeehandel geläufigen Aufschläge für besonders hochwertige Rohkaffees („Differentials") werden auch im fairen Handel erhoben; diese dürfen nicht mit den TransFair-Aufschlägen verrechnet werden.

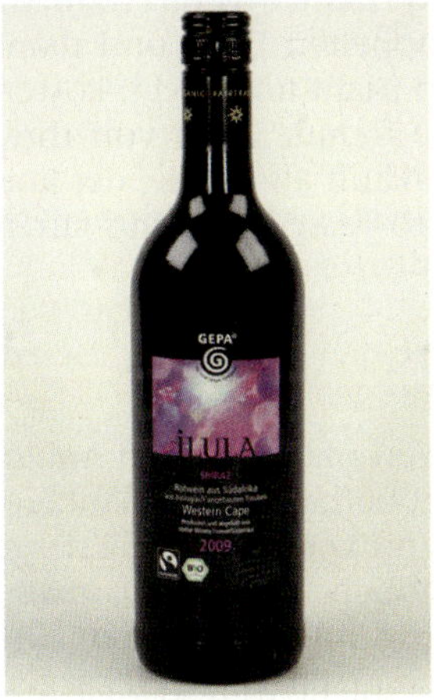

Wein aus fairem Handel

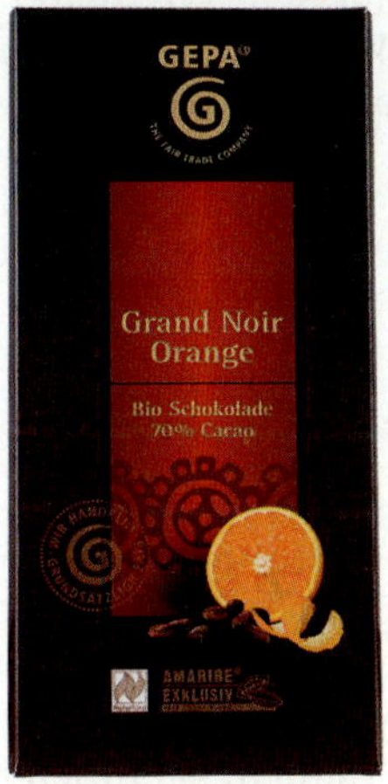

Schokolade aus fairem Handel

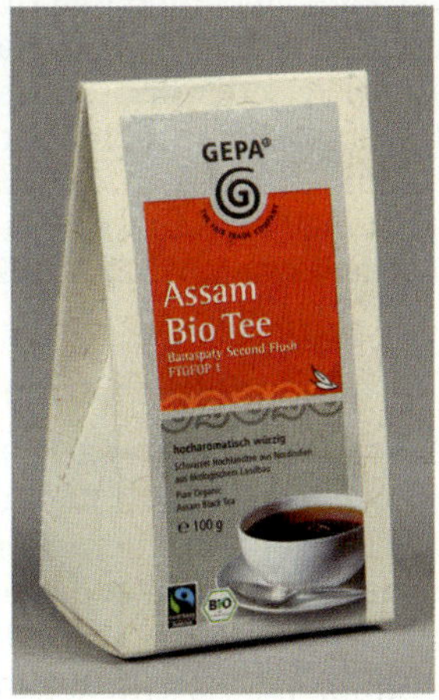

Tee aus fairem Handel

Preiskalkulation anhand des Biokaffees von CEPCO, Mexiko, und des gerösteten Bio Café Orgánico (Stand August 2007)

Biokaffee aus Mexiko, CEPCO:

Auszahlung an den Bauern für Rohkaffee	**1,20 €**	**rund 80 % des F.O.B-Preises**
Genossenschaftsanteil (inkl. Entwicklungsaufschlag und Bioprämie)	0,31 €	Seminare und Sparfonds, Aufbereitung, Transport in Mexiko und Export
Preis auf der Basis von 573 g Rohkaffees, der für 500 g Röstkaffee benötigt wird.	**1,51 €**	**Preis ab Hafen Mexiko**
Beschaffungskosten, Rösten und Verarbeiten	0,59 €	Fracht, externe Lagerkosten
Kaffeesteuer	1,10 €	
Siegel-Gebühren	0,36 €	TransFair, Naturland
Einkaufspreis	**3,56 €**	
GEPA	2,03 €	GEPA Lager und Versand, Einkauf, Produktmanagement, Verwaltung, Information, Vertrieb zentral und regional
Skonto 2 % und Spanne Einzelhandel	1,31 €	
Mehrwertsteuer	0,48 €	
	7,38 €	**empf. Verkaufspreis für 1 Pfund Bio Café Orgánico**

Quelle: Gepa 2010

Der Preis für Rohkaffee unterliegt auf dem Weltmarkt starken Schwankungen. Produzenten, die an den Fairen Handel verkaufen, erzielen etwa den doppelten Erlös und damit einen Preis, der den auf dem Weltmarkt üblichen Schwankungen nicht unterliegt, kostendeckend ist und den Produzenten die Möglichkeit bietet, ohne fremde Hilfe von ihren Produkten zu leben. Röstkaffee aus fairem Handel wird teurer verkauft als Kaffee, der konventionell erzeugt und vermarktet wird. Der Verbraucher zahlt pro Tasse Kaffee aus fairem Handel etwa 0,015 bis 0,02 € mehr.

Fair gehandelter Kaffee aus ökologischem Anbau

Über die Hälfte des fair gehandelten Kaffees stammt aus kontrolliert ökologischem Anbau. Im konventionellen Kaffeeanbau – in Monokulturen auf bis zu 1000 ha großen Plantagen – werden immer mehr künstliche Dünge- und Schädlingsbekämpfungsmittel zur Ertragssteigerung eingesetzt. Dabei zwingt der Wettbewerbsdruck letztendlich auch Kaffeeanbauer auf kleineren Plantagen, derartige Mittel zu verwenden. Bei dem oft unsachgemäßen Chemieeinsatz und den unzureichenden Schutzmaßnahmen für die Kaffeebauern, Plantagenarbeiter und Familien in den Erzeugerländern sind die gesundheitlichen Folgen häufig verhängnisvoll. Boden und Gewässer werden ebenfalls belastet.

Kaffeeanbau nach ökologischen Methoden, ermöglicht durch die höheren Erlöse im fairen Handel, bietet eine Alternative zum „konventionellen" Anbau. Dabei gelten die folgenden Grundregeln:

- Auswahl des Saatgutes bzw. der Kaffeesetzlinge unter dem Gesichtspunkt der Widerstandsfähigkeit gegen Schädlinge und Krankheiten;
- Anbau von Mischkulturen: Mitnutzung der Fläche, z. T. im Fruchtwechsel, für weitere Nutzpflanzen *(Bananen, Ananas, Papayas, Gewürzpflanzen)* und für den eigenen Bedarf an Nahrungsmitteln, Erhaltung von Schattenbäumen;
- Verzicht auf künstliche Düngung und Schädlingsbekämpfung, Bevorzugung handwerklicher Pflege *(Zurechtschneiden, Handjäten),* Düngung mit natürlichen Stoffen, Einarbeiten von Gründüngungspflanzen;
- Anlage von Terrassen in Hanglagen zur Bekämpfung von Bodenerosion.

Wenn Sie weiterlesen wollen

Brück, Claudia, Fairtrade trotzt dem Wirtschaftsklima – 50 % Umsatz-Plus, Köln 2009;

Brück, Claudia, Neue Tendenzen im Fairen Handel, Köln 2007;

TransFair e. V., Köln (Hrsg.), Geschichten mit Genuss. 10 Jahre Partner im Fairen Handel. Köln 2003.

12 Regionale und traditionelle Lebensmittel

Auf Reisen merkt man es deutlich: bekannte Markenartikel beherrschen mittlerweile europa- und z. T. weltweit die Supermärkte, die ihrerseits mitunter dieselben Namen tragen wie zu Hause. Wird der Mensch zum Einheitskonsumenten?

Ein Gegentrend ist schon da: die Rückbesinnung auf regionale und traditionelle Lebensmittel.

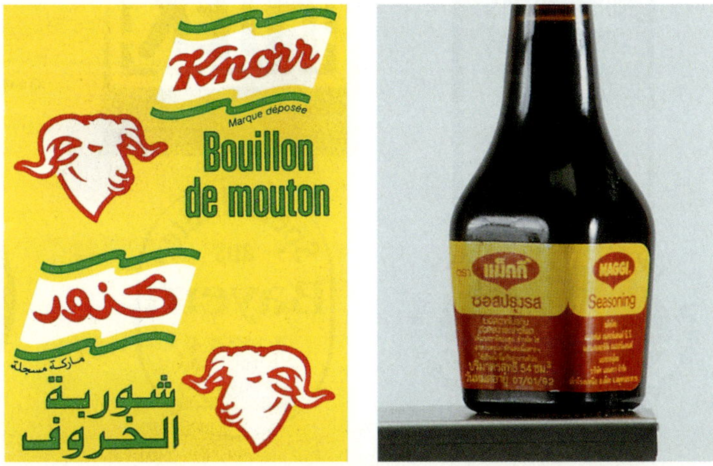

Internationale Marken aus Nordafrika (links) und Thailand

Im Urlaub reizt viele Reisende das Unbekannte, möchten sie sich fremdländischen Genüssen hingeben, anstatt mit Wurst und Semmel Brotzeit zu halten oder sich an Schnitzel mit Kartoffelsalat zu laben. Und so suchen sie vor allem nach Speisen und Getränken, die für das Land oder eine Region typisch sind und ohne die der Urlaub nur das halbe Erlebnis wäre (andere wiederum möchten „die Heimat ins Urlaubsland mitnehmen", d. h. auch dort nicht auf gewohnte Speisen und Getränke verzichten).

Bei allen Tendenzen zur Globalisierung *(Gemeinsamer Europäischer Markt, internationaler Warenaustausch, zunehmende Reisetätigkeit)* legen Verbraucher Wert auf ein Stück Heimat. Sie schätzen Lebensmittel, die in ihrer Region schon immer auf eine ganz bestimmte Weise und aus ganz bestimmten Zutaten hergestellt werden, weil nur diese den von Kindheit an vertrauten, unverwechselbaren Geschmack aufweisen. Auch die Verbundenheit mit der Region, der Wunsch, vor Ort Arbeitsplätze sichern zu helfen und durch kurze Transportwege die Umwelt zu schützen, spielen eine Rolle.

Fündig wird man auf der Suche nach Erzeugnissen aus der Region – ob zu Hause oder im Urlaub – vor allem auf Märkten und in kleinen Lebensmittelläden *(Bäcker, Metzger)*. Im Supermarkt helfen neben dem Blick auf die →Herstellerangabe vor allem herausgehobene →Herkunftshinweise auf dem Lebensmitteletikett den Verbrauchern bei der Auswahl. Zunehmend werben auch Supermarktketten gezielt mit Produkten aus der Region bzw. aus dem jeweiligen Bundesland.

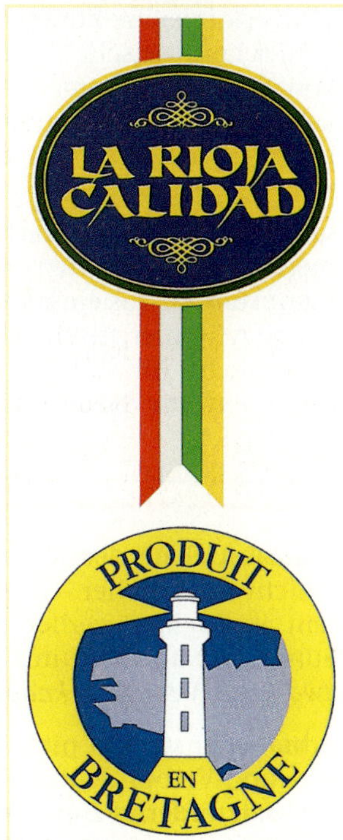

Regionale Herkunftszeichen: Rioja (E), Bretagne (F)

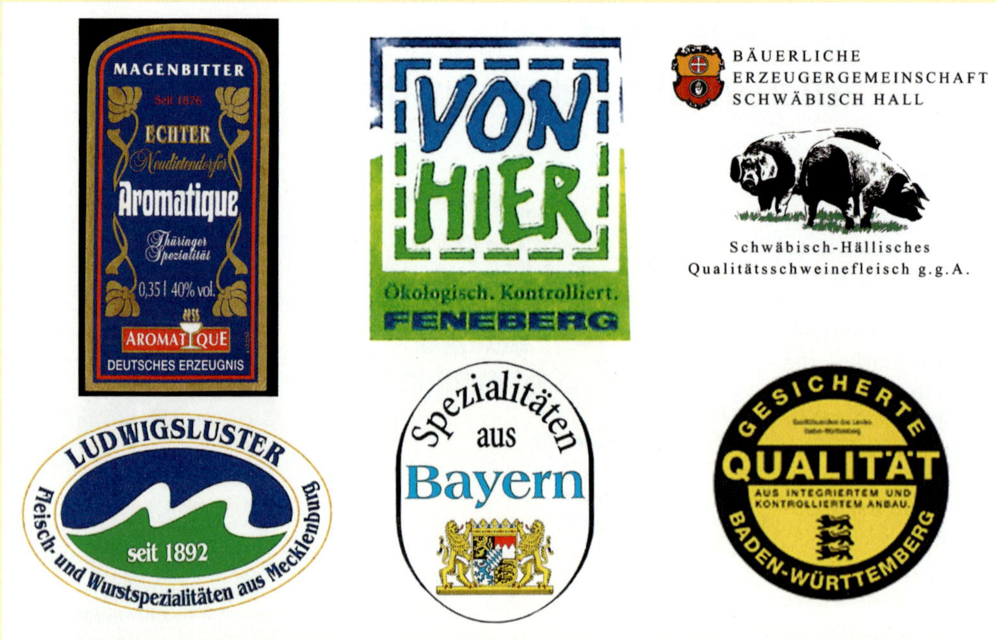

Werbung für Lebensmittel aus der Region bzw. aus verschiedenen Bundesländern

„Die erfolgreiche Zusammenarbeit von Erzeugern, Verarbeitern und Vermarktern regionaler landwirtschaftlicher Produkte zeigt sich beispielhaft an dem Öko-Dachmarkenkonzept aus Kempten im Allgäu. Unter der Handelsmarke ‚Von Hier' vermarktet das Lebensmitteleinzelhandelsunternehmen Feneberg als Partner der Landwirtschaft ökologisch erzeugte Produkte aus der Region. (...)

Das ‚Von Hier'-Projekt erschließt für biologisch erzeugende Landwirte langfristig Absatzwege für die Vermarktung ihrer Produkte und bietet den Käufern ein breites Sortiment an kontrollierten ökologischen Lebensmitteln. Das Einmalige: Das gesamte Sortiment stammt aus einer Region – dem Allgäu – und wird dem Verbraucher in konstanter Qualität immer frisch angeboten. Es reicht von Molkereiprodukten über Fleisch und Getreide bis hin zu Obst, Eiern, Gemüse sowie Brot und Backwaren. In Kürze wird das Sortiment um die Produkte Bier, Wein, Nudeln sowie Geflügel- und Schweinefleisch erweitert."

Aus: CMA Spezial-Pressedienst Nr. 6 – Januar 2000

Lebensmittel aus der Region zu bevorzugen gilt auch als ein Gebot der Vernunft: Die Ware ist nicht nur frischer – was angesichts moderner Transportmöglichkeiten jedoch als Argument an Zugkraft verliert –, sondern hat vor allem einen höheren →ökologischen Wert. Räumliche Nähe bedeutet kürzere Transportwege und damit geringere Umweltbelastungen *(etwa durch Verbrauch knapper Mittel, Entstehung von Luftschadstoffen und Lärm).*

Verbraucher suchen nicht nur nach geografischer Nähe, sondern auch nach emotionaler Nähe und Verbundenheit (→psychologischer Wert). Das machen sich Hersteller und Handel absatzfördernd zunutze, indem sie nicht nur „Produkte aus der Heimat" werbewirksam anpreisen, sondern auch den persönlichen Bezug zum – mitunter sogar weit entfernten – Erzeuger herstellen. Indem man auf verschiedene Weise *(Nennung von Namen, Telefonnummer*

(Fortsetzung auf S. 441)

Natur als der Raum lokaler Produzenten

Viele Menschen sind sich darin einig, dass biologische Nahrungsmittel naturnäher sind, dass sie weniger Schadstoffe enthalten. Sie stellen also Natur in einer besonders reinen Form dar.

Diese Nahrungsmittel werden nun auch von besonderen Herstellern produziert: kleinen Produzenten, die in überschaubaren Räumen wirtschaften und ihre Produkte in der Nähe absetzen. Dies betrachten wir als etwas sehr Wünschenswertes bei Lebensmitteln, wird diesen kleinen Produzenten doch eine wesentlich moralischere Gesinnung unterstellt als Konzernen oder Großbetrieben. Man nimmt an, dass sie in kleinen, funktionierenden Gemeinwesen und in intakten Familien leben, die wenig von der Mentalität der Marktkulturen an sich haben. Hinter dieser Vorstellung steht eines unserer kulturellen Ideale: Wir wünschen uns zum gegenwärtigen Zeitpunkt Produkte, von denen wir wissen, unter welchen Bedingungen sie produziert worden sind. Wir möchten ein Produkt zu seinem Produzenten und zu dem Raum und der Zeit, in der es produziert wurde, zurückverfolgen können.

(…) Ein Teil dieser Produkte wird von Bauern direkt vermarktet. Man kann sie bei ihnen auf dem Bauernhof, auf Bauernmärkten oder in speziellen Bauernläden kaufen, eine Tatsache, die manche Konsumenten sehr schätzen – sie erleben dabei ganz real die Welt, die sie sonst nur aus der Werbung kennen. (…) Es ist die heimelige Geborgenheit, das Aufgehobensein in einer Gemeinschaft, das diese Vorstellung so anziehend macht, das Gefühl, hier eine echte moralische Gesinnung anzutreffen.

(…) Bleibt zu fragen, warum diese Marken und Produkte, denen man hohe Sympathiewerte zuschreibt, dennoch über relativ bescheidene Marktanteile verfügen. Zum einen liegt das daran, dass sie zwangsläufig etwas teurer sind und dass man fürchtet, Einbußen an Geschmack oder Bequemlichkeit hinnehmen zu müssen. Zum anderen aber erleben viele Konsumenten diese Marken und Produkte als Protestzeichen gegen die Industriekultur, was sie in einem gewissen Sinne auch sind. Die Gruppe der Menschen, die unsere Marktkultur tatsächlich ablehnen, ist jedoch relativ klein.“

Quelle: Helene Karmasin, Die geheime Botschaft unserer Speisen. Was Essen über uns aussagt. Köln 2001, S. 253–258

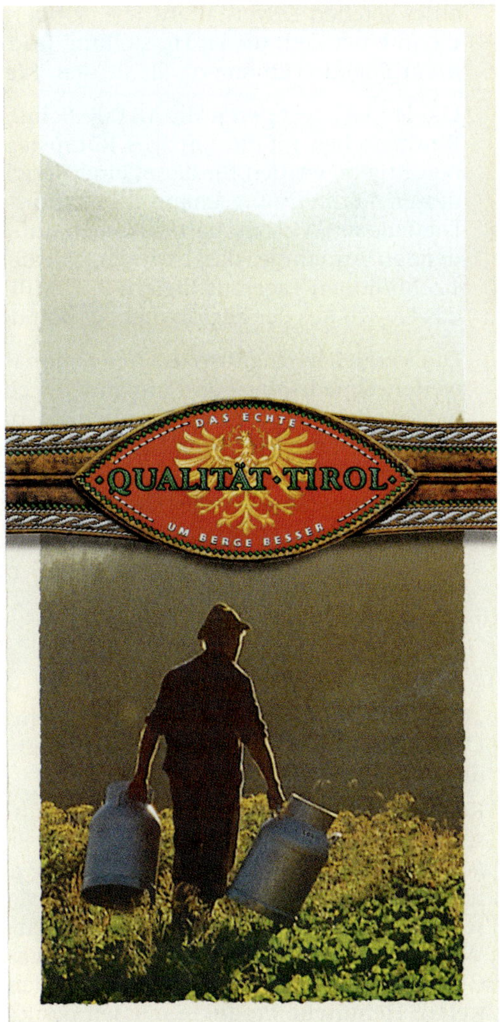

Werbebotschaft mit regionalem und traditionellem Bezug

?!

Die Absurdität der Kartoffel

Lebensmittel sind Ökosünder, wenn sie nicht regional erzeugt werden – Der Lebensstil der weiten Wege vergeudet Energie und zerstört die Biosphäre

Das Absurde offenbarte sich mir im Gemüseregal eines irischen Supermarktes: Kartoffeln für das klassische Kartoffelland aus Zypern! Als ich sie befingerte, gaben etliche von ihnen schon nach – erste Fäulnis. Sie signalisierte eine andere, weit fortgeschrittenere: die Fäulnis eines Lebensstils der weiten Wege, der suchtartigen Vergeudung von Energie und der Vergiftung der Biosphäre mit den Emissionen des Schwerverkehrs.

An einem in der Rhön auf dem Wirtshaustisch landenden argentinischen Rumpsteak und seinen ähnlich transportintensiven Beilagen wie Pommes frites machten Wissenschaftler der Fachhochschule Fulda nicht nur den ganzen wirtschaftlichen Unsinn eines solchen Essverhaltens fest, sondern auch das von ihm verursachte ökologische Elend einer Zeit, die zu Herstellung und Transport vieler Lebensmittel um die Hälfte mehr Energie verbraucht, als sie dem Menschen liefern.

Die Fuldaer rechneten die 18 000 Schiffs- und LKW-Kilometer dieses argentinischen Rindfleisches auf ein einziges Rumpsteak zurück: 84,15 Meter. Um diese Strecke zu bewältigen, werden für dieses eine Gericht 32,5 Milliliter Dieselkraftstoff benötigt, bei dessen Verbrennung knapp 86 Gramm des Treibhausgases Kohlendioxid entstehen. Die Fuldaer Wissenschaftler kamen auf 185 000 kg/Jahr Kohlendioxid unter der moderaten Annahme, dass von den jährlich zwei Millionen Übernachtungsgästen und 1,5 Millionen Tagesausflüglern 2,15 Millionen Fleischgerichte verzehrt würden. Käme das Fleisch aus der Region, beliefe sich der CO_2-Ausstoß auf einen Bruchteil davon.

Die Vergleiche zugunsten einer regionalen Kreislaufwirtschaft ließen sich leicht um weitere Schadstoffe – und um andere Lebensmittel als Fleisch – vermehren. Durch die Regionalisierung der Versorgung mit Grundnahrungsmitteln, gestützt auf eine ökologisch orientierte, auf Direktvermarktung setzende Landwirtschaft könnte der Entwicklung gegengesteuert werden, dass heute in Europa 95 % der Waren- und Kapitalströme in großräumigem Austausch zirkulieren und nur noch fünf Prozent in der Region verbleiben.

Nach: Horst Stern, Die Absurdität der Kartoffel. In: DIE WOCHE vom 2. Juni 1995

„Die Globalisierung der Märkte ermöglicht eine ganzjährige Verfügbarkeit von frischem Obst und Gemüse. Viele Gründe sprechen jedoch dafür, saisonale und heimische Produkte zu bevorzugen. (...)

Kurze Transportwege heimischer Lebensmittel zum Verbraucher minimieren die Nährstoffverluste. Der Vitamin-C-Gehalt von Erbsen, die nach der Ernte zwei Tage bei 20 °C gelagert wurden, sinkt von 22 auf 14 mg pro 100 g. Erdbeeren büßen schon kurze Zeit nach dem Pflücken nicht nur Vitamin C, sondern auch Duft, Aroma und damit Geschmack ein. Beim Transport kann es zu Kühlunterbrechungen kommen, z. B. beim Wechsel vom Flugzeug oder Schiff auf Lastwagen. Wird kälteempfindliches Obst und Gemüse, wie solches aus südlichen Ländern, falsch gelagert, können Kälteschäden auftreten. Heimische Produkte müssen dank kurzer Transportwege nicht vor Verderb geschützt werden ..."

Aus: CMA Spezial-Pressedienst Nr. 10 – März 2000

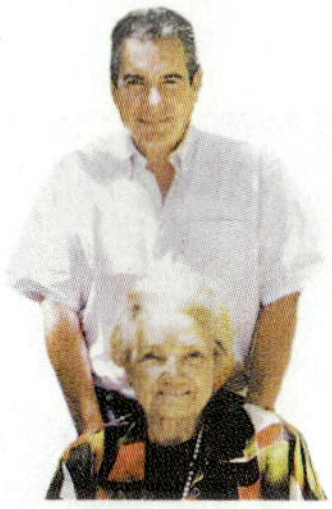

„Domaine de Grangeneuve"

1964 sind Odette Bour und ihr Mann Henri gezwungen, ihr prachtvolles Weingut, in sechs Generationen der steinigen Erde Algeriens abgerungen, aufzugeben und ihre Heimat zu verlassen. Henri ist 54 Jahre, Odette 52 Jahre alt. In der Nähe der Ortschaft Roussas, inmitten der Rhône-Herkunftsbezeichnung Tricastin, kaufen sie 64 Hektar Wüste und eine Ruine. Daraus wird die „Domaine de Grangeneuve". Die Bours zeichnet nicht nur Zähigkeit und Pioniergeist aus. Kompromissloses Qualitätsdenken hat sie an die Spitze der 2 000 Hektar umfassenden Appellation Tricastin gebracht. Kein Wein dieser Herkunftsbezeichnung wird öfter prämiert, zitiert und beschrieben als ihr „Domaine de Grangeneuve"…

(Quelle: 25 Jahre Jacques Weindepot)

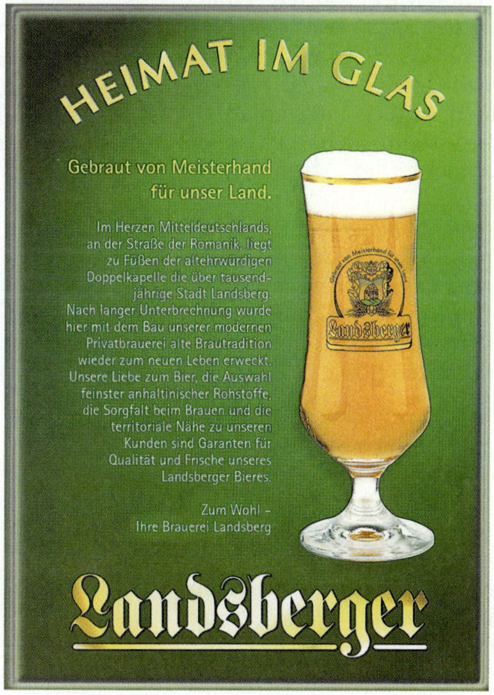

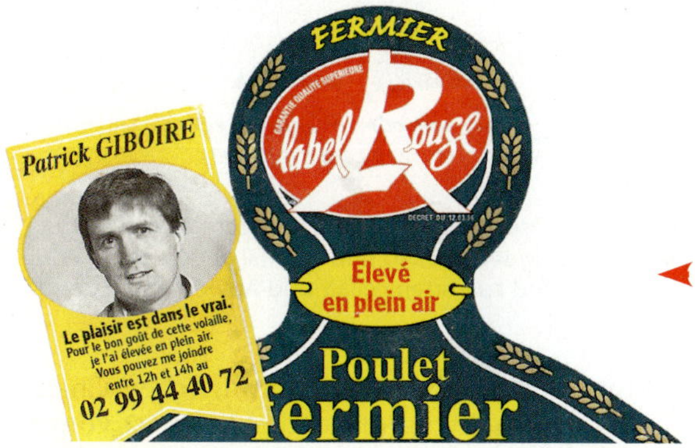

Auf dem Aufkleber klärt der Geflügelmäster Patrick Giboire seine Kunden auf: „Das Vergnügen liegt im Wahren. Für seinen guten Geschmack habe ich dieses Geflügel im Freiland aufgezogen. Rufen Sie mich zwischen 12 und 14 Uhr an: Tel. …"

Nähe schafft Vertrauen: Wein mit Familienanschluss (oben links), Bier mit Heimat (oben rechts), Wahres Geflügel (unten links)

und Sprechstunden; Details über Produktionsumstände und -verfahren, Ausgangsmaterialien) Vertrautheit erzeugt, wirbt man gleichzeitig um Vertrauen in Qualität und Sicherheit der Produkte.

Zu beobachten ist auch eine verstärkte Hinwendung der Verbraucher zu althergebrachten, traditionell hergestellten Lebensmitteln. Diese Nostalgie hat ihren Grund: Einseitig auf hohen Ertrag, gute Verarbeitbarkeit sowie Robustheit während Transport und Lagerung ausgerichtete Anforderungen haben – ebenso wie vorwiegend an Äußerlichkeiten orientierte Qualitätsnormen – beispielsweise bei Obst und Gemüse dazu geführt, dass im Handel immer weniger Sorten einer Art *(bei Äpfeln nur noch etwa 10 von ursprünglich etwa 200)* anzutreffen waren bzw. noch sind. Häufig entsprechen diese nicht dem Geschmack der Verbraucher *(blasse, wässrige Tomaten; große aromaarme Erdbeeren; grobschalige, säurearme, fade schmeckende Äpfel)*. Auch ihr ernährungsphysiologischer Wert lässt nicht selten zu wünschen übrig.

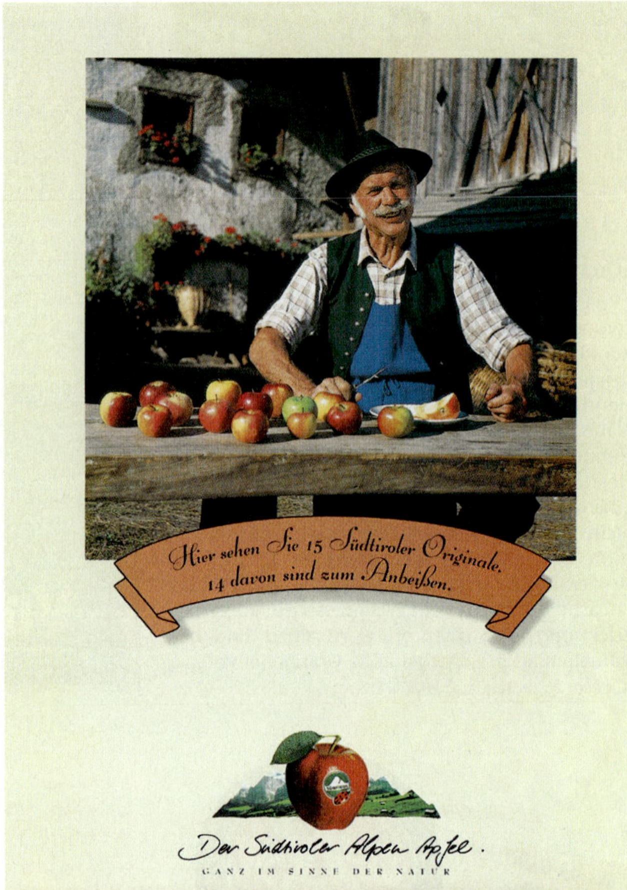
Hier sehen Sie 15 Südtiroler Originale.
14 davon sind zum Anbeißen.
Der Südtiroler Alpen Apfel.
GANZ IM SINNE DER NATUR

„Warum es bei uns noch Originale gibt, die zum Anbeißen gut aussehen, einzigartig schmecken und 14-mal anders sind? Weil der Verbrauchertrend zu Sortenvielfalt und Abwechslung geht."

Diese Entwicklung hat zu einer Rückbesinnung der Verbraucher auf alte, fast ausgestorbene Nutzpflanzen geführt, die häufig besonders aroma- oder vitaminreich sind. So wurden *Goldparmäne, Quitte, Pastinake, Dinkel, Buchweizen, Vogelbeere, Hagebutte, Löwenzahn, Bärlauch, Schafgarbe* vor der Vergessenheit bewahrt.

Ein analoger Trend ist auch bei verarbeiteten Lebensmitteln *(Brot, Brötchen, Wurst, Käse)* zu beobachten. So fragen Verbraucher zunehmend wieder Produkte nach, die aus wenigen Zutaten nach bewährten, traditionellen Verfahren hergestellt sind *(herkömmliches Sauerteigbrot)* und sich durch ihren ursprünglichen Charakter (z. T. noch unterstrichen durch ein „wie handgemacht" anmutendes Äußeres) vom Massenangebot an uniformierten hochverarbeiteten, in Geschmack und Konsistenz „optimierten" Lebensmitteln abheben.

Wenn Sie weiterlesen wollen

Kaube, Jürgen, Lob der Regionalliga – Kleine Soziologie der bodenständigen Küche. In: Cotta's Kulinarischer Almanach No. 16. Stuttgart 2008, S. 14–23;

Karmasin, Helene, Die geheime Botschaft unserer Speisen. Was Essen über uns aussagt. Köln 2001.

13 Der Weg zu einem zukunftsfähigen Ernährungsstil

Die gegenwärtige Situation auf der Welt ist gekennzeichnet durch eine Reihe von Fehlentwicklungen, die sich auch auf das Feld der Ernährung erstrecken und immer mehr zu einer Bedrohung für die Lebensqualität oder sogar für das Überleben künftiger Generationen werden:

- Die zivilisatorischen Aktivitäten der Menschen rufen Belastungen hervor, die zu globalen Umweltproblemen *(Klimaveränderungen, fortschreitende Verschmutzung von Wasser, Boden und Luft)* führen. Beispiele aus dem Ernährungsbereich sind der Ausstoß von sogenannten Treibhausgasen, zur Hälfte durch die Landwirtschaft und dort vor allem durch die Tierproduktion verursacht, der Verbrauch von Material und Energie, z. B. durch energieintensive Verarbeitung und durch Transporte, sowie der Anteil der Lebensmittelverpackungen am Müllaufkommen. Größte Verursacher solcher Belastungen sind die Industrieländer.
- Jahrhundertelange koloniale Unterdrückung und die weiterhin ungleichen Austauschbedingungen im Welthandel haben zu einem krassen Wohlstandsgefälle zwischen Entwicklungs- und Industrieländern geführt. So sind die Entwicklungsländer beispielsweise gezwungen, Rohstoffe, Nahrungs- und Futtermittel auf dem Weltmarkt zu sinkenden Preisen abzusetzen, während sie selbst für Importe an benötigten Fertigerzeugnissen immer mehr bezahlen müssen. Dieses Missverhältnis ist neben anderen Ursachen der Grund für die extreme Verschuldung dieser Länder.
- Die staatliche Förderung der Exportproduktion *(Kreditprogramme, garantierte Preise, Bereitstellung von Dünger und Saatgut)* sowie subventionierte Lebensmittelimporte aus Industrieländern machen es für die Bauern in den Entwicklungsländern wenig lohnend, Nahrungsmittel für den eigenen Verbrauch oder den lokalen Markt zu produzieren. Für große Teile der Landbevölkerung bedeutet dies den Verlust der bäuerlichen Existenz. Damit verbunden sind Landflucht, Verstädterung und zunehmende Verelendung.
- Die Produktion tierischer Nahrungsmittel in den Industrieländern auf der Basis billiger Futtermittelimporte aus den Entwicklungsländern stellt zugleich eine ungeheure Verschwendung von Nahrungsressourcen dar. Immerhin werden 7 Kilokalorien aus pflanzlichen Futtermitteln gebraucht, um eine Kilokalorie aus tierischen Lebensmitteln zu erzeugen. So produzieren die Industrieländer – ermöglicht durch hohe Subventionen – erhebliche Nahrungsmittelüberschüsse und entziehen den Entwicklungsländern zunehmend ihre Nahrungsgrundlage.
- In Europa fördert eine verfehlte Subventionspolitik den „agrarindustriellen Komplex" und vernichtet zugleich immer mehr bäuerliche Existenzen, vor allem kleine und mittlere Betriebe, die am Missverhältnis von Aufwand und Ertrag scheitern. Sinkende Erzeugerpreise zwingen dazu, immer mehr immer billiger zu produzieren.
- Während in den Entwicklungsländern Mangel und Unterernährung an der Tagesordnung sind, nehmen in den Industrieländern sogenannte Zivilisationskrankheiten *(Herz-Kreislauf-Erkrankungen, Diabetes, Gicht, Übergewicht)*, verursacht durch Bewegungsarmut, Über- und Fehlernährung, Stress und Genussmittelkonsum, zu. Sie verursachen hohe, weiter ansteigende Kosten für das Gesundheitswesen und führen zu einer Verschlechterung der Lebensqualität, insbesondere im höheren Alter.

Die Nachfrage der Verbraucher in den Industrieländern nach möglichst billigen und „bequemen" Lebensmitteln und das wirtschaftliche Interesse der Produzenten, Lebensmittel möglichst kostengünstig herzustellen, haben „Food-Designern" ein reiches Betätigungsfeld eröffnet. Mit etwas Geschick schaffen sie es, auch aus weniger hochwertigen Zutaten (→*PSE-Fleisch, Fleischabschnitte, Fischreste),* Aroma und reichlich →Zusatzstoffen *(Verdickungsmittel, Farbstoffe, Geschmacksverstärker)* vermarktungsfähige Lebensmittel herzustellen. Dabei handelt es sich in der Regel um hochverarbeitete Produkte mit hohem →Convenience-Grad. Diese sind ernährungsphysiologisch oft wenig wertvoll, sehen aber attraktiv aus und werden von vielen Verbrauchern als zwar nicht aufregend, aber durchaus essbar empfunden. Da die traditionelle Speisenzubereitung aus mehr oder weniger unverarbeiteten Zutaten gegenüber der Verwendung von Fertigerzeugnissen immer mehr in den Hintergrund tritt, kommt es somit in einem historisch sehr kurzen Zeitraum zu grundlegenden Veränderungen in der Nahrungsgrundlage und im Verzehrsverhalten, deren Konsequenzen nur schwer abzuschätzen sind.

?!

„Was schön ist, ist auch gut. So definiert unser Lebensmittelrecht Qualität. Wie sonst wäre es zu erklären, dass Obst kaum nach Geschmack, Nährstoffen oder Rückständen bewertet wird, sondern in erster Linie nach dem Aussehen? (...)

So weit das Lebensmittelrecht. Der Begriff der ‚Qualität' hat dort eine völlig neue Deutung erfahren, trefflich charakterisiert durch eine vertraute Redewendung: Außen hui – innen pfui! Das ist es offenbar, was Wirtschaft und Politik meinen, wenn sie versichern, unsere Lebensmittel würden höchsten Qualitätsansprüchen genügen. – Aber ist, was rechtens ist, auch richtig? Die meisten Käufer und Wähler verstehen unter Qualität etwas völlig anderes: ernährungsphysiologisch wertvoll, wohlschmeckend, rückstandsarm und im Einklang mit der Natur produziert.

Natürlich sind die Qualitätsprobleme bei unseren Lebensmitteln dem Kunden nicht verborgen geblieben: geschmacklose Kartoffeln, die beim Kochen glasiggrau werden, Schnitzel, so wässrig wie Tomaten, schnell gereifte Matjes ohne Aroma, Milch, die fault, statt zu säuern, oder fades Brot aus Backmischungen. In dieser prekären Situation schuf die Wirtschaft neue Qualitätssiegel, Premium-Logos und Prüfgarantien, um durch warmherzige Versprechen das Vertrauen und damit das Geld der Verbraucher zurückzugewinnen. Dabei wird kaum ein Kunstgriff ausgelassen, damit doch wieder alles beim Alten bleibt.

So wird in Richtlinien gern das Beachten von bereits bestehenden Rechtsvorschriften als Besonderheit ausgelobt. (...)

Das traditionelle Lebensmittelhandwerk verfügte über einen reichen Erfahrungsschatz, egal, ob bei den Rohstoffen, der Verarbeitung oder den Prüfmethoden, für die man mangels technischer Apparate oft das ‚richtige Näschen' brauchte. Dieses wertvolle praktische Wissen droht angesichts von abgehobenen Qualitätsdiskussionen in Vergessenheit zu geraten.

Auf der anderen Seite lassen es sich Food-Designer angelegen sein, überall dort zu sparen, wo es unserem Gaumen verborgen bleibt. Mit dem Eingesparten können dann die aufwendigen Werbekampagnen bezahlt werden, die das Publikum von der hohen Qualität der Ware überzeugen sollen."

Aus: Pollmer, Udo, Qualität. Außen hui – innen pfui. In: natur 9/98, S. 52–53

Die genannten Fehlentwicklungen zwingen zum Umdenken. Der Ernährungsstil der Zukunft sollte

- umweltfreundlich,
- ökonomisch sinnvoll,
- auf soziale Gerechtigkeit und bäuerliche Existenzsicherung bedacht,
- gesundheitsorientiert und nicht zuletzt
- genussvoll

sein. Das bedeutet für den Verbraucher:

- Verringerung des Fleischkonsums, stärker →laktovegetabil orientierte Ernährungsweise;
- Bevorzugung von ökologisch erzeugten Lebensmitteln;
- Bevorzugung von Lebensmitteln aus →fairem Handel mit den Entwicklungsländern;
- Bevorzugung regionaler und saisongerecht produzierter Lebensmittel;
- Bevorzugung von wenig oder mäßig verarbeiteten Lebensmitteln, weniger Fertigprodukte;
- Bevorzugung von umweltgerecht verpackten Lebensmitteln;
- Zubereitung schmackhafter Speisen aus hochwertigen Zutaten.

Wie und wovon man sich ernährt, ist Teil der Lebensweise. Ein zukunftsfähiger Ernährungsstil wird sich somit nur verwirklichen lassen, wenn man die Einsicht gewonnen hat, seine Lebensweise insgesamt so zu gestalten, dass das Leben auch für künftige Generationen lebenswert sein wird. Vor dieser Aufgabe steht die Menschheit und damit jeder Einzelne.

?!

„Im Grunde sind wir eine genussfeindliche Gesellschaft, deren Mitglieder es sich als moralisches Verdienst anrechnen, dass sie schlecht essen. Wem es nützen könnte, wenn wir uns mit Schund begnügen, darüber wird nicht nachgedacht. Bei anderen Gütern des gehobenen Lebensstandards, bei wirklichem Luxus, sind Deutsche längst nicht so sensibel. (…)

Wir haben nur dieses eine Leben, und das ist kurz. Wieso sollte ein intelligenter Mensch seine guten Seiten nicht genießen wollen? Wir sind in der glücklichen Lage, zwischen erstklassigen und miserablen Qualitäten wählen zu können. Ob wir zu den Kulturvölkern gehören, hängt auch davon ab, welche Entscheidung wir treffen.“(1)

„Zukünftig wird der Sinn eines Unternehmens nicht nur von Qualität oder gar vom Gewinn bestimmt sein, sondern von der Fähigkeit, für die Menschen insgesamt etwas zu tun, was für alle Menschen ‚Menschen-Qualität‘ besitzt. Das angebotene Produkt muss zukünftig auch Frieden stiften: u. a. ökologischen, menschlichen, sozialen, betrieblichen, ethischen Frieden.“(2)

Quellen: (1) Siebeck, Wolfram, Das Haar in der Suppe hab' ich nicht bestellt. Frankfurt a. M. 1999
(2) Wilkes, Malte W., in: Qualität. Zitate und Aphorismen. Königstein 1991

Wenn Sie weiterlesen wollen

Weizsäcker, Ernst-Ulrich von, Karlson Hargroves, Michael Smith, Faktor Fünf – Die Formel für nachhaltiges Wachstum. München 2010;

Rützler, Hanni, Was essen wir morgen? 13 Food Trends der Zukunft. Wien 2005;

Petrini, Carlo, Slow Food – Genießen mit Verstand. Zürich 2003;

Koerber, Karl von, Leitzmann, Claus, Vollwert-Ernährung – genussvoll, gesund, ökologisch, sozialverträglich. aid-Special 10, Bonn 2000[7];

Koerber, Karl von, Kretschmer, Jürgen, Der Anspruch auf Nachhaltigkeit im Ernährungsbereich. Wie zukunftsfähig ist unser Ernährungsstil? aid-Verbraucherdienst 4/99, S. 88–95.

Literaturverzeichnis

Ahrens-Azevêdo, U.; Günther, B.; Pletschen, R.; Schneider, G. (Hrsg.), Ernährungslehre – zeitgemäß praxisnah. Bad Homburg v. d. H. 2008

Arbeitsgemeinschaft der Verbraucherverbände (AgV) e. V. (Hrsg.),
- Ökologischer Landbau und Bioprodukte. Bonn, Verbraucher-Rundschau 9/95, Bonn 1995
- Schöne neue Zukunft – auch für Lebensmittel? Bonn, Verbraucher-Rundschau 1–2/97, Bonn 1997
- Nahrung aus dem Genlabor – Grundlagen, Nutzen, Risiken. Verbraucher-Rundschau 6/97, Bonn 1997

Arius, Claus, Guide zu Mineralwasser. Der Griff zu 225 Marken aus aller Welt. München 1999

Auswertungs- und Informationsdienst für Ernährung, Landwirtschaft und Forsten (aid) e. V. (Hrsg.),
- Schadstoffe in der Nahrung, Begleittext zum Foliensatz. aid-Verbraucherdienst informiert. Nr. 3156/1994. Bonn 1994
- Fit für den Sport … durch richtige Ernährung. Nr. 1234. Bonn 1995
- Ökologischer Landbau – Grundlagen und Praxis. Nr. 1070. Bonn 2001
- Fleisch und Fleischerzeugnisse. Nr. 1005. Bonn 1996
- Milch und Milcherzeugnisse. Nr. 1008. Bonn 1998
- Speisefette. Nr. 1012. Bonn 1998
- Vorratsschädlinge. aid-Verbraucherdienst informiert. Nr. 1075/1997. Bonn 1997
- Lebensmittelhygiene. aid-Verbraucherdienst informiert. Nr. 1360/1998. Bonn 1999
- Lebensmittel-Kennzeichnung: Die Zutatenliste. aid-Verbraucherdienst informiert. Nr. 1135/1998. Bonn 1999
- Vitamine und Mineralstoffe. aid-Verbraucherdienst informiert. Nr. 1364/1999. Bonn 2002
- Vollwertig essen und trinken nach den 10 Regeln der DGE. Nr. 1016. Bonn 2002[20]
- Convenience in der Küche – schnell, bequem, gesund? Nr. 1449. Bonn 2002
- Eier. Nr. 1069. Bonn 2003[11]
- Kartoffeln und Kartoffelerzeugnisse. Nr. 1003. Bonn 2002
- Unerwünschte Stoffe in Lebensmitteln. Verunreinigungen, Rückstände, Schadstoffe. Nr. 1391. Bonn 2003
- Vom Acker bis zum Teller: Lebensmittelsicherheit geht alle an. Nr. 1423. Bonn 2003

Bailey, Adrian, u. a., Enzyklopädie der Lebensmittel, Augenschmaus und Gaumenfreude. Weyarn 1996

Baltes, W., Lebensmittelchemie. Berlin/Heidelberg 1992

Benz u. a., Backwarenherstellung. Fachkunde für Bäcker. Hannover 1997

Berges, Ulrike, Energy Drinks – Zusatzstoffe bunt gemixt. In: UGB-Forum 5 / 2000, S. 276–277

Berges, Ulrike, Exotische Tees mit Wunderwirkung? In: UGB-Forum 2/2000, S. 81

Berges, Ulrike, Getränke mit heilender Kraft? In: UGB-Forum 3/1994, S. 155–158

Beythien, A.; Dreßler, E. (Hrsg.), Merck's Warenlexikon für Handel, Industrie und Gewerbe. Leipzig 1920[7]. Nachdruck: Recklinghausen 1996

Bielefeld, Jochen G., Der Käse-Kompass. München 1999

Birus, Thomas, Was macht die Tiefkühlpizza knusprig? Die wundersamen Zutaten der modernen Küche. Frankfurt am Main 2000[3]

Borneff, J., Borneff, M., Hygiene. Stuttgart, New York 1991

Brian, Marcus, O mega-gesund: Wie Functional Food unsere Essen verändert. Stuttgart 2007

Bundesinstitut für gesundheitlichen Verbraucherschutz und Veterinärmedizin (BgVV, Hrsg.), Lebensmittel und Gentechnik. 1998

Bundesverband der deutschen Süßwarenindustrie e.V., Süßwarentaschenbuch 1998

Bundesverband für Umwelt- und Naturschutz Deutschland (Hrsg.), BUNDmappe Gentechnik in Lebensmitteln

Bund für Lebensmittelrecht und Lebensmittelkunde (BLL) e. V. (Hrsg.), Zusatzstoffe in Lebensmitteln. Bonn 1997

Bürgin, Ralph, u. a., Seafood. Kochbuch und Lexikon von Fisch und Meeresfrüchten. Füssen 2008[10]

Classen, H-G.; Elias, P. S.; Hammes, W. P., Toxikologisch-hygienische Beurteilung von Lebensmittelinhalts- und -zusatzstoffen sowie bedenklicher Verunreinigungen. Berlin und Hamburg 1987

CMA (Hrsg.), Kennwort Milch. Viel Wissenswertes über die Milch. Bonn 1995

Delos, Gilbert, Biere aus aller Welt. Erlangen 2002

De Groot-Böhlhoff, Hilka; Farhadi, Jutta, In Sachen Ernährung. Haan-Gruiten 2008

Deutsche Gesellschaft für Ernährung (Hrsg.), Ernährungsberichte 1988, 1992, 1996

Deutsches Lebensmittelbuch, Leitsätze 2008. Hamburg 2009

Deutsches Teigwaren Institut, Nudeln machen glücklich. Gräfelfing o. J.

Deutsches Weininstitut (DWI) e. V. (Hrsg.), Seminar-Handbuch Deutsche Weine, Mainz 1995

DGE-Sektion Baden-Württemberg (Hrsg.), Was wir so alles trinken – Getränke in der Ernährung. Kernen 2004 – 2006 – 2008

Diehl, J. F., Chemie in Lebensmitteln. Weinheim 2000

Dominé, André, Culinaria Naturkost. 2 Bände, Köln 1996

Dossier Diäten, in: natur & kosmos, Heft 2/2000, S. 66–77

Dreyer, Eva-Maria, Essbare Wildpflanzen Europas. Stuttgart 2010

Dr. Oetker – Nudeln von A–Z. Bielefeld 2009

Eimler, Wolf-Michael; Kleinschmidt, Nina, Der Fleisch-Report. Hamburg 2000

Elmadfa, Ibrahim; Leitzmann, C., Ernährung des Menschen. Stuttgart 2004

Forschungsstelle „Gewürze" im Fachverband der Gewürzindustrie e.V., Kleine Gewürzkunde. Bonn o. J.

Füllgraff, G., Lebensmitteltoxikologie. Stuttgart 1989

GfK-Marktforschung, Ernährung und Kreativität 2000. Verbraucherstudie für Nestlé Deutschland AG. Nürnberg 1989

Gonder, Ulrike, Fett! Stuttgart und Leipzig 2009[4]

Gonder, Ulrike, Krebsprophylaxe durch Ernährung. Literaturstudie im Auftrag des Europäischen Institutes für Lebensmittel- und Ernährungswissenschaften e.V., Hochheim 1999

Gonder, Ulrike, Rohkost: nicht nur gesund. In: natur & kosmos 9/1999

Gonder, Ulrike; Kriener, Manfred, Braucht der Mensch Fleisch? In: natur & kosmos 6/2000

Gotta, Frank, Aus einem goldenen Apfel. Der Apfelwein – un was es driwwer zu saache gibt. Frankfurt a.M. 1987[2]

Greenpeace e.V. (Hrsg.), Essen ohne Gentechnik. Ein Ratgeber für gentechnikfreien Genuss. Hamburg 2009[11]

Grimm, Hans-Ulrich, Back und Dax, Neues aus der Aktienbäckerei. In: Klink, Vincent (Hrsg.), Cotta's kulinarischer Almanach 2000/2001. Stuttgart 1999, S. 9–19

Grimm, Hans-Ulrich, Die Entfremdung der Henne vom Ei. In: Klink, Vincent, und Stephan Opitz (Hrsg.), Cotta's kulinarischer Almanach 1998/99. Stuttgart 1997, S. 77–87

Grimm, Hans-Ulrich, Die Industrialisierung des Geschmacks. In: Klink, Vincent, und Stephan Opitz (Hrsg.), Cotta's kulinarischer Almanach 1996/97. Stuttgart 1995, S. 21–29

Grimm, Hans-Ulrich, Feuchte Nudel – Wie tolle Tüftler das Essen neu erfinden. In: Cotta's kulinarischer Almanach auf das Jahr 2001/2002. Stuttgart 2000, S. 14–26

Grösser, Helmut, Tee für Wissensdurstige. Gräfelfing 1995

Grundke, G.: Warenpflege Lebensmittel. Leipzig 1961

Grüner, Hermann; Metz, Reinhold, Der junge Koch – Die junge Köchin. Haan-Gruiten 2009[33]

Guatteri, Fabiano, Käse. Genuss und Vielfalt aus Europa. Klagenfurt 2007

Harris, Marvin, Wohlgeschmack und Widerwillen. Die Rätsel der Nahrungstabus. Stuttgart 2005[4]

Herrmann, F. Jürgen (Hrsg.), Herings Lexikon der Küche, Hann-Gruiten 2009[24]

Höschen, Ulrich, Das große Buch der feinen Spirituosen. Köln 2002

Hofmann, Lioba, Moderater Alkoholkonsum – Nutzen oder Risiko für die Gesundheit? In: aid-Verbraucherdienst 3/2000

Holenstein, Peter, Kaffee – Das braune Gold. Brugg o. J.

Holland, Ingo, Salz. Wiesbaden 2009

Infomaterial der Stiftung Ökologie und Landbau, Bad Dürckheim

Infomaterial des Gen-ethischen Netzwerks, Berlin

Italienisches Institut für Außenhandel, Pasta, Nudelspezialitäten aus Italien. Düsseldorf o. J.

Jackson, Michael, Bier International. Ostfildern 2000[2]

Jackson, Michael, Bier-Lexikon. München 2005

Jensen, Bernard, Der Fruchtsaft-Doktor. München 2002

Johnson, Hugh, Der neue Weinatlas. Bern und Stuttgart 1996[27]

Johnson, Hugh, und Robinson, Jancis, Der Weinatlas, München 2008[6]

Junglas, Wolfgang; Knoll, Rudolf, Das große Buch vom Sekt. Frankfurt am Main 2008

Kämmer, Frank, Lexikon der Wein-Irrtümer. München 2008

Kallweit, Erhard; Kielwein, Gerhard; Fries, Reinhard; Scholtyssek, Siegfried, Qualität tierischer Nahrungsmittel. Stuttgart 1988

Karmasin, Helene, Die geheime Botschaft unserer Speisen. Was Essen über uns aussagt. München 1999

Kasper, Heinrich, Ernährungsmedizin und Diätetik. München 2009[11]

Katalyse Institut für angewandte Umweltforschung (Hrsg.), Neue Chemie in Lebensmitteln. Frankfurt a.M. 1995[51]

Katalyse Institut für angewandte Umweltforschung (Hrsg.), Was wir alles schlucken. Reinbek 1992

Keller, Matthias (Hrsg.), (Loseblattsammlung) Handbuch Fisch, Krebs- und Weichtiere. Hamburg 1999

Klinger, Heinz, Die Hotel- und Restaurationsküche, Bd. 1 und 2. Gießen 1993[11]

Klingler, Rudolf W., Grundlagen der Getreidetechnologie. Hamburg 1995

Knop, Uwe, Hunger & Lust – Das erste Buch zur Kulinarischen Körperintelligenz. Norderstedt 2010

Koerber, K. von; Kretschmer, J., Der Anspruch auf Nachhaltigkeit im Ernährungsbereich. Wie zukunftsfähig ist unser Ernährungsstil? In: aid-Verbraucherdienst 4/99

Koerber, K. von; Männle, T.; Leitzmann, C., Vollwert-Ernährung. Stuttgart 2004[10]

Kühne, Petra, Anthroposophische Ernährung, Arbeitskreis für Ernährungsforschung e. V. Bad Vilbel 2008

Kushi, Michio, Kushi, Aveline T., Das große Buch der makrobiotischen Ernährung und Lebensweise. Ausgeglichen essen für ein harmonisches Leben. Bad Vilbel 2008

Langnese Honig, Bargteheide, Als die Biene Haustier wurde. Bielefeld o. J.

Latz, Norbert (Hrsg.), Fleischerei heute, Hamburg 2008[2]

Lebensmittelrecht. Textsammlung Bd. 1 und 2. Beck-Loseblattsammlung. München o. J.

Lees, G.; Myers, B., The Encyclopedia of World Beers. Bramley Books 1997

Leitzmann, Claus; Dauer, Ulrike, Dictionary of Nutrition. Stuttgart 1996

Leitzmann, Claus; Keller, Markus; Hahn, Andreas, Alternative Ernährungsformen. Stuttgart 2005[2]

Leitzmann, Claus, Vegetarismus – Grundlagen, Vorteile, Risiken. München 2007[2]

Lindner, E., Toxikologie der Nahrungsmittel. Stuttgart 1990[4]

Lindschinger, Meinrad, und Birte Karalus, Iss dich schön, klug und sexy mit Functional Eating. München 2007

Lohberg, Rolf, Das große Lexikon vom Bier. Ostfildern o. J.

Männle, Thomas, u. a., Orientierungstabelle für die Vollwert-Ernährung (in Anlehnung an Kollath 1960), Gießen 2004[4]; mit freundlicher Genehmigung der UGB-Beratungs- und Verlags-GmbH, Gießen

Maggi-GmbH, Magginalien. Frankfurt am Main 1996

Marquardt, H.; Schäfer, S. G. (Hrsg.), Lehrbuch der Toxikologie. Stuttgart 2004

Masui, Kazuko; Yamada, Tomoko, Kompakt & Visuell Französischer Käse. München 2007

Morris, Sallie, und Mackley, Lesley, Das Handbuch der Gewürze. München 2008[4]

Orthodoxe Rabbinerkonferenz Deutschland ORD (Hrsg.), Rabbi, ist das koscher? 2010/5770. Koscherliste Deutschland 2010

o. V., Das große Pasta-Kochbuch. Königswinter 2007

o. V., Food Guide – Internationaler Lebensmittelkompass. Köln 1999

o. V., Ingredienzen. Das große Buch der Zutaten. Königswinter 2007

o. V., Kakao und Schokolade: Vom Kakaobaum zur Schokolade. Leverkusen 2004

o. V., Qualität. Zitate und Aphorismen. Königstein 1991

o. V., Schokolade und Kakao, Über die Natur eines Genusses. Neuwied/Bonn 1994

Pilgrim, Volker Elis, Zehn Gründe kein Fleisch mehr zu essen. Reinbek 1992

Pollmer, Udo; Fock, Andrea; Gonder, Ulrike; Haug, Karin, Prost Mahlzeit! Krank durch gesunde Ernährung. Köln 2006

Pollmer, Udo; Schmelzer-Sandtner, Brigitte, Wohl bekomm's! Was Sie vor dem Einkauf über Lebensmittel wissen sollten. Köln 2006

Priewe, Jens, Wein – Die Neue Welt. München 1998

Ravnskov, Uffe; Pollmer, Udo, Mythos Cholesterin. Die zehn größten Irrtümer. Stuttgart 2008[4]

Renner, Edmund, Molkereimaschinen und -verfahren. O. O., o. J.

Rexroth, Annette, Neue Regelungen zu gentechnisch veränderten Lebensmitteln. In: ernährung im focus 02/2004

Rias-Bucher, Barbara, Kräuter und Gewürze. München 1997

Roux, Michel, Eier. Neustadt/Weinstraße 2007

Rudolf, Michael, 2000 Biere: Der endgültige Atlas für die ganze Bierwelt. Stuttgart 2005

Sabersky, Annette, Salz mit Jod und Fluor? In: Slow Food – Genießen mit Verstand, Heft 04-2009

Schleip, Thilo, Laktose-Intoleranz. Stuttgart 2005

Schlieper, C. A., Grundfragen der Ernährung, Hamburg 2007[19]

Schweisfurth, Karl Ludwig, Das Buch vom guten Fleisch. München 2004

Sinell, H.-J., Einführung in die Lebensmittelhygiene. Berlin, München 2003[4]

Slow Food Deutschland e. V. (Hrsg.), Über den Tellerrand schauen … in den Genuß kommen. Münster 1999

Slow Food – Genießen mit Verstand, Schwerpunktthema: Wein (03-2007), Wasser (01-2008), Bier (04-2008), Wild (05-2008), Süßes (06-2008), Functional Food (01-2009), Huhn/Eier (02-2009), Käse (03-2009), Kaffee und Tee (05-2009), Schwein (01/2010), Milch (Slow Food Magazin, 03-2010).

Spiegel, Paul, Was ist koscher? Jüdischer Glaube – jüdisches Leben. Berlin 2005

Spurrier, Steven, Die französischen Weine. München 1996

Täufel, Alfred; Ternes, Waldemar; Tunger, Lieselotte; Zobel, Martin, Lebensmittel-Lexikon. 2 Bde. Hamburg 2005[4]

TransFair e.V., Köln (Hrsg.), Geschichten mit Genuss. 10 Jahre Partner im Fairen Handel. Köln 2003

Valrhona (Hrsg.), Aux Sources du Grand Chocolat. Tain-L'Hermitage o. J.

Verbraucherzentrale des Landes Bremen e. V. (Hrsg.), Einkaufsführer für Muslime, Bremen 2003

Vollmer, G.; Josst, G.; Schenker, D.; Sturm, W.; Vreden, N., Lebensmittelführer. 2 Bände, Stuttgart 1995[2]

Vreden, N.; Schenker, G.; Sturm, W.; Josst, G.; Blachnik, C.; Vollmer, G., Lebensmittelführer. Weinheim 2007

Watzl, B.; Leitzmann, C., Bioaktive Substanzen in Lebensmitteln. Stuttgart 2005

Weizsäcker, Ernst Ulrich von, Karlson Hargroves, Michael Smith, Faktor Fünf – Die Formel für nachhaltiges Wachstum. München 2010

Wetzel, Stephanie, Puttkamer, Ileana von, Gesünder essen mit probiotischem Joghurt und Pflanzenzusätzen? Berlin 2005

Willan, Anne, Die große Schule des Kochens. München 2009[14]

Worm, Nicolai, Schwein gehabt. In: Klink, Vincent; Opitz, Stephan (Hrsg.), Cotta's kulinarischer Almanach 1998 / 99. Stuttgart 1997

Worm, Nicolai, Diätlos glücklich. Abnehmen macht dick und krank – Genießen ist gesund. Bern und Stuttgart 2003

Worm, Nicolai, Ernährung und koronare Herzkrankheit: Wie sinnvoll ist Diät? Sonderdruck aus: Versicherungsmedizin 47 (1995), Heft 4

Worm, Nicolai, Macht Fett fett und fettarm schlank? In: Deutsche Medizinische Wochenschrift, Heft 51/52, 2002, S. 2473 ff.

Worm, Nicolai, SYNDROM X oder Ein Mammut auf den Teller, Lünen 2004[7]

Worm, Nicolai, Täglich Wein. Gesünder leben mit Wein und mediterraner Ernährung. Ostfildern 2002[8]

Worm, Nicolai, Täglich Fleisch – Auch der Mensch braucht artgerechte Ernährung. Ostfildern 2001[3]

Zimmer, Dieter E., Hühner – Tiere oder Eiweißmaschinen? Reinbek bei Hamburg 1983

Zukunftsinstitut GmbH (Hrsg.), Food Styles – Die wichtigsten Thesen, Trends und Typologien für die Genuss-Märkte, Kelkheim 2007

Weiterführende Literatur

Auswertungs- und Informationsdienst für Ernährung, Landwirtschaft und Forsten (aid) e.V. (Hrsg.)

- Die neue EG-Verordnung Ökologischer Landbau, 2009
- Lebensmittel aus ökologischem Landbau, 2009
- Wild und Wilderzeugnisse, 2009
- Acrylamid – 10 Fragen, 10 Antworten, 2009
- In Lebensmitteln unerwünscht, 2009
- Die E-Nummern in Lebensmitteln – Kleines Lexikon der Zusatzstoffe 2009
- Vitamine und Mineralstoffe, 2008
- Eier, 2008
- Kartoffeln und Kartoffelerzeugnisse, 2008
- Milch und Milcherzeugnisse, 2008
- Fleisch und Fleischerzeugnisse, 2008
- Brot und Kleingebäck, 2008
- Achten Sie aufs Etikett! – Kennzeichnung von Lebensmitteln, 2008
- Gentechnik im Einkaufskorb, 2008
- Gentechnik in Lebensmitteln – So wird gekennzeichnet! 2008
- Infektionsschutz im Lebensmittelbereich, 2008
- Küchenhygiene – deutsch, 2008
- Fisch und Fischerzeugnisse, 2007

- Gemüse, 2007
- Käse, 2006
- Speisefette, 2006
- Obst, 2006
- Amtliche Lebensmittelüberwachung, 2004

Bergmann, Karin, Industriell gefertigte Lebensmittel. Hoher Wert und schlechtes Image? Berlin/Heidelberg/New York u. a. 1999

Bundesanstalt für Landwirtschaft und Ernährung (Hrsg.), Leitfaden Rindfleischetikettierung. Bonn 2009

Burger, Kathrin, Die Vollkornlüge und andere Ernährungsmärchen. Freiburg – Basel – Wien 2009

Cotta's kulinarischer Almanach auf das Jahr 1994, 1995/96, ... ff, Hrsg.: Klink, Vincent, und Opitz, Stephan (bis 1998/99); Klink, Vincent (ab 1999/2000); Seitz, Erwin (ab 2002). Stuttgart 1993 bis 2008

Droste, Wiglaf, und Vincent Klink, Wir schnallen den Gürtel weiter. Stuttgart 2008

Escoffier, A., Kochkunstführer. Haan-Gruiten 1993[15]

Fegebank, Barbara, Ernährung in Systemzusammenhängen. Ein Lehrbuch zur Multiperspektivität und Mehrdimensionalität der Ernährung. Hohengehren 2001

Fichtner, Ullrich, Tellergericht. Die Deutschen und das Essen. München 2006[3]

Fiddes, Nick, Fleisch – Symbol der Macht. Frankfurt a. M. 1993

Fölsch, Verena; Garloff, Hans, Handbuch Produktentwicklung Lebensmittel. Hamburg 1999

Friesen, Astrid von, Geld spielt keine Rolle. Erziehung im Konsumrausch. Reinbek bei Hamburg 1994

Furtmayer-Schuh, Annelies, Postmoderne Ernährung. Food-Design statt Esskultur. Postmoderne Ernährung. Was heute auf den Tisch kommt. München 1996

Grimm, Hans-Ulrich, Aus Teufels Topf. Die neuen Risiken beim Essen. Stuttgart 2008[2]

Grimm, Hans-Ulrich, und Sabersky, Annette, Mund auf, Augen auf. Der Ernährungsberater für Eltern und Kinder, München 2002

Grunert, Suzanne C., Essen und Emotionen. Die Selbstregulierung von Emotionen durch das Essverhalten. Weinheim 1993

Harrus-Révidi, Gisèle, Die Kunst des Genießens. Esskultur und Lebenslust. Düsseldorf und Zürich 1996

Hurrelmann, Klaus, u. a., Jugendgesundheitssurvey. Internationale Vergleichsstudie im Auftrag der Weltgesundheitsorganisation WHO. Weinheim und München 2003

Leyrer, H.-J., u. a., Erfolgsstrategien für Lebensmittel, Business-Trends – Analysen – Fallbeispiele. Frankfurt a. M. 2004

Lindschinger, Meinrad, und Birte Karalus, Iss dich schön, klug und sexy mit Functional Eating. München 2007

Lübke, Volkmar, u. a., Der Unternehmenstester „Lebensmittel" – Ein Ratgeber für den verantwortlichen Einkauf. Reinbek bei Hamburg 1999

Lutzenberger, José; Gottwald, Theo, Ernährung in der Wissensgesellschaft. Vision: Informiert essen. Frankfurt a. M./New York 1999

Meuth, Martina; Neuner-Duttenhofer, Bernd, Der große Meuth Neuner-Duttenhofer. München 2004

Meuth, Martina, und Bernd Neuner-Duttenhofer, Wo die glücklichen Hühner wohnen. Vom richtigen und vom falschen Essen. Bergisch Gladbach 2008

Montanari, Massimo, Der Hunger und der Überfluss. Kulturgeschichte der Ernährung. München 1999[3]

Oetker, August, Dr. Oetker Lebensmittel-Lexikon. Bielefeld 2004

Pollmer, Udo, Esst endlich normal! Das Anti-Diät-Buch. München/Zürich 2008[2]

Pollmer, Udo, Milch – Nur der Schein ist rein. In: E.U.L.E.N-Spiegel, Heft 2/2009, S. 3–20

Randow, Gero von, Genießen. München 2004[2]

Reinecke, Ingrid; Thorbrietz, Petra, Lügen, Lobbies, Lebensmittel. Wer bestimmt, was Sie essen müssen? München 1997

Rollinger, Maria, Milch besser nicht. Erfurt 2007[2]

Root, Waverley, Alles was man essen kann. Frankfurt a. M. 2003

Rützler, Hanni, Was essen wir morgen? 13 Food Trends der Zukunft. Wien 2005

Schlosser, Eric, Fast-Food-Gesellschaft. Die dunkle Seite von McFood & Co. München 2002

Schultz, Uwe (Hrsg.), Speisen – Schlemmen – Fasten. Eine Kulturgeschichte des Essens. Frankfurt a. M./ Leipzig 1993

Schwedt, Georg, Betörende Düfte, sinnliche Aromen. Weinheim 2008

Schwedt, Georg, Chemie mit Supermarktprodukten, Eine chemische Warenkunde. Weinheim 2008[3]

Schweisfurth, Karl Ludwig, Pures Leben. Die Gaben der Natur genießen. München 2001

Seitz, Erwin, Butter, Huhn und Petersilie. Stuttgart 2002

Siebeck, Wolfram, Das Haar in der Suppe habe ich nicht bestellt. Erinnerungen eines Berufsessers. Frankfurt a. M. 1999

Sorgo, Gabriele, Abendmahl in Teufels Küche, Über die Mysterien der Warenwelt. Wien – Graz – Klagenfurt 2006

Steffny, Herbert, Das große Laufbuch. München 2009

Stummerer, Sonja, u. a., Food Design. Von der Funktion zum Genuss. Wien 2007

This-Benckhard, Hervé, Rätsel der Kochkunst – naturwissenschaftlich erklärt. München 2008[11]

Wolke, Robert L., Drei Sterne für Einstein & Co., Neues aus der Küchenwissenschaft. München 2009

Worm, Nicolai, SYNDROM X oder Ein Mammut auf den Teller! Lünen 2004[7]

Wuliger, Michael, Lewinsky, Ruth, Der koschere Knigge: Trittsicher durch die deutsch-jüdischen Fettnäpfchen. Frankfurt 2009

Für Auskünfte bedanken wir uns bei den nachfolgend aufgeführten Unternehmen, Institutionen und Verbänden:

1 x 1 Atlanta-Gruppe, Bremen

Arbeitsgemeinschaft Lebensmittel ohne Gentechnik (ALOG) e.V., Frick (Schweiz)

Arbeitsgemeinschaft ökologischer Landbau (AGÖL) e.V., Darmstadt

Auswertungs- und Informationsdienst für Ernährung, Landwirtschaft und Forsten (aid) e.V., Bonn

Backmittelinstitut e.V., Bonn

Bäuerliche Erzeugergemeinschaft Schwäbisch Hall, Wolpertshausen

Bund für Lebensmittelrecht und Lebensmittelkunde (BLL) e.V., Bonn

Bundesanstalt für Getreide-, Kartoffel- und Fettforschung, Detmold

Bundesverband der deutschen Fischindustrie und des Fischgroßhandels e. V., Hamburg

Bundesverband der Deutschen Spirituosenindustrie e.V., Bonn

Bundesverband der Deutschen Süßwarenindustrie e.V., Bonn

Bundesverband der Deutschen Teigwarenindustrie e.V., Bonn

Bundesverband der Hersteller von Löslichem Kaffee e.V., Hamburg

CMA, Centrale Marketing-Gesellschaft der deutschen Agrarwirtschaft mbH, Bonn

Deutsche Gesellschaft für Warenkunde und Technologie (DGWT) e.V., Essen

Deutsche Landwirtschafts-Gesellschaft e.V., Frankfurt

Deutsche Stiftung für Warenlehre, Essen
Deutsche Wein-Information/Deutscher Weinfonds, Mainz
Deutscher Kaffee-Verband e.V., Hamburg
Deutsches Teebüro, Hamburg
DRAGOCO Gerberding & Co. Aktiengesellschaft, Holzminden
Dresdner Molkerei Gebrüder Pfund, Dresden
Fachverband der Stärke-Industrie e.V., Bonn
Fisch-Informationszentrum e. V., Berlin/Hamburg
Fördergemeinschaft Deutsches Markenbrot e.V., Düsseldorf
foodwatch e.V., Berlin
Forschungsanstalt für Weinbau, Geisenheim am Rhein
GEWA-Etiketten GmbH, Bingen
Gartenbauzentrale Papenburg, Papenburg
GMF, Vereinigung Getreide-, Markt- und Ernährungsforschung e.V., Bonn
Hawaii Seafood Distributors, Honolulu (USA)
Huber Verpackungen GmbH & Co, Öhringen
I. C. E., Italienisches Institut für Außenhandel, Düsseldorf
IDM-Informationszentrale Deutsches Mineralwasser, Bonn
Informationsbüro Brandy de Jerez, Hamburg
Informationsbüro der niederländischen Geflügelwirtschaft, Mülheim an der Ruhr
Informationsbüro Serrano Especial, Mülheim an der Ruhr
Informationsbüro Vinhos de Portugal, Wiesbaden
Informations-Centrale Eiskrem, Bonn
Info-Zentrum Schokolade, Leverkusen
Internationale Fruchtimport Gesellschaft Weichert & Co, Hamburg
New Zealand Lamb Informationsbüro Deutschland, Hamburg
Privatbrauerei Jacob Stauder GmbH & Co, Essen
QS – Qualität und Sicherheit GmbH, Bonn
SOPEXA Förderungsgesellschaft für französische Nahrungs- und Genussmittel, Düsseldorf
Spanisches Generalkonsulat, Handelsabteilung, Düsseldorf
Sushi-Zen GmbH, Kronberg
Vegetarier-Bund Deutschlands e.V., Hannover
Verband der deutschen Fruchtsaftindustrie e.V., Bonn
Verband Deutscher Sektkellereien e.V., Wiesbaden
Verband für unabhängige Gesundheitsberatung (VGB) e.V., Gießen
Warsteiner Brauerei Haus Cramer GmbH & Co KG, Warstein
Weinwerbezentrale badischer Winzergenossenschaften e. G., Karlsruhe
Werbegemeinschaft Württembergischer Weingärtnergenossenschaften e. G., Möglingen
Wirtschaftliche Vereinigung Zucker e.V., Bonn
Zentralverband des Deutschen Bäckereihandwerkes e.V., Bad Honnef

Sachwortverzeichnis

A

C

D

G

L

M

Q

R

S

T

W

X

Y

Z

Bildquellenverzeichnis

1 x 1 Atlanta Gruppe, Bremen 191, 194/2–4, 196/1, 200/1, 203/2–4, 207/2–3 u. 15, 209/1–3, 211/1–3, 219 z.T., 221 z.T., 223/1 z.T., 226 z.T., 229/2

3 Glocken GmbH, Weinheim 255/1

Adolphs, Guido, Remscheid 26, 56, 58, 103, 134, 166, 251/1–3, 259, 301, 304, 314, 332, 340/2, 341/2, 342/2–3, 367/2, 377, 378, 379, 380, 385, 388, 407, 413, 416, 426/1, 429, 437/1–2

Agrarmarketing Tirol, Stadt Innsbruck (A) 439

AID, Bonn 88/2, 171/1–3, 235, 395, 420

Allpharm Vertriebs GmbH, Messel 382

Aromatique GmbH, Neudietendorf 438/1

Barilla Deutschland GmbH, Köln 257/1–12

Basics AG Lebensmittelhandel, München 393/1

Big Dutchmann Int. GmbH, Vechta 99/1

Bio Verlag, Schaafheim 404/3

Birkel Teigwaren GmbH, Waiblingen 255/2

Brauerei Landsberg GmbH, Landsberg 441

Brigdale, Martin, London (GB) 97

Bundesanzeigerverlag, Köln 81/1–3

CCC, www.c5.net, Pfaffenhofen a. d. Ilm 105, 408, 426/2

CMA, Bonn 78/1, 80/1, 98/2, 101/1–2, 107, 108/1–2, 110/1–3, 111, 118/1–3, 120, 146, 147, 153/1–6, 156/1–6, 158/1–12, 162, 210, 241, 261, 266

Czifra, Lajos, Budapest (H) 325/3

Demeter-Bund e. V., Darmstadt 79/4

Deutsche Welthungerhilfe e.V., Bonn 55

Deutscher Brauerbund, Königswinter 292/1, 294/2, 295/1, 302/1, 303/2–3

Deutsches Teebüro, Hamburg 352/1, 353, 354

DLG, Frankfurt a.M. 79/3, 320/1–2

dpa Picture Alliance GmbH, Frankfurt 91, 141, 189/2, 346, 392, 396, 414

Duncan Baird Publishers, London (GB) 293/1, 294/1, 295/2

DWI, Mainz 308, 313/1, 327

Eden Reform GmbH, Heimertingen 136/1

FDR, Oberursel 398/1–2

fotolia.com, Berlin 3, 96, 118/2, 170, 209/5

Fuchs Gewürze, Dissen 361

Gäa e. V., Dresden 79/9

GEPA – The Fair Trade Company, Wuppertal 434/2, 435/1–3

GFK, Bonn 264

Grafikbüro Bernd Ringel, Ditzingen 25/2, 39, 57, 70, 88/1

Harry Brot GmbH, Schenefeld 263/1–3

Harting u. Tovar GmbH, Hannover 404/1

HAWESKO, Tornesch 307

Honig Verband, Hamburg 280

Huber Verpackungen, Öhringen 303/1

Infobüro Serrano Especial, Mülheim a. d. Ruhr 153/10, 154/1–3

Informationsbüro Brandy de Jerez, Hamburg 325/1, 335, 339

Informationsbüro d. niederländischen Geflügelwirtschaft, Mülheim a. d. Ruhr 99/2–3

Informationsbüro Vinhos de Portugal, Wiesbaden 325/2 u. 4

Infozentrum Schokolade, Leverkusen 277

Inter Weichert & Co., Hamburg 196/2, 203/1, 206/1–9, 207/1 u. 4–14, 209/4, 215, 218, 219 z.T., 221 z.T., 223/1 z.T., 223/2–3, 225, 226 z.T., 227, 229/1, 231, 232

Italienisches Institut für Außenhandel, Düsseldorf 340/1

Jahreszeiten Verlag GmbH, Hamburg 116/1–2, 117/1–2

Kaiser's Tengelmann AG, Viersen 79/10, 79/12

Langnese Iglo GmbH, Hamburg 183/1–2

Le Guide Hachette, Macon (F) 79/1

Lieberknecht, Werner, Dresden 115

Löbbert, Reinhard, Essen 113, 240, 313/2

Mauritius Images GmbH, Mittenwald 38

meat New Zealand, Brüssel 139

Meizena Presseservice, Heilbronn 131

MEV Verlag GmbH, Augsburg 20, 95, 375

MGH, Bremen 178/1–3 u. 5–6, 179/4–6, 188/5, 7 u. 9, 189/1–2

MSC, Berlin 190

Naturkind, Viersen 79/15

Naturlandzeichen GmbH, Gräfelfing 79/8

Nestlé Schöller GmbH, Nürnberg 79/4

Nordzucker, Braunschweig 270

Nova Development Corp., Calabasas (USA) 256/1–3

Olgierd E. J. Graf Kujawski, Remscheid 165/1–6

PRO, Eisenberg 169

QS Qualität u. Sicherheit GmbH, Bonn 78/2

real,– SB-Warenhaus GmbH, Mönchengladbach 79/13–14

Sopexa, Düsseldorf 119, 179/1–3 u. 7–9, 181/1, 184/1–3 u. 5, 194/1, 336/2, 342/1

StockFood GmbH, München 25/1, 30/1–4, 221/5, 282, 285, 291, 311/3, 347, 368, 404/2 u. 5

Sushi zen GmbH, Kronberg 415

Teekanne GmbH, Düsseldorf 356

Teubner Foodfoto, Füssen 178/4, 179/10, 188/1 u. 3, 428

ullstein bild – Peter Arnold Inc. – SIU/ullstein 390

Unilever Deutschland Holding GmbH, Hamburg 79/3

UNION Deutsche Lebensmittelwerke GmbH, Hamburg 175, 181/2, 185

Ute Middelmann PR GmbH, Hamburg 253/1–3

Vegis Lizenzvertrieb, Seevetal 399

Verband der deutschen Fruchtsaftindustrie e.V., Bonn 288

Verband der deutschen Essigindustrie e.V., Bonn 367/1

Verband Deutscher Großbäckereien e.V., Bonn 265

Verband für Unabhängige Gesundheitsberatung e.V. (UGB), Gießen-Wettenberg 400, 401

Weber, Ulrike, Braunschweig 249, 254, 269, 274, 278

wpr Communication, Königswinter 159/1–3, 244

Der junge Koch, Grüner u.a., Fachbuchverlag Pfanneberg, 2000 (15/2, 91/1, 102, 121, 128, 173/1–4, 180, 186/3, 188/2, 4, 6, 8 u. 10, 249/2, 322/1–3, 366/1, 338, 344, 362/1

In einigen Abbildungen wurden Bilder der Firmen Nova Development Corp. (Calabasas, USA), New Vision Technologies Inc. (Ontario, Kanada) und Corel Corporation (Ontario, Kanada) verwendet.

Trotz größter Sorgfalt konnten die Urheber der Abbildungen nicht in allen Fällen ermittelt werden. Wir bitten gegebenenfalls um eine Mitteilung.